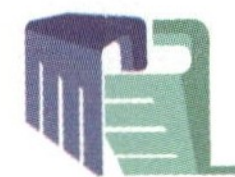

"十四五"职业教育国家

国家卫生健康委员会"十三五"规划教材

全国高等职业教育教材

供护理、助产专业用

成人护理学（下册）

第3版

主　编　张振香　蔡小红

副主编　李　晶　邹继华　吕　亮　曹英娟　朱宁宁　丁艳萍

编　者（以姓氏笔画为序）

丁艳萍　中国医科大学护理学院
申华平　山西医科大学汾阳学院
吕　亮　承德护理职业学院
朱宁宁　蚌埠医学院护理学院
李　晶　天津医学高等专科学校
李曾艳　辽宁何氏医学院
杨丽艳　哈尔滨医科大学大庆校区
杨京儒　四川护理职业学院
来和平　甘肃中医药大学定西校区
邱碧秀　哈尔滨医科大学附属第五医院
邹继华　丽水学院医学与健康学院
张振香　郑州大学护理与健康学院
林蓓蕾　郑州大学护理与健康学院(兼秘书)
周英华　上海健康医学院
郑　蔚　郑州大学第二附属医院
赵　琼　河南护理职业学院
贾　松　苏州卫生职业技术学院附属眼视光医院
郭　磊　聊城职业技术学院
唐　珊　山西医科大学第一医院
曹英娟　山东大学齐鲁医院
曹姣玲　洛阳职业技术学院
葛　虹　安徽医学高等专科学校
焦建芬　山东大学齐鲁医院
鲁　慧　苏州卫生职业技术学院(兼秘书)
雷　宁　重庆医药高等专科学校
蔡小红　苏州卫生职业技术学院

人民卫生出版社

图书在版编目（CIP）数据

成人护理学. 下册/张振香，蔡小红主编. —3 版
. —北京：人民卫生出版社，2020
ISBN 978-7-117-28727-2

Ⅰ. ①成… Ⅱ. ①张…②蔡… Ⅲ. ①护理学-高等职业教育-教材 Ⅳ. ①R47

中国版本图书馆 CIP 数据核字(2019)第 212985 号

成人护理学（下册）

第 3 版

主　　编：张振香　蔡小红
出版发行：人民卫生出版社（中继线 010-59780011）
地　　址：北京市朝阳区潘家园南里 19 号
邮　　编：100021
E - mail：pmph @ pmph. com
购书热线：010-59787592　010-59787584　010-65264830
印　　刷：廊坊一二〇六印刷厂
经　　销：新华书店
开　　本：850×1168　1/16　　印张：33　　插页：10
字　　数：1044 千字
版　　次：2005 年 9 月第 1 版　　2020 年 8 月第 3 版
2024 年12月第 3 版第 9 次印刷（总第15次印刷）
标准书号：ISBN 978-7-117-28727-2
定　　价：86. 00 元
打击盗版举报电话：010-59787491　E-mail：WQ @ pmph. com
质量问题联系电话：010-59787234　E-mail：zhiliang @ pmph. com

修订说明

高等职业教育三年制护理、助产专业全国规划教材源于原国家教育委员会“面向21世纪高等教育教学内容和课程体系改革”项目子课题研究，是由原卫生部教材办公室依据课题研究成果规划并组织全国高等医药院校专家编写的“面向21世纪课程教材”。本套教材是我国高等职业教育护理类专业第一套规划教材，第一轮于1999年出版，2005年和2012年分别启动第二轮和第三轮修订工作。其中《妇产科护理学》等核心课程教材列选“普通高等教育‘十五’‘十一五’国家级规划教材”和“‘十二五’‘十三五’‘十四五’职业教育国家规划教材”，为我国护理、助产专业人才培养做出卓越的贡献！

根据教育部和国家卫生健康委员会关于新时代职业教育和护理服务业人才培养相关文件精神要求，在全国卫生职业教育教学指导委员会指导下，组建了新一届教材建设评审委员会启动第四轮修订工作。新一轮修订以习近平新时代中国特色社会主义思想为指引，全面落实党的二十大精神进教材相关要求，坚持立德树人，对接新时代健康中国建设对护理、助产专业人才培养需求。

本轮修订的重点：

1. 秉承三基五性 对医学生而言，院校学习阶段的学习是一个打基础的过程。本轮教材修订工作秉承人民卫生出版社国家规划教材建设“三基五性”优良传统，在基本知识、基本理论、基本技能三个方面进一步强化夯实医学生基础。整套教材从顶层设计到选材用材均强调思想性、科学性、先进性、启发性、适用性。在思想性方面尤其突出新时代育人导向，各教材全面融入社会主义核心价值观，体现“敬佑生命、救死扶伤、甘于奉献、大爱无疆”的卫生与健康工作者精神，将政治素养和医德医技培养贯穿修订、编写及教材使用全过程。

2. 强化医教协同 本套教材评审委员会和编写团队进一步增加了临床一线护理专家，更加注重吸收护理业发展的新知识、新技术、新方法以及产教融合新成果。评委会在全国卫生职业教育教学指导委员会指导下，在加强顶层设计的同时注重指导各修订教材对接最新专业教学标准、职业标准和岗位规范要求，更新包括疾病临床治疗、慢病管理、社区护理、中医护理、母婴护理、老年护理、长期照护、康复促进、安宁疗护以及助产等在内的护士执业资格考试所要求的全部内容，力求使院校教育、毕业后教育和继续教育在内容上相互衔接，凸显本套教材的协同性、权威性和实用性。

3. 注重人文实践 护理工作的服务对象是人，护理学本质上是一门人学，而且是一门实践性很强的科学。第四轮修订坚持以学生为本，以人的健康为中心，注重人文实践。各教材围绕护理、助产专业人才培养目标，将知识、技能与情感、态度、价值观的培养有机结合，引导学生将教材中学到的理论、方法去观察病情、发现问题、解决问题，在加深学生对理论的认知、理解和增强解决未来临床实际问题的能力的同时，更加注重启发学生从心灵深处自悟、陶冶灵魂，从根本上领悟做人之道。

4. 体现融合创新 当前以信息技术、人工智能和新材料等为代表的新一轮科技革命迅猛发展，包括护理学在内的多个学科呈深度交叉融合。本套教材的修订与时俱进，主动适应大数据、云计算和移动通讯等新技术新手段新方法在卫生健康和职业教育领域的广泛应用，体现卫生健康及职业教育与新技术的融合成果，创新教材呈献形式。除传统的纸质教材外，本套教材融合了数字资源，所选素材主题鲜明、内容实用、形式活泼，拉近学生与理论课和临床实践的距离。通过扫描教材随文二维码，线上与线下的联动，激发学生学习兴趣和求知欲，增强教材的育人育才效果。

全套教材包括主教材、配套教材及数字融合资源，分职业基础模块、职业技能模块、人文社科模块、能力拓展模块、临床实践模块5个模块，共47种教材，其中修订39种，新编8种，供护理、助产2个专业选用。

教 材 目 录

序号	教材名称	版次	所供专业	配套教材
1	人体形态与结构	第 2 版	护理、助产	√
2	生物化学	第 2 版	护理、助产	√
3	生理学	第 2 版	护理、助产	√
4	病原生物与免疫学	第 4 版	护理、助产	√
5	病理学与病理生理学	第 4 版	护理、助产	√
6	正常人体结构	第 4 版	护理、助产	√
7	正常人体功能	第 4 版	护理、助产	
8	疾病学基础	第 2 版	护理、助产	
9	护用药理学	第 4 版	护理、助产	√
10	护理学导论	第 4 版	护理、助产	
11	健康评估	第 4 版	护理、助产	√
12	基础护理学	第 4 版	护理、助产	√
13	内科护理学	第 4 版	护理、助产	√
14	外科护理学	第 4 版	护理、助产	√
15	儿科护理学	第 4 版	护理、助产	√
16	妇产科护理学	第 4 版	护理	
17	眼耳鼻咽喉口腔科护理学	第 4 版	护理、助产	√
18	母婴护理学	第 3 版	护理	
19	儿童护理学	第 3 版	护理	
20	成人护理学(上册)	第 3 版	护理、助产	
21	成人护理学(下册)	第 3 版	护理、助产	
22	老年护理学	第 4 版	护理、助产	
23	中医护理学	第 4 版	护理、助产	√
24	营养与膳食	第 4 版	护理、助产	
25	社区护理学	第 4 版	护理、助产	
26	康复护理学基础	第 2 版	护理、助产	
27	精神科护理学	第 4 版	护理、助产	
28	急危重症护理学	第 4 版	护理、助产	

续表

序号	教材名称	版次	所供专业	配套教材
29	妇科护理学	第 2 版	助产	√
30	助产学	第 2 版	助产	
31	优生优育与母婴保健	第 2 版	助产	
32	护理心理学基础	第 3 版	护理、助产	
33	护理伦理与法律法规	第 2 版	护理、助产	
34	护理礼仪与人际沟通	第 2 版	护理、助产	
35	护理管理学基础	第 2 版	护理、助产	
36	护理研究基础	第 2 版	护理、助产	
37	传染病护理	第 2 版	护理、助产	√
38	护理综合实训	第 2 版	护理、助产	
39	助产综合实训	第 2 版	助产	
40	急救护理学	第 1 版	护理、助产	
41	预防医学概论	第 1 版	护理、助产	
42	护理美学基础	第 1 版	护理	
43	数理基础	第 1 版	助产、护理	
44	化学基础	第 1 版	助产、护理	
45	信息技术与文献检索	第 1 版	助产、护理	
46	职业规划与就业指导	第 1 版	助产、护理	
47	老年健康照护与促进	第 1 版	护理、助产	

全国高等职业教育护理、助产专业第四届教材评审委员会

顾　　问

郝　阳　陈昕煜　郭燕红　吴欣娟　文历阳　沈　彬
郑修霞　姜安丽　尤黎明　么　莉

主任委员

杨文秀　唐红梅　熊云新

副主任委员（以姓氏笔画为序）

王　滨　白梦清　吕俊峰　任　晖　李　莘　杨　晋
肖纯凌　沈国星　张先庚　张彦文　单伟颖　胡　野
夏海鸥　舒德峰　赖国文

秘书长

窦天舒　王　瑾

常务委员（以姓氏笔画为序）

马存根　王明琼　王柳行　王信隆　王润霞　王福青
方义湖　曲　巍　吕国荣　吕建新　朱秀珍　乔学斌
乔跃兵　任光圆　刘成玉　安力彬　孙　韬　李　红
李　波　李力强　李小寒　李占华　李金成　李黎明
杨　红　杨金奎　杨硕平　吴　蓉　何旭辉　沈曙红
张立力　张晓杰　陈　刚　陈玉芹　陈振文　林梅英
岳应权　金庆跃　周郁秋　周建军　周浪舟　郑翠红
屈玉明　赵　杰　赵　欣　姚金光　顾润国　党世民
黄　刚　曹庆景　梁新武　程瑞峰　温茂兴　谢　晖
赫光中

秘　　书

魏雪峰

数字内容编者名单

主　编　张振香　蔡小红

副主编　李　晶　邹继华　吕　亮　曹英娟　朱宁宁　丁艳萍

编　者（以姓氏笔画为序）

丁艳萍　中国医科大学护理学院
申华平　山西医科大学汾阳学院
吕　亮　承德护理职业学院
朱宁宁　蚌埠医学院护理学院
李　晶　天津医学高等专科学校
李曾艳　辽宁何氏医学院
杨丽艳　哈尔滨医科大学大庆校区
杨京儒　四川护理职业学院
来和平　甘肃中医药大学定西校区
邱碧秀　哈尔滨医科大学附属第五医院
邹继华　丽水学院医学与健康学院
张振香　郑州大学护理与健康学院
林蓓蕾　郑州大学护理与健康学院（兼秘书）
周英华　上海健康医学院
郑　蔚　郑州大学第二附属医院
赵　琼　河南护理职业学院
贾　松　苏州卫生职业技术学院附属眼视光医院
郭　磊　聊城职业技术学院
唐　珊　山西医科大学第一医院
曹英娟　山东大学齐鲁医院
曹姣玲　洛阳职业技术学院
葛　虹　安徽医学高等专科学校
焦建芬　山东大学齐鲁医院
鲁　慧　苏州卫生职业技术学院（兼秘书）
雷　宁　重庆医药高等专科学校
蔡小红　苏州卫生职业技术学院

主编简介与寄语

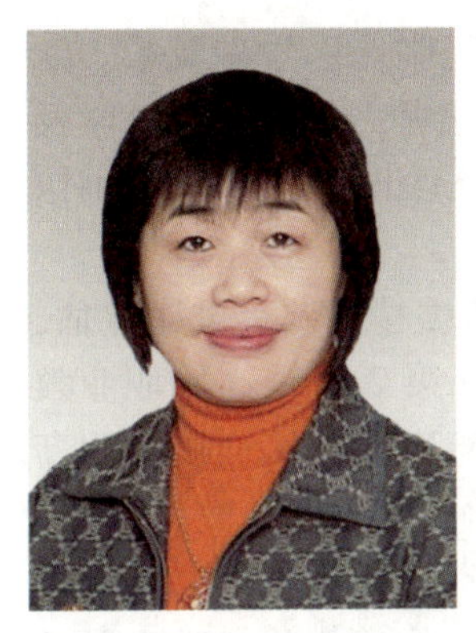

张振香， 教授，博士生/硕士生导师，博士后合作导师。国务院特殊津贴专家、河南省优秀专家、河南省十大科技领军人物、河南省科技创新杰出人才及河南省教育厅学术技术带头人。兼任中华护理学会理事，中华护理学会内科专业委员会委员，中华护理学会院校教育工作委员会委员，中华护理学会科研委员会女科技工作者专家库成员，全国高等医学教育学会护理教育分会常务理事，全国远程康复技术及健康管理副主任委员，河南省护理学会副理事长、科研专业委员会主任委员、管理专业委员会副主任委员等。任《中华护理杂志》编委及审稿专家、《国际护理学杂志》副总编辑等。

主要研究方向为社区护理、护理教育、护理信息化管理。承担省部级及以上科研课题 10 余项；发表论文 200 余篇，其中 SCI/SCIE 收录 13 篇，核心期刊 100 余篇；主编专著 4 部（人民卫生出版社出版 2 部）、主编/副主编教材 8 部（人民卫生出版社出版 4 部）；以第一完成人获得中华护理学会科技二等奖 1 项，省教育厅高等教育教学成果一等奖 2 项、省科技厅科技进步二等奖 3 项，厅局级一等奖 5 项、二等奖 5 项；申请实用新型专利 5 项。目前已培养统招和在职研究生 24 人，在读硕士生 9 人，在读博士生 2 人，博士后 2 人，指导河南省优秀硕士 3 名，郑州大学“十佳研究生”2 名，先后荣获“全国五一劳动奖章”“河南省优秀教师”“河南省优秀护理工作者”“河南省卫生厅教育工作‘先进个人’”等荣誉称号。

寄语：

同学们，健康中国战略提出把“以治病为中心”转变为“以健康为中心”，要求提供全方位全周期健康服务，对新时代的护理工作提出了新的挑战。成人护理学以人的生命周期为主线，充分体现了“整体护理”和“全周期护理”的理念。希望通过这门课程的学习，你们能对“健康”“护理”有更全面、更深入的认识和理解，提升个人专业素养，为病人提供高品质的照护及关怀，助力健康中国建设。

主编简介与寄语

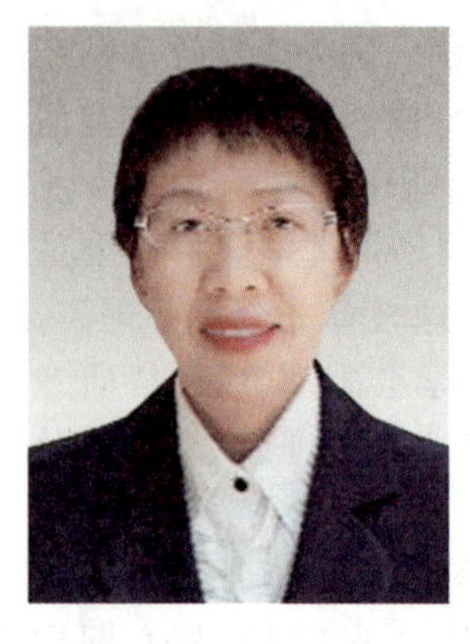

蔡小红，苏州卫生职业技术学院教授、副主任医师、临床医学院院长。江苏省高等学校“青蓝工程”中青年学术带头人，学院教学名师。长期从事医学及护理教育。兼任《中华现代护理杂志》第一至三届编委会通讯编委，中国图书馆学会阅读推广委员会阅读与心理健康委员会委员。

主建江苏省高校精品课程及教育部相关医学类教指委精品课程健康评估，主编国家卫生计生委“十二五”规划教材《成人护理学》(第2版)、高等职业教育创新教材《成人护理》、全国高职高专护理专业教材《健康评估》、全国高职高专医药卫生类专业教材《内科学》《老年病学》、全国医学相关类专业教材《临床医学概要》等13本，副主编/参编图书14本。获江苏省教育成果奖二等奖1项，江苏省高等学校优秀多媒体教学课件一类课件1项。主持江苏省教育厅教改课题2项、江苏省卫生健康委员会课题5项，主持其他课题4项，参与主持部省级课题8项，主持国家级及省级继续教育项目2项，发表论文35篇，获国家专利4项。

寄语：

同学们，成人护理学涵盖了内科、外科、妇科、传染病等知识。在学习中要以整体护理理念为指导，对知识进行归纳总结，注意横向对比，反复训练技能，结合每章PPT进行重点难点学习，结合图片、视频进行体征识别和操作训练，结合案例训练临床思维，将成人护理学知识、技能融会贯通，提升发现和解决临床护理问题的能力，注重人文关怀和有效沟通，成为理论扎实、技能娴熟、会动脑思考、会观察病情变化、会健康宣教、会护理操作、会总结评价的优秀护士！

前言

《成人护理学》是以人的生命周期为主线的护理学专业教材之一，充分体现了整体护理和全周期护理的理念。为了认真落实党的二十大精神，我们根据高等职业教育护理、助产专业的人才培养目标编写了第3版教材，继续坚持“三基”“五性”原则，紧紧围绕知识、能力、素质综合发展的培养目标，注重知识结构的整体优化，尽量做到删繁就简、逻辑清楚和重点突出，并努力反映各专科护理领域的最新进展。

全书分为上、下两册，共14篇108章，内容包含内科护理、外科护理、妇科护理、五官科护理、皮肤性病护理及传染病护理等内容。具有以下特点：以系统和功能为主线编排教材内容，力求包含成人常见疾病及健康问题护理；以护理程序为框架组织各章节编写，体现整体护理思想，突出护理专业特点；在强调理论知识的同时，注重临床思维和实践能力的培养，充分凸显了教材的科学性、专业性、针对性和实用性。

本次修订和调整的内容如下：①基于学科发展和实践需求，优化章节内容。如增加“肺血栓栓塞病人的护理”“淋巴瘤病人的护理”“盆底功能障碍疾病病人的护理”及“人感染高致病性禽流感病人的护理”等满足教学实践需求；基于疾病流行病学特点变化，删除“伤寒、副伤寒病人的护理”“细菌性痢疾病人的护理”等；整合知识点并突出逻辑性，如将总论中的“肿瘤病人的护理”分述到各论中，整合原眼耳口鼻咽喉疾病病人的护理为“感官系统疾病病人的护理”等；充分体现了临床新进展和新需要，便于学生理解和应用。②紧跟学科前沿和反映先进性：根据各专业领域相关循证依据及诊疗指南对内容更新；在正文中以BOX形式体现学科前沿、知识拓展等内容；每章节后习题增加思路解析，一方面体现数字资源的多样性和活跃性特点，同时有助于学生对相关内容的理解和掌握，充分凸显了启发式和互动式教学理念。③同步网络增值服务资源更新，内容丰富，包括配套的章首PPT，章节后的“扫一扫、测一测”以及大量的数字资源，突出有关章节疾病护理知识或技能的重点、难点，学习思路，相关疾病的典型案例及临床思维方法，典型的体征图片、临床表现、自我测试与拓展学习内容、操作方法视频等丰富的辅助学习多媒体资源，可在线学习，便于学生自学、复习和拓展知识。

本版教材编者来自护理学院校和临床一线，在教材编写过程中，各位编者秉承严谨认真的态度，团结协作，编者单位均给予了大力支持。同时，本教材参考和引用了《成人护理学》前两版教材及国内外相关文献与最新研究成果，谨向各位作者致以诚挚的谢意！

尽管我们在编写过程中投入了极大的热情和精力，但由于编者水平所限，编写时间紧迫，书中难免有不妥之处，敬请同仁与读者谅察并指正，以期日臻完善。

张振香　蔡小红

2023年10月

教学大纲（参考）

目　录

上　册

第一篇　总　论

第二篇　呼吸系统疾病病人的护理

第三篇　循环系统疾病病人的护理

第四篇　消化系统疾病病人的护理

下 册

第五篇 泌尿系统疾病病人的护理

第六篇 血液系统疾病病人的护理

第七篇 内分泌与代谢性疾病病人的护理

第八篇 神经系统疾病病人的护理

第十篇　女性生殖系统疾病病人的护理

第十一篇　乳房疾病病人的护理

第十二篇　感官系统疾病病人的护理

第十三篇　皮肤疾病病人的护理

第十四篇　传染病病人的护理

第五篇　泌尿系统疾病病人的护理

第四十六章　概述

1. 掌握泌尿系统常见症状的概念、泌尿系统疾病病人的护理评估。
2. 熟悉泌尿系统常用诊疗技术与护理。
3. 了解泌尿系统的结构与功能。
4. 正确应用所学知识对泌尿系统疾病病人进行评估，实施诊疗操作前准备和操作后护理。
5. 具有良好的人文关怀精神和协作精神，体现慎独和精益求精的品德。

第一节　泌尿系统的结构与功能

泌尿系统由肾、输尿管、膀胱、尿道及有关的血管、淋巴、神经等组成（图 5-46-1）。主要功能生成和排泄尿液，排出机体的代谢产物，维持机体内环境的稳定。

一、肾脏

1. 肾的位置与结构　肾（kidney）位于腹后壁脊柱两侧，左肾上端约平对第 11 胸椎，右肾较左肾低 2～3cm，是腹膜外位器官，由肾实质和肾盂两部分组成。肾实质分为肾皮质和肾髓质两部分，皮质位于外层，主要由肾小体和肾小管构成。髓质位于内层，由 15～20 个肾锥体构成。肾锥体被肾小盏包绕，2～3 个肾小盏合成肾大盏，2～3 个肾大盏再汇成肾盂。肾盂出肾门后移行为输尿管（图 5-46-2）。

肾单位（nephron）是肾的结构和功能单位，又分为肾小体（renal corpuscle）和肾小管（kidney tubules）两部分。肾小体由肾小球和肾小囊组成。肾小球毛细血管壁由内皮细胞、基底膜和脏层上皮细胞（足细胞）构成，形成具有半透膜性质的滤过膜。当血液流经肾小球毛细血管时，经滤过膜形成原尿。原尿经过肾小管和集合管的重吸收最后成为终尿。

2. 肾的生理功能　包括：①肾小球滤过功能。②肾小管重吸收和分泌功能。③肾脏的内分泌功能。通过肾小球的滤过、肾小管的重吸收和分泌生成尿液，排泄各种新陈代谢的终产物，调节体内的水、电解质和酸碱平衡。并分泌促红细胞生成素、肾素、血管紧张素、前列腺素、激肽释放酶-激肽系统、内皮素、利钠肽等，促进红细胞生成，调节血流动力学及骨代谢。

二、输尿管

输尿管（ureter）位于腹膜后，为一对细长的肌性管道，起于肾盂，终于膀胱，全长 20～30cm。输尿

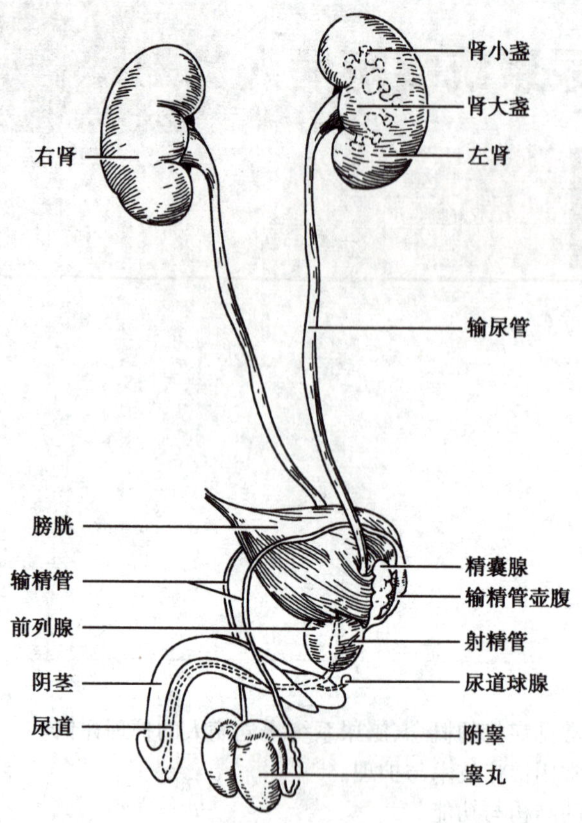

图 5-46-1　男性泌尿生殖系统结构

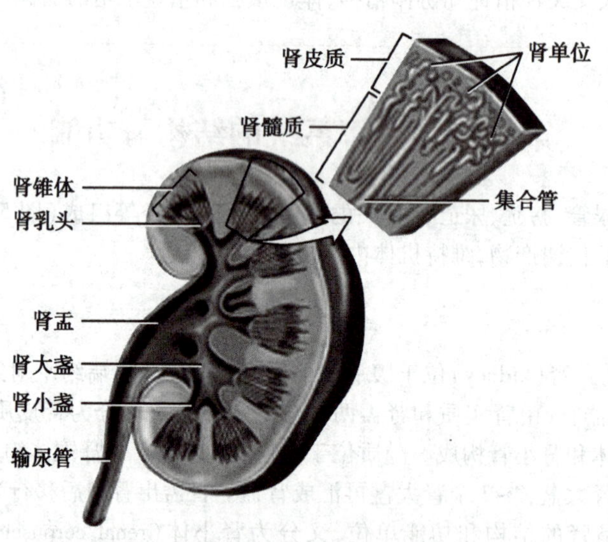

图 5-46-2　肾脏结构示意

管分腹段、盆段、壁内段 3 部分，有 3 处狭窄，分别位于输尿管起始部、小骨盆入口跨过髂动脉处及斜穿膀胱壁处。尿路结石下降，易嵌顿在这些狭窄部位，可引起剧烈绞痛。输尿管通过规律性蠕动将肾脏所排泄的尿液引入膀胱。

三、膀胱

膀胱(urinary bladder)位于骨盆腔前部、耻骨联合后方，为腹膜间位器官。主要功能是贮存尿液。膀胱充盈时使膀胱与腹前壁之间的腹膜返折随之上移，膀胱的前下壁直接与腹前壁相贴。在膀胱底面，两侧输尿管口与尿道内口之间的三角区域，称为膀胱三角，是肿瘤、结核和炎症的好发部位。

四、尿道

尿道(urethra)是将尿液从膀胱排到体外的管道。女性尿道(female urethra)短而直,长3~5cm。男性尿道全长16~22cm,以尿生殖膈为界分前尿道、后尿道两部分,有2个弯曲(耻骨前弯、耻骨下弯)、3个狭窄(尿道内口、尿道膜部及尿道外口)。

五、男性生殖系统

男性生殖系统包括内生殖器和外生殖器,外生殖器包括阴囊和阴茎,内生殖器由生殖腺(睾丸)、输精管道和附属腺体组成。输精管道包括附睾、输精管、射精管和男性尿道;附属腺体为精囊腺、前列腺和尿道球腺。

第二节　泌尿系统疾病病人的护理评估

对泌尿系统疾病病人进行护理评估时,主要应从以下方面进行评估。

一、健康史

评估病人起病时间、症状特点、病情演变过程、排尿活动及尿液有无异常;发病前是否有明显的诱发因素;了解有无泌尿系统慢性疾病及引起肾脏病变的相关疾病,如糖尿病、高血压、系统性红斑狼疮等;家族成员的患病情况;病人曾做过的检查及结果;目前的用药情况,有无药物过敏史等。

二、身体状况

泌尿系统常见的症状和体征有排尿异常、尿液异常、肾源性水肿、肾性高血压、疼痛等。

(一)排尿异常

1. 尿潴留　尿液在膀胱内不能排出称为尿潴留。急性尿潴留时膀胱胀痛,尿液排出困难。慢性尿潴留常无疼痛,经常有少量持续排尿,又称充盈性尿失禁。

2. 尿失禁　由于膀胱括约肌损伤或神经功能障碍而丧失排尿自控能力,使尿液不自主地流出,称为尿失禁。根据发病原因尿失禁可分为:真性尿失禁、假性尿失禁(充盈性尿失禁)、急迫性尿失禁、压力性尿失禁、遗尿。

3. 膀胱刺激征　指膀胱颈和膀胱三角区受炎症或机械刺激而引起的尿频、尿急、尿痛,可伴有排尿不尽感及下腹坠痛,是泌尿系统感染时典型的症状。

(1)尿频:指单位时间内排尿次数增多,而每次尿量减少,严重者几分钟排尿一次,排尿后伴有尿不尽感。

(2)尿急:是指病人一有尿意即迫不及待需要排尿,难以控制。常见于急性膀胱炎、尿道炎及前列腺炎等,也可见于膀胱和尿道结石及膀胱癌等。

(3)尿痛:是指病人排尿时感觉耻骨上区、会阴部和尿道疼痛,常见于急性尿道炎、急性膀胱炎、膀胱及尿道结石、尿路异物梗阻、前列腺增生等。

(二)尿液异常

1. 尿量异常　正常人24小时尿量1 000~2 000ml。少尿是指24小时尿量少于400ml或每小时少于17ml;无尿是指24小时尿量少于100ml或12小时完全无尿;多尿是24小时尿量多于2 500ml。

2. 蛋白尿　尿蛋白含量24小时持续超过150mg,蛋白质定性试验呈阳性反应,称为蛋白尿。若每天持续超过3.5g,称为大量蛋白尿。

3. 血尿　不同原因所致尿中混有红细胞,分为镜下血尿和肉眼血尿。新鲜尿沉渣每高倍镜视野红细胞>3个,诊断为镜下血尿。尿外观呈血样或洗肉水样,称肉眼血尿。一般1 000ml尿中含有1ml血液即可见肉眼血尿。血尿为泌尿系统疾病的重要症状之一,血尿程度与疾病的严重程度不成正比。

4. 脓尿　正常人尿中有少数白细胞存在,若新鲜离心尿液每高倍镜视野白细胞超过5个,称为脓尿或白细胞尿。多见于泌尿系统感染、急性肾小球肾炎等。

5. 管型尿　正常人尿中偶见透明及颗粒管型。若 12 小时尿沉渣计数管型超过 5 000 个，或镜检出现其他类型管型时，称为管型尿。

（三）肾源性水肿（renal edema）

水肿是肾小球疾病最常见的临床表现。主要分为肾炎性水肿和肾病性水肿。肾炎性水肿和肾病性水肿的区别见表 5-46-1。

表 5-46-1　肾炎性水肿和肾病性水肿的区别

	肾炎性水肿	肾病性水肿
常见疾病	肾小球肾炎	肾病综合征
发生机制	当肾小球滤过膜受损，滤过率下降，而肾小管重吸收功能相对正常，造成球-管失衡和肾小球滤过分数（肾小球滤过率/肾血流量）下降，导致钠水潴留而导致水肿	长期大量蛋白尿造成低蛋白血症，血浆胶体渗透压降低，体液从血管内进入组织间隙而出现水肿；此外由于有效循环血量减少激活肾素-血管紧张素-醛固酮系统，抗利尿激素分泌增多，进一步加重水肿
水肿部位及特点	水肿多从颜面部开始，重者可波及全身，指压凹陷不明显	水肿多从下肢开始，常为全身性、体位性和凹陷性水肿

（四）肾性高血压

肾性高血压（renal hypertension）是由肾实质性疾病或肾动脉狭窄及阻塞所致的血压升高。

1. 按病因　分为肾血管性高血压和肾实质性高血压。肾血管性高血压少见，主要由肾动脉狭窄和阻塞引起，高血压程度较重，易进展为急进性高血压。肾实质性高血压多见，多发生于急慢性肾小球肾炎、慢性肾盂肾炎、慢性肾衰竭等肾实质性疾病。

2. 按发病机制　又可分为容量依赖型高血压和肾素依赖型高血压两种。容量依赖型高血压因肾小球滤过率降低，水钠潴留导致血容量增加，多见于急慢性肾炎和大多数慢性肾功能不全者；肾素依赖型高血压由于肾组织缺血刺激球旁细胞而使肾素分泌增加，激活肾素-血管紧张素-醛固酮系统引起，多见于肾血管疾病和少数慢性肾衰竭晚期病人。

（五）肾区痛

系肾盂、输尿管内张力增高或包膜受牵拉所致，表现为肾区绞痛、钝痛、胀痛，体检时有肾区压痛或叩击痛，并有明显压痛点。钝痛或胀痛可见于急慢性肾炎、肾盂肾炎、肾周围脓肿等；肾绞痛主要是结石、血凝块等移行刺激输尿管平滑肌痉挛所致，疼痛常突然发作，可向下腹、外阴部及大腿内侧部放射。

三、心理-社会支持状况

泌尿系统疾病大多数起病隐匿，有时迁延不愈，病人极易产生焦虑、恐惧及悲观等情绪。护士应正确评估病人对疾病的情感反应、家庭经济情况、社会支持系统等，评估是否有足够的经济基础保证病人的终身用药及透析治疗。

四、辅助检查

（一）尿液检查

1. 尿液一般性状检查

（1）尿量：正常人 24 小时尿量 1 000~2 000ml。

（2）颜色：正常尿液呈淡黄色，尿色的深浅与尿量、体内代谢有关。

（3）透明度：正常新鲜的尿液是透明的，放置后可出现轻微浑浊。

（4）气味：尿液长时间放置，因分解可有氨臭味。如新鲜尿液即有氨臭味，常提示慢性膀胱炎和慢性尿潴留。

（5）酸碱度：正常尿液多呈弱酸性，pH 约为 6.5。

（6）比重：正常人比重多波动在 1.015~1.025。尿比重降低可见于慢性肾功能损害。

2. 尿液化学检查

（1）蛋白质：正常人每天排出蛋白量为40～80mg，最多100～150mg，规定检测为阴性。病理性见于肾小球肾炎等疾病。

（2）尿糖定性：正常人尿内可有微量葡萄糖，最多不超过0.9g，尿糖定性为阴性。

（3）尿酮体：正常为阴性，糖尿病酮症时酮体呈阳性。

3. 尿显微镜检查

（1）细胞：有变异的红细胞多由肾小球病变引起。白细胞常提示泌尿系统有化脓性炎症。正常可有少数上皮细胞，大量的上皮细胞见于膀胱炎、肾盂肾炎、肾小管病变等。

（2）管型：蜡样管型见于慢性肾衰竭，白细胞管型有助于肾盂肾炎的诊断，红细胞管型提示急性肾小球肾炎。

4. 尿细菌学检查　对尿路感染的诊断和治疗有重要意义。

（1）尿沉渣涂片细菌学检查：初步确定尿路感染是阳性球菌还是阴性杆菌感染。

（2）尿细菌培养：应用中段尿培养菌落计数的方法可以鉴别是否尿路感染，菌落数$>10^5$/ml可作为尿路感染的诊断根据，菌落数10^4～10^5/ml为可疑阳性。

（3）结核菌检查：是确定有无泌尿系结核的重要方法，尿浓缩涂片抗酸染色找结核菌，10^4～10^5/ml为阳性，但阳性率低。

5. 尿三杯试验　用3个清洁玻璃杯分别收集初始段、中段和终末段尿液观察，如起始血尿提示病变在前尿道；终末血尿提示病变在膀胱颈部、三角区或后尿道的前列腺和精囊腺；全程血尿提示血尿来自膀胱、输尿管和肾脏。

（二）肾功能检查

反映肾功能的主要检查指标包括：内生肌酐清除率（Ccr）、血肌酐（SCr）、血尿素氮（BUN）、血红蛋白和红细胞数、尿比重、尿渗透压、尿酚红排泄试验等。内生肌酐清除率、血肌酐、血尿素氮的指标主要反映肾小球的滤过功能；尿比重、尿渗透压、尿酚红排泄试验是直接反映肾小管的浓缩功能。

1. 肾小球滤过功能检查　内生肌酐清除率是指肾单位时间内把若干毫升血液中的内源性肌酐全部清除的能力，是较早反映肾小球滤过率的敏感指标，其正常值为80～120ml/min。SCr正常值为男性53.0～106μmol/L，女性44.0～97μmol/L。血尿素氮正常值为3.2～7.1mmol/L。在临床上也常用血尿素氮和血肌酐值来判断肾小球的滤过功能，但不能作为早期诊断的指标，只有在肾功能严重损伤时才明显升高。

2. 肾小管功能测定　包括近端和远端肾小管功能测定。近端肾小管功能常用尿β_2微球蛋白测定，当近端小管功能障碍时，尿中的β_2微球蛋白含量增多。远端小管功能常采用尿浓缩稀释试验和尿渗透压测定。

（三）影像学检查

1. X线检查

（1）尿路平片（urinary tract flat piece，kidney ureter and bladder，KUB）：是诊断肾和尿路病变常用的检查手段之一，可显示肾脏、输尿管以及膀胱的结石阴影。也是做各种尿路X线造影之前必备的重要步骤。

（2）排泄性尿路造影：也称静脉肾盂造影（intravenous pyelogram，IVP），可清晰显示肾小盏、肾盂、输尿管和膀胱的形态，以判断单侧肾脏功能及尿路梗阻。妊娠及肾功能严重受损的病人禁用。

（3）逆行肾盂造影：通过膀胱尿道镜行输尿管插管后注入造影剂进行检查。适用于排泄性尿路造影尿路显影不清晰或有禁忌者。

（4）膀胱造影：经导尿管将10%～15%有机碘造影剂150～200ml注入膀胱，可显示膀胱形态及病变。

（5）血管造影：有经皮动脉穿刺插管、选择性肾动脉造影以及数字减影血管造影（DSA）等方法。可以显示动脉血管形态，对发现肾实质内小动脉瘤及动静脉畸形等血管异常有意义。

（6）CT扫描：有平扫和增强扫描两种检查方法，可确定肾损伤的程度，鉴别肾实质性和囊性疾病，诊断肾、肾上腺、膀胱等泌尿系统肿瘤。

2. 磁共振成像(MRI)　能显示被检查器官组织的功能和结构，无须造影剂，无X线辐射，但体内有起搏器或金属植入物的病人不能进行该项检查。

3. B超　是最常用的首选检查方法，常用于肾占位性病变、肾盂积水和输尿管梗阻、炎症性病变、肾血管性病变、肾外伤的诊断。

4. 放射性核素检查　是通过体内器官对放射性示踪剂的吸收、分泌和排泄过程而显示其形态和功能的检查方法。有助于疾病的诊断、治疗评价和随访。

第三节　泌尿系统疾病常用的诊疗技术与护理

一、尿道扩张术

尿道探条由金属材料制成，用于探测尿道是否通畅以及尿道狭窄的部位与程度，也用于尿道狭窄治疗。

【适应证】

探测尿道有无狭窄及狭窄的部位和程度。用于各种原因所致的尿道狭窄及膀胱颈部梗阻。

【禁忌证】

急性尿道炎、前列腺炎，以免炎症扩散；慢性尿道炎有较多脓性分泌物；尿道损伤者，以免加重损伤、出血或造成假道；疑有尿道肿瘤者；每次尿道扩张后均有尿道热者。

【操作后护理】

指导病人多饮水，每天保证尿量在2 000ml以上，以减轻排尿不适感。遵医嘱应用抗生素预防感染。

二、肾脏活体组织检查

肾脏活体组织检查有助于确定肾脏疾病的病理类型，对协助肾实质疾病的诊断、指导治疗与判断预后有着重要的意义。

【种类】

1. 经皮肾活检　是指在B超定位和引导下，用穿刺针直接经皮肤抽取肾脏组织标本。
2. 开放性肾活检　是指通过外科手术，在直视下直接取肾脏组织标本。

【操作前准备】

1. 让病人了解穿刺的目的与意义、操作方法及安全性，给予心理支持。
2. 遵医嘱做好各项指标的检查，了解病人的身体状态能否适应手术。
3. 指导病人熟悉深呼吸和屏气动作，练习床上排尿。

【操作后护理】

1. 砂袋压迫穿刺点24小时，并用腹带加压包扎。
2. 卧床休息24小时，术后6小时内仰卧于硬板床，不可翻身活动。
3. 监测生命体征，观察有无腹痛、腰痛及肉眼血尿等。
4. 嘱病人多饮水，预防出血形成血块堵塞尿路。术后24小时内在床上排尿，不可离床活动。术后10天内避免举重物及进行其他剧烈活动。

三、膀胱尿道镜检查

膀胱尿道镜检查(cystourethroscopy)是膀胱、尿道肿瘤确诊的重要方法。可以钳取活体组织做病理学检查以明确膀胱、尿道肿瘤，也可经膀胱尿道镜逆行肾盂造影、安置输尿管支架做引流等。

【适应证】

经一般检查、B超及X线检查等仍不能明确诊断的膀胱、尿道及上尿路病变；明确血尿的原因、出血部位、膀胱肿瘤部位及大小；确诊及取出膀胱异物或结石等。

【禁忌证】

尿道狭窄；膀胱容量小于50ml；1周内做重复检查；急性炎症期原则上不做检查；全身出血性疾病

的病人。

【操作前准备】

1. 病人准备 病人知晓检查的必要性和方法，消除恐惧心理，主动配合检查。

2. 器械准备 根据不同目的准备不同类型和不同粗细的内腔镜及附件。使用前器械消毒，滑润剂选用甘油或甘油制剂，禁用液状石蜡，以避免油珠进入膀胱后由于它与水的折光度不同，而被误认为病变或遮盖病变部位。

3. 病人体位 仰卧位，托起双腿，高度要适宜，使病人会阴部放松，覆盖消毒单露出外生殖器。

4. 麻醉 单纯做膀胱尿道镜检查的女性病人可不用麻醉，男性病人注入尿道专用表面麻醉制剂，5~10分钟后再检查。如检查加取活检、电灼及碎石等治疗时宜用硬膜外麻醉。

【操作后护理】

1. 指导病人多饮水、勤排尿，保证每天尿量在2 000ml以上。

2. 遵医嘱应用抗生素治疗，预防感染。

3. 检查后护理 膀胱尿道镜检查可引发如下并发症，应注意观察并进行相应护理。

（1）发热：严密观察体温变化，对高热病人，采取降温措施，遵医嘱给予药物治疗。

（2）腰痛：遵医嘱对症止痛治疗。

（3）血尿：一般不重，多饮水后即可自愈。

（4）尿道损伤：常见有尿道梗阻的病人，遇有阻力时不能盲目暴力插镜，可先行尿道扩张或改在直视下插放，保证镜体在管腔内前行。一旦发生损伤应及时做好引流。

（5）膀胱损伤：由于膀胱容量明显缩小，按常规插入膀胱时造成穿孔，甚至穿至腹膜外或腹腔内，如发现及时，则由尿道置管引流即可，如未及时发现发生严重尿外渗，需手术引流，同时修补膀胱并行造瘘及伤口引流。

四、输尿管镜检查

输尿管镜检查（ureteroscopy）是将输尿管镜经尿道、膀胱置入输尿管及肾盂，以直接窥查输尿管有无病变，并将直视下的结石、肿瘤、息肉等进行治疗，或取活体组织检查。

【适应证】

特发性血尿；尿石症；尿路造影发现肾盂、输尿管有充盈缺损临床不能确定诊断；不明原因输尿管狭窄或梗阻、不完全梗阻的病人，可直接行扩张或狭窄段切除。

【禁忌证】

1. 泌尿系统感染急性期。

2. 尿道狭窄、前列腺增生等病人，输尿管镜不能插入并易造成局部穿孔。

3. 有盆腔外伤、手术史、放射治疗史的病人，输尿管固定、扭曲、纤维化，插管困难并易造成输尿管穿孔等并发症。

【操作前准备】

按一般手术进行准备（手术需硬膜外麻醉）。检查前需携带KUB及IVP等影像学检查图片。

【操作后护理】

1. 术后4~6小时指导病人进食水。

2. 留置尿管及输尿管支架管（双J管）的护理 病人术后置尿管和双J管，尿管1~2天即可拔除，双J管2~4周后在膀胱镜下拔除。

（1）留置尿管应注意观察尿液的颜色、性状与尿量情况。指导病人多饮水、保证每天尿量在2 000ml以上，可减轻血尿颜色，同时还可防止结石形成。

（2）双J管放置位置不当或移动使膀胱内导管过长刺激膀胱三角区或后尿道，引起尿路刺激症状。如症状明显者给予解痉治疗，严重者需通过膀胱镜调整双J管的位置。

（3）疼痛病人，嘱其注意休息，适当应用解痉止痛药物治疗。

（4）术后防止尿液反流，减少引起腹压增高的任何因素，如预防大便干燥，指导病人站立排尿，定时排空膀胱，不要憋尿。

3. 注意观察有无输尿管穿孔、尿液外渗情况，如病人表现腰部不适或疼痛，伴有感染时体温升高等。

五、尿动力学检查

尿动力学检查是了解尿路排送尿液的功能、机制以及排尿功能障碍性疾病的病理生理学变化的方法。可直观、量化反映尿路功能。

【适应证】

1. 膀胱功能障碍性疾病的诊断、鉴别诊断及病因分析。

2. 指导选择治疗膀胱功能障碍的方法和效果评价。

【禁忌证】

1. 近期有急性尿路感染、急性尿道炎等，防止感染扩散出现败血症。

2. 尿道狭窄。

3. 其他导致不能进行导尿或插入测压管的病人。

【操作前准备】

1. 病人准备　明确目的及必要性，主动配合检查。

2. 器械准备　使用前器械消毒，消毒液必须注满所有的管道。

3. 病人体位　一般选用平卧位，尿失禁的病人可采取坐位或立位。

4. 检查方法　将膀胱测压管经尿道插入，与导尿的方法相同，使用单腔测压管的应在体外标记零点。将腹压测压管插入直肠，对不能经直肠测压的女性病人可经阴道测压。

【操作后护理】

嘱病人多饮水，每天保持尿量在 2 000ml 以上，以冲洗尿路。

六、血液透析治疗的护理

血液透析（hemodialysis，HD）简称血透，是指通过半透膜（人工肾），利用弥散、超滤以及吸附等原理清除血液中的溶质与水分，并向体内补充溶质的方法。

【适应证】

1. 急性肾衰竭

（1）无尿或少尿 48 小时以上，伴有高血压、水中毒、肺水肿、脑水肿之一者。

（2）血肌酐（SCr）>530μmol/L。

（3）血尿素氮（BUN）>35.7mmol/L。

（4）血钾>6.5mmol/L。

（5）代谢性酸中毒，CO_2 结合力（CO_2-CP）≤13mmol/L，纠正无效者。

2. 慢性肾衰竭　SCr≥707μmol/L；BUN>29～35.7mmol/L；Ccr≤10ml/min；顽固性高钾血症，血钾≥6.5mmol/L 且药物不易控制；出现尿毒症症状者。

【禁忌证】

1. 严重心肌病变或心律失常不能耐受体外循环的病人。

2. 恶性肿瘤晚期导致肾衰竭的病人。

3. 低血压或休克的病人。

4. 颅内出血及其所致颅内高压的病人。

【设备与装置】

透析装置主要包括透析器、透析液、透析机与供水系统等（图 5-46-3）。

【操作前准备】

1. 血管通路的建立　分为临时性血管通路和永久性血管通路。

2. 血液透析前准备　评估病人生命体征及血管通路，准确测量并记录体重；检查透析管路与透析器连接是否连接紧密；根据医嘱正确设定病人的透析参数。

【操作过程与配合】

1. 消毒瘘管处，进行穿刺。

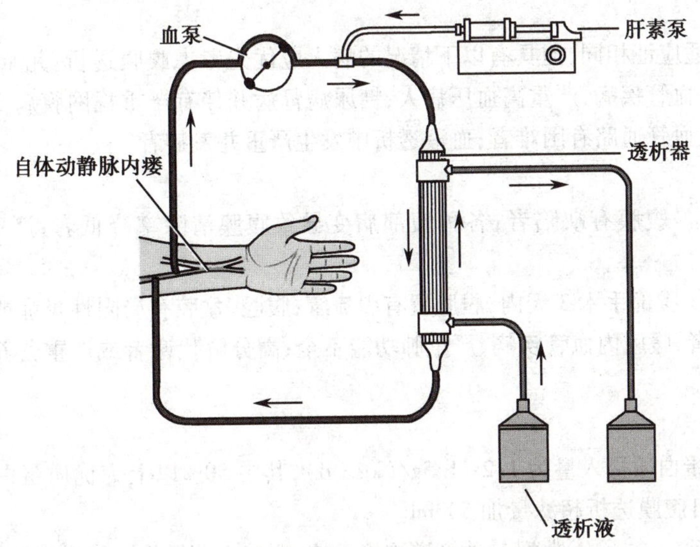

图 5-46-3　血液透析示意

2. 做好血液透析过程中抗凝技术的应用及护理。目前临床上应用较多的有普通肝素、低分子肝素、局部枸橼酸、无抗凝剂抗凝等。

3. 透析过程中护士应严密观察病情变化，注意观察机器运转及超滤状况、血管通路内有无凝血等，发现异常及时处理。

4. 并发症的观察与护理

（1）症状性低血压：①立即减慢血流速度，协助病人平卧，抬高床尾，并给予吸氧。②立即快速静注生理盐水 100~200ml，必要时给予高渗葡萄糖、血浆和清蛋白。③监测血压变化，经上述处理仍不好转，立即使用升压药。

（2）失衡综合征：指在透析开始 1 小时之后及血液透析结束后出现的以神经和精神症状为主的综合征。轻者给予吸氧，静脉注射高渗溶液，缩短透析治疗时间；重者应立即终止透析，静滴 20% 甘露醇并根据病情采取必要的抢救措施。

（3）出血：明确有出血时，立即停止透析，通知医生。

（4）肌肉痉挛：轻者不必处理，重者用 10% NaCl 溶液 10~20ml 或生理盐水 100~200ml 静脉注射，低钙者葡萄糖酸钙静脉注射。

（5）发热：严格无菌操作；一旦发生致热原反应，应立即停止透析，遵医嘱给予异丙嗪 25mg 肌注，地塞米松 2~5mg 静注，注意保暖。

【操作后护理】

1. 透析针拔除后指导病人按压针眼处 20~30 分钟，进针处覆盖无菌敷料，以防感染发生。

2. 嘱病人休息 10~20 分钟，血压正常后再起床。

七、腹膜透析术的护理

腹膜透析（peritoneal dialysis，PD）简称腹透，是利用腹膜作为透析膜，反复向腹腔灌入透析液，通过弥散和超滤的原理，使腹膜毛细血管内血液和腹膜透析液之间进行水和溶质交换的过程（图 5-46-4）。

【设备及材料】

1. 腹膜透析管　临床采用小孔硅胶管。

2. 腹膜透析液　电解质组成，浓度与正常血浆相近，但不含 K^+；渗透压一般不低于血浆渗透压；根据病人病情可适当加入抗生素、肝素等药物。

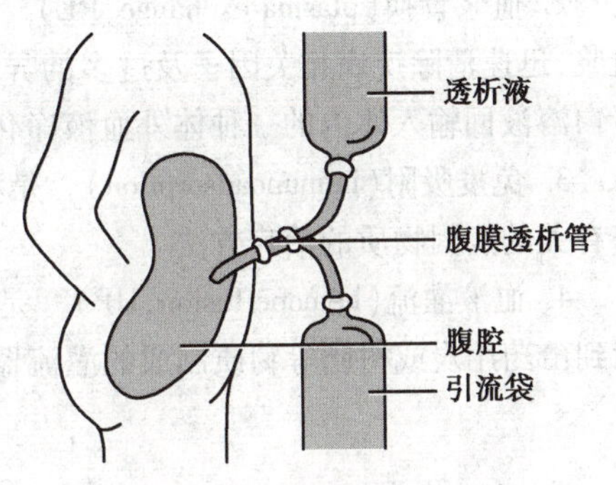

图 5-46-4　腹膜透析示意

【适应证】

与血液透析的适应证相同，但具有以下情况的病人应优先考虑腹膜透析：儿童及年龄>65 岁的肾衰竭病人；有严重心血管疾病，严重高血压病人；糖尿病肾病并伴有严重视网膜病变者；有出血倾向不适于肝素化者；建立血管通路有困难者；血液透析中发生严重并发症者。

【禁忌证】

1. 绝对禁忌证　腹膜有缺陷者；各种腹部病变导致腹膜清除率降低者；严重的慢性呼吸衰竭病人。

2. 相对禁忌证　腹部手术 3 天内，腹腔置有引流管；腹腔、盆腔有局限性炎症或脓肿；晚期妊娠或腹部内有巨大肿瘤者；腹腔内血管疾病、严重肺功能不全；高分解代谢者或严重营养不良病人；不合作或精神病病人等。

【操作过程与配合】

1. 饮食护理　蛋白质摄入量为 1.2~1.5g/(kg·d)，其中 50%以上为优质蛋白；每天的摄水量为前一日尿量加前一日腹膜透析超滤量加 500ml。

2. 操作注意事项　包括：①掌握各种管道连接系统，严格无菌操作。②透析液输入腹膜腔前应加热至 37℃。③密切观察病人病情、透析液灌入和排出情况，定期送腹透透出液做各种检查。④观察透析管皮肤出口处有无渗血、漏液及红肿等。

【操作后护理】

观察有无并发症并进行相应的护理。

1. 透析液引流不畅或腹膜透析管堵塞　处理方法为：①排除腹膜透析管扭曲、受压等。②改变病人体位。③服用导泻剂或灌肠，促使病人肠蠕动。④排空膀胱。⑤腹膜透析管内注入肝素、尿激酶、生理盐水等，使堵塞透析管的纤维块溶解。⑥经上述处理均无效时，在 X 线透视下调整透析管位置或拔管重新置管。

2. 腹膜炎　是腹膜透析的最主要并发症，处理方法：①用 1 000ml 透析液连续腹腔冲洗 3~5 次。②在腹透液中加入抗生素及肝素，感染严重者给予全身抗生素治疗。③若经过 2~4 周后感染仍无法控制，应考虑拔除透析管道，停止透析。

3. 腹痛　首先排除腹膜炎的可能，进行腹膜透析时透析液的温度应接近于体温，减慢透析液流入速度，排出透析管道中的气体，必要时可应用止痛药和镇静剂。

4. 其他并发症　如腹膜透析超滤过多引起的脱水、低血压、腹腔出血，慢性并发症如肠粘连、腹膜后硬化等。

八、特殊血液净化技术的护理

特殊血液净化技术指除普通血液透析及腹膜透析以外的血液净化治疗技术。

1. 血液滤过（hemofiltration，HF）及血液透析滤过（hemodiafiltration，HDF）　血液滤过是通过模拟肾小球的滤过原理，主要以对流的方式清除血液中的水分、代谢产物和毒素。血液透析滤过是血液透析和血液滤过的结合，兼具两者的优点。

2. 血浆置换（plasma exchange，PE）　是利用体外循环治疗原理弃去含自身抗体、免疫复合物等的血浆，迅速清除疾病相关因子及过多的异常血浆成分，然后将细胞成分以及补充的平衡液、血浆和清蛋白溶液回输入体内的一种体外血液净化疗法。

3. 免疫吸附（immunoadsorption）　是利用吸附材料，从血液中特异地或选择性地吸附并去除与免疫有关的病因物质的治疗方法。

4. 血液灌流（hemoperfusion，HP）　是指借助体外循环和血液灌流器将溶解在血中的有毒物质吸附到由药用炭或树脂等物质制成的灌流器内，以清除这些有毒物质的过程。

（杨丽艳）

思考题

1. 程先生,25 岁。“周身水肿 3 天,尿量明显减少,尿中易起泡沫”为主诉入院。8 年前病人患慢性肾小球肾炎,经系统治疗,病情稳定,10 天前患上呼吸道感染,3 天前出现周身水肿,无肉眼血尿,无尿频、尿急、尿痛等表现。食欲尚可,无恶心呕吐。体格检查:T 36.7℃,P 86 次/min,R 16 次/min,BP 100/60mmHg。腹部移动性浊音阳性,肾区无叩击痛。辅助检查:24 小时尿蛋白定量 6.0g,血清清蛋白 25g/L。临床初步诊断:肾病综合征。

请思考:

(1) 该病人近日进行肾活组织检查,操作前做哪些准备工作?

(2) 穿刺后如何护理?

2. 吴先生,36 岁。晨起锻炼时突然出现腰部剧烈疼痛,难以忍受,伴有大汗、恶心呕吐,排尿时有尿频、尿急、尿痛等症状,尿液颜色呈洗肉水样,急诊入院。临床初步诊断:上尿路结石。

请思考:

(1) 拟行输尿管镜检查。输尿管镜检查的适应证是什么?

(2) 检查后如何实施护理措施?

思路解析

扫一扫、测一测

笔记

第四十七章　肾小球肾炎病人的护理

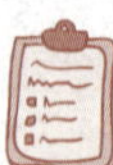

1. 掌握肾小球肾炎病人的身体状况、护理要点。
2. 熟悉肾小球肾炎的治疗原则。
3. 了解肾小球肾炎的病因和发病机制。
4. 正确运用所学知识评估病情、提出护理问题、制订并实施护理措施和健康指导。
5. 具有良好的人文关怀精神和协作精神，体现慎独和精益求精的品德。

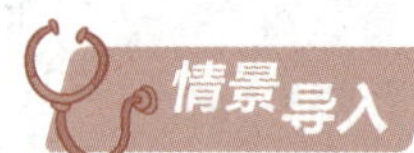

李先生，近日发现尿液颜色淡红似洗肉水样，排尿时无疼痛等不适感觉，晨起偶尔出现眼睑和颜面水肿，下肢无明显水肿。遂到医院就诊，护士在为其护理体检时发现：血压偏高，体温、脉搏及呼吸等正常。如果你是责任护士。

请问：

1. 该病人最主要的护理评估要点是什么？
2. 为配合医生治疗，护士应采取哪些护理措施？

第一节　概　　述

肾小球疾病(renal glomerular disease)是一组以肾小球损害为主要临床表现的肾脏疾病。临床表现有血尿、蛋白尿、水肿、高血压及不同程度的肾功能损害。根据病因可分原发性、继发性和遗传性。原发性肾小球疾病常病因不明，继发性肾小球疾病系指全身性疾病(如系统性红斑狼疮、糖尿病等)中的肾小球损害，遗传性肾小球疾病为遗传变异基因所致的肾小球疾病。本章主要介绍原发性肾小球疾病，它是我国引起慢性肾衰竭最主要的原因。

【发病机制】

多数肾小球疾病属于免疫介导性炎症疾病，免疫机制是肾小球疾病的始发机制，在此基础上炎症介质的参与，最后导致肾小球损伤和临床症状。在慢性进展过程中也有非免疫、非炎症机制参与。遗传因素在肾小球肾炎的易感性、疾病的严重性和治疗反应上发挥着重要作用。

1. 免疫反应　体液免疫是多数原发性肾小球疾病的始发原因，细胞免疫的作用也得到肯定。

(1) 体液免疫：循环免疫复合物沉积(CIC)、原位免疫复合物形成及自身抗体均在肾炎发病机制

中起重要作用。

（2）细胞免疫：近年来有肾炎动物模型提供了细胞免疫证据，故细胞免疫在某些类型肾炎发病机制中的重要作用得到认可。

2. 炎症反应 研究显示始发的免疫反应需引起炎症反应，才能导致肾小球损伤及其临床症状。炎症介导系统可分成炎症细胞和炎症介质两大类，炎症细胞可产生炎症介质，炎症介质又可趋化、激活炎症细胞，各种炎症介质间又相互促进或制约，造成肾小球炎症病变。

3. 非免疫非炎症机制作用 在肾小球疾病的慢性进行性发展过程中起着重要的作用，如健存肾单位的血流动力学改变、大量蛋白尿、高脂血症等均可加重肾小球损伤。

【分类】

目前常用的分类方法包括临床分型和病理分型。

1. 临床分型 ①急性肾小球肾炎。②急进性肾小球肾炎。③慢性肾小球肾炎。④无症状性血尿和（或）蛋白尿（隐匿性肾小球肾炎）。⑤肾病综合征。

2. 病理分型 肾小球疾病依据基本病变的性质和病变累及的范围可分为：①轻微性肾小球病变。②局灶性节段性病变，包括局灶性肾小球肾炎。③弥漫性肾小球肾炎（膜性肾病；增生性肾炎：系膜增生性肾小球肾炎、毛细血管内增生性肾小球肾炎、系膜毛细血管性肾小球肾炎、新月体和坏死性肾小球肾炎；硬化性肾小球肾炎）。④未分类的肾小球肾炎。

第二节 急性肾小球肾炎病人的护理

急性肾小球肾炎（acute glomerulonephritis，AGN）简称急性肾炎，是以急性肾炎综合征为主要临床表现的一组疾病。特点为急性起病，病人出现血尿、蛋白尿、水肿和高血压，并可伴有一过性肾功能损害。多见于链球菌感染后，而其他细菌、病毒及寄生虫感染亦可引起。本节主要介绍链球菌感染后急性肾小球肾炎。

【病因与发病机制】

本病常发生于β-溶血性链球菌“致肾炎菌株”引起的上呼吸道感染（多为急性扁桃体炎）、皮肤感染（多为脓疱疮）、猩红热等感染后。感染的严重程度与急性肾炎的发生和严重程度并不一致。感染诱发了机体的免疫反应，目前多认为链球菌胞浆或分泌蛋白的某些成分是致病抗原，刺激机体产生抗体，形成免疫复合物沉积于肾小球，或种植于肾小球的抗原与循环中的特异抗体相结合形成原位免疫复合物，肾小球内的免疫复合物激活补体，导致肾小球内皮及系膜细胞增生，并可吸引中性粒细胞、单核细胞浸润，引起肾脏病变。

病理改变为肾脏体积较正常增大，以毛细血管内增生性肾小球肾炎为主，病变主要累及肾小球。免疫病理检查可见IgG及C_3呈粗颗粒状沿毛细血管壁和（或）系膜区沉积。电镜检查可见肾小球上皮细胞下有驼峰状大块电子致密物沉积。

细菌感染相关的肾小球肾炎

细菌感染相关的肾小球肾炎（又称感染后肾小球肾炎），最主要的是链球菌感染后肾小球肾炎，主要见于儿童或者皮肤感染（脓疱病）后，特别是由致肾炎链球菌珠感染引起。然而在过去10年，感染后肾小球肾炎的菌谱已经发生了变化。在发达国家，链球菌感染后肾小球肾炎发病率，特别是流行性链球菌后肾炎发病率在持续性下降。最近的系列报道表明，链球菌感染后肾小球肾炎只占急性肾小球肾炎的28%~47%，金黄色葡萄球菌和表皮葡萄球菌占12%~24%，而革兰氏阴性杆菌所占的比例高达23%。细菌性感染性心内膜炎或者分流性感染（房室分流或者用于治疗脑积水而进行脑室颈静脉分流术后的慢性感染）也常常与感染后肾小球肾炎相关。

【护理评估】

（一）健康史

评估病人近期有无感染的病史，特别是皮肤及上呼吸道感染；有无暴露于病毒、细菌、真菌或寄生虫的情况。

（二）身体状况

多见于5~14岁小儿，男性多于女性。约90%病例在发病前1~3周（平均10天左右）有链球菌的前驱感染，以呼吸道及皮肤感染为主。起病较急，病情轻重不一，轻者可无明显的临床症状，仅表现尿常规及血清补体C_3异常，典型者呈急性肾炎综合征表现，重者可发生急性肾衰竭。预后良好，数月内临床自愈。

1. 尿异常　几乎全部病人均有肾小球源性血尿。肉眼血尿约占30%，且常为首发症状和病人就诊原因，持续1~2周可转为镜下血尿，镜下血尿可持续数月。伴有轻、中度蛋白尿，少数病人（<20%）可呈大量蛋白尿。

2. 水肿　常为起病的初发表现，80%以上的病人表现为晨起眼睑水肿或伴有下肢轻度凹性水肿，少数严重者可出现全身水肿、胸腔积液和腹水。

3. 高血压　约80%的病人有一过性轻至中度高血压，与水钠潴留有关，经利尿治疗后很快恢复正常。少数病人可出现重度高血压，甚至高血压脑病。

4. 肾功能异常　肾功能可一过性受损，出现少尿或无尿、暂时性氮质血症、电解质紊乱和代谢性酸中毒等，多于1~2周尿量逐渐增多后病情好转。仅有极少数病人可表现为急性肾衰竭。

5. 充血性心力衰竭　以老年病人多见。常发生在急性肾炎综合征期，水钠严重潴留和高血压为重要诱发因素。

（三）心理-社会支持状况

病人多为儿童，急性期卧床会让患儿烦躁不安；有的病人会出现肉眼血尿、蛋白尿，加重病人及家属的心理负担。

（四）辅助检查

1. 尿液检查　几乎所有病人均有镜下血尿及尿蛋白阳性（+~++），少数病人可有大量蛋白尿。尿沉渣中有白细胞管型，并可见透明颗粒及红细胞管型。

2. 肾功能检查　可有血肌酐、尿素氮增高，内生肌酐清除率降低。

3. 抗链球菌溶血素“O”抗体（ASO）测定　ASO滴度明显升高表明近期有链球菌感染。在咽部感染的病人中，90% ASO滴度可高于200U，多在链球菌感染后2~3周出现，3~5周滴度达高峰后逐渐下降。

4. 血清补体测定　起病初期血清C_3及总补体下降，8周内逐渐恢复正常，血清补体的动态变化对诊断本病有重要意义。

（五）治疗原则与主要措施

以卧床休息及对症治疗为主，积极防治并发症及保护肾功能。

1. 一般治疗　急性期绝对卧床休息2~3周，直至肉眼血尿消失、水肿消退及血压恢复正常。根据病情限制水、钠及蛋白质的摄入，保证足量碳水化合物及维生素的供给。

2. 对症治疗　经休息、低盐和利尿后，水肿仍明显者，应适当应用利尿药；高血压控制仍不满意时，可给予降压药物，以预防心脑血管并发症的发生。

3. 透析治疗　少数发生急性肾衰竭有透析指征时，给予透析治疗帮助病人度过急性期。由于本病具有自愈倾向，肾功能多可逐渐恢复，一般不需要长期透析。

【常见护理诊断/问题】

1. 体液过多　与肾小球滤过率下降导致钠水潴留有关。
2. 有皮肤完整性受损的危险　与皮肤水肿、营养不良有关。
3. 活动无耐力　与水钠潴留、血压升高有关。
4. 潜在并发症：心力衰竭、高血压脑病、急性肾衰竭。

【护理目标】

1. 水肿减轻或消失。

2. 皮肤无损伤及感染发生。

3. 自诉活动耐力增强。

4. 并发症未发生或及时发现并发症给予处理。

【护理措施】

1. 一般护理

(1) 休息与活动：一般起病2周内应卧床休息，改善肾血流量、减轻肾脏负担及水钠潴留，减少并发症的发生。待水肿消退、血压正常、肉眼血尿消失，可下床轻微活动；2~3个月后若尿内红细胞<10个/HP、血沉正常可进行日常活动，但不能参加剧烈运动；Addis计数正常后方可恢复正常活动。

(2) 饮食护理：急性期应限制钠盐摄入，以减轻水肿及心脏负担，食盐量一般<3g/d，尿量明显减少者，应控制水和钾的摄入量。有氮质血症时，限制蛋白质的入量，给予优质动物蛋白0.5g/(kg·d)，供给足够的热量和维生素。病情好转，水肿消退、血压正常后过渡到正常饮食。

2. 对症护理　水肿、尿异常、高血压的护理参见第四十六章第二节“泌尿系统疾病病人的护理评估”。

3. 病情观察　观察水肿程度、部位，每天或隔日测体重1次；监测尿量、尿常规及血压的变化。查尿常规每周2次；监测血压每天2次；准确记录24小时液体出入量。若持续少尿提示可能有肾衰竭；尿量增加，肉眼血尿消失则提示病情好转。

4. 用药护理

(1) 利尿剂护理：应用利尿剂时注意观察尿量、水肿、血压变化，水、电解质紊乱等症状，应定时测量血压，避免突然起立发生直立性低血压。

(2) 透析护理：参见第四十六章第三节泌尿系统疾病常用的诊疗技术与护理。

5. 心理护理　向病人及家属讲解疾病的相关知识，使其了解本病可自然恢复，预后较好，解除病人的心理压力，使其树立信心配合治疗。

6. 健康指导

(1) 疾病知识指导：急性肾小球肾炎与扁桃体炎等均为β-溶血性链球菌感染所致，故应积极预防链球菌导致的上呼吸道、皮肤感染等疾病。

(2) 生活指导：告知病人及家属休息的重要性，待肉眼血尿消失、水肿消退及血压恢复正常后，方可逐步增加活动量。病情稳定后可从事一些轻体力活动，但1~2年内应避免重体力活动。

(3) 用药指导：指导病人及家属掌握药物的剂量、不良反应及用药注意事项。教会病人及家属计算出入量、测量体重和血压的方法。

(4) 病情监测：急性肾炎的预后有个体差异，部分病例完全恢复需1~2年，当临床症状消失后蛋白尿、血尿等仍然存在，故要定期随访。

【护理评价】

经过治疗和护理，评价病人是否达到：①水肿减轻或消失。②合理摄入营养，保护皮肤完整无损。③体力恢复正常。④无并发症出现或及时发现并发症给予处理。

第三节　慢性肾小球肾炎病人的护理

慢性肾小球肾炎（chronic glomerulonephritis，CGN）简称慢性肾炎，是一组以蛋白尿、血尿、高血压、水肿为基本临床表现的肾小球疾病。临床特点为病情迁延，病变缓慢进展，可有不同程度的肾功能减退，最终将发展为慢性肾衰竭。可发生在任何年龄，以中青年为主，男性多见。

【病因与发病机制】

病因大多尚不清楚，仅有少数慢性肾炎是由急性肾炎发展所致。慢性肾炎的病因、发病机制和病理类型不尽相同，但起始因素多与免疫炎症损伤有关。

慢性肾炎可由多种病理类型引起，当病变进展至后期，不同类型病理变化均可转化为程度不同的肾小球硬化、肾小管萎缩、肾间质纤维化。疾病晚期肾脏体积缩小、肾皮质变薄，病理类型均可转化为硬化性肾小球肾炎。

【护理评估】

（一）健康史

评估有无急性肾小球肾炎及其他肾病史，有无高血压、糖尿病、系统性红斑狼疮等病史，是否服用对肾脏有害的药物，就诊经过，家族中有无同样或类似疾病的病人。

（二）身体状况

慢性肾炎起病缓慢、隐匿，可有相当长的无症状尿异常期，基本表现如下。

1. 蛋白尿　是慢性肾炎必有的表现，尿蛋白定量常在1～3g/d。

2. 血尿　多为镜下血尿，也可出现肉眼血尿及管型尿。

3. 水肿　多为轻、中度水肿，由水钠潴留和低蛋白血症引起，表现为晨起眼睑及颜面水肿，午后双下肢水肿明显。少数严重者可出现全身水肿。

4. 高血压　多数病人肾功能不全时出现，部分病人以高血压为首发症状。表现为持续性轻、中度高血压，严重者血压明显增高可导致高血压脑病等。持续高血压数年之后可使心脏肥厚、增大，甚至发生心力衰竭。

5. 肾功能损害　呈慢性进行性发展，因感染、劳累、血压升高或使用肾毒性药物等原因而急剧恶化。去除诱因后肾功能可有一定程度的缓解。

6. 并发症　慢性肾炎容易并发尿路感染、上呼吸道感染等，主要与病人抵抗力低下及应用免疫抑制药物等有关。慢性肾衰竭是慢性肾小球肾炎终末期并发症。

（三）心理-社会支持状况

本病病程较长，迁延不愈，肾功能损害逐渐加重，最终会导致慢性肾衰竭，病人容易产生焦虑、抑郁等情绪。病人及家属的经济负担重，易悲观甚至绝望。

（四）辅助检查

1. 尿液检查　蛋白尿、血尿及管型尿。尿蛋白定量常在1～3g/d。

2. 血液检查　晚期血清清蛋白降低，血脂可升高，红细胞及血红蛋白减少，内生肌酐清除率下降，血尿素氮、血肌酐升高。

3. B超　双肾对称性缩小。

4. 肾活组织检查　可以确定病理类型。

（五）治疗原则与主要措施

以防止或延缓肾功能进行性恶化、改善或缓解临床症状及防治并发症为主要目的，而不以消除尿红细胞或轻微尿蛋白为目标。采用下列综合治疗措施。

1. 积极控制高血压和减少尿蛋白　高血压和尿蛋白是加速肾小球硬化、促进肾功能恶化的重要因素，积极控制高血压和减少尿蛋白是两个重要的环节。高血压病人应限制钠盐摄入（NaCl<3g/d）；选用噻嗪类利尿剂；ACEI或ARB除具有降低血压作用外，还有减少尿蛋白和延缓肾功能恶化的肾脏保护作用。

2. 抗血小板聚集药　大剂量双嘧达莫（300～400mg/d）、小剂量阿司匹林（40～300mg/d）有抗血小板聚集作用，对系膜毛细血管性肾炎有一定降尿蛋白作用。

3. 糖皮质激素和细胞毒药物　一般不主张积极应用，若病人肾功能正常或仅轻度受损，肾脏体积正常，病理类型较轻，尿蛋白较多，如无禁忌者可试用。

【常见护理诊断/问题】

1. 体液过多　与肾小球滤过率下降导致水钠潴留等因素有关。

2. 营养失调：低于机体需要量　与限制蛋白质摄入及代谢紊乱等有关。

3. 潜在并发症：慢性肾衰竭。

【护理目标】

1. 水肿减轻或消失。

2. 建立合理的饮食习惯和结构。

3. 未发生慢性肾衰竭或发生时能及时被发现和处理。

【护理措施】

1. 一般护理

(1) 休息与活动：慢性肾炎病人宜多休息。卧床休息增加肾血流量，减轻水肿、蛋白尿及改善肾功能。但病情较轻时，可从事轻体力工作，应避免重体力活动、受凉，防止感染。

(2) 饮食护理：帮助病人制订合理的饮食计划。水肿、高血压病人应限制盐<3g/d。水肿少尿者限制水钠，每天进液量不超过 1 500ml，记录 24 小时液体出入量；食盐摄入量为 1～3g/d，并每天测腹围、体重，检查水肿消退情况。进优质低蛋白、低磷饮食。尽早采用富含必需氨基酸的优质低蛋白饮食（如鸡肉、牛奶、瘦肉等），蛋白质的摄入量为 0.5～0.8g/(kg·d)，每克蛋白质饮食中约含磷 15mg。低蛋白、低磷饮食，可减轻肾小球内高压、高灌注及高滤过状态，延缓肾小球硬化及肾功能减退。饮食中增加糖的摄入，保证足够热量，减少自体蛋白分解，同时补充多种维生素。

2. 对症护理　蛋白尿、水肿、尿异常、高血压等参见第四十六章第二节“泌尿系统疾病病人的护理评估”。

3. 病情观察　密切观察病人生命体征，尤其是血压变化，因血压突然升高或持续升高可加重肾功能的恶化。观察病人水肿情况，注意病人有无胸闷、气急、腹胀等胸、腹腔积液征象。严格记录 24 小时出入量，尤其是尿量变化；监测病人肾功能，应警惕肾衰竭的发生。

4. 用药护理　使用利尿剂时防止低钠、低钾血症及血容量减少等副作用。使用 ACEI 类药物时，应监测电解质，防止高钾血症，另外注意有无刺激性干咳的不良反应。遵医嘱应用抗血小板药物，改善微循环，延缓肾衰竭。

5. 心理护理　向病人及家属健康宣教，树立战胜疾病的信心，倾听、解答病人疑问，做好心理疏导。

6. 健康指导

(1) 疾病知识指导：向病人及家属讲解疾病发生的诱因、疾病的身体状况以及配合治疗的重要性，使其对疾病有明确的认识，以利于治疗。

(2) 生活指导：锻炼身体，增强体质，避免劳累、受凉，预防上呼吸道和泌尿系感染。嘱病人加强休息，增加肾血流量，延缓肾功能减退。向病人解释优质低蛋白、低磷、低盐、高热量饮食的重要性，指导病人根据自己的病情选择合适的食物。

(3) 用药指导：避免使用肾毒性的药物，如氨基糖苷类。

(4) 病情监测：慢性肾炎病情较长且易反复发作，指导病人及家属学会监测血压，观察水肿变化，一旦病情加重要及时就医。

【护理评价】

经过治疗和护理，评价病人是否达到：①水肿减轻或消失。②能维持水、电解质平衡，各项营养指标正常。③未发生慢性肾衰竭，或出现时被及时发现和处理。

（杨丽艳）

思考题

1. 王先生，18 岁。5 天前无明显诱因出现晨起眼睑水肿、面部肿胀、下肢凹陷性水肿，未予重视。1 天前排尿时发现尿液呈洗肉水样，无尿频、尿急、尿痛等不适表现。追问病史，病人 3 周前曾患上呼吸道感染，经静滴抗生素治疗已痊愈。身体评估：T 36.7℃，P 90 次/min，R 18 次/min，BP 150/95mmHg。下肢凹陷性水肿，尿蛋白(++)，肾区无叩击痛。初步诊断：急性肾小球肾炎。

请思考：

(1) 病人首优的护理诊断/护理问题是什么？

(2) 应采取哪些护理措施？

2. 李先生，37 岁。2 年前出现乏力、食欲缺乏、晨起时眼睑水肿、腰部疼痛、尿量减少，近日来病情加重入院治疗。体格检查：BP 165/100mmHg，双下肢凹陷性水肿。辅助检查：尿蛋白(++)，红细胞 10～15 个/HP，白细胞 0～3 个/HP，血红蛋白 100g/L，血清清蛋白 32g/L，血肌酐 138μmol/L，

血尿素氮 9.2mmol/L。初步诊断:慢性肾炎。

请思考:

(1) 病人主要的护理诊断/护理问题有哪些?

(2) 针对该病人应如何进行饮食指导?

思路解析

扫一扫、测一测

笔记

第四十八章 肾病综合征病人的护理

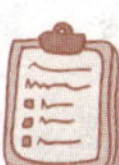

学习目标

1. 掌握肾病综合征病人的身体状况、护理要点。
2. 熟悉肾病综合征的治疗原则。
3. 了解肾病综合征的病因和发病机制。
4. 正确运用所学知识评估病情、提出护理问题、制订并实施护理措施和健康指导。
5. 具有良好的人文关怀精神和协作精神，体现慎独和精益求精的品德。

情景导入

王某，男性，51岁。5天前全身出现水肿且逐渐加重，尿量明显减少，排尿时尿中易起泡沫，无尿频、尿急、尿痛等不适感觉。两周前曾患肺炎，静滴抗生素等药物治愈。

请问：

1. *该病人最主要的护理诊断是什么？*
2. *应采取哪些护理措施？*

肾病综合征(nephrotic syndrome，NS)是各种原因所致的，以大量蛋白尿(尿蛋白大于3.5g/d)、低蛋白血症(血清清蛋白低于30g/L)、水肿、高脂血症为临床表现的一组综合征。

【病因与发病机制】

NS可分为原发性和继发性两大类，可由多种不同病理类型的肾小球疾病所引起。原发性肾病综合征始发于肾脏本身的肾小球疾病，急性肾炎、慢性肾炎均可在疾病发展过程中发生肾病综合征。继发性肾病综合征发生于全身性或其他系统的疾病，如系统性红斑狼疮、糖尿病等。本节仅讨论原发性肾病综合征。

原发性肾病综合征的发病机制是免疫介导性炎症所致的肾损害。引起原发性肾病综合征的肾小球疾病的主要病理类型有微小病变型肾病、系膜增生性肾小球肾炎、系膜毛细血管性肾小球肾炎、膜性肾病及局灶性阶段性肾小球硬化。

【病理生理】

1. 大量蛋白尿　当肾小球滤过膜分子屏障及电荷屏障受损时，致使原尿中蛋白含量增多，当其增多明显超过近曲小管回吸收量时，形成大量蛋白尿。

2. 低蛋白血症　由于大量清蛋白从尿中丢失，肝脏清蛋白合成不足以克服丢失和分解时，出现低

蛋白血症。

3. 水肿　NS的低蛋白血症、血浆胶体渗透压下降，是导致水肿的基本原因。

4. 高脂血症　与肝脏合成脂蛋白增加和脂蛋白分解减弱相关，目前认为后者是高脂血症更为重要的原因。

不同人群肾病综合征的常见病理类型和病因

1. 儿童

(1) 原发性NS：多为微小病变型肾病。

(2) 继发性NS：多见于过敏性紫癜肾炎、乙型肝炎病毒相关性肾炎、系统性红斑狼疮肾炎。

2. 青少年

(1) 原发性NS：多为系膜增生性肾小球肾炎、微小病变型肾病、局灶性节段性肾小球硬化、系膜毛细血管性肾小球肾炎。

(2) 继发性NS：多见于系统性红斑狼疮肾炎、乙型肝炎病毒相关性肾炎、过敏性紫癜肾炎。

3. 中老年

(1) 原发性NS：多为膜性肾病。

(2) 继发性NS：多见于糖尿病肾病、骨髓瘤性肾病、淋巴瘤或实体瘤性肾病。

【护理评估】

（一）健康史

询问病人有无急、慢性肾小球肾炎及其他肾病史，有无高血压、糖尿病、过敏性紫癜、系统性红斑狼疮等病史，有无长期服用对肾脏有害的药物；家族中是否有同样或类似疾病的病人。

（二）身体状况

原发性肾病综合征有前驱感染者起病较急，部分可隐匿起病。临床过程可自然缓解或经治疗缓解。

1. 大量蛋白尿和低蛋白血症　是肾病综合征起病的根源。尿蛋白>3.5g/d，血清清蛋白<30g/L。

2. 水肿　低蛋白血症造成血浆胶体渗透压下降是水肿的主要原因。水肿是NS最突出的体征，严重者可出现胸腔、腹腔和心包积液。

3. 高脂血症　高胆固醇血症最为常见。三酰甘油、低密度脂蛋白、极低密度脂蛋白浓度也可增高。

4. 高血压　部分成人肾病综合征病人常伴有高血压。

5. 全身表现　病人面色苍白、疲乏无力，站立时或体位由卧位变为立位时常易晕厥。

6. 并发症

(1) 感染：最常见的并发症，与蛋白质不足、免疫功能紊乱及使用糖皮质激素治疗有关。

(2) 血栓及栓塞：由于血液呈高凝状态及高脂血症等所致。

(3) 肾衰竭：肾病综合征导致肾损伤的最终结果。

(4) 其他：长期高脂血症可导致动脉粥样硬化、冠心病等心血管并发症。

（三）心理-社会支持状况

由于病情较重、病程长，病人容易产生焦虑心理，加之长期大量使用糖皮质激素治疗副作用较大，病人思想负担较重。评估时应注意了解病人的心理反应和社会支持状况，如家庭成员的关心程度及医疗费用的来源等。

（四）辅助检查

1. 尿液检查　尿蛋白定性一般为+++~++++，尿中可有红细胞及管型。24小时尿蛋白定量超过3.5g。

2. 血液检查　血清清蛋白低于30g/L，血中胆固醇及三酰甘油增高。

3. 肾功能检查　内生肌酐清除率可正常或降低，血肌酐及尿素氮可正常或升高。

4. 肾活检病理检查　可明确肾小球病变的病理类型。

（五）治疗原则与主要措施

治疗原则以抑制免疫与炎症反应为主，同时防治并发症。主要治疗措施为利尿消肿、减少尿蛋白、抑制免疫与炎症反应。

1. 抑制免疫反应与炎症反应　为肾病综合征的主要治疗。肾上腺糖皮质激素通过抑制炎症反应和免疫反应，抑制醛固酮和抗利尿激素分泌，影响肾小球基底膜通透性等综合作用而发挥利尿和消除尿蛋白的作用。使用原则为起始足量、缓慢减药和长期维持。根据病人对糖皮质激素的治疗反应分为"激素敏感型""激素依赖型"和"激素抵抗型"。细胞毒药物用于"激素依赖型"或"激素抵抗型"的肾病综合征病人，常与激素合用，若无激素禁忌，一般不作为首选或单独治疗用药。国内外常用药物为环磷酰胺（CTX），常用剂量为 2mg/（kg·d），分 1~2 次口服。环孢素可选择性抑制 T 淋巴细胞毒效应细胞，已作为二线药物用于治疗激素及细胞毒药物无效的难治性肾病综合征。

2. 利尿消肿　经使用肾上腺糖皮质激素和限水、限钠后，水肿不能消退的病人可用利尿药物。常用的药物有噻嗪类利尿剂，氢氯噻嗪 25mg，3 次/d；保钾利尿药，氨苯蝶啶 50mg 或螺内酯 20mg，3 次/d；袢利尿剂呋塞米每天 20~120mg。保钾利尿药与噻嗪类利尿药合用可提高利尿效果。也可用低分子右旋糖酐或血浆清蛋白静脉滴注，提高血浆胶体渗透压，与袢利尿剂合用效果更佳。

3. 减少尿蛋白　血管紧张素转换酶抑制剂（ACEI）或血管紧张素Ⅱ受体拮抗剂（ARBs）除可有效控制高血压外，还可减少尿蛋白。

【常见护理诊断/问题】

1. 体液过多　与低蛋白血症引起血浆胶体渗透压下降有关。

2. 营养失调：低于机体需要量　与蛋白大量丢失有关。

3. 有皮肤完整性受损的危险　与高度水肿、营养不良等有关。

4. 有感染的危险　与机体抵抗力下降、使用激素以及细胞毒药物有关。

5. 焦虑/恐惧　与病程长、反复发作有关。

【护理目标】

1. 水肿减轻或消退。

2. 能维持正常的营养。

3. 皮肤无损伤及感染的发生。

4. 未发生感染等并发症，或发生时能得到及时发现。

5. 焦虑或恐惧减轻，舒适感增加。

【护理措施】

1. 一般护理

（1）活动与休息：严重水肿、体腔积液时应卧床休息，取半坐卧位，卧床休息可增加肾血流量，尿量增加，减轻肾脏的负担；水肿减轻后病人可进行室内活动，尿蛋白下降到 2g/（kg·d）可进行适当的室外活动。

（2）饮食护理：对于轻、中度水肿者，尿量>1 000ml/d，给予低盐饮食（食盐<3g/d），适当限制水的摄入；水肿严重，尿量<400ml/d，应无盐饮食，水摄入量应<1 000ml/d。病人肾功能正常时给予正常量 0.8~1.0g/（kg·d）的优质蛋白（富含必需氨基酸的动物蛋白）饮食；同时保证热量摄入，一般每天每千克体重≥126~147kJ（30~35kcal）。

2. 对症护理

（1）皮肤护理：保持皮肤清洁、干燥，经常更换体位，避免皮肤长时间受压、受摩擦或损伤，预防医源性皮肤损伤，注射时宜选用 5~6 号针头，拔针后要增加按压时间。衣服要宽松、柔软，并经常更换。

（2）预防感染：保持环境清洁，定时通风换气，定期进行空气消毒。加强口腔、黏膜及会阴部护理。减少探视，预防交叉感染。寒冷季节注意保暖，及时发现感染征象。

3. 病情观察　密切观察生命体征，尤其观察有无体温升高等感染征象。监测体重及腹围，注意有无胸、腹腔积液的发生，严格记录 24 小时出入量，尤其是尿量变化；监测肾功能变化，警惕肾衰竭发生。

4. 用药护理

(1) 抑制免疫与炎症反应:糖皮质激素是治疗原发性肾病综合征的首选药物。长期应用可出现感染、药物性糖尿病、骨质疏松等副作用,少数病例还可能发生股骨头无菌性缺血性坏死;细胞毒药物中环磷酰胺是目前最常用的药物,副作用有骨髓抑制、中毒性肝炎、出血性膀胱炎及脱发等,并可出现性腺抑制(尤其是男性);环孢素A可出现肝肾毒性、高血压、高尿酸血症、多毛及牙龈增生等,且停药后易复发。在用药期间需加强监测,发现异常及时处理。

(2) 利尿消肿:噻嗪类利尿剂与保钾利尿剂合用可提高利尿效果,同时减少钾代谢紊乱。观察利尿药的效果及有无不良反应,如低钾、低钠、低氯血症性碱中毒等。使用大剂量呋塞米时,应注意观察有无恶心、直立性低血压、口干、心悸等。注意初始利尿不宜过快,以免发生血容量不足,诱发血栓形成和损伤肾功能。静脉输注血浆或清蛋白,输注过多过频,可导致肾小球及肾小管损伤。

(3) 减少尿蛋白:应用血管紧张素转换酶抑制剂(ACEI)或血管紧张素Ⅱ受体拮抗剂降尿蛋白时,用药期间注意是否出现刺激性干咳和血管神经性水肿等不良反应。

5. 心理护理 向病人及家属介绍疾病的相关知识,强调积极配合治疗的重要性。讲解影响预后的相关因素,使病人及家属树立对疾病的正确认识,缓解心理压力。

6. 健康指导

(1) 休息与活动:嘱病人加强休息,避免劳累,尤其水肿的病人。长期卧床增加静脉血栓的发生率,保持适度的床上活动;水肿减轻后做简单的室内活动。

(2) 饮食指导:指导病人进食优质蛋白、高热量、高纤维素食物,有水肿时应注意减少盐的摄入。

(3) 预防感染:由于免疫功能低下,易发生感染,注意保持床单位的整洁,勤换内衣,注意会阴部的清洁卫生,出现感染症状要及早治疗。

(4) 用药指导:严格遵医嘱用药,不可随意增减药量或停用糖皮质激素,让病人知晓各类药物的使用方法、注意事项以及可能发生的不良反应。

(5) 病情监测:嘱病人定期复诊,如水肿加重或出现其他不适症状时应立即就医。

【护理评价】

经过治疗和护理,评价病人是否达到:①水肿减轻或消退。②各项营养指标正常。③皮肤无损伤及感染的发生。④无并发症的出现或能够被及时发现和处理。⑤焦虑或恐惧减轻,舒适感增加。

(杨丽艳)

思考题

吴某,女,35岁。20天前因上呼吸道感染后出现全身性水肿,逐渐加重,尿量明显减少,尿色加深,泡沫增多,每天在400ml左右,无尿频、尿急、尿痛等尿路刺激症状。既往有慢性肾小球肾炎病史4年,未予系统治疗。体格检查:T 36.8℃,P 80次/min,R 17次/min,BP 150/95mmHg。辅助检查:尿蛋白2.5g/d,尿红细胞70~80个/HP,白细胞2~4个/HP。初步诊断:肾病综合征。

请思考:

(1) 病人目前的主要护理诊断/护理问题有哪些?

(2) 如何对该病人进行休息和饮食指导?

(3) 应用糖皮质激素的注意事项是什么?

思路解析

扫一扫、测一测

第四十九章　尿路感染病人的护理

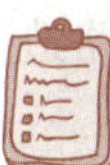

学习目标

1. 掌握尿路感染的概念、病人的身体状况、护理要点。
2. 熟悉尿路感染的治疗原则。
3. 了解尿路感染的病因和发病机制。
4. 正确运用所学知识评估病人、提出护理问题、制订并实施护理措施和健康指导。
5. 具有良好的人文关怀精神和协作精神，体现慎独和精益求精的品德。

情景导入

刘女士，36岁。1天前无明显诱因突然出现尿频、尿急、尿痛，排尿不适及下腹部疼痛，尿液浑浊有异味，遂来医院就诊。询问病史得知该病人3个月前曾有类似发作，使用抗生素之后病情好转。病人有糖尿病病史4年，血糖控制不理想。

请问：

1. 该病人最可能的诊断是什么？诊断的依据是什么？
2. 目前存在哪些主要护理问题？
3. 针对该病人，护士应如何对其进行健康指导？

尿路感染（urinary tract infection，UTI）简称尿感，是指各种病原微生物在尿路生长、繁殖而引起的尿路感染性疾病。多见于育龄女性、老年人、免疫功能低下及尿路畸形者。

根据感染发生的部位，可分为上尿路感染和下尿路感染，上尿路感染主要指肾盂肾炎（pyelonephritis），下尿路感染主要指膀胱炎（cystitis）和尿道炎（urethritis）。

【病因与发病机制】

1. 病因　革兰氏阴性杆菌为尿路感染最常见致病菌，尤以大肠埃希氏菌最为常见，其次为克雷伯杆菌、变形杆菌等。5%～10%尿路感染由革兰氏阳性菌引起，主要是肠球菌和凝固酶阴性的葡萄球菌。

2. 发病机制

（1）感染途径：95%尿路感染的致病菌来源于上行感染，病原菌由尿道上行至膀胱，甚至输尿管、肾盂。正常情况下尿道口周围定居着少量细菌，如链球菌、乳酸菌等，但不致病。某些诱因存在，如性生活、尿路梗阻、医源性操作、生殖器感染等可导致上行感染的发生。

血行感染指细菌通过血液循环到达肾脏和尿路其他部位。此种感染途径少见。多发生于患有慢性疾病或接受免疫抑制剂治疗的病人。

（2）机体防御功能：正常情况下，进入膀胱的细菌很快被清除，是否发生尿路感染除与细菌的数量、毒力有关外，还取决于机体的防御功能，如排尿的冲刷作用，尿路和膀胱黏膜的抗菌能力，尿中高浓度尿素、高渗透压和低 pH，前列腺液抗菌成分，输尿管膀胱连接处的活瓣防尿液倒流入输尿管等功能。

（3）易感因素

1）女性：女性尿道短且直，尿道口离肛门近，容易被细菌污染。女性尿路感染发病率明显高于男性，比例约 8∶1。尤其是存在性生活、月经、妊娠、应用杀精子避孕药物等因素时较易发生感染。60 岁以上女性尿路感染多为无症状性细菌尿。

2）尿流不畅或尿液反流：尿路梗阻结石、前列腺增生、肿瘤等可导致尿液积聚，尿路细菌不易被冲洗清除，而在局部大量繁殖引起感染。尿路梗阻合并感染可使肾组织结构快速破坏，因此及时解除梗阻非常重要。膀胱输尿管反流者尿液从膀胱反流到输尿管甚至肾盂，细菌上行发生感染。妊娠期输尿管蠕动功能减弱、暂时性膀胱输尿管活瓣关闭不全及妊娠后期子宫增大致尿液引流不畅。

3）使用尿道插入性器械：医源性因素导尿或留置导尿管、膀胱镜和输尿管镜检查、逆行性尿路造影等可致尿路黏膜损伤，将细菌带入尿路，易引发尿路感染。

【护理评估】

（一）健康史

询问病人及其家族成员是否患有泌尿系统疾病，有无尿路梗阻、医源性操作、不洁性生活史；有无疖、痈、骨髓炎或败血症等感染性疾病；有无盆腔感染或结肠病变，邻近组织是否有感染。

（二）身体状况

1. 膀胱炎　约占尿路感染的 60%。主要表现为尿频、尿急、尿痛、排尿不适、下腹部疼痛等，部分病人迅速出现排尿困难。尿液常浑浊，并有异味，约 30%可出现血尿。一般无全身感染症状，少数病人出现腰痛、发热，但体温常不超过 38.0℃。

2. 急性肾盂肾炎　以育龄女性为多见，身体状况与感染程度有关，通常起病较急。

（1）全身表现：常有发热、寒战、头痛、全身酸痛、恶心、呕吐等，体温多在 38.0℃以上，多为弛张热。

（2）泌尿系统症状：尿频、尿急、尿痛、排尿困难、下腹部疼痛、腰痛等。腰痛程度不一，多为钝痛或酸痛，还可出现一侧或两侧肋脊角或输尿管点压痛和（或）肾区叩击痛。

3. 无症状细菌尿　致病菌多为大肠埃希氏菌，病人有真性细菌尿而无尿路感染症状。尿常规可无明显异常，可由症状性尿路感染演变而来或无急性尿路感染病史，也可在病程中出现急性尿路感染症状。

4. 并发症

（1）肾乳头坏死：指肾乳头及其邻近肾髓质缺血性坏死，主要表现为寒战、高热、剧烈腰痛或腹痛和血尿等，当有坏死组织脱落阻塞输尿管时可发生肾绞痛。

（2）肾周围脓肿：多有糖尿病、尿路结石等易感因素。致病菌以大肠埃希氏菌多见。除原有症状加剧外，常出现明显单侧腰痛，且在向健侧弯腰时加剧。

（三）心理-社会支持状况

评估病人对疾病的情感反应以及对疾病的认识，如是否有担心和焦虑等情绪。评估病人家庭及社会的支持系统。

视频：尿液标本的采集

（四）辅助检查

1. 尿常规　尿沉渣镜检白细胞>5 个/HP 称为白细胞尿，对尿路感染诊断意义较大；部分病人可出现镜下血尿，极少数病人可出现肉眼血尿；蛋白尿多为阴性或微量。出现白细胞管型常提示肾盂肾炎。

2. 尿细菌学检查　新鲜清洁中段尿细菌定量培养菌落计数≥10^5/ml，如能排除假阳性，称为真性菌尿，可确诊尿路感染；如无临床症状，则要做两次中段尿培养，细菌数均≥10^5/ml，且为同一菌种。

<10^4/ml 可能为污染。介于 10^4/ml 和 10^5/ml 之间为可疑阳性，应结合病情考虑或重检。耻骨上膀胱穿刺尿细菌定性培养有细菌生长为真性菌尿。

尿液培养出多少细菌对 UTI 的诊断有意义

（1）对于有症状的女性，诊断膀胱炎要求病原菌≥10^2CFU/mL（A-Ⅰ），诊断肾盂肾炎时要求病原菌≥10^4CFU/mL（A-Ⅱ）。

（2）对于有膀胱炎症状的男性，病原菌≥10^3 CFU/mL 考虑有临床诊断价值（A-Ⅲ）。

（3）对于留置尿管或间断性插尿管的患者，要求在过去的 48 小时内已拔除尿管且单次尿管采集的尿液标本或中段尿标本培养出病原菌≥10^3 CFU/mL 才能诊断 UTI（A-Ⅲ）。

（4）若是膀胱穿刺获得的尿液标本，只要培养出病原菌即可诊断 UTI（A-Ⅱ）。

3. 影像学检查　如 B 超、X 线腹平片、逆行性肾盂造影等，可以了解尿路情况，及时发现有无尿路结石、梗阻等导致尿路感染反复发作的因素。尿路感染急性期不宜做静脉肾盂造影，可做 B 超。

（五）治疗原则与主要措施

抗感染治疗用药原则：选用致病菌敏感的抗生素。无病原学结果前，一般首选对革兰氏阴性杆菌有效的抗生素，尤其是首发尿路感染。治疗 3 天症状无改善，应按药敏结果调整用药。抗生素在尿和肾内的浓度要高。选用肾毒性小，副作用少的抗生素。单一药物治疗失败、严重感染、混合感染、耐药菌株出现时应联合用药。对不同类型的尿路感染给予不同治疗时间（图 5-49-1）。

1. 急性膀胱炎

（1）单剂量疗法：如氧氟沙星 0.4g，一次顿服，但采用此法易复发。

（2）短疗程疗法：是目前推荐的方法，与单剂量疗法相比，短疗程疗法更有效、耐药性并无增高、可减少复发及增加治愈率。可选用磺胺类、喹诺酮类、半合成青霉素或头孢类等抗生素，任选一种药物，连用 3 天，约 90%病人可治愈。停服抗生素 7 天后，需进行尿细菌定量培养。如结果阴性表示急性细菌性膀胱炎已治愈；如仍有真性细菌尿，应继续给予 2 周抗生素治疗。

2. 肾盂肾炎　首次发生的急性肾盂肾炎的致病菌 80%为大肠埃希氏菌，在留取尿细菌检查标本后应立即开始治疗，首选对革兰氏阴性杆菌有效的药物。72 小时显效者无须换药，否则应按药敏结果更改抗生素。

（1）病情较轻者：口服药物治疗，疗程 10～14 天。常用喹诺酮类、半合成青霉素类、头孢菌素类等。治疗 14 天后，通常 90%可治愈。

（2）严重感染全身中毒症状明显者：需住院治疗，应静脉给药，必要时联合用药。经此治疗，仍有持续发热者，应注意肾盂肾炎并发症，如肾盂积脓、肾周脓肿等。慢性肾盂肾炎治疗的关键是积极寻找并去除易感因素。急性发作时治疗同急性肾盂肾炎。

3. 再发性尿路感染　包括重新感染和复发。

（1）重新感染：治疗方法与首次发作相同。

（2）复发：应按药敏选择强有力的杀菌性抗生素，疗程不少于 6 周。

4. 无症状性菌尿　一般认为有下述情况者应予治疗：①妊娠期无症状性菌尿。②学龄前儿童。③曾出现有症状感染者。④肾移植、尿路梗阻及其他尿路有复杂情况者。根据药敏结果选择有效抗生素，主张短疗程用药，如治疗后复发，可选长疗程低剂量抑菌疗法。

5. 妊娠期尿路感染　宜选用毒性小的抗菌药物，如阿莫西林或头孢菌素类等。孕妇的急性膀胱炎治疗时间一般为 3～7 天。孕妇急性肾盂肾炎应静脉滴注抗生素治疗，可用半合成广谱青霉素或第三代头孢菌素，疗程为两周。

【常用护理诊断/问题】

1. 排尿障碍　与泌尿系统感染引起的尿频、尿急、尿痛有关。

2. 体温过高　与细菌感染有关。

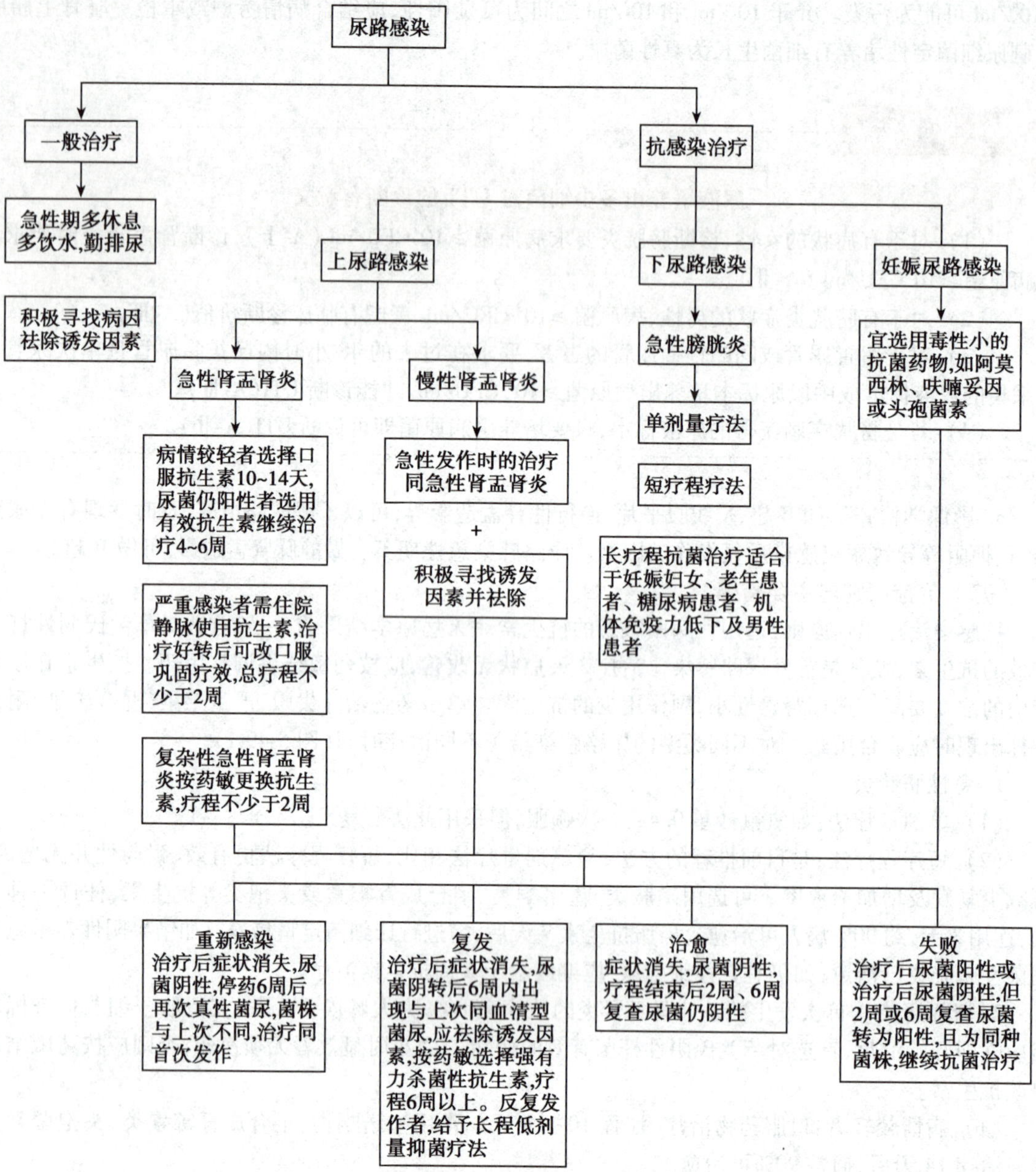

尿路感染

一般治疗

急性期多休息 多饮水,勤排尿

积极寻找病因 祛除诱发因素

抗感染治疗

上尿路感染

急性肾盂肾炎

病情较轻者选择口服抗生素10~14天,尿菌仍阳性者选用有效抗生素继续治疗4~6周

严重感染者需住院静脉使用抗生素,治疗好转后可改口服巩固疗效,总疗程不少于2周

复杂性急性肾盂肾炎按药敏更换抗生素,疗程不少于2周

慢性肾盂肾炎

急性发作时的治疗同急性肾盂肾炎

+

积极寻找诱发因素并祛除

下尿路感染

急性膀胱炎

单剂量疗法

短疗程疗法

长疗程抗菌治疗适合于妊娠妇女、老年患者、糖尿病患者、机体免疫力低下及男性患者

妊娠尿路感染

宜选用毒性小的抗菌药物,如阿莫西林、呋喃妥因或头孢菌素

重新感染
治疗后症状消失,尿菌阴性,停药6周后再次真性菌尿,菌株与上次不同,治疗同首次发作

复发
治疗后症状消失,尿菌阴转后6周内出现与上次同血清型菌尿,应祛除诱发因素,按药敏选择强有力杀菌性抗生素,疗程6周以上。反复发作者,给予长程低剂量抑菌疗法

治愈
症状消失,尿菌阴性,疗程结束后2周、6周复查尿菌仍阴性

失败
治疗后尿菌阳性或治疗后尿菌阴性,但2周或6周复查尿菌转为阳性,且为同种菌株,继续抗菌治疗

图 5-49-1　尿路感染治疗流程

3. 焦虑　与缺乏诊断及治疗的相关知识,或对治疗及预后不可知有关。

4. 潜在并发症:肾乳头坏死、肾周围脓肿。

【护理目标】

1. 尿频、尿急、尿痛的症状缓解或消失。

2. 体温恢复正常。

3. 能保持良好的心理状态,情绪稳定。

4. 未发生肾乳头坏死、肾周围脓肿等并发症,或发生时能及时发现和处理。

【护理措施】

1. 一般护理

(1) 休息与活动:急性期增加休息与睡眠时间,加强个人卫生,保持皮肤的清洁。指导病人进行膀胱区热敷或按摩以缓解局部肌肉痉挛,减轻疼痛。

(2) 饮食护理:多饮水、促使细菌及炎性渗出物迅速排出。发热者给予易消化、高热量、富含维生素饮食,同时做好口腔护理。

2. 对症护理　膀胱刺激征和血尿明显者，可口服碳酸氢钠片1g，每天3次，以碱化尿液，缓解症状，抑制细菌生长，避免形成血凝块，对应用磺胺类抗生素者还可以增强药物的抗菌活性并避免尿路结晶形成。

3. 病情观察　密切观察病人的生命体征，尤其是体温变化；观察病人尿频、尿急、尿痛的程度；观察病人是否伴有头痛、恶心、呕吐、全身酸痛等症状。

4. 用药护理　抗菌药使用时应注意以下药物护理要点：①遵医嘱用药，注意药物用法、剂量、服药时间、疗程及注意事项等。②用药期间注意观察药物疗效及不良反应，如氨基糖苷类抗生素肾毒性大，应慎用。③磺胺类药物易形成结晶，因此服药期间应注意多饮水，并同时服用碳酸氢钠，以增强疗效、减少磺胺结晶的形成。

5. 心理护理　因本病可出现排尿异常，如尿频、尿急、尿痛等身体状况，病人常常出现烦躁、自卑等心理，要耐心向病人解释疾病发生发展的经过以及预后，如病人配合治疗90%以上可以治愈，使病人树立信心，保持良好心态，愉快接受和配合各种检查和治疗。

6. 健康指导

（1）疾病知识指导：多饮水，勤排尿，以冲洗膀胱和尿道，每天摄水量不应低于2 000ml，或保证每天尿量在1 500ml以上。急性肾盂肾炎治疗不彻底，长期反复发作会转为慢性肾盂肾炎，并发生慢性肾衰竭。育龄女性病人，急性期治愈后1年内应避免妊娠。

（2）生活指导：避免诱因，如劳累、感冒、会阴部不清洁及性生活等。加强锻炼，提高机体抵抗力。

（3）用药指导：嘱病人在治疗期间不可擅自换药、减量、过早停药或停药后不追踪观察，以免致感染复发或迁延不愈成为慢性。

【护理评价】

经过治疗和护理，评价病人是否达到：①尿频、尿急、尿痛的症状缓解或消失。②病人体温降至正常。③紧张、焦虑情绪缓解。④无并发症的出现或并发症能够被及时发现和处理。

（雷　宁）

思考题

张女士，50岁。1天前病人突然出现尿频、尿急、尿痛，伴有排尿不适和下腹部疼痛，在家自行口服抗生素治疗，病情未见好转且加重，尿液颜色呈洗肉水样。查体生命体征平稳，肾区无压痛或叩击痛。

请思考：

（1）该病人可能的临床诊断是什么？如需进一步诊断，需进行哪些检查？

（2）该病人主要护理诊断/问题是什么，应如何进行护理？

（3）简述对该病人健康指导的主要内容。

思路解析

扫一扫、测一测

第五十章 肾衰竭病人的护理

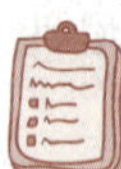

学习目标

1. 掌握急性肾损伤和慢性肾衰竭的概念、病人的身体状况、护理要点。
2. 熟悉急性肾损伤和慢性肾衰竭的治疗原则。
3. 了解急性肾损伤和慢性肾衰竭的病因和发病机制。
4. 正确运用所学知识评估病情、提出护理问题、制订并实施护理措施和健康指导。
5. 具有良好的人文关怀精神和协作精神，体现慎独和精益求精的品德。

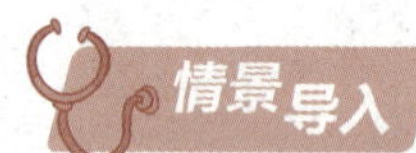

王伯伯有慢性肾小球肾炎病史20年。近1个月来出现食欲缺乏，恶心呕吐，口腔有尿味，偶尔出现心慌、气短。近2天病人自诉病情加重，夜间不能平卧，皮肤出现明显瘙痒。

请问：

1. 该病人护理评估要点是什么？
2. 护士应配合医生做哪些辅助检查？

第一节 急性肾损伤病人的护理

急性肾损伤（acute kidney injury，AKI）是由各种原因引起的短时间内肾功能急剧减退而出现的临床综合征，主要表现为肾小球滤过率下降，同时伴有氮质血症、水、电解质和酸碱平衡紊乱，重者可发生多系统并发症。既往称急性肾衰竭（acute renal failure，ARF），AKI的提出强调这一综合征早期诊断、早期治疗的重要性。AKl是肾脏病中的常见危重症，在重症监护室发生率为30%~60%，危重病人死亡率高达30%~80%。

【病因与发病机制】

1. 病因　AKI病因多样，根据发生的解剖部位不同分为肾前性、肾性和肾后性三大类。

（1）肾前性AKI：指各种原因引起肾血流灌注不足所致的肾小球滤过率（GFR）降低的缺血性肾损伤，又称肾前性氮质血症。常见病因：①血容量不足，由于各种原因导致的出血、液体丢失或细胞外液重新分布。②心排血量减少，如充血性心力衰竭等。③周围血管扩张，如使用降压药物、脓毒血症、过敏性休克等。④肾血管收缩及肾自身调节受损，如使用去甲肾上腺素、血管紧张素转化酶抑制药、非甾体抗炎药等。

（2）肾性AKI：约占AKI的40%，由肾小管、肾间质、肾血管和肾小球疾病引起的肾实质损伤。其中肾小管性最常见，由于肾缺血或肾毒性物质（包括外源性毒素如生物毒素、化学毒素、造影剂等和内源毒素如血红蛋白、肌红蛋白等）引起的肾小管上皮细胞损伤，导致急性肾小管坏死（acute tubular necrosis，ATN）。

常见肾毒性物质

1. 肾毒性药物

（1）抗菌药物：氨基糖苷类（庆大霉素、卡那霉素、阿米卡星妥布霉素、链霉素）、糖肽类抗生素（多黏菌素、万古霉素）、第一代头孢菌素、两性霉素B、磺胺类、利福平等。

（2）造影剂：泛碘酸、泛影葡胺等。

（3）肿瘤化疗药物：顺铂、卡铂、甲氨蝶呤、丝裂霉素。

（4）免疫抑制剂：环孢素、他克莫司、青霉胺。

（5）其他药（毒）物：利尿药（右旋糖酐、甘露醇、利尿酸钠）、非甾体抗炎药、麻醉剂（甲氧氟烷、氟甲氧氟烷、安氟醚、安非他明、海洛因等）、中药（含马兜铃酸类、雄黄、斑蝥、蟾酥、生草乌、生白附子等）。

2. 工业毒物

（1）重金属：汞、镉、砷、铀、锂、锑、铋、钡、铅、铂等。

（2）化合物：氰化物、四氯化碳、甲醇、甲苯、乙烯二醇、氯仿、甲酚、甲醛、间苯二酚等。

（3）杀虫剂和除草剂：有机磷、毒鼠强、百草枯等。

3. 生物毒素　蛇毒、蝎毒、青鱼胆毒、蜂毒、黑蜘蛛毒、毒蕈等。

（3）肾后性AKI：由于急性尿路梗阻所致。常见病因包括结石、肿瘤、前列腺增生、肾乳头坏死堵塞、腹膜后肿瘤压迫等。肾后性因素多为可逆的，及时解除病因肾功能可恢复。

2. 发病机制　急性肾小管坏死的发病机制尚未完全明确，主要与肾小球滤过率（GFR）下降、肾小管上皮细胞损伤有关。

（1）肾前性AKI：在肾前性AKI的早期，由于肾脏灌注不足，肾脏通过自我调节机制扩张入球小动脉和收缩出球小动脉，来维持GFR和肾血流量，使肾功能维持正常。当血容量严重不足超过肾脏的自我调节能力时可导致GFR降低，但短期内无明显的肾实质损伤。当肾脏的低灌注持续超过6小时未得到纠正，肾内血流重新分布，可引起肾小管上皮细胞明显损伤，继而发展为ATN。

（2）肾性AKI：不同病因、不同程度的ATN，在疾病的使动机制和持续发展因素方面各有差异。目前认为主要涉及小管、血管和炎症因子等方面。①小管因素：缺血/再灌注、肾毒性物质等引起近端肾小管损伤，肾小管重吸收钠减少，管-球反馈增强，小管管型形成引起肾小管梗阻，管内压力增高，GFR下降。肾小管严重受损时导致肾小球滤过液反渗，通过受损的上皮或小管的基膜漏出，使肾间质水肿压迫肾单位，加重肾缺血，肾实质进一步损伤。②血管因素：肾缺血时通过血管作用使入球小动脉细胞内钙离子增加，对血管收缩刺激和肾自主神经刺激敏感性增加，导致肾自主调节功能损害、血管舒缩功能紊乱和内皮损伤，也可产生炎症反应。血管内皮损伤和炎症反应均可引起血管收缩因子（如内皮素、肾内肾素-血管紧张素、血栓素A2等）产生过多，而血管舒张因子，主要为一氧化氮、前列腺素合成减少。这些变化可进一步引起血流动力学异常，包括肾血流量下降，肾内血流重新分布，肾皮质血流量减少，肾髓质充血等，这些均可引起GFR下降。③炎症反应：肾缺血及恢复血液灌注时可引起血管内皮细胞损伤、缺血再灌注损伤和炎症反应，导致白细胞浸润和小管上皮细胞释放多种炎症介质（如TNF-α、IL-6、IL-8、IL-18、IL-1β、TGF-β等），引起肾实质进一步损伤。

（3）肾后性AKI：尿路发生梗阻时，尿路内反向压力首先传导到肾小球囊腔，由于肾小球入球小动脉扩张，早期GFR尚能暂时性维持正常，如果梗阻持续未解除，将因肾皮质大面积无灌注或低灌注导致GFR逐渐降低。

3. 病理　由于病因及病变的严重程度不同,病理改变可有显著差异。肉眼可见肾脏肿大,剖面皮质苍白、质软,髓质呈暗红色。典型的缺血性急性肾损伤光镜检查见肾小管上皮细胞片状和灶状坏死,从基膜上脱落,脱落的上皮细胞和细胞碎片、Tamm-Horsfall 蛋白和色素等构成管型,堵塞肾小管管腔。如肾缺血严重者,小管基膜常遭破坏。若基膜完整性未遭破坏,则肾小管上皮细胞可迅速再生,否则上皮细胞不能再生。

【护理评估】

(一)健康史

评估病人导致急性肾损伤的原因,如缺血、失液所致的血容量不足;败血症等引起周围血管扩张而导致有效循环血量不足;心肌病变所致的心排血量减少;了解病人有无服用过肾毒性药物或接触过肾毒性物质;既往有无慢性肾脏疾病病史及肾脏病家族史等。

(二)身体状况

典型临床病程可分为起始期、维持期、恢复期。

1. 起始期　指肾脏受到缺血或肾毒性物质等因素的影响,尚未发生明显的肾实质损伤阶段,如及时采取有效措施可阻止病情进展,但随着肾小管上皮细胞发生明显损伤,GFR 逐渐下降,进入维持期。

2. 维持期　又称少尿期。典型者持续 7~14 天,也可短至几天或长至 4~6 周。GFR 维持在低水平,病人常出现少尿或无尿。部分病人尿量维持在每天 400ml 以上,称非少尿型 AKI,其病情大多较轻,预后好。不论尿量是否减少,随着肾功能减退,均可出现一系列临床表现。

(1)全身表现

1)消化系统:食欲缺乏、恶心、呕吐、腹胀、呃逆、腹泻等,严重者可出现消化道出血。

2)呼吸系统:除感染外,因容量负荷过重,出现呼吸困难、咳嗽、憋气等症状。

3)循环系统:由于尿量减少、水钠潴留等可出现高血压、心力衰竭和急性肺水肿等表现,如呼吸困难、心悸等;因毒素滞留、电解质紊乱、贫血及酸中毒可引发各种心律失常及心肌病变。

4)神经系统:出现意识障碍、躁动、谵妄、抽搐、昏迷等尿毒症脑病症状。

5)血液系统:可有出血倾向和轻度贫血,表现为皮肤、黏膜、牙龈出血,头晕、乏力等。

6)其他:感染是 AKI 常见且严重的并发症,在 AKI 同时或在疾病发展过程中可合并多脏器功能衰竭,死亡率较高。

(2)水、电解质和酸碱平衡紊乱

1)代谢性酸中毒:主要因为肾小管泌酸和重吸收碳酸氢根下降,酸性代谢产物排出减少,同时又合并高分解代谢状态,使酸性代谢产物明显增多。表现为恶心、呕吐、疲乏、嗜睡和呼吸深长。

2)高钾血症:由于肾排钾减少、感染、高分解状态、代谢性酸中毒等因素,均可引起血钾升高。在严重感染、烧伤等因素引起的 AKI,每天血钾可上升 1~2mmol/L。严重者发生房室传导阻滞、室内传导阻滞,心室颤动或心脏骤停等心律失常。

3)低钠血症:主要由于水潴留引起稀释性低钠血症,或呕吐、腹泻引起钠盐丢失过多。

4)其他:可有低钙、高磷、低氯血症等,但不如慢性肾衰竭时明显。

3. 恢复期　又称多尿期。从肾小管细胞再生、修复,直至肾小管完整性恢复,称为恢复期。GFR 逐渐恢复至正常或接近正常的范围。少尿型病人出现尿量进行性增加,每天尿量可达 3~5L,持续 1~3 周,继而逐渐恢复正常。尿量增加数天后血肌酐逐渐下降。与 GFR 相比,肾小管上皮细胞的溶质和水重吸收功能的恢复相对延迟,常需数月恢复正常。少数病人最终遗留不同程度的肾脏结构和功能损伤。

(三)心理-社会支持状况

急性肾损伤是危重症之一,尤其在少尿期,病人可有濒死感、恐惧感,应仔细了解病人及家属对疾病的反应,对疾病的认知程度、接受程度;评估病人家庭经济状况、社会支持系统等。

(四)辅助检查

1. 血液检查　可有轻度贫血,血尿素氮和肌酐进行性上升,高分解代谢者上升速度较快。血清钾浓度常>5.5mmol/L。血 pH 常<7.35,碳酸氢根离子浓度低于 20mmol/L。血清钠浓度正常或偏低,血钙降低,血磷升高。

2. 尿液检查 尿蛋白多为+～++，以小分子蛋白质为主。尿沉渣检查见肾小管上皮细胞、颗粒管型，少量红、白细胞等。尿比重降低且固定在1.015以下，由于肾小管重吸收功能损害，尿液不能浓缩所致。尿渗透浓度低于350mOsm/L，尿与血渗透浓度之比低于1.1。尿钠增高，多在20～60mmol/L，肾衰指数和钠排泄分数常大于1。尿液指标检查必须在输液、使用利尿药和高渗药物之前，否则结果有偏差。

3. 影像学检查 尿路超声检查可排除尿路梗阻和慢性肾脏病，并了解AKI病因。CT、MRI或放射性核素检查有助于发现有无肾血管病变，必要时行肾血管造影明确诊断。

4. 肾活组织检查 是重要的诊断手段。在排除肾前性及肾后性原因后，对于没有明确致病原因的肾性AKI，如无禁忌证，尽早行肾活组织检查。

（五）治疗原则与主要措施

AKI治疗主要包括纠正可逆病因、维持内环境稳定、营养支持、防治并发症及肾替代治疗等。

1. 纠正可逆病因 AKI治疗首先要纠正可逆的病因，如各种严重外伤、心力衰竭、急性失血等，包括积极扩容，纠正血容量不足、休克和感染等。停用影响肾灌注或具有肾毒性的药物。尿路梗阻（如前列腺增生）引起的肾后性AKI应及时解除梗阻。

2. 合理饮食，维持营养平衡 维持机体营养状况和正常代谢有助于损伤细胞的修复和再生，提高存活率。每天供给35kcal/kg（147kJ/kg）热量，主要由碳水化合物和脂类提供，以减少机体蛋白质分解；蛋白质的摄入量应限制为0.8～1.0g/（kg·d），适量补充必需氨基酸和非必需氨基酸，高分解代谢、营养不良或接受透析的病人，蛋白质摄入量可适当放宽。

3. 维持液体平衡，纠正水、电解质和酸碱失衡

（1）维持体液平衡：每天补液量应为显性失液量加上非显性失液量减去内生水量。每天的进液量可按前一日尿量加500ml计算。透析治疗者进液量可适当放宽。

（2）代谢性酸中毒：碳酸氢根低于15mmol/L，可选用5%碳酸氢钠100～250ml静脉滴注。严重酸中毒者立即开始透析。

（3）纠正高钾血症：当血钾超过6.5mmol/L，心电图表现为QRS波增宽等异常变化时，应立即处理。处理方式有：①10%葡萄糖酸钙10～20ml稀释后缓慢静注。②5%碳酸氢钠100～200ml静滴，以纠正酸中毒并促使钾离子向细胞内转移。③50%葡萄糖液50～100ml加胰岛素6～12U缓慢静滴，以促进糖原合成，使钾离子向细胞内转移。

4. 控制感染 尽早根据细菌培养和药物敏感试验选用对肾无毒或毒性低的抗生素治疗，并按GFR调整用药剂量。

5. 急性左心衰竭的处理 药物治疗以扩血管、减轻后负荷的药物为主。尽早进行透析对治疗容量负荷过重的心力衰竭最为有效。

6. 肾脏替代疗法 严重高钾血症（>6.5mmol/L）、代谢性酸中毒（pH<7.15）、容量负荷过重且对利尿药治疗无效等均是透析治疗的指征。对非高分解型、尿量正常的病人可内科保守治疗。重症病人宜早期开始透析，可选择腹膜透析或肾脏替代治疗。

7. 恢复期治疗 AKI恢复早期肾小球滤过功能尚未完全恢复，肾小管浓缩功能仍较差，每天尿量较多，治疗重点仍为维持水、电解质和酸碱平衡，控制氮质血症，治疗原发病和防治各种并发症。已行透析者应继续维持，直至血肌酐和尿素氮降至接近正常。后期肾功能恢复，尿量正常，一般无须特殊处理，应定期随访肾功能，避免肾毒性药物的使用。

【常见护理诊断/问题】

1. 体液过多 与GFR下降致水钠潴留、水摄入控制不严引起的容量过多有关。

2. 营养失调：低于机体需要量 与病人食欲缺乏、恶心、呕吐、限制蛋白质摄入、透析和原发疾病等因素有关。

3. 有感染的危险 与机体抵抗力降低及透析等侵入性检查有关。

4. 焦虑 与缺乏诊断、治疗或担心预后等知识有关。

5. 潜在并发症：水、电解质、酸碱平衡失调。

【护理目标】

1. 水的摄入得到控制，水钠潴留减轻。

2. 能维持正常的营养。

3. 未发生感染。

4. 掌握疾病治疗、饮食等相关知识。

5. 未发生酸碱失衡等并发症或发生后及时被发现并得到救治。

【护理措施】

1. 一般护理

（1）休息与体位：应绝对卧床休息以减轻肾脏负担。下肢水肿者抬高下肢促进血液回流。昏迷者按昏迷病人护理常规进行护理。

（2）饮食护理：向病人及家属说明保证营养摄入的重要性，少量多餐，以清淡流质或半流质食物为主，不能经口进食者可用鼻饲或肠外营养。血钾高者应限制钾的摄入，少用或忌用富含钾的食物，如紫菜、菠菜、苋菜、薯类、山药、坚果、香蕉、香菇、榨菜等；限制钠盐摄入，监测机体营养状况的指标是否改善，如血清清蛋白等。

2. 预防感染　指导病人避免到公共场所，有条件者住单间病房，病室要定期消毒；加强口腔、皮肤、会阴部护理，保持清洁，预防压疮；进行各项检查及治疗时应严格无菌操作，减少不必要的侵入性检查，加强各种留置管的护理。

3. 病情观察　严密观察生命体征的变化，有无体温升高、寒战、咳嗽咳痰、尿路刺激症等；有无体液过多的表现，如皮肤、黏膜水肿，体重每天增加>0.5kg，中心静脉压高于12cmH_2O（1.17kPa）等，准确记录24小时出入量；监测血钠、钾、钙等电解质变化，观察有无手指麻木、腱反射亢进、抽搐低钙的症状，有无脉律不齐、肌无力、感觉异常、恶心、腹泻、心电图改变（T波高尖、S-T段压低、PR间期延长、房室传导阻滞、QRS波宽大畸形、心室颤动甚至心脏骤停）等高钾血症的表现；监测血清尿素氮、血肌酐及药物的不良反应等。

4. 替代治疗护理　腹膜透析、血液透析参见第四十六章第三节泌尿系统疾病常用的诊疗技术与护理。

5. 心理护理　急性肾损伤是危重病之一，病人担心治疗及预后等产生焦虑、恐惧感，护士了解病人对疾病的态度，鼓励病人表达对疾病的感受，向病人及家属解释疾病发展过程及减轻焦虑不安的情绪，告知病人及家属早期透析的重要性，取得病人及家属的支持。

6. 健康指导

（1）恢复期指导：恢复期应加强营养，增强体质，适当锻炼；注意个人清洁卫生，注意保暖，防止受凉；避免妊娠、手术、外伤。教会病人测量和记录尿量的方法。

（2）疾病预防指导：老年人、糖尿病、原有慢性肾脏病史及危重病人，应注意避免肾毒性药物、造影剂、肾血管收缩药物的应用，及时维持血流动力学稳定以避免肾脏低灌注。避免接触重金属、工业毒物等。

（3）病情监测：指导病人定期复查尿常规、肾功能及双肾B超，了解AKI是否转变为慢性肾脏病。

【护理评价】

经过治疗和护理，评价病人是否达到：①水肿减轻或消失。②营养良好，体重恢复正常。③无感染发生。④病人掌握疾病治疗、饮食等相关知识。⑤并发症未发生或发生时能及时被发现和处理。

第二节　慢性肾衰竭病人的护理

慢性肾衰竭（chronic renal failure，CRF）是指由慢性肾脏疾病持续进展，引起以代谢产物潴留，水、电解质及酸碱代谢失衡和全身各系统症状为表现的临床综合征，简称慢性肾衰。目前将各种原因引起的肾脏结构和功能障碍≥3个月，包括肾小球滤过率（GFR）正常或不正常的病理损伤、血液或尿液成分异常及影像学检查异常；或不明原因的GFR下降（<60ml/min）超过3个月，称为慢性肾脏病（chronic kidney disease，CKD）。目前国际公认的慢性肾脏病分期依据美国肾脏基金会制订的指南，分为CKD 1~5期（表5-50-1）。部分慢性肾脏病在疾病发展过程中GFR逐渐下降至失代偿期（主要为CKD 4~5期）时，为慢性肾衰竭。目前我国慢性肾衰竭患病率为10.8%。

表 5-50-1　慢性肾脏病分期及建议

分期	特　征	肾小球滤过率/[ml/(min·1.73m²)]	防治目标-措施
1	GFR 正常或升高	≥90	CKD 诊治;缓解症状,保护肾功能
2	GFR 轻度降低	60~89	评估、延缓 CKD 进展,降低心血病风险
3a	GFR 轻到中度降低	45~59	
3b	GFR 中到重度降低	30~44	延缓 CKD 进展,评估、治疗并发症
4	GFR 重度降低	15~29	综合治疗,透析前准备
5	终末期肾病(ESRD)	<15 或透析	如出现尿毒症,需及时替代治疗

【病因与发病机制】

慢性肾衰竭的病因主要有肾小球肾炎、糖尿病肾病、高血压肾小动脉硬化、肾小管间质病变、肾血管病变、遗传性肾病等。糖尿病肾病、高血压肾小动脉硬化为发达国家慢性肾衰的主要病因,近年在我国也有明显增高趋势。主要诱因有感染、摄入过多蛋白质、使用肾毒性药物、严重高血压或降压过速过低及心功能不全等,其中感染是最常见诱因。

慢性肾衰的发病机制复杂,至今尚未完全明了,其主要学说如下:

1. 肾单位高滤过　研究认为慢性肾衰竭时残余肾单位肾小球出现高灌注和高滤过状态是导致肾小球硬化和残余肾单位进一步丧失的重要原因。高滤过可促进系膜细胞增生和基质增加,导致动脉瘤的形成,损伤的内皮细胞和血小板的聚集增强、炎症细胞浸润、系膜细胞凋亡等,促使肾小球硬化不断发展。

2. 肾小管高代谢　肾小管高代谢状态可致肾小管氧消耗增加和氧自由基增多,造成肾小管-间质损伤。

3. 矫枉失衡　肾小球滤过率下降导致某些物质失衡,机体进行代偿性调节纠正不平衡,调节当中又出现新的不平衡,造成机体损害,称为矫枉失衡。

4. 肾组织上皮细胞表型转化的作用　在某些生长因子或炎症因子诱导下,肾小管、肾小球上皮细胞可转变为肌成纤维细胞,在肾小球硬化过程中起重要作用。

5. 其他　某些细胞因子或生长因子、动物肾组织内某些生长因子,均参与肾小球和小管间质的损伤过程,并在促进细胞外基质增多中起重要作用。

【护理评估】

（一）健康史

评估目前最突出的症状体征、病情的演变发展过程,与泌尿系统疾病有关的病因及诱因,既往用药史,尤其是否应用肾毒性药物。有无肾脏疾病或者其他疾病,如糖尿病、高血压、系统性红斑狼疮等。了解病人及其家族成员是否患有肾脏或泌尿系统疾病。

（二）身体状况

在慢性肾脏病不同阶段,其身体状况各不相同。CKD 1~3 期病人可以无任何症状,或仅有乏力、腰酸、夜尿增多等轻度不适;少数可有食欲缺乏、代谢性酸中毒及轻度贫血。CKD4 期以后上述症状更趋明显。在 CKD5 期可出现急性左心衰竭、严重高钾血症、消化道出血、中枢神经系统障碍等,甚至危及生命。

1. 水、电解质代谢紊乱　慢性肾衰竭时,常出现电解质代谢紊乱和酸碱平衡失调,以代谢性酸中毒和水钠平衡紊乱最为常见。

(1) 代谢性酸中毒:尿毒症病人都有不同程度的代谢性酸中毒,表现为食欲缺乏、呕吐、虚弱无力、呼吸深长等。

(2) 水钠代谢紊乱:因水、钠潴留出现稀释性低钠血症或长期低盐饮食、呕吐、腹泻和利尿作用造成低钠血症。若钠盐摄入量增加,肾脏不能相应增加排钠,则引起高钠血症,加重水肿、高血压及心力衰竭。

(3) 钾代谢紊乱:少尿、无尿时钾排出减少,保钾利尿剂的应用以及高分解代谢等,极易发生高钾血症,尤其当钾摄入过多、酸中毒、感染等情况发生时,更易出现高钾血症。严重高钾血症(血清钾>6.5mmol/L)可导致严重心律失常,甚至突发心脏骤停。由于利尿、呕吐、腹泻、摄入不足等可致低钾血症。

(4) 钙磷代谢紊乱:主要表现为磷过多和钙缺乏。尿磷排出减少,血磷升高,钙缺乏主要与钙摄入不足、活性维生素 D 缺乏、高磷血症、代谢性酸中毒等多种因素有关,明显钙缺乏时可出现低钙血症。

(5) 镁代谢紊乱:由于肾排镁减少,常有轻度高镁血症。病人常无任何症状。

2. 蛋白质、糖类、脂肪和维生素的代谢紊乱　一般表现为蛋白质代谢产物蓄积(氮质血症),也可有清蛋白、必需氨基酸水平下降等;糖代谢异常主要表现为糖耐量减低和低血糖症;高脂血症;维生素代谢紊乱,如血清维生素 A 水平增高、维生素 B_6 及叶酸缺失等。

3. 各系统表现

(1) 心血管系统表现:①高血压和左心室肥厚。由于水钠潴留、肾素-血管紧张素增高和(或)某些舒张血管的因子不足等原因,多数病人有不同程度的高血压,高血压可引起动脉硬化、左心室肥厚和心力衰竭。②心力衰竭。是尿毒症病人最常见的死亡原因。与水钠潴留、高血压及尿毒症心肌病变有关。③尿毒症性心肌病。可能与代谢产物的潴留和贫血等因素有关;部分病人可伴有冠心病。由于心肌损伤、缺氧、电解质紊乱、尿毒症毒素蓄积等因素可出现各种心律失常。④心包病变。心包积液很常见,多与尿毒症毒素蓄积、低蛋白血症、心力衰竭等因素有关,少数情况下也可能与感染、出血等因素有关。⑤血管钙化和动脉粥样硬化。由于高磷血症、钙分布异常和"血管保护性蛋白"缺乏而引起的血管钙化。动脉粥样硬化进展迅速,血液透析病人的病变程度比透析前病人为重。

(2) 呼吸系统症状:体液过多或酸中毒时均可出现气短、气促,严重酸中毒可致呼吸深长。体液过多、心功能不全可引起肺水肿或胸腔积液。由尿毒症毒素诱发的肺泡毛细血管渗透性增加、肺充血可引起"尿毒症肺水肿"。

(3) 胃肠道症状:为最常见和最早期的症状。初有厌食、上腹饱胀、恶心、呕吐、腹泻等,晚期可有口腔氨臭味、消化道出血等。消化道出血发生率比正常人明显增高,多由于胃黏膜糜烂或消化性溃疡所致。

(4) 血液系统表现:主要表现为贫血和出血倾向。几乎所有病人均有贫血,为正色素正细胞性贫血,主要原因是肾脏分泌促红细胞生成素(EPO)减少,故称为肾性贫血,其次为代谢产物抑制骨髓造血。晚期病人有出血倾向,多与血小板功能降低有关,部分晚期病人也可有凝血因子缺乏。

(5) 神经肌肉系统症状:早期多有乏力、失眠、记忆力下降、头痛、头晕;晚期出现性格改变、抑郁,尿毒症时出现谵妄、抽搐和昏迷等。周围神经病变也很常见,感觉神经障碍更为显著,最常见的是肢端袜套样分布的感觉丧失,也可有肢体麻木、烧灼感或疼痛感、深反射迟钝或消失,并可有神经肌肉兴奋性增加,如肌肉震颤、痉挛等。终末期尿毒症病人常出现肌无力和肌萎缩等。

(6) 内分泌功能紊乱

内分泌功能紊乱主要表现为:①肾脏本身内分泌功能紊乱。如 $1,25(OH)_2$ 维生素 D_3、促红细胞生成素不足和肾内肾素-血管紧张素Ⅱ过多。②下丘脑-垂体内分泌功能紊乱。如泌乳素、促黑色素激素、促黄体生成激素等水平增高。③外周内分泌腺功能紊乱。大多数病人均有继发性甲状旁腺功能亢进,部分病人有轻度甲状腺素水平降低;也可有胰岛素受体障碍、性腺功能减退等。

(7) 骨骼病变:慢性肾脏病病人存在钙、磷等矿物质代谢及内分泌紊乱,导致矿物质异常、骨病、血管钙化等临床综合征。慢性肾衰竭出现的骨矿化和代谢异常称为肾性骨营养不良(即肾性骨病),包括高转化性骨病、低转化性骨病和混合性骨病,以高转化性骨病最常见。在透析前病人中骨骼 X 线发现异常者约为 35%,而出现骨痛、行走不便和自发性骨折较少见(<10%)。而骨活体组织检查约为 90%病人可发现异常。骨活体组织检查是早期诊断主要依据。

(8) 皮肤表现:病人常有皮肤瘙痒,面部肤色较深并萎黄,轻度水肿,呈尿毒症面容。与贫血、尿素霜沉积等有关。

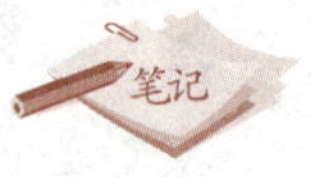

4. 继发感染　尿毒症病人免疫系统功能低下,易伴发感染,以肺部及泌尿系统感染多见,且不易

控制，多为主要死亡原因之一。

（三）心理-社会支持状况

慢性肾衰竭病人心理负担及经济负担都较为沉重，加之预后不佳，病人多表现悲观、绝望，评估病人及家属的心理状况以及对疾病的认知程度，了解病人的社会活动、工作形态、自我形象、性生活等方面的情况；病人的家庭经济情况、社会支持系统以及家属对病人的关怀、支持程度。

（四）辅助检查

1. 血常规　红细胞计数下降，血红蛋白常低于 80g/L，最低可达 20g/L。血小板偏低或正常。

2. 尿常规　尿比重低，大多在 1.018 以下，严重时固定在 1.010~1.012 之间；尿蛋白+~+++，后期反而减少；尿沉渣可有红细胞、白细胞，若数量增多表示病情活动或有感染，蜡样管型对诊断有意义。

3. 血生化检查　血肌酐、尿素氮增高，肌酐清除率多在 30ml/min 以下。血清清蛋白和总蛋白常降低，血钙低，血磷增高，血钾、钠可正常、降低或增高，血二氧化碳结合力降低。

4. 其他　B 型超声检查示双肾体积缩小，皮质变薄，肾脏内结构紊乱。放射性肾图示双肾功能明显受损。

（五）治疗原则与主要措施

治疗原发病和纠正肾衰可逆因素是治疗慢性肾衰的关键。

1. 治疗原发病和去除导致肾功能恶化的因素

（1）控制高血压：24 小时持续、有效地控制高血压，对保护靶器官具有重要作用，对于慢性肾脏病病人血压应控制在<130/80mmHg，维持透析病人血压不超过 140/90mmHg。可应用血管紧张素转化酶抑制剂（ACEI）、血管紧张素Ⅱ受体拮抗剂（ARBs）、钙通道拮抗剂、袢利尿剂、β 受体阻滞剂、血管扩张剂等，以 ACEI、ARBs 较好。

（2）控制血糖：糖尿病病人空腹血糖控制在 5.0~7.2mmol/L。

（3）控制蛋白尿：将蛋白尿控制在<0.5g/24 小时。

2. 营养治疗　限制蛋白质饮食可减少含氮代谢产物生成，CKD1~2 期及糖尿病肾病有显性蛋白尿时，应限制蛋白质摄入，0.8g/（kg·d）为宜。GFR 下降时减至 0.6g/（kg·d）以下。摄入足量热量，补充维生素和叶酸，控制钾、磷摄入。

3. 对症治疗

（1）纠正酸中毒和水、电解质紊乱：①纠正代谢性中毒。轻者口服碳酸氢钠（$NaHCO_3$）1.5~3.0g/d；中、重度病人 3~15g/d，必要时可静脉输入。②纠正水钠紊乱。限制钠摄入量，一般氯化钠摄入量应≤6~8g/d，有明显水肿、高血压者钠摄入量 2~3g/d（NaCl 5~7g/d），严重病例限制为 1~2g/d（NaCl 2.5~5g）。也可应用袢利尿剂呋塞米每次 20~200mg，2~3 次/d。严重肺水肿者常需血液透析。③防治高钾血症。积极预防高钾血症的发生，GFR<25ml/min 时应限制钾摄入，及时纠正酸中毒，适当应用利尿剂呋塞米，增加尿钾排出，应用葡萄糖-胰岛素溶液输入，口服聚磺苯乙烯钙增加肠道钾排出，必要时血液透析。

（2）纠正贫血：注射重组人红细胞生成素（RHEPO），并补充铁剂，以纠正贫血。

（3）低钙血症、高磷血症和肾性骨病的治疗：GFR<30ml/min 时除限制磷摄入外，可应用磷结合剂口服，以碳酸钙较好。对明显高磷血症则应暂停应用钙剂，以防转移性钙化的加重。对明显低钙血症病人，可口服 1,25（OH）$2D_3$（骨化三醇）。

（4）防治感染：抗生素的选择和应用原则，与一般感染相同，但剂量要调整。在疗效相近的情况下，应选用肾毒性最小的药物。

（5）治疗高脂血症：应用他汀类药物纠正高脂血症，对肾功能有一定保护作用，但对维持透析病人，高脂血症的标准宜放宽。

（6）口服吸附疗法和导泻疗法：氧化淀粉、药用炭制剂或大黄制剂等口服，可增加毒素排出。

4. 尿毒症的替代治疗　当 GFR<10ml/min（糖尿病肾病 GFR 10~15ml/min）并有明显尿毒症表现，应进行血液透析、腹膜透析、肾移植等肾脏替代治疗。透析疗法可部分替代肾的排泄功能（对小分子溶质的清除仅相当于正常肾脏的 10%~15%），不能代替其内分泌和代谢功能。通常先做一个时期透析，病情稳定并符合有关条件后考虑肾移植。肾移植是最佳的肾替代疗法，成功的肾移植会恢复正

常的肾功能,包括内分泌和代谢功能。移植肾可由尸体供肾或亲属供肾,后者肾移植的效果更好。

【常见护理诊断/问题】

1. 营养失调:低于机体需要量　与恶心、呕吐、食欲缺乏等有关。

2. 有皮肤完整性受损的危险　与水肿、皮肤瘙痒、凝血机制异常、机体抵抗力下降等有关。

3. 有感染的危险　与机体免疫力低下,白细胞功能异常有关。

4. 体液过多　与尿量减少、水钠潴留有关。

5. 潜在并发症:水、电解质、酸碱平衡失调,心力衰竭、上消化道出血等。

【护理目标】

1. 营养良好,体重恢复正常。

2. 皮肤完整性良好。

3. 无感染发生。

4. 水肿减轻或消失。

5. 并发症未发生或发生后及时被发现和处理。

【护理措施】

1. 一般护理

(1) 休息与活动:病人应卧床休息,避免劳累,如病情允许活动时以不出现心慌、气短、疲乏为度。病情较重或伴有心力衰竭者应绝对卧床休息,并协助病人做好各项生活护理。长期卧床病人指导或帮助进行适当的床上活动,如屈伸肢体、按摩四肢肌肉等,避免下肢深静脉血栓的形成或肌肉萎缩。

(2) 饮食护理:合理的营养膳食调配不仅能减少体内氮代谢产物的积聚及体内蛋白质的分解,以维持氮平衡,而且还能在维持营养,增强机体抵抗力,减缓病情发展等方面发挥其独特的作用。

1) 蛋白质:根据肾小球滤过率(GFR)来调整蛋白质的摄入量。当 GFR<50ml/min 时,应限制蛋白质的摄入,且饮食中超过 50%的蛋白质为优质蛋白,如鸡蛋、牛奶、瘦肉、鱼等,由于植物蛋白中含有非必需氨基酸多,应尽量减少摄入。蛋白摄入量 0.6~0.8g/(kg·d)可维持慢性肾衰竭病人的氮平衡。当 GFR<25ml/min 时,蛋白摄入量 0.4g/(kg·d)。糖尿病性肾病病人从出现蛋白尿之日起,蛋白质的摄入量应控制在 0.8g/(kg·d)。透析治疗病人蛋白质供给量应增加至 1.2~1.4g/(kg·d),优质蛋白占 50%以上。

2) 热量:慢性肾衰竭病人必须摄入足够热量,以减少蛋白分解,供给热量为每天 126~146kJ/kg(30~35kcal/kg),主要由碳水化合物和脂肪供给,可给予较多的植物油和糖类。

3) 其他:每天食盐量不超过 6g,水肿、高血压、少尿的病人不超过 5g;当尿量<1 000ml 时,需限制饮食中钾的摄入,蔬菜经沸水煮后可有效减少钾的含量;每天磷的摄入量应<600g;同时注意补充富含维生素(如维生素 C、维生素 B_2、叶酸)、矿物质和微量元素(铁、锌)等。注意食物的色、香、味,提供整洁的进餐环境,少食多餐。

2. 用药护理

(1) 纠正代谢性中毒:将纠正酸中毒所需 $NaHCO_3$ 总量分 3~6 次给予,经过 48~72 小时或更长时间后酸中毒基本能纠正。对有明显心衰病人,要防止 $NaHCO_3$ 输入量过多,输入速度宜慢,以免心脏负荷加重。

(2) 防治水钠紊乱:限制钠摄入的同时给予呋塞米(速尿)以增加尿量,防止水钠潴留。血液透析时配合做好相应的护理。

(3) 防治高钾血症

已有高钾血症的病人,应采取以下措施:①积极纠正酸中毒,除口服碳酸氢钠外,必要时(血钾>6mmol/L)可静脉给予碳酸氢钠 10~25g,根据病情需要 4~6 小时后还可重复给予。②给予袢利尿剂,最好静脉或肌内注射呋塞米 40~80mg,必要时将剂量增至每次 100~200mg,静脉注射。③应用葡萄糖-胰岛素溶液输入(葡萄糖 4~6g 中加胰岛素 1U)。④口服聚磺苯乙烯钙,每次 5~20g,每天 3 次,增加肠道钾排出。⑤血钾>6.5mmol/L 者应及时给予血液透析治疗。

(4) 高血压的治疗:ACEI 及 ARB 可使钾升高及一过性血肌酐升高的作用,应用过程中应注意检

测相关指标。

（5）贫血的治疗和重组人红细胞生成素的应用：影响重组人红细胞生成素疗效的主要原因是功能性缺铁，应同时重视补充铁剂。口服铁剂主要有琥珀酸亚铁、硫酸亚铁等。部分透析病人口服铁剂吸收较差，经静脉途径补充铁，以氢氧化铁蔗糖复合物（蔗糖铁）的安全有效性较好。

（6）低钙血症、高磷血症和肾性骨病的治疗：碳酸钙口服一般每次 0.5~2g，每天 3 次，餐中服用。凡口服骨化三醇的病人，治疗中均需要监测血钙、磷、甲状旁腺激素（PTH）浓度，以防止生成不良性骨病。对已有生成不良性骨病的病人，不宜应用骨化三醇或其类似物。

（7）防治感染：应注意防止感冒，预防各种病原体的感染。抗生素的选择和应用原则，与一般感染相同，在疗效相近的情况下，选用肾毒性最小的药物。

3. 尿毒症替代治疗的护理

（1）血液透析：血透前 3~4 周，预先给病人做动静脉内瘘，以形成血流通道，便于穿刺。一般每周做 3 次，每次 4~6 小时。在开始血液透析 4~8 周内，尿毒症症状逐渐好转；如能长期坚持合理的透析，病人可存活 15~20 年以上。

（2）腹膜透析：每天将透析液输入腹腔，并交换 4 次，每次约 2L。

（3）肾移植：肾移植需长期使用免疫抑制剂，以防排斥反应，常用的药物为糖皮质激素、环孢素等。近年肾移植的疗效已明显改善，移植肾的存活率有较大提高，其 1 年存活率约为 90%，5 年存活率约为 70%。由于移植后长期使用免疫抑制剂，并发感染者增加，恶性肿瘤的患病率也有增高。

我国移植器官来源的发展历程

器官移植是 20 世纪下半叶由欧美国家引进入我国的高端医疗技术，它涉及复杂的医学伦理和社会文化传统。由于缺乏国家公民自愿捐献体系，2009 年以前我国几乎所有的尸体器官均来自死刑犯器官，因不符合全球移植界共同遵守的伦理准则，中国器官移植事业在国际上备受诟病。经过几十年来不断的努力与革新，截至 2014 年底，中国公民逝世后自愿捐献工作取得重大突破，仅 1 年就实现了近 1 700 例捐献，超过了过去半个世纪公民自愿捐献的总和。2014 年 12 月 3 日，中国人体器官获取组织联盟（OPO）会议宣布要求全国 169 家移植医院全面停止使用死囚器官。至此，我国移植历史翻过了依赖死囚器官的难堪的一页，开始了一个以公民自愿捐献为唯一来源的历史发展新阶段。我国器官移植事业已揭开了新的篇章。

4. 心理护理　了解病人心理，倾听病人的感受，稳定病人的情绪。以坦诚的态度，实事求是地帮助病人分析健康状况、有利条件及可能产生的预后，让病人认识到心理健康对身体康复的重要性，激发其生存的欲望，同时提高对疾病的认识，树立战胜疾病的信心。告知病人接受透析和肾移植治疗，可使其生活质量明显改善，生命明显延长等，使病人重建自尊，确认自己的价值。

5. 健康指导

（1）疾病知识指导：向病人及家属讲解慢性肾衰竭的诱因以及病情进展的基本知识，使其对慢性肾衰竭有客观认识，本病虽然预后不佳，但只要坚持积极治疗，消除或避免加重病情的各种因素，可以延缓病情进展，提高生存质量。

（2）生活指导：强调合理饮食对本病的重要性，指导病人严格遵从慢性肾衰竭饮食治疗的原则。根据病情和耐受能力进行适当的活动，但要避免劳累，做好防寒保暖措施。

（3）用药指导：遵医嘱合理用药，注意药物的剂量、用法、时间及注意事项，避免使用肾毒性的药物，以免加重肾损害。

【护理评价】

经过治疗和护理，评价病人是否达到：①营养良好，体重恢复正常。②皮肤的完整性良好。③无感染发生。④水肿减轻或消失。⑤并发症未发生或发生时能及时被发现和处理。

（杨丽艳）

思考题

1. 沈女士，45 岁。慢性肾小球肾炎病史 20 年。近半年来病人无明显诱因出现食欲缺乏、恶心呕吐，以晨起为著，未予重视。近 1 个月来，病人出现了胸闷、气短、夜间阵发性呼吸困难等症状，自诉夜尿增多。体格检查：T 36.8℃，P 90 次/min，R 24 次/min，BP 170/110mmHg。贫血貌，面色深而萎黄，轻度水肿，尿量减少。辅助检查：Hb50g/L，血肌酐（SCr）863μmol/L，BUN20mmol/L，血钾 7.2mmol/L。初步诊断：慢性肾衰竭。

请思考：

（1）病人主要的护理诊断有哪些？

（2）护士病情观察应注意哪些方面？

2. 蔡女士，32 岁。既往有肾结石病史，近日突然出现恶心、呕吐、食欲缺乏、乏力等，每天尿量少于 400ml。体格检查：T 36.5℃，P 102 次/min，BP 160/95mmHg，R 24 次/min，下肢凹陷性水肿，腹软，移动性浊音（+），双肺呼吸音粗，右肺闻及干、湿性啰音。辅助检查：Hb 90g/L，血肌酐（SCr）997μmol/L，BUN 26.8mmol/L，血清钾 7.8mmol/L。尿沉渣可见上皮细胞及颗粒管型，尿蛋白（+++），尿比重 1.010。初步诊断：急性肾损伤。

请思考：

（1）目前主要的护理问题是什么？

（2）应采取哪些护理措施？

思路解析

扫一扫、测一测

笔记

第五十一章 肾结核病人的护理

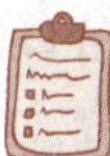

学习目标

1. 掌握肾结核病人的身体状况、护理措施。
2. 熟悉肾结核病人的辅助检查、治疗原则。
3. 了解肾结核的病因、发病机制和病理。
4. 能够运用护理程序对肾结核病人实施整体护理。
5. 关爱生命,尊重护理对象。具有良好的人际沟通和团队合作的能力。

情景导入

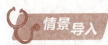

王先生,58 岁,患肺结核数年。现病人出现尿频、尿急、尿痛,偶有淘米水样尿,入院治疗。诊断为“肾结核”,拟行肾部分切除术。

请问:

1. 该病人主要护理诊断有哪些?
2. 病人术前、术后的护理要点是什么?

肾结核(renal tuberculosis)是由结核分枝杆菌引起的慢性、进行性、破坏性病变,是全身结核病的一部分。多发生在 20~40 岁的青壮年,男性较女性多见。儿童和老人发病较少,儿童发病多在 10 岁以上。

【病因与发病机制】

肾结核绝大多数起源于肺结核,少数继发于骨关节结核或消化道结核。结核分枝杆菌由原发感染灶经血行播散引起肾结核。约 90% 为单侧性。

结核分枝杆菌经血行播散到达肾,起初主要在双肾皮质的毛细血管丛中形成多发的微小结核病灶。如果病人免疫状况良好,感染细菌的数量少或毒力较小时,这种早期微小结核病变可全部自行愈合,临床上常不出现症状,称为病理肾结核,可在尿中查到结核分枝杆菌。如病人免疫力低下,细菌数量大或毒力较强,肾皮质内的病灶逐渐扩大,结核分枝杆菌经肾小管到达髓质,继而穿破肾乳头到达肾盏、肾盂,发生结核性肾盂肾炎,出现临床症状及影像学改变,称为临床肾结核。如未及时治疗,结核分枝杆菌会随尿流下行播散到输尿管、膀胱、尿道致病。还可通过前列腺导管、射精管进入男生殖系统,引起前列腺、精囊、输精管、附睾和睾丸结核(图 5-51-1)。

【病理】

肾结核早期病变主要是双肾皮质内多发性结核结节,中央常为干酪样物质,边缘为纤维组织增

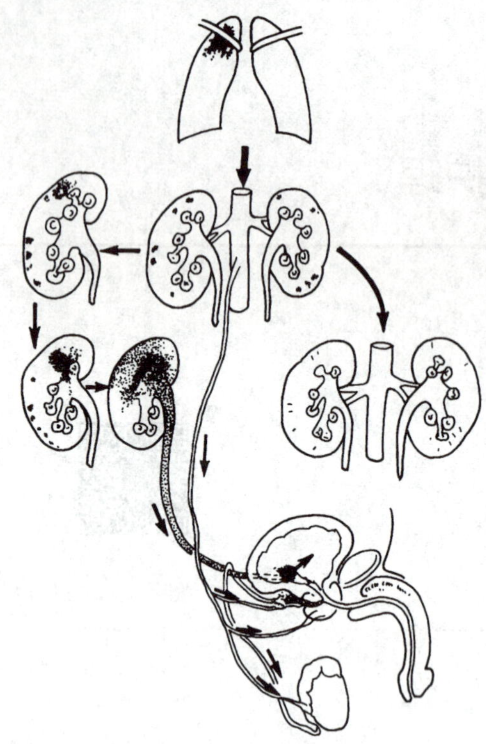

图 5-51-1 肾结核发病机制

生。随着病变的发展，病灶浸润逐渐扩大，侵入肾髓质后，结核结节彼此融合，形成干酪样脓肿，逐渐扩大蔓延累及全肾。肾盏颈或肾盂出口因纤维化发生狭窄，可形成局限的闭合脓肿或结核性脓肾。结核钙化也是肾结核常见的病理改变，可散在也可弥漫致全肾钙化。少数病人全肾广泛钙化时，肾功能完全丧失，输尿管常完全闭塞，含有结核分枝杆菌的尿液不能流入膀胱，膀胱继发性结核病变逐渐好转和愈合，膀胱刺激症状也逐渐缓解甚至消失，尿液检查趋于正常，这种情况称之为"肾自截"(autonephrectomy)。

含结核分枝杆菌的脓液随尿液排出，可引起输尿管结核、膀胱结核、尿道结核。膀胱结核病变反复愈合修复使膀胱壁广泛纤维化及瘢痕形成，失去扩张能力，膀胱容量不足 50ml，称为挛缩膀胱(contracted bladder)。膀胱结核病变严重时常可致健侧输尿管口狭窄或闭合不全，引起健侧肾积水。

【护理评估】

(一)健康史

询问病人有无肺结核、骨关节结核病史，是否接受过抗结核治疗，有无与结核病人的密切接触史，有无膀胱刺激症状、血尿、脓尿等。

(二)身体状况

肾结核临床表现取决于肾病变范围及输尿管、膀胱继发结核病变的严重程度。

1. 症状

(1) 尿频、尿急、尿痛：是肾结核的典型症状之一。尿频往往最早出现，最初原因是含结核分枝杆菌的脓尿刺激膀胱黏膜而引起，以后出现结核性膀胱炎和溃疡时，尿频加重，并伴尿急、尿痛。晚期发生膀胱挛缩，尿频更加严重，每天排尿数十次，甚至出现尿失禁现象。

(2) 血尿：是肾结核的重要症状，可为肉眼或镜下血尿，多为终末血尿。主要因为在排尿终末膀胱收缩时，结核性膀胱炎及溃疡出血所致，病情严重时可出现全程血尿。

(3) 脓尿：是肾结核的常见症状。病变肾脏排出干酪样物，可引起脓尿，严重时呈淘米水样，内含干酪样碎屑或絮状的坏死物，镜检见大量脓细胞。

(4) 腰痛：肾结核一般无明显肾区疼痛。若结核病变破坏严重和梗阻，发生结核性脓肾或继发肾周感染时，可出现腰部钝痛、隐痛；输尿管被血块或干酪样物质堵塞时，可引起肾绞痛。

(5) 全身症状：常不明显。晚期肾结核或合并有其他器官活动结核时，可出现午后发热、盗汗、消瘦、乏力、食欲缺乏、贫血和血沉加快等结核中毒症状。严重双侧肾结核或单侧肾结核对侧严重肾积水时，可出现慢性肾功能不全表现，如水肿、恶心、呕吐、贫血、少尿甚至无尿等症状。

(6) 男性生殖系统结核的症状：病变轻者症状多不明显。附睾结核可有阴囊部肿胀不适或下坠感而无疼痛。前列腺、精囊结核偶感会阴部和直肠内不适，严重者可表现为血精、精少、性功能障碍和不育等。

2. 体征 肾结核形成较大肾积脓或对侧巨大肾积水时，腰部可触及肿块。附睾结核时常可触及不规则硬块。输精管结核时输精管增粗，可触及多发小结节，典型者呈"串珠"状改变。前列腺、精囊结核时直肠指诊可触及无痛性硬结。

(三)心理-社会支持状况

了解病人及家属对疾病的认知程度，社会支持情况以及所得到的社会保健资源和服务情况。

(四)辅助检查

1. 尿液检查 尿多呈酸性，尿蛋白阳性，有较多红细胞和白细胞。尿结核分枝杆菌检查是诊断泌

尿系统结核的关键。尿沉渣涂片查抗酸杆菌是最常用的方法，50%～70%病例可找到抗酸杆菌。尿结核分枝杆菌培养是诊断有症状泌尿系统结核的金标准，但时间较长，需4～8周才出结果，阳性率可达90%。

2. 影像学检查　可明确病变部位、范围和严重程度，对确定肾结核的治疗方案非常重要。

(1) 超声：简便、易行、无创伤。超声可显示病肾实质结构改变，有钙化时则显示强回声。

(2) X线检查：①尿路平片(KUB)可见到病肾局灶或斑点状钙化影或全肾广泛钙化。②排泄性尿路造影(IVU)早期的表现为肾盏边缘不整齐如虫蛀状或肾盏失去杯形或不规则扩大或模糊变形，若见空洞影、充盈不全或完全不显影，表示肾盏颈纤维化狭窄或完全闭塞，输尿管结核时显示为狭窄、僵硬或继发性扩张等。排泄性尿路造影不仅可以了解病变程度与范围，而且可以了解分侧肾功能，对肾结核治疗方案的选择必不可少。③逆行肾盂造影可以显示病肾空洞性破坏、输尿管僵硬、管腔节段性狭窄及边缘不整等。

(3) CT和MRI：能清楚地显示肾盏肾盂扩大、皮质空洞及钙化灶。在泌尿系统X线检查显影不良时，CT、MRI有助于确定诊断。磁共振水成像对了解上尿路积水情况具有独到之处。

3. 膀胱镜检查　膀胱镜下可见结核的病理改变，如膀胱黏膜充血、水肿、浅黄色结核结节、结核性溃疡、肉芽肿及瘢痕等，以膀胱三角区和病侧输尿管口周围处较明显。必要时取活组织检查明确诊断。膀胱容量小于50ml或有急性膀胱炎时不宜做膀胱镜检查。

(五) 治疗原则与主要措施

肾结核治疗应根据全身和病肾情况，加强全身支持治疗，合理选择抗结核药物，必要时配合外科手术治疗。

1. 全身支持治疗和药物治疗

(1) 全身支持治疗：应加强营养，已有消瘦、乏力、食欲缺乏、贫血和低蛋白血症等全身症状者积极予以外科营养支持治疗。

(2) 抗结核药物治疗：适用于肾结核早期，如尿中有结核分枝杆菌而影像学病理改变不明显者，或孤立肾结核者，或不宜手术治疗者和手术前后的常规用药。目前常用的首选抗结核药物有异烟肼、利福平、吡嗪酰胺和链霉素等杀菌药物，乙胺丁醇、环丝氨酸、乙硫异烟胺等抑菌药可作为二线药物。临床上常联合用药以减少耐药性和副作用产生，并且要足量、足疗程，早期肾结核用药6～9个月，有可能治愈。

2. 手术治疗　抗结核药物治疗6～9个月无效，病肾破坏严重或出现晚期并发症时应手术治疗。肾结核破坏严重或呈"无功能"状态，对侧肾功能尚正常者可作病肾切除术。病灶局限于肾的一极者可施行肾部分切除术。肾结核致对侧肾积水时可切除病肾和输尿管狭窄段后行输尿管对端或输尿管膀胱吻合术，放置双J形输尿管支架管1～2个月。挛缩膀胱可做膀胱扩大术、输尿管皮肤造口术等尿流改道术。附睾结核已有脓肿或阴囊皮肤窦道形成者做附睾及睾丸切除术(图5-51-2)。

挛缩膀胱的手术治疗

肾结核并发挛缩膀胱，在患肾切除及抗结核治疗3～6个月，待膀胱结核完全愈合后，对侧肾正常、无结核性尿道狭窄的病人，可行肠膀胱扩大术。挛缩膀胱的男性病人往往有前列腺、精囊结核引起后尿道狭窄，不宜行肠膀胱扩大术，尤其并发对侧输尿管扩张肾积水明显者，为了改善和保护积水肾仅有的功能，应施行输尿管皮肤造口或回肠膀胱或肾造口这类尿流改道术。

【常见护理诊断/问题】

1. 排尿障碍　与结核性膀胱炎、膀胱挛缩有关。
2. 营养失调：低于机体需要量　与慢性疾病消耗、食欲差、进食少有关。
3. 焦虑　与病情变化、治疗方法选择、产生并发症等有关。
4. 潜在并发症：肾功能不全、感染、术后出血、尿瘘等。

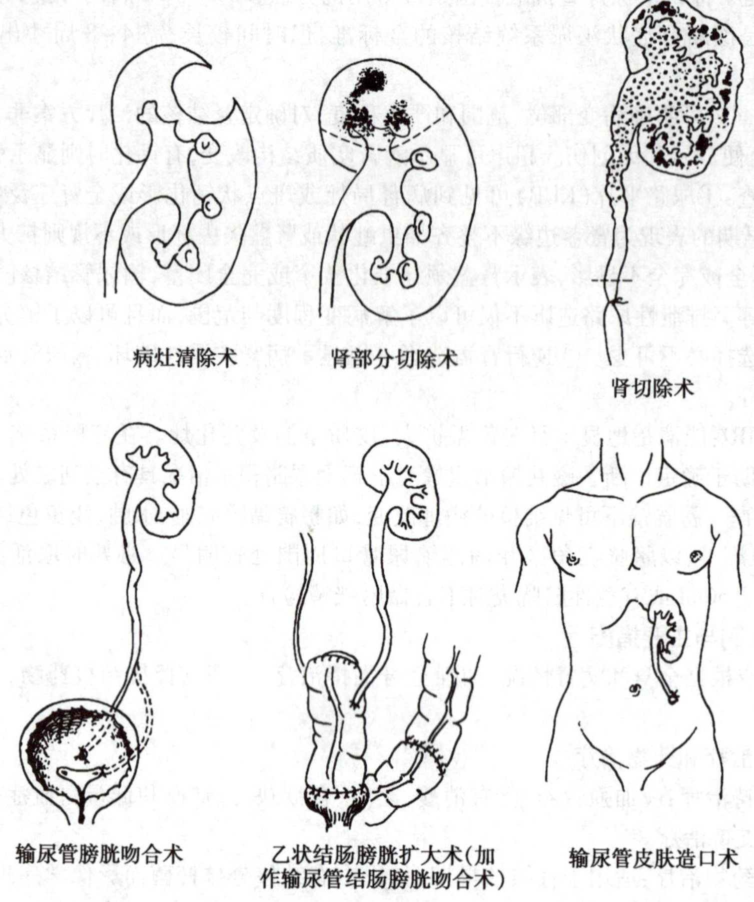

图 5-51-2　肾结核的手术方法

【护理目标】

1. 能采取缓解排尿障碍的方法,痛苦减轻或解除。

2. 能提高食欲,改善和维持良好的营养状况。

3. 能缓解焦虑,恐惧消失,情绪稳定,对治愈疾病有信心。

4. 未发生并发症或发生时能及时发现和处理。

【护理措施】

1. 心理护理　肾结核是慢性病,用药治疗时间长且副作用明显,晚期并发症严重,甚至需手术治疗,因此病人易失去耐心,产生焦虑、消极悲观等情绪。护士应向病人讲明全身支持治疗可增强抵抗力,合理的抗结核药物治疗及必要的手术治疗可消除病灶与症状、改善功能,缓解病人的焦虑情绪,促进康复。对男性生殖系统结核病人要给予特别的关心,耐心解释病情,告知其结核病是完全可以治愈的,随原发病的治愈,其并发症也可避免,增强病人的信心,消除恐惧、减轻焦虑。

2. 非手术治疗护理/术前护理

(1) 活动与休息:保证充足的睡眠,合理休息,避免疲劳,注意生活规律。适当活动,保持心情愉快,增强体质。多饮水以增加尿量,减轻尿路刺激症状。

(2) 饮食护理:加强营养,给予营养丰富、富含维生素的饮食,注意食物的色香味,以增强食欲。必要时遵医嘱予肠外营养支持。

(3) 病情观察:包括病人的症状体征,抗结核药物的不良反应及效果等。定期做尿常规、尿结核分枝杆菌培养及必要时行尿路造影,以观察治疗效果,若有好转可继续用药,如果病变范围扩大则可及时转为手术治疗。

(4) 用药护理:遵医嘱予抗结核药物治疗,指导病人按时、足量、足疗程服用药物,不可擅自停药或加减剂量。观察药物的不良反应,如定期监测肝功能,以及时发现肝毒性,遵医嘱服用保肝药物;监

测肾功能，勿用或慎用有肾毒性的药物；应用链霉素要监测听力的损害。

（5）术前准备：手术治疗的病人，肾切除术前抗结核药物治疗至少 2 周，肾部分切除术前抗结核药物治疗至少 4 周。根据手术情况必要时进行备皮、灌肠等。

3. 术后护理

（1）一般护理：血压平稳后取半卧位。肾全切的病人建议早期下床活动，肾部分切除术后应绝对卧床休息 1~2 周，以防继发性出血或肾下垂，或可根据手术情况遵医嘱缩短卧床时间。术后禁食，肠蠕动恢复后可逐步恢复正常饮食。鼓励病人进食高蛋白、富含维生素、高热量、易消化的食物。

（2）病情观察：术后 24 小时内严密观察病人生命体征、尿色、尿量、切口及引流液情况，及时发现病情变化并通知医生处理。

（3）切口及引流管护理：观察切口敷料及切口愈合情况，保持敷料清洁、干燥。妥善固定引流管和引流袋，观察并记录引流物的颜色、性状和量，保持引流通畅，适时拔管。

（4）并发症的观察及护理

1）出血：密切观察病人的血压、脉搏、引流液的情况，及时判断病人是否出现术后出血。术后出血表现有：出现大量血尿；引流管引流血性液体 24 小时未减少或超过 100ml/h 并连续 3 小时；病人出现面色苍白、四肢湿冷、血压下降、脉搏加快等。

2）肾衰竭：术后准确记录尿量。肾切除术后 3 天准确记录 24 小时尿量，若术后 6 小时仍无排尿或 24 小时尿量较少，说明健肾功能可能有障碍。

3）尿漏：术后要保持各种引流管引流通畅，若发现导尿管引流量减少、切口疼痛、渗尿、引流管内引流出尿液等情况，提示可能发生尿漏。同时要注意观察病人的体温及血白细胞计数的变化，及时发现感染征象。指导病人避免憋尿及减少腹部用力。

一旦出现上述并发症，应尽快通知医生并协助医生处理。

（5）用药护理：除常规遵医嘱应用抗生素外，术后需继续用抗结核药物 3~6 个月，防止结核复发。

4. 健康指导

（1）生活指导：注意休息，加强营养，适当锻炼，预防感冒受凉，提高抗病力。术后 3 个月内避免重体力劳动。肾功能正常者多饮水，注意观察排尿情况。有肾造口者要加强自我护理，防止继发感染。

（2）用药指导：术后遵医嘱继续坚持使用抗结核药物，教会病人识别药物不良反应，一旦出现应及时来院就诊。禁用或慎用肾毒物或肾损害的药物，定期监测肝肾功能及听力情况。

（3）复诊指导：遵医嘱定期来院复查尿常规、尿结核分枝杆菌和尿路影像学的检查。如有排尿异常，腰痛等症状及时就诊。

【护理评价】

经过治疗和护理，评价病人是否达到：①排尿症状缓解，痛苦减轻或解除。②食欲提高，营养改善，能维持良好的体液平衡。③紧张、焦虑情绪缓解，恐惧消失，治愈信心增强。④无并发症的出现或能够被及时发现和处理。

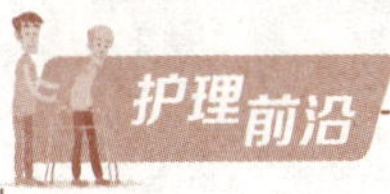

机器人泌尿外科

Da Vinci 机器人是以腹腔镜技术为基础，又克服其诸多局限性。目前大部分泌尿外科手术可以使用机器人手术系统完成。手术类型涵盖 da Vinci 机器人辅助的根治性前列腺切除术、根治性肾切除术、肾部分切除术、肾盂成形术、输尿管膀胱再植术等所有普通腹腔镜所开展的手术，以及数例小儿泌尿外科手术，尤其是肾部分切除术、根治性膀胱切除术等需要精细操作的功能重建性手术。

（葛　虹）

笔记

思考题

成先生,67 岁。10 年前患过肺结核,近 3 个月来出现尿频、尿急、尿痛进行性加重入院。院外一直予以一般抗炎治疗,但效果不佳。查体:T 37.3℃,P 85 次/min,R 18 次/min,BP 103/80mmHg。病人表情焦虑,体型消瘦。辅助检查:尿液检查示白细胞满视野,红细胞 10~20 个/HP。尿细菌培养阴性,结核菌素试验阳性。收住院治疗。

请思考:

(1) 该病人可能的临床诊断是什么?目前主要有哪些护理诊断/问题?

(2) 若病人在全麻下行左肾部分切除术,请问术后病人可能出现哪些常见并发症?护士应如何观察?

思路解析

扫一扫、测一测

笔记

第五十二章　泌尿系统损伤病人的护理

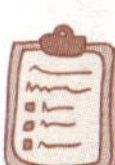

学习目标

1. 掌握泌尿系统损伤病人的身体状况、护理措施。
2. 熟悉泌尿系统损伤病人的辅助检查、治疗原则。
3. 了解泌尿系统损伤的病因、病理。
4. 能够运用护理程序对泌尿系统损伤病人实施整体护理。
5. 关爱生命，尊重护理对象。具有良好的人际沟通和团队合作的能力。

情景导入

李先生，29岁。建筑工人。高处跌落，伤后有腰部疼痛，排尿1次，淡红色尿液，来院就诊。病人神志清楚，生命体征平稳。门诊初步诊断"肾损伤"，收入院治疗。

请问：

1. 该病人主要护理诊断有哪些？
2. 检查诊断为"肾挫伤"，予保守治疗，请问你如何观察病情？

泌尿系统损伤包括肾、输尿管、膀胱及尿道损伤，其中以男性尿道损伤最多见，肾、膀胱损伤次之，输尿管损伤最少见。泌尿系统损伤大多是胸、腹、腰部或骨盆等其他部位损伤的合并伤。泌尿系统损伤临床表现主要有出血和尿外渗，严重时可导致病人出现休克、脓毒症、周围脓肿、尿瘘及尿道狭窄。因此护士密切观察病情，尽早发现问题并及时处理尤为重要。

【病因】

1. 肾损伤（kidney injury）　开放性损伤因枪弹、刀刃等锐器贯穿致伤，常伴有胸部、腹部等其他组织器官的复合损伤。肾闭合性损伤可由直接暴力或间接暴力所致。直接暴力因腰腹部受到撞击、跌打、挤压所致肾损伤，以交通事故时上腹部或腰背部受到外力冲撞或挤压最为常见。间接暴力因高处跌下发生对冲伤或突然暴力扭转所致。经皮肾穿刺活检、肾造瘘、经皮肾镜碎石术等医疗操作中有可能造成肾不同程度的损伤。若有肾积水、肾肿瘤、肾结核、肾囊性疾病等自身病变时肾更易受到损伤。

2. 膀胱损伤（bladder injury）　膀胱开放性损伤多由锐器或枪弹贯通所致，常合并其他脏器损伤。闭合性损伤常在膀胱充盈时，下腹部遭受直接撞击、挤压或骨盆骨折的骨片刺破所致。膀胱镜检查、腔内碎石或电切、盆腔或疝修补手术时损伤为医源性损伤。

3. 尿道损伤（urethral injury）　男性尿道长而弯曲易受伤，女性尿道短而直很少损伤。开放性损

伤多因锐器、弹片致伤，常伴有阴茎、阴囊、会阴部贯通伤。尿道闭合伤多由骑跨伤、骨盆骨折等原因引起。骑跨伤指会阴部骑跨于硬物上，致前尿道球部挤压于耻骨弓与硬物之间而受伤，骨盆骨折的骨断端刺破尿道或使尿生殖膈移位而撕裂后尿道膜部引起损伤。尿道探子、导尿管、膀胱镜或电切的使用不当为医源性损伤。

【病理】

1. 肾损伤 闭合性肾损伤根据损伤程度不同，可分为肾挫伤、肾部分裂伤、肾全层裂伤及肾蒂损伤四种类型(图 5-52-1)。损伤局限于部分肾实质，形成肾瘀斑和(或)包膜下血肿，包膜及肾盂黏膜完整，出现轻微血尿者为肾挫伤。肾实质有一处或多处较深裂口，裂口通向肾包膜致其破裂而形成肾周血肿，或裂向肾盂肾盏方向而血尿明显者为肾部分裂伤，严重出血者可引起休克。肾实质深度裂伤外及肾包膜、内达肾盂肾盏黏膜者为肾全层裂伤，常引起广泛的肾周血肿、血尿和尿外渗，伤势严重。肾横断和粉碎伤可导致部分肾组织缺血。肾蒂血管部分或完全断裂导致大出血、休克，甚至死亡，或肾动脉内膜撕裂、血栓形成而致肾功能丧失者为肾蒂损伤，较少见，多见于车祸或从高处坠落所致。

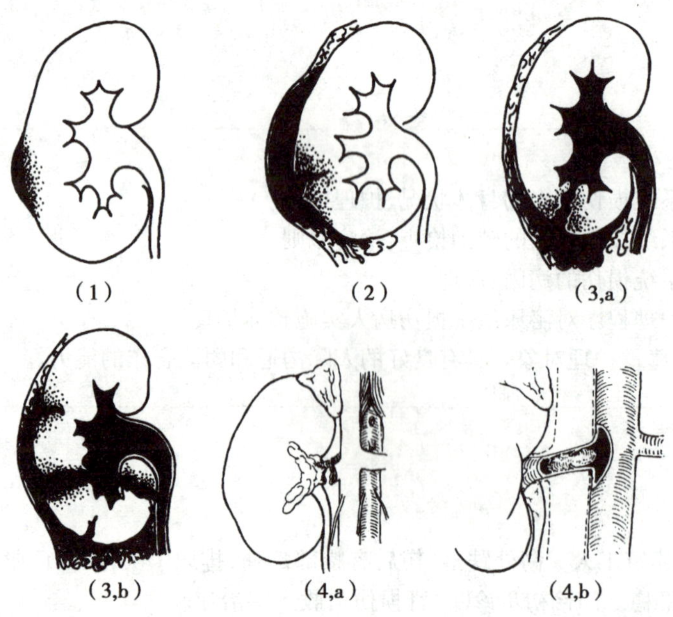

图 5-52-1 肾损伤的类型

2. 膀胱损伤 分为膀胱挫伤和膀胱破裂。膀胱挫伤仅有膀胱黏膜或浅肌层损伤，局部出血或形成血肿，可出现血尿。临床上有意义的是膀胱破裂，分为腹膜内型和腹膜外型两种。腹膜内型伴腹膜破裂，发生于有腹膜覆盖的膀胱顶部和后壁，大量尿液通过裂口流入腹腔，引起腹膜炎；腹膜外型破裂口在无腹膜覆盖的膀胱前壁或颈部，腹膜完整，尿液外渗至耻骨后间隙的膀胱周围组织(图 5-52-2)。

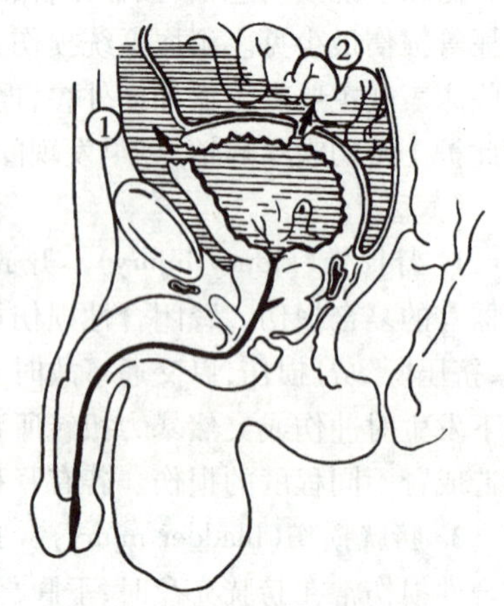

图 5-52-2 膀胱损伤(破裂)

注：①腹膜外损伤；②腹膜内损伤

3. 尿道损伤 男性尿道损伤多发生于球部和膜部，病理类型可分为挫伤、裂伤和断裂。挫伤时仅有局部水肿和出血。尿道裂伤和断裂引起周围血肿和尿外渗，愈合后可引起瘢痕性尿道狭窄，此外尿道断裂常因伤端退缩、分离等致尿道连续性破坏而发生尿潴留。球部损伤时血液和尿液外渗至会阴部，使会阴、阴茎、阴囊和下腹壁肿胀、淤血(图 5-52-3)；而骨盆骨折致尿道膜部断裂时，骨折端及盆腔血管丛的损伤可引起大出血，尿液沿前列腺尖处而外渗至耻骨后间隙和膀胱周围(图 5-52-4)。

【护理评估】

（一）健康史

了解病人外伤史，如受伤的原因、部位、时间及地点，外力作

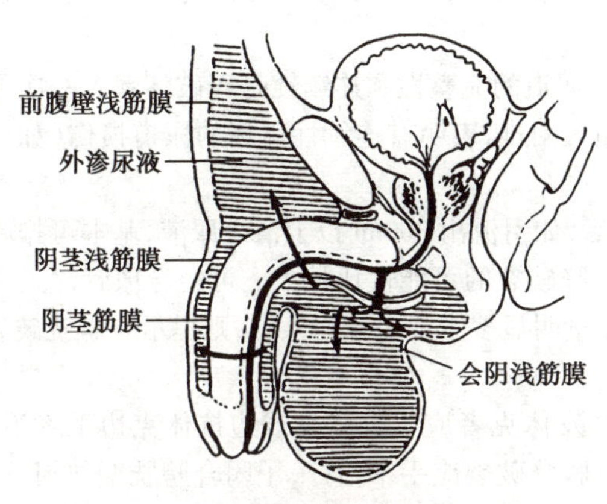

图 5-52-3　尿道球部破裂的尿外渗范围

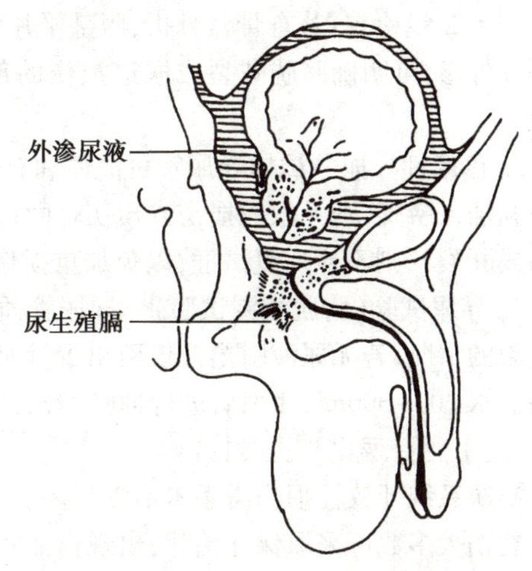

图 5-52-4　尿道膜部损伤的尿外渗范围

用的性质、强度及方向，受伤前肾、膀胱的状态，受伤后的病情变化和救治情况。

（二）身体状况

泌尿系统损伤的表现取决于致伤的病因、部位、程度、范围和伴发其他脏器伤的情况。

1. 症状

（1）休克：轻微肾损伤、单纯膀胱和尿道损伤多无休克，严重肾裂伤、肾蒂血管损伤或伴骨盆骨折、其他脏器损伤时多有程度不同的休克，且多为大出血所致的失血性休克，可危及生命。

（2）血尿：肾损伤多数有肉眼血尿，是肾损伤最常见的症状，但血尿程度与肾损伤的病理严重程度可不相平行，如肾蒂血管断裂、肾动脉内血栓形成等损伤严重而血尿却轻微或没有。膀胱及尿道挫伤时可排血尿，膀胱破裂及尿道断裂时血尿少见或无血尿，大部分血液和尿液渗或反流至膀胱及周围组织。前尿道损伤常见尿道外口滴少量鲜血。

（3）疼痛：肾损伤时肾包膜下血肿、肾周围软组织损伤、出血及尿液外渗可引起腰部或上腹部疼痛，血块阻塞输尿管时可产生肾绞痛。膀胱及尿道损伤疼痛在相应受伤处明显，有时可放射到尿道外口，排尿时更为剧烈。伴有外渗的血液、尿液流入腹腔或合并腹内脏器损伤时可引起腹痛。

（4）排尿困难和尿潴留：膀胱破裂时有尿急或排尿感，但排尿障碍。尿道挫裂伤时可因局部出血、水肿或疼痛致尿道括约肌痉挛而排尿困难，甚至发生尿潴留；尿道完全断裂时病人完全无法排尿而出现急性尿潴留。

（5）其他症状：损伤吸收热或合并感染时出现发热等中毒症状，合并远处组织、器官损伤时则出现相应的症状。

2. 体征　闭合性损伤可有局部触痛或压痛、肿胀、肿块及瘀斑，开放性损伤可见伤口或尿瘘。肾损伤时由于血和尿外渗，可在上腹部及腰部扪及肿块，有明显触痛和肌强直。膀胱及尿道损伤时见相应受伤处的瘀斑、肿胀及血肿。直肠指检有前列腺尖部浮动，提示尿道膜部撕断。腹膜内型损伤或合并腹内脏器损伤时可引起腹膜炎体征。

（三）心理-社会支持状况

评估病人和家属对泌尿系损伤病情及治疗的认知程度，有无焦虑或恐惧心理，对检查、用药和治疗所需费用的承受能力。

（四）辅助检查

1. 实验室检查　血常规可监测有无活动性出血或是否合并感染，肾损伤时尿常规可发现有大量红细胞，复查尿常规可监测血尿严重程度的变化。

2. 影像学检查

（1）超声检查：可了解肾损伤的部位和程度，对侧肾的情况。

（2）CT、MRI：CT 可清晰显示肾实质裂伤程度、尿外渗和血肿范围，以及肾组织有无活力，可作为肾是否有损伤的首选检查。MRI 与 CT 作用相似，但对血肿显示更具特征性。

(3) X线检查:若有骨盆骨折,腹部平片可显示骨折情况。膀胱或尿道造影显示造影剂从裂口或损伤处外渗,可明确膀胱破裂或尿道损伤的部位和尿外渗范围,是确诊膀胱破裂或尿道损伤的检查手段。

3. 诊断性导尿　试插导尿管可简便和有效地判断尿道的完整性和连续性是否破坏。若一次导尿管顺利插入膀胱,则无尿道损伤或损伤轻微;若一次插入困难,表明有连续性破坏的尿道损伤(如尿道裂伤或断裂),则不应反复试插,以免加重损伤。

4. 导尿试验(膀胱测漏试验)　导尿管插入膀胱后,如引流出300ml以上清亮尿液,基本可排除膀胱破裂的情况;若无尿液引出或仅引出少量血尿,则膀胱破裂的可能性比较大。可经导尿管注入无菌生理盐水200~300ml,片刻后进行抽吸,若吸出的液体量明显多于或少于注入量,则提示有膀胱破裂。

(五)治疗原则与主要措施

泌尿系统开放性损伤需手术治疗。闭合性损伤并发休克者应先抗休克或边抗休克边手术治疗。肾挫裂伤大多数可采取保守治疗,出现指征时才手术;膀胱破裂应手术治疗,予闭合膀胱壁缺损、引流尿液或完全的尿流改道、充分引流尿外渗;尿道损伤应引流尿液和尿外渗、恢复尿道连续性及防治尿道狭窄。

1. 紧急治疗　有大出血、休克等危及生命的情况应迅速采取输液、输血、止血等抢救措施,同时明确有无合并其他器官损伤,并做好紧急手术的准备。骨盆骨折者需平卧,勿随意搬动,以免加重损伤。

2. 一般治疗和对症治疗　肾损伤者绝对卧床休息2~4周,以防止继发出血。膀胱挫伤或膀胱造影显示仅少量尿液外渗且症状较轻者,可插入导尿管留置7~10天左右,促进修复。尿道损伤不能自行排尿但能插入导尿管至膀胱者,留置导尿管1~2周,有利于尿道损伤愈合。同时配合止血、止痛、抗感染、营养支持,维持体液平衡及保持足够尿量。

3. 手术治疗　开放性损伤沿伤道探查处理。闭合性肾损伤可根据病理类型做肾修补、部分肾切除或病肾切除术。膀胱破裂者切开膀胱、清除尿外渗、修补膀胱及耻骨上膀胱造瘘,腹膜内型者要了解有无其他脏器损伤,同时清洗腹腔。尿道球部断裂可急诊行尿道修补术或断端吻合术,留置导尿管2~3周;球部断裂严重或伴休克或会阴及阴囊血肿巨大者,先做膀胱穿刺造瘘术,以后再做尿道瘢痕切除、端-端吻合术。尿道膜部断裂无休克病人可采用急诊尿道会师术,合并骨盆骨折而休克严重者,应先一期高位膀胱造瘘,3个月以后再二期行尿道修复成形手术。

内镜下尿道内会师术

内镜下尿道内会师术是运用导丝引导置入导尿管治疗后尿道断裂的新的手术方式,前尿道断裂也可试用。一般用输尿管镜直接在尿道断裂处找到近端,先放入导丝或输尿管导管,然后沿导丝或输尿管导管置入F18~F20号三腔导尿管,如在断裂处找不到尿道近端,行耻骨上膀胱穿刺造瘘置入软性膀胱镜或输尿管镜,从后尿道插入导丝或输尿管导管引导尿道内置入的膀胱镜或输尿管镜进入膀胱,或直接拉出导丝或输尿管导管引导置入导尿管。

【常见护理诊断/问题】

1. 急性疼痛　与损伤、血肿、尿外渗有关。
2. 排尿障碍　与泌尿系统损伤后排尿或尿液异常有关。
3. 组织灌流量改变　与泌尿系统损伤引起休克、失血有关。
4. 焦虑、恐惧　与出现血尿、疼痛、担心预后有关。
5. 潜在并发症:继发感染、出血、尿道狭窄、尿瘘。

【护理目标】

1. 能缓解或消除疼痛不适,心理、情绪稳定。
2. 能采取缓解排尿症状的方法排尿或引流通畅。
3. 保持生命体征平稳,组织灌流量充足。

4. 能缓解焦虑，恐惧消失，情绪稳定，对治愈疾病有信心。

5. 未发生并发症或发生时能及时发现和处理。

【护理措施】

1. 心理护理　向病人解释各项检查和治疗措施的必要性和重要性，使之积极配合治疗与护理。尿道损伤病人后期尚有尿道狭窄、阳痿等并发症，病人常出现情绪低落、不愿与人交往、食欲缺乏、难以入睡等，影响身心康复，故应多进行心理疏导，介绍类似病人的恢复情况，关心照顾病人，争取早日康复。

2. 非手术治疗护理/术前护理

（1）休息与活动：病人绝对卧床休息，勿随意搬动，小心翻身。肾损伤者绝对卧床休息 2~4 周，待病情稳定，遵医嘱逐渐下床活动，避免过早过多离床活动而引起继发出血。肾损伤病人病侧腰部禁忌按摩、热敷以免出血或加重出血。合并骨盆骨折者应卧硬板床，勿随意搬动病人，防止骨折移位而加重损伤，卧床期间防止压疮发生。

（2）饮食护理：予高营养饮食，促进损伤修复。多饮水保持足够的尿量以冲洗尿路，减少尿路感染和稀释血尿。

（3）病情观察：严密观察病人的神志、脉搏、呼吸、血压、尿量、尿色、腹肌紧张度、腹痛、腹胀等变化并做好记录。肾损伤保守治疗期间，要做好以下病情观察。①生命体征：定时监测体温，脉搏、呼吸、血压。②血尿颜色：动态观察血尿颜色变化。每 2~4 小时留取 1 份尿液于试管内，若血尿颜色加深，说明出血加重。③腰腹部肿块：准确测量并记录腰腹部肿块大小，若肿块进行性增大，说明有活动性出血或尿外渗。④腹部情况：观察腹膜刺激症状有无缓解或加重，以判断渗血、渗尿情况。⑤血常规：监测血白细胞计数；血红蛋白和血细胞比容等。监测病人出血情况及有无继发感染发生。⑥疼痛：观察疼痛的部位、程度，若有异常，通知医生及时处理。

（4）用药护理：伤情明确且疼痛剧烈者，按医嘱可给予镇静止痛剂，以减轻疼痛；正确应用止血药及抗生素，以控制出血及预防感染；按医嘱输液及补充血容量，防治休克发生和维持体液平衡。

（5）术前准备：有手术指征者，抗休克同时，遵医嘱尽快积极完善各项常规的术前准备，如备皮、备血、完善术前检查等。

3. 术后护理

（1）一般护理：术后麻醉清醒、血压平稳后取半卧位以利于引流和呼吸。肾切除术后卧床休息 2~3 天，肾部分切除术后应绝对卧床休息 1~2 周（也可根据手术情况遵医嘱缩短卧床时间），防止术后出血。肠蠕动恢复后逐渐进食，加强营养，促进修复。

（2）病情观察：术后严密观察病人生命体征、尿色、尿量、切口及引流液情况并做好记录。术后若尿色由清或暗红变鲜红且浓，说明出血加重或活动性出血。

（3）切口及引流管护理：加强切口及引流管护理，各种引流管要妥善固定，标识清楚，肾周引流管一般于术后 2~3 天，引流液减少时可拔除。

1）留置导尿管护理：①向病人及其家属解释留置导尿管的目的与意义。②妥善固定管道，尿道损伤病人尿管一旦脱落重新置入困难，因此护士在护理病人中要避免尿管滑脱。③保持引流通畅，定期挤捏引流管，避免受压、扭曲、折叠，阻塞致引流不畅时可用无菌生理盐水冲洗、抽吸。④每天定时更换尿袋，引流管应低于耻骨联合水平，每天 2 次尿道口及外阴消毒，除去分泌物及血痂，防止感染。⑤尿管留置时间较长者拔管前先定时夹闭（如每隔 4 小时放 1 次）尿管以训练膀胱功能，拔管后观察能否自行排尿及尿线粗细等情况。

2）耻骨上膀胱造瘘管护理：①妥善固定管道，防止过度牵拉造成脱落或不适。②保持引流通畅，注意有无血块阻塞、导管扭曲、受压等情况。③保护瘘口周围皮肤，瘘口周围敷料浸湿要及时更换，涂氧化锌软膏以避免尿液刺激。④做好拔管护理，造瘘管一般放置 10 天，拔管前需夹闭瘘管以观察排尿是否顺畅，排尿情况良好后再拔除。瘘管若晚于导尿管拔除，拔前则定时夹闭瘘管以训练膀胱功能。拔管后瘘口可用凡士林油纱布填塞，排尿时手指压迫瘘口敷料以防漏尿，一般 2~3 天瘘口即愈合。

（4）并发症的观察及护理：手术创伤大或伴骨盆骨折需长期卧床的病人，应防止便秘、尿路感染、压疮及坠积性肺炎的发生。尿路吻合口愈合前及留置瘘管或导尿管而仍有尿意时禁止用力排尿、排

便，防止出血、漏尿及尿瘘。尿道修补术者为避免阴茎勃起而继发出血，可遵医嘱给予己烯雌酚；后期并发尿道狭窄者应接受定期尿道扩张，一般在导尿管拔除后根据排尿情况选择尿道扩张，开始每周1次、每两周一次到每月一次或更长时间，直至尿线不再变细。

（5）用药护理：遵医嘱应用抗生素，做好用药护理。

（6）尿道扩张术的护理

1）配合医生操作：操作前应了解狭窄部位及程度。

扩张时手法要轻柔，切忌动作粗暴，不宜用过细或过粗的尿道金属探条。扩张术后严密观察有无会阴、直肠、耻骨上区疼痛及排尿困难，及时发现有无损伤后尿道导致前列腺及膀胱周围尿外渗；观察有无尿道口出血、感染。若出现上诉表现，及时通知医生。

2）做好术后护理：嘱患者休息，多饮水；观察有无出血及感染情况发生；遵医嘱口服抗生素、必要时使用止血剂。

4. 健康指导

（1）生活指导：嘱病人多饮水、进易消化饮食、防止感染；保肾者出院后2~3个月内避免重体力劳动或竞技运动，预防出血。

（2）用药指导：一侧肾切除术者要保护对侧肾功能，慎用肾功能损害的药物，在医生指导下用药。

（3）膀胱造瘘管的自我护理：护士要教会带管出院的病人自我护理膀胱造瘘管。如引流管勿高于膀胱位置，定时挤压引流管保持通畅，若出现引流不畅、疼痛、发热等异常情况及时就诊。

（4）复诊指导：向病人说明出院后的注意事项及定期来院复查的时间。如有排尿异常、腰痛等症状应及时就诊。告诉病人后期尿道狭窄者进行尿道扩张的重要性及意义。

【护理评价】

经过治疗和护理，评价病人是否达到：①疼痛不适解除，焦虑情绪缓解，恐惧消失。②血尿消失，尿潴留解除，排尿或引流通畅。③生命体征平稳，组织灌流量充足。④紧张、焦虑情绪缓解，恐惧消失，治愈信心增强。⑤无并发症的出现或并发症能够被及时发现和处理。

（葛　虹）

思考题

李先生，38岁。3天前因与别人发生口角，被踢伤右侧腰部，当时无不适感，后出现肉眼血尿，来院就诊。CT检查：右肾轮廓清，肾周围有包膜下血肿。体检：右肾区触痛明显，病人生命体征平稳，神志清楚。初步诊断为“肾挫伤”。

请思考：

（1）肾损伤的病理类型有哪些？

（2）该病人目前采取非手术治疗，请提出主要的护理措施。

思路解析

扫一扫、测一测

笔记

第五十三章 泌尿系统结石病人的护理

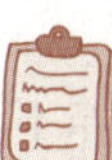

学习目标

1. 掌握泌尿系统结石病人的身体状况、护理措施。
2. 熟悉泌尿系统结石病人的辅助检查、治疗原则。
3. 了解泌尿系统结石的病因、发病机制和病理。
4. 能够运用护理程序对泌尿系统结石病人实施整体护理。
5. 关爱生命，尊重护理对象。具有良好的人际沟通和团队合作的能力。

情景导入

周先生，27 岁。打完篮球后乘车回家时突感右腰部剧烈绞痛不适，并向同侧下腹部、会阴及大腿根部放射，伴有恶心、面色苍白、出冷汗。即刻去医院就诊，收入急诊室，拟诊“肾结石”。

请问：

1. 急诊室护士应配合医生采取什么措施缓解疼痛？
2. 如何对该病人进行健康教育？

泌尿系统结石是肾、输尿管、膀胱及尿道结石的统称，又称为尿路结石（urolithiasis）或尿石症，为泌尿外科最常见的疾病之一。肾、输尿管结石称为上尿路结石，膀胱、尿道结石称为下尿路结石。目前我国上尿路结石发病率比下尿路结石明显提高。

【病因与发病机制】

结石的发病机制至今尚未完全清楚，肾和膀胱结石多为原发形成，输尿管和尿道结石多为其以上部位结石排出滞留所致，输尿管结石常停留在三个生理狭窄处（图 5-53-1），即肾盂输尿管连接处、输尿管跨过髂血管处及输尿管膀胱壁段，其中以输尿管下 1/3 处最常见。原发性结石形成可能是多种因素作用的结果。尿路结石可引起泌尿系统的损伤、感染、梗阻甚至肾衰竭。

1. 肾、输尿管结石　肾、输尿管结石的发生率男性高于女性，多见于 25~40 岁的青壮年。尿石症的发病有明显的地区差别，热带和亚热带地区发生率较高，我国南方多发。结石的形成受多种因素的影响，如年龄、性别、种族、环境、职业、饮食习惯、遗传等。代谢异常、尿路梗阻、感染、异物等是形成结石的常见病因。

（1）代谢异常：①形成结石的物质排出过多。尿液中钙、草酸或尿酸排出增加易形成结石。如甲状旁腺功能亢进病人、长期卧床病人尿钙增高；痛风病人嘌呤代谢紊乱致血、尿中尿酸增高；家族性胱

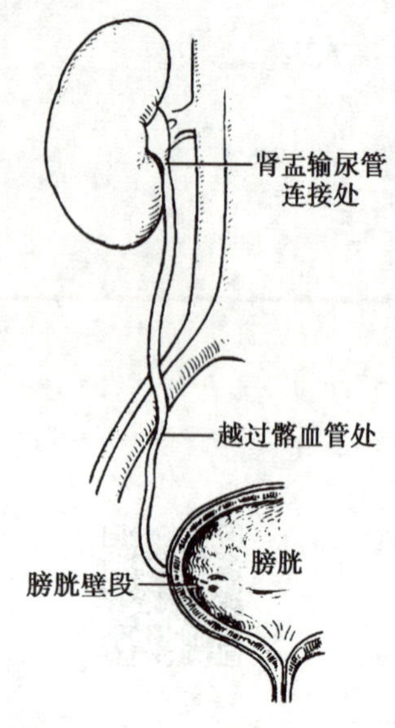

图 5-53-1　输尿管生理狭窄

氨酸尿症病人胱氨酸排出量增加；内源性合成草酸增加或肠道吸收草酸增加引起高草酸尿。②尿 pH 改变。碱性尿中易引起磷酸镁铵及磷酸盐沉淀，酸性尿中易形成尿酸和胱氨酸结晶。③尿中抑制晶体形成和聚集的物质（如枸橼酸、焦磷酸盐、酸性黏多糖、镁等）减少可促进结石形成。④尿量减少或饮水过少致尿液浓缩，尿液中盐类及有机物质浓度增高。

（2）局部因素：尿液淤滞（包括机械性梗阻如肾盂输尿管连接部狭窄、海绵肾、肾输尿管畸形、尿道狭窄、前列腺增生症等，动力性排尿功能障碍如神经源性膀胱等），尿路感染（如细菌、坏死组织、脓块等），异物存留（如长期留置的尿管、不吸收的手术缝线等）等因素可促进结石形成。

（3）药物相关因素：一类是氨苯蝶啶、治疗 HIV 感染的药物（茚地那韦）、硅酸镁和磺胺类药物在尿液中浓度高而溶解度比较低。另一类如乙酰唑胺、维生素 D、维生素 C 和皮质激素等药物能诱发结石形成。

2. 膀胱、尿道结石　原发性膀胱结石多见于男孩，可能与营养不良和低蛋白饮食有关，其发生率在我国已明显降低。继发性膀胱结石常与前列腺增生、膀胱憩室、神经源性膀胱、异物、长期留置尿管等有关，结石也可来自肾、输尿管。尿道结石绝大多数来自肾和膀胱，多见于男性，也可继发于尿道狭窄、尿道憩室及异物。

【病理】

结石按成分以草酸盐结石最多见，磷酸盐、尿酸盐、碳酸盐次之，胱氨酸结石罕见。上尿路结石一般以草酸钙、磷酸钙结石为多见，下尿路结石以磷酸镁铵和尿酸盐多见。结石可引起尿路黏膜充血、水肿、破溃、出血等直接损害，甚至慢性刺激致癌变。结石可引起尿路梗阻，梗阻以上部位扩张及积水，久之肾实质受损、肾功能不全。结石的直接损害及尿路梗阻易继发感染。结石、梗阻和感染三者互为因果关系，促使病变发展，最终损害肾功能。

尿路结石成分及特性

草酸钙结石多为棕褐色、质地坚硬、粗糙、不规则、呈桑椹样，X 线平片易显影；磷酸钙、磷酸镁铵结石多为灰白色、黄色或棕色，易碎，表面粗糙，不规则，常呈鹿角形，X 线平片可见分层现象；尿酸结石多为黄色或棕红色、质地硬、表面光滑、类圆形或颗粒状，X 线平片常不显影；胱氨酸结石为淡黄色至黄棕色、质地硬、光滑呈蜡样，X 线平片亦不显影。

【护理评估】

（一）健康史

了解病人的性别、年龄、职业特点、生活饮食习惯、居住地与气候等结石的影响因素，了解病人既往有无代谢性和家族性疾病，询问病人止痛药、钙剂等药物的应用情况，了解有无尿路感染、尿路梗阻及尿路手术病史。

（二）身体状况

1. 症状

（1）肾、输尿管结石：多为单侧发病，主要症状是活动后出现的疼痛和血尿。疼痛程度与结石部位、大小，是否梗阻与感染等有关。肾盂内大的结石及肾盏结石可无明显临床症状，活动后可出现患侧腰部或腹部钝痛、隐痛。输尿管结石可引起肾绞痛（renal colic）或输尿管绞痛，表现为腰部或上腹部阵发性、刀割样、剧烈疼痛，并沿患侧输尿管向下腹部、外阴部及大腿内侧放射，伴有面色苍白、出冷汗、恶心、呕吐等，部分病人绞痛后可见从尿内排出小结石，对诊断有重要意义。输尿管末端膀胱壁段

结石或结石伴感染可伴有膀胱刺激症状。活动或肾绞痛后出现的血尿，多为镜下血尿，少数病人为肉眼血尿。

(2) 膀胱结石：典型症状为排尿突然中断，疼痛且放射至尿道口及阴茎头部，伴排尿困难和膀胱刺激症状。小儿常用手牵拉阴茎，跑跳或改变体位后又能继续排尿。

(3) 尿道结石：主要症状为排尿困难，点滴状排尿，伴尿痛，有时出现血尿。重者可发生急性尿潴留及会阴部剧痛。

2. 体征 肾、输尿管结石病人患侧肾区触痛、叩击痛或肋脊角压痛，合并肾积水时可触及肿大的肾脏。直肠或阴道腹壁双合诊时可触及较大的膀胱结石。前尿道结石沿尿道体表可扪及。直肠指检有时可触及后尿道结石。

（三）心理-社会支持状况

了解病人及家属对疾病的认知程度，社会支持情况以及所得到的社会保健资源和服务情况。

（四）辅助检查

1. 实验室检查

(1) 尿液分析：尿常规可见镜下或肉眼血尿，伴感染时有脓尿。可检测尿液的 pH、钙、磷、尿酸、草酸等。感染性尿路结石应行细菌培养。晶体尿应行尿胱氨酸检查。

(2) 血液分析：检测血钙、清蛋白、肌酐、尿素氮等。代谢异常者要做相应检查。

(3) 结石成分分析：有物理、化学两种方法。物理方法较精确。

2. 影像学检查

(1) B 超：能显示结石的高回声影及其后方的声影，也能发现尿路平片不能显示的小结石和 X 线透光结石，还能显示肾积水及肾实质萎缩。是肾结石重要的筛查手段。

(2) X 线检查：约 90%以上的结石可在尿路平片上显影。必要时做排泄性尿路造影、逆行肾盂造影，对确定结石部位、有无梗阻及梗阻程度、对侧肾功能状况、鉴别诊断、确定治疗方案及疗效判别等都有重要价值。

(3) CT 或 MRI：平扫 CT 可发现较小结石，增强 CT 可了解肾积水的程度和肾实质的厚度。

3. 其他检查 如内镜（肾镜、输尿管镜、膀胱尿道镜）、尿道探条及放射性核素肾图等，内镜既可以确诊病情又可以进行治疗，尿道探条探查尿道结石时可及碰击感。

（五）治疗原则与主要措施

泌尿系统结石复杂多变，由于结石的性质、形态、大小、部位不同，病人存在个体差异等原因，治疗必须采取个体化治疗，有时需要各种方法综合治疗。

1. 病因治疗 结石病因明确者，消除病因就能治愈结石。如尿路梗阻者，解除梗阻就可避免结石发生。由甲状旁腺腺瘤引起的甲状旁腺功能亢进而导致的结石，切除腺瘤可防止结石复发。

2. 非手术治疗 结石<0.6cm、表面光滑、结石以下尿路无梗阻时可采用药物排石。

(1) 大量饮水：每天饮水 3 000ml 以上，保持每天尿量 2 000ml 以上，睡前饮水 250ml，增加尿量，夜间起床排尿后再饮水，以稀释尿液，避免结石形成或长大。

(2) 适当运动：在病情许可情况下指导病人进行跳跃运动，促进结石排出。

(3) 药物治疗：①解痉止痛。肾绞痛的治疗以解痉止痛为主，常用的止痛药物有非甾体镇痛抗炎药物如双氯芬酸、吲哚美辛及阿片类镇痛药如哌替啶、曲马多等，解痉剂如 M 型受体阻断剂、钙通道拮抗剂、黄体酮等。②防治感染。感染性结石需应用抗生素等控制尿路感染。③调节尿 pH。磷酸镁铵结石和磷酸钙结石口服氯化胺使尿液酸化，尿酸结石用枸橼酸氢钾钠、碳酸氢钠碱化尿液，胱氨酸结石治疗需碱化尿液。④调节代谢。尿酸盐结石口服别嘌醇，感染性结石应用脲酶抑制剂。α-巯丙酰甘氨酸和乙酰半胱氨酸有溶石作用。卡托普利有预防胱氨酸结石形成的作用。⑤中药和针灸。如中药金钱草、车前子，针灸穴位有肾俞、膀胱俞、三阴交、阿是穴等。

3. 体外冲击波碎石术（extracorporeal shock wave lithotripsy，ESWL） 在 X 线或超声定位下，将高能冲击波聚焦后作用于结石，使之粉碎，随尿液排出体外。是一种安全而有效的非侵入性治疗。大多数的上尿路结石可采用此方法治疗，适用于直径≤2.0cm 的肾、输尿管上段结石。但结石远段尿路梗阻、妊娠、出血性疾病、严重心脑血管疾病、主动脉或肾动脉瘤、尚未控制的泌尿系感染等列为禁忌证。可

出现的并发症有“石街”(输尿管内碎石片过多堆积于输尿管内)、发热、血尿等。若需再次治疗,间隔时间应不少于7天。

体外冲击波碎石术的发展

1969年德国多尼尔(Dornier)开始研制体外冲击波碎石机,1972年Dornier公司证明了经水传播的冲击波能够粉碎离体肾结石,1974年ESWL研究被列入西德联邦的研究和发展课题,1979年研制成功Dornier HM-1型碎石机,1980年西德第一台体外冲击波碎石机首次用于临床治疗肾结石取得成功,我国1982年由北京医科大学泌尿外科研究所和中国科学院声学研究所共同研究ESWL,1984年成功研制出中国第一台液电式人体实用样机(E8410型冲击波碎石机),1985年用此机成功进行了第一次人体试验,此后这项技术在中国得到迅速发展和广泛的临床应用。

4. 内镜取石或碎石术　直径≥2cm的肾结石、有症状的肾盏结石、鹿角结石、体外冲击波难以粉碎或治疗失败的结石可经皮肾镜取石或碎石术(percutaneous nephrolithotomy,PCNL)。输尿管中、下段结石,因肥胖、结石硬、停留时间长体外冲击波碎石困难者、“石街”及泌尿系平片不显影结石者可行输尿管镜取石或碎石术(ureteroscopic lithotomy or lithotripsy,URL)。直径>2cm的输尿管结石及体外冲击波碎石或输尿管镜取石或碎石失败的可腹腔镜输尿管镜取石(laparoscopic ureterolithotomy,LUL)。直径<2cm的膀胱结石大多可膀胱镜取石或碎石。

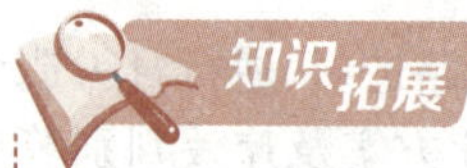

经皮肾镜取石或碎石术

经腰背部细针穿刺直达肾盏或肾盂,扩张并建立皮肤至肾内的通道,插放肾镜,直视下取石或碎石。较小结石可通过抓石钳取出,较大结石无法直接取出者将其粉碎,碎石用机械、超声、液电、激光及气压弹道等方法。凝血机制障碍、造影剂过敏、过于肥胖或脊柱畸形者不宜采用此法,并发症有肾实质撕裂或穿破、出血、漏尿、感染、动静脉瘘及损伤周围脏器等可能。

5. 手术及其他治疗　过去尿石症大多数采用开放手术取石,主要术式包括肾盂切开取石术、肾实质切开取石术、肾部分切除术、肾切除术、输尿管或膀胱切开取石术等,但是手术取石创伤大、复发率高。由于内镜技术的普遍开展,现在上尿路结石大多已不再用开放性手术治疗。尿道结石根据结石的位置选择治疗方法:前尿道结石可经尿道钩取或钳取,后尿道结石可用尿道探条将结石轻轻推入膀胱、再按膀胱结石处理。

【常见护理诊断/问题】

1. 急性疼痛　与结石梗阻、刺激尿路及合并感染有关。
2. 排尿障碍　与结石引起血尿、排尿困难及尿路刺激等有关。
3. 知识缺乏:缺乏结石防治知识。
4. 潜在并发症:感染、出血、“石街”形成。

【护理目标】

1. 能采取缓解或消除疼痛不适的方法,肾绞痛消失。
2. 排尿症状减轻或消除。
3. 能说出结石预防知识,情绪稳定,治愈有信心。
4. 能预防并发症或发生时能及时发现和处理。

【护理措施】

1. 非手术治疗病人的护理

(1) 缓解疼痛:肾绞痛发作时病人宜卧床休息,局部热敷,深呼吸、肌肉放松以减轻疼痛,遵医嘱给予解痉镇痛药，并随时评估止痛效果。

（2）病情观察：观察结石排出情况，每次排尿于玻璃瓶或金属盆内，排出的结石可做成分分析，以指导结石的预防和治疗。观察病人的尿色、尿量、体温等变化，如发现病人有尿路刺激症状、体温和血白细胞计数升高，可能继发急性尿路感染，若发现突然少尿或无尿，可能为急性肾衰竭，应及时通知医生处理。

（3）预防感染：病人出现尿中白细胞增多、体温升高，血白细胞增多等情况，遵医嘱使用抗生素控制感染。

（4）促进排石：鼓励病人大量饮水、多活动、可促进结石排出。肾下盏结石因解剖因素难于排出，可采取头低腰高的健侧卧位并轻轻叩击腰背部以利结石排出。

2. 体外冲击波碎石术护理

（1）术前护理：碎石术前3天忌进食易产气食物，前1天晚服用缓泻剂，术晨禁食。术晨行尿路平片检查，了解结石确切位置，是否移位或排出，复查后平车接送病人。嘱病人配合手术体位，不能随意移动，以免影响到定位的准确性。做好病人的心理护理。

（2）术后护理：①鼓励病人多饮水。术后病人若无不良反应，可正常进食，多饮水，增加尿量，促进排石。②体位与活动。碎石术后，病人卧床休息6小时，若无不适，可适当活动，促进结石排出。肾结石碎石后一般采取健侧卧位。中肾盏、肾盂、输尿管上段结石碎石后取头高脚低位；肾下盏结石可采用头低位，并叩击背部加速排石。较大的肾结石碎石后，可采用患侧卧位48~72小时以后逐渐间断起立，防止碎石过多积聚于输尿管内引起“石街”。③病情观察。严密观察和记录碎石后排尿及排石情况。可用纱布过滤尿液，收集碎石并做成分分析。定时行腹部平片或超声检查，以观察结石排出情况。若需再次治疗，间隔时间不少于1周。④做好并发症的观察与护理。若碎石后出现暂时性肉眼血尿，无需特殊处理，一般可自行消失；结石碎片排出时可引起肾绞痛，应遵医嘱给予解痉止痛等处理；感染性结石碎石后可能引起发热，遵医嘱应用抗生素治疗；高热者给予降温；“石街”形成是碎石后较严重的并发症之一，病人表现为腰痛或不适、发热甚至尿闭，感染控制后可行输尿管镜取石或碎石。

3. 内镜碎石术的护理

（1）术前护理

1）术前准备：了解病人的凝血功能，近期是否服用阿司匹林、华法林等抗凝药物。进行俯卧位等体位训练，以适应术中体位要求。完善术前准备如备皮、备血、肠道准备等。

2）心理护理：介绍内镜碎石术的方法、术中配合等知识，缓解病人焦虑、紧张情绪。

（2）术后护理

1）病情观察：观察病人的生命体征、尿色和性状、引流液等，注意有无出血、感染等并发症发生。碎石术后严密观察和记录碎石后排尿及排石情况。经膀胱碎石后要严密观察下腹部情况，及时发现有无膀胱穿孔发生。

2）防治感染：遵医嘱抗感染治疗。嘱病人多喝水、勤排尿。

3）肾造瘘管的护理：经皮肾镜取石术后常规放置肾造瘘管，便于引流尿液及残余结石。①妥善固定：病人活动及医护人员给病人做治疗护理时避免牵拉造瘘管，防止管道滑脱。引流管的位置要低于造瘘口以防反流。②保持引流通畅：避免引流管折叠、扭曲、受压。定时挤捏引流管，防止堵塞。引流管不常规冲洗，如必须冲洗，应严格无菌操作，低压冲洗，冲洗液量不超过5~10ml。③观察和记录引流液的颜色、性状和量。术后早期肾造瘘管引流出血性液体，1~3天内颜色会逐渐变淡转清，若短时间内有大量鲜血性液体引出，应警惕出血的可能，及时通知并配合医生处理。④拔管：术后3~5天若引流尿液转清、体温正常，则可考虑拔管。拔管前夹管24~48小时，观察病人有无发热、排尿困难、腰腹疼痛等。病人若无不适即可拔管。拔管后病人瘘口覆盖无菌敷料，防止漏尿，保持瘘口敷料及周围皮肤清洁、干燥，直至瘘口愈合。

4）双J管（猪尾巴导管）（图5-53-2）护理：输尿管肾镜取石或碎石术后输尿管内留置，目的是引流尿液、排出小结石、防止“石街”形成。护理：术后取半卧位。多饮水、勤排尿，防止尿液反流。鼓励病人早期下床活动，但避免剧烈活动、过度弯腰、突然下蹲等引起双J管滑脱或上下移位。双J管一般留置4~6周，复查腹部超声或X线确定无结石残留，在膀胱镜下取出。

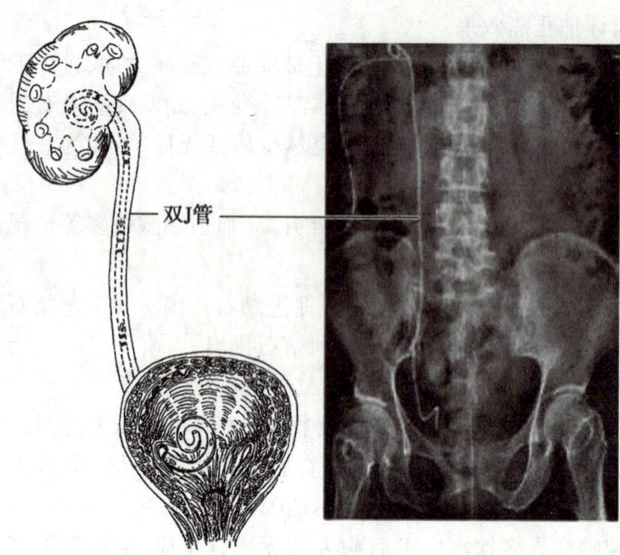

图 5-53-2　双 J 管

4. 手术治疗病人的护理

（1）术前护理：按医嘱做好常规术前准备。对输尿管结石病人，术日晨需做尿路平片以明确结石是否移动或确定结石的位置。注意病人的心理护理。

（2）术后护理：①体位与活动。上尿路结石术后，取侧卧位或半卧位，以利引流。肾部分切除术及肾实质切开者，应绝对卧床 2 周，防止过早下床活动而继发出血。②饮食。肠功能恢复后，可进食，鼓励病人多饮水。③观察病情。严密观察和记录尿液颜色、量及患侧肾功能情况。④做好切口及引流管的护理。⑤预防并发症的发生。如肺不张及肺部感染，鼓励病人有效咳嗽排痰，保持呼吸道通畅。

5. 心理护理　耐心向病人介绍或解释各种诊疗方法及过程，说明结石定位的重要性，消除其紧张、焦虑及恐惧心理。

6. 健康指导

（1）宣传结石预防知识：嘱病人多饮水。根据结石的成分指导饮食或服药。①含钙结石的病人应食用含纤维素丰富的食物，限制牛奶、奶制品、豆制品、巧克力、坚果等含钙多的食物。②草酸盐结石病人应限制浓茶、菠菜、西红柿、土豆、芦笋等含草酸量高的食物；指导病人口服维生素 B_6 有助减少尿中草酸含量；口服氧化镁可增加尿中草酸溶解度。③尿酸盐结石病人应避免高嘌呤饮食，如动物内脏等；指导病人口服别嘌醇可减少尿酸形成，口服碳酸氢钠以碱化尿液。④磷酸盐结石病人宜低磷饮食，少食肉、蛋、牛奶等食物；口服氯化铵，使尿液酸化，有利于磷酸盐的溶解。⑤胱氨酸结石病人：应限制含蛋氨酸的食物，如蛋、奶、肉、花生等。此外有甲状旁腺功能亢进的病人，要摘除腺瘤或增生的组织；长期卧床病人注意应协助其进行床上肢体活动、勤翻身，以减少骨质脱钙；尽早解除导致尿石症的因素如尿路梗阻、异物、感染等。

（2）管道的自我护理：对双 J 管带管出院的病人要教会其管道的自我护理方法，如出现排尿疼痛、尿频、血尿等情况，一般通过多饮水，少活动及对症处理均可缓解。避免活动强度过大，4 周后来院复查拔管。

（3）活动指导：嘱咐肾实质切开取石、肾部分切除术病人出院后 3 个月内不能参加体力劳动和剧烈的运动，膀胱切开取石术后 1 个月内不宜参加重体力劳动和剧烈的运动，防止继发出血。

（4）复诊指导：按医嘱定期来院复查尿液化验、X 线、超声等，观察有无残余结石或结石复发。如果出现腰痛、血尿等症状，及时就诊。

【护理评价】

经过治疗和护理，评价病人是否达到：①疼痛不适缓解或消除，肾绞痛消失。②排尿症状减轻或消除。③结石预防知识增加，情绪稳定，治愈信心增强。④无并发症出现或并发症能够被及时发现和

处理。

饮食钙的含量

食物疗法是预防性治疗代谢性结石的重要措施。对于含钙的泌尿系统结石，以往临床上大多强调低钙饮食，然而摄钙不足也可增加草酸钙结石生成的危险。其原理是：钙可与肠道内食物中的草酸结合，形成不溶性草酸钙，并随粪便排出体外。但当饮食中钙过低时，肠道内游离的草酸将被大量吸收，经尿液排泄时与尿钙结合，反而会导致尿草酸钙过饱和。人体正常需钙量为800mg/d，而国内城乡居民的日摄钙量普遍偏低，平均为405mg/d，已相当于临床上的重度限钙水平。这种不合国情的进一步限钙可导致骨质疏松和增加尿液草酸的排泄。因此摄入正常钙质含量的饮食、限制动物蛋白和钠盐的摄入较传统低钙饮食具有更好的预防结石作用。推荐高钙尿症病人摄入低钙饮食，不推荐其他病人摄入低钙饮食。成人每天钙的摄入量应为1~1.2g，钠的摄入量应少于2g，动物蛋白的摄入量少于1g/(kg·d)。

（葛　虹）

思考题

赵先生，35岁。右侧腰部胀痛不适2个月余，1小时前活动后出现右腰部绞痛，并放射至同侧下腹部及大腿内侧，伴恶心、呕吐1次，为少量胃内容物，伴轻度尿频、尿急、尿痛及血尿，急诊来院。体检：仅有右肾区触痛。经处理后3天查B超发现右肾积水，多发性结石，最大结石直径约1.0cm。

请思考：

（1）该病人急诊来院时，首优的护理诊断是什么？

（2）若病人采取碎石治疗，碎石前、后应采取哪些护理措施？

思路解析

扫一扫、测一测

第五十四章 泌尿系统梗阻病人的护理

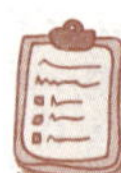

学习目标

1. 掌握良性前列腺增生病人的身体状况、护理措施。
2. 熟悉良性前列腺增生病人的辅助检查、治疗原则。
3. 了解良性前列腺增生的病因、发病机制和病理。
4. 能够运用护理程序对良性前列腺增生病人实施整体护理。
5. 关爱生命，尊重护理对象。具有良好的人际沟通和团队合作的能力。

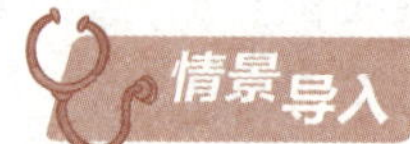

王先生，男性，62岁。2年前开始无明显诱因出现尿频、尿急，自觉排尿费力，排尿时间延长，无尿痛，未进行治疗。因饮酒后无法自主排尿急诊入院。门诊拟诊"前列腺增生，尿潴留"收入院治疗。

请问：

1. 该病人目前主要护理问题是什么？
2. 若病人采取非手术治疗，请叙述护理要点。

泌尿系统梗阻又称尿路梗阻。泌尿系统本身及其周围的许多疾病都可引起尿路梗阻，造成尿液排出障碍，引起梗阻近端尿路扩张积水，最终导致肾积水、肾功能损害，甚至肾衰竭。良性前列腺增生是本章重点阐述的内容。

良性前列腺增生（benign prostatic hyperplasia，BPH）简称前列腺增生或前列腺肥大，是老年慢性常见病，是引起老年男性排尿障碍最常见的一种良性疾病。

【病因与发病机制】

病因尚不明确。目前公认高龄和有功能的睾丸是引起前列腺增生的两个重要因素，两者缺一不可。前列腺随着年龄逐渐增大而增生，男性45岁以后前列腺可有不同程度的增生，临床症状多出现在50岁以后，60岁左右症状更加明显。前列腺增生的发病机制有多种学说，其中有学说认为前列腺增生与雄激素的作用关系密切，雄激素睾酮在5α还原酶作用下转变为双氢睾酮，双氢睾酮通过血供与前列腺腺上皮细胞的受体结合并被转送到细胞核中，与染色质相互作用促使腺上皮细胞增生，故双氢睾酮是刺激前列腺增生的主要活性激素。另外，雌激素与雄激素的协同效应、腺上皮与间质细胞的相互影响、多种肽类生长因子的作用等，可能都参与了前列腺增生。

【病理】

前列腺腺体由移行带（围绕尿道精阜部位的腺体）、中央带（腺体似楔形并包绕射精管）和外周带

(腺体组成前列腺外侧和背侧部分)三部分组成(图 5-54-1)。前列腺增生主要发生于前列腺尿道周围移行带,增生组织呈多发结节,并逐渐增大。前列腺增生的病理危害主要是增生腺体使前列腺段尿道伸长、弯曲、受压变窄,尿道阻力增加,引起排尿困难。尿道梗阻的程度与前列腺增生程度不一定成正比,而主要取决于增生的前列腺对尿道压迫的程度。此外,前列腺内尤其是围绕膀胱颈部的平滑肌内含有丰富的 α 肾上腺素能受体,这些受体的激活使该处平滑肌收缩,明显增加前列腺尿道的阻力。

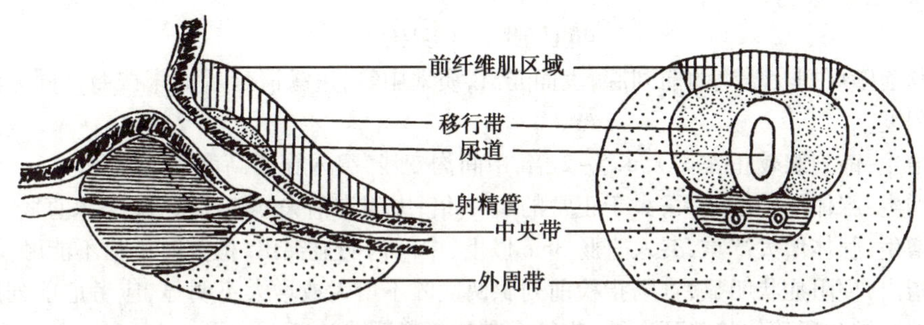

图 5-54-1　前列腺正常解剖

尿道梗阻早期膀胱代偿,膀胱逼尿肌因收缩增强而增厚,肌束形成粗糙的网状结构,膀胱壁出现小梁小室或假性憩室,输尿管间嵴肥厚。梗阻继续发展膀胱失代偿,膀胱容量减小、逼尿肌退变、顺应性变差、逼尿肌不稳定而出现明显的尿频、尿急和尿失禁症状。如梗阻长期不能解除,逼尿肌萎缩,收缩力减弱,膀胱内残余尿量增加,膀胱无张力扩大,输尿管开口处括约肌活瓣功能丧失,膀胱内尿液反流入输尿管,最终导致肾积水和肾功能损害(图 5-54-2)。梗阻可引起膀胱尿潴留、继发感染及结石。

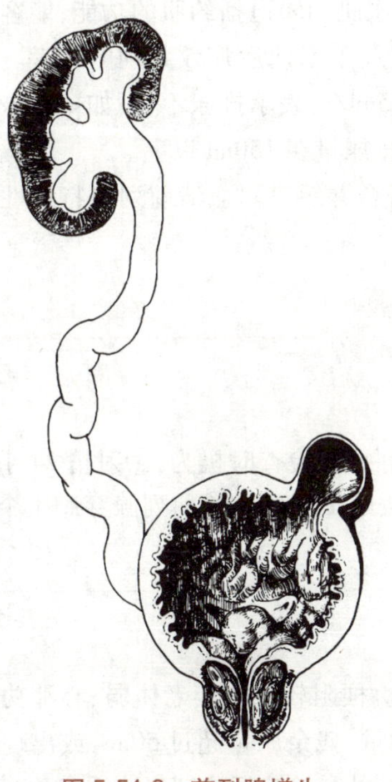

图 5-54-2　前列腺增生引起的病理改变

【护理评估】

(一) 健康史

了解与前列腺增生的相关因素,如年龄、生活习惯(吸烟、饮酒、饮食、排尿习惯)、睡眠情况等,有无尿潴留、尿失禁、高血压、糖尿病及使用激素类药物等病史。

(二) 身体状况

前列腺增生临床表现与梗阻程度、病变发展程度、是否合并感染等有关。

1. 症状

(1) 尿频:是前列腺增生最常见的早期症状,夜间更为明显,开始每夜 2~3 次,可多到十余次。早期尿频与增生的前列腺充血刺激有关,随着梗阻加重,膀胱残余尿量增多,膀胱有效容量减少,尿频也逐渐加重。

(2) 排尿困难:是前列腺增生最重要的症状,病情发展缓慢。典型的表现为排尿迟缓、断续、射程缩短、尿流细而无力、排尿时间延长、终末滴沥。梗阻严重者常需用力并增加腹压以帮助排尿、有尿不尽感。

(3) 尿潴留及尿失禁:梗阻加重到一定程度后,膀胱内残余尿量不断增加引起尿潴留;当大量残余尿量致膀胱内压力增高超过尿道的阻力时,少量尿液从尿道口溢出引起充溢性尿失禁。前列腺增生的任何阶段,寒冷、疲劳、饮酒或辛辣饮食、久坐、便秘及感染等因素可诱发前列腺急性充血、水肿,引起急性尿潴留,病人不能排尿、下腹胀感、下腹疼痛难忍。

(4) 并发症:①并发尿路感染及结石时,出现尿频、尿急、尿痛。②增生的腺体表面黏膜血管破裂时可引起不同程度的无痛性肉眼血尿。③严重尿潴留引起肾积水、肾功能不全时,出现食欲缺乏、乏

力、恶心、呕吐、高血压及贫血等症状。④长期排尿困难致腹内压增加可引起痔、脱肛及腹股沟疝等并发症。

2. 体征　直肠指检可触及增大的前列腺，表面光滑、质韧、有弹性、边界清楚、中央沟变浅或消失。

直肠指检（DRE）

在直肠前壁可扪及增生的前列腺，表面光滑，质地中等，边缘清楚。临床按照不同方法描述前列腺增大程度。

Ⅰ度增生：前列腺较正常增大1.5~2倍，中间沟变浅，突入直肠高度为1~2cm。

Ⅱ度增生：腺体呈中度增大，大于正常的2~3倍，中间沟消失或略有突出，突入直肠2~3cm。

Ⅲ度增生：腺体增大严重，突入直肠3cm以上，中间沟明显突出，检查时手指不能触及上缘。

应当指出，梗阻症状明显，直肠指检前列腺两侧叶不增大或增大不明显，应考虑前列腺中叶增生或前列腺纤维化所致的膀胱颈挛缩，应结合其他检查明确诊断。

（三）心理-社会支持状况

评估病人是否由于排尿困难、尿潴留造成焦虑、抑郁等情绪，了解病人及家属对疾病的认知程度以及社会支持情况等。

（四）辅助检查

1. 超声　经腹壁或直肠超声检查可测定前列腺的体积大小、形态、结构及残余尿量，同时还可了解膀胱内有无结石及上尿路情况等。

2. 尿流动力学检查　可测定尿流率、膀胱和尿道内压及膀胱逼尿肌和尿道括约肌的功能，能客观地反映前列腺增生引起下尿路梗阻严重程度，可作为决定治疗方案及手术前后疗效判别的参考。尿流率的检查可明确前列腺增生病人排尿的梗阻程度，最大尿流率<15ml/s，表示排尿不畅；如<10ml/s，表示梗阻较严重，可作为手术治疗指征之一。最大尿流率检查要求排尿量在150ml以上。

3. 实验室检查　常规检查尿及肾功能，了解肾功能情况及是否合并感染。血清前列腺特异性抗原（prostate specific antigen，PSA）测定可协助排除前列腺癌。

PSA检查时机

PSA是由前列腺产生的一种属于激肽释放酶家族的丝氨酸蛋白酶，检查时机为：①射精24小时后。②直肠指诊、膀胱镜检、导尿等操作48小时后。③前列腺按摩1周后。④前列腺穿刺1个月后。⑤PSA检查时应无急性前列腺炎、尿潴留等。

（五）治疗原则与主要措施

前列腺增生常用治疗方法有观察等待、药物治疗及手术治疗等。梗阻较轻或年老体弱、心肺功能不全而不能耐受手术者可采用药物或非手术微创治疗。梗阻症状加重、残余尿量超过50ml，或出现过反复尿潴留、反复泌尿系统感染、膀胱结石等前列腺增生并发症，具有外科治疗适应证者应手术治疗。

1. 观察等待　若症状较轻，对病人生活睡眠影响不大，一般可观察等待，不必治疗。但要密切随访，一旦症状加重，进行治疗。

2. 药物治疗　目前常用的药物主要有α_1受体阻滞剂，如特拉唑嗪、坦索罗辛等，可降低尿道平滑肌张力、减少尿道阻力、改善排尿功能。5α还原酶抑制剂，如非那雄胺，可阻止睾酮转变为双氢睾酮，从而使腺体缩小，改善症状。此外还有天然植物类药物，如前列康、舍尼通、通尿灵等。

3. 手术治疗　包括经尿道前列腺切除术(transurethral resection of prostate,TURP)、经尿道前列腺汽化切除术(transurethral vaporization resection,TUVP)及开放手术等多种方法。经尿道前列腺切除术(TURP)适用于大多数良性前列腺增生病人,是目前最常用的手术方式。开放手术仅在巨大的前列腺或合并膀胱结石的病人,包括耻骨上经膀胱或耻骨后前列腺切除术。

4. 其他治疗　如经尿道激光(钬激光、绿激光、铥激光等)治疗、经尿道气囊高压扩张术、前列腺尿道网状支架以及经尿道高强度聚焦超声等。对前列腺增生引起急性尿潴留时,应试插导尿管或耻骨上膀胱穿刺造瘘引流尿液、留置导尿引流一段时间,膀胱逼尿肌、肾功能改善及尿路感染控制后再择期手术治疗。

【常见护理诊断/问题】

1. 排尿障碍　与膀胱逼尿肌不稳定、尿道梗阻有关。

2. 急性疼痛　与手术、膀胱痉挛有关。

3. 尿潴留　与尿道梗阻有关。

4. 潜在并发症:术后出血、膀胱痉挛、感染、尿失禁、TUR 综合征。

【护理目标】

1. 能采取缓解排尿症状的方法。

2. 能消除或减轻疼痛,舒适度改善。

3. 尿潴留解除。

4. 未发生并发症或发生时能及时发现和处理。

【护理措施】

1. 心理护理　良性前列腺增生引起的尿频、排尿困难等症状会影响病人的休息与睡眠,给病人生活带来不便,护士应向病人耐心解释病情,讲明前列腺增生的治疗方法,介绍手术及可能出现的并发症的相关知识,增强病人的信心,缓解焦虑。

2. 非手术治疗护理/术前护理

(1) 休息与活动:生活规律,保证充足睡眠,注意保暖,避免劳累、情绪激动、久坐或长时间骑车等,防止引起急性尿潴留。

(2) 饮食护理:进食营养丰富、易消化、含粗纤维的食物,以防便秘;忌饮酒及辛辣食物;鼓励白天多饮水,勤排尿。

(3) 病情观察:良性前列腺增生病人为老年人,要严密观察基本生命体征,做好病人的安全防护,发现异常,及时通知并配合医生处理。同时观察病人排尿情况,若出现尿潴留时,需留置导尿管或膀胱造瘘管引流,做好管道护理。

(4) 用药护理:指导病人严格遵医嘱服药,做好用药护理,如 α_1 受体阻滞剂类药物可引起的头晕、直立性低血压,应指导病人睡前服药,用药后卧床休息,改变体位时要动作缓慢。5α 还原酶抑制剂(如非那雄胺)起效缓慢,一般服用 3 个月才开始起效,应长期坚持服用,停药易使症状复发加重,药物可能会引起性欲减退、阳痿及射精减少等不良反应。

(5) 术前准备:完善术前各项检查,提高病人的手术耐受力。做好常规术前准备如备皮、备血、肠道准备等。了解凝血功能,术前停用抗凝药物。指导病人戒烟、深呼吸、有效咳嗽排痰的方法。预防感冒,保证充足的休息。

3. 术后护理

(1) 一般护理:术后病人取平卧位,2 天后改半卧位,固定或牵拉气囊尿管,减少活动防止出血。术后 6 小时,如无恶心、呕吐即可进流质,鼓励病人多饮水,多食含纤维素的食物,以防便秘。卧床期间鼓励做深呼吸及有效咳嗽减少肺部并发症,给予下肢肌肉按摩防止静脉血栓形成,保持床铺整洁、皮肤清洁和干燥以预防压疮。

(2) 病情观察:术后早期严密监测生命体征、意识状态、引流液或膀胱冲洗液的量及颜色等。

(3) 膀胱冲洗的护理:术后生理盐水持续冲洗膀胱 3~5 天,防止血凝块形成而阻塞尿管。护理要点:①保持冲洗管道通畅。若引流不畅应及时挤捏管道、调整管道位置、加快冲洗速度、施行高压冲洗

等方法，如效果不好可用无菌生理盐水抽吸冲洗，解除堵塞，以免造成膀胱充盈或膀胱痉挛而加重出血。②冲洗速度。可根据尿色而定，色深则快、色浅则慢。③观察并记录引流液颜色、性状和量。前列腺切除术后随着时间的延长血尿颜色逐渐变浅，反之则说明有活动性出血，应及时通知医师处理。准确记录冲洗量和排出量，尿量=排出量-冲洗量。

(4) 引流管护理：TURP 后留置三腔气囊导尿管，经膀胱前列腺摘除术后有导尿管、膀胱造瘘管及耻骨后引流管。保持各管道引流通畅，避免扭曲、折叠及受压，定期挤压管道，防止血块堵塞。TURP 术后 5~7 天，尿液清澈，可拔除导尿管。耻骨后引流管于术后 3~4 天、引流量很少时可拔除；耻骨上前列腺切除术后 7~10 天拔除导尿管；膀胱造瘘管可于术后 10~14 天、排尿通畅可拔除。

(5) 并发症的护理

1) 术后出血：前列腺切除手术的创伤大、出血多，术后可发生活动性出血，观察和防止出血是术后护理的重点。早期出血常于术后 1~2 天发生，出血也可能出现在术后 6~10 天，此时出血多由组织坏死或用力排便等引起，TURP 术后 3 周可因感冒、酗酒、活动剧烈等导致电凝痂皮脱落出血。因此前列腺手术后留置气囊导尿管，气囊内注入无菌盐水 30~50ml，牵拉导尿管用胶布固定于大腿内侧或做一定牵引力的牵引，使气囊压迫前列腺窝，防止出血。保持大便通畅，避免用力排便，术后 1 周内禁止灌肠或肛管排气，以防止前列腺窝出血。若出现术后出血，需立即报告医生并协助处理。

2) 膀胱痉挛：病人术后出现膀胱区及尿道阵发性剧痛难忍或膀胱冲洗不畅、反流及出血，提示膀胱痉挛。膀胱痉挛多因膀胱逼尿肌不稳定、导管刺激、血块堵塞冲洗管等引起。一旦发生应及时安慰病人，缓解其紧张、焦虑情绪。鉴别膀胱痉挛产生的原因，进行相应的处理，如保持膀胱冲洗引流通畅、解除血块堵塞等。遵医嘱给予病人口服硝苯地平、丙胺太林、地西泮或用维拉帕米 30mg 加入生理盐水内冲洗膀胱等方法解痉止痛。术后留置硬脊膜外麻醉导管，按需定时注射小剂量吗啡进行自控镇痛，对预防膀胱痉挛效果良好。

3) TUR 综合征：经尿道前列腺切除术(TURP)手术过程中病人由于大量冲洗液被吸收入血使血容量急剧增加所导致的稀释性低钠血症或水中毒。病人表现为烦躁不安、恶心呕吐、抽搐、昏迷，严重者出现肺水肿、脑水肿、心力衰竭等症状。术后注意观察病情，一旦发现出现 TUR 综合征，应立即减慢输液速度、吸氧，给利尿剂、脱水剂等处理，术后静滴 3%氯化钠溶液可纠正低钠。

4) 尿失禁：拔除导尿管后病人常出现尿频、尿急、轻度尿失禁，多为暂时性，原因可能是尿道括约肌损伤、管道留置时间长引起感染等因素。可指导病人进行盆底肌训练、膀胱功能训练等。

此外，长期留置引流管、床上制动、老年人抵抗能力低等原因可能会导致病人出现术后感染、压疮、肺部感染、下肢静脉血栓等并发症，要做好相应的预防和护理。

4. 健康指导

(1) 生活指导：非手术治疗的病人，应避免受凉、劳累、饮酒、便秘以防急性尿潴留。前列腺手术病人术后加强营养，进食含纤维多、易消化的食物，多饮水，保持大便通畅。术后 1~2 个月内应避免剧烈活动，如跑步、骑自行车、性生活等，以防晚期的继发性出血。

(2) 康复指导：由于前列腺窝的修复需 3~6 个月，术后可能仍会有排尿异常的现象，嘱病人定期来院做尿常规、尿流率及残余尿量检查。根据病人情况，指导病人坚持锻炼肛提肌，以加强尿道括约肌功能。向病人说明前列腺手术后性生活时常会出现逆行射精，少数会出现阳痿，可针对性进行心理辅导或治疗。

(3) 复诊指导：出院后若有发热、疼痛、排尿困难、血尿等情况时，及时来院就诊。指导永久性膀胱造瘘的病人学会造瘘管的家庭护理，定期门诊随访。

【护理评价】

经过治疗和护理，评价病人是否达到：①排尿症状缓解或消除。②疼痛减轻或消除，舒适度改善。③尿潴留解除。④无并发症的出现或并发症能够被及时发现和处理。

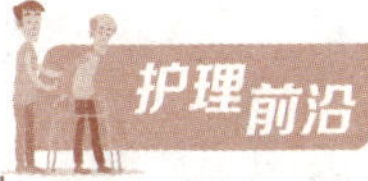

国际前列腺症状（I-PSS）评分表

国际前列腺症状评分表(international prostate symptom score,IPSS)是量化BPH下尿路症状的方法,是目前国际公认的判断BPH病人症状严重程度的最佳手段。生活质量评分主要了解良性前列腺增生所致的下尿路症状对病人生活质量的影响程度(表5-54-1、表5-54-2)。

表5-54-1　国际前列腺症状评分表

在最近1个月内,您是否有以下症状?	在5次中						症状评分
	无	少于1次	少于半数	大约半数	多于半数	几乎每次	
1. 是否经常有尿不尽感?	0	1	2	3	4	5	
2. 两次排尿间隔是否经常小于2h?	0	1	2	3	4	5	
3. 是否曾经有间断性排尿?	0	1	2	3	4	5	
4. 是否有排尿不能等待现象?	0	1	2	3	4		
5. 是否有尿线变细现象?	0	1	2	3	4	5	
6. 是否需要用力及使劲才能开始尿?	0	1	2	3	4	5	
7. 从入睡到早起一般需要起来排尿几次?	没有 0	1次 1	2次 2	3次	4次 4	5次 5	
症状总评分=							

总分0~7分为轻度症状;8~19分为中度症状;20~35分为重度症状

表5-54-2　生活质量指数(QQL)评分表

	高兴	满意	大致满意	还可以	不太满意	苦恼	很糟
8. 如果在您今后的生活中始终伴有现在的排尿症状,您认为如何?	0	1	2	3	4	5	6
生活质量评分(QQL)=							

（葛　虹）

思考题

巩先生,70岁。因前列腺增生行经尿道前列腺切除术,安返病房,立即予密闭式持续膀胱冲洗。

请思考:

(1) 请叙述膀胱冲洗的护理要点。

(2) 针对可能出现的术后出血并发症,请提出如何预防术后出血?

思路解析

扫一扫、测一测

第五十五章 泌尿系统肿瘤病人的护理

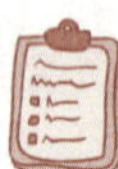

学习目标

1. 掌握膀胱癌、肾癌病人的身体状况、护理措施。
2. 熟悉膀胱癌、肾癌病人的辅助检查、治疗原则。
3. 了解膀胱癌、肾癌的病因病理。
4. 能够运用护理程序对膀胱癌、肾癌病人实施整体护理。
5. 关爱生命,尊重护理对象。具有良好的人际沟通和团队合作的能力。

吴先生,塑料厂工人。间歇性无痛性终末肉眼血尿 1 周来院就诊,经 B 超及膀胱镜检查证实膀胱左侧壁有一 1.5cm×1.2cm×1.0cm 大小菜花样肿块,呈浅红色,有蒂且较细长。

请思考:

1. 该病人最主要的护理诊断是什么?
2. 若病人采取经尿道膀胱肿瘤电切术,术前、术后的护理要点是什么?

第一节　膀胱癌病人的护理

膀胱癌(carcinoma of bladder)是泌尿系统最常见的肿瘤,绝大多数来源于上皮组织。发病年龄多在 50~70 岁,男女发病比例约为 4∶1。

【病因】

膀胱癌起病复杂多样,可能与下列因素有关。

1. 吸烟　吸烟是最常见的致癌因素。吸烟量越大,持续时间越长,初始年龄越小,膀胱癌发病风险越高,可能与香烟中含有多种芳香胺的衍生物可致癌有关。

2. 某些化学致癌物质　长期接触某些化学物质如染料、橡胶、油漆、塑料、某些药物(如非那西丁、环磷酰胺)、皮革等的人群膀胱癌发病危险性显著增加。现已肯定的致癌物质有 β-萘胺、联苯胺和 4-氨基联苯等。

3. 膀胱慢性炎症与长期异物刺激　膀胱黏膜因慢性感染、膀胱结石、埃及血吸虫病及留置导尿管等异物长期的刺激可诱发癌变。

4. 其他　色胺酸和烟酸代谢异常。多数膀胱癌与癌基因的激活和抑癌基因的缺失等诱导形成。

【病理】

1. 组织类型　95%以上是上皮性肿瘤，其中最多见的是尿路上皮移行细胞乳头状癌，占 90%以上，鳞癌和腺癌各占 2%～3%。

2. 分化程度　1973 年，世界卫生组织根据膀胱肿瘤细胞的分化程度，将其分化为乳头状瘤；尿路上皮癌Ⅰ级，分化良好；尿路上皮癌Ⅱ级，中度分化；尿路上皮癌Ⅲ级，分化不良。2004 年，世界卫生组织将膀胱等尿路上皮肿瘤分为乳头状瘤、乳头状低度恶性倾向的尿路上皮肿瘤、低级别乳头状尿路上皮癌和高级别乳头状尿路上皮癌。这两种分级标准目前都在使用。

3. 生长方式　分为原位癌、乳头状癌及浸润癌。原位癌局限在黏膜内，无乳头也无浸润基底现象。移行细胞癌多为乳头状，高级别者常有浸润。鳞癌和腺癌为浸润细胞癌。不同的生长方式可单独或同时存在。

4. 浸润深度　浸润深度是肿瘤临床（T）分期和病理（P）分期的依据。多采用 TNM 分期标准，可分为：T_{is} 原位癌；Ta 无浸润乳头状癌；T_1 浸润黏膜固有层；T_2 浸润肌层：T_{2a} 浸润浅肌层（肌层内 1/2），T_{2b} 浸润深肌层（肌层外 1/2）；T_3 浸润膀胱周围脂肪组织：T_{3a} 显微镜下发现肿瘤侵犯膀胱周围组织，T_{3b} 肉眼可见肿瘤侵犯膀胱周围组织；T_4 浸润前列腺、子宫、阴道及盆壁等邻近器官（图 5-55-1）。一般把 T_{is}、T_a、T_1 期膀胱癌称为表浅性膀胱癌（非肌层膀胱浸润癌），将 T_2、T_3、T_4 期膀胱癌称为肌层浸润性膀胱癌。

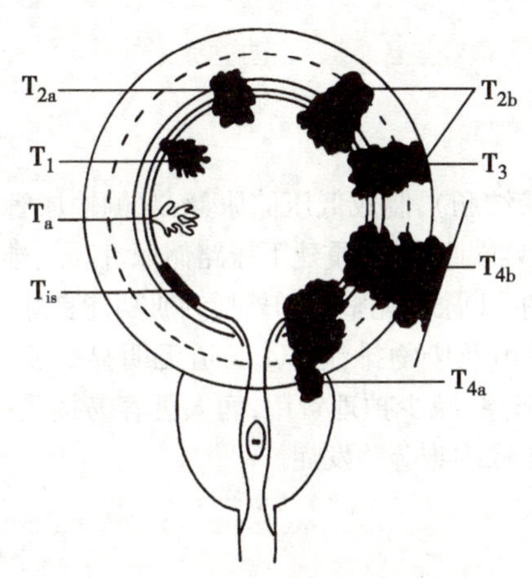

图 5-55-1　膀胱肿瘤分期

肿瘤的扩散主要向膀胱壁内浸润，继续扩散可累及膀胱外组织及周围组织。向远处转移的最主要途径是淋巴转移，晚期可血行转移至肝、肺、骨等器官。

【护理评估】

（一）健康史

了解病人的年龄、性别、职业、生活或居住环境等，有无吸烟史，有无接触外源性致癌物（如橡胶、染料、塑料、油漆等）、相关药物、膀胱慢性刺激性病变等高危因素。评估病人有无血尿、膀胱刺激征、排尿困难等症状。

（二）身体状况

1. 症状

（1）血尿：无痛性血尿是膀胱癌最常见和最早出现的症状，且多为间歇性、全程而终末加重的肉眼血尿。出血量多少与肿瘤大小、数目及恶性程度并不一致。

（2）膀胱刺激症状：当肿瘤坏死、溃疡及合并感染时，可出现尿频、尿急、尿痛等不适，多为膀胱癌晚期表现。

（3）排尿困难：膀胱三角区及颈部肿瘤，可引起排尿困难甚至尿潴留。

（4）其他症状：肿瘤阻塞输尿管可导致肾积水、肾功能损害。当肿瘤浸润盆腔或广泛转移时，可出现腰骶部疼痛。

2. 体征　早期膀胱癌体征不明显，当肿瘤增长到一定程度时下腹部可触及肿块。有严重肾积水时可触及腰部肿块，晚期可有贫血、消瘦、恶病质。

（三）心理-社会支持状况

评估病人对膀胱癌的认知程度和承受能力，有无焦虑或恐惧感、应对方式及社会支持系统状况。

（四）辅助检查

1. 实验室检查　尿脱落细胞检查可作为血尿的初步筛选检查。近年来采用尿液检查端粒末端转移酶活性、膀胱肿瘤抗原、核基质蛋白等，有助于提高膀胱癌的检出率。

2. 影像学检查　超声简便易行，可发现直径 0.5cm 以上的膀胱肿瘤，可作为病人的最初筛选。CT 和 MRI 可发现肿瘤浸润深度和局部转移肿大的淋巴结转移以及内脏转移的情况。IVU 可见充盈缺损，并可了解肾盂、输尿管有无肿瘤及上尿路受影响的情况。

3. 膀胱镜检查　是膀胱癌确诊的检查，可直接看到肿瘤生长的部位、大小、数目及形态，并进行活组织检查和治疗。

（五）治疗原则与主要措施

膀胱癌以手术治疗为主，根据肿瘤的病理、分期及全身情况决定手术方式。另外，配合全身化疗及膀胱内灌注、放疗、免疫治疗等方法综合治疗，防治肿瘤复发与再发。

1. 手术治疗

（1）经尿道膀胱肿瘤电切术（transurethral resection of bladder tumor，TURBt）：适用于 Ta、T_1 期肿瘤。该术创伤小、恢复快，是目前对表浅肿瘤的主要治疗方法。

（2）膀胱部分切除术：适用于低级别、局限的 T_2 期和部分 T_3 期肿瘤。手术切除包括距肿瘤缘2cm 以内的全层膀胱壁，肿瘤若累及输尿管口，切除后需做输尿管膀胱吻合术。

（3）根治性膀胱全切术：主要适用于肌层浸润性膀胱癌或上述治疗方法难以根治者。手术包括膀胱全切、清扫盆腔淋巴结、切除邻近盆腔器官（直肠除外）和尿流改道。尿流改道方式主要有非可控性回肠膀胱术或结肠代膀胱术，年轻病人可选择可控性尿流改道术。

2. 膀胱灌注　是一种局部化疗或免疫治疗。常用灌注药物有免疫制剂卡介苗（BCG）和化学抗癌药物（丝裂霉素、多柔比星、羟喜树碱等），开始每周 1 次，共 8 次，以后每月 1 次，共 1~2 年。

3. 其他治疗　对晚期（T_4 期）病人可进行姑息性放射治疗或化学治疗，可控制病情和延长生命。全身应用干扰素、白细胞介素等免疫治疗可提高疗效。

原位新膀胱术

原位新膀胱术是指膀胱全切后，截取一段肠管（回肠、乙状结肠），制成低压储尿囊，双侧输尿管运用各种抗反流的方法与储尿囊相吻合，然后将储尿囊与尿道残端吻合，以重建下尿路储尿、控尿、排尿等正常生理功能。实施该手术的膀胱癌病人应满足以下条件：①尿道完整性和外括约肌功能良好。②术中尿道切缘肿瘤阴性。③肾脏功能良好可保证电解质平衡及废物排泄。④肠道无明显病变。此术式的优点是不需要腹壁造口，提高生活质量，并维护自身形象，减少护理费用，病人更容易接受；缺点是手术步骤烦琐，手术时间长，创伤大，可能出现尿失禁、排尿困难等并发症。

【常见护理诊断/问题】

1. 排尿障碍　与肿瘤坏死、溃疡及合并感染，堵塞膀胱口有关。
2. 自我形象紊乱　与尿流改道、排尿方式改变有关。
3. 焦虑与恐惧　与罹患癌症、手术、术后并发症等有关。
4. 潜在并发症：术后出血、感染、尿瘘等。

【护理目标】

1. 能采取缓解症状的方法，排尿或引流通畅。
2. 能接受并适应和自我护理排尿方式改变。
3. 恐惧消失，情绪稳定，对治愈疾病有信心。
4. 未发生并发症或发生时能及时发现和处理。

【护理措施】

1. 心理护理　帮助病人寻找产生焦虑或恐惧的原因，及时进行心理疏导。解释膀胱癌的治疗方法和效果，以便主动配合治疗和护理；让病人表达术后的内心感受，引导病人正视造口及尿流改道后的排尿方式改变，减轻心理负担，增强康复信心。

2. 非手术治疗护理/术前护理

（1）休息与活动：保证充足睡眠与休息，适当活动。对体质差、晚期肿瘤患者出现明显血尿，应卧床休息。

（2）饮食护理：给予高蛋白、富含维生素的营养丰富、易消化的饮食，必要时按医嘱输血、输清蛋白等，提高机体抵抗力及术后修复能力。戒烟忌酒，忌辛辣刺激性食物。

（3）病情观察：密切监测体温和血白细胞计数，以判断有无感染存在；观察尿液的量、颜色及性

状，并准确记录。

(4) 术前准备：①完善术前各项检查及备皮、皮试、备血等常规准备。②全膀胱切除术前指导病人进行代膀胱功能训练，如有规律地收缩肛提肌及腹肌，每天练习4~6次，加强肛提肌收缩力，能增强代膀胱睡眠时的闭锁压，从而防治尿失禁，加强横膈和腹肌的收缩，可使代膀胱内压力增高促使排尿。③肠代膀胱术前需做肠道准备，如术前3天给予肠道不吸收抗生素及维生素K，进无渣半流质饮食，术前1~2天改流质，术前晚或术晨做清洁灌肠。④术前1~2天使用抗生素预防感染。

3. 术后护理

(1) 一般护理：麻醉清醒、生命体征平稳后可取半卧位。一般术后禁食至肛门排气后开始进食，TURBt术后6小时可进食，鼓励病人摄取营养丰富、富含维生素的饮食。

(2) 病情观察：密切观察病人的生命体征、意识、尿量等变化。

(3) 引流管护理：加强各种引流管护理，如TURBt后的导尿管，膀胱部分切除术后的导尿管及耻骨后引流管，肠代膀胱术后的盆腔引流管、输尿管内支架管、代膀胱造瘘管及胃肠减压管。有多根管道时应分别标记清楚，以便观察、记录各管的引流情况。妥善固定引流管，床旁引流袋低于引流口，防止反流。引流袋每天更换，严格执行无菌技术。因代膀胱肠黏膜产生的黏液过多易阻塞管道，可应用生理盐水低压冲洗疏通。拔管时间：输尿管内支架管术后10~14天拔除；代膀胱造瘘管术后2~3周，造影显示无尿瘘、无狭窄可拔除；盆腔引流管术后3~5天，引流液减少可拔除；胃肠减压管肛门排气即可拔除。

(4) 造口护理：观察腹壁造口的颜色、高度、形状及大小，及时发现有无水肿、出血、缺血及回缩等情况；保持瘘口周围皮肤清洁与干燥，有尿液流出时要及时清理，外涂氧化锌软膏等皮肤保护剂；瘘口愈合后，使用开口与瘘口匹配的集尿袋，集尿袋及时清洗和更换，以防逆行尿路感染。膀胱全切除、直肠代膀胱手术的病人，术后要监测血电解质，以便及时发现高氯性酸中毒，原因是由于肛门括约肌的作用，潴留在直肠内尿液中的电解质，被直肠黏膜重吸收所致。

(5) 膀胱灌注护理：膀胱灌注药物是保留膀胱手术后预防或推迟肿瘤复发、再发的主要措施。膀胱保留术后病人能憋尿者，可行膀胱灌注化疗治疗。灌注前嘱病人禁饮水，排空膀胱，将药液通过导尿管注入膀胱内并嘱保留2小时，协助病人每隔15分钟改变一种体位，即仰卧、左侧卧位、右侧卧位、俯卧位交替进行，以使药液充分与膀胱壁接触或作用，提高疗效。待排出尿液后，鼓励病人多饮水，起到生理冲洗膀胱的作用，从而保护膀胱。灌注后注意观察尿量、颜色、病人有无自觉症状，若出现尿频、尿急、尿痛、血尿等症状，多为化学性膀胱炎，遵医嘱延长灌注间隔时间、减少剂量。若症状严重者应停止灌注。

4. 健康指导

(1) 注意休息，增强营养，改变不良生活饮食习惯，鼓励每天饮水2 000~3 000ml，适当锻炼身体，提高抵抗力。

(2) 解释膀胱癌治疗后的复发倾向，强调定期复查的必要性。凡行保留膀胱手术的病人术后每隔3个月做1次膀胱镜检查，2年无复发者改为每半年复查1次。

(3) 告诉病人按医嘱进行膀胱灌注化疗及免疫治疗的重要性，放疗、化疗期间应定期检查血常规、尿常规，一旦出现骨髓抑制，应暂停治疗。

(4) 指导非可控性代膀胱术后病人集尿袋的自我护理以及可控性代膀胱术后病人膀胱的贮尿、控尿、排尿功能的训练方法。

膀胱癌术后的随访

膀胱癌术后的随访应根据肿瘤的复发与进展的危险程度来决定，表浅性膀胱癌术后的随访推荐意见为：①所有病人应以膀胱镜为随访手段，在术后3个月接受第一次复查。②低危肿瘤病人如果第一次膀胱镜检阴性，则9个月后进行第二次随访，此后改为每年一次直至5年。③高危肿瘤病人前2年中每3个月随访一次，第三年开始每6个月随访一次，第5年开始每年随访一次直至终身。④中危肿瘤病人的随访方案介于两者之间，由个体的预后因素决定。

【护理评价】

经过治疗和护理,评价病人是否达到:①排尿通畅,无血尿和膀胱刺激征,生命体征平稳。②接受排尿方式改变并能自我护理。③恐惧消失,情绪稳定,治愈信心增强。④无并发症的出现或并发症能够被及时发现和处理。

第二节　肾癌病人的护理

肾癌(renal carcinoma)是最常见的肾脏恶性肿瘤,多见于50~70岁,男女比例约2∶1。

【病因】

肾癌的病因尚未完全清楚,可能与职业接触(石棉、皮革等)、吸烟、肥胖、饮食及遗传因素等有关。

【病理】

肾癌起源于肾实质的肾小管上皮细胞,多为单侧。大体观外有包膜,切面呈黄色,可伴有出血、中心坏死、钙化及囊性变。病理类型有透明细胞癌、乳头状细胞癌、嫌色细胞癌、肾集合管癌及未分类肾细胞癌等,透明细胞癌最多见。肾癌早期局限于包膜内,迅速增大后可穿透包膜而侵犯邻近组织,或向肾盂、肾盏方向侵及而引起血尿,或直接扩散至肾静脉、下腔静脉而形成癌栓,经血行和淋巴转移至肺、肝、骨、脑。淋巴转移最先到达肾蒂淋巴结。

【护理评估】

(一)健康史

了解病人的年龄、职业、吸烟史、用药史、化工毒物接触史及家族史等,既往有无心、肺、肝、肾等脏器慢性疾病史。

(二)身体状况

1. 症状

(1)血尿:间歇无痛肉眼血尿是肾癌病人的常见症状,常无任何诱因和其他伴随症状。有时可见典型的条状输尿管管型血块排出。

(2)疼痛:肾癌瘤体增大后侵及肾包膜或侵犯周围组织器官或牵拉肾蒂时可引起腰部胀痛、钝痛及隐痛,血块通过或阻塞输尿管时可引起肾绞痛。

(3)副瘤综合征:即肾癌肾外表现,如发热、血沉增快、高血压、高血钙、高血糖及红细胞增多症等。

(4)转移及全身症状:肾癌肺转移可出现咳嗽、咯血,骨骼转移可引起骨痛、病理性骨折。晚期可有消瘦、贫血、癌性低热等恶病质。

2. 体征　肿瘤较大时可在腹部或腰部触及肿块,癌栓侵及下腔静脉时可见下肢水肿,左肾癌可引起左侧精索静脉曲张。血尿、腰痛与肿块被称为肾癌"三联征",典型的"三联征"现已少见。

(三)心理-社会支持状况

评估病人和家属对病情、肿瘤及检查治疗的认知程度,有无焦虑或恐惧心理反应,评估家庭、医疗支付方式、经济承受能力等社会支持系统状况。

(四)辅助检查

1. 实验室检查　尿脱落细胞检查找癌细胞或肿瘤标记物检测,但阳性率或特异性不高。

2. 影像学检查　①腹部超声发现肾癌的敏感性高,是发现肾肿瘤的最简便和常用方法。②尿路平片可见肾外形增大及肿瘤钙化影,静脉尿路造影可见到肿瘤挤压或侵犯引起的肾盂肾盏不规则变形、狭窄、拉长、移位或充盈缺损等改变,患肾不显影可做逆行肾盂造影。③CT是目前诊断肾癌最可靠的影像学检查,准确率高。④MRI在显示邻近器官有无受侵犯,肾静脉或下腔静脉有无癌栓优于CT。

(五)治疗原则与主要措施

肾癌治疗原则是以手术治疗为主,根治性肾切除术是最主要的治疗方法,包括腹腔镜和开放途径,手术切除患肾、部分输尿管、肾周脂肪、筋膜组织及区域淋巴结,肾上腺受累也同时切除,肾静脉、下腔静脉癌栓应取出。干扰素-α、白细胞介素-2等免疫治疗对预防复发和治疗转移癌有一定疗效。肾癌对放疗及化疗不敏感。

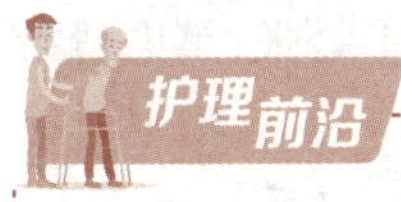

肾癌靶向治疗的研究现状

2005 年 12 月,美国 FDA 批准了索拉非尼(sorafenib)用于治疗晚期肾癌,标志着肾癌靶向治疗时代的到来。2012 年 12 月 5 日,美国 NCCN 推出的《肾癌临床实践指南》(2013. V1 版)中,推荐将舒尼替尼、替西罗莫司、贝伐珠单抗联合 IFN-α、帕唑帕尼、索拉非尼 5 个靶向治疗方案以及大剂量 IL-2 作为一线治疗方案用于晚期肾透明细胞癌患者。

【常见护理诊断/问题】

1. 排尿障碍　与血尿、血块阻塞尿路、合并尿路感染有关。
2. 潜在并发症:术后出血、感染。
3. 营养失调:低于机体需要量　与肿瘤消耗、血尿、手术创伤等有关。
4. 焦虑与恐惧　与对肾癌及其治疗的认知不足有关。

【护理目标】

1. 能采取缓解症状的方法,排尿或引流通畅。
2. 未发生并发症或发生时能及时发现和处理。
3. 能提高食欲,改善和维持良好的营养状况。
4. 恐惧消失,情绪稳定,对治愈疾病有信心。

【护理措施】

1. 心理护理　向病人解释各项检查和治疗措施的必要性和重要性,解除其思想顾虑,以取得配合;主动帮助、关心照顾及经常访视病人,及时发现病人过度焦虑或恐惧的心理并做恰当处理,帮助病人树立战胜疾病的信心。

2. 非手术治疗护理/术前护理

(1) 休息与活动:保证病人充足的睡眠与休息;适当活动提高抵抗力,避免剧烈活动。

(2) 饮食护理:鼓励病人进食营养丰富、易消化的食物,改善营养状况,必要时按医嘱输血。

(3) 病情观察:严密监测生命体征,注意观察病人尿色变化、有无肾绞痛及腰部持续性疼痛等。

(4) 术前护理:根据手术需要备皮、备血等。

3. 术后护理

(1) 一般护理:肾癌根治术后病人麻醉清醒、生命体征平稳后,可取半卧位。肾部分切除病人应卧床休息 1~2 周,卧床期间可指导病人适当翻身及肢体的活动。肠蠕动恢复、肛门排气后恢复进食,注意加强营养,增强病人的抵抗力。保持大便通畅。

(2) 病情观察:严密监测病人的生命体征、神志、中心静脉压等。注意观察尿色、尿量,并准确记录,发现异常,立即报告并配合医生予以处理。

(3) 切口及引流管护理:保持切口敷料的清洁、干燥,防止切口感染。切口疼痛严重时可遵医嘱给予镇痛剂,以免影响呼吸及休息睡眠。做好各种引流管的护理,如肾窝引流管要妥善固定,保持引流通畅,观察并记录引流液的量、颜色及性状,及时发现术后出血并发症。

(4) 并发症的观察护理:肾癌手术后最主要的并发症是出血,因此护士要严密监测生命体征、观察伤口渗液情况及引流管内引流液的颜色、性状和量,如病人出现引流液较多、颜色鲜红、伴血压下降等情况,提示有术后出血,应及时通知医生。

4. 健康指导　嘱病人戒烟忌酒,加强营养,多饮水,每天 2 000ml 以上,以增加尿量达到尿路内冲洗的作用。适当活动与休息,劳逸结合;不宜提重物,避免剧烈的弯腰、扭腰等动作,保护腰部避免受到碰撞。慎用或禁用肾毒物或肾损害的药物。遵医嘱坚持治疗,定期来院复查。

【护理评价】

经过治疗和护理,评价病人是否达到:①排尿症状缓解,痛苦减轻或解除。②无并发症的出现或

并发症能够被及时发现和处理。③食欲提高，营养改善，能维持良好的体液平衡。④紧张、焦虑情绪缓解，恐惧消失，治疗信心增强。

（葛　虹）

思考题

李先生，72 岁。主诉半年以前开始出现血尿，时有时无，未进行治疗。因 1 周前血尿明显加重入院治疗。近期病人体重下降明显。门诊以“膀胱癌”收入院治疗。请思考：

（1）该病人目前主要的护理诊断/问题是什么？

（2）试述术后进行膀胱化疗的护理要点。

思路解析

扫一扫、测一测

笔记

第六篇 血液系统疾病病人的护理

血液系统疾病(blood disorders)指原发或主要累及血液和造血器官、组织的疾病。主要包括各类红细胞疾病、白细胞疾病以及出血性疾病。其共同特点多表现为骨髓、脾、淋巴结等器官的结构功能异常,外周血中的细胞和血浆成分的病理性改变、免疫功能障碍以及出凝血功能紊乱。血液系统疾病的病因较为复杂,包括药物、毒物、放射线、肿瘤、感染、自身免疫、遗传等,临床确诊有赖于实验室检查。近年来血液病的治疗手段发展迅速,如联合化学治疗、造血干细胞移植、免疫治疗、单克隆抗体和细胞因子的临床应用以及成分输血等。在配合新技术、新疗法的开展过程中,血液病的专科护理已得到发展,包括症状护理(特别是预防和控制感染、出血的护理),各种化疗药物的配制与应用,成分输血的护理,饮食指导,心理护理,特殊治疗导管的置入、应用与维护等。

第五十六章 概述

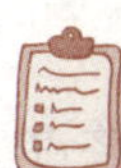

学习目标

1. 掌握血液系统疾病病人身体评估的重点内容;骨髓移植病人的术前准备、术中配合和术后护理。
2. 熟悉血液系统疾病健康史的重点内容;骨髓移植病人移植后并发症的预防及护理。
3. 了解血液系统疾病的常用辅助检查项目。
4. 能正确运用有效的沟通方式进行血液系统疾病病人健康资料的收集,能正确阅读血液系统疾病常用辅助检查报告。

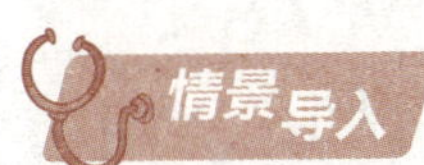

情景导入

张女士,26岁。头晕、乏力3年,平时月经量较多,自服维生素 B_{12}、叶酸治疗3个月,查体发现 Hb 75g/L,RBC 3.1×10^{12}/L,WBC 4.5×10^{9}/L,PLT 120×10^{9}/L,网织红细胞1.5%,尿胆原(-),大便隐血(-)。

请问：

1. 该病人主要存在哪些护理问题？

2. 如何对该病人进行疾病知识指导？

血液病分为以下几类：

1. 红细胞疾病　如各类贫血和红细胞增多症等。

2. 粒细胞疾病　如白细胞减少或增多、粒细胞减少或缺乏症、中性粒细胞分叶功能不全及类白血病反应等。

3. 单核细胞和吞噬细胞疾病　如反应性组织细胞增多症、单核细胞增多症、恶性组织细胞病等。

4. 淋巴细胞和浆细胞疾病　如各类淋巴瘤、急慢性淋巴细胞白血病、多发性骨髓瘤等。

5. 造血干细胞疾病　如再生障碍性贫血、阵发性睡眠性血红蛋白尿（paroxysmal nocturnal hemoglobinuria，PTH）、骨髓增生异常综合征（myelodysplastic syndrome，MDS）、急性髓细胞白血病以及骨髓增生性疾病等。

6. 脾功能亢进　包括原发性和继发性。

7. 出血性及血栓性疾病　如过敏性紫癜、免疫性血小板减少症、血小板增多症、巨大血小板综合征、血小板无力症、血友病、弥散性血管内凝血（DIC）等。

第一节　血液系统的成分与功能

一、造血组织与造血功能

造血组织是指生成血细胞的组织，包括骨髓、胸腺、淋巴结、肝脏、脾脏、胚胎以及胎儿的造血组织。不同时期的造血部位不同。胚胎期，卵黄囊是最早的造血场所，退化后，肝、脾代替其造血功能；胎儿期4～5个月起，肝、脾造血功能减退，骨髓、胸腺及淋巴结开始造血；出生后，骨髓成为造血的主要器官。当机体需要额外造血时，已经停止造血的肝、脾可部分恢复其造血功能，成为髓外造血的主要场所。

各种血细胞与免疫细胞均起源于骨髓造血干细胞（hematopoietic stem cell，HSC）。自我更新和多向分化是HSC的两大特征，可以产生多能祖细胞和淋巴系祖细胞。前者进一步分化为原粒细胞、原单核细胞、原红细胞和巨核细胞，后者在骨髓内分为T、B淋巴细胞。

二、血液组成及血细胞的生理功能

血液由血细胞和血浆组成，血细胞约占血液容积的45%，包括红细胞、白细胞、血小板，血浆占55%。成熟红细胞有携带O_2的功能。白细胞种类多，形态、功能各异，包括中性粒细胞、嗜酸性粒细胞、嗜碱性粒细胞、单核细胞和淋巴细胞，是机体防御系统的重要组成部分。中性粒细胞吞噬异物尤其是细菌，单核细胞清除死亡或不健康的细胞、微生物及其产物等，嗜酸性粒细胞具有抗过敏和抗寄生虫作用，嗜碱性粒细胞可释放组胺及肝素，淋巴细胞参与体内特异性的细胞免疫和体液免疫。血小板主要参与机体的止血与凝血过程。血浆成分复杂，含有多种蛋白质、凝血及抗凝血因子、补体、抗体、酶、电解质、各种激素及营养物质等。

第二节　血液系统疾病病人的护理评估

（一）健康史

1. 患病情况及治疗经过　详细询问起病方式、发病时间，有无明确的病因与诱因，主要症状、体征及其特点。了解病人相关辅助检查及其结果，特别是血象和骨髓检查。此外，还需了解治疗经过和疗效，病人对治疗与护理的依从性，是否有头晕、乏力，体重、营养状况，饮食习惯及食欲、睡眠、大小便的

改变等。

2. 既往史　评估病人既往病史，有助于发现血液系统疾病的病因。如既往有无溃疡病引起的消化道出血、长期肠道功能紊乱，女病人有无月经量过多等，这些疾病与缺铁性贫血发病有关，慢性萎缩性胃炎、胃大部切除术后的病人可能发生巨幼细胞贫血等。

3. 家族史及个人史　询问家族中有无血液病，如血友病、遗传性球形红细胞增多症等，有助于了解病人是否为遗传性血液病。询问病人居住地及从事的职业有无核放射污染，这与白血病、再生障碍性贫血发病有关。从事接触化学毒物如苯及其衍生物等职业，劳动防护条件不佳时，也有引起血液病的危险。询问有无特殊的药物摄入史，如氯霉素、阿司匹林、抗结核药等，这些药物与再生障碍性贫血、白血病发病密切相关。女性病人的月经史和妊娠分娩史对于贫血原因的诊断也有帮助。

4. 饮食和生活习惯　了解病人的饮食特点，挑食、偏食、素食、过度烹煮食物的习惯是导致各类营养性贫血的主要原因之一，特别是缺铁性贫血与巨幼细胞贫血。

（二）身体状况

1. 一般状态

（1）生命体征及意识状态：注意有无发热及发热的程度。再生障碍性贫血、白血病等病人，常因继发感染或肿瘤细胞本身所产生的内源性致热因子的作用，可出现反复或持续性发热。中度以上贫血病人脉搏、呼吸可增快。大量出血病人有脉搏、血压变化。颅内出血病人会出现程度不等的意识障碍。

（2）营养状况：观察病人体重、皮肤、毛发、指甲等，恶性血液病可出现恶病质。慢性再生障碍性贫血病人用雄激素治疗出现水钠潴留、体重增加。贫血病人皮肤干燥、弹性差，毛发干枯易脱落，指甲薄脆易裂或反甲等。

（3）体位：重症贫血的病人，可因并发贫血性心脏病、心力衰竭而被迫采取半坐卧位；慢性粒细胞白血病病人因脾大或出现脾栓塞而被迫采取半坐卧位、屈膝仰卧或左侧卧位。

2. 皮肤、黏膜　睑结膜、甲床、口唇及皮肤有无苍白；巩膜、皮肤有无黄染。皮肤有无瘀点、瘀斑及疖肿；牙龈、鼻腔有无渗血；口腔黏膜有无溃烂等。

3. 浅表淋巴结检查　浅表淋巴结肿大是多数恶性血液病的常见体征，应注意其大小、数目、出现的部位、质地、活动度以及有无压痛等。

4. 五官检查　眼结膜有无苍白，球结膜有无充血或出血，双侧瞳孔是否等大、等圆及对光反射情况。鼻腔有无出血，口腔黏膜有无溃疡、白斑、出血点或血泡形成，牙龈有无出血、渗血；咽后壁有无充血。口腔是血液病病人继发感染最常见的部位。

5. 心、肺、腹部检查　肺部有无湿啰音及其分布范围。心率快慢，有无心律、心音异常等。严重贫血病人可有心界增大、心率加快。腹部外形的变化，肝脾大小、有无压痛。巨脾是慢性粒细胞白血病的特征，骨髓纤维化也可有巨脾表现。

6. 骨与运动系统　有无骨痛，如胸骨中下段的压痛及叩击痛为白血病的重要体征。可出现关节变形、活动障碍等。

（三）心理-社会支持状况

多数血液病易复发，治疗周期长、反复多次住院治疗以及化疗药物带来的不良反应，病人及其家属易产生多种负性情绪。评估病人有无焦虑、恐惧、抑郁、悲观等心理；病人对所患疾病的认识程度；家庭经济、文化背景及家庭社会支持程度等。了解有无医疗保障、出院后的继续就医条件、居住地的初级卫生保健设施等。

（四）辅助检查

1. 血常规　是血液病诊断和病情评估最基本的实验室检查方法。

（1）红细胞计数和血红蛋白测定：主要用于评估病人有无贫血及其严重程度。正常成年人红细胞数男性为$(4.0\sim5.5)\times10^{12}/L$，女性为$(3.5\sim5.0)\times10^{12}/L$；血红蛋白浓度男性为120~160g/L，女性为110~150g/L。

（2）白细胞计数及分类：主要用于有无感染及其原因的判断，也助于某些血液病的诊断。正常成人白细胞数为$(4\sim10)\times10^9/L$，白细胞总数$>10\times10^9/L$称白细胞增多，白细胞总数$<4\times10^9/L$称白细胞减少。中性粒细胞绝对值$<1.5\times10^9/L$称粒细胞减少症，$<0.5\times10^9/L$时称粒细胞缺乏症。正常白细胞分类中不应见到大量幼稚细胞。

（3）网织红细胞计数：正常成人的网织红细胞在外周血中占0.5%～1.5%，绝对值为$(24\sim84)\times10^9/L$，网织红细胞增多，表示骨髓红细胞增生旺盛，可见于溶血性贫血、急性失血性贫血或贫血的有效治疗后。网织红细胞减少，表示骨髓造血功能低下，常见于再生障碍性贫血。

（4）血小板计数：是出血性疾病首选的筛查项目之一。正常成人血小板数为$(100\sim300)\times10^9/L$，血小板数$>400\times10^9/L$为血小板增多，血小板数$<100\times10^9/L$为血小板减少。

2. 骨髓细胞学检查　了解骨髓造血细胞生成的质与量的变化，对多数血液病的诊断和鉴别诊断起决定性作用。

（1）骨髓涂片（骨髓象）：①骨髓增生程度。按骨髓中有核细胞数量，分为增生极度活跃、明显活跃、活跃、减低和明显减低五个等级。②各系细胞及其各发育阶段细胞的比例，判断各系细胞的增生程度，其中粒红细胞比例是最常用的评价指标。

（2）血细胞化学染色：过氧化物酶（POX）染色、苏丹黑B（SB）染色和中性粒细胞碱性磷酸酶（NAP）染色，均用于白血病分类的鉴别诊断。铁染色用于铁代谢的诊断和指导铁剂治疗。

3. 其他血液病相关检查

（1）出血时间（bleeding time，BT）测定：出血时间是指在一定条件下，将皮肤毛细血管刺破后血液自然流出到自然停止所需的时间。Duke法测定正常值为1～3分钟，BT>4分钟为延长，见于遗传性毛细血管扩张症、血小板减少性紫癜、血小板无力症及服用阿司匹林后。

（2）凝血时间（clotting time，CT）测定：凝血时间是指静脉血离体后发生凝固所需的时间，是内源性凝血系统的筛选试验之一。试管法正常值为4～12分钟，CT>12分钟为延长，见于各型血友病、抗凝药物治疗等。

出、凝血时间是创伤性检查和治疗前的常规检查项目。通过出凝血功能检查，了解凝血、纤溶及抗凝系统功能状况。

第三节　血液系统疾病常用诊疗技术与护理

一、骨髓穿刺术

骨髓穿刺术（bone marrow puncture）是采集骨髓液的一种常用诊疗技术。检查内容包括细胞学、原虫和细菌学等方面，以协助诊断血液病、传染病和寄生虫病，也可了解骨髓造血情况，作为化疗和应用免疫抑制剂的参考。骨髓移植时经骨髓穿刺采集骨髓液。

【适应证】

1. 诊断血液系统疾病，如各种贫血、血液系统肿瘤、血小板或粒细胞减少症等。
2. 诊断某些感染性疾病，如疟疾、黑热病、伤寒、败血症等。
3. 协助诊断骨髓中可出现异常细胞的疾病，如骨髓瘤、淋巴瘤、癌转移等。
4. 观察治疗效果。
5. 骨髓造血干细胞的分离、培养和骨髓移植。

【禁忌证】

1. 血友病病人等有明显的出血倾向者。
2. 穿刺部位有感染者。
3. 对局麻药过敏者。

【操作前准备】

1. 物品准备

（1）常规消毒治疗盘1套。

（2）骨髓穿刺包1个：骨髓穿刺针1枚、无菌注射器（2ml和20ml各1支）、7号针头1个、洞巾1条、纱布2块、棉签若干等。

（3）其他用品：无菌手套2副、培养基、载玻片、酒精灯、火柴、胶布等。

（4）1%普鲁卡因或2%利多卡因。

2. 病人准备

（1）解释本检查的目的、意义及操作过程，取得病人的配合。

（2）评估病情，了解穿刺部位皮肤的完整性。

3. 辅助检查和皮试　术前检查出凝血时间，评估病人有无出血倾向。若用普鲁卡因局部麻醉，需做皮试。

【操作过程与配合】

1. 常规消毒皮肤，铺巾，1%普鲁卡因或2%利多卡因局部逐层麻醉皮肤、皮下组织及骨膜。

2. 选择合适的体位与穿刺部位

（1）髂后上棘穿刺（图6-56-1）：病人俯卧（在下腹部垫高）或侧卧位，取骶椎两侧、臀部上方突出的部位。穿刺点位于第5腰椎水平旁开3cm处。左手拇指和示指固定穿刺点周围皮肤，右手持骨髓穿刺针与骨面垂直进针并旋转推进深入，深度自针尖达骨膜后进入约1cm，有突破即停止进入。穿刺针头进入骨质后避免摆动过大，以免针头折断。

（2）髂前上棘穿刺（图6-56-1）：病人仰卧、取髂前上棘后1~2cm骨面较平处，左手拇指和示指紧压局部皮肤及髂骨固定好，右手持针与骨面垂直旋转进针，深度约1cm。

（3）胸骨穿刺（图6-56-2）：病人仰卧、背部垫高，使胸部突出，取胸骨中线，相当于第1~2肋间隙的位置，左手拇指和示指分别插入左右第2肋间以固定胸骨缘，针头斜面朝向骨髓腔，针尖与骨面约呈45°缓慢旋转穿刺0.5~1cm。

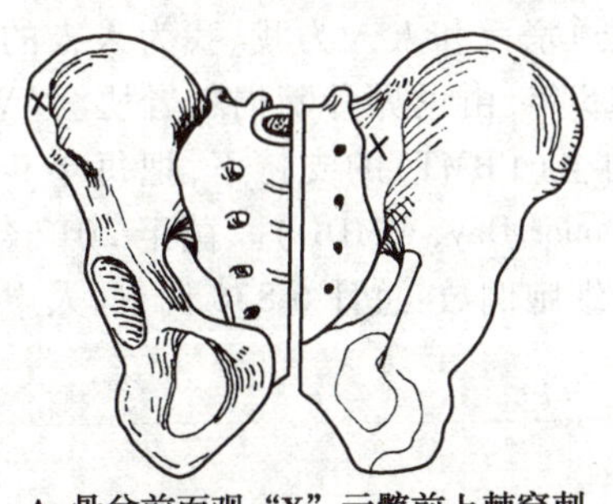

A. 骨盆前面观“X”示髂前上棘穿刺点；B. 骨盆后面观“X”示髂后上棘穿刺点。

图6-56-1　髂前上棘穿刺点、髂后上棘穿刺点

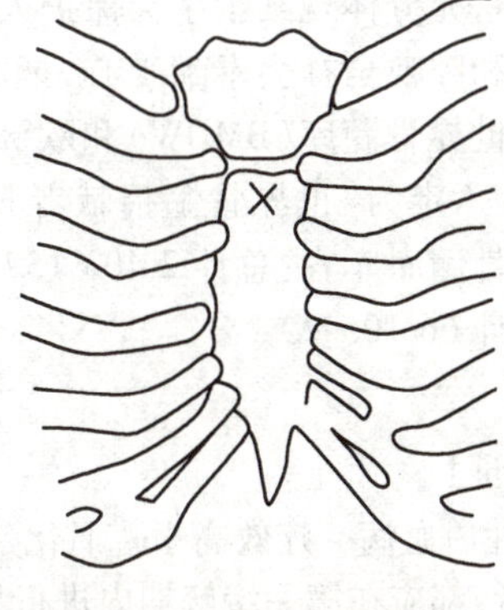

图6-56-2　胸骨骨髓穿刺点

3. 吸取骨髓液　穿刺针进入髓腔后拔出针芯，接上干燥的20ml注射器，用适当力量抽吸骨髓液0.1~0.2ml，立即注于清洁玻片做骨髓涂片。如做骨髓液细菌培养、染色体检查、分子生物学检测等，需再抽取1~2ml送检。

4. 拔针　抽吸完毕，左手取无菌纱布置于针孔处，右手将穿刺针一起拔出，随即将纱布盖于针孔上，按压1~2分钟后，再用胶布加纱布加压固定。

5. 骨髓液抽取后应立即涂片，以免发生凝固，使涂片失败。

【操作后护理】

1. 拔针后局部加压止血，有出血倾向者要延长压迫时间。

2. 嘱病人卧床休息，术后24小时观察穿刺部位有无渗血、感染情况。如有渗血，立即换无菌纱块，压迫伤口直至无渗血为止。

3. 术后48~72小时保持穿刺局部皮肤清洁、干燥，若纱布被血液或汗液浸湿，要及时更换，针孔出现红、肿、热、痛时，用2%碘酊或0.5%聚维酮碘等消毒局部。若伴全身发热，应与主管医生联系，根据病情适当选用抗生素。

【注意事项】

1. 抽吸骨髓液行细胞学检查时，以免混入周围血。

2. 胸骨穿刺时，切忌用力过猛，以免损伤纵隔器官。

3. 术前注意穿刺针与注射器连接是否紧密。

二、造血干细胞移植

造血干细胞移植(hematopoietic stem cell transplantation，HSCT)是指对病人进行全身照射、化疗或免疫抑制剂预处理后，将正常供体或自体的造血细胞经血管输注给病人，使之重建正常造血和免疫功能。

【分类】

根据细胞来源不同可分为以下两类：同种异体造血干细胞移植和自体造血干细胞移植。同种异体造血干细胞移植，根据基因是否相同又可分为：①异基因造血干细胞移植。将其他人即同胞供者(不包括同卵孪生)和无关供者的造血干细胞移植到受者体内，使其生长繁殖。②同基因造血干细胞移植。受者与供者基因完全相同的移植。按 HSC 取自骨髓、脐带血或外周血，又分为骨髓移植、脐血移植和外周血干细胞移植。按供受者有无血缘关系可分为血缘移植和无血缘移植。按人白细胞抗原匹配的程度又可分为 HLA 全相合、部分相合和单倍型相合移植。

中华骨髓库

中国造血干细胞捐献者资料库(Chinese Marrow Donor Program，CMDP，以下称"中华骨髓库")。中华骨髓库的注册标志是由四颗红心围绕红十字组成，象征着中华骨髓库由中国红十字会领导，充分体现红十字会保护人类生命和健康的人道宗旨和人人为我、我为人人的博爱特征，动员和呼唤全社会奉献爱心，拯救病人的生命。2015 年，由世界骨髓捐献者协会(WMDA)倡议，在世界骨髓库(BMDW)和欧洲血液与骨髓移植协会(EBMT)的支持下，把每年 9 月的第三个星期六定为"世界骨髓捐献者日"(World Marrow Donor Day，WMDD)。截至 2017 年 10 月底，中华骨髓库库容：总计 2 403 157 人份。捐献造血干细胞例数：总计 6 836 例，病人申请查询人数：总计 66 105 人。

【适应证】

1. 急性白血病　疗效高于普通化疗已得到充分证实。50 岁以下急性白血病只要有 HLA 匹配的同胞供髓者，都应在第一缓解期内进行异基因骨髓移植。

2. 慢性髓系白血病　在慢性期缓解后尽早进行，年龄以 45 岁以下为宜。

3. 恶性淋巴瘤病人　55 岁以下，重要器官功能正常，属中、高度恶性或缓解期短，治疗困难易复发的淋巴瘤病人。

4. 重型再生障碍性贫血病人　年龄不超过 40 岁，最好在病人未输血、未发生感染前早期进行。

5. 其他　多发性骨髓瘤、骨髓增生异常综合征、难治性自身免疫性疾病、重型联合免疫缺陷病、少数实体瘤如乳腺癌、神经母细胞瘤、小细胞肺癌等。

【护理评估】

(一) 健康史

了解病人目前所患疾病及其曾患疾病；所用的化疗方案及化疗次数，病人反应如何；曾使用过的药物，有无过敏史等。

(二) 身体状况

评估病人的生命体征和营养状况；全身皮肤、黏膜有无出血、破溃及感染灶等；肝、脾及淋巴结有无肿大等。

(三) 辅助检查

移植前需进行全面检查，如复查血常规、骨髓象、血型，检查乙肝病毒、丙肝病毒、梅毒等血液系统传播疾病，检查心、肺、肝和肾功能，做咽部、体表和肛周细菌培养等。

(四) 心理-社会支持状况

了解病人的心理状况，是否有充分的思想准备接受移植；了解病人和家属对所患疾病的知识及造血干细胞移植的目的、方法、过程、并发症等的掌握程度等。

【常见护理诊断/问题】

1. 知识缺乏：缺乏造血干细胞移植的程序、治疗方案、并发症及出院后的护理等相关知识。

2. 营养失调：低于机体需要量　与放疗、化疗的不良反应及移植物抗宿主病有关。

3. 恐惧　与出血、感染及缺乏与他人交流有关。

4. 潜在并发症：出血、感染、移植物抗宿主反应。

【操作前准备】

1. 供体选择

(1) 自体 HSCT：供体是病人本人，病人能承受大剂量放化疗，能动员采集到不被肿瘤细胞污染的足量的造血干细胞。

(2) 异体 HSCT：供体选择是移植的首要步骤，其原则是以健康供体与受者的 HLA 配型相合为前提，首选有血缘关系的同胞或兄弟姐妹。如存在多个 HLA 相合供体，则优先选择年轻、健康、男性、巨细胞病毒(CMV)阴性、红细胞血型相合者。

2. 移植前准备

(1) 供者准备：多选用 HLA 相合的同胞作为最适供者。抽血做组织配型、混合淋巴细胞培养，移植前 2 周对供者进行循环采血，其目的是保证移植手术时有足够的新鲜血液提供给供者，以避免发生失血性休克，另外，可以刺激骨髓造血干细胞生长。

(2) 无菌层流室的准备：无菌层流洁净室是通过空气净化设备保持室内无菌的病房，是造血干细胞移植成功的重要环境保障。共分为四室，1、2 室为缓冲区；3 室为千级层流洁净室，作为过渡病房；4 室为百级层流洁净室，装有高效过滤器，为病人居住。室内一切用物需经清洁、消毒、灭菌处理。室内不同空间位置采样行空气细菌学监测，完全达标后方可允许病人居住。

(3) 病人准备

1) 心理护理：详细介绍骨髓移植的有关知识、无菌层流室的基本环境和规章制度；讲解移植的方法及可能出现的并发症等，并说明骨髓的采集对供者或病人的身体不会造成危害，减轻或消除病人恐惧感。

2) 相关检查：检查心、肺、肝、肾功能及人类巨细胞病毒检查，异体移植还需做组织配型和 ABO 血型配型。做咽部、体表和肛周细菌培养。如有感染灶，彻底治疗。

3) 肠道及皮肤准备：入室前 3 天开始服用肠道不易吸收的抗生素，进食时消毒饮食，庆大霉素或卡那霉素眼药水滴眼，0.2%氯己定液或 0.05%聚维酮碘擦拭外耳道、鼻前庭，每天 2 次。入室前 1 天剪指(趾)甲、剃毛发(头发、腋毛、阴毛)。入室当天沐浴后用 0.05%氯己定药液浴 20 分钟，清洁眼、外耳道、口腔和脐部，即刻做病人皮肤多个部位的细菌培养，更换无菌衣裤送入无菌室。

4) 移植前 1 天行颈外静脉或锁骨下静脉置管术备用。

5) 预处理：移植前病人需接受一个疗程根治剂量的放疗、化疗，这种治疗过程称为预处理。目的是清除基础疾病；杀灭受者的免疫活性细胞，使之失去排斥外来细胞的能力，从而允许供者的造血干细胞植入而使造血功能重建。

【操作过程与配合】

1. 造血干细胞的采集

(1) 骨髓的采集：无菌条件下，给供者行全麻或持续硬膜外麻醉。自髂前上棘或髂后上棘多位点穿刺抽取骨髓，采集量按病人体重$(4\sim6)\times10^8$/kg 有核细胞数为一般采集的目标值。采集的骨髓用 100 目不锈钢网或尼龙网过滤后装入血袋。

(2) 外周血造血干细胞的采集：外周血 HSC 含量少，仅为骨髓的 1%。一般在干细胞采集前 4～5 天开始应用粒细胞集落刺激因子(G-CSF)进行动员，再用血细胞分离机经多次采集而获得。采集量为单个核细胞数达到 5×10^8/kg(受者体重)。外周血干细胞采集物中红细胞量少，无须去除红细胞而直

接回输，或程控降温、深低温保存，移植时复温后回输。

（3）脐血造血干细胞的采集：脐血应于无菌条件下直接从脐静脉采集，每份脐血量60～100ml。采集后一般进行单个核细胞分离后程控降温、-196℃液氮保存，供受者HLA相合情况下，至少要求单个核细胞数>2×10^{8}/kg（受者体重）。脐血中HSC更原始，免疫细胞相对不成熟，CBT后GVHD相对少，但造血重建速度较慢，机会性感染较多见，目前CBT病例数尚不多。

2. 造血干细胞回输的护理

（1）骨髓输注的护理：异体骨髓输注前悬挂15～30分钟；予病人抗过敏药物，如异丙嗪25mg肌注、地塞米松3～5mg静注，呋塞米20mg静注，以利尿预防肺水肿。输注时用无滤网的输液器由中心静脉导管输入，速度要慢，15～20分钟无反应再调整滴速，约100滴/min，一般要求在30分钟内将300ml骨髓输完，最后的少量（约5ml）骨髓弃去，以防发生脂肪栓塞。经另一静脉通道同步输入适量鱼精蛋白（根据骨髓输注所用肝素总量计算所需鱼精蛋白的用量），输注速度不宜过快。输注骨髓过程中，密切观察病人的生命体征和各种反应，如有溶血现象立即停止输入。自体骨髓在采集后72小时内，预处理结束后，在室温下复温后回输。

（2）外周血造血干细胞输注的护理：自体外周血造血干细胞回输时，需将深低温冻存的造血干细胞从液氮取出后，置于37.8～41℃水浴中迅速解冻。异基因外周血造血干细胞回输为当天采集后立即回输。回输时速度尽量快，以病人不出现心慌等不适为标准，以免在室温中放置过久，造成造血干细胞损失。

（3）脐带血造血干细胞输注的护理：脐带血回输量较少，一般为100ml左右，因此，要注意回输过程中勿出现漏液现象。

【操作后护理】

1. 一般护理　早期绝对卧床休息，随着血小板回升，指导病人进行适当的室内活动。予高蛋白、高维生素、易消化、无渣、清淡饮食。注意病人安全，防止损伤，必要时加床挡，协助病人日常生活及活动。

2. 并发症的预防及护理

（1）感染：感染是最常见的并发症之一，也是移植成败的关键。移植早期，是感染危险期，以细菌感染多见，常可致败血症。移植中期，以病毒感染为主。移植后期，感染与移植物抗宿主病有关，病毒引起的肺炎多见。因此，骨髓移植病人必须实行全环境的保护。预防措施如下：①严格执行无菌环境的清洁及消毒隔离制度。②严格落实病人的各项无菌护理措施，尤其加强易感部位的护理。③免疫球蛋白的定期输注。④严密观察生命体征及病情变化。

（2）出血：每天监测血小板计数，观察有无出血倾向，遵医嘱正确使用药物治疗或输注浓缩血小板。

（3）排异反应：异体造血干细胞输注后，病人细胞免疫系统产生排除异体细胞的反应称为排异反应。主要表现为移植后病人的血细胞逐渐上升而后又降低，骨髓造血细胞由增生好转又返回移植前水平，故移植后每天或隔天需做血常规检查，通常第2周开始血象上升。第4～6周内血象恢复迅速，骨髓象转为正常。

（4）移植物抗宿主病（graft-versus-host disease，GVHD）：是异基因HSCT后最严重的并发症，由供体T淋巴细胞攻击受者同种异性抗原所致。临床表现有急、慢性两种。急性GVHD在骨髓移植后3个月内发生，在1～2周内发生的又称为超急性GVHD，主要表现为广泛性斑丘疹、皮疹、腹泻、肝功能异常等；3个月以后发生的称为慢性GVHD，表现为局限性或全身性硬皮病、眼或口腔干燥、关节挛缩、吸收不良等。发生CVHD后死亡率较高，应密切观察，及时做相应处理。为预防GVHD的发生，其护理要点如下：①用药护理。遵医嘱正确使用各种治疗药物，如环孢素、甲氨蝶呤、糖皮质激素等，注意观察各种药物的不良反应。②血液制品输注。需X射线10～30Gy照射后才能输注，以免带入免疫活性细胞。③密切观察病情。了解肝功能化验结果，观察全身皮肤有无斑丘疹、水疱、脱屑，每天大便次数及性状，巩膜有无黄染等。

（5）肝静脉闭塞病（hepatic veno-occlusive disease，HVOD）：HVOD指肝内小静脉阻塞伴小叶中心及窦状隙内皮细胞损伤，临床表现为肝大、黄疸、腹水及体重增加。一般在一个月内发病，发病高峰时

间为移植后2周。因此，移植期间应每天测体重、腹围，观察病人有无腹胀等症状，并注意监测肝功能等。

3. 心理护理　虽然病人及家属已有一定的思想准备，但对治疗中可能出现的并发症仍产生恐惧心理，常造成失眠、多虑等。另外，无菌层流室使病人常有孤独感。护士应多与病人交谈，调节病人情绪，传递家属信息，以调动病人的积极性。

【健康指导】

1. 休息与活动　保证充足的休息、睡眠，进行适宜的活动和锻炼，每天睡眠应保证在8~10小时以上。保持乐观和良好的情绪状态。

2. 饮食指导　维持饮食平衡，饮食宜富含营养，保证足够的水分摄入。

3. 指导预防感染的措施　出院后预防感染，避免去公共游泳池游泳；避免去人多的地方；注意保暖，防感冒；注意饮食卫生，不食隔夜食物；注意口腔和皮肤护理，勤洗澡、更衣、保持大便通畅，每次便后用1∶5 000高锰酸钾液坐浴。

4. 戒烟　移植后病人肺部损伤的风险增加，因此，建议病人戒烟，同时也要避免被动吸烟。

5. 复查　明确到医院复查血常规和骨髓检查的时间。若出现疲乏、皮肤、黏膜出血、感染以及发热、不适等症状，应及时就医。

（曹英娟）

思考题

李先生，45岁。因疲乏、气促、心悸、食欲缺乏3个月入院。入院查体发现：口唇、面色苍白，皮肤干燥，毛发干枯。血液检查血红蛋白及红细胞减少，血清铁减少，骨髓铁染色示细胞外铁消失。病人对本病一无所知，对预后感到担心。入院后睡眠不好，情绪低落。

请思考：

（1）该病人主要存在哪些护理诊断？

（2）骨髓穿刺检查后如何对该病人进行护理？

思路解析

扫一扫、测一测

第五十七章 贫血病人的护理

中华骨髓库

中国造血干细胞捐献者资料库(Chinese Marrow Donor Program,CMDP,以下称"中华骨髓库")。中华骨髓库的注册标志是由四颗红心围绕红十字组成,象征着中华骨髓库由中国红十字会领导,充分体现红十字会保护人类生命和健康的人道宗旨和人人为我、我为人人的博爱特征,动员和呼唤全社会奉献爱心,拯救病人的生命。2015 年,由世界骨髓捐献者协会(WMDA)倡议,在世界骨髓库(BMDW)和欧洲血液与骨髓移植协会(EBMT)的支持下,把每年 9 月的第三个星期六定为"世界骨髓捐献者日"(WMDD,World Marrow Donor Day)。截至 2017 年 10 月底,中华骨髓库库容:总计 2 403 157 人份。捐献造血干细胞例数:总计 6 836 例,病人申请查询人数:总计 66 105 人。

情景导入

王女士,28 岁,6 个月前不全流产,以后月经不正常,每隔 20~25 天一次周期,每次持续 10 天左右,月经量多。1 个月来头晕、乏力、食欲缺乏伴便秘。血常规:WBC 4.5×10^9/L,RBC 2.8×10^{12}/L,Hb 61g/L,PLT 359×10^9/L,网织红细胞 2.0%。

请问:

1. 该病人存在哪些主要护理问题?
2. 如何对该病人进行用药指导?

贫血(anemia)是指单位容积外周血液内血红蛋白浓度、红细胞计数和(或)血细胞比容(HCT)低于相同年龄、性别和地区的正常值的低限。由于血细胞比容测定较复杂,临床上常以血红蛋白浓度来代替。我国血液病学家认为在我国海平面地区,成年男性 Hb<120g/L,成年女性(非妊娠)Hb<110g/L,孕妇 Hb<100g/L 就是贫血。常见原因为红细胞生成不足或减少、红细胞破坏过多和失血三类。基于不同的临床特点,贫血有不同的分类。

一、按红细胞形态学分类

根据红细胞平均体积(MCV)、红细胞平均血红蛋白浓度(MCHC)将贫血分成三类(表 6-57-1)。

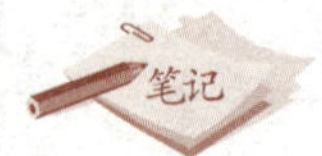

表 6-57-1　贫血的细胞学分类

类型	MCV/fl	MCHC/%	临床类型
大细胞性贫血	>100	32~35	巨幼细胞贫血、骨髓增生异常综合征
正常细胞性贫血	80~100	32~35	再生障碍性贫血 急性失血性贫血 溶血性贫血
小细胞低色素性贫血	<80	>32	缺铁性贫血 铁粒幼细胞贫血 珠蛋白生成障碍性贫血

二、按病因及发病机制分类

可分为红细胞生成减少、红细胞破坏过多、失血(表 6-57-2)。

表 6-57-2　贫血病因及发病机制分类

病因及发病机制	临床疾病
一、红细胞生成减少	
1. 造血干细胞增生和分化异常	再生障碍性贫血、骨髓增生异常综合征 甲状腺功能减退症及肾衰竭时的贫血
2. 骨髓被异常组织浸润	白血病、骨髓瘤、转移癌 骨髓纤维化、恶性组织细胞病
3. 细胞成熟障碍	
(1) DNA 合成障碍	巨幼细胞贫血
(2) 血红蛋白合成障碍	缺铁性贫血 铁粒幼细胞性贫血
二、红细胞破坏过多	
1. 红细胞内在缺陷	红细胞膜异常,如遗传性球形细胞增多症、阵发性睡眠性血红蛋白尿 红细胞酶异常(葡萄糖-6-磷酸脱氢酶缺乏症、丙酮酸激酶缺乏症) 血红蛋白合成异常(异常血红蛋白病、珠蛋白合成障碍性贫血) 卟啉代谢异常(遗传性红细胞生成性卟啉病)
2. 红细胞外在因素	免疫性溶血性贫血、机械性溶血性贫血、其他(化学、物理、生物因素及脾功能亢进等)
三、失血	急性失血后贫血、慢性失血后贫血

三、按血红蛋白的浓度分类

可将贫血的严重程度分为轻度、中度、重度、极重度四个等级(表 6-57-3)。

表 6-57-3　贫血的严重程度划分标准

贫血严重程度	血红蛋白浓度/(g/L)	临床表现
轻度	>90	无症状或症状轻微
中度	60~90	活动后感心悸、气促
重度	30~59	静息状态下仍感心悸、气促
极重度	<30	常并发贫血性心脏病

第一节 缺铁性贫血病人的护理

缺铁性贫血(iron deficiency anemia,IDA)是体内贮存铁缺乏,机体对铁的需求与供给失衡,导致血红蛋白合成减少而引起的一种小细胞低色素性贫血。缺铁性贫血是贫血中最常见的一种,以生长发育期的儿童和育龄期妇女发病率较高。全球有6亿~7亿人患有缺铁性贫血。在多数发展中国家、约2/3儿童和育龄妇女缺铁,其中1/3患缺铁性贫血。在发达国家,约有20%育龄妇女及40%孕妇患缺铁性贫血,儿童发病率高达50%,而成年男性为10%。

【铁的代谢】

1. 铁的分布 铁是人体不可缺少的物质,在体内广泛分布于各组织,是血红蛋白重要的组成部分。铁在人体内分为两种状态:功能铁和贮存铁。功能铁包括血红蛋白铁(占体内铁的67%)、肌红蛋白铁(占体内铁的15%)、转铁蛋白铁(3~4mg)、乳铁蛋白、酶和辅因子结合的铁。贮存铁(男性1 000mg,女性300~400mg)包括铁蛋白和含铁血黄素,贮存于单核-巨噬细胞系统中。

2. 铁的来源和吸收 正常成人每天用于造血的需铁量为20~25mg,大部分来自体内衰老红细胞破坏后释放的铁,但食物中的铁也是重要来源。为维持体内铁平衡,成人每天需从食物中摄取铁为1~1.5mg;动物类食品中所含铁吸收率约为20%,植物食品铁吸收率为1%~7%。目前普遍认为食物中的三价铁需转化为二价铁才易被机体吸收。铁的主要吸收部位在十二指肠及空肠上段。食物铁状态(三价、二价铁)、胃肠功能(如胃酸水平等)、体内铁贮存量、骨髓造血功能及某些药物(如维生素C)等是影响铁吸收的主要因素。

3. 铁的转运和利用 经肠黏膜进入血液的二价铁经氧化成三价铁,与血浆中的转铁蛋白结合成为转铁蛋白复合体即血清铁,主要被运到骨髓中的幼红细胞,在细胞内与原卟啉、珠蛋白结合生成血红蛋白。

4. 铁的贮存及排泄 人体内多余的铁主要以铁蛋白和含铁血黄素形式贮存在肝、脾和骨髓等器官的单核-吞噬细胞系统中。当体内需求量增加时,可再被动用。正常情况下,人体每天排铁不超过1mg,并与吸收量保持平衡。主要由粪便排泄,育龄妇女可通过月经、妊娠、哺乳而丢失。

【病因与发病机制】

(一)病因

1. 需铁量增加而摄入不足 是妇女、儿童缺铁性贫血的主要原因。婴幼儿、青少年、妊娠和哺乳期的妇女需铁量增加。如果饮食中缺少铁则易引起缺铁性贫血。青少年的挑食、偏食,也是导致缺铁的主要原因。

2. 铁吸收障碍 因胃肠功能紊乱或某些药物作用,导致胃酸缺乏或胃肠黏膜吸收功能障碍而影响铁的吸收。见于胃大部切除、胃空肠吻合术后、慢性萎缩性胃炎、慢性胃炎、长期原因不明的腹泻、服用抗酸药以及H_2受体拮抗剂等。

3. 铁损失过多 长期慢性失铁而机体摄入并未增加,当贮存铁被耗尽,便可导致缺铁性贫血。慢性失血是成人缺铁性贫血最常见、最重要的原因,反复多次或持续少量失血可使体内贮存铁逐渐耗竭,如消化性溃疡出血、肠息肉、肠道癌症、月经过多、钩虫病、痔疮等。

(二)发病机制

铁缺乏时机体会动用贮存铁,但当贮存铁被耗尽时,体内铁的代谢便会受到影响。此外,缺铁对造血系统、组织细胞的代谢都会产生影响。

1. 缺铁对铁代谢的影响 当贮存铁不能满足机体正常铁的代谢时,体内铁的含量便会减少,包括贮存铁含量减少、血清铁和转铁蛋白饱和度减低、总铁结合力和未结合铁的转铁蛋白升高、组织内和红细胞内缺铁。

2. 缺铁对造血系统的影响 红细胞内缺铁,原卟啉不能与铁结合成血红素,血红素合成障碍,血红蛋白生成减少,红细胞胞浆减少、体积变小,形成小细胞低色素性贫血,若进行性发展严重时,粒细胞、血小板生成也会受到影响。

3. 缺铁对组织细胞的影响 组织缺铁,细胞内含铁的酶和铁依赖的酶活性降低,影响病人的精

神、体力、行为以及免疫功能。此外还能引起黏膜的病变和外胚叶组织(如毛发、指/趾甲、皮肤等)的营养障碍。

【护理评估】

(一)健康史

询问病人有无慢性失血的病因,如有无胃肠道手术史,消化道疾病如慢性腹泻、消化道溃疡史,有无肠息肉史,有无黑便及长期痔疮出血等,女病人有无月经过多,妊娠期、哺乳期妇女的营养状况等,饮食习惯、个人收入及家庭经济状况。

(二)身体评估

1. 一般表现　如面色苍白、乏力、易倦、头晕、头痛、心悸、气短、耳鸣等。皮肤、黏膜苍白是贫血最突出的体征,检查以睑结膜、口唇与口腔黏膜、舌质、甲床及手掌部位较为可靠,但应注意环境温度、个人肤色及水肿等因素的影响。病人尚有皮肤干燥、弹性下降和肌张力降低、毛发稀疏等。

2. 特殊表现

(1)组织缺铁:表现为皮肤干燥、角化、萎缩、无光泽、毛发干枯易脱落,指(趾)甲扁平、脆薄易裂、甚至反甲或匙状甲;黏膜损害多表现为口角炎、舌炎、舌乳头萎缩,重者引起吞咽困难(Plummer-Vinson综合征)。

(2)神经、精神系统异常:以儿童多见,如易激动、烦躁、注意力不集中、好动、发育迟缓、体力下降等。少数病人有异食癖,喜吃生米、泥土、石子等。约1/3病人可发生末梢神经炎或神经痛,严重者出现智能发育障碍。

(三)心理-社会支持状况

病人中儿童和妇女多见,病人和家属有一定的心理负担。病人这些心理因素常会影响其治疗的效果,因此护士要评估病人的心理状态,了解病人的内心感受。此外,还要注重评估病人的社会、家庭支持系统,了解病人工作、家庭情况和社会角色。

(四)辅助检查

1. 血象　典型血象为小细胞低色素性贫血。红细胞体积较正常小,形态不一,中心淡染区扩大。红细胞体积低于80fl,平均红细胞血红蛋白浓度小于32%,平均红细胞血红蛋白量小于27pg,MCHC值降低,网织红细胞正常或略升高,白细胞和血小板计数正常或降低。

2. 骨髓象　红细胞系增生活跃,以中、晚幼红细胞为主,体积变小、染色质致密、胞质少,有血红蛋白形成不良的表现,即所谓的“核老浆幼”现象。粒系和巨核系无明显异常。

3. 生化检查　血清铁(ST)<8.95μmol/L以下;总铁结合力(TIBC)增高,>64.44μmol/L;转铁蛋白饱和度<15%。血清铁蛋白(SF)<12μg/L是早期诊断贮存铁缺乏的一个常用指标。

4. 红细胞内卟啉代谢　游离原卟啉(FEP)>0.9μmol/L,锌原卟啉(ZPP)>0.96μmol/L,FEP/Hb>4.5μg/gHb,表示血红蛋白合成有障碍。

(五)治疗原则与主要措施

1. 病因治疗　是纠正贫血、防止复发的关键环节。积极治疗原发病,如慢性胃炎、消化性溃疡、功能失调性子宫出血、子宫肌瘤等;针对婴幼儿、青少年和妊娠妇女营养不足引起的IDA,应增加含铁丰富的食物或铁强化食物;对幽门螺杆菌感染者,给予有效的抗菌药物治疗。

2. 补铁治疗　首选口服铁剂,治疗剂量以铁剂口服片中的元素铁含量进行计算,成人每天服元素铁150~200mg,常用铁剂有硫酸亚铁(0.3g,每天3次)、富马酸亚铁(0.2g,每天2~3次)和琥珀酸亚铁(0.1g,每天3次)。目前临床上应用新型口服铁剂,如多糖铁复合物(力蜚能),易于吸收、胃肠道反应少。铁剂治疗有效者于用药后一周左右外周血网织红细胞开始上升,10天左右渐达高峰;2周左右血红蛋白开始升高,1~2个月恢复至正常。在Hb正常后,仍需继续服用铁剂4~6个月,或在SF>500μg/L后再停药,目的是补足体内贮存铁。口服铁剂后胃肠道反应严重、不能耐受或消化道疾病导致铁吸收障碍,以及病情要求迅速纠正贫血,如妊娠晚期的病人等,可用铁剂肌内注射。注射用铁的总需量按公式计算:(需达到的Hb浓度-病人Hb浓度)×病人体重(kg)×0.33。右旋糖酐铁(科莫菲)是最常用的注射铁剂,首次给药须用0.5ml做过敏试验,1小时后无变态反应可给足量治疗。成人一般每次50~100mg,每周注射2~3次。

3. 中药治疗　不良反应少,有效率达97%。主要药物为山楂、陈皮、半夏、茯苓和甘草。

4. 输血或成分输血　应根据贫血程度、症状决定是否输全血或浓缩红细胞。

【常见护理诊断/问题】

1. 活动无耐力　与贫血引起组织缺氧有关。

2. 营养失调:低于机体需要量　与铁需要量增加、摄入不足、吸收不良或丢失过多有关。

【护理目标】

1. 活动耐力增加。

2. 能认识到均衡饮食的重要性,积极配合治疗。

【护理措施】

1. 休息与活动　指导病人合理休息与活动,减少机体的耗氧量。根据病人贫血的程度、发生的速度以及病人的症状轻重,与病人一起制订休息与活动计划,逐步提高病人的活动耐力水平。轻度贫血者,注意休息,避免过度疲劳。中度贫血者,增加卧床休息时间,若病情允许,应鼓励病人生活自理,活动量应以不加重症状为度;指导病人于活动中进行自我监控,若活动中出现明显心悸、气促时,应停止活动;必要时在病人活动时给予协助,防止跌倒。重度贫血病人多伴有贫血性心脏病,缺氧症状明显,应给予舒适体位(如半坐卧位)卧床休息,必要时给予吸氧,改善组织缺氧症状,协助生活护理,待症状好转后,逐渐增加活动量。

2. 饮食护理

(1) 养成良好的饮食习惯:不良的饮食习惯,如偏食或挑食,是导致铁摄入量不足的主要原因。无规律、无节制、刺激性过强的饮食容易造成胃肠黏膜的损伤,也不利于食物铁的吸收。因此指导病人均衡饮食,不偏食;养成良好的进餐习惯,定时、定量,细嚼慢咽,必要时少量多餐;尽可能减少摄取刺激性过强的食物。食欲降低者可经常变换食物品种,提供色、香、味俱全的饮食。

(2) 增加含铁丰富食物的摄取:鼓励病人进食含铁丰富的食物,如动物肝脏、瘦肉、蛋黄、鱼、海带、紫菜、木耳等,肉类食品中的铁比植物铁易于吸收。

(3) 促进食物铁的吸收:不合理的饮食结构或搭配往往不利于铁的吸收,如食物中蔬菜类过多而肉、蛋类不足,富含铁的食物与牛奶、浓茶、咖啡同服等。许多蔬菜富含铁剂,但多为高铁(三价铁),吸收率低;牛奶会改变胃内的酸性环境,浓茶与咖啡中的鞣酸可与食物铁结合而妨碍食物中铁的吸收。为增加食物中铁的吸收,在提倡均衡饮食的同时,可指导病人多食富含维生素C的食物,也可加服维生素C,促进铁的吸收。贫血病人易出现消化不良,进行适当的活动有利于食物消化吸收。

3. 病情观察　了解病人治疗的依从性,观察病人面色、皮肤和黏膜以及自觉症状如心悸、气促、头晕等有无改善,评估其活动的耐受能力。定期监测主要化验结果,如血红蛋白、网织红细胞、血清铁蛋白等,以判断病人贫血程度和药物疗效。

4. 用药护理

(1) 口服铁剂:向病人说明服用铁剂的目的,并给予指导。服用时应注意:①口服铁剂易引起胃肠道反应,如恶心、呕吐及胃部不适,饭后或餐中服用可减少反应,如不能耐受可从小剂量开始。②避免与牛奶、茶、咖啡同时服用,因茶中鞣酸与铁结合成不易吸收物质,牛奶含磷较高且会改变胃内的酸性环境、影响铁的吸收。此外,应避免同时服用抗酸药(碳酸钙和硫酸镁)以及H_2受体拮抗剂等,以免抑制铁的吸收,可服用维生素C、乳酸或稀盐酸等酸性药物或食物。③口服液体铁剂时须使用吸管,避免牙染黑。④服用铁剂期间,大便会变成黑色。是由于铁与肠内硫化氢作用而生成黑色的硫化铁所致,应做好解释,以消除病人顾虑。⑤强调要按剂量、按疗程服药,定期复查相关实验室检查,以保证有效治疗、补足贮存铁,避免药物过量而引起中毒或相关病变的发生。

(2) 注射铁剂:注射铁剂可引起局部疼痛、硬结、皮肤发黑和变态反应。铁剂变态反应表现为面部潮红、头痛、头晕、恶心、发热、荨麻疹、关节和肌肉痛、淋巴结炎等,严重者可发生过敏性休克。首次用药须用0.5ml的试验剂量进行深部肌内注射,并严密观察用药后反应、备肾上腺素并做好抢救准备,若1小时后无变态反应即可按医嘱给予常规剂量治疗。为避免药物溢出引起皮肤染色,可采取以下措施:①避免在皮肤暴露部位注射。②抽取药液入空针后,更换注射针头。③采用"Z"形注射法或留空气注射法。

5. 输血或成分输血的护理　注意控制输血速度，严重贫血病人输血宜慢，防止因心脏负荷过重诱发心力衰竭。

6. 心理护理　了解病人的心理状态，解释记忆力减退、健忘、失眠等情况为贫血所致，随贫血的纠正会逐渐改善。做好保健指导，使病人及家属主动配合，加强自我护理，消除焦虑心态。

7. 健康指导

（1）疾病预防指导

1）饮食指导：均衡饮食，摄入足够热量、蛋白质、维生素、含铁丰富的食物。为增加食物铁的吸收，可同时服用弱酸类食物，避免与抑制铁吸收的食物、饮料或药物同服。家庭烹饪建议使用铁制器皿，可得到一定量的无机铁。

2）铁剂的预防性补充：在易患人群中进行铁剂的预防性补充，如婴幼儿要及时添加辅食，包括蛋黄、肝泥、肉末和菜泥等；生长发育期的青少年要注意补充含铁丰富的食物，避免挑食或偏食；妊娠或与哺乳期的女性应增加食物铁的补充，必要时可考虑预防性补充铁剂，特别是妊娠期的妇女，每天可口服元素铁10~20mg。

3）相关疾病的预防和治疗：慢性胃炎、消化性溃疡、肠道寄生虫感染、长期腹泻、痔疮出血或月经过多等疾病的预防和治疗，不仅是缺铁性贫血治疗的关键，也是预防缺铁性贫血的重点。

（2）疾病知识指导：介绍缺铁性贫血的常见原因、临床表现、治疗和护理等相关知识，鼓励病人及家属积极参与治疗与康复。

（3）病情监测指导：监测内容主要包括自觉症状（包括原发病症状、贫血的一般症状及缺铁性贫血的特殊表现等）、静息状态下呼吸与心率的变化、能否平卧、有无水肿及尿量变化等。一旦出现自觉症状加重，静息状态下呼吸、心率加快，不能平卧、下肢水肿或尿量减少，多提示病情加重、重症贫血或并发贫血性心脏病，应及时就医。

【护理评价】

经过治疗和护理，评价是否达到：①病人活动耐力增加。②病人认识到均衡饮食的重要性、积极配合治疗。

第二节　再生障碍性贫血病人的护理

再生障碍性贫血（aplastic anemia，AA）简称再障，通常指原发性骨髓造血功能衰竭综合征，病因不明。外周血液中全血细胞均明显减少。临床主要表现为进行性贫血、感染、出血。

根据病人的病情、血象、骨髓象及预后，分为重型再障（SAA）和非重型再障（NSAA），曾有学者将非重型进一步分为中间型和轻型。国内学者曾将AA分为急性型（AAA）和慢性型（CAA）；1986年后，又将AAA改称为重型再障Ⅰ型（SAA-Ⅰ），将CAA进展成的急性型称为重型再障Ⅱ型（SAA-Ⅱ）。

流行病学调查资料表明，我国发病率为7.4/100万，欧美为（4.7~13.7）/100万，日本为（14.7~24.0）/100万；可发生于各年龄段，老年人发病率高，男、女发病率无明显差异。

【病因与发病机制】

（一）病因

按病因明确与否分为原发性和继发性再障。前者约占一半以上，无法找到明确的发病原因；后者与药物、化学、物理因素和病毒感染有关。

1. 药物及化学物质　已知有高度危险性的药物如抗癌药、氯霉素、磺胺药、保泰松、苯巴比妥、阿司匹林、抗癫痫药、吲哚美辛、甲巯咪唑、异烟肼等，氯霉素类抗生素、磺胺类药物及杀虫剂引起的再障与剂量无关、而与个人的敏感性有关，后果较为严重。化学物品中以苯及其衍生物为主，如油漆、塑料、染料、杀虫剂等，这类化学物品对骨髓的抑制作用与其剂量有关，长期接触者比一次大剂量接触的危险性更大。

2. 物理因素　长期接触各种电离辐射如X射线、γ射线及其他放射性物质等，阻碍DNA的复制，使造血干细胞数量减少，对骨髓微循环和基质也有损害。

3. 病毒感染　各型肝炎病毒、EB病毒、巨细胞病毒等，其中以病毒性肝炎与再障的关系较明确，

主要与丙型肝炎有关,其次是乙型肝炎,可能与病毒抑制造血细胞或免疫因素有关。

4. 其他因素 少数阵发性睡眠性血红蛋白尿、系统性红斑狼疮、慢性肾衰竭等疾病可演变成再障。

(二)发病机制

1. 造血干祖细胞缺陷 包括质和量的异常。有学者报道,再障病人造血干祖细胞集落形成能力显著降低,体外对造血生长因子反应差,免疫抑制治疗恢复造血不完整,部分病人有单克隆造血证据且可向阵发性睡眠性血红蛋白尿、骨髓增生异常综合征甚至白血病转化。

2. 造血微环境异常 骨髓微环境由骨髓微循环、造血基质细胞、相关的支配神经和体液因子所组成。研究证明,再障病人基质细胞分泌造血因子的能力与正常人不同;给再障病人移植骨髓,加用骨髓基质细胞及其幼稚细胞可以使病人的骨髓恢复正常。

3. 免疫异常 研究发现再障病人骨髓或外周血液的淋巴细胞比例较高,T淋巴细胞分泌的造血负调控因子明显增多,髓系细胞凋亡亢进。细胞毒性T淋巴细胞分泌穿孔素直接杀伤造血干细胞而使髓系造血功能衰竭。多数病人用免疫抑制剂治疗有效。

以往认为,在一定遗传背景下,AA可能通过三种机制发病:造血干祖细胞(种子)缺陷、造血微环境(土壤)及免疫(虫子)异常。近年来认为AA的主要发病机制是免疫异常。T淋巴细胞功能异常亢进,细胞毒性T淋巴细胞直接杀伤和淋巴因子介导的造血干细胞过度凋亡引起的骨髓衰竭是AA的主要发病机制。造血微环境与造血干祖细胞量的改变是异常免疫损伤的结果。

【护理评估】

(一)健康史

应详细了解病人居住和工作环境是否长期接触有害物质或电离辐射。特别应询问既往用药史及健康状况,如有无服过氯霉素、磺胺、吲哚美辛、阿司匹林等,是否患过病毒性感染,如呼吸道感染、各型肝炎以及严重感染等。对育龄期妇女,尚需注意询问妊娠、生育情况,再障可发生于妊娠时,分娩后贫血减轻或缓解。

(二)身体评估

再障临床表现与全血细胞减少有关,主要为进行性贫血、出血、感染,但多无肝、脾、淋巴结肿大。重型再障和非重型再障的比较见表6-57-4。

表6-57-4 重型再障与非重型再障比较

判断指标	重型再障	非重型再障
首发症状	感染、出血	贫血为主,偶有出血
起病与病情进展	起病急,进展快,病情重	起病慢,进展慢,病情较轻
血象变化及标准		
中性粒细胞绝对值	$<0.5\times10^9/L$	$>0.5\times10^9/L$
血小板	$<20\times10^9/L$	$>20\times10^9/L$
网织红细胞绝对值	$<15\times10^9/L$	$>15\times10^9/L$
骨髓	多部位增生极度低下	增生减低或活跃,可有增生灶
预后	不良,多于6~12个月内死亡	较好,经治疗多数可长期存活,少数死亡

1. 重型再障(SAA) 起病急、进展快,病情重少数可由非重型进展而来。

(1) 贫血:苍白、乏力、头晕、心悸、气短等症状进行性加重。

(2) 出血:皮肤、黏膜出血,如皮肤瘀点、瘀斑,牙龈、鼻腔出血,口腔血泡;内脏出血时可见呕血、咯血、便血、血尿、持续阴道出血或月经量明显增多等;多数病例有眼底出血,甚至可发生颅内出血,危及生命。

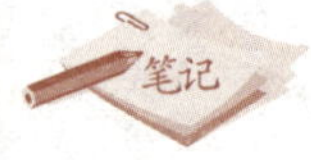

(3) 感染:多数病人有发热,体温在39℃以上,个别病人自发病到死亡均处于难以控制的高热之

中。以呼吸道感染最常见,其次是消化道、泌尿生殖道和皮肤、黏膜感染等。感染菌种以革兰氏阴性杆菌、金黄色葡萄球菌和真菌为主,常合并菌血症。

2. 非重型再障(NSAA) 起病缓慢,病程长,多以贫血为首要和主要表现;感染相对易控制,重症感染少见;出血较轻,以皮肤、黏膜为主,除有子宫出血外,很少有内脏出血,出血较易控制。久治无效者可发生颅内出血。

(三)心理-社会支持状况

病人常因反复和严重的贫血、出血和感染,治疗效果差而感到生命受到威胁,常出现恐惧、紧张,情绪低落,对治疗失去信心。女青年病人常由于使用丙酸睾酮引起男性化而烦恼。同时应了解家庭成员对病人疾病的认识、态度,家庭经济状况和社会支持系统等。

(四)辅助检查

1. 血象 呈正细胞性贫血,全血细胞减少,但三种细胞减少的程度不一定平行,少数病例呈两系细胞减少或血小板减少。网织红细胞绝对值低于正常。重型再障血象减低更为严重,中性粒细胞绝对值$<0.5\times10^9/L$,血小板$<20\times10^9/L$,而淋巴细胞相对值增高。

2. 骨髓象 为确诊再障的主要依据。重型再障骨髓增生低下或极度低下,粒、红两系均明显减少,无巨核细胞;淋巴细胞、浆细胞、组织嗜碱细胞相对增多。非重型再障骨髓增生减低或呈灶性增生;三系细胞均有不同程度减少;淋巴细胞相对性增多。

(五)治疗原则与主要措施

1. 去除病因 去除或避免再接触周围环境中有可能导致骨髓损害的因素,禁用对骨髓有抑制的药物。

2. 支持和对症治疗

(1) 预防和控制感染:注意饮食及环境卫生。对于感染性高热的病人,应反复多次进行血液、分泌物和排泄物的细菌培养及药物敏感试验,并根据结果选用敏感的抗生素。必要时可先采用经验性广谱抗生素治疗,再根据细菌培养结果选用敏感的抗生素。对于重症病人,为控制病情,防止感染扩散,多主张早期、足量、联合用药。长期使用广谱抗生素治疗可诱发真菌感染和肠道菌群失调。真菌感染可用两性霉素 B 等抗真菌药物。

(2) 控制出血:可用酚磺乙胺(止血敏)、氨基己酸(泌尿生殖系统出血病人禁用)。女性子宫出血可肌注丙酸睾酮。对于血小板减少引起的严重出血,如内脏出血(包括消化道出血、颅内出血等)或有内脏出血倾向者(如血小板$<20\times10^9/L$),可输注同血型浓缩血小板、新鲜冷冻血浆。当血小板输注无效时,可输 HLA 配型相配的血小板。

(3) 纠正贫血:输血是主要的支持疗法,应严格掌握指征,尽量采用成分输血,如浓缩红细胞、浓缩血小板等。血红蛋白低于 60g/L 伴明显缺氧症状者,可输注浓缩红细胞,但不可过多输血(多次输血会影响其日后造血干细胞移植的效果,因为输注 HLA 不匹配的血制品可能引起同种免疫,增加移植排斥的概率,因此要严格掌握输血指征,尽量减少输血次数。有条件行异基因 HSCT 的再障病人要及早进行 HLA 配型)。

3. 非重型再障的治疗 雄激素是目前治疗非重型再障的首选药,总有效率为 50%~60%,作用机制是提高体内红细胞生成素的水平和直接促进红系造血。常用丙酸睾酮 100mg/d 肌内注射,一般需用药 6 个月才能判断疗效;或用睾酮衍生物司坦唑醇(康力龙)口服。雄激素治疗的主要副作用是男性化和肝功能损害。雄激素联合免疫抑制剂可提高疗效。造血细胞因子对非重型再障可能有一定的疗效,但不宜单独使用。

4. 重型再障的治疗

(1) 异基因造血干细胞移植:年龄<40 岁的重型再障病人如有 HLA 完全相合同胞供者,可考虑将异基因造血干细胞移植(allogeneic hematopoietic stem cell transplantation, allo-HSCT)作为一线治疗方法。约 80%病人移植后可获长期生存。

(2) 免疫抑制治疗:对不适用 allo-HSCT 的重型再障病人可采用免疫抑制治疗。常用的免疫抑制剂有抗胸腺细胞球蛋白(ATG)或抗淋巴细胞球蛋白(ALG)和环孢素。联合应用 ATG 或 ALG 和环孢素效果明显优于单一用药。由于 ATG 或 ALG 均是异种蛋白,副作用有变态反应和血清病,故应短期

联合应用糖皮质激素。环孢素适用于全部再障病人,起效慢,疗程长,需要根据血药浓度来调整药物剂量和疗程。主要不良反应包括肝肾功能损害、牙龈增生和消化道反应。

(3) 造血刺激因子:单独应用治疗效果不确切,联合免疫抑制治疗的效果有待验证,较常用G-CSF,短期应用认为对粒细胞造血恢复有加速作用。

【常见护理诊断/问题】

1. 活动无耐力　与贫血有关。

2. 自我形象紊乱　与雄激素的不良反应有关。

3. 有感染的危险　与粒细胞减少致机体抵抗力降低有关。

4. 潜在并发症:出血。

【护理目标】

1. 活动耐受力增加。

2. 能认识到预防感染的重要性,能采取有效措施预防感染。

3. 能认识到出血的危险性,正确预防出血。

4. 能正确面对自身形象的改变,坚持用药。

【护理措施】

1. 活动与休息　轻度贫血者,可下床适当活动,中重度贫血或合并感染者应卧床休息,血小板计数<$20×10^9$/L或有严重出血时,应绝对卧床休息,防止身体受碰撞、挤压,避免情绪激动。护士根据病人贫血程度、体力情况与病人共同制订活动计划,取得病人合作,逐步提高病人活动耐受水平。

2. 饮食护理　进食高蛋白、高热量、高维生素、易消化饮食,血小板减少者应进软食或半流质,避免过硬、粗糙、带刺食物,有消化道出血者应给予冷流质饮食或禁食,待出血停止再逐渐恢复普通饮食。必要时遵医嘱静脉补充营养,以满足机体需要,提高病人的抗病能力。对已有感染或发热的病人,若病情允许,应鼓励其多饮水,补充机体丢失的水分和有助于增加细菌毒素的排出。

3. 预防感染

(1) 预防外源性感染:保持病室整洁、空气清新,紫外线或臭氧空气消毒,每周2~3次,每次20~30分钟。定期用消毒液擦拭家具、地面。限制探视者的人数及探视次数,工作人员及探视者在接触病人之前要认真洗手。指导病人和家属预防感染和早期发现感染,主动配合治疗和护理过程。粒细胞绝对值≤$0.5×10^9$/L者,应予保护性隔离。各项操作严格无菌操作。中心静脉置管应严格按照置管流程,并做好维护。

(2) 预防内源性感染:指导病人养成良好的卫生习惯并做好以下护理。

1) 口腔护理:由于口腔黏膜和牙龈的出血、高热状态下唾液分泌减少以及长期应用广谱抗生素等原因,使细菌易在口腔内滋生、繁殖而继发感染。因此,必须加强口腔护理。进餐前后、睡前、晨起用生理盐水、氯己定、口灵或朵贝液交替漱口。口腔黏膜有溃疡时,可增加漱口次数,疼痛剧烈影响进食者,可给予2%利多卡因含漱以减轻疼痛。真菌感染用2.5%制霉菌素或3%碳酸氢钠液含漱。

2) 皮肤护理:保持皮肤清洁、干燥,勤沐浴、更衣和更换床上用品;勤剪指甲;蚊虫螫咬时应正确处理,避免抓伤皮肤。女病人尤其应注意会阴部清洁。

3) 肛周护理:睡前、便后用1∶5 000高锰酸钾溶液坐浴,每次15~30分钟。保持大便通畅,避免用力排便诱发肛裂,增加局部感染的概率。发现肛周脓肿应及时通知医生,必要时切开引流,局部、全身加大抗生素用量。

4. 出血护理

(1) 皮肤出血:保持床单清洁、干燥、平整,尽量穿棉质宽松衣物。保持皮肤清洁,定期洗澡、擦洗时使用刺激性小的肥皂,轻擦不可用力过大。勤剪指甲,以免抓伤皮肤。静脉穿刺时,尽量缩短压脉带的使用时间,避免皮肤摩擦及肢体受挤压而引起出血;拔针后局部加压时间宜适当延长,并观察有无渗血情况;穿刺部位应交替使用,以防局部血肿形成;尽量避免在有瘀点、瘀斑处进行各种注射、穿刺。发热时禁用酒精擦浴,以免加重皮肤出血。应定期检查出血部位,注意出血点、瘀点、瘀斑的消长情况。

(2) 鼻出血:保持室内相对湿度在50%~60%、鼻腔干燥时,可用棉签蘸少许液状石蜡或抗生素软

膏轻轻涂擦。指导病人勿用力擤鼻、勿用手抠鼻痂和外力撞击鼻部。少量出血时，可用棉球或吸收性明胶海绵填塞，无效者可用1∶1 000肾上腺素棉球填塞，并局部冷敷。出血严重时，尤其是后鼻腔出血可用凡士林油纱条做后鼻腔填塞术，术后定时用无菌液状石蜡或复方薄荷脑滴鼻液滴入，以保持黏膜湿润，术后3天可轻轻取出油纱条，若仍出血，需更换油纱条再填塞，病人鼻腔填塞后，被迫张口呼吸，因此，应加强口腔护理，保持口腔湿润，增加病人舒适感，同时可避免感染发生。

（3）口腔、牙龈出血：为防止牙龈和口腔黏膜损伤而导致局部出血加重，应指导病人用软毛牙刷刷牙，忌用牙签剔牙；鼓励病人进食清淡、少渣软食，尽量避免食用油炸食品或质硬的水果，以防止牙龈和口腔黏膜损伤；保持口腔清洁，进餐前后和睡前漱口。牙龈渗血时，可用肾上腺素棉球或吸收性明胶海绵片贴敷牙龈，及时用生理盐水或1%过氧化氢清除口腔内陈旧血块，以避免引起口腔异味而影响病人的食欲和心情，同时及时清除血迹。

（4）关节腔出血或深部组织血肿：减少活动量，避免过度负重和易致创伤的运动。一旦出血，立即停止活动，卧床休息，抬高患肢并固定于功能位。开始时局部用冰袋冷敷，使出血局限，可采取绷带压迫止血，测量血肿范围。当出血停止后，应改为热敷，以利于淤血消散。

（5）内脏出血：消化道少量出血者，可进食温凉的流质饮食；大量出血应禁食。建立静脉输液通道，配血和做好输血的准备。保证液体、止血药物和血液制品的输入，准确记录出入量。严密观察呕吐物及大便的颜色、量、性状和次数。测量血压、脉搏，并详细记录。急性期给予禁食，当出血停止后，给予营养丰富、易消化、无刺激性流质饮食，食温不超过50℃，以后逐渐进半流质、软食，少量多餐，逐步过渡到正常饮食。

（6）眼底及颅内出血：保证充足睡眠，避免情绪激动、剧烈咳嗽和屏气用力等；高热病人需及时降温；伴有高血压者需监测血压。若突发视野缺损或视力下降，常提示眼底出血。应卧床休息，减少活动，嘱病人不要揉擦眼睛，以免加重出血。若病人突然视物模糊、头晕、头痛、呼吸急促、喷射性呕吐甚至昏迷，提示颅内出血的可能，应及时与医生联系，并协助抢救。①立即去枕平卧、头偏向一侧。②随时吸出呕吐物或口腔分泌物，保持呼吸道通畅。③吸氧。④按医嘱快速静滴或静注20%甘露醇、50%葡萄糖液、地塞米松、呋塞米等，以降低颅内压。⑤观察并记录病人的生命体征、意识状态及瞳孔、尿量变化。病人过度烦躁、会加重颅脑出血，按医嘱给予适量镇静剂，加护床挡，防止坠床。

（7）成分输血或输注血浆制品的护理：出血明显者，遵医嘱输注浓缩血小板悬液、新鲜血浆等。输注前必须认真核对；血小板取回后，应尽快输入；新鲜血浆最好于采集后6小时内输完。

5. 用药护理　丙酸睾酮为油剂，不易吸收，故应深部、缓慢、分层肌内注射、经常轮换注射部位，发现硬结及时理疗以促进吸收、避免感染。其副作用有肝脏损害及男性化，如皮肤痤疮、体毛增多、声音粗哑等。用药期间要保持皮肤清洁，不要挤抓痤疮，以防感染，定期复查肝肾功能等。上述副作用随药物减量或停药以后可逐渐消失、切忌擅自停药减量。

6. 心理护理　首先与病人及其家属建立相互信任的良好关系；注意观察病人的情绪反应及行为表现，鼓励病人讲出自己所关注的问题并及时给予有效的心理疏导；向病人及家属解释雄激素类药物应用的目的、主要不良反应，如面部痤疮、毛发增多、声音变粗、女性闭经、乳房缩小、性欲增加等，说明待病情缓解后，随着药物剂量的减少，不良反应会逐渐消失。帮助病人认识不良心理状态对疾病康复的不利影响，如病情允许，鼓励病人自我护理；适当进行户外活动，增强对外界的适应能力；鼓励病人与亲人、病友多交谈，争取社会支持系统的帮助，减少孤独感，增强康复的信心，积极配合治疗。

7. 健康指导

（1）疾病预防指导：因职业关系长期接触毒物，如放射性物质、农药、苯及其衍生物的人员，应调换工种。做好自我防护，严格遵守操作规程、加强营养。加强锻炼，增强体质，预防病毒感染。

（2）疾病知识指导：简介疾病的可能病因、临床表现及目前主要诊疗方法，增强病人及家属的信心，以积极配合治疗与护理。饮食方面注意加强营养，增进食欲，避免对消化道黏膜有刺激性的食物，避免病从口入。向病人说明药物需在医生指导下使用，不可随便用药，特别是对骨髓造血有害的药物，如氯霉素、磺胺、保泰松、阿司匹林等。避免感染和加重出血。

（3）休息与活动指导：保证充足的睡眠与休息以减少机体的耗氧量；适当参加户外活动以调节身心状况及活动耐力；调整情绪，保持心情舒畅。睡眠不足、情绪激动易诱发颅内出血，因此，必须指导

病人根据病情做好休息与活动的自我调节。

（4）用药指导：主要包括免疫抑制剂、雄激素类药物及抗生素的使用。为保证药物疗效的正常发挥，减少药物不良反应，需向病人及家属详细介绍药物名称、用量、用法、疗程及不良反应，嘱其必须在医生指导下按时、按量、按疗程服药，不可自行更改或停用药物。定期复查血象。

【护理评价】

经过有效治疗与护理，评价是否达到：①活动耐受力增加。②认识到预防感染的重要性，能采取有效措施预防感染。③认识到出血的危险性，正确预防出血。④接受自身形象的改变，坚持服药。

（曹英娟）

思考题

1. 李女士，28岁。因面色苍白、头晕、乏力1年余，加重伴心慌1个月来就诊。曾口服硫酸亚铁，因不能耐受仅用1天，病后进食正常，无便血、黑便、尿色异常、鼻和牙龈出血。睡眠好，体重无明显变化。既往体健，无胃病史，无药物过敏史。结婚半年，月经初潮14岁，7/27，末次月经半月前，近2年月经量多，半年来更明显。查体：T 36℃，P 104次/min，R 18次/min，BP 120/70mmHg，贫血症，皮肤、黏膜无出血点，浅表淋巴结不大，巩膜不黄，口唇苍白，舌乳头正常，心肺无异常，肝脾不大。实验室检查：Hb 60g/L，RBC 3.0×10^{12}/L，WBC 6.5×10^{9}/L，PLT 260×10^{9}/L，网织红细胞1.5%。

请思考：

（1）该病人存在哪些护理问题？

（2）如何对该病人进行饮食指导？

（3）如何对该病人进行用药指导？

2. 韩女士，27岁，皮鞋厂工人。高热、鼻出血2天入院。7个月前伴发头晕、乏力，间断齿龈出血。近1个月来头晕、乏力、面色苍白逐渐加重。实验室检查：Hb 63g/L，RBC 2.06×10^{12}/L，PLT 8×10^{9}/L。经骨髓细胞学及骨髓活检检查，诊断为：再生障碍性贫血。

请思考：

（1）该病人发生再生障碍性贫血的相关原因是什么？

（2）如何对该病人进行健康指导？

思路解析

扫一扫、测一测

笔记

第五十八章　白血病病人的护理

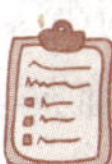

学习目标

1. 掌握白血病病人的护理评估要点、护理诊断及医护合作性问题、主要护理措施和健康指导。

2. 熟悉白血病病人的身体状况、治疗原则及主要方法。

3. 了解白血病的概念、实验室检查及其他检查方法。

4. 正确运用所学知识对白血病病人进行护理评估，提出主要护理诊断，制订护理计划，并对病人及家属进行健康指导；具备良好的分析、解决问题的能力，积极探索的精神。

情景导入

秦先生，31岁，因进行性乏力4周，发热1周入院。4周前开始出现不明原因的进行性乏力、头晕、心悸、活动后加重，牙龈有渗血，1周前开始出现高热、无寒战。贫血貌，全身皮肤散在瘀点、瘀斑。

请问：

1. 目前该病人主要的护理问题有哪些？

2. 如何对病人进行护理和健康教育？

第一节　概　　述

白血病（leukemia）是一类造血干细胞的恶性克隆性疾病。其克隆中的白血病细胞增生失控、分化障碍、凋亡受阻，而停滞在细胞发育的不同阶段，在骨髓和其他造血组织中大量增生累积，并浸润其他组织和器官，而正常造血功能受抑制。临床可见不同程度的贫血、发热或感染、出血和组织器官的浸润等。在我国白血病发病率约为2.76/10万，急性白血病明显多于慢性。在恶性肿瘤所致的死亡率中，男性居第六位，女性居第八位，儿童及35岁以下成人中则居第一位。

【分类】

（一）按白血病细胞成熟度和自然病程分类

1. 急性白血病（acute leukemia）　起病急，病情重，自然病程仅数月。细胞分化停滞在较早阶段，骨髓和外周血中主要为异常的原始细胞和早期幼稚细胞。

2. 慢性白血病（chronic leukemia）　起病缓，发展慢，自然病程可为数年。细胞分化停滞在较晚阶段，骨髓和外周血以较成熟的幼稚细胞和成熟细胞占多数。

（二）按主要受累的细胞系列分类

根据细胞形态学和细胞化学特点，目前国际通用的是FAB（即法、美、英白血病协作组，简称FAB）分类法。

1. 急性白血病　分为急性淋巴细胞白血病（ALL）和急性髓系白血病（AML）。

（1）急性淋巴细胞白血病：分为3种亚型：①L1型，原始和幼淋巴细胞以小细胞为主，胞质较少。②L2型，原始和幼淋巴细胞以大细胞为主。③L3型，原始和幼淋巴细胞以大细胞为主，大小较一致，细胞内有明显空泡，胞质嗜碱性，染色深。

（2）急性髓系白血病：分为8种亚型：急性髓细胞白血病微分化型（M_0）；急性粒细胞白血病未分化型（M_1）；急性粒细胞白血病部分分化型（M_2）；急性早幼粒细胞白血病（M_3）；急性粒-单核细胞白血病（M_4）；急性单核细胞白血病（M_5）；红白血病（M_6）；急性巨核细胞白血病（M_7）。

2. 慢性白血病　分为慢性髓系白血病（简称慢粒，CML）和慢性淋巴细胞白血病（简称慢淋，CLL）及少见的毛细胞白血病等。

【病因与发病机制】

白血病的病因及发病机制尚不完全清楚，其中病毒感染可能是主要的因素，此外，尚有遗传因素、放射线、化学毒物和药物等综合因素。以下各种不同发病因素可促发遗传基因的突变或染色体畸变，而使白血病细胞株形成，联合人体免疫功能的缺陷，使已形成的肿瘤细胞不断增生，最终导致白血病的发生。

1. 病毒　成人T淋巴细胞白血病（ATL）是由人类T淋巴细胞病毒Ⅰ型（human T lymphotropic virus-Ⅰ，HTLV-Ⅰ）所引起。病毒感染机体作为内源性病毒整合并潜伏在宿主细胞内，一旦在某些理化因素作用下，即被激活表达诱发白血病；或作为外源性病毒由外界以横向方式传播感染、直接致病。HTLV-Ⅰ是一种C型反转录病毒，具有传染性，可由母亲向胎儿垂直传播，也可通过哺乳、性生活及输血而传播。

2. 物理因素　包括X射线、γ射线及电离辐射等。白血病的发生取决于人体吸收辐射的剂量，全身或部分躯体受到中等或大剂量辐射后可诱发白血病，但小剂量的辐射能否引起白血病，仍不确定。日本广岛、长崎受原子弹袭击后，幸存者中白血病发病率比未受辐射地区的人群高17~30倍。

3. 化学因素　苯的致白血病作用已经得到证实。亚硝胺类物质、氯霉素、保泰松等也可见诱发白血病的报道。抗癌药物中的烷化剂可引起继发性白血病，特别在淋巴瘤或免疫系统缺陷的肿瘤中多见乙双吗啡致白血病，该药是亚乙胺的衍生物，具有极强的致染色体畸变的作用。化学物质所致的白血病多为急性髓系白血病。

4. 遗传因素　家族性白血病约占白血病的7/1 000。单卵孪生子中一个发病，另一人的发病率比双卵孪生者高12倍。某些遗传性疾病有较高的白血病发病率，如Down综合征（唐氏综合征）中白血病的发病率较正常儿童高15~20倍，Bloom综合征（先天性血管扩张红斑病）、Fanconi综合征（先天性再生障碍性贫血）等白血病的发生率均较高。

5. 其他血液病　某些血液病如骨髓增生异常综合征、淋巴瘤、多发性骨髓瘤、阵发性睡眠性血红蛋白尿等，最终可能发展为急性白血病。

第二节　急性白血病病人的护理

急性白血病（acute leukemia）是造血干细胞的恶性克隆性疾病，发病时骨髓中异常的原始细胞及幼稚细胞（白血病细胞）大量增生并抑制正常造血，可广泛浸润肝、脾、淋巴结等各种脏器。主要表现为贫血、出血、肝脾和淋巴结肿大及继发感染等。据调查我国急性白血病比慢性白血病多见（约5.5∶1），其中急性髓系白血病最多（1.62/10万），其次为急性淋巴细胞白血病（0.69/10万）、慢性髓系白血病（0.36/10万），慢性淋巴细胞白血病少见（0.05/10万）。成人急性白血病中以急性髓系白血病最多见。小儿白血病居小儿恶性肿瘤发病率之首，以学龄前期和学龄期多见。其中急性占90%以上，以急淋多见。

【护理评估】

（一）健康史

询问病人的年龄、职业和居住环境，是否有长期接触放射性物质或化学毒物史，如X线、苯及其衍

生物、氯乙烯等。询问家族史及既往健康状况，有无家族性白血病和其他血液病史等。是否使用过细胞毒药物，如氯霉素、保泰松等。询问病人的就诊原因及主要症状，主要症状的持续时间；了解病人日常休息、活动量、活动耐力及饮食和睡眠等情况。

（二）身体评估

急性白血病起病急缓不一，急性多为高热或严重出血，慢性常为面色苍白、疲乏或轻度出血。部分病人因月经过多或拔牙后出血不止而就医时被发现。病人主要表现为贫血、出血、发热和感染以及各器官浸润等症状和体征。

1. 贫血　早期不明显，呈进行性加重，半数病人就诊时已有重度贫血。贫血原因与正常红细胞生成减少，以及无效性红细胞生成、溶血、出血等因素有关。部分病人因病程短，可无贫血。

2. 发热　多数病人以发热为早期表现，主要与粒细胞缺乏所致的感染或白血病本身发热有关，后者体温多不超过38℃。虽然白血病本身可致发热，但较高的发热往往提示有继发感染，可伴畏寒、出汗，常见有口腔炎、牙龈炎、咽峡炎以及肺部感染、肛周炎、肛旁脓肿，严重时可致菌血症或败血症。也有不少感染灶不易发现。感染主要与下列因素有关：①正常粒细胞缺乏或功能缺陷。②化疗药物及激素的应用，促使机体的免疫功能进一步下降。③白血病细胞的浸润及化疗药物的应用，易造成消化道与呼吸道黏膜屏障受损。④各种穿刺或插管留置时间长。

3. 出血　约40%白血病病人以出血为早期表现，出血的主要原因为大量白血病细胞在血管内淤滞和浸润、血小板减少、凝血功能异常以及感染。出血可发生在全身各部位，以皮肤瘀点、瘀斑、鼻出血、牙龈出血、女性病人月经过多、子宫出血常见。眼底出血可致视力障碍，严重时发生颅内出血，常导致死亡。急性早幼粒白血病易并发DIC而出现全身广泛出血。

4. 器官和组织浸润的表现

（1）肝、脾、淋巴结肿大：白血病细胞浸润多发生在肝、脾，以急性淋巴细胞白血病多见，表现为轻到中度的肝脾大，表面光滑，偶伴轻度触痛。淋巴结轻到中度肿大，无压痛，尤以急性淋巴细胞白血病多见，纵隔淋巴结肿大常见于T细胞急性淋巴细胞白血病。

（2）骨骼和关节疼痛：胸骨下端局部压痛较为常见，提示骨髓腔内白血病细胞过度增生，具有一定特异性。白血病细胞浸润至骨膜、骨和关节会造成骨痛和四肢关节疼痛，尤以儿童多见。

（3）皮肤及黏膜浸润：白血病细胞浸润可使牙龈增生、肿胀，皮肤出现皮肤粒细胞肉瘤、弥漫性斑丘疹、皮下结节、多形红斑、结节性红斑等，多见于急性单核细胞白血病和急性粒-单核细胞白血病。

（4）中枢神经系统白血病（CNS-L）：是白血病最常见的髓外浸润部位。由于化学药物难以通过血脑屏障，隐藏在中枢神经系统的白血病细胞不能有效地被杀灭，而引起中枢神经系统白血病，成为白血病髓外复发的根源。CNS-L常发生在缓解期，主要表现为头痛、头晕，重者有呕吐、颈项强直，甚至抽搐、昏迷、脑脊液压力增高，但不发热。以急性淋巴细胞白血病最常见，儿童尤甚。

（5）其他部位：眼部常见白血病细胞浸润眼眶骨膜（称粒细胞肉瘤或绿色瘤），可引起眼球突出、复视或失明。睾丸受浸润时多表现为一侧无痛性肿大，常见于急性淋巴细胞白血病化疗缓解后的男性幼儿或青年。此外，还可累及心、肺、胃肠等，引起器官不可逆损害。

（三）心理-社会支持状况

白血病对病人及家属均是沉重的打击，加之治疗过程中种种并发症及经济负担日益加重，常引起病人及家属的负性情绪。应注意病人对所患疾病了解程度及其心理承受能力，是否产生恐惧或震惊、否认。家庭成员及亲友对疾病的认识，对病人的态度；家庭经济情况，有无医疗保障等。

（四）辅助检查

1. 血象　多数病人白细胞计数增高，白细胞>10×10^9/L者称为白细胞增多性白血病；高者可超过100×10^9/L，称为高白细胞性白血病。部分病人白细胞计数在正常水平或减少，称为白细胞不增多性白血病。血涂片分类检查可见原始和（或）早幼细胞增多达30%～90%，白细胞不增多型则很难找到原始细胞。病人有不同程度的正细胞性贫血，少数病人血涂片检查红细胞大小不等，可找到幼红细胞。半数病人血小板低于60×10^9/L，晚期血小板常极度减少。

2. 骨髓象　骨髓检查是确诊白血病及其类型的重要依据，骨髓有核细胞显著增生，多为明显活跃或极度活跃，主要为白血病性原始细胞，缺少较成熟的中间阶段细胞，而残留少量的成熟细胞，形成所

谓“裂孔”现象。若原始细胞占全部骨髓有核细胞的30%以上，则可诊断急性白血病。约有10%急性髓系白血病病人骨髓增生低下，称为低增生性急性白血病。胞质中出现红色杆状小体，称奥尔小体(Auer小体)，仅见于急性髓系白血病。正常的幼红细胞和巨核细胞减少。

3. 细胞化学染色　常见急性淋巴细胞白血病、急性粒细胞白血病及急性单核细胞白血病的原始细胞形态相似，因此用组织化学染色帮助区分。常用方法有过氧化物酶染色、苏丹黑脂质染色、中性粒细胞碱性磷酸酶染色、糖原染色等。

4. 免疫学检查　可用于急性淋巴细胞白血病与急性髓系白血病的区别，以及T淋巴细胞与B淋巴细胞白血病的区别。单克隆抗体还可将急性淋巴细胞白血病分为若干亚型。

5. 染色体和基因检查　某些白血病常伴有特异的染色体和基因异常改变。

6. 其他　各型白血病血液中尿酸浓度及尿液中尿酸排泄均增加，特别是在化疗期，这是由于大量细胞被破坏所致。急性单核细胞白血病血清和尿溶菌酶活性增高，而急性淋巴细胞白血病常降低。中枢神经系统白血病发生时，脑脊液压力增高，白细胞计数增多，蛋白质增多，葡萄糖定量减少，涂片可找到白血病细胞。

（五）治疗原则与主要措施

1. 支持治疗

(1) 高白细胞血症的紧急处理：当循环血液中白细胞计数达200×10^9/L时可产生白细胞淤滞症，表现为呼吸窘迫、低氧血症、反应迟钝、言语不清、颅内出血及阴茎异常勃起等，增加病人的早期死亡率。因此当血中白细胞数超过100×10^9/L时就应紧急使用血细胞分离机，清除过多的白细胞，同时给予化疗药物和碱化尿液，预防高尿酸血症、酸中毒、电解质紊乱和凝血异常等并发症。

(2) 防治感染：白血病病人常伴有粒细胞减少，特别在化疗、放疗后粒细胞持续缺乏，病人宜住层流病房或消毒隔离病房，可给予G-CSF缩短粒细胞缺乏期。如有发热，应查找感染部位及病原菌，并迅速进行抗生素治疗。

(3) 成分输血支持：严重贫血可吸氧、输浓缩红细胞维持Hb>80g/L，但出现白细胞淤滞时，不宜立即输红细胞以免进一步增加血黏度。血小板计数过低者，输单采血小板悬液，直至止血，维持血小板>20×10^9/L。并发DIC时，则应做出相应处理。

(4) 防治尿酸性肾病：由于白血病细胞被大量破坏，尤其是化疗期间，血清和尿液中尿酸浓度增高，聚积在肾小管引起阻塞而发生尿酸性肾结石，称尿酸性肾病。因此，应鼓励病人多饮水并碱化尿液，给予别嘌醇抑制尿酸合成，每次100mg口服，每天3次。对少尿或无尿的病人，按急性肾衰竭处理。

(5) 营养支持：白血病系严重消耗性疾病，特别是化疗、放疗的不良反应可引起病人消化道黏膜炎症及功能紊乱，故应补充营养，维持水、电解质平衡，予以高蛋白、高热量、易消化食物，必要时经静脉补充营养。

2. 化学药物治疗　治疗急性白血病的化疗分为诱导缓解和缓解后治疗两个阶段

(1) 诱导缓解：抗白血病治疗的第一阶段，主要是通过联合化疗，迅速大量地杀灭白血病细胞，恢复机体正常造血，使病人迅速获得完全缓解(complete remission，CR)，即病人的症状和体征消失，血象的白细胞分类中无幼稚细胞，骨髓象中相关系列的原始细胞与幼稚细胞之和≤5%。病人能否获得CR，是急性白血病治疗成败的关键。

(2) 缓解后治疗：是CR后病人治疗的延续阶段。CR后体内尚有$10^8\sim10^9$的白血病细胞，且在髓外某些部位仍可有白血病细胞浸润。缓解后巩固和强化治疗的目的是继续消灭体内残存的白血病细胞，防止复发，延长缓解期和无病存活期，争取治愈。

(3) 化疗药物及治疗方案：根据白血病病人血象、骨髓象、身体状况、年龄、对药物的反应和毒性反应，选择作用于细胞增生不同阶段的药物，制订联合治疗方案，可提高疗效及延长抗药性的发生。治疗急性白血病常用化疗药物(表6-58-1)和诱导联合化疗方案(表6-58-2)。

3. 中枢神经系统白血病的防治　防治CNS-L是治疗急性白血病中减少复发的关键，尤其是急性淋巴细胞白血病。常在缓解后鞘内注射甲氨蝶呤，每次10mg。为减轻药物刺激引起的蛛网膜炎，可同时加用地塞米松5～10mg，每周2次，共3周。亦可用阿糖胞苷鞘内注射，同时做头颅和脊髓放射治疗。

表 6-58-1　急性白血病常用化疗药物

药名	缩写	药理作用	毒性作用
柔红霉素	DNR	抑制 DNA、RNA 合成	骨髓抑制、心肌损害、消化道反应、局部刺激
多柔比星	ADM	抑制 DNA、RNA 合成	骨髓抑制、心肌损害、胃肠道反应
阿糖胞苷	Ara-C	阻碍 DNA 合成	口腔溃疡、消化道反应、脱发、骨髓抑制、巨幼变
高三尖杉酯碱	HHT	抑制有丝分裂	骨髓抑制、消化道反应、心脏毒性
环磷酰胺	CTX	破坏 DNA	骨髓抑制、恶心呕吐、脱发、出血性膀胱炎、肝损害
6-巯基嘌呤	6-MP	阻碍 DNA 合成	骨髓抑制、消化道反应、肝损害、口腔及胃肠道黏膜溃疡、恶心、呕吐
苯丁酸氮芥	CLB	破坏 DNA	骨髓抑制、消化道反应
白消安	BUS	破坏 DNA	皮肤色素沉着、停经、精液减少、肺纤维化
甲氨蝶呤	MTX	干扰 DNA 合成	肝损害、骨髓抑制、口腔及胃肠道黏膜溃疡
羟基脲	HU	阻碍 DNA 合成	消化道反应、骨髓抑制
长春新碱	VCR	抑制有丝分裂	末梢神经炎、消化道反应、脱发
依托泊苷	VP-16	干扰 DNA、RNA 合成	骨髓抑制、消化道反应
左旋门冬酰胺酶	L-ASP	影响肿瘤细胞蛋白质合成	肝损害、变态反应、高尿酸血症、高血糖、胰腺炎、氮质血症
泼尼松	P	破坏淋巴细胞	类库欣综合征、高血压、高尿酸血症、糖尿病
维 A 酸	ATRA	使白血病细胞分化为具有正常表型功能的血细胞	皮肤干燥、脱屑、口角破裂、恶心呕吐、肝损害、关节痛

表 6-58-2　急性白血病常用诱导联合化疗方案

类型	诱导联合化疗方案
ALL	DVLP 方案：柔红霉素+长春新碱+左旋门冬酰胺酶+地塞米松
AML	DA/IA（“标准”方案）：柔红霉素+阿糖胞苷或去甲氧柔红霉素+阿糖胞苷
	HA 方案：高三尖杉酯碱+阿糖胞苷
	HAD 方案：高三尖杉酯碱+阿糖胞苷+柔红霉素
	HAA 方案：高三尖杉酯碱+阿糖胞苷+阿克拉霉素
	DAE 方案：柔红霉素+阿糖胞苷+依托泊苷
M_3	双诱导方案：维 A 酸+三氧化二砷
	维 A 酸+三氧化二砷+蒽环类

4. 骨髓或外周血干细胞移植　目前主张除儿童急性淋巴细胞白血病外，所有年龄在 50 岁以下的急性白血病病人应在完全缓解时进行骨髓或外周血干细胞移植。参见第五十六章第三节“血液系统疾病的常用诊疗技术与护理”。

【常见护理诊断/问题】

1. 有受伤的危险　出血与血小板减少、白血病细胞浸润等有关。
2. 有感染的危险　与正常粒细胞减少、机体抵抗力下降有关。
3. 活动无耐力　与大量、长期化疗引起代谢增高及贫血有关。
4. 预感性悲哀　与急性白血病治疗效果差、死亡率高有关。
5. 潜在并发症：化疗药物不良反应。

【护理目标】

1. 能积极配合，采取正确的防护措施，减少或避免出血。

2. 能了解预防感染的重要性，积极配合，减少或避免感染的发生。

3. 能够调整好化疗期间的休息和饮食，体力逐渐恢复，生活能自理。

4. 能正确对待疾病，悲观情绪减轻或消除。

5. 能了解化疗药物的不良反应，并能积极应对。

【护理措施】

1. 一般护理　白血病病人常有活动耐力降低，应指导病人合理休息与活动，减少机体的耗氧量。缓解期或慢性病人可适当活动，观察心率、心律及呼吸等情况，如有异常，应停止活动。脾大明显者，可采取左侧卧位以减轻不适，避免弯腰和碰撞腹部，以防脾破裂。骨、关节、脾区疼痛者，保持病人卧位舒适，白天可通过与病人交谈、读书、听音乐等分散其注意力，晚间可适当应用止痛药，以保证病人休息。为病人提供一个良好的进餐环境，增加营养，给予高热量、富含蛋白质与维生素、适量纤维素、清淡、易消化饮食，少食多餐。避开化疗前后1~2小时进餐，鼓励病人多饮水，以预防尿酸性肾病。注意饮食卫生，食品、食具应消毒，水果应洗净、去皮。对重症病人应协助洗漱、进餐、大小便、翻身等，减少体力消耗。

2. 病情观察　严密观察病情变化，定时监测生命体征、尿量等，记录24小时出入液量。观察皮肤、黏膜有无出血点，有无头痛、恶心、呕吐、颈项强直、意识障碍等表现；注意浅表淋巴结、肝、脾的大小；有无骨、关节疼痛等；注意血象和骨髓象变化；观察用药后的疗效及副作用等。

3. 预防感染

（1）保护性隔离：对于粒细胞绝对值≤0.5×10^9/L者，应予保护性隔离，条件允许时住无菌层流病房或消毒隔离病房。尽量减少探视以避免交叉感染。若出现感染征象，协助做咽部、血液、尿液、粪便或伤口分泌物的培养，并遵医嘱应用抗生素。

（2）其他护理措施：参见第五十七章第二节“再生障碍性贫血病人的护理”。

4. 出血护理　参见第五十七章第二节“再生障碍性贫血病人的护理”。

5. 化疗药物的用药护理

（1）静脉炎及组织坏死的防治

1）合理使用静脉，防治静脉炎：某些化疗药物如柔红霉素、长春新碱具有较强的局部刺激性，如药液外渗可引起周围组织坏死。故化疗时，应做到如下几点：①合理选用静脉。首选中心静脉置管，若使用外周浅表静脉，尽量选择粗直、弹性好的静脉，并交替使用，选择静脉留置针穿刺禁止使用钢针。②用药前后静脉保护。先用生理盐水输注或抽回血，确保针头在血管内再注入药液，药液按一定浓度稀释，注药速度要慢，注完药物后应用10~20ml生理盐水冲洗血管后拔针。③药物使用顺序。药物联合化疗时，先输注对血管刺激小的药物，再输注刺激性发疱性药物。④静脉炎的处理。局部血管禁止静脉注射，患处勿受压，尽量避免患侧卧位。使用多磺酸黏多糖软膏（喜疗妥）等药物外敷，鼓励病人多做肢体活动，或红外线仪理疗以促进血液循环。

2）紧急处理药物外渗，防治组织坏死：一旦发生化疗药物外渗，处理措施包括：①立即停止注射。②回抽，以除去一部分药液，尽量回抽渗入皮下的药液。③评估外渗的部位、面积、外渗药量、皮肤颜色、温度及疼痛程度。④局部滴入生理盐水以稀释药液。⑤利多卡因局部封闭，由疼痛或肿胀区域多点注射，封闭范围要大于渗漏区，环形封闭。⑥局部24小时冰袋间断冷敷（植物碱类药物除外），水胶体敷料外用、紫外线理疗等。⑦抬高受累部位，促进局部外渗药液的吸收。

（2）鞘内注射化疗药物的护理：协助病人采取头低抱膝侧卧位，协助医生做好穿刺点的定位和局部消毒与麻醉；推注药物速度宜慢；拔针后局部予消毒纱布覆盖、固定，嘱病人去枕平卧4~6小时，注意观察有无头痛、呕吐、发热等化学性脑膜炎及其他神经系统的损害症状。

（3）其他如骨髓抑制、胃肠道反应、脱发等化疗药物副作用的护理，详见相关章节内容。

6. 心理护理　耐心倾听病人诉说，鼓励病人表达内心情感；做好解释工作，减轻焦虑、恐惧，预防发生意外；介绍已缓解的典型病例；组织病友进行治病养病的交流。

7. 健康指导

（1）疾病知识指导：注意休息，保证充足的睡眠。缓解期病人可适当活动，避免过度劳累，保持良好的心理状态，以提高机体抗病能力。饮食宜高热量、高蛋白、清淡、易消化，避免刺激性食物。

（2）预防感染和出血指导：注意保暖，避免受凉；讲究个人卫生，勤洗澡、勤更衣，加强口腔清洁，保持大便通畅，注意肛周卫生，房间每天通风换气，温湿度适宜，不去公共场所，以防交叉感染。

（3）用药指导：按医嘱用药，不使用对骨髓有抑制作用的药物，坚持巩固强化治疗，以延长缓解期和生存时间。如有发热、出血、骨、关节疼痛等不适，及时去医院检查。应定期复查血象及骨髓象。

（4）预防指导：对于长期接触放射线或苯及其衍生物者，应加强劳动防护。必要时应调换工种。

【护理评价】

经过治疗和护理，评价病人是否达到：①减少或避免出血。②了解预防感染的重要性，减少或避免感染。③调整好化疗期间的休息和饮食，体力逐渐恢复，生活能自理。④正确对待疾病，悲观情绪减轻并渐消除。⑤积极应对化疗药物的不良反应。

第三节　慢性白血病病人的护理

慢性白血病（chronic leukemia）分为慢性髓系白血病、慢性淋巴细胞白血病及少见类型的白血病。在我国，慢性白血病发病率低于急性白血病，其中以慢性髓系白血病多见，慢性淋巴细胞白血病较少见。本节只介绍慢性髓系白血病和慢性淋巴细胞白血病两型。

慢性髓系白血病（chronic myeloid leukemia，CML），简称慢粒，是一种发生在多能造血干细胞的恶性骨髓增生性疾病，其临床特点为粒细胞显著增多且不成熟，脾脏明显增大。95%以上的病例出现Ph’染色体和（或）BCR/ABL基因重排。自然病程可经历慢性期、加速期和急变期，多因急性变而死亡。本病各年龄组均可发病，以中年最多见。

慢性淋巴细胞白血病（chronic lymphocytic leukemia，CLL），简称慢淋，是一种进展缓慢的B淋巴细胞增殖性肿瘤，以外周血、骨髓、脾脏和淋巴结等淋巴组织中出现大量克隆性B淋巴细胞为特征。这类细胞形态学上类似成熟淋巴细胞，但在免疫学上是不成熟、功能不全的细胞。本病90%病人于50岁以上发病，男性略多于女性，在欧美较常见，我国少见。

【护理评估】

（一）健康史

慢性白血病由于起病缓慢，早期常无明显自觉症状，故应仔细了解病人年龄、日常活动量、活动耐受力及饮食、睡眠和体重变化等情况。询问病人有无病毒感染史，其居住环境和职业中有无长期接触放射物质或化学毒物，如X线、苯及其衍生物、氯乙烯等；是否长期服用过烷化剂药物及氯霉素、保泰松等；家族中有无类似疾病发病史。既往治疗经过、目前用药和病情控制情况等。

（二）身体评估

1. 慢性髓系白血病　自然病程可分为慢性期、加速期和急变期。

（1）慢性期：起病缓，早期常无自觉症状，随着病情的发展，可出现乏力、低热、多汗或盗汗、体重减轻等代谢亢进的表现。脾大为最突出的体征，可达脐平面，甚至可伸入盆腔，质地坚实、平滑，无压痛。但如发生脾梗死，则压痛明显。半数病人肝脏中度增大，浅表淋巴结多无肿大。大多数病人可有胸骨中下段压痛，为重要体征。慢性期可持续1~4年。当白细胞极度增高时可发生“白细胞淤滞症”。

（2）加速期和急变期：起病后1~4年内70%病人进入加速期，主要表现为原因不明的高热、虚弱、体重下降，脾迅速增大，骨、关节痛以及贫血、出血加重。白血病细胞对原来有效的药物发生耐药。加速期从几个月到1~2年即进入急变期，急变期表现同急性白血病类似，多数为急粒变，20%~30%为急淋变，预后极差，如不治疗往往数月内死亡。

2. 慢性淋巴细胞白血病　主要临床表现：起病缓慢，多无自觉症状，淋巴结肿大常为就诊的首发症状，以颈部、腋下、腹股沟淋巴结为主。肿大的淋巴结无压痛、较坚实、可移动。偶有纵隔淋巴结及腹膜后、肠系膜淋巴结肿大而引起相应的症状，50%~70%病人有肝、脾轻至中度大。早期可出现疲乏、无力，随后出现食欲缺乏、消瘦、低热和盗汗等，晚期易发生贫血、出血、感染，尤其是呼吸道感染，这与免疫功能减退有关。T淋巴细胞白血病可出现皮肤结节、增厚以致全身红皮病等。

（三）心理-社会支持状况

病程冗长，并发症及经济负担的日趋加重，常引起病人及家属的负性情绪。应注意了解其心理变

化,加强沟通,鼓励坚持治疗,尽量减少其心理压力。

(四)辅助检查

1. 血象　慢粒病人白细胞数早期即增高,常超过 $20×10^9/L$,晚期可达 $100×10^9/L$,中性粒细胞显著增多,以中性中幼、晚幼和杆状核细胞为主,原始细胞不超过 10%,嗜酸、嗜碱性粒细胞增多;慢性淋巴细胞白血病持续淋巴细胞增多,白细胞计数 $>10×10^9/L$,以小淋巴细胞增多为主,淋巴细胞占 50%以上,晚期可达 90%。两者晚期血小板和血红蛋白均可见明显减少。

2. 骨髓象　慢粒病人骨髓增生明显或极度活跃,以粒细胞为主,红系细胞相对减少,粒细胞与红细胞比例可增至(10~50):1,其中,以中性中幼、晚幼和杆状核细胞明显增多,原粒细胞<10%,嗜酸、嗜碱性粒细胞增多,巨核细胞正常或增多,晚期减少;慢性淋巴细胞白血病有核细胞增生明显活跃,淋巴细胞比例≥40%,以成熟淋巴细胞为主,红系、粒系及巨核细胞均减少,可见幼稚淋巴细胞或不典型淋巴细胞,发生溶血时幼红细胞增多。

3. 染色体检查　90%以上慢粒病人血细胞中出现 Ph'染色体,即 9 号染色体长臂上 C-ABL 原癌基因易位至 22 号染色体长臂的断裂点簇集区(BCR),形成 BCR-ABL 融合基因,其编码的蛋白主要为 p210,后者具有酪氨酸激酶活性,导致 CML 的发生。慢性淋巴细胞白血病约 80%出现染色体异常,部分病人出现基因突变或缺失。

4. 血液生化　慢粒病人血清及尿中尿酸浓度增高,与化疗后大量白细胞破坏有关;血清维生素 B_{12} 浓度及维生素 B_{12} 结合力显著增加,与白细胞增多程度成正比;血清乳酸脱氢酶(LDH)增高。

5. 免疫学检查　绝大多数慢性淋巴细胞白血病的淋巴细胞源于 B 淋巴细胞,呈单克隆性。20%病人抗人球蛋白试验阳性,晚期 T 淋巴细胞功能障碍。

(五)治疗原则与主要措施

1. 慢性髓系白血病

(1) 一般治疗:慢性期时白细胞淤滞症并不多见,一般无需快速降低白细胞,因快速降低白细胞反而易致肿瘤溶解综合征(肿瘤细胞大量死亡,出现高尿酸血症、高钾血症、高磷血症而导致的低钙血症等代谢异常)。巨脾有明显压迫症状时可行局部放射,但不能改变 CML 病程。

(2) 化学治疗:①羟基脲。药效作用迅速,但持续时间短,用药后 2~3 天白细胞数下降,停药后很快回升。常用剂量为 3g/d,分 2 次口服,待白细胞降至 $20×10^9/L$ 时剂量减半,降至 $10×10^9/L$ 时改用小剂量(0.5~1)g/d 维持治疗。②白消安(马利兰)。缓解率高,但副作用较大。起效慢,持续时间长,用药过量或敏感者小剂量应用会造成严重骨髓抑制,且恢复慢。现已少用。③其他药物。阿糖胞苷、高三尖杉酯碱、砷剂等及其他联合化疗亦有效。

(3) 酪氨酸激酶抑制剂(TKI):通过特异性阻断 ATP 在 ABL 激酶上的结合位置,选择性抑制 BCR/ABL 蛋白的酪氨酸激酶活性,抑制细胞增生并诱导其凋亡,是第一个用于 CML 的靶向药物,也是目前 CML 首选治疗药物。近年来临床应用较多的是伊马替尼(格列卫),疗效可达 95%~98%,对伊马替尼不能耐受或无效的病人,可选择第二代酪氨酸激酶抑制剂达沙替尼(施达赛)或尼罗替尼。

(4) α-干扰素(IFN-α):该药具有抗肿瘤细胞增生、抗血管新生及细胞毒等作用,与小剂量阿糖胞苷联用可提高疗效。300 万~500 万 U/d,皮下或肌内注射,每周 3~7 次,持续数月至 2 年不等。缓解率约为 70%,约 1/3 病人 Ph'染色体细胞减少或消失。

(5) 异基因造血干细胞移植:是目前 CML 的根治性标准治疗,需在 CML 慢性期缓解后尽早进行,以 45 岁以下为宜。HLA 相合同胞间移植后,病人 3~5 年无病存活率可达 80%。

(6) 慢粒急变的治疗:同急性白血病的化疗方法。

2. 慢性淋巴细胞白血病

(1) 化学治疗:最常用的药物是苯丁酸氮芥,有连续和间断两种用法。连续用药剂量 0.1mg/(kg·d),连用 4~8 周,每周监测血象以调整剂量、防止骨髓过度抑制;间断用药剂量(0.4~0.7)mg/kg,每 2 周 1 次,每次加量 0.1mg/kg 直至最大耐受量(0.4~1.8)mg/kg。苯丁酸氮芥耐药时可选用环磷酰胺。

(2) 放射治疗:对淋巴结肿大伴有局部压迫症状者或化疗后淋巴结、脾脏缩小不佳者可采取局部放射治疗。

（3）其他治疗：积极抗感染治疗，反复感染者可注射丙种球蛋白；并发自身免疫性溶血性贫血或血小板减少可用较大剂量糖皮质激素，疗效不佳且脾大明显时，可行脾切除或放疗。

【常见护理诊断/问题】

1. 疼痛　与脾大、脾梗死有关。

2. 有感染的危险　与低免疫球蛋白血症、正常粒细胞缺乏有关。

3. 活动无耐力　与虚弱或贫血有关。

【护理目标】

1. 诉疼痛减轻或消失。

2. 能叙述预防感染的方法，避免或减少感染的发生。

3. 能认识到饮食营养的重要性，并注意增进营养，活动耐力增加。

【护理措施】

1. 休息和饮食护理　参照急性白血病的护理措施，置病人于安静、舒适的环境中，减少活动，应尽量卧床休息，并取左侧卧位以减轻不适感。指导病人进食宜少量多餐以减轻腹胀，尽量避免弯腰和碰撞腹部，以防脾破裂。化疗期间鼓励病人多饮水，以利于尿酸和化疗药降解产物的稀释和排泄，减少对泌尿系统的化学刺激。

2. 病情观察　注意生命体征的变化、进食情况及活动量的耐受程度。观察体温变化，有无感染、出血征象，注意有无骨、关节疼痛，注意浅表淋巴结、肝脾的大小。每天测量病人脾脏的大小、质地并做好记录。注意脾区有无压痛。定期监测血象、骨髓象等，化疗期间定期检查肝肾功能、血尿酸和尿尿酸含量以及尿沉渣等。记录24小时出入液量，注意观察有无血尿或腰痛发生。

3. 对症护理　参见第五十八章第二节“急性白血病病人的护理”，包括预防感染和出血等。

4. 用药护理　遵医嘱用药，注意药物不良反应。白消安的不良反应主要是骨髓抑制、血小板或全血细胞减少及皮肤色素沉着、阳痿、停经，用药前应向病人说明，嘱用药期间经常复查血象，以便调整剂量。

5. 心理护理　向病人说明在缓解期可以工作和学习，帮助病人充实精神生活，减少忧虑。定期组织新老病人交流会，增强治疗信心。并让家属相互交流护理与治疗配合的经验，坚持不懈支持治疗。

6. 健康指导

（1）疾病知识指导：应向慢性期缓解的病人及家属讲解疾病相关知识。为了争取延长缓解期，病人必须主动配合治疗，保持情绪稳定，亲友给予病人精神、物质多方面的支持。慢性期病情稳定后可工作和学习，适当锻炼，但不可过劳。生活规律，保证充足的休息和睡眠。

（2）饮食指导：摄入高热量、高蛋白、高维生素的饮食，尽量给予易消化吸收、易于氧化分解的糖类食物以补充消耗的热量，防止体内蛋白质过度分解。

（3）用药指导：慢性期病人主动配合治疗，以减少急性变的发生，因长期用药，须注意药物不良反应，严重者需减量或暂时停药。

（4）病情监测：定期门诊复查，出现贫血加重、发热、脾大时，要及时到医院检查。

【护理评价】

经过治疗和护理，评价病人是否达到：①疼痛减轻或消失。②叙述预防感染的方法，避免或减少感染的发生。③认识到饮食营养的重要性，并注意增进营养，活动耐力增加。

（曹英娟）

思考题

1. 张先生，36岁。发热，伴全身酸痛半个月，加重伴出血倾向1周。半月前无明显诱因发热，T 38.5℃，伴全身酸痛，轻度咳嗽，无痰，服用抗感冒药治疗无效，1周前病情加重，刷牙时牙龈出血。查体：T 38℃，P 96次/min，R 20次/min，BP 120/80mmHg，前胸和下肢皮肤有少许出血点，浅表淋巴结不大，巩膜不黄，咽充血（+），扁桃体不大，胸骨轻压痛，HR 96次/min，律齐，肺叩诊清音，右下肺少许湿啰音，腹平软，肝脾未及。实验室检查：Hb 82g/L，网织红细胞0.5%，WBC 5.4×

10^9/L，原幼细胞 20%，PLT 29×10^9/L，尿粪常规（-）。

请思考：

（1）作为一名护士，在为该病人进行化疗时，如何做好用药护理？

（2）如何指导病人在生活中观察和预防出血？

2. 魏女士，52 岁，农民，已婚。主诉疲劳、消瘦 2 年，左上腹部发现一硬块约 5 个月。近 2 年来感到体弱疲乏、食欲缺乏，逐渐消瘦。近 5 个月以来，进食后饱胀，并在左上腹部发现硬块，似拳头大小，逐渐长大，不痛。大便秘结。小便无改变。近 10 天来有轻度咳嗽，咳少量黏液白痰。在 1 年前曾发生过 2 次鼻出血，无其他出血史。体格检查：T 38.5℃，R 24 次/min，P 100 次/min，BP 120/80mmHg。血常规：Hb 54g/L，RBC 2.0×10^{12}/L，WBC 436×10^9/L。

请思考：

（1）慢性白血病的主要体征有哪些？

（2）如何预防和缓解白细胞淤滞症？

（3）从哪些方面对病人进行健康指导？

思路解析

扫一扫、测一测

笔记

第五十九章 原发免疫性血小板减少症病人的护理

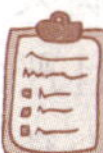

学习目标

1. 掌握原发免疫性血小板减少症病人的护理评估主要内容和护理措施。
2. 熟悉原发免疫性血小板减少症的概念和临床特点。
3. 了解原发免疫性血小板减少症的相关因素和治疗方法。
4. 能指导病人正确服药和预防出血的相关注意事项，具有爱伤观念，关注病人需求。

情景导入

刘女士，68岁。6天前感冒发热，自服连花清瘟胶囊及扑热息痛治疗，感冒发热症状缓解，3天前刷牙时出现口腔黏膜及牙龈出血。查血常规示：WBC 4.98×10^{9}/L，RBC 4.77×10^{12}/L，Hb 138g/L，PLT 10×10^{9}/L。尿常规：WBC 85/μl，RBC 1 145/μl。

请问：

1. 该病人还需收集哪些健康资料？
2. 如何对该病人进行健康指导？

原发免疫性血小板减少症（immune thrombocytopenia，ITP），既往被称为特发性血小板减少性紫癜，是血小板受到免疫性破坏，外周血中血小板减少的出血性疾病。本病是血小板减少性疾病中最常见的一种，以自发性皮肤、黏膜及内脏出血、血小板减少、骨髓巨细胞发育成熟障碍、血小板生存时间缩短、抗血小板自身抗体出现为特征。儿童成人均可发病，儿童发病常呈急性，成人则发病隐匿呈慢性过程。人群发病率（5~10）/10万，60岁以上的老人为高发人群，男女发病率相近。

【病因与发病机制】

病因未明，可能与下列因素有关。

1. 感染　约80%急性ITP病人，在发病前2周左右有上呼吸道感染史；慢性ITP病人常因感染而使病情加重；此外，病毒感染后发生的ITP病人血中可发现抗病毒抗体或免疫复合物，且抗体滴度及免疫复合物水平与血小板计数和寿命呈负相关。有研究显示幽门螺杆菌（HP）感染是ITP的部分发病因素，说明ITP与细菌或病毒感染密切相关。

2. 免疫　感染不能直接导致ITP发病，免疫的参与可能是ITP发病的重要原因。急性型多发生在病毒感染恢复期，病人血清中有较高的抗病毒抗体和明显增高的血小板相关抗体（PAIg）。慢性型是血小板相关抗体作用于血小板相关抗原，造成血小板破坏，这是导致血小板减少的主要原因。目前

研究发现 ITP 的发生还与 T 淋巴细胞功能障碍有关。

3. 肝脾　体外培养证实,脾是血小板相关抗体(PAIg)的产生部位,同时抗体结合的血小板也在通过脾时被单核-吞噬细胞系统吞噬、清除。发病期间血小板寿命明显缩短。

4. 其他　慢性型多见于女性,青春期后及绝经期前易发病,可能与雌激素抑制血小板生成及促进单核-吞噬细胞对抗体结合血小板的破坏有关;毛细血管脆性增高可加重出血。此外,有研究表明 ITP 的发生可能受基因的调控与遗传因素有关。

【护理评估】

(一) 健康史

注意病人的年龄、性别,询问发病前 1~3 周有无上呼吸道感染及麻疹、水痘、风疹等病毒感染史。女性病人月经及生育史,了解有无月经过多、经期延长等。

(二) 身体评估

1. 起病方式　成人 ITP 多起病隐匿。

2. 出血表现　多数病人出血较轻且局限,但易反复。主要表现为皮肤、黏膜的出血,如出血点、紫癜、瘀斑、外伤后不易止血和(或)牙龈出血、鼻出血等。女性病人常出现月经量过多,且可为部分病人唯一的临床症状。尽管严重的内脏出血较少见,但部分病人可因感染病情突然加重而出现广泛且严重的皮肤、黏膜出血,甚至内脏出血,也可因高热、情绪激动、高血压等诱发致命性的颅内出血。少数病人仅有血小板减少,可无明显的出血表现。

3. 乏力　ITP 病人可出现明显乏力。

4. 其他　长期的月经量过多,可出现不同程度的贫血;出血量过多可引起血压降低或失血性休克;部分病人有血栓形成倾向。

(三) 心理-社会支持状况

虽然 ITP 是一种良性疾病,但是目前尚无根治办法。因此 ITP 病人往往伴有严重的焦虑和恐惧症状,一方面严重出血的风险时刻会影响着他们正常的工作和生活;另一方面因为疾病反复发作,治疗周期长,治疗药物不良反应较多,经济负担重,病人往往产生悲观心理。国外一项研究显示慢性 ITP 病人生活质量甚至低于癌症病人。

(四) 辅助检查

1. 血象　急性型发作期血小板常低于 20×10^9/L,慢性型常为 $(30\sim80)\times10^9$/L。血小板平均体积偏大,功能多正常。红细胞计数一般正常,如有贫血,通常为正细胞性,并与血液丢失程度平行。白细胞计数与分类通常正常。

2. 骨髓象　巨核细胞数量增加或正常。急性型幼稚巨核细胞比例增多,胞体大小不一,以小型多见;慢性型颗粒型巨核细胞增多,胞体大小基本正常。有血小板形成的巨核细胞显著减少<30%。红系及粒、单核系正常。

3. 其他　束臂试验阳性、出血时间延长;90%以上病人血小板生存时间明显缩短。

(五) 治疗原则与主要措施

1. 观察和随访　ITP 中国专家共识(2016)认为血小板计数 $\geq30\times10^9$/L,没有出血表现,不存在增加出血风险的因素时,发生出血的危险性比较小,可不予治疗,只予观察和随访。若有出血症状,则无论血小板减少程度如何,都应该积极治疗。

2. 一般疗法　当血小板计数 $<20\times10^9$/L、出血严重者应卧床休息,防止创伤。避免应用降低血小板数量及抑制血小板功能的药物。

3. ITP 的一线治疗

(1) 肾上腺糖皮质激素:近期有效率约为 80%。首选大剂量地塞米松 40mg/d×4 天,无效者可重复一次;也可使用泼尼松,剂量为 1mg/(kg·d)口服,症状重者可静滴地塞米松或甲泼尼龙,好转后改口服。

(2) 静脉注射丙种球蛋白:常用剂量 0.4g/(kg·d)×5 天或者 1.0g/(kg·d)×2 天。

4. ITP 的二线治疗

(1) 促血小板生成药物:此类药物起效快,但是停药后不能维持,需要持续使用。一般用于糖皮

质激素治疗无效的病人。主要包括重组人血小板生成素(rhTPO)、艾曲波帕和罗米司亭。目前国内常用的是 rhTPO。

(2) 抗 CD20 单克隆抗体(利妥昔单抗):标准剂量 $375mg/m^2$,每周 1 次,连用 4 周。此药起效慢,但是缓解持续时间长,常见不良反应有血清病、低血压、急性呼吸窘迫综合征等。

(3) 脾切除:可减少血小板抗体产生及减轻血小板的破坏。脾切除有效率为 60%~70%,无效者对糖皮质激素的用量亦可减少。适应证为正规糖皮质激素治疗无效者、糖皮质激素治疗有效但减量或停药复发需大剂量用药者、有糖皮质激素使用禁忌证者。

(4) 其他:常用药物有长春新碱、环孢素 A、环磷酰胺、硫唑嘌呤等免疫抑制剂及达那唑等药物。此外,中药也有一定疗效。

5. 急症处理　对于病情十分危急,须立即提升血小板的病人,应给予输注新鲜血小板。还可选用免疫球蛋白(IVIg)[1.0g/kg×(2~3 天)]和(或)甲泼尼龙(1.0g/d×3 天)。

血小板计数的安全值

国内外专家广泛认同在下列临床过程中,血小板计数的安全值分别为:①口腔科。常规口腔检查≥$20×10^9$/L,拔牙或补牙≥$30×10^9$/L。②手术。小手术≥$50×10^9$/L,大手术≥$80×10^9$/L。③产科。正常阴道分娩≥$50×10^9$/L,剖宫产≥$80×10^9$/L。④其他。对必须服用阿司匹林等非甾体类抗炎药、华法林等抗凝药物者,血小板应维持在>$50×10^9$/L。

【常见护理诊断/问题】

1. 有受伤的危险　与出血和血小板减少有关。
2. 有感染的危险　与应用糖皮质激素、免疫抑制剂治疗所致机体抵抗力下降有关。
3. 自我形象紊乱　与长期应用糖皮质激素有关。
4. 恐惧　与血小板减少,出血可能危及生命有关。
5. 潜在并发症:颅内出血。

【护理目标】

1. 能认识到出血的危险性,并采取有效的措施预防出血。
2. 了解 ITP 治疗药物的副作用及相关注意事项。
3. 正确认识 ITP,病人自述恐惧感减轻。

【护理措施】

1. 一般护理　病室宜安静,空气新鲜,每天开窗通风 2 次,保持病房温度 20~22℃,湿度 50%~60%。有明显出血征象的病人,应指导病人绝对卧床休息,保持情绪平稳;病情平稳时,鼓励病人下床活动但应防止跌倒,轻起轻坐,避免头部的剧烈活动。给予高蛋白、高热量、富含维生素易消化的饮食;避免进食粗糙、辛辣、酒类刺激性强的食物;有消化道出血者遵医嘱进流食或禁食。糖皮质激素治疗期间应低盐、低糖饮食并注意监测血压、血糖的变化。保持良好的排便习惯,多饮水,避免大便用力,必要时使用缓泻剂或开塞露,以防大便用力引起颅内压增高导致颅内出血。

2. 病情观察　监测生命体征,注意有无发热、血压变化情况;观察皮肤、黏膜出血情况,尤其应注意有无新鲜出血点,治疗后皮肤出血情况有无改善;观察大小便的颜色性质,注意有无尿血和消化道出血情况;如病人出现颅内出血常表现为剧烈头痛、呕吐、视物模糊、颈项强直、意识障碍等表现,应及时通知医生,建立静脉通道,并做好抢救准备。关注血常规的情况,根据血小板的情况指导病人休息和饮食。

3. 预防出血　参见第五十七章第二节“再生障碍性贫血病人的护理”。

4. 预防感染　长期应用糖皮质激素,易诱发或加重感染,感染又可使病人病情加重,故应加强预防和控制感染的护理。参见第五十七章第二节“再生障碍性贫血病人的护理”。

5. 用药护理

（1）糖皮质激素：是治疗 ITP 的一线药物，应指导病人严格按照医嘱用药，不得擅自增减或停止药物，饭后是服用激素的最佳时间，可以减低对胃黏膜的损伤，对于胃部不适或不能口服的病人应及时通知医生改为静脉输注。糖皮质激素治疗期间应嘱病人低盐、低糖饮食并注意监测血压、血糖的变化。长期应用糖皮质激素者特别是大剂量应用时，不良反应较多，有库欣综合征、合并感染、高血压、糖尿病、胃肠道出血、骨关节缺血性坏死、精神异常等，应注意观察并及时处理。

（2）重组人血小板生成素（特比澳）：皮下注射后应注意按压穿刺点至不出血为止，防止发生血肿，此药不良反应轻微，偶有发热、肌肉酸痛等，多可自行缓解。

（3）抗 CD20 单克隆抗体（利妥昔单抗/美罗华）：使用前 30 分钟应给予地塞米松和抗组胺药物进行预处理，常见不良反应有发热、寒战、低血压和支气管痉挛，输注过程中应密切观察生命体征变化。

（4）其他：长春新碱可引起骨髓造血功能抑制、末梢神经炎；环磷酰胺可致出血性膀胱炎；环孢素有牙龈增生、多毛、肝肾功能损害。护士应做好解释工作，使病人了解药物的作用及不良反应，注意监测体温、血压、血糖、尿糖、肝肾功能，如有异常及时报告医生。

6. 心理护理　ITP 不能治愈，耐心解释病人及家属提出的问题，一旦发生严重出血，护士应沉着冷静，通过精心护理给病人以安慰，并观察病人的情绪，及时帮助和指导以消除顾虑，避免紧张情绪，积极发挥病人及家属的主观能动性，提高护理质量，增强信心。当病人出现库欣综合征时，应告知病人外表改变只是暂时的，鼓励病人适当进行社会活动、人际交往。

7. 健康指导

（1）疾病知识指导：做好解释工作，让病人及家属了解本病的发病机制、主要表现及治疗方法，使其能正确认识疾病，避免情绪紧张及波动，保持乐观态度，积极配合治疗与护理。避免人为损伤诱发或加重出血。指导病人注意休息和营养，避免强体力活动。嘱病人避免受凉或感冒而诱发发作。

（2）药物指导：避免滥用药物，特别是对血小板有损伤作用的药物，如阿司匹林、双嘧达莫、吲哚美辛、保泰松、右旋糖酐等。长期服用糖皮质激素者应告知按医嘱服药，不可自行减量或突然停药，否则易出现反跳现象。服药期间，注意个人卫生，防止感染。注意观察其他不良反应。

（3）病情监测指导：讲解血象正常或异常时的注意事项。教会病人识别出血情况，包括皮肤、黏膜出血的情况，如瘀点、瘀斑、牙龈出血、鼻出血等；有无内脏出血的表现，如呕血或黑便、咯血、血尿、头痛、视力改变等。一旦出现皮肤、黏膜出血加重或内脏出血的表现，应及时就医。

（4）生活指导：尽量穿着棉质、宽松衣物，舒适合脚的平底鞋。保持皮肤清洁，勤洗澡，注意洗澡时水温不宜超过 50℃，并避免用力地搓洗，以减少皮肤出血的发生。刷牙时应选择软毛牙刷，禁止使用牙签、牙线剔牙，当牙龈有出血情况时暂停刷牙，给予漱口水漱口，保持口腔卫生。预防鼻腔出血，平时避免用力擤鼻涕，避免抠鼻子。保持大便通畅，平时应多饮水，养成良好的大便习惯。

【护理评价】

经过积极的治疗和护理，评价病人是否达到：①认识到出血的危险性，能采取有效的措施预防出血。②了解 ITP 的治疗药物的作用、副作用，知晓相关注意事项。③正确认识 ITP，恐惧感减轻。

（曹英娟）

思考题

李女士，36 岁。因皮肤瘀斑、牙龈出血 1 个月，月经过多 1 天而入院。病人入院前 1 个月出现双下肢皮肤散在瘀点、瘀斑，牙龈轻微渗血。体格检查：T 36.8℃，P 82 次/min，R 20 次/min，BP 120/75mmHg。神志清，全身皮肤散在瘀点、瘀斑，浅表淋巴结未触及，睑结膜无苍白，巩膜无黄染，牙龈渗血，胸骨无压痛，双肺呼吸音清，HR 82 次/min，律齐，腹软，无压痛，肝脾未触及。关节无肿胀。实验室检查：Hb 90g/L，WBC 10.5×10^9/L，PLT 12×10^9/L。

请思考：

（1）目前李女士的主要护理诊断有哪些？

（2）如何对该病人进行健康教育？

思路解析

扫一扫、测一测

第六十章 淋巴瘤病人的护理

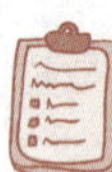

学习目标

1. 掌握淋巴瘤病人的护理措施。
2. 熟悉淋巴瘤的概念和临床表现。
3. 了解淋巴瘤的分型、诊断和治疗方法。
4. 能正确运用所学知识对淋巴瘤病人进行护理评估，提出主要护理诊断，制订护理计划，并对病人及家属进行健康指导；具备良好的护理问题分析、解决的能力。

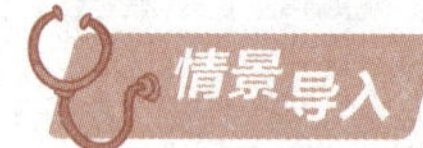

情景导入

陆先生，36 岁。因“全身多发性无痛性淋巴结肿大半年余”入院。入院体检：双侧锁骨上区、腋窝、双侧腹股沟区、右侧肺门、脾门、腹主动脉旁多发肿大淋巴结。

请问：

1. 该病人还需收集哪些健康资料？
2. 如何对该病人进行健康指导？

淋巴瘤（lymphoma）起源于淋巴结和淋巴组织，其发生大多与免疫应答过程中淋巴细胞增生分化产生的某种免疫细胞恶变有关，是免疫系统的恶性肿瘤。淋巴瘤可发生于身体的任何部位，通常以实质瘤形式生长于淋巴细胞丰富的组织器官中，其中以淋巴结、扁桃体、脾及骨髓等部位最易受累。原发部位可在淋巴结，也可在结外的淋巴组织。临床上以无痛性进行性淋巴结肿大和局部肿块为特征，同时可有相应器官受压迫或浸润受损症状。组织病理学将淋巴瘤分为霍奇金淋巴瘤（Hodgkin lymphoma，HL）和非霍奇金淋巴瘤（non-Hodgkin lymphoma，NHL）两大类，两者虽均发于淋巴组织，但它们在流行病学、病理特点和临床表现方面有明显的不同。

淋巴瘤占全部恶性肿瘤的 3%左右。近 20 年来，全球 NHL 发病率逐年上升，特别是经济发达地区，而 HL 则显著下降。我国淋巴瘤的类型构成与欧美不同，欧美以治疗效果较好、生存期较长的 HL 和低度恶性 NHL 为主，而我国则以治疗效果欠佳的中、高度恶性 NHL 为主，我国发病率明显低于日本及欧美各国。发病年龄以 20~40 岁最多见。城市高于农村。男性明显多于女性。淋巴瘤的死亡率在我国为 1.5/10 万，排在恶性肿瘤死亡的第 11~13 位。目前，全世界有淋巴瘤病人 450 万以上，可能与环境恶化、寿命的延长以及组织病理学的快速发展有关。

【病因与发病机制】

淋巴瘤的病因与发病机制尚不清楚。病毒学说颇受重视。

1. 病毒感染 常见病毒:①EB 病毒(系 DNA 疱疹病毒)。可能是 Burkitt 淋巴瘤的病因,80%以上 Burkitt 淋巴瘤病人血中 EB 病毒抗体滴定度明显增高,而非 Burkitt 淋巴瘤者滴定度增高者仅 14%,滴定度高者发生 Burkitt 淋巴瘤概率也明显增多。②反转录病毒。人类 T 淋巴细胞白血病病毒Ⅰ型(HTLV-Ⅰ)已被证明是成人 T 淋巴细胞白血病或淋巴瘤的病因。③Kaposi 肉瘤病毒。也被认为是原发于体腔的淋巴瘤的病因。

2. 免疫缺陷 宿主的免疫功能也与淋巴瘤的发病有关。动物实验证明,动物胸腺切除或接受抗淋巴血清、细胞毒药物、放射可使其免疫功能长期处于低下状态,肿瘤发生率高。近年来发现遗传性或获得性免疫缺陷伴发淋巴瘤者较多,如干燥综合征,发生淋巴瘤的概率比一般人群高。器官移植后长期应用免疫抑制剂而发生恶性肿瘤者,其中 1/3 为淋巴瘤。

3. 其他因素 幽门螺杆菌抗原的存在与胃黏膜相关性淋巴样组织结外边缘区淋巴瘤(胃 MALT 淋巴瘤)发病有密切关系,抗幽门螺杆菌治疗可改善其病情。幽门螺杆菌可能是该类淋巴瘤的病因。

【病理特征】

淋巴瘤典型的淋巴结病理学特征为正常滤泡性结构,被膜周围组织、被膜及被膜下窦被大量异常淋巴细胞或组织细胞所破坏。

1. 霍奇金淋巴瘤 以肿瘤组织中存在 Reed-Stemberg 细胞(以下简称 R-S 细胞)为特征。R-S 细胞来源于被激活的生发中心后期 B 淋巴细胞。国内以混合细胞型为最常见,除结节硬化型较固定外,其他各型可以相互转化。

2. 非霍奇金淋巴瘤 NHL 大部分为 B 淋巴细胞性,病变的淋巴结切面外观呈鱼肉样。NHL 易发生早期远处扩散。镜下正常淋巴结结构破坏,增生或浸润的淋巴瘤细胞成分单一、排列紧密,淋巴滤泡和淋巴窦可消失。有的病例在临床确诊时已播散至全身。侵袭性 NHL 常原发累及结外淋巴组织,发展迅速,往往跳跃性播散,越过邻近淋巴结向远处淋巴结转移。

2001 年,世界卫生组织在欧美淋巴瘤分型修订方案(1994 年)的基础上提出了淋巴组织肿瘤分型方案。该方案结合了病理组织细胞的形态学特点及其免疫表型特征,利用单克隆抗体、细胞遗传学和分子生物学等新技术,将淋巴组织肿瘤分为霍奇金淋巴瘤、B 淋巴细胞肿瘤、T 淋巴细胞肿瘤和 NK 细胞肿瘤四大类,为临床诊断、治疗方案选择和预后估计提供了更具针对性的依据与指导。

【护理评估】

(一)健康史

详细询问起病方式、发病时间、饮食习惯及食欲、睡眠等。评估病人既往病史,如既往有无淋巴结肿大或局部肿块等表现。有无服用特殊药物等。

(二)身体评估

HL 多见于青年,儿童少见。NHL 可见于各年龄组,随年龄的增长而发病增多,男性多于女性。无痛性、进行性的淋巴结肿大或局部肿块是淋巴瘤共同的临床表现。临床表现因病理类型、分期及侵犯部位不同而错综复杂。

1. 淋巴结肿大 多以无痛性、进行性的颈部或锁骨上淋巴结肿大为首发表现,为 60%~80%,其次是腋下淋巴结肿大,且以 HL 多见。肿大的淋巴结可以活动,也可相互粘连,融合团块,触诊有软骨样的感觉。深部淋巴结肿大可引起压迫症状,如纵隔淋巴结肿大可致咳嗽、胸闷、气促、肺不张及上腔静脉压迫综合征等;腹膜后淋巴结肿大可压迫输尿管,引起肾盂积水等,此以 NHL 较多见。此外,HL 病人还会出现“饮酒痛”,即是在饮酒后数分钟及几小时内出现病变局部(淋巴结)的疼痛,这是 HL 特有的症状,并可随着病情的缓解或发展而消失或重现。该症状可早于其他症状及 X 线表现,具有一定的诊断意义。发病机制不明。近年来随着疾病早期诊断及其有效治疗,饮酒痛已少见。

2. 全身症状

(1) 发热:30%~40%HL 病人以原因不明的持续发热为首发症状。热型多不规则,可呈持续高热,也可呈间歇低热,少数有周期性发热(Pel-Ebstein 热)。但 NHL 一般在病变较广泛时才发热,且多为高热。

(2) 皮肤瘙痒:这是 HL 较特异的表现,可为 HL 唯一的全身症状。局灶性瘙痒发生于病变部淋巴引流的区域,全身瘙痒大多发生于纵隔或腹部有病变的病人。多见于年轻病人,特别是女性。

（3）其他：包括乏力、盗汗与消瘦（半年内体重减轻>10%）等，其中以盗汗及短时间内明显消瘦为常见，NHL病人若同时出现发热则为晚期表现。

3. 组织器官受累　是病变远处扩散及结外侵犯的主要表现，常见于NHL。皮肤受累可表现为局部肿块、皮下结节甚至溃疡；咽淋巴结病变可致吞咽困难和鼻塞等；胸肺受累可表现为肺实质浸润和胸腔积液；肝受累可引起肝大和肝区疼痛，少数可发生黄疸；胃肠道损害可出现食欲缺乏、腹痛、腹泻、腹部包块、肠梗阻和出血；肾损害表现为肾肿大、高血压、肾功能不全和肾病综合征；骨骼损害以胸椎及腰椎最常见，主要表现为骨痛、腰椎和胸椎破坏及脊髓压迫症等。中枢神经系统病变多在疾病进展期和晚期，以累及脑膜及脊髓为主。部分NHL会发展为淋巴瘤白血病。

（三）心理-社会支持状况

经化学治疗或放射治疗后，并发症及经济负担的加重，常引起病人及家属的负性情绪。应鼓励患者坚持治疗，加强沟通，尽量减少其心理压力。

（四）辅助检查

1. 血象　HL血象变化较早，常有轻或中度贫血，少数有白细胞计数轻度或明显增加，部分病人的嗜酸性粒细胞升高。骨髓浸润广泛或有脾功能亢进时，全血细胞下降。

2. 骨髓象　骨髓象多为非特异性，若能找到R-S细胞则是HL脊髓浸润的依据，活检可提高阳性率；NHL白细胞多正常，伴淋巴细胞绝对或相对增多。

3. 其他检查　淋巴结活检是淋巴瘤确诊和分型的主要依据；胸部X线、腹部超声、胸（腹）部CT或PET-CT等有助于确定病变部位及其范围。疾病活动期有血沉增快、血清乳酸脱氢酶活性增加，其中乳酸脱氢酶增加提示预后不良；骨骼受累时血清碱性磷酸酶活力或血钙增加。NHL可并发溶血性贫血，抗人球蛋白试验阳性。中枢神经系统受累时脑脊液中蛋白含量增加。

（五）诊断要点

对慢性、进行性无痛性淋巴结肿大，经淋巴结活检证实即可确诊。一般情况下，组织病理学检查应尽量采用免疫组化、细胞遗传学和分子生物学技术，按世界卫生组织（2001）的淋巴组织肿瘤分型标准进行分型；否则HL可按Rye标准分型，NHL则以IWF标准为基础再加免疫分型。在此基础上，根据病变范围的不同，采用1971年霍奇金淋巴瘤工作组在美国Ann Arbor制订并公布的以及1989年在英国Costwald做了修订的临床分期方案，可将淋巴瘤分为四期。

Ⅰ期：单个淋巴结区域或淋巴样组织受累。

Ⅱ期：在膈肌的两组或多组淋巴结受累（纵隔为单一部位；而双侧肺门淋巴结属不同区域）。受累区域数目应以脚注标出（如Ⅱ2）。

Ⅲ期：受累淋巴结区域或结构位于横膈两侧。

Ⅳ期：除了与受累淋巴结邻近的结外器官也有病变外，一个或多个结外部位受累。

各期又按有无“B”症状分为A或B。

A. 无“B”症状

B. 有“B”症状：即发热（体温>38℃）；或盗汗；或6个月内不明原因的体重下降>10%

下列情况需以符号表示：

X. 巨大瘤块（纵隔增宽1/3以上，或肿大淋巴结最大直径超过10cm）。

E. 单一结外部位受累，邻近已知淋巴结区。

（六）治疗原则与主要措施

以化疗为主、化疗与放疗相结合，联合应用相关生物制剂的综合治疗，是目前淋巴瘤治疗的基本策略。

1. 化学治疗　HLⅢ期、HLⅣ期和NHL低度恶性Ⅲ、Ⅳ期以及NHL中高度恶性即使临床分期Ⅰ、Ⅱ期病人均以化疗为主，必要时局部放疗。多采用联合化疗，争取首次治疗获得缓解，有利于病人长期存活。其中ABVD为HL的首选方案，目前认为2~4个疗程的ABVD联合30~40Gy受累野的放疗是最佳的治疗方案；因疗效高而毒性较低，CHOP则为侵袭性NHL的标准治疗方案。

2. 放射治疗　放射治疗有扩大及全身淋巴结照射两种。扩大照射除被累及的淋巴结及肿瘤组织外，还包括附近可能侵及的淋巴结，如病变在膈以上采用“斗篷式”（照射部位包括两侧从乳突端至锁

骨上下、腋下、肺门、纵隔的淋巴结)；如病变在膈以下采用倒“Y”字式(包括从膈下淋巴结到腹主动脉旁、盆腔及腹部淋巴结，同时照射脾区)。扩大照射主要用于 HLⅠA 和 HLⅡA 病人，疗效较好。NHL 对放射敏感但易复发，但若原发病灶在扁桃体、鼻咽部或为原发于骨骼的组织细胞型，局部放疗后可以获得较满意的长期缓解。放射剂量为 30~40Gy，3~4 周为 1 个疗程。

3. 生物治疗

(1) 单克隆抗体：凡细胞免疫表型为 CD20+的 B 细胞淋巴瘤病人，主要是 NHL 病人，均可用 CD20 单抗(利妥昔单抗，375mg/m^2)治疗。该药是一种针对 CD20 抗原的人鼠嵌合型单抗，其作用机制是通过介导抗体依赖的细胞毒性(ADCC)和补体依赖细胞毒性(CDC)作用杀死淋巴细胞，并可诱导淋巴细胞凋亡，增加淋巴细胞对化疗药物的敏感性。联合多种化疗方案均可显著提高病人的完全缓解率及延长无病生存时间，且在造血干细胞移植前用利妥昔单抗做体内净化，可提高移植治疗的疗效。

(2) 干扰素：是一种能抑制多种血液肿瘤增生的生物制剂。其作用机制主要是与肿瘤细胞直接结合而抑制肿瘤增生和间接的免疫调节作用。对个别类型有缓解作用。

(3) 其他：胃黏膜相关淋巴样组织淋巴瘤可使用抗幽门螺杆菌治疗，部分病人用药后症状改善，甚至临床治愈。

4. 造血干细胞移植　对 55 岁以下、重要脏器功能正常、缓解期短、难治易复发的侵袭性淋巴瘤、4 个疗程 CHOP 方案能使淋巴结缩小超过 3/4 者，可考虑全淋巴结放疗及大剂量联合化疗后行异基因或自体造血干细胞移植，以求最大限度地杀死肿瘤细胞，从而取得较长的缓解期和无病存活期。其中大剂量化疗联合自体造血干细胞移植，已经成为上述治疗失败病人和复发性 NHL 病人的标准治疗。

5. 手术治疗　包括剖腹探查及脾切除。

【常用护理诊断/问题】

1. 体温过高　与 HL 本身或感染有关。
2. 有皮肤完整性受损的危险　与放疗引起局部皮肤烧伤有关。
3. 营养失调：低于机体需要量　与肿瘤对机体的消耗或放、化疗有关。
4. 悲伤　与治疗效果差或淋巴瘤复发有关。
5. 潜在并发症：化疗药物不良反应。

【护理目标】

1. 体温得以控制，逐渐降至正常范围。
2. 皮肤无损伤。
3. 能主动进食营养均衡的食物或接受营养支持治疗。
4. 能正确对待疾病，悲观情绪减轻或消除。
5. 并发症得到有效预防，或得到及时发现和处理。

【护理措施】

1. 病情观察　评估病人放疗后的局部皮肤反应，有无发红、瘙痒、灼热感以及渗液、水疱形成等。

2. 局部皮肤护理　照射区的皮肤在辐射作用下一般都有轻度损伤，对刺激的耐受性非常低，易发生二次皮肤损伤。故应避免局部皮肤受到强热或冷的刺激，尽量不用热水袋、冰袋，沐浴水温以 37~40℃为宜；外出时避免阳光直接照射；不要用有刺激性的化学物品，如肥皂、酒精、油膏、胶布等。放疗期间应穿着宽大、质软的纯棉或丝绸内衣，洗浴毛巾要柔软，擦洗放射区皮肤时动作轻柔，减少摩擦，并保持局部皮肤的清洁、干燥，防止皮肤破损。

3. 放射损伤皮肤的护理　局部皮肤有发红、痒感时，应及早涂油膏以保护皮肤。如皮肤为干反应，表现为局部皮肤灼痛，可给予 0.2%薄荷淀粉或氢化可的松软膏外涂；如为湿反应，表现为局部皮肤刺痒、渗液、水疱，可用 2%甲紫、冰片、蛋清、氢化可的松软膏外涂，也可用硼酸软膏外敷后加压包扎 1~2 天，渗液吸收后暴露局部；如局部皮肤有溃疡坏死，应全身抗感染治疗，局部外科清创、植皮。随着肿瘤放疗设备及技术的不断完善与提高，局部皮肤损伤的发生率日趋下降，且以轻症反应为多。

4. 化疗药物不良反应的护理　参见第五十八章第二节“急性白血病病人的护理”。

5. 健康指导

(1) 疾病知识指导：缓解期或全部疗程结束后，病人仍应保证充分休息、睡眠，适当参与室外锻

炼,以提高机体免疫力。食谱应多样化,加强营养,避免进食油腻、生冷和容易产气的食物。有口腔及咽喉部溃疡者可进牛奶、麦片粥及其他刺激性小的食物。若唾液分泌减少造成口舌干燥,可饮用柠檬汁、乌梅汁等。注意个人卫生,皮肤瘙痒者避免抓搔,以免皮肤破溃。

(2) 心理指导:耐心与病人交谈,了解病人对本病的知识和对患病、未来生活的看法,给予适当的解释,鼓励病人积极接受治疗。在长期治疗过程中,病人可能会出现负性情绪,甚至放弃治疗。充分理解病人的痛苦和心情,注意言行,不推诿、埋怨,营造轻松的环境,以解除病人的紧张和不安,保持心情舒畅。

(3) 用药指导与病情监测:向病人说明近年来由于治疗方法的改进,淋巴瘤缓解率已大大提高,应坚持定期巩固强化治疗,可延长淋巴瘤的缓解期和生存期。若有身体不适,如疲乏无力、发热、盗汗、消瘦、咳嗽、气促、腹痛、腹泻、皮肤瘙痒、口腔溃疡等,或发现肿块,应及早就诊。

【护理评价】

经过有效治疗与护理,是否达到:①体温恢复正常,感染得到控制。②皮肤完整性好,无损伤。③营养状况得到改善,体重逐渐稳定或有所增加。④正确对待疾病,悲观情绪减轻并渐消除。⑤未发生并发症,或发生时得到及时地发现和处理。

(曹英娟)

思考题

李先生,50 岁。因“右睾丸无痛性肿大”在医院行 B 超示:右睾丸较左侧大。遂行右睾丸根治性切除术,术后病理示:外周 T 淋巴细胞性非霍奇金淋巴瘤。术后行化疗 3 个疗程及鞘内注射 3 次,脑脊液常规及生化正常,脑脊液涂片未找到癌细胞。化疗过程顺利,建议在全身化疗同期给予左侧睾丸放射治疗,病人因畏惧化疗及放疗的毒副作用而放弃治疗,之后亦未复查。

请思考:

(1) 病人化疗后可能出现何种不良反应?

(2) 针对病人对放化疗毒副作用的畏惧,作为护士应如何应对?

(3) 由于病人放弃进一步的治疗,今后可能出现何种问题?

思路解析

扫一扫、测一测

笔记

第七篇　内分泌与代谢性疾病病人的护理

内分泌与代谢性疾病主要包括内分泌系统疾病、代谢性疾病和营养性疾病。内分泌系统疾病包括下丘脑、垂体、甲状腺和肾上腺等疾病，其他系统疾病或服用激素等也可能引起内分泌系统疾病；代谢性疾病是指机体在新陈代谢过程中某一环节障碍引起的相关疾病，如糖尿病；营养性疾病是指营养物质不足、过剩或比例失调而引起的疾病，如肥胖症。内分泌与代谢性疾病种类繁多，长期营养和代谢障碍影响个体的生长、发育、衰老过程。近年来，随着医学科学技术的发展，内分泌及代谢性疾病的治疗和护理均有了较大的发展。

第六十一章　概述

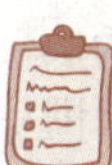

学习目标

1. 掌握内分泌系统疾病病人护理评估的内容。
2. 熟悉内分泌系统的结构和功能。
3. 能说出分泌系统疾病常用的诊疗技术的实施方法和操作前后的护理要点。
4. 能初步应用护理程序对内分泌与代谢性疾病病人进行护理评估，提出护理诊断，体现良好的沟通能力、团结协作精神和精益求精的品德。

第一节　内分泌系统的结构与功能

内分泌系统是由内分泌腺及具有内分泌功能的组织和细胞组成的重要体液调节系统，与神经系统和免疫系统共同调节机体的代谢、生长发育、生殖、运动、衰老等生命活动，维持内环境相对稳定。内分泌系统主要通过激素发挥调节作用。人体的内分泌腺或器官组织的内分泌细胞所合成与分泌的高效能生物活性物质称为激素(hormone)。

一、人体主要内分泌腺(组织)及其分泌的激素和生理作用

人体的内分泌腺主要包括下丘脑和神经垂体、松果体、腺垂体、甲状腺、甲状旁腺、胰岛和胰岛外的激素分泌细胞、肾上腺、性腺。激素分泌细胞主要分布在心血管、胃肠、肾上腺髓质、脂肪组织、脑等部位,这些腺体分泌的激素辅助神经系统将信息物质传递到全身各靶器官,发挥其对细胞的生物作用。人体主要内分泌腺(组织)见图7-61-1,其分泌的激素和生理作用见表7-61-1。

表7-61-1 内分泌腺(组织)及其分泌的激素和生理作用

内分泌腺(组织)	激素	靶器官(组织)	生理作用
下丘脑	促肾上腺皮质激素释放激素(CRH)	肾上腺皮质	刺激肾上腺皮质激素合成与释放
	促甲状腺素释放激素(TRH)	甲状腺	促进甲状腺激素释放
	促性腺激素释放激素(GnRH)	性腺	刺激性腺激素分泌
	生长激素释放激素(GHRH)	垂体	刺激生长激素分泌
	催乳素释放因子(PRF)	垂体	促进催乳素释放
	促黑激素释放因子(MRF)	垂体	促进促黑激素释放
	生长抑素	人体多种内分泌腺及组织	抑制生长激素、促肾上腺皮质激素、促甲状腺激素、催乳素等释放;抑制各种胃肠激素释放;抑制胃酸、胃蛋白酶、胰蛋白酶及唾液淀粉酶分泌
	催乳素抑制因子(PIF)	垂体	抑制催乳素释放
	促黑激素释放抑制因子(MIF)	垂体	抑制促黑激素释放
	血管升压素(抗利尿激素)(ADH)	垂体	提高远曲小管和集合管对水的通透性,促进水的吸收,是尿液浓缩和稀释的关键性调节激素
	催产素	子宫	刺激子宫平滑肌收缩,以妊娠子宫较为敏感,导致子宫颈扩张;刺激乳腺腺泡周围的肌上皮样细胞收缩,促使具有泌乳功能的乳腺排乳,不增加乳腺的乳汁分泌量
垂体	促肾上腺皮质激素(ACTH)	肾上腺皮质束状带	促进肾上腺皮质组织增生和糖皮质类固醇的合成与释放
	促甲状腺激素(TSH)	甲状腺	促进甲状腺的生长和甲状腺激素的合成与释放
	黄体生成激素(LH)	成熟卵泡	引起排卵并生成黄体
	卵泡刺激素(FSH)	卵泡	促进卵泡发育成熟,促进雌激素分泌
	生长激素(GH)	人体各组织	促进除神经组织以外的所有其他组织生长,促进机体蛋白质合成代谢,刺激骨骼生长
	催乳素(PRL)	乳腺、卵泡等	促进乳腺发育生长,刺激并维持泌乳,刺激黄体生成素合成
	促黑激素(MSH)	黑色素细胞	促进黑色素合成

笔记

续表

内分泌腺（组织）	激素	靶器官（组织）	生理作用
肾上腺	皮质醇	人体各组织	促进蛋白质分解，抑制其合成；促进脂肪分解并重新分布；促进糖原异生和糖原合成；抑制免疫功能；抗炎、抗过敏、抗病毒、抗休克等
	醛固酮（ALD）	肾脏	促进远曲小管和集合管重吸收水和钠，并排泄钾
	肾上腺素（AD，E）	人体各组织α和β受体	使骨骼肌动脉、冠状动脉扩张，改善心肌供血，提高心肌兴奋性；使皮肤、黏膜、肾脏的血管收缩；扩张支气管平滑肌
	去甲肾上腺素（NA，E）	人体各组织α受体	收缩血管，提高心肌收缩力，升高血压
甲状腺	甲状腺激素（T_4）、三碘甲状腺原氨酸（T_3）	人体各组织	促进新陈代谢和生长发育，提高神经系统兴奋性
	降钙素	人体各组织	降低血钙、血磷水平
甲状旁腺	甲状旁腺激素（PTH）	人体各组织	升高血钙和降低血磷，维持血钙平衡
性腺	雄激素	生殖器官	刺激男性性器官发育和第二性征出现，促进蛋白质合成、骨骼生长、红细胞生成，促进精子合成
	雌激素	生殖器官	刺激女性性器官发育和第二性征出现
	孕激素	生殖器官	抑制排卵，促使子宫内膜增生，抗醛固酮作用等
胰岛	胰岛素	人体各组织	促进葡萄糖利用和蛋白质合成，抑制脂肪、糖原及蛋白质分解
	胰高血糖素	人体各组织	促进肝糖原分解和糖异生，促进脂肪分解

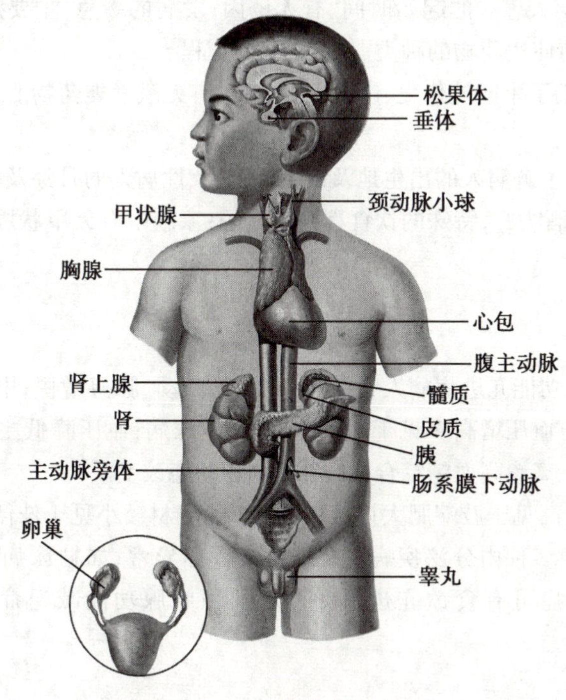

图 7-61-1 人体内分泌腺示意

二、内分泌系统的调节

1. 神经系统与内分泌系统的相互调节　内分泌系统直接受下丘脑调控，下丘脑是联系神经系统和内分泌系统的枢纽，构成下丘脑-垂体-靶腺轴。下丘脑-垂体功能由下丘脑-腺垂体系统和下丘脑-神经垂体系统两部分组成。下丘脑神经细胞具有传导神经冲动的能力，也可分泌各种神经递质影响神经分泌细胞的功能，神经分泌细胞合成释放激素和抑制激素调节腺垂体激素的分泌，从而调节周围内分泌腺和靶组织的功能。垂体激素也可通过血液循环、脑脊液或垂体门脉系统的逆向血流与扩散作用反馈作用于下丘脑。其他内分泌激素（如皮质醇、甲状腺素、肾上腺素、雌二醇等）也对中枢神经系统有重要调节作用。

2. 免疫系统与内分泌系统的相互调节　内分泌、免疫和神经三个系统之间可通过相同的肽类激素和共有的受体相互作用，形成一个完整环路。一方面，神经-内分泌系统调控着免疫功能，如促肾上腺皮质激素既可刺激肾上腺皮质产生和释放糖皮质激素，又可作用于免疫系统，抑制抗体产生；糖皮质激素等可抑制免疫应答，而甲状腺素可促进免疫应答。另一方面，也存在反向调节，免疫系统通过细胞因子等对神经-内分泌系统的功能发生影响。许多内分泌疾病的发病与自身免疫反应有关，如桥本甲状腺炎、Graves 病、Addison 病等，而一些自身免疫性疾病用肾上腺皮质激素治疗有效。

3. 内分泌系统的反馈调节　下丘脑通过释放激素和释放抑制激素调节垂体激素分泌，后者进一步调节靶腺（肾上腺、甲状腺、性腺等）激素的合成与分泌，而靶腺激素又反作用于下丘脑和垂体，对其相应激素起抑制或兴奋作用，即为反馈调节作用，其中兴奋为正反馈，抑制为负反馈。生理情况下，下丘脑、垂体和靶腺激素之间的相互作用处于相对平衡状态。

第二节　内分泌系统疾病病人的护理评估

一、健康史

1. 患病及治疗经过

（1）患病经过：了解病人患病的起始时间、有无诱因；发病的缓急，主要症状及其特点；是否接受过治疗及其效果如何；目前使用药物的种类、剂量、用法、疗程。

（2）既往史：有无颅脑手术或外伤史、产后大出血史；有无激素类药物服用史，有无与内分泌系统相关的疾病。

2. 生活史及家族史　了解病人的出生地及出生环境；女性病人的月经及生育史；有无性功能异常等；生活是否规律，有无烟酒嗜好，特殊的饮食喜好或禁忌；家族中有无甲状腺疾病、糖尿病、肥胖症等疾病史。

二、身体状况

1. 一般状况　甲状腺功能亢进症病人常伴有烦躁、易激动、脉搏增快；甲状腺功能减退症病人常伴有精神淡漠、脉搏减慢。血压增高多见于库欣综合征、糖尿病；血压降低主要见于肾上腺皮质功能减退。糖尿病酮症酸中毒、高渗高血糖综合征常伴有意识状态改变。

2. 生长异常　身材过高见于肢端肥大症、巨人症病人；身材矮小见于侏儒症、呆小病病人。

3. 进食或营养异常　多种内分泌疾病可有进食或营养异常，如糖尿病病人常出现多饮、多食；糖尿病、甲状腺功能亢进症可有食欲亢进、体重减轻；甲状腺功能减退症可有食欲缺乏、体重增加等。

青少年肥胖症的危害和治疗现状

肥胖症是全世界共同面临的健康问题，随着社会和经济的发展，青少年肥胖症问题也日益突出。2016 年，第十三届国际肥胖症大会预计，截至 2025 年，全世界将有 2.68 亿 5～17 岁超重青少年，其中 9 100 万为肥胖症。青少年肥胖症已经成为全世界大多数国家和地区最为常见的慢性儿科疾病，且与此相关的并发症也呈年轻化发展趋势。在"健康中国"的大背景下，青少年肥胖症应该得到更多的关注和重视。由于青少年属于特殊群体，正处于生长发育和生活习惯的养成阶段，故需要首先从生活理念和生活习惯等方面对其加以教育和引导，从根源上预防肥胖症发生。分析我国青少年肥胖症的致病因素和相关危害，并探讨青少年肥胖症的综合治疗方法，灵活运用内外科治疗方法进行个体化的治疗。

4. 体像改变　多毛一般认为与性腺、肾上腺分泌的雄激素过多有关，毛发增多可见于皮质醇增多症、多囊卵巢综合征等；腺垂体功能减退症、肾上腺皮质功能减退症及甲状腺功能减退症等可引起毛发脱落、减少。慢性肾上腺皮质功能减退症、Cushing 综合征、异位 ACTH 综合征等，ACTH 分泌增加，使黑色素增多致皮肤、黏膜色泽加深。甲状腺功能亢进症可有突眼、表情惊愕等"甲亢面容"；肢端肥大症可有头颅、颧弓、眉弓、耳鼻及下颌增大，呈现"肢端肥大症面容"；Cushing 综合征病人可表现为"满月面容"。

5. 性-生殖型态改变　内分泌疾病病人可出现性功能和第二性征的改变，包括生殖器官过早发育或不发育，性欲减退或丧失，女性月经紊乱、闭经或不孕，男性阳痿等。下丘脑、垂体病变或性腺病变致性激素分泌不足，一些其他内分泌代谢性疾病如甲状腺功能亢进症、甲状腺功能减退症、糖尿病等也可引起性功能减退。

三、心理-社会状况

评估病人有无因身体外形改变、体像改变及性功能异常而使其产生的精神心理变化，如精神兴奋、情绪激动、淡漠、抑郁、焦虑、恐惧等。性功能异常者应注意评估其与配偶的关系，有无关系紧张、家庭不和睦等现象。评估家庭经济状况，对病人的支持和照顾情况；医疗费用支付方式及社会支持等。

四、辅助检查

1. 实验室检查

（1）激素及其代谢产物测定：血液中的激素浓度是诊断内分泌腺功能的直接证据。在基础状态下测定垂体和靶腺两方面的激素水平，对某些内分泌疾病的定位诊断有帮助，如 TSH 和 T_3、T_4 均升高，则可能为垂体 TSH 瘤；如 TSH 明显降低，T_3、T_4 升高，则为甲状腺病变所致的甲状腺功能亢进症。测定时注意部分激素的脉冲性分泌，如皮质醇。尿液中的激素代谢产物也可以反映内分泌腺的功能，如 24 小时尿 17-羟皮质类固醇，可间接反映全天肾上腺分泌皮质醇的情况。

（2）内分泌动态功能测定：①兴奋试验。适用于内分泌功能减退的情况，如 TRH、ACTH 刺激试验，可估计激素的贮备功能。②抑制试验。适用于内分泌功能亢进的情况，观察其正常反馈调节是否消失、有无自主性激素分泌过多、是否有肿瘤存在等，如地塞米松抑制试验可鉴别各种肾上腺皮质功能亢进症。

（3）血生化测定：某些激素与血清中某些电解质之间有相互调节作用，如血清钠、钾与醛固酮和糖皮质激素，钙、镁、磷与甲状旁腺激素，血糖与胰岛素和胰高血糖素等，测定基础状态下血糖、血脂、血电解质等，可间接了解相关激素的分泌情况，从而了解相关内分泌腺的功能。

2. 定位检查

（1）影像学检查：X线、CT、MRI、B超等，对某些内分泌疾病有定位价值。

（2）放射性核素检查：甲状腺^{131}I可用于评价甲状腺的功能。

（3）细胞学检查：内分泌腺穿刺细胞病理活检可判断病变性质；阴道涂片、精液检查可分别了解卵巢和睾丸功能。

（4）选择性动脉造影：对于病灶直径较小，不能用CT和MRI等方法定位时，可采用此方法。

3. 病因检查　包括自身抗体检测如抗甲状腺球蛋白抗体等、染色体检查、人类白细胞相关抗原鉴定等，有助于内分泌与代谢性疾病的病因分析。

第三节　内分泌系统疾病常用诊疗技术与护理

一、快速血糖监测仪的使用技术

【适应证】

糖尿病病人及其他血糖异常者。

【禁忌证】

因脱水、水肿、贫血或者透析等因素，导致血细胞比容<0.30或>0.55者。

【操作前准备】

1. 解释工作　解释监测血糖的目的和意义，消除病人的紧张、焦虑情绪；嘱病人洗手。

2. 用物准备　快速血糖监测仪、血糖试纸、采血笔、采血针头、75%酒精、消毒棉签。检查血糖仪功能是否正常、试纸是否过期、试纸代码与血糖仪是否相符。

【操作方法】

1. 将采血针头装入采血笔备用，根据皮肤厚薄调节采血针的深度。

2. 病人洗净双手，反复搓揉待采血的手指直至血供丰富。

3. 用75%酒精消毒指腹、待干。手指两侧血管丰富且神经末梢分布较少，疼痛轻微且出血充分，不会因出血量不足而影响结果；也可在手掌鱼际、手臂背侧、手臂掌侧等处采血。

4. 准备血糖仪

（1）打开血糖仪电源：按电源开关，插入试纸条；有些型号血糖仪直接插试纸便可自动开机。注意手指不可触及试纸测试区，取出试纸后随手将试纸瓶盖紧。

（2）编码调节：调节编码与试纸瓶上一致，不同类型血糖仪可有不同的调节方式。①手动输入试纸校正码。②用密码芯片插入机器自动记录试纸校正码。

5. 采血　血糖仪显示屏幕出现滴血符号时用备好的采血笔采血。采血笔紧挨指腹，按动弹簧开关，用针刺消毒后的指腹。然后将血滴靠近试纸测试区，血液直接被吸进。不要追加滴血，否则会导致测试结果不准确。用棉棒按压手指10秒至不出血为止。

6. 显示结果　吸血后，血糖仪屏幕显示倒计时，之后出现测试结果。

7. 关机　测试结果出现后记录血糖值，关机。目前多数血糖仪拔出试纸自动关机。

8. 整理用物　丢弃试纸，采血针戴上针帽后妥善处理。

【注意事项】

1. 血糖仪要定期检查、清洁、校准。

2. 血糖仪必须配合使用同一型号的试纸，不能混用。试纸条应干燥、避光保存，开封后3个月内使用完毕。

3. 指导病人用温水洗手，采血前下垂手臂促进手指血液循环。

4. 病人手指用75%酒精消毒，待干后再取血，以免酒精混入血液；不能用碘酒消毒，因为碘会与试纸上的测试剂产生化学反应，影响测试准确性。

5. 取血量适中，勿用力挤压穿刺处，否则会使组织液稀释血液而影响血糖值。

二、胰岛素泵安装技术及护理

胰岛素泵是采用人工智能控制的胰岛素输入装置，通过持续皮下输注胰岛素的方式，模拟胰岛素的生理性分泌模式从而维持血糖平稳的一种胰岛素治疗方法。胰岛素泵由人工智能控制系统、机械泵系统、储药器（内装短效或速效胰岛素）、输注管路组成，其中输注管路包括输液管（前端可埋入皮下）和皮下输注装置。外有一个显示屏及一些按钮，用于设置泵的程序，驱动马达缓慢地推动胰岛素从储药器经输液管进入皮下。

【适应证】

1. 1型糖尿病病人，尤其是血糖难以稳定控制的。
2. 需要长期胰岛素强化治疗的2型糖尿病病人。
3. 围手术期的糖尿病病人。
4. 妊娠糖尿病或糖尿病合并妊娠。

【禁忌证】

1. 胰岛素抵抗严重的病人。
2. 中重度糖尿病酮症酸中毒的病人。
3. 智力障碍、视力障碍不能操作泵的病人。

【操作前准备】

1. 环境准备　保持环境安静，温度适宜，光线充足，注意病人暴露部位遮挡。
2. 护士准备　着装整洁，洗手戴口罩。评估病人，解释操作目的和配合事项。核对医嘱、治疗单，检查注射部位、胰岛素泵、胰岛素种类及剂量等。
3. 用物准备　治疗盘、弯盘、75%酒精、棉签、治疗巾、胰岛素泵、待用胰岛素。
4. 病人准备　取舒适体位，能配合治疗，具备操作胰岛素泵的能力和对各种警报的理解和初步处理能力。

【操作方法】

1. 安装储药器和输注管路　将胰岛素抽吸到储药器中，排出气泡，连接输注管路与储药器，并安装在胰岛素泵内。
2. 设置胰岛素参数　再次核对医嘱，遵医嘱设置胰岛素泵的各项参数。
3. 注射和固定　再次核对医嘱，协助病人取舒适体位，选择注射部位（多为腹部），消毒皮肤，待干。针头装入助针器，将助针器对准注射部位，进针；退出助针器；旋转引导针90°，拔出引导针。固定针头，将胰岛素泵置于安全、方便的位置。
4. 观察记录　观察注射部位有无疼痛、出血、肿块等；安装针头部位是否固定良好；输注管路是否连接良好、通畅；记录胰岛素泵的型号、安装时间、换管时间、更换注射部位时间等。

【注意事项】

1. 管路不能重复使用，不能使用非专用输注管路，用专用的助针器植入皮下。
2. 腹部注射点要离肚脐5cm，但不能受衣物干扰，如皮带等。
3. 确保无菌操作，如管路中有血，应及时更换注射部位。
4. 注射部位皮肤如出现疼痛、出血、肿块等，及时通知医生，视情况更换位置。
5. 检查皮下埋置的针管、管路连接，至少2次/d。监测血糖4次/d，根据血糖值调节基础量和餐前追加剂量。
6. 定期复查血糖控制情况；定期检查胰岛素泵的性能，及时更换电池，确保功能良好。

（鲁　慧）

思考题

李女士，19岁。从小肥胖，现体重指数为34。最近因恋爱受挫深为自己的体型苦恼、自卑，问诊中了解到其父母也达肥胖标准。医生诊断为单纯性肥胖。

请思考：

（1）病人目前最主要的护理诊断是什么？

（2）护士应采取哪些护理措施？

思路解析

扫一扫、测一测

笔记

第六十二章 甲状腺疾病病人的护理

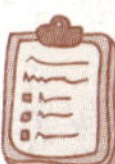

学习目标

1. 掌握甲状腺功能亢进症、甲状腺功能减退症、单纯性甲状腺肿的概念。

2. 熟悉甲状腺功能亢进症、甲状腺功能减退症、单纯性甲状腺肿、甲状腺肿瘤病人的身体状况。

3. 了解甲状腺功能亢进症、甲状腺功能减退症、单纯性甲状腺肿、甲状腺肿瘤的病因及发病机制。

4. 能够运用所学知识观察病情、提出护理问题、采取适当的护理措施；能够指导甲状腺疾病病人合理用药，并能提出药物不良反应及预防措施。

5. 具有良好的人文关怀精神和团队协作精神，体现精益求精的品德。

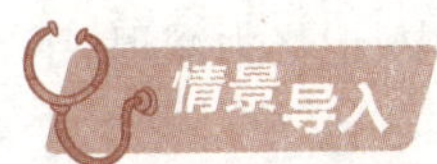

王女士，33 岁。自述近 3 个月感到明显乏力、心慌、怕热，尤其是稍微活动就有明显心慌感，已经影响到日常家务活动，而且体重近 2 个月来下降了 7kg。王女士因怀疑得了严重的疾病感到焦虑不安。护士体检发现病人情绪激动、目光炯炯有神，心率 120 次/min。甲状腺Ⅱ度肿大，质软，局部可闻及杂音。

请问：

1. 目前该病人主要的护理诊断是什么？

2. 根据护理诊断，如何为该病人制订个性化的护理计划？

第一节 甲状腺功能亢进症病人的护理

甲状腺毒症（thyrotoxicosis）是指血液循环中甲状腺激素过多，引起的神经、循环、消化等系统兴奋性增高和代谢亢进为主要表现的一组临床综合征。根据甲状腺的功能状态分为甲状腺功能亢进型和非甲状腺功能亢进型。其中，由甲状腺本身产生过多甲状腺素所致的甲状腺毒症称为甲状腺功能亢进症（hyperthyroidism），简称甲亢。在各种原因所致的甲亢中，Graves 病（Graves disease，GD）最多见。

GD 也称弥漫性毒性甲状腺肿，占全部甲亢的 80%～85%，是一种伴甲状腺激素分泌增多的器官特异性自身免疫性疾病。患病率为 1.1%～1.6%，国内 5 年随访累计发病率在（8.1～13.6）/1 000，好发于女性，男女比例为 1∶（4～6），以 20～50 岁居多。

【病因与发病机制】

Graves 病病因尚未完全阐明。目前认为本病是以遗传易感因素为基础,在环境因素的作用下,诱发体内的免疫功能紊乱而产生的一种自身免疫性疾病(autoimmune thyroid disease,AITD)。

1. 遗传因素 GD 有显著的遗传倾向,部分病人有家族史。GD 是一个复杂的多基因疾病,目前发现它的发生与组织相容性复合体(MHC)基因相关。

2. 免疫因素 本病以遗传易感性为背景,在感染、精神创伤等因素作用下诱发体内免疫功能紊乱。病人血清中可检测出促甲状腺激素(TSH)受体的自身抗体,称为 TSH 受体抗体(TSH receptor antibodies,TRAb),包括 TSH 受体刺激性抗体(TSH receptor stimulation antibodies,TSAb)和 TSH 受体刺激阻断性抗体(TSH receptor stimulation-blocking antibodies,TSBAb),TSAb 与甲状腺细胞膜上的 TSH 受体结合,产生与 TSH 一样但更缓慢而持久的生物学效应,即甲状腺细胞增生及甲状腺素合成、分泌增加。此外,GD 病人体内也存在针对甲状腺的其他自身抗体。其中 Graves 浸润性突眼主要与细胞免疫有关。

3. 环境因素 细菌感染、性激素及应激等因素可能是本病发生和病情进展的重要诱因。

【护理评估】

(一)健康史

评估病人的年龄、性别。询问患病的起始时间、主要症状及其特点,发病前有无感染、精神刺激等诱发因素。目前的检查治疗经过、用药情况。了解病人既往有无结节性甲状腺肿病史,有无家族史。女性病人评估月经有无异常及生育史,家族中有无甲亢病人等。

(二)身体状况

多数病人起病缓慢,少数在感染或精神因素等应激后急性起病。典型表现为 TH 分泌过多所致的高代谢综合征、甲状腺肿及眼征。

1. 甲状腺毒症表现 是由于血液循环中 TH 过多,引起以神经、循环、消化等系统兴奋性增高和代谢亢进为主要表现的一组临床综合征。

(1)高代谢综合征:甲状腺激素分泌增多导致交感神经兴奋性增高和新陈代谢加速,常有疲乏、无力、怕热多汗、皮肤潮湿、多食易饥、低热(危象时可有高热)等。TH 促进肠道糖的吸收,加速糖的氧化利用和肝糖原分解,致糖耐量异常或使糖尿病加重,负氮平衡,体重下降,尿钙、磷等排出增加。

(2)精神、神经系统:神经兴奋性增高,导致烦躁、失眠、多言好动、注意力不集中、记忆力减退,手和眼睑震颤等。有时出现幻觉,甚至有精神分裂症等表现。

(3)心血管系统:心悸、气短、心动过速、第一心音亢进、脉压增大。严重者可发生甲亢性心脏病,出现心律失常、心脏增大,甚至心力衰竭。以心房颤动等房性心律失常多见,偶见房室传导阻滞。

(4)消化系统:多数表现为食欲亢进,肠蠕动增快致排便次数增多,甚至出现顽固性腹泻。重者可有肝大及肝功能异常,偶有黄疸。

(5)肌肉骨骼系统:可伴发甲状腺毒症性周期性瘫痪(thyrotoxic periodic paralysis,TPP),男性多见,发病诱因包括运动、高糖饮食、饱餐、注射胰岛素等,病变主要累及下肢,常伴有低钾血症,但尿钾不高,可能由钾转移至肝细胞及肌细胞内所致。慢性肌病者主要累及近端肌群的肩、髋部肌群,肌无力为进行性,伴肌萎缩,有 1%GD 伴发重症肌无力。也可影响骨骼代谢,导致骨质疏松。

(6)生殖系统:女性病人常有月经量减少,周期延长,甚至闭经。男性可出现阳痿,偶见乳房发育。

(7)造血系统:可有外周血白细胞总数减低,但淋巴细胞和单核细胞比例增加。血小板寿命缩短,可出现皮肤紫癜。

(8)皮肤、毛发及肢端表现:皮肤温暖湿润,颜面潮红。部分病人色素减退,出现毛发脱落、白癜风或斑秃。少数伴杵状指、软组织肿胀,指甲或趾甲和甲床分离等。

2. 甲状腺肿 呈弥漫性、对称性肿大,质软,病程较长者质韧,无压痛,吞咽时上下移动,肿大程度与甲亢病情轻重无明显关系。由于甲状腺的血流量增多,故甲状腺上下叶外侧可触及震颤,闻及血管杂音,为 GD 的重要体征。

3. 眼征 GD 的眼部表现按病变程度可分为单纯性和浸润性突眼两类。

（1）单纯性突眼：病因与甲状腺毒症所致的交感神经兴奋性增高有关。单纯性突眼表现为：①轻度突眼。突眼度不超过18mm。②Stellwag征。瞬目减少，双目炯炯发亮。③上睑挛缩，睑裂增宽。④Von Graefe征。双眼向下看时，由于上眼睑不能随眼球下落，显现白色巩膜。⑤Joffroy征。眼球向上看时，前额皮肤不能皱起。⑥Mobius征。双眼看近物时，眼球辐辏不良。

（2）浸润性突眼：又称Graves眼病，约占5%，病因与眶组织的自身免疫炎症反应有关，男性居多。眼球明显突出，超过18mm，活动受限。病人诉眼内异物感、眼部胀痛、畏光、流泪、复视、斜视、视野缩小及视力下降等。严重者眼球固定，眼睑闭合不全，角膜外露可形成溃疡或全眼球炎，甚至失明。

4. 特殊类型

（1）甲状腺危象（thyroid crisis）：也称甲亢危象，是甲状腺毒症急性加重的一个综合征，发生原因可能与循环血液中甲状腺激素水平增高有关。常见诱因有感染、手术、放射性碘治疗、口服过量TH制剂、心肌梗死、甲状腺手术准备不充分或术中过度挤压甲状腺、创伤、精神刺激等。临床表现除原有甲亢症状加重外，还有高热（常在39℃以上）、大汗、心动过速（140次/min以上）、烦躁、焦虑、谵妄、恶心、呕吐、腹泻，严重病人可出现心力衰竭、休克及昏迷等。

（2）淡漠型甲亢（apathetic hyperthyroidism）：多见于老年病人。起病隐袭，高代谢综合征、眼征和甲状腺肿均不明显。全身症状较重，主要表现为乏力、心悸、神志淡漠、厌食、腹泻、消瘦，可伴有心房颤动和肌病等，易被误诊。

（3）其他：亚临床甲亢、T_3型甲状腺毒症、妊娠期甲状腺功能亢进症、胫前黏液性水肿等。

（三）心理-社会支持状况

评估疾病对日常生活的影响，病人有无急躁、易怒，易与家人和同事发生争执等情况。评估病人对本病的了解程度，有无焦虑、恐惧等不良情绪。评估有无因眼球突出、颈部增粗导致自我形象紊乱。评估家庭经济条件和社会支持情况等。

（四）辅助检查

1. 甲状腺激素测定　血T_3、T_4增高。其中游离T_3（FT_3）和游离T_4（FT_4）不受甲状腺结合球蛋白的影响，其敏感性和特异性均高于总T_3（TT_3）和总T_4（TT_4），可直接反映甲状腺功能状态，是诊断甲亢的首选指标。

2. 促甲状腺激素（TSH）的测定　血清TSH浓度的变化是反映甲状腺功能最敏感的指标。目前敏感TSH（sTSH）测定成为筛查甲亢的第一线指标，尤其对亚临床型甲亢和亚临床型甲减的诊断有重要意义。

3. ^{131}I摄取率　^{131}I摄取率是诊断甲亢的传统方法，但不能反映病情严重程度与治疗中的病情变化，目前已经激素测定技术所代替。^{131}I摄取率正常值（盖革计数管测定）为3小时5%~25%，24小时20%~45%，高峰出现在24小时。甲亢时^{131}I总摄取率增加，摄取高峰前移。

4. 甲状腺自身抗体测定　TRAb、TSAb是诊断GD的指标之一，绝大多数新诊断的GD病人血清中此两种抗体阳性，新病人血中TRAb阳性检出率可达75%~96%，TSAb阳性检出率可达85%~100%。

5. 基础代谢率（BMR）测定　可用基础代谢率测定器测定，较可靠。临床上常根据脉压和脉率进行计算，须在清晨、空腹、安静状态下进行。计算公式：基础代谢率%=（脉率+脉压）-111。正常值为±10%，+20%~+30%为轻度甲亢，+30%~+60%为中度甲亢，>60%为重度甲亢。

6. 影像学检查　超声、CT、MRI、放射性核素扫描等有助于甲状腺、异位甲状腺肿及球后病变性质的诊断。

（五）治疗原则和主要措施

目前尚无针对GD的病因治疗。主要采用的治疗方法有三种，即抗甲状腺药物（antithyroid drugs，ATD）治疗、^{131}I治疗和手术治疗。

1. 药物治疗

（1）ATD：通过抑制甲状腺激素的合成发挥治疗作用，优点是较为安全。适应证：①病情轻、甲状腺轻、中度肿大者。②年龄在20岁以下、孕妇、高龄或合并严重心、肝、肾疾病不能耐受手术者。③手术或^{131}I治疗前的准备。常用药物有硫脲类和咪唑类，硫脲类包括丙硫氧嘧啶（propylthiouracil，PTU）

和甲硫氧嘧啶(methylthiouracil,MTU)等;咪唑类包括甲巯咪唑(methimazole,MMI)和卡比马唑(carbimazole,CMZ)等。目前常用PTU和MMI,PTU的肝脏毒性大于MMI,倾向优先选择MMI。但PTU可在外周组织抑制T_4转变为T_3,起效快,故作为甲状腺危象等严重病例的首选用药;且PTU与蛋白结合紧密,通过胎盘和进入乳汁的量少于MMI,故在妊娠或哺乳期间伴发甲亢时优先选用。总疗程一般为1~1.5年。

(2) β受体阻滞剂:阻断甲状腺激素对心脏的兴奋作用,还可抑制T_4向T_3的转化,用于改善甲亢治疗初期的症状,近期疗效显著。该药可以和碘剂合用于术前准备。常用药物有普萘洛尔、阿替洛尔、美托洛尔等。

(3) 碘剂:主要作用是抑制甲状腺激素的释放,由于碘不能抑制甲状腺素的合成,一旦停服药物,会使甲亢症状重新出现或加重,故仅在手术前后和甲状腺危象时使用。

2. ^{131}I治疗 其治疗机制是利用^{131}I释放出的β射线破坏甲状腺滤泡上皮而减少TH的分泌,且β射线在组织内射程仅2mm,辐射仅局限于甲状腺组织局部,故此法较为安全简便,费用低廉,治疗有效率达95%,临床治愈率达85%以上,复发率小于1%。适应证:①中度甲亢,年龄在25岁以下者。②对抗甲状腺药过敏或治疗无效者。③不宜手术或术后复发者。④甲亢合并糖尿病或其他心脏病者。禁忌证:包括孕妇、哺乳期妇女;严重肝肾功能障碍者;重症浸润性突眼、甲状腺危象等病人。

3. 手术治疗 是通过切除甲状腺组织的80%~90%,减少TH的产生以达到治疗目的,治愈率可达90%~95%,但可引起多种并发症,并有一定的复发机会(4%~5%)。因此,应注意掌握手术治疗指征,充分做好术前准备。

(1) 适应证:①中、重度甲亢,长期服药无效,或停药后复发,或不能坚持服药者。②甲状腺肿大,有压迫症状或胸骨后甲状腺肿。③结节性甲状腺肿伴甲亢。④ATD治疗无效或过敏的妊娠病人,手术需要在妊娠4~6个月进行。

(2) 禁忌证:①青少年甲亢。②合并较重心脏、肝、肾疾病,不能耐受手术者。③伴严重浸润性突眼者。④妊娠初3个月和第6个月以后者。

4. 甲状腺危象治疗 避免和去除诱因,积极治疗甲亢是预防甲状腺危象的关键,尤其是防治感染和充分做好术前准备。

(1) 抑制TH合成:首选PTU,首次剂量500~1 000mg,口服或经胃管注入;以后每4小时给予250mg,待症状缓解后改为一般治疗剂量。

(2) 抑制TH释放:在服用PTU 1~2小时后加用碘剂,如复方碘口服溶液,每6小时1次,或碘化钠0.5~1.0g加入5%葡萄糖盐水中静脉滴注12~24小时,以后视病情逐渐减量,一般使用3~7天停药。

(3) 降低周围组织对TH的反应:选用β受体阻滞剂如普萘洛尔,抑制外周组织T_4转化为T_3。

(4) 糖皮质激素:可选用氢化可的松,首次300g静脉滴注,以后100mg/次,每8小时1次,提高机体的应激能力。

(5) 其他:上述常规治疗效果不满意时,可选用腹膜透析、血液透析或血浆置换等措施迅速降低血浆TH浓度。给予降温、吸氧、纠正水、电解质及酸碱平衡紊乱等对症支持治疗;积极治疗各种并发症。

【常见护理诊断/问题】

1. 营养失调:低于机体需要量 与基础代谢率增高、消化吸收障碍有关。
2. 活动无耐力 与蛋白分解增加、甲亢性心脏病及肌无力等有关。
3. 应对无效 与性格及情绪改变有关。
4. 有组织完整性受损的危险 与浸润性突眼有关。
5. 潜在并发症:呼吸困难和窒息、喉返神经损伤、喉上神经损伤、手足抽搐、甲状腺危象等。

【护理目标】

1. 摄取的营养能够满足机体需要,体重增加,逐步达理想体重。
2. 活动量逐步增加,活动时无明显不适。
3. 焦虑缓解,情绪稳定。
4. 能配合保护眼睛,眼部无感染、损伤。

5. 未发生并发症或能及时被发现和处理。

【护理措施】

1. 一般护理

（1）休息与活动：为病人提供安静、舒适、整洁的环境，室温维持20℃左右，减少各种外来刺激。维持充分休息与睡眠，避免剧烈运动，活动以不感觉疲劳为度。症状明显、有心力衰竭或合并感染时应卧床休息。指导和协助病人完成日常的生活自理，如洗漱、进餐、如厕等，对大量出汗者，及时更换浸湿的床单和衣服。

（2）饮食护理：给予高热量、高蛋白、高维生素饮食，补充消耗的能量。蛋白质1.5~2g/(kg·d)，增加奶类、蛋类、瘦肉类等优质蛋白以纠正体内的负氮平衡。鼓励多饮水，每天饮水2 000~3 000ml以补充出汗、腹泻、呼吸加快等丢失的水分，但有心脏疾病的病人应避免大量饮水，以防止加重水肿和心衰。限制高纤维素饮食，以免增加肠蠕动、导致腹泻。禁食含碘丰富的食物如海带、紫菜等；慎食卷心菜、橄榄等易致甲状腺肿的食物；避免辛辣刺激性食物和浓茶、咖啡、酒等，以免引起病人精神兴奋。

2. 病情观察　监测生命体征、基础代谢率、体重变化等，以判断甲亢的严重程度；观察突眼及甲状腺肿的程度；注意有无感染、精神刺激等甲亢危象的诱发因素，识别甲亢危象的先兆及表现。

3. 眼部护理

（1）睡眠或休息时，抬高头部，取高枕卧位，以减轻球后水肿和眼睛胀痛。

（2）保护眼睛：外出时，戴深色眼镜，减少光线和灰尘的刺激。睡前涂抗生素眼膏，眼睑不能闭合者覆盖纱布或眼罩。勿用手揉搓眼睛。

（3）减轻眼部症状：交替使用抗生素与皮质激素眼药水，可减轻眼睛局部刺激症状；限制钠盐摄入，遵医嘱使用利尿剂、免疫抑制剂等可减轻球后水肿；每天做眼球运动以锻炼眼肌，改善眼球运动功能。

（4）定期检查：定期进行角膜检查，如有畏光、流泪、疼痛、视力改变等角膜炎、角膜溃疡先兆，应立即复诊。

4. 用药护理

（1）抗甲状腺药物：指导病人正确服用抗甲状腺药物，不能自行减量和停药，观察药物的作用和不良反应，如发现异常及时告知医生并进行相应处理。主要的不良反应：①粒细胞减少。常发生在治疗初的2~3个月内，严重者可发生粒细胞缺乏，发生率为0.1%~0.5%。因此，应定期检查外周血白细胞计数外，并了解有无发热、咽痛等症状。当白细胞$<3.0\times10^9/L$，或中性粒细胞$<1.5\times10^9/L$时，应考虑停药并遵医嘱给予促进白细胞生成药。②皮疹。较常见，轻者可用抗组胺药物控制，不必停药；严重时应停药，以免发生剥脱性皮炎。③中毒性肝损害。多在用药3周后发生，表现为肝细胞坏死、转氨酶升高，因此，应定期复查肝功能。

（2）β受体阻滞剂：观察心率，以防心动过缓。哮喘、慢性阻塞性肺疾病、心力衰竭的病人禁用。

5. 放射性碘治疗的护理

（1）治疗前护理：告知病人治疗前2周内禁用碘剂、溴化剂、含碘丰富的药物、抗甲状腺药物、食物，如复方碘溶液、碘化钾、海带、紫菜、海蜇等。

（2）治疗及治疗后的护理：①空腹口服^{131}I，服药2小时内禁食，24小时避免剧烈咳嗽、咳痰以免影响^{131}I的吸收和引起丢失而降低疗效。②服药后1个月内避免服用含碘的食物和药物。③服药后2~3天，饮水量应达到2~3L/d，以促进排尿，减少放射性核素对内脏的损害。④嘱病人充分休息，避免剧烈活动，1周内避免触摸甲状腺。⑤治疗后可引起甲状腺功能减退及放射性甲状腺炎。前者是^{131}I治疗后的主要并发症，与电离辐射损伤和继发自身免疫损伤有关，需用TH替代治疗。后者发生在^{131}I治疗后7~10天，可诱发甲状腺危象，应密切观察病情变化，一旦出现发热、心动过速、大汗及神经过度兴奋等表现，及时联系医生并做好抢救准备。

（3）安全防护：安排病人住单间，指导其在指定区域内活动；医护人员在近距离治疗护理时，应穿防护服，戴手套、口罩等，以避免造成自身伤害；病人的排泄物、被服、床单等应专门放置保管后再处理。

6. 手术前护理　除按一般术前常规护理外，应重点采取以下措施。

(1) 指导病人合理休息与饮食,告知病人手术相关知识以及术前、术后的配合,消除顾虑和焦虑,必要时应用镇静剂或安眠药物。

(2) 指导病人术前1周练习头颈过伸体位,用软枕垫高肩部20~30cm,每天数次。

(3) 协助术前检查,如颈部摄片、心电图检查、喉镜检查及基础代谢率测定等。

(4) 术前给药降低基础代谢率,减轻甲状腺肿大及充血。

1) 碘剂的应用:常用的是复方碘化钾溶液,每天3次,口服,从每次3滴开始,逐日每次增加1滴至每次16滴为止,3次/d,然后维持此剂量,2~3周后甲亢症状得到基本控制,即可手术。标准:病人体重增加,情绪稳定,睡眠好转,脉率稳定在每分钟90次以下,脉压恢复正常,基础代谢率+20%以下。碘剂可刺激口腔和胃黏膜,引起恶心、呕吐、食欲缺乏等不良反应,可于饭后用冷开水稀释后服用。

2) 硫脲类药物:甲亢症状较重者或服碘剂2周症状改善不明显者可加服硫脲类药物,待甲亢症状基本控制后停药,再单独服用碘剂1~2周后行手术。因硫脲类药物能使甲状腺肿大充血,手术时易发生出血增加手术的危险,而碘剂能减少甲状腺的血流量,减少腺体充血,使腺体缩小变硬,故服用硫脲类药物后必须加用碘剂。

3) β受体阻滞剂:对不能耐受硫脲类药物,或心率较快的病人可选β受体阻滞剂与碘剂合用做术前准备。常用普萘洛尔,一般服用4~7天后脉率降至正常水平,可考虑手术,术前1~2小时再次服用。

7. 手术后护理

(1) 饮食与营养:病人清醒后,即可饮用少量温水或凉水,如无呛咳、误咽等现象,逐渐给予温凉流质饮食,以后逐步过渡到普食。病人术后吞咽时可有疼痛不适,应鼓励其少量多餐,加强营养,促进愈合。

(2) 体位和引流:术后病人全麻清醒,血压平稳后取半坐卧位,以利呼吸和引流。在床上变换体位,起身活动、咳嗽时可用手固定颈部,以减少震动而引起疼痛。观察切口渗血情况,并记录出血量。引流管留置24~48小时,观察并记录引流液量、颜色和性状,并保持引流通畅。

(3) 保持呼吸道通畅:指导病人深呼吸、有效咳嗽。必要时行超声雾化吸入。病人切口疼痛不敢咳嗽,可遵医嘱适当应用镇痛药。

(4) 用药护理:甲亢病人术后遵医嘱继续服用复方碘化钾溶液,3次/d,每次16滴开始,逐日每次减少1滴,至病情平稳。年轻病人术后常口服甲状腺素,连服6~12个月,以抑制促甲状腺激素的分泌,预防复发。

(5) 术后并发症的观察与护理

1) 呼吸困难和窒息:是术后最危急的并发症,多发生于术后48小时内。表现为进行性呼吸困难、烦躁、发绀甚至窒息。常见原因:①切口内出血压迫气管。②喉头水肿。③气管塌陷。④双侧喉返神经损伤等。一旦发生应立即抢救,血肿压迫者给予剪开缝线,敞开切口,迅速除去血肿,喉头水肿者给予大剂量地塞米松静脉滴入。若呼吸困难仍无改善或窒息由气管塌陷所致,应立即行气管切开。

2) 神经损伤:主要是喉返神经和喉上神经损伤。暂时性损伤多由术中钳夹、牵拉或血肿压迫所致,经理疗,一般在3~6个月内可逐渐恢复;永久性损伤多因切断、缝扎引起,一侧永久性损伤可由对侧代偿,一般6个月内发音可好转。①喉返神经损伤:大多数由手术操作直接损伤。单侧损伤多表现为声音嘶哑,双侧损伤可引起失音、呼吸困难,甚至窒息,应立即行气管切开。②喉上神经损伤:多在术中处理甲状腺上极时损伤。外支损伤可使环甲肌瘫痪,引起声带松弛、声调降低。内支损伤可使喉部黏膜感觉丧失,病人进食特别是饮水时,容易发生误咽、呛咳,协助病人坐起进食。

3) 手足搐搦:多于术后1~2天出现,由于术中甲状旁腺被误切、挫伤或其血液供应受累,导致甲状旁腺功能低下,出现低血钙,使神经肌肉的应激性增高而引起。轻者表现为面部或手足部的强直或麻木感,严重者可出现面肌和手足搐搦,甚至可发生喉和膈肌痉挛,引起窒息死亡。护理措施包括:①适当控制和避免含磷高的食物,如肉类、乳品、鱼类、蛋类等,宜进食绿叶蔬菜、豆制品等高钙低磷的

食物。②补充钙剂或维生素 D。③抽搐发作时，立即用压舌板垫于上、下磨牙间，以防舌咬伤，同时遵医嘱静脉注射氯化钙或 10%葡萄糖酸钙 10～20ml，以解除痉挛。④每周检测血钙和尿钙，以便随时调整用药剂量，防治高钙血症及并发泌尿系统结石。

8. 甲状腺危象的观察和抢救配合

(1) 病情监测：观察生命体征、神志变化。若原甲亢症状加重，并出现发热（体温>39℃）、严重乏力、烦躁、多汗、心悸、心率>140 次/min、食欲缺乏、恶心、呕吐、腹泻、脱水等，应警惕甲状腺危象发生，立即报告医生并协助处理。

(2) 紧急处理配合

1) 一旦发生，立即安置病人绝对卧床休息，呼吸困难时取半卧位，立即给予吸氧。

2) 及时准确给药：迅速建立静脉通路，遵医嘱使用 PTU、复方碘溶液、β 受体阻滞剂、氢化可的松等药物，严格掌握剂量，并观察疗效和不良反应。

3) 密切观察病情变化：监测生命体征变化、神志，准确记录 24 小时出入量。

4) 对症护理：如体温过高者，给予降温；躁动不安者，使用床挡加以保护；昏迷者按昏迷常规护理，如加强皮肤、口腔护理、定时翻身、防治压疮和肺炎的发生。

9. 心理护理　充分理解病人的焦虑情绪，鼓励病人表达心理感受，避免刺激性语言。告知病人突眼和甲状腺肿大将随疾病好转而改善。争取病人家属的心理支持。指导病人学习减轻焦虑的应对技巧，如练习全身肌肉放松和缓慢深呼吸等。对手术病人应介绍手术相关知识及术前、术后的配合，消除病人的顾虑、焦虑和恐惧感，必要时应用镇静剂。

10. 健康指导

(1) 疾病知识指导：向病人解释有关本病的基本知识，本病病程较长，但积极治疗预后较好。教会病人保护眼睛及甲状腺的自我护理方法，上衣衣领宜宽松，避免压迫甲状腺，严禁用手挤压甲状腺以免 TH 分泌过多加重病情。

(2) 生活指导：指导病人合理安排休息与饮食，保持良好的心态，避免精神刺激或过度劳累。

(3) 用药指导：指导病人遵医嘱、按剂量、按疗程用药，抗甲状腺药疗程较长，不能随意减量或停药。服用抗甲状腺药物的最初 3 个月，每周查血象，每 1～2 个月测定甲状腺功能。

(4) 病情监测：嘱病人每天清晨卧床时自测脉搏，定期测体重，脉搏减慢、体重增加是治疗有效的标志。教会病人观察甲状腺危象、甲状腺功能减退、手足搐搦等并发症的表现，嘱一旦出现相关症状及时就诊。

(5) 生育指导：甲亢病人应在治愈后妊娠；妊娠期甲亢病人，宜选用抗甲状腺药物治疗，剂量也宜减少，禁用^{131}I 治疗，慎用 β 受体阻滞剂，加强胎儿监测。产后如需服用抗甲状腺药，不宜哺乳。

【护理评价】

经过治疗和护理，评价病人是否达到：①体重增加，恢复至正常范围。②活动耐力增加，活动时无不适感。③焦虑缓解，情绪稳定。④能配合保护眼睛，眼部无感染、损伤。⑤未发生并发症或发生时能及时被发现及处理。

第二节　甲状腺功能减退症病人的护理

甲状腺功能减退症（hypothyroidism）简称甲减，是指各种原因导致的低甲状腺激素血症或机体对甲状腺激素抵抗而引起的全身性低代谢综合征。根据起病年龄分为呆小病（起病于胎儿或新生儿者）、幼年型甲减、成年型甲减。根据病变的部位分为原发性甲减、中枢性甲减和甲状腺激素抵抗综合征。各型表现因年龄及甲减程度不同而异，在婴儿和儿童时期以明显的智力及生长发育迟缓为主要表现。成年则以全身代谢缓慢、器官功能降低，尤其是黏液性水肿为主要表现。国外报道临床甲减患病率为 0.8%～1.0%，发病率为 3.5/1 000；我国报道患病率为 1.0%，发病率为 2.9/1 000。本节主要介绍成人原发性甲减。

【病因与发病机制】

甲减的病因复杂，以原发性多见，自身免疫损伤是最常见的原因，其次是甲状腺破坏。发病机制因病因不同而异。

1. 自身免疫损伤　最常见的原因是自身免疫性甲状腺炎引起TH合成和分泌减少，包括桥本甲状腺炎、萎缩性甲状腺炎、产后甲状腺炎等。

2. 甲状腺破坏　包括^{131}I治疗或甲状腺次全切除术后等导致甲状腺功能减退。

3. 下丘脑、垂体病变　因肿瘤、放射线照射、炎症等导致下丘脑、垂体分泌的TRH、TSH减少所致。

4. 碘过量　可引起具有潜在性甲状腺疾病病人发生甲减，也可诱发或加重自身免疫性甲状腺炎。

5. 抗甲状腺药物　如锂盐、硫脲类等抑制TH的合成。

【护理评估】

（一）健康史

询问近期有无细菌感染史；是否接受放射性^{131}I治疗和甲状腺手术治疗；有无碘过量病史。询问病人及家族中有无甲状腺炎病史。女性病人询问月经有无异常及生育史。

（二）身体状况

本病多见于中年女性，起病隐袭，发现缓慢。临床以代谢率减低和交感神经兴奋性下降为主要表现。

1. 一般表现　易疲劳、怕冷、体重增加、体温偏低、便秘、嗜睡、记忆力减退。其中怕冷是甲减病人最常见的症状。

2. 皮肤　皮肤黏液性水肿为非凹陷性，常见于眼周、手和脚的背部等部位。典型者可见黏液性水肿面容。皮肤干燥、粗糙、脱屑，手脚掌皮肤可呈姜黄色，毛发稀疏干燥，指甲变厚变脆，多裂纹。少数病例出现胫前黏液性水肿。

3. 心血管系统　心肌黏液性水肿可导致心肌收缩力减弱、心动过缓、心排血量下降，组织供血减少，严重者出现心包积液和心力衰竭。

4. 消化系统　常有厌食、腹胀、便秘等，严重者出现麻痹性肠梗阻或黏液性水肿性巨结肠。

5. 内分泌生殖系统　女性病人可伴性欲减退、月经紊乱、不孕等，男性病人可有性欲减退、阳痿、精子减少。

6. 肌肉与关节　乏力、关节痉挛、疼痛，可有肌萎缩。部分病人可伴有关节病变。

7. 黏液性水肿昏迷　见于病情严重者，多在冬季寒冷时发病。主要的诱因包括寒冷、创伤、感染、中断甲状腺激素替代治疗及使用中枢抑制剂等。主要表现有低体温（$<35℃$）、意识障碍，先为嗜睡逐渐发展为昏迷，其他有呼吸减慢、心动过缓、血压下降、四肢肌肉松弛、反射减弱或消失，甚至出现休克、心肾功能不全而危及病人生命。

（三）心理-社会支持状况

病人因面容改变、表情淡漠，记忆力及智力减退、反应迟钝，乏力少言，往往缺乏信心，不愿与人交往，精神抑郁，严重者发展为精神分裂症。

（四）辅助检查

1. 一般检查　血常规检查有轻、中度正细胞正色素性贫血，血生化检查示胆固醇、甘油三酯、低密度脂蛋白增高，高密度脂蛋白降低。

2. 甲状腺功能检查　血TSH升高、TT_4、FT_4降低是诊断本病的必备指标，其中TSH升高是最早、最敏感的指标。血清TT_3、FT_3早期正常，晚期减低。亚临床甲减仅有血清TSH升高，甲状腺摄碘率降低。临床甲减血清TSH升高，血清TT_4、FT_4降低，严重时TT_3、FT_3降低。此外，抗甲状腺球蛋白抗体和抗微粒体抗体检查有助于诊断自身免疫性甲状腺病。

3. 其他检查　必要时可做TRH兴奋试验以判断病变部位，静脉推注TRH后，血清TSH不增高提示垂体性甲减；延迟升高提示下丘脑性甲减；血清TSH在增高的基础上进一步增高，提示原发性甲减。影像学检查有助于异位甲状腺病变、下丘脑-垂体病变的确定。

（五）治疗原则与主要措施

1. 积极治疗原发病。

2. 替代治疗　治疗目标是用最小剂量纠正甲减而不产生明显不良反应，使血 TSH 和 TH 水平稳定在正常范围内。无论何种甲减，一般不能治愈，均需 TH 替代，永久性者需终身服用。首选左甲状腺素（L-T4）单药口服，治疗剂量取决于甲减的程度、病因、年龄、体重等因素。

3. 黏液性水肿昏迷治疗　去除或治疗感染等诱因；立即补充 TH，一般多选用 L-T4 静脉注射；给予糖皮质激素，如选用氢化可的松；保暖及其他对症、支持治疗。

【常见护理诊断/问题】

1. 便秘　与代谢率降低及体力活动减少所致肠蠕动减少有关。

2. 体温过低　与机体基础代谢率降低有关。

3. 潜在并发症：黏液性水肿昏迷。

【护理措施】

1. 一般护理

（1）环境：调节室温在 22～23℃，加强保暖，避免受凉。

（2）饮食护理：给予高蛋白、高维生素、低钠、低脂饮食，细嚼慢咽，少量多餐。注重食物色、香、味以刺激食欲。桥本甲状腺炎病人应避免摄取含碘食物，以免诱发严重的黏液性水肿。

（3）防治便秘：指导病人养成每天定时排便的习惯。鼓励病人多活动，每天摄入足够水分 2 000～3 000ml，多食含纤维素高的食物，如蔬菜、水果或全麦制品，以促进肠蠕动。指导病人适当按摩腹部或用手指进行肛周按摩等促进排便的技巧。必要时可按医嘱给予轻泻剂或灌肠。

（4）皮肤护理：皮肤干燥、粗糙时，可局部涂抹乳液和润肤油以保护皮肤。洗浴时避免使用肥皂。协助病人按摩受压部位，经常翻身或下床活动，预防压疮。

2. 黏液性水肿昏迷的护理

（1）监测病情：观察神志、生命体征及全身黏液性水肿的情况，每天记录体重。若病人出现体温低于 35℃、呼吸浅慢、心动过缓、血压下降、嗜睡等表现，甚至出现昏迷、休克等，提示发生黏液性水肿昏迷，立即通知医生及时处理。观察大便情况，有无腹胀、腹痛等麻痹性肠梗阻的表现。

（2）配合救治：①建立静脉通路，按医嘱给予急救药物。②保持呼吸道通畅，吸氧，必要时配合气管插管或气管切开。③监测动脉血气。④记录 24 小时出入量。

3. 用药护理　指导病人按时按量服用左甲状腺素，注意观察有无用药过量的症状，如出现多食消瘦、脉搏>100 次/min、发热、大汗、情绪激动等，应立即报告医生。长期服药病人应每 6～12 个月检测甲状腺功能一次。对有心脏病、肾炎、高血压的病人，应特别注意剂量调整。同时服用利尿药者，还应记录出入量。

4. 心理护理　以真诚、热情的态度主动与病人交流，关心病人。嘱亲属多探视病人，给予亲情和温暖。鼓励病人倾诉自己的感受，多参加社交活动，保持良好的人际关系。

5. 健康指导

（1）疾病知识指导：告知病人本病的发病原因及疾病加重的常见诱发因素，避免受寒、感染、精神紧张等，慎用镇静、止痛及麻醉药等，以免诱发黏液性水肿昏迷。

（2）生活指导：适当加强活动，改善沟通技巧，指导病人注意饮食调整。

（3）用药指导：指导病人正确的用药方法，对终身替代治疗者解释用药的重要性和必要性，不能随意增减药物剂量或停药。否则可导致心肌缺血、梗死或充血性心力衰竭。告知病人甲状腺激素服用过量的症状，指导其自我监测。

（4）病情监测：指导病人定期到医院复查，使病人学会自我观察，若出现低血压、心动过缓、体温降低等表现，应及时就诊。

【护理评价】

经过治疗和护理，评价病人是否达到：①恢复正常的排便型态。②活动耐力增加，恢复到正常体温。③未发生黏液性水肿昏迷，若发生，及时发现和处理。④妊娠妇女正常分娩，婴儿发育

正常。

第三节　单纯性甲状腺肿病人的护理

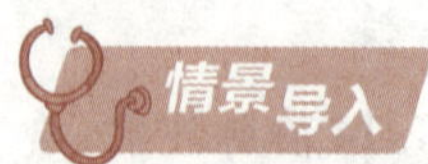

李先生,27岁。因被同事发现脖子粗来医院就诊。查体发现颈部肿块,随吞咽上下移动,呈弥漫性肿大,表面光滑,质软,无压痛,无震颤及血管杂音。经询问得知,由新疆刚分配至内地工作。

请问:

1. 该病人发病的原因可能是什么?
2. 针对病因,应如何对该病人进行健康教育?

单纯性甲状腺肿(simple goiter)是指非炎症、非肿瘤原因引起的不伴有临床甲状腺功能异常的甲状腺肿。是以缺碘、致甲状腺肿物质或相关酶缺陷等原因所致的代偿性甲状腺肿大。散发性甲状腺肿患病率约5%,当某地区人群中患病率超过10%,称为地方性甲状腺肿。女性患病率是男性的3~5倍。

【病因与发病机制】

1. 地方性甲状腺肿　缺碘是地方性甲状腺肿最常见的原因,多见于山区及内陆地区。

2. 散发性甲状腺肿　病因包括:①外源性因素。如摄碘过多、致甲状腺肿物质(如食物中的大豆、木薯、卷心菜等和某些药物如保泰松、硫脲类、磺胺类等)。②内源性因素。如先天性TH合成障碍(碘转运障碍、过氧化物酶活性缺乏等)。

3. 生理性甲状腺肿　在青春期、妊娠期、哺乳期,由于机体对甲状腺激素需要量增加而出现相对性缺碘所致。

以上一种或多种因素使TH合成或释放障碍,导致血液中TH不足,负反馈于腺垂体,使TSH增多,导致甲状腺增生肥大。

【护理评估】

(一)健康史

询问甲状腺肿大的起病时间、过程,有无地区性,是否经常服用某些食物、药物及含碘物质等。

(二)身体状况

1. 甲状腺肿大　多呈轻、中度弥漫性肿大,表面光滑,质软,无压痛,多无震颤及血管杂音。病程长者,可出现结节状肿大,不对称,质地变硬。

2. 压迫症状　见于甲状腺显著增大的病人。压迫气管可致喘鸣、呼吸困难、咳嗽;压迫食管引起吞咽困难;压迫喉返神经引起声音嘶哑;胸骨后甲状腺肿大可压迫上腔静脉,出现面部发绀、水肿以及颈、胸壁浅静脉扩张。

3. 其他　病程长者,也可伴有甲状腺功能亢进。严重地方性甲状腺肿流行地区可出现呆小病。

(三)心理-社会支持状况

病人因颈部肿块致外形改变出现自卑心理或因压迫症状而产生悲观等情绪。地方性甲状腺肿病人由于流行地区患病人数多,常表现为重视程度不够,不配合治疗。

(四)辅助检查

血液中T_3、T_4正常,TSH正常或偏高。血清中甲状腺球蛋白增高,且增高程度与甲状腺体积呈正相关。甲状腺摄^{131}I率增高,可被T_3抑制,但无高峰前移。放射线核素扫描可见甲状腺弥漫性肿大,必要时可做甲状腺细针活检。

【治疗原则与主要措施】

1. 对因治疗　缺碘所致者,可采取碘化食盐防治;青春期甲状腺肿多自行消退,无须处理;因致甲

状腺肿的物质引起者，在停用后甲状腺肿一般可消失。

2. 甲状腺激素治疗　用于无明显原因的单纯性甲状腺肿病人。补充内源性 TH 的不足，可抑制 TSH 分泌，使肿大的甲状腺缩小。

3. 手术治疗　当存在压迫症状、药物治疗无效或疑有癌变时可行甲状腺次全切除术，术后服用 TH 长期替代治疗。

【常见护理诊断/问题】

1. 自我形象紊乱　与甲状腺肿大致颈部增粗有关。

2. 知识缺乏：缺乏正确使用药物及饮食方法的知识。

3. 潜在并发症：呼吸困难、声音嘶哑、吞咽困难等。

【护理措施】

1. 一般护理　指导病人摄取含碘丰富的食物，如海带、紫菜等，使用加碘食盐。避免摄入抑制 TH 合成的食物和药物。尤其是处于青春期、妊娠、哺乳期人群应注意碘的补充。

2. 病情观察　观察甲状腺肿大的程度、质地、有无结节和压痛等；观察有无出现呼吸困难、声音嘶哑、吞咽困难、上腔静脉回流受阻等压迫症状。

3. 用药护理　告知病人遵医嘱用药，不能随意更改剂量。观察疗效和不良反应，如心动过速、食欲亢进、多汗等。

4. 心理护理　鼓励病人表达自己的心理感受，争取家属的心理支持。使病人认识到通过积极治疗后甲状腺肿可逐渐缩小，身体外形的改变也可逐渐恢复，提高病人自信心，消除自卑心理。也可以指导病人进行恰当的修饰打扮，改善形象，树立信心。

5. 健康指导

（1）疾病知识指导：告知病人本病的病因和防治的重要性。

（2）饮食指导：指导病人摄取含碘丰富的食物，适当使用碘化食盐；告知病人慎用某些药物，避免摄入阻碍甲状腺激素合成的食物，如卷心菜、花生、菠菜、萝卜等。

（3）用药指导：如发生甲状腺肿大，应到医院就诊，不宜盲目自行用药。每天碘摄取量适当。对需长期使用甲状腺制剂的病人，应告知其要长期服药，以免停药后复发。教会病人观察药物疗效及不良反应。

第四节　甲状腺肿瘤病人的护理

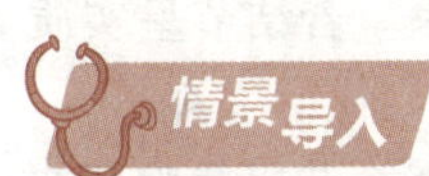

张女士，56 岁。近期发现颈部肿块，肿块质硬而固定、表面不平，且随吞咽活动度小，现在等待进一步的检查。值班护士小王巡视病房时，张女士问颈部肿块恶性的程度是否很高，并表示晚上很难入睡。

请问：

1. 该病人最主要的护理诊断是什么？

2. 应如何进行心理护理？

一、甲状腺癌

甲状腺癌（thyroid carcinoma）是最常见的甲状腺恶性肿瘤，约占全身恶性肿瘤的 1%，女性发病率高于男性。除髓样癌外，绝大多数甲状腺癌源于滤泡上皮细胞。

【病理生理】

本病病因尚不明确。按肿瘤的病理类型可分为以下几种：

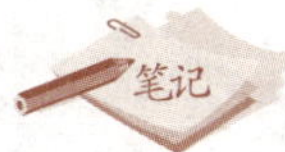

1. 乳头状癌　最多见，多发于中青年女性，生长缓慢，恶性程度较低，病灶可侵袭和转移至局部淋

巴结，但预后较好。

2. 泡状腺癌 约占甲状腺癌的20%，常见于中年人，肿瘤为中度恶性，常可见到侵入血管和附近组织，易通过血行向骨和肺等远处转移，预后比乳头状癌差。

3. 髓样癌 约占甲状腺癌的5%，常有家族史。来源于滤泡旁降钙素分泌细胞。中度恶性，较早出现淋巴结转移，且可经血运转移至骨和肺。

4. 未分化癌 恶性程度最高，约占甲状腺癌的3%，常见于老年人。肿瘤发展迅速，高度恶性，约50%肿瘤早期发生颈部淋巴结转移。肿瘤除侵犯气管和(或)喉返神经或食管外，还常经血运转移至肺、骨等处，预后最差。

【护理评估】

(一) 健康史

询问病人年龄、性别、家族中的发病情况及有无甲状腺的其他病变；了解病人有无呼吸困难，发音有无改变。

(二) 身体状况

1. 局部肿块 发病初期多无明显症状，仅颈部腺体内触及单个肿块，随吞咽上下移动。肿块质硬而固定、表面不平。未分化癌在短期内可迅速增大。

2. 全身表现 髓样癌组织因可产生5-羟色胺和降钙素等，病人可出现腹泻、心悸、颜面潮红，血清钙降低所致烦躁、易怒、焦虑、失眠、抑郁以至精神错乱等症状。病程到晚期，可因慢性消耗，出现恶病质表现。

3. 压迫及转移表现 晚期，肿块逐渐增大，吞咽时上下移动度降低。常因压迫喉返神经、气管或食管而引起声音嘶哑、呼吸困难或吞咽困难。肿瘤压迫颈部交感神经节引起Horner综合征，表现为同侧瞳孔缩小、上睑下垂、眼球内陷、同侧头面部无汗等。侵犯颈丛出现耳、枕、肩等处的疼痛。可有局部淋巴结及远处器官转移等表现。远处转移多见于扁骨(颅骨、椎骨、胸骨、盆骨等)和肺。

(三) 心理-社会支持状况

病人因担心疾病不可治愈常产生情绪不稳定、焦虑、恐惧等。评估病人及家属对疾病及其治疗方法、预后的认知程度、心理承受能力和支持状况，包括家庭对病人手术、化疗、放疗的经济承受能力。

(四) 辅助检查

1. 实验室检查 常规进行血生化和尿常规检查，测定甲状腺功能和血清钙有助于髓样癌的诊断。

2. 细胞学检查 结节用细针穿刺、抽吸、涂片，进行病理学检查。其准确率可达83%以上。

3. 影像学检查

(1) B超：确定甲状腺大小，测定结节的位置、大小、数目及与邻近组织的关系。若结节呈实质性，并出现不规则反射，则恶性可能较大。

(2) X线：颈部正侧位片，以了解有无气管移位、狭窄、肿块钙化及上纵隔增宽等。若甲状腺部位有细小的絮状钙化影，恶性可能较大。胸部及骨骼摄片以了解有无肺及骨转移。

4. 放射性^{131}I或^{99m}Tc扫描 甲状腺癌呈冷结节，一般边缘较模糊。

(五) 治疗原则与主要措施

手术治疗是除未分化癌以外各型甲状腺癌的基本治疗方法，可辅以内分泌、放射性核素及放射外照射等治疗。

【常见护理诊断/问题】

1. 焦虑 与肿块的性质不明、担心手术及预后有关。

2. 清理呼吸道无效 与咽喉部及气道受刺激、分泌物增多及切口疼痛有关。

3. 潜在并发症：呼吸困难与窒息、喉返神经和(或)喉上神经损伤、手足抽搐等。

【护理措施】

1. 术前护理 与病人及其家属沟通，告知手术的必要性、手术方法、术后恢复过程及预后情况，消除其疑虑；协助完成术前检查；指导并督促病人练习头颈过伸体位，以利于术中手术野的暴露；若行颈部淋巴结清扫术，术前一日剃除病人耳后毛发；术前晚遵医嘱给予镇静安眠类药物，保证病人身心处

于最佳状态。

2. 术后护理　参见本章第一节"甲状腺功能亢进症病人的护理"。

3. 心理护理　向病人及家属讲解疾病的治疗及预后，引导病人正确对待疾病，保持稳定的情绪，给予心理支持，配合后续治疗。

4. 健康教育

（1）功能锻炼：头颈部制动一段时间后，指导病人开始逐步练习活动，促进颈部的功能恢复。颈淋巴结清扫术者，斜方肌不同程度受损，切口愈合后开始进行肩关节和颈部的功能锻炼，持续至出院后3个月。

（2）后续治疗：指导病人术后遵医嘱服用甲状腺素，按时行放、化疗等。

（3）病情监测：指导病人出院后定期复诊，教会病人自我检查颈部，若发现颈部肿块或淋巴结肿大等及时就诊。

二、甲状腺腺瘤

甲状腺腺瘤（thyroid adenoma）是最常见的甲状腺良性肿瘤。按形态学可分为滤泡状和乳头状囊性腺瘤两种。临床上以滤泡状腺瘤常见。本病多见于40岁以下妇女。

【病因与发病机制】

病因不清，相关因素主要包括内分泌失调导致雌激素过高、碘摄入过量、精神压力大等。

【病理】

按形态学分为滤泡状和乳头状囊性腺瘤，滤泡状腺瘤多见。病理改变为甲状腺滤泡增生，甲状腺组织肿大。

【护理评估】

（一）健康史

询问病人年龄、性别；询问家族中的发病情况；饮食习惯中有无碘过量情况。

（二）身体状况

颈部出现圆形或椭圆形结节，多为单发。局限于一侧腺体内，质地较周围甲状腺组织稍硬，一般有完整的包膜，表面光滑，边界清楚，无压痛，随吞咽上下活动。多数病人无任何症状。腺瘤生长缓慢，大时可有压迫症状，可引发甲亢。若乳头状囊性腺瘤因囊壁血管破裂而致囊内出血时，肿瘤可在短期内迅速增大，且局部出现胀痛。

（三）心理-社会支持状况

了解病人因颈部不明肿块，担心疾病不可治愈，而产生情绪不稳定。了解病人及家属对疾病的认知和社会支持状况。

（四）辅助检查

放射性^{131}I或^{99m}Tc扫描多呈温结节，如有囊内出血时则为冷结节或凉结节，一般边缘较清晰。B超检查可发现甲状腺肿块，若有囊内出血，提示囊性变。

【治疗原则与主要措施】

由于20%甲状腺腺瘤能引起甲亢和10%病例有恶变的可能，故应早期行患侧甲状腺大部或部分（腺瘤小）切除术。切除标本必须立即行冷冻切片检查，以判定有无恶变。

（鲁　慧）

思考题

1. 刘女士，22岁。主诉近几个月脾气急躁、易出汗、无力、手抖、失眠、多食。查体：甲状腺呈弥漫性肿大，质软，有轻度突眼，颈部闻及血管杂音，测基础代谢率为+26%。

请思考：

（1）该病人目前存在哪些护理诊断/问题？

（2）护士应采取哪些护理措施？

（3）该病人脾气急躁，得知病情后较为紧张，护士应如何实施心理护理？

2. 严女士，26岁，内陆居住。发现颈部增粗半年，无异常感觉。查体：颈部触及肿块，肿块对称、表面光滑、质软、无压痛、随吞咽上下移动，未触及震颤，未闻及血管杂音。

请思考：

（1）针对病情护士应采取哪些护理措施？

（2）如何对病人及家属进行健康指导？

思路解析

扫一扫、测一测

笔记

第六十三章 糖尿病病人的护理

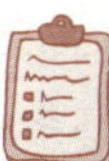

学习目标

1. 掌握糖尿病的概念、分型、临床表现、护理要点。
2. 熟悉糖尿病的治疗原则。
3. 了解糖尿病的病因和发病机制。
4. 能全面准确地评估病人、做出正确的护理诊断、制订合理的护理计划、实施恰当的护理措施并对病人及其家属进行健康指导。
5. 具有良好的人文关怀精神、团队协作精神和沟通能力。

情景导入

林女士，56岁。近期感觉饭量增大，但消瘦、乏力，同时烦渴、尿量增多，伴有外阴瘙痒。值班护士小王询问得知，林女士身高160cm，体重42kg，家族中有糖尿病病人。

请问：

1. 该病人最主要的护理诊断是什么？
2. 如最终确诊为糖尿病，应对病人怎样进行饮食和运动的护理？

糖尿病（diabetes mellitus，DM）是由遗传和环境因素共同作用而引起的一组以慢性血糖增高为特征的代谢性疾病。因胰岛素分泌不足和（或）作用缺陷导致碳水化合物、蛋白质、脂肪、水和电解质等代谢紊乱。随着病程延长，可引起眼、肾、神经、心血管等多系统损害，导致功能减退及衰竭。病情严重或应激时还可发生糖尿病酮症酸中毒、高渗高血糖综合征等急性代谢紊乱。

随着人们生活方式的改变、生活水平的提高以及人口老龄化，DM患病人数呈现快速上升趋势。据国际糖尿病联盟（IDF）统计，预计到2030年，全球糖尿病病人将达5.5亿，预计到2040年接近6.42亿。一旦罹患糖尿病需终身管理，由此引发的多种并发症大大增加了医疗负荷和照顾负担。DM已成为严重威胁人类健康的世界性公共卫生问题。

糖尿病分为4型，即1型糖尿病（T1DM）、2型糖尿病（T2DM）、妊娠期糖尿病（GDM）及其他特殊类型糖尿病。其中T2DM约占95%。

【病因与发病机制】

糖尿病的病因和发病机制复杂，目前未完全阐明。不同类型糖尿病其病因不同，即使在同一类型中也存在差异性。

1. 1型糖尿病　绝大多数是自身免疫性疾病，遗传因素和环境因素共同参与发病过程。

（1）遗传因素：1 型糖尿病的发病依赖于多个易感基因的共同参与，其中人类白细胞抗原（HLA）类型主要决定其遗传易感性。外界因素作用于有遗传易感性的个体，激活 T 淋巴细胞介导的自身免疫反应，引起选择性胰岛 B 细胞破坏和功能衰竭，胰岛素分泌不足且进行性加重，导致 DM。

（2）环境因素：环境因素中病毒感染是最主要的因素。病毒感染可直接损害胰岛 B 细胞，也可因损害胰岛组织而暴露其抗原成分，诱发自身免疫反应，使其进一步被破坏而引起糖尿病。其他环境因素包括化学毒性物质和饮食因素等，可致非免疫介导性 B 细胞破坏（急性损伤）或免疫介导性 B 细胞破坏（小剂量、慢性损伤）。

（3）自身免疫：体液免疫和细胞免疫在 T1DM 发病中发挥作用，细胞免疫异常更为重要。约 90% 胰岛 B 细胞的进行性损害是细胞免疫介导，而 B 细胞的进行性损害正是胰岛素分泌不足的关键环节。

2. 2 型糖尿病

（1）遗传易感性与环境因素：2 型糖尿病的发病有更明显的家族遗传基础，同卵双生的同病率接近 100%，遗传因素主要作用于 B 细胞。起病和病情进程受环境因素的影响而变异较大，环境因素中人口老龄化、营养过剩、体力活动减少等引起的肥胖，特别是中心性肥胖，与胰岛素抵抗和 T1DM 的发生密切相关。

（2）胰岛素抵抗和 B 细胞功能缺陷：是 T2DM 发病的两个主要环节。胰岛素抵抗（insulin resistance，IR）是指胰岛素作用的靶器官（主要是肝脏、肌肉和脂肪组织）对胰岛素作用的敏感性降低，是多数 T2DM 发病的始发因素，发病机制至今尚未阐明。在存在胰岛素抵抗的情况下，若 B 细胞能代偿性增加胰岛素分泌，则可维持血糖水平正常。B 细胞功能缺陷包括胰岛素分泌量的缺陷和胰岛素分泌模式异常等，发病机制不明确，可能由基因决定。当 B 细胞功能缺陷，对胰岛素抵抗无法代偿时，血糖逐渐增高，最终可发生 2 型糖尿病。因此，随着病情进展，相当一部分病人也需用胰岛素控制血糖或维持生命。

胰岛素分泌时相

静脉快速注射葡萄糖使血糖迅速升高，可激发胰岛素快速释放，使胰岛素水平急剧升高，持续 5~7 分钟（第一相），此后因高血糖的持续存在，胰岛素持续分泌（第二相）。进餐也可诱发胰岛素的双向分泌，第一时相（快速分泌相），进餐 5~10 分钟后一个高峰，持续时间 5~10 分钟；第二时相（延迟分泌相），慢而持久，于餐后 30 分钟出现一个高峰；第三时相，对葡萄糖反映下降，餐后 1~1.5 小时出现，胰岛素分泌减少至基础分泌状态。胰岛素基础分泌大概每小时一个单位，每天 24 单位左右。糖尿病病人或胰岛素功能受损病人，胰岛素分泌时相异常或基础胰岛素分泌不足，血糖出现波动，前者主要表现餐后血糖增高，后者空腹血糖升高。

（3）糖耐量减低（impaired glucose tolerance，IGT）和空腹血糖调节受损（impaired fasting glycaemia，IFG）：当病情进一步发展，B 细胞功能缺陷加重，对 IR 无法代偿时，则血糖不能恢复至正常水平，病人进展为糖耐量减低和空腹血糖调节受损。两者代表正常葡萄糖稳态水平和糖尿病高血糖水平之间的中间代谢状态，都表示机体对葡萄糖的调节能力受损。目前认为两者均为糖尿病的危险因素，也是心血管疾病的危险标志，通过干预生活方式使血糖得到控制。

（4）临床糖尿病：B 细胞分泌胰岛素功能进行性下降，血糖增高达到糖尿病的诊断标准，可无或逐渐出现代谢紊乱或糖尿病症状。

【病理生理】

糖尿病时，葡萄糖在肝、肌肉和脂肪组织的利用减少以及肝糖输出增多，从而导致高血糖。高血糖一方面造成代谢紊乱，主要表现为糖代谢紊乱和脂代谢紊乱，另一方面造成多器官系统损害。脂肪代谢方面，由于胰岛素不足，脂肪组织摄取葡萄糖及从血浆移除三酰甘油减少，脂肪合成减少。脂蛋白脂酶活性降低，血游离脂肪酸和三酰甘油浓度升高。此外，在胰岛素极度缺乏时，脂肪组织大量动员分解，产生酮体。若超过机体对酮体的氧化利用能力时，酮体就会堆积形成酮症或发展为酮症酸中

毒。糖尿病发生发展过程中出现的高血糖和脂代谢紊乱可进一步降低胰岛素敏感性和损害胰岛 B 细胞功能,分别称为葡萄糖毒性和脂肪毒性。高血糖时,血糖和血红蛋白的结合生成糖化血红蛋白,该反应不可逆,并与血糖浓度呈正比,且保持 120 天左右。由于血红蛋白发生糖基化,且组织蛋白也发生非酶糖化,生成糖化终产物。糖化终产物刺激糖、脂及蛋白质,自由基生成增多,导致血管内皮细胞损伤,引起糖尿病病人的眼、心脏、肾、神经等的并发症。

【护理评估】

(一)健康史

询问病人患病的有关因素,如有无糖尿病家族史、是否肥胖体型、病毒感染等;评估病人的生活方式、饮食习惯、食量、体力活动情况等;女性病人的孕产情况;评估病人患病时间、主要症状及其特点,有无并发症,如肢体有无发凉、麻木或疼痛感、有无皮肤破损等;评估患病后检查治疗经过、用药情况、控制情况等。

(二)身体状况

1. 代谢紊乱综合征

(1) 典型表现为“三多一少”症状,即多尿、多饮、多食和体重减轻。由于血糖升高产生渗透性利尿,导致尿量增多,继而口渴、多饮;体内葡萄糖不能充分氧化供能,导致病人易饥多食;同时蛋白质、脂肪分解增多加之功能减少,引起消瘦、乏力。

(2) 皮肤瘙痒:尤其是外阴瘙痒。

(3) 其他症状:可有四肢酸痛、麻木、腰痛、性欲减退、阳痿、不育、月经失调、便秘、视物模糊等。部分病人可无症状,常由体检时发现高血糖,或出现餐后反应性低血糖而被发现。

餐后反应性低血糖

多发生于早期 T2DM 病人,或 T2DM 前期者,尤其是肥胖型病人。其特点是多在餐后 3~5 小时后出现心慌、出汗、饥饿感等,多可自行缓解。这是因为正常人血胰岛素的分泌变化与血糖同步,而一些早期 T2DM 病人,或 T2DM 前期者虽然体内胰岛素的分泌总量未减少,但其分泌与血糖的升降脱节,反应迟钝,在病人餐后 1 小时内胰岛素的分泌量跟不上血糖的升高,造成血糖过高;当餐后 3~4 小时血糖逐渐下降时,胰岛素的高峰来临,其分泌量相对此时的血糖值过多,故而产生了反应性低血糖。

2. 急性并发症

(1) 糖尿病酮症酸中毒(diabetic ketoacidosis,DKA):为最常见的 DM 急症。是由于胰岛素不足和升糖激素不适当升高引起的糖、脂肪和蛋白质严重代谢紊乱综合征,临床以高血糖、高血酮和代谢性酸中毒为主要表现。DM 代谢紊乱加重时,胰岛素的严重缺乏,不仅明显升高血糖,且使脂肪分解加速,脂肪酸在肝脏经 β 氧化产生大量的酮体(乙酰乙酸、β-羟丁酸及丙酮),引起临床上的酮症(酮血症及酮尿)。酮体中乙酰乙酸、β-羟丁酸为较强的有机酸,消耗体内大量碱,超出机体代偿能力时产生代谢性酸中毒,称为 DKA。病情进一步发展,出现意识障碍,称糖尿病酮症酸中毒昏迷。

1) 诱因:1 型糖尿病病人有自发 DKA 倾向,2 型糖尿病病人在某些诱因下可发生 DKA,常见诱因有感染、胰岛素不适当减量或突然中断治疗、饮食不当、胃肠疾病、心肌梗死、脑卒中、创伤、手术、妊娠、分娩、精神刺激等。有些亦无明显诱因。

2) 身体状况:早期主要表现为乏力和“三多一少”症状加重。失代偿阶段出现食欲缺乏、恶心、呕吐,常伴头痛、嗜睡、烦躁、呼吸深快有烂苹果味。随病情加重,逐渐出现严重脱水,尿量减少、皮肤弹性差、眼球内陷、脉细速、血压下降、四肢厥冷,晚期出现神经精神症状,反应迟钝,烦躁或淡漠、嗜睡逐渐陷入昏迷。部分病人以 DKA 为首发表现。

3) 实验室检查:尿糖、尿酮强阳性;血糖升高多在 16.7~33.3mmol/L,血酮体升高,>1.0mmol/L 为高血酮;>3.0mmol/L 提示酸中毒,血 pH 下降,CO_2 结合力降低等。

（2）高渗高血糖综合征（hyperosmolar hyperglycemic syndrome，HHS）：是糖尿病的严重急性并发症之一，以严重的高血糖、高血浆渗透压、脱水、意识障碍为特点，无明显的酮症酸中毒。HHS 发生率低于 DKA，多见于老年 2 型糖尿病病人，多数病人发病前无糖尿病病史或仅为轻症。

1）诱因：常见诱因有感染、创伤、急性胃肠炎、胰腺炎、脑血管意外、严重肾疾病等应急状态，使用糖皮质激素、利尿药、甘露醇等药物，水摄入不足或失水，透析治疗，静脉高营养等。少数病人早期误诊而输入大量葡萄糖液或因口渴大量饮用含糖饮料而诱发或使病情加重。

2）身体状况：起病较慢，最初表现为多尿、多饮，但多食不明显或反而食欲缺乏，随病程进展出现严重脱水和神经精神症状，表现为反应迟钝、嗜睡、幻觉、定向障碍、偏盲、偏瘫等，易被误诊为卒中。晚期陷入昏迷。与 DKA 相比，失水更为严重，神经精神症状更为突出。

3）实验室检查：血糖多在 33.3～66.6mmol/L，尿糖强阳性，但尿酮多阴性，血渗透压显著升高。

（3）糖尿病乳酸酸中毒：主要是葡萄糖无氧酵解产生乳酸在体内大量堆积，导致高乳酸血症，进一步出现血 pH 降低和乳酸性酸中毒。发生率较低，但病死率很高。大多发生在伴有肝、肾功能不全或慢性心肺功能不全等缺氧性疾病病人，常见于服用苯乙双胍者。表现为疲乏无力、厌食、恶心或呕吐、呼吸深大、嗜睡等。血、尿酮体不升高，血乳酸水平升高。

3. 感染　泌尿系统感染常见，有时可导致严重的并发症，如严重的肾盂肾炎、肾及肾周脓肿、肾乳头坏死和败血症。糖尿病病人也是肺炎球菌感染所致菌血症的高风险人群。肺结核发病率高，进展快，易形成空洞。疖、痈等皮肤化脓性感染多见，可反复发生，有时可引起败血症或脓毒血症。足癣、体癣等皮肤真菌感染也较常见，女性病人常并发真菌性阴道炎（多为白色念珠菌）。

4. 慢性并发症　可遍及全身各重要器官，各种并发症可单独或以不同组合同时或先后出现，也可在 DM 诊断前就已存在。与非 DM 人群比较，表现为患病率高、发病年龄较轻、进展较快，死亡率高，心血管病、失明和下肢截瘫风险均明显增高。

（1）大血管病变：是 DM 最严重而突出的并发症。与 DM 的糖代谢和脂代谢异常有关。主要表现为大、中动脉粥样硬化，如主动脉、冠状动脉、脑动脉、肾动脉和肢体外周动脉等，引起冠心病、缺血性脑血管病、高血压等。肢体外周动脉粥样硬化常以下肢动脉病变为主，表现为下肢疼痛、感觉异常和间歇性跛行，严重供血不足可致肢体坏疽。

（2）微血管病变：是 DM 的特异性并发症，其典型病变是微循环障碍、微血管瘤形成和微血管基膜增厚。病变主要发生在视网膜、肾、神经、心肌组织，其中尤以肾和视网膜病变最为重要。

1）糖尿病肾病：有 40%～60%发生糖尿病肾病，常见于病史超过 10 年者，是 T1MD 病人主要的死亡原因，在 2 型糖尿病中的严重性仅次于心、脑血管疾病。可有结节性肾小球硬化、弥漫性肾小球硬化、渗出性病变，导致肾功能异常或衰竭。

2）糖尿病性视网膜病变：是糖尿病高度特异性的微血管并发症，多见于病史超过 10 年者，是糖尿病病人失明的主要原因之一。按眼底改变分为六期两类，Ⅰ、Ⅱ、Ⅲ期为背景性视网膜期，出现微血管瘤、出血和硬性渗出，之后出现棉絮状软性渗出；Ⅳ、Ⅴ、Ⅵ期为增生性视网膜病变，出现新生毛细血管和玻璃体积血，机化物形成，最后视网膜剥离而失明。除视网膜病变外，还可引起黄斑病、白内障、青光眼、屈光改变等。

3）其他：糖尿病心脏微血管病变和心肌代谢紊乱可引起心肌广泛坏死等，称糖尿病心肌病，可诱发心力衰竭、心律失常、心源性休克和猝死。

5. 神经病变　可累及神经系统任何一部分，以周围神经病变最为常见，以手足远端感觉运动神经受累最多见，通常为对称性，下肢较上肢严重，病情进展缓慢，先出现肢端感觉异常，如袜子或手套状分布，伴麻木、烧灼、针刺感或如踏棉垫感，可伴痛觉过敏、疼痛，夜间及寒冷季节加重；后期感觉丧失，可伴运动神经受累，肌力减弱甚至肌萎缩和瘫痪。

神经病变也可累及中枢神经系统，伴随严重 DKA、高渗高血糖综合征或低血糖出现的神志改变；缺血性脑卒中；脑老化加速及老年性痴呆等。腱反射早期亢进，后期减弱或消失，音叉震动感减弱或消失。

自主神经病变可累及心血管、消化、呼吸、泌尿生殖等系统，表现为智力型低血压、晕厥、无痛性心肌梗死；呃逆、上腹饱胀、胃排空延迟（胃轻瘫）、腹泻（饭后或午夜）、便秘；残尿量增加、尿潴留、尿失

禁；阳痿、月经紊乱；还可出现体温调节和出汗异常，对低血糖不能正常感知等。

6. 糖尿病足(diabetic foot，DF)　指下肢远端神经异常和不同程度的周围血管病变相关的足部(踝关节或踝关节以下)感染、溃疡和(或)深层组织破坏。是糖尿病最严重和治疗费用最高的慢性并发症之一。基本发病因素是神经病变、血管病变和感染。常见诱因有搔抓趾间或足部皮肤而致皮肤溃破、水疱破裂、烫伤、碰撞伤、修脚损伤、新鞋磨破伤等。轻者表现为足部畸形、皮肤干燥和发凉、酸麻、疼痛等，重者可出现足部溃疡与坏疽，是糖尿病病人截肢、致残的主要原因之一(图 7-63-1)。

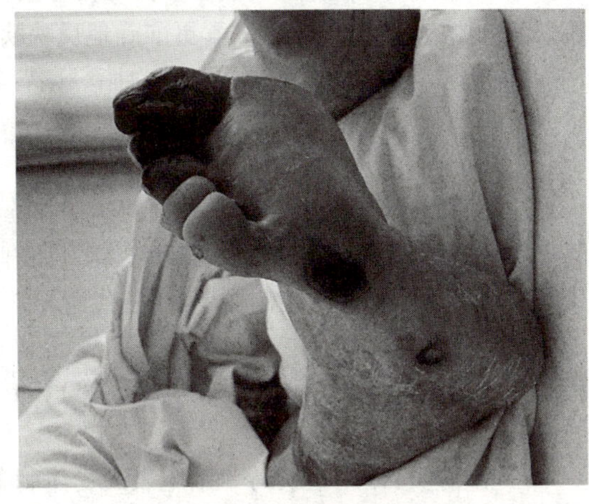

图 7-63-1　糖尿病足

(三)心理-社会支持状况

糖尿病为终身性疾病，初始症状较轻时，病人重视程度不够。漫长的病程、多器官的损害及严格的饮食控制常导致病人产生焦虑、悲观等情绪，对治疗缺乏信心和耐心。护士应评估病人对疾病的认知程度、患病后的心理变化；评估病人家庭和社会的支持程度及所在社区的医疗保健服务情况等。

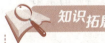

"联合国糖尿病日"的由来

1921 年加拿大外科医生班亭第一次把胰岛素用于糖尿病患儿，也因此挽救了患儿的生命。为了缅怀班亭的功绩，也为了引起全球对糖尿病的警觉和醒悟，1991 年世界卫生组织和国际糖尿病联盟(IDF)决定将他的生日 11 月 14 日定为"世界糖尿病日"。2007 年联合国又将"世界糖尿病日"正式更名为"联合国糖尿病日"，其意义在于号召世界各国广泛开展糖尿病宣传、教育和防治工作，以推动国际糖尿病防治事业的开展。

(四)辅助检查

1. 血糖测定　是目前诊断糖尿病的主要依据，也是监测病情发展和疗效的主要指标。诊断 DM 必须用静脉血葡萄糖测定；监测时可用毛细血管血葡萄糖测定或 24 小时动态血糖测定。空腹血糖正常范围在 3.9~6.0mmol/L；6.1~6.9mmol/L 为 IFG。糖尿病的诊断标准：典型糖尿病症状+随机血糖≥11.1mmol/L，或空腹血糖≥7.0mmol/L，或餐后 2 小时血浆血糖(2HPG)≥11.1mmol/L。

2. 尿糖测定　尿糖阳性是诊断 DM 的重要线索，也是判断疗效的监测指标，但尿糖受多种因素影响，如肾糖阈升高的糖尿病病人尿糖可呈阴性，尿糖阴性不能排除糖尿病；妊娠期肾糖阈降低，血糖正常，但尿糖可呈假阳性；服用一些药物如大量维生素 C、甲基多巴等使尿糖呈现假阴性结果。

3. 口服葡萄糖耐量试验(OGTT)　当血糖值高于正常范围而又未达到诊断糖尿病标准，需进行 OGTT。世界卫生组织推荐 OGTT 方法：试验前 3 天每天进食碳水化合物量不可少于 150g。试验日清晨空腹(禁食至少 10 小时)取血后，成人给予 75g 无水葡萄糖(儿童按 1.75g/kg 计算，总量不超过 75g)。溶于 250~300ml 水中，于 3~5 分钟内饮完，空腹及饮后 0.5 小时、1 小时、2 小时、3 小时取静脉血测葡萄糖。结果判定：OGTT 2 小时血糖<7.7mmol/L 为正常糖耐量，7.8~11.1mmol/L 为糖耐量减低，≥11.1mmol/L 诊断为糖尿病。

4. 糖化血红蛋白 A1(GHbA1)和糖化血清清蛋白测定　GHbA1 是葡萄糖与血红蛋白的氨基发生非酶催化反应的产物，是不可逆反应，含量与血糖浓度呈正相关，可反映取血前 8~12 周血糖的总水平，作为病情控制的监测指标之一。HbA1 有 a、b、c 三种亚型，以 GhbA1c 最为主要。GhbA1c 正常值<6%，如≥6.5%可作为诊断糖尿病的参考，但不能反映血糖波动情况，也不能确定是否发生过低血糖。糖化血清清蛋白反映取血前 2~3 周总的血糖水平，作为糖尿病病人近期病情监测的指标。

5. 胰岛B细胞功能检查 主要包括胰岛释放试验和C肽释放试验，用于评价胰岛B细胞基础和葡萄糖介导的胰岛素释放功能。C肽与胰岛素以等分子从胰岛细胞生成和释放，而C肽不受外源性胰岛素的影响，故C肽较胰岛素更准确地反映胰岛B细胞的功能。

6. 其他 根据病情需要可选用血脂、肝、肾功能等常规检查。急性严重代谢紊乱时行酮体、电解质、酸碱平衡检查。

（五）治疗原则与主要措施

治疗原则是早期、长期、综合、全面达标和治疗方法个体化。综合治疗策略包括两个方面：糖尿病健康教育、饮食治疗、运动锻炼、药物治疗、自我监测和心理疏导；以及降糖、降压、调脂和改善生活方式等。治疗总体目标是控制血糖、纠正代谢异常、消除症状、防止并发症，提高生活质量，降低病死率。

1. 口服药物治疗 主要包括促胰岛素分泌剂（磺脲类、非磺脲类和二肽基肽酶-4抑制剂）、增加胰岛素敏感性药物（双胍类、噻唑烷二酮类）和α-糖苷酶抑制剂。

（1）促胰岛素分泌剂

1）磺脲类：作用于胰岛B细胞表面受体刺激胰岛素分泌，其作用有赖于常存在相当数量（30%以上）有功能的胰岛B细胞组织。主要应用于新诊断的T2DM非肥胖病人及饮食和运动治疗血糖控制不理想者，肥胖2型糖尿病应用双胍类药物治疗后血糖控制不满意或因胃肠道反应不能耐受者。常用药物有格列本脲（优降糖）、格列吡嗪（美吡达）、格列齐特（达美康）、格列喹酮（糖适平）、格列吡嗪控释片（瑞易宁）、格列美脲（亚莫利）等。治疗从小剂量开始，根据血糖逐渐增加剂量。

2）非磺脲类：主要是格列奈类药物，通过直接刺激胰岛B细胞分泌胰岛素，可改善胰岛素第一时相分泌，降糖作用快而短，主要用于控制餐后高血糖。适合于T2DM早期餐后高血糖或以餐后高血糖为主的老年病人。常用药物有瑞格列奈（诺和龙）和那格列奈。

（2）二肽基肽酶-4抑制剂（DPP-4抑制剂）：是一类治疗2型糖尿病的药物，该类药物通过抑制胰高血糖素样肽-1（GLP-1）和葡萄糖依赖性促胰岛素分泌多肽（GIP）的灭活，提高内源性GLP-1和GIP的水平，促进胰岛B细胞释放胰岛素，同时抑制胰岛A细胞分泌胰高血糖素，从而提高胰岛素水平，降低血糖，且不易诱发低血糖和增加体重。目前常用的有西格列汀、维格列汀、沙格列汀、阿格列汀、利格列汀、吉格列汀和替格列汀等。

（3）胰岛素增敏药物

1）双胍类：抑制肝葡萄糖过高的输出，并改善外周组织对胰岛素的敏感性、减轻胰岛素抵抗，增加对葡萄糖的摄取利用，加速无氧酵解，有助于延缓或改善糖尿病血管并发症，是T2DM病人控制血糖的一线药物和药物联合中的基本用药。单独使用时不导致低血糖，但与胰岛素或胰岛素促泌剂合用时可增加低血糖发生的风险。此类药物最常见的副作用为胃肠道反应，最严重的是乳酸酸中毒。因此，禁用于肝肾功能减退、高热、慢性胃肠疾病、严重感染及80岁以上的病人。常用的药物有二甲双胍和格华止。

2）噻唑烷二酮类：主要通过增强靶组织对胰岛素的敏感性，减轻胰岛素抵抗。可单独或联合其他药物治疗T2DM，尤其是肥胖、胰岛素抵抗明显者。目前临床不作为T2DM的一线用药。禁用于有心力衰竭、肝病、严重骨质疏松和骨折病史病人，T1DM、孕妇和儿童慎用。常用药物有罗格列酮和吡格列酮。

（4）α葡萄糖苷酶抑制剂：通过抑制小肠黏膜上皮细胞表面的α葡萄糖苷酶，延缓碳水化合物的吸收，降低餐后高血糖。可作为T2DM一线药物，尤其适用于空腹血糖正常（或稍高）而餐后血糖明显升高者，可单独用或与磺脲类、双胍类合用。T1DM病人若使用的胰岛素剂量较大而餐后血糖控制不佳，也可联合使用。肝肾功能不全者慎用，不宜用于胃肠功能紊乱者、孕妇和儿童。从小剂量开始，逐渐加量可减少胃肠道不良反应。单独服用不发生低血糖。常用药物有阿卡波糖（拜糖平）和伏格列波糖（倍欣）。

2. 胰岛素治疗 胰岛素的应用应在一般治疗和饮食治疗的基础上进行。

（1）适应证：①T1DM病人。②DM伴各种严重急性、慢性并发症者。③DM处于应激状态如感染、创伤、手术、妊娠、分娩等。④T2DM经饮食、运动、口服降糖药物治疗血糖控制不满意者。⑤新诊断并伴有明显高血糖者，无明显诱因出现体重显著下降者。

（2）制剂类型：按作用快慢和维持时间长短，胰岛素制剂可分为速效、短效、中效、长效、预混胰岛素5类（表7-63-1）。速效和短效胰岛素主要控制一餐后高血糖；中效胰岛素主要控制两餐后高血糖，以第二餐为主；长效胰岛素主要提供基础水平胰岛素；预混胰岛素为速效或短效胰岛素与中效胰岛素的混合制剂。

表7-63-1　胰岛素制剂类型及作用时间

作用类别	制剂类型	皮下注射时间/h		
		开始/min	高峰/h	持续/h
速效胰岛素类似物	门冬胰岛素	10~15	1~2	4~6
	赖脯胰岛素	10~15	1~1.5	4~5
	谷赖胰岛素	10~15	1~2	4~6
短效胰岛素	普通胰岛素	15~60	2~4	5~8
中效胰岛素	低精蛋白锌人胰岛素	2.5~3h	5~7	13~16
长效胰岛素	精蛋白锌人胰岛素	3~4h	8~10	20
长效胰岛素类似物	甘精胰岛素	2~3h	无峰	30
	地特胰岛素	3~4h	3~14	24
预混胰岛素	30R	30	2~12	14~24
	50R	30	2~3	10~24
预混胰岛素类似物	预混门冬胰岛素	10~20	1~4	14~24
	预混赖脯胰岛素	15	30~70min	16~24
	预混赖脯胰岛素50、预混门冬胰岛素50	15	30~70min	16~24

（3）使用原则：胰岛素剂量选择要综合考虑病人的血糖水平、B细胞功能减退程度、胰岛素抵抗程度、饮食、运动情况等。一般从小剂量开始，根据血糖水平逐渐调整。应力求模拟生理性胰岛素分泌模式，包括空腹时持续性基础分泌和进餐后胰岛素追加分泌。

3. 胰腺移植和人工胰移植方法治疗　对象主要为T1DM病人，目前尚局限于伴终末期肾病的病人。胰腺移植因其复杂的外分泌处理和严重并发症而受到限制。胰岛移植尚处于临床试验阶段。人工胰是由血糖感受器、微型计算机和胰岛素泵组成。由于技术和经济上的原因，还未广泛使用。

4. 代谢手术治疗　又称减肥手术，目前已被公认为治疗肥胖的T2DM病人的措施之一。

5. 糖尿病酮症酸中毒的治疗　对于早期酮症病人，给予足量短效胰岛素及口服液体，严格观察病情，定期复查血糖、血酮，调节胰岛素用量。对于严重患者应立即抢救。

（1）补液：是抢救酮症酸中毒首要的措施。开始使用生理盐水，当血糖降至13.9mmol/L时，改输5%葡萄糖液。DKA病人的失水量可达体重的10%以上，如病人无心力衰竭，开始补液速度应快，在2小时内输入1 000~2 000ml，以便迅速补充血容量，改善周围循环和肾功能。以后根据血压、心率、尿量、末梢循环情况、中心静脉压调整，一般第一个24小时输入4 000~6 000ml，严重失水者可达6 000~8 000ml。如治疗前已有低血压或休克，应输入胶体溶液并进行抗休克处理。

（2）小剂量胰岛素治疗：小剂量短效胰岛素持续静脉滴注（每小时每千克体重0.1U）是目前普遍采用的治疗方法，既能有效地抑制脂肪分解和酮体生成，又可减少低血糖、低血钾等的发生。待尿酮体消失后，根据病人尿糖、血糖及进食情况调节胰岛素剂量或改为每4~6小时皮下注射短效胰岛素1次，待病情稳定后再恢复到平时的治疗。治疗中注意监测血糖水平。

（3）纠正电解质及酸碱平衡紊乱：随着输液及胰岛素治疗，轻、中度酸中毒可逐渐缓解，因此一般不需要补碱，只有当严重酸中毒，pH<7.1时才应以5%碳酸氢钠纠酸。治疗前已有严重低钾血症应立即补钾，当血钾升至3.5mmol/L时再开始胰岛素治疗；当尿量>40ml/h，血钾低于5.2mmol/L即可静脉补钾。根据血钾的水平、尿量、心电图等决定补钾的时机、量及速度。

（4）处理诱因和防治并发症：包括休克、感染、心力衰竭、心律失常、肾衰竭、脑水肿等。

6. 高渗高血糖综合征的治疗　类似DKA的治疗，给予补液和胰岛素治疗，严重失水时24小时补液量可达6 000~10 000ml，当血糖降到16.7mmol/L时，改用5%葡萄糖溶液加入短效胰岛素控制血糖，一般不需补碱，根据尿量补钾。积极防治诱因和并发症。

【常见护理诊断/问题】

1. 营养失调：低于机体需要量　与胰岛素相对不足引起糖、脂肪、蛋白质代谢异常有关。

2. 知识缺乏：缺乏糖尿病饮食、运动、用药和自我护理知识。

3. 潜在并发症：酮症酸中毒、高血糖高渗状态、糖尿病足、感染、低血糖等。

【护理目标】

1. 能合理摄取营养，体重恢复正常并保持稳定，血糖、血脂正常或维持理想水平。

2. 对糖尿病有足够的认识和了解，积极配合饮食、运动、药物治疗，获得一定的自我护理知识。

3. 未发生并发症或发生时能及时发现和处理。

【护理措施】

（一）饮食护理

饮食治疗是各型糖尿病治疗的基础，需严格执行并长期坚持。首先通过简易公式计算：理想体重（kg）= 身高（cm）-105，再根据理想体重和活动强度计算每天所需总热量。

1. 制订总热量　成人休息时每天每千克理想体重给予105~125.5kJ（25~30kcal），轻体力劳动125.5~146kJ（30~35kcal），中度体力劳动者146~167kJ（35~40kcal），重体力劳动超过167kJ（40kcal），儿童、孕妇、哺乳妇女、营养不良及消耗性疾病病人可酌增21kJ（5kcal），而肥胖者则酌减21kJ（5kcal），使体重逐渐恢复到理想体重的±5%。

2. 食物的组成和热量分配　根据每天所需总热量、营养物质提供的热量及其分配比例计算出糖类、蛋白质、脂肪的每天所需量。食物中供能物质的热量分配为：①糖类占总热量的50%~60%，提倡用粗制米、面和一定量杂粮，严格限制各种甜食。②蛋白质量占10%~15%，成人按体重摄入0.8~1.2g/（kg·d）；儿童、孕妇、乳母、营养不良或伴有消耗性疾病者宜增至1.5~2.0g；伴有糖尿病肾病而肾功能正常者限制在0.8g，血尿素氮升高者限制在0.6g，蛋白质总量的1/3来自动物蛋白。③脂肪不超过总热量的30%，胆固醇摄入量<300mg/d，少吃含胆固醇高的食物，如动物内脏、全脂牛奶、蛋黄等，提倡使用植物油。④多食富含纤维的食物，如豆类、粗谷物、蔬菜、含糖成分低的水果等；食盐摄入<6g/d；限制饮酒。

3. 三餐热量分配　根据病人生活习惯、病情和配合药物治疗需要进行安排。三餐热量分配一般为1/5、2/5、2/5或各按1/3进行分配；或四餐分配（1/7、2/7、2/7、2/7）。三餐饮食内容要搭配均用，定时定量。

以上是按原则估算，治疗过程要随访调整。如肥胖病人治疗中体重不下降，应进一步减少饮食总热量。注意按时进餐，如已服用降糖药或注射胰岛素而未能按时进食，易发生低血糖。病人应随身携带一些方便食品，以便发生低血糖时即时食用。

（二）运动锻炼

以适量、经常性和个体化为原则。适量的运动有利于减轻体重、提高胰岛素敏感性，改善血糖和脂代谢紊乱。

1. 方式　根据病人年龄、病情、兴趣等安排不同的有氧运动，如做操、慢跑、快走、游泳等。其中步行活动最安全，易坚持，可首选。有心、脑血管疾病或严重微血管病变者，应慎重安排活动。

2. 时间和强度　T1DM病人，运动应选在餐后1.5小时进行，运动量不宜过大，持续时间不宜过长，否则易诱发低血糖反应；T2DM尤其是伴肥胖症者多为餐后血糖升高，运动适宜在餐后1~3小时内，可适当延长运动时间，有助于减肥；最佳运动方式是有氧运动与抗阻力训练相结合。合适的运动强度为活动时病人的心率达到个体40%~70%的最大耗氧量。个体最大心率=（220-年龄），或运动时感觉全身发热、出汗，但非大汗淋漓。

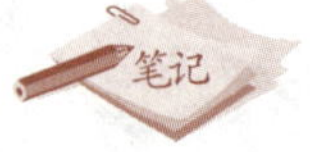

3. 注意事项　运动时注意补充水分；运动中若出现饥饿感、心慌、头晕、乏力、出冷汗等，常提示低血糖反应，应立即停止活动并进食；血糖>14~16mmol/L、有明显的低血糖症状、血糖波动较大、并发急

性感染及其他严重的急、慢性并发症时不宜运动或慎重安排运动；运动不宜在空腹时进行，防治低血糖发生。

（三）自我监测

自我监测是糖尿病管理的重要内容。病人学会自我检查血糖、血脂、血压、体重，将其控制在理想范围，从而减少糖尿病大血管病变和微血管病变发生的风险。重点教会血糖的监测，包括如何测血糖、何时监测、监测频率和如何记录监测结果。定期检查病人自我血糖监测技术和校准血糖仪。

此外，监测体重变化，了解饮食、运动情况；有无皮肤瘙痒、感觉异常、感染及破损，特别注意观察下肢和足部情况；观察病人视力变化；监测生命体征及意识状态，观察有无酮症酸中毒的诱因，识别酮症酸中毒的常见症状；同时注意监测血糖、尿糖、尿酮及电解质和酸碱平衡情况等。

（四）用药护理

1. 口服降糖药护理　遵医嘱用药，服药期间应注意观察病人血糖、糖化血红蛋白、体重等变化，以及时评价药物疗效和药物剂量。观察不良反应并及时处理。

（1）磺脲类药物应餐前半小时服用，其主要不良反应是低血糖反应，特别是肝肾功能不全、老年人或营养不良者，作用时间长的药物（如格列本脲和格列美脲）较易发生，且持续时间长、停药后可反复发生，还可导致体重增加。其他不良反应有胃肠道反应、皮肤瘙痒、贫血、白细胞减少、皮疹等。

（2）非磺脲类药物常见不良反应是低血糖和体重增加，但低血糖的风险和程度较磺脲类轻，可在肾功能不全的病人中使用。

（3）双胍类药物应餐前或餐中口服，其不良反应主要是腹部不适、口中金属味、恶心、厌食等。因双胍类药物促进糖无氧酵解，产生乳酸，在肝肾功能不全、休克或心力衰竭时可诱发乳酸酸中毒。

（4）噻唑烷二酮类药物要密切观察有无水肿、体重增加等不良反应，该药可增加缺血性心血管病的风险，一旦出现立即停药。

（5）α-葡萄糖苷酶抑制剂与胰岛素增敏剂应在进食第一口食物后服用；服用后常有腹部胀气、排气增多或腹泻等症状。这类药物引起低血糖反应时，应直接给予葡萄糖口服或静脉注射。

2. 胰岛素治疗的护理　胰岛素的注射途径有静脉注射和皮下注射两种。注射工具有胰岛素专用注射器、胰岛素笔和胰岛素泵。

（1）使用方法

1）基础胰岛素治疗：继续原有口服降糖药治疗，不必停用胰岛素促泌剂，联合中效或长效胰岛素睡前注射。

2）强化治疗：对于 HbA1c>9.0%或空腹血糖>11.1mmol/L 的新诊断 T2DM 病人提倡早期使用胰岛素强化治疗，将血糖在短时间内控制在正常范围，保护胰岛 B 细胞功能，但应注意低血糖反应。2 岁以下幼儿、老年病人、已有晚期严重并发症不宜采用。有 3 种方案：①多次注射胰岛素，基础+餐时胰岛素 1~3 次/d。②预混胰岛素，2 次/d，预混胰岛素类似物 2~3 次/d。一般在早餐和晚餐前各注射 1 次。并停用胰岛素促泌剂。③持续皮下胰岛素输注，以基础量和餐前追加量的形式，模拟生理胰岛素的分泌，保持体内胰岛素维持在一个基本水平。主要适用于 T1DM、计划受孕和已孕的糖尿病妇女或需要胰岛素治疗的妊娠糖尿病病人、需要胰岛素强化治疗的 T2DM 病人等。

胰岛素一日剂量分配以早餐最多，其次是晚餐和晚睡前，最少的是中餐。开始使用胰岛素治疗时，给药剂量应根据餐前、餐后及睡前的血糖进行调整。采用强化治疗方案后，早晨空腹血糖很高，原因可能是：①"黎明现象"，即夜间血糖控制良好，仅黎明短时间内出现高血糖，可能由于清晨皮质醇、生长激素等胰岛素拮抗激素增多所致，可通过增加睡前胰岛素用量来改善。②Somogyi 现象，即夜间低血糖，继而发生低血糖后的反应性高血糖。可通过在夜间连续监测血糖变化，鉴别晨起高血糖的原因。

（2）注意事项

1）准确用药：熟悉各种胰岛素的名称、剂型及作用特点；准确执行医嘱，按时注射，短效胰岛素必

须在进餐前半小时注射;使用时应注意注射器与胰岛素浓度匹配。

2）吸药顺序:不同起效时间胰岛素混用时,应先抽取短效胰岛素,再抽取中、长效胰岛素,然后混匀,切不可反向操作,以免影响短效药的速效性。

3）胰岛素的保存:未开封的胰岛素放于冰箱2~8℃冷藏保存,不可冷冻;正在使用的胰岛素在常温下(不超过28℃)可使用28天,应避免过热、过冷、太阳直晒、剧烈晃动等。

(3) 注射部位:胰岛素采用皮下注射时,宜选择皮肤疏松部位。腹壁吸收最快,其次是上臂、大腿和臀部。如参加运动锻炼,不宜选择大腿、臂部等。注射部位要经常更换,同一区域注射时,应距上次注射部位2cm以上,以避免引起皮下脂肪萎缩或增生,形成硬结。如产生硬结,可热敷。注意无菌操作,避免感染。

(4) 不良反应的观察和处理:①低血糖反应。最常见,应监测血糖,观察有无低血糖症状。病人一旦发生强烈饥饿感、心慌、手抖、出汗、头晕、乏力等低血糖反应,应立即补充糖。②变态反应。表现为注射部位瘙痒,继而出现皮疹,也可有恶心、呕吐、腹泻等,多见于应用动物胰岛素者,一旦发生可更换制剂或批号。③胰岛素性水肿。多出现在胰岛素治疗初期,因钠潴留而继发轻度水肿,多可自行缓解。④视物模糊。少数病人注射胰岛素后因晶状体屈光度改变所致,常于数周内自行恢复。⑤脂肪营养不良。注射部位皮下脂肪萎缩或增生,更换注射部位后可自行恢复。

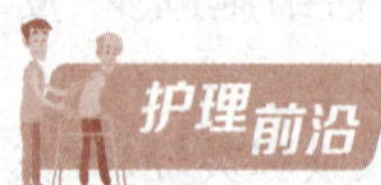

奥马哈系统在糖尿病护理中的应用

奥马哈系统(Omaha system)是一个围绕环境、心理社会、生理和健康行为的评估、干预、评价的完整理论,为一种简化的护理实践分类系统,具有相对简单、有层级、多面向、能与计算机兼容的特点,在将人作为整体进行多方面、全方位评估时显示了它的独特优势,尤其对于慢性疾病病人,旨在全面地找出健康问题及其严重程度和干预方案,由问题分类表、干预方案和问题的成效评分量表3部分组成。

奥马哈系统在我国糖尿病护理中应用的可行性已被许多研究证实,将奥马哈系统应用于不同类型和层次的糖尿病病人中,制订适用于不同糖尿病人群的评估—干预—评价方案,并与电子档案相结合,设计一套完整的糖尿病奥马哈电子信息系统,病人信息可以在门诊、病房以及社区、家庭等临床工作者之间实时共享,推进完善糖尿病医院—社区—家庭延续护理模式的构建,真正实现为病人提供连续、全面、低成本的高质量服务。

(五)并发症的预防与护理

1. 糖尿病酮症酸中毒、高血糖高渗状态　病人绝对卧床,注意保暖,吸氧。迅速建立两条静脉通道,确保液体和胰岛素的输入。严密观察和记录病人神志、生命体征、呼吸气味、皮肤弹性、四肢温度及24小时出入量。监测并记录血糖、尿糖、血酮、尿酮水平以及血气分析和电解质的变化。

2. 感染　注意保暖,避免与呼吸道感染者接触;指导病人注意个人卫生,避免皮肤、黏膜破损;尿潴留时尽量采用热敷、按摩等方法促使排尿,避免导尿,各项操作均应严格执行无菌操作。注意观察病人体温、脉搏等变化以及时发现感染,一经发现及时报告医生并配合处理。

3. 糖尿病足

(1) 评估危险因素:评估病人有无足溃疡史、神经病变体征、周围血管病变体征、足畸形;社会经济条件差、老年人或独居生活、不能享受医疗保险、拒绝治疗和护理等个人因素。

(2) 足部观察与检查:每天1次。了解有无感觉减退、麻木、刺痛感;皮肤有无颜色、温度改变及足背动脉搏动情况;有无鸡眼、甲沟炎等足部疾病;检查趾间、趾甲、足底部皮肤有无红肿、水疱、溃疡等。询问足部有无异常感觉;一旦发现异常或糖尿病足发生及时报告医生,并协助处理。

(3) 保持足部清洁:每天清洗足部,水温在37~40℃,勤换鞋袜,避免感染。皮肤干燥者可涂油膏类护肤品。

(4) 预防外伤:选择轻巧柔软、宽松的鞋子和弹性好、透气散热好的棉质袜子,新鞋第一次穿20~

30分钟,之后逐渐增加穿鞋时间;指导病人不要赤脚走路,外出不可穿拖鞋;修剪趾甲时避免受伤,冬天取暖时避免烫伤;有鸡眼或胼胝时要及时治疗。

(5) 促进足部血液循环:指导病人通过按摩、保暖、足迹腿部运动等方法促进足部血液循环。避免盘腿坐及跷二郎腿。

(6) 积极控制血糖及戒烟:足部溃疡发生、发展均与血糖水平密切相关,预防应从早期指导病人控制和监测血糖开始。同时指导病人积极戒烟,防治吸烟导致局部血管收缩而进一步促进溃疡的发生。

4. 低血糖

(1) 预防:防治知识教育是关键,告知病人和家属使用的降糖药物副作用,不能随意更改降糖药物及其剂量;了解何种情况下易发低血糖,低血糖的症状及自我处理办法。如活动量增加时,应减少胰岛素用量并及时加餐;后半夜及清晨已发生低血糖的,晚餐适当增加主食;速效或短效胰岛素注射后及时进餐。做好血糖监测,随身携带糖果、饼干和病情记录卡。

(2) 病情观察:观察有无低血糖的临床表现。

1) 轻、中度低血糖:血糖水平2.8~3.9mmol/L,病人可自救;轻度者出现心慌、出汗、饥饿、无力、手抖、视物模糊、面色苍白等交感神经兴奋的症状;中度者除以上症状外,出现头痛、头晕、定向力下降等中枢神经系统症状。

2) 重度低血糖:血糖低于2.8mmol/L,病人除交感神经兴奋症状外,还表现为严重的中枢神经系统症状如精神症状、意识障碍、甚至昏迷,需及时救治。

(3) 血糖监测:有条件者立即测血糖浓度,老年病人常有自主神经功能紊乱而导致低血糖症状不明显,除应加强血糖监测外,血糖不宜控制过严。做好血糖监测记录,以便及时调整胰岛素或降糖药用量。

(4) 处理:低血糖发作时卧床休息并尽快补充葡萄糖。轻、中度者,立即给予可快速吸收的含碳水化合物的食物或饮料,纠正后,若离下次进餐时间较长(1小时以上),还需进少量吸收较慢的含碳水化合物的食物。重度低血糖者,侧卧,有条件者立即静脉推注50%葡萄糖20~40ml,或饮食补充,直至血糖保持稳定。

(六) 心理护理

评估病人的心理反应,提供心理支持,缓解心理问题。让病人认识糖尿病是可以控制的疾病,帮助病人树立战胜疾病的信心,积极配合治疗。帮助病人建立良好的社会支持系统。

(七) 健康指导

1. 疾病知识指导　开展糖尿病社区预防,关键在于筛选出IGT人群,并进行干预性健康指导:采用各种方式让糖尿病病人及亲属了解糖尿病的病因、危险因素、症状等,让病人认识到血糖监测、饮食控制和运动锻炼的意义,提高病人对治疗的依从性。指导病人外出随身携带识别卡,以便发生紧急情况时能及时处理。

2. 生活指导　指导病人掌握饮食、运动治疗具体实施及调整的原则和方法,改变不健康的生活方式:不吸烟、少饮酒、合理膳食、经常运动、防止肥胖、平和心态等。指导病人及家属掌握糖尿病常见急性并发症的主要临床表现、观察方法及处理措施。指导糖尿病足的预防和护理知识。

3. 用药指导　熟悉口服降糖药或胰岛素的名称、剂型、剂量、给药时间,掌握胰岛素的注射方法,观察疗效和不良反应。告知并发症的一般应急处理方法,必要时立即就诊。

4. 病情监测指导　教会病人血糖、尿糖的监测方法,体重指数的监测,告知糖尿病控制良好的标准。嘱病人定期复诊,每3~6个月复查糖化血红蛋白,血脂异常者每1~2个月监测1次,如无异常每6~12个月监测1次。体重每1~3个月测1次。每年全面体检1~2次,以尽早防治慢性并发症。

【护理评价】

经过治疗和护理,评价病人是否达到:①合理膳食,体重逐步达到正常范围。②对糖尿病有足够的认识和了解,能够配合治疗,掌握自我护理知识。③无并发症发生或者能及时被发现和处理。

(鲁　慧)

思考题

1. 周女士,19 岁。诊断 1 型糖尿病 2 年,经口服降血糖药治疗无效,现改用胰岛素替代疗法。餐前尿糖定性+++,皮下注射普通胰岛素 0.5ml(每瓶 10ml 含普通胰岛素 400U),10 分钟后病人出虚汗、心慌、全身无力、感饥饿。

请思考:

(1) 该病人发生了什么情况?

(2) 需立即采取的护理措施有哪些?

2. 赵先生,56 岁。患糖尿病 5 年,不规则服药治疗,血糖常波动于 8.6~9.8mmol/L,尿糖++~+++。近几日感尿频、尿痛,昨日起糖尿病症状加重,后突然神志不清。查血糖 28mmol/L,尿素氮 7.8mmol/L,血钠 148mmol/L,尿糖+++,尿酮++。

请思考:

(1) 该病人发生了什么情况?

(2) 护士应如何进行抢救配合?

思路解析

扫一扫、测一测

笔记

第六十四章 痛风病人的护理

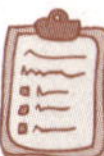

学习目标

1. 掌握痛风的概念、身体状况和护理措施。
2. 熟悉痛风的治疗原则。
3. 了解痛风的病因和发病机制。
4. 能初步按护理程序护理痛风病人，并对病人及其家属进行健康指导。

情景导入

李先生，42岁，与朋友在外吃火锅，喝酒时，突然出现右侧第一跖趾关节疼痛，不能活动，不敢着地，动则疼痛加剧，然后到医院就诊。

请问：

1. 该病人可能患什么疾病？
2. 该病人需要进一步做哪些检查？饮食方面需要注意哪些？

痛风（gout）是嘌呤代谢障碍所引起的代谢性疾病。临床表现为高尿酸血症、痛风性关节炎、痛风石、间质性肾炎，严重者出现关节畸形和功能障碍。痛风可分为原发性和继发性两大类。临床以原发性痛风占多数，本章重点讨论原发性痛风。

【病因与发病机制】

原发性痛风属遗传性疾病，由先天腺嘌呤代谢异常引起，属多基因遗传缺陷，但确切原因尚未完全明确。继发性痛风可由肾病、血液病、药物及高嘌呤食物等引起。

1. 高尿酸血症的形成　高尿酸血症为痛风发生的重要生化基础。

（1）尿酸生成过多：尿酸是嘌呤代谢的终产物，嘌呤代谢酶缺陷、功能异常可引起嘌呤合成增加，导致高尿酸血症。

（2）尿酸排泄减少：80%～90%原发性痛风病人有尿酸排泄障碍，病人不同程度地存在肾小球尿酸滤过降低、肾小管对尿酸的分泌减少及重吸收增加等因素。

2. 痛风的发生　仅有10%～15%高尿酸血症者发展为痛风。血尿酸浓度过高析出结晶，沉积于骨关节、皮下、肾脏等部位，引发急、慢性炎症和组织损伤，出现痛风性关节炎、痛风肾、痛风石等。长期尿酸盐结晶沉淀形成的异物结节即痛风石。

【护理评估】

（一）健康史

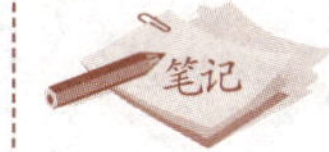

评估病人是否患有高血压、糖尿病、血脂异常、肾病、血液系统疾病等，有无家族史，有无进食高嘌

呤饮食等。

（二）身体状况

痛风多见于中老年男性，女性多见于更年期发病。

1. 无症状期　此期仅有高尿酸血症，而无临床症状。从高尿酸血症到出现症状可长达数年至数十年，有些可终身不出现症状。

2. 急性关节炎期　为痛风的首发症状，是尿酸盐结晶沉积引起的炎症反应。常由饮酒、劳累、寒冷、高蛋白高嘌呤饮食、手术、感染及关节损伤等诱发。常于午夜或清晨起病，多呈剧痛，数小时内受累关节及周围组织出现红、肿、热、痛和功能受限，第一跖趾关节最易累及，其后依次为趾、踝、膝、腕、指、肘等关节，可伴发热；初次发作呈自限性，经1~2天或多至数周缓解，受累关节可出现特有的脱屑和瘙痒；关节腔滑液检查可见尿酸盐晶体。

3. 痛风石及慢性关节炎期　痛风石为痛风的特征性损害。可存在于多个部位，常为多关节受累，其中关节及周围、皮下最常见。痛风石的沉积可以造成关节软骨、骨质破坏及周围组织纤维化和继发退行性改变，出现持续性关节肿痛、压痛、畸形及功能障碍。皮下痛风石发生的典型部位是耳郭，也常见于反复发作的关节周围以及鹰嘴、跟腱、髌骨滑囊等处。外观为皮下隆起的大小不一的黄白色赘生物，皮肤表面菲薄，破溃后排出白色粉状或糊状物，经久不愈，但很少感染。

4. 肾病变期

（1）痛风性肾病：尿酸盐晶体沉积导致慢性间质性肾炎。表现为尿浓缩功能下降，出现夜尿增多、低比重尿、蛋白尿。晚期出现肾功能不全，表现为水肿、高血压、氮质血症等。

（2）尿酸性尿路结石：发生于10%~25%的痛风病人。结石较小者呈砂砾状随尿排出可无症状；较大者可导致尿路梗阻引起肾绞痛、血尿、排尿困难、泌尿系感染、肾盂扩张和积水等，少数病人可引起急性肾衰竭。

（三）心理-社会支持状况

评估病人有无因疼痛影响进食和睡眠而引起焦虑、抑郁等情绪。有无因疾病反复发作、关节畸形、功能障碍及肾脏损害而加重病人的心理负担。

（四）辅助检查

1. 血尿酸测定　正常男性和绝经后的女性血尿酸>420μmol/L(7.0mg/dl)、绝经前的女性>350μmol/L(5.8mg/dl)为高尿酸血症。

2. 尿尿酸测定　低嘌呤饮食5天后，24小时尿尿酸排泄量>3.57mmol/L(600mg)为尿酸生成过多。

3. 尿酸盐检查　显微镜下见尿酸盐晶体。急性发作期，尿酸盐可见于关节滑液中；发作间歇期，可见于曾受累关节的滑液中，也出现在痛风石的抽吸物中。

4. 其他检查　X线检查、CT检查、关节镜等检查有助于发现骨、关节的相关病变或尿酸性尿路结石。

（五）治疗原则与主要措施

原发性痛风尚无根治办法。治疗的目的是：①迅速控制急性发作，预防复发。②纠正高尿酸血症。③防止尿酸结石形成和肾功能损害。治疗方案应在调整生活方式和饮食结构的基础上进行。

1. 急性发作期的治疗

（1）非甾体类抗炎药(NSAIDs)：各种非甾类抗炎药均可有效缓解急性痛风症状，为一线用药。

（2）秋水仙碱：是治疗急性发作的传统药物，但不良反应较多。

（3）糖皮质激素：治疗急性痛风有明显疗效，但易出现停药后症状"反跳"，常用于不能耐受非甾体类抗炎药和秋水仙碱的病人或肾功能不全者，停药时可加用小剂量秋水仙碱或非甾体类抗炎药。

2. 高尿酸血症和慢性期治疗　主要目的是长期有效控制血尿酸水平。

（1）抑制尿酸生成药：仅有别嘌醇一种。适用于尿酸产生过多或不宜使用排尿酸药者。

（2）排尿酸药：常用的有苯溴马隆、丙磺舒等。主要用于肾功能正常，尿酸排泄减少的病人。

（3）碱性药物:常用碳酸氢钠。通过碱化尿液,促进尿酸排泄,减少尿酸沉积造成的肾脏损害。

（4）其他:保护肾功能,关节理疗,手术剔除较大痛风石等。

3. 无症状高尿酸血症的治疗　以控制饮食、改变生活方式等非药物治疗为主。但以下两种情况可给予降尿酸药物治疗:①经饮食控制血尿酸仍高于 9.0mg/dl 者。②有家族史或伴发高血压病、糖尿病、高脂血症、心脑血管病等,同时血尿酸高于 8.0mg/dl 者。

【常见护理诊断/问题】

1. 疼痛:关节痛　与尿酸盐结晶沉积在关节引起炎症反应有关。

2. 潜在并发症:肾衰竭。

【护理措施】

1. 一般护理

（1）休息与活动:急性发作时要卧床休息,抬高患肢,避免关节负重,给予夹板固定制动关节及局部冷敷以减轻肿胀和疼痛。24 小时后可行热敷、理疗、保暖,疼痛缓解 3 天后可下床活动。

（2）饮食护理:①避免进高嘌呤饮食,如动物内脏、海产品和浓肉汤等;肉类、豆类、蘑菇等也含一定嘌呤,应限制食用;多食用谷类、蔬菜、水果、牛奶、鸡蛋等低嘌呤或无嘌呤饮食。②对于肥胖者,应通过控制膳食,并进行适当运动以减轻体重。③戒酒。④多饮水,每天在 2 000ml 以上,以保持尿量,增加尿酸排泄,并防止结石形成。

乙醇与痛风

乙醇是比饮食更重要的痛风的危险因素。有学者认为饮酒常伴进食富含蛋白质和嘌呤的食物,另外,乙醇代谢可以使血乳酸浓度增高,乳酸可以抑制肾脏对尿酸的排泄,乙醇还能促进腺嘌呤核苷酸转化而使尿酸增多。有调查显示,在 2 184 名饮酒者中,高尿酸血症患病率为 21.52%,显著高于非饮酒人群。有研究表明,饮酒和痛风的相关性不仅和酒量有关,而且与酒的类型也有关,其中啤酒与痛风的相关性最强,白酒次之,如食用威士忌类含铅的酒类可使痛风的发病危险性增加 3 倍。经常超量摄入高嘌呤(如动物内脏、海鲜等)及酗酒等,均会使血中尿酸水平明显增高,引发痛风。

2. 病情观察　观察急性发作前有无过度疲劳、寒冷、潮湿、饮酒、饱餐、踝关节扭伤等;关节疼痛的部位、性质、持续及间隔时间,有无夜间痛加剧,是否伴有红、肿、热及功能障碍;有无痛风石及所在部位和相应症状。

3. 用药护理　指导病人正确用药,观察疗效及不良反应,并给予及时处理。①秋水仙碱的不良反应主要有胃肠道反应,如恶心、呕吐、腹痛等,也可引起骨髓抑制、肝损害、过敏和神经毒性等。②排尿酸、别嘌醇等药物可引起胃肠道症状、皮疹等。应用排尿酸药者应碱化尿液,并多饮水以保持尿量。

4. 心理护理　针对病人情绪,及时给予心理支持,告知经过治疗痛风石可缩小或溶解,关节功能和肾功能可以改善,大多数病人可以恢复正常工作和生活,帮助病人增强治疗的信心。

5. 健康指导

（1）疾病知识指导:向病人及家属讲解引起痛风的主要病因和诱发因素及针对性的预防措施。严格控制饮食,避免进食高嘌呤食物,多饮水,戒酒,保持理想体重。

（2）生活指导:指导病人劳逸结合,规律生活,保持良好心态。保护关节,避免长时间持续进行重体力劳动;关节急性炎症期避免活动,运动后关节疼痛持续超过 1~2 小时,应暂停该项运动。

（3）用药指导:指导病人正确服药的方法,观察药效及不良反应。

（4）病情监测:平时触摸耳郭及手足关节,以了解是否产生痛风石。告知病人定期复诊,复查血尿酸。

（中华平）

思考题

张女士，62 岁。因“反复关节疼痛 3 年，加重 5 天”入院。身体评估：T 38.2℃，P 100 次/min，R 25 次/min，BP 160/93mmHg，双足多处趾关节红肿、压痛、皮温升高、活动障碍。辅助检查：白细胞 11.6×10^9/L，血尿酸升高，足部 X 线检查未见骨质破坏。诊断为痛风。

请思考：

（1）该病人目前的护理诊断是什么？

（2）护士应怎样做饮食和运动指导？

思路解析

扫一扫、测一测

笔记

第八篇　神经系统疾病病人的护理

神经系统是人体最精细、结构和功能最复杂的系统。神经系统疾病(nervous system diseases)是指神经系统与骨骼肌由于血管病变、感染、变性、肿瘤、中毒、免疫障碍、先天发育异常、营养缺陷和代谢障碍等所致的疾病,其主要临床表现是运动、感觉和反射障碍,如病变累及大脑,常出现意识障碍与精神症状。神经系统疾病起病急、病情重、症状广泛而复杂,是导致人类死亡和致残的主要原因。据统计,脑血管疾病仅次于恶性肿瘤,位居导致我国城市居民死亡病因的第二位。

第六十五章　概述

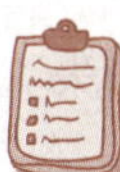

学习目标

1. 掌握神经系统疾病病人常见护理问题及护理措施。
2. 熟悉神经系统疾病病人护理评估、常用诊疗及护理技术。
3. 了解神经系统的结构和功能。
4. 能全面准确地评估神经系统疾病病人主要护理问题,采取正确的护理措施,对病人及其家属进行健康指导;护理过程中具备良好的人文关怀精神和同理心。

第一节　神经系统的结构与功能

神经系统包括中枢神经系统和周围神经系统两个部分。

(一)中枢神经系统

中枢神经系统(central nervous system)包括位于颅腔内的脑(brain)和位于椎管内的脊髓(spinal cord)。

1. 脑　分为大脑、间脑、脑干和小脑(图 8-65-1)。

(1)大脑:由大脑半球、基底核和侧脑室组成。大脑半球分为额叶、顶叶、颞叶、枕叶、岛叶和边缘系统。左侧大脑半球在语言、逻辑思维、分析综合及计算功能方面占优势;右侧大脑半球在音乐、美

术、综合能力、空间、几何图片和人物面容识别方面起决定作用。

（2）间脑：分为丘脑和下丘脑，位于大脑半球与中脑之间，连接大脑半球与脑干。间脑病变可致病灶对侧偏身感觉障碍。

（3）脑干：由中脑、脑桥和延髓组成，位于间脑与脊髓中间，是连接脊髓、大脑和小脑的中间枢纽。脑干是生命中枢，维持机体生理功能，包括心跳、呼吸、睡眠、体温等。任何水平的脑干损伤均可造成呼吸障碍、昏迷、瘫痪、感觉障碍等，严重者很快导致病人死亡。

（4）小脑：位于颅后窝，由小脑半球和小脑蚓部组成。其功能为调节肌张力，维持躯体平衡，控制姿势步态和协调随意运动。小脑损害可致共济失调、平衡和构音障碍。

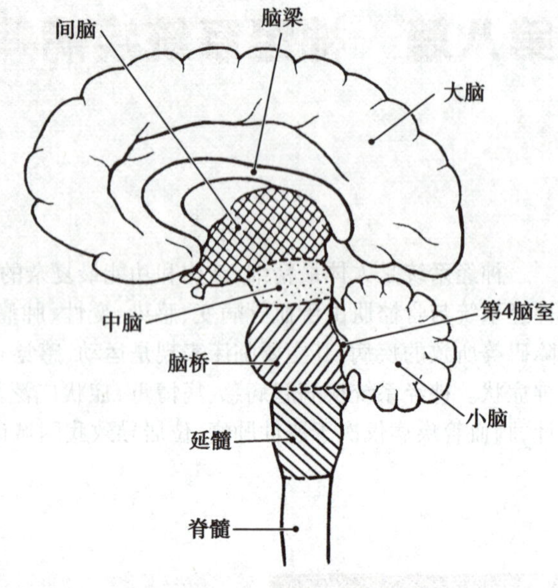

图 8-65-1　中枢神经系统组成

2. 脊髓　由灰质和白质组成。脊髓位于椎管内，是四肢和躯干的初级反射中枢。由脊髓共发出31对脊神经，分布到四肢和躯干。脊髓具有传导和反射功能，其损伤可导致受损平面以下出现各种感觉、运动和括约肌功能障碍。

（二）周围神经系统

周围神经系统包括脑神经和脊神经。将来自外界或体内的各种刺激转变为神经信号向中枢内传递的纤维称为传入神经纤维，又称传入神经或感觉神经；向周围靶组织传递中枢冲动的纤维称为传出神经纤维，又称传出神经或运动神经。

1. 脑神经　指与脑相连的周围神经，共12对，有感觉纤维和运动纤维，要支配头面部。其中Ⅰ、Ⅱ、Ⅷ为感觉神经，Ⅲ、Ⅳ、Ⅵ、Ⅺ、Ⅻ为运动神经，Ⅴ、Ⅶ、Ⅸ、Ⅹ为混合神经。

（1）嗅神经（Ⅰ）：传递嗅觉冲动。受损可致嗅觉丧失或幻嗅。

（2）视神经（Ⅱ）：传导视觉冲动。受损可致视力障碍、视野缺损及视盘异常。

（3）动眼神经（Ⅲ）：上提眼睑，收缩瞳孔括约肌。受损可致上睑下垂、瞳孔散大和对光反射消失。

（4）滑车神经（Ⅳ）：调节眼球运动。受损可致眼不能向外下斜视。

（5）三叉神经（Ⅴ）：支配颜面部感觉和咀嚼运动。受损可致头面部皮肤、口鼻腔黏膜等部位感觉障碍和咀嚼肌瘫痪。

（6）展神经（Ⅵ）：支配眼球运动。受损可致外直肌瘫痪，引起眼内斜视。

（7）面神经（Ⅶ）：主管面部的表情运动、味觉和腺体的分泌。受损可致病灶侧面肌瘫痪或病灶对侧面部表情肌瘫痪。

（8）位听神经（Ⅷ）：分为蜗神经和前庭神经。蜗神经传导听觉，受损可致听力障碍和耳鸣。前庭神经反射性调节机体的平衡，受损可致眩晕、眼球震颤及平衡障碍。

（9）舌咽神经（Ⅸ）：主管味觉、唾液分泌、吞咽及呕吐反射。受损可致腮腺分泌障碍、咽反射消失和舌后1/3味觉丧失。

（10）迷走神经（Ⅹ）：主管咽部的感觉和运动，调节内脏活动并与呕吐的反射活动有关。损伤可致发音困难、声音嘶哑、呛咳、吞咽障碍、心动过速和内脏活动障碍。

（11）副神经（Ⅺ）：支配头部转动和举肩运动。损伤可致胸锁乳突肌和斜方肌瘫痪，表现为头无力转向对侧，肩下垂和抬肩无力。

（12）舌下神经（Ⅻ）：支配舌肌运动。受损可致舌肌瘫痪，伸舌时舌尖偏向患侧。

2. 脊神经　是与脊髓相连的周围神经，共31对，其中颈神经8对，胸神经12对，腰神经5对，骶神经5对，尾神经1对。脊神经受损可致受损神经支配范围内感觉、运动、反射和自主神经功能障碍。

第二节　神经系统疾病病人的护理评估

神经系统疾病病人的评估包括健康史、身体状况、心理-社会支持状况和辅助检查。

一、健康史

了解病人的生活方式、饮食习惯及职业；有无高血压、糖尿病、情绪激动等相关病因和诱因；起病的急缓；症状的严重程度及有无伴随症状；发病后的治疗和护理经过及效果；目前主要临床表现和用药情况。询问患病后精神、饮食、睡眠有无变化，家族中有无类似疾病病人等。

二、身体状况

1. 症状　包括头痛、意识、言语、感觉和运动障碍。

(1) 头痛：是各种原因（如挤压、牵拉、移位、炎症、血管的扩张或痉挛、肌肉的紧张性收缩等）刺激颅内外疼痛敏感结构引起的常见临床症状。根据临床特点可以分为以下几类。

1) 偏头痛：由颅内外血管舒缩功能障碍引起，表现为搏动性头痛，伴恶心、呕吐，常反复发作。发作前可有视物模糊、眼前闪光、出现暗点等先兆。在服用止痛药物、安静休息、睡眠后头痛缓解。多有家族史。

2) 高颅压性头痛：颅内占位、脑出血等所致。常为整个头部的持续性胀痛，呈阵发性加剧，伴有喷射性呕吐及视力障碍。

3) 颅外局部因素所致头痛

颅外局部因素所致头痛包括：①眼源性头痛。眼部疾病、屈光不正引起眼眶周围及前额疼痛，随眼部疾病治愈头痛缓解。②耳源性头痛。单侧颞部持续性或搏动性头痛，常伴有乳突压痛。③鼻源性头痛。由鼻窦炎症引起前额部头痛，可伴有发热、鼻腔脓性分泌物等。

4) 紧张性头痛：亦称肌收缩性头痛或紧张性头痛，表现为部位不固定的持续性闷痛、胀痛，常伴有心悸、多梦、紧张、失眠等症状。

(2) 意识障碍：是指人对周围环境及自身状态的识别和觉察能力出现障碍。可分为以大脑抑制为主的嗜睡、意识模糊、昏睡、昏迷（浅昏迷、中度昏迷和深昏迷）和以大脑兴奋为主的谵妄。

为准确评估意识障碍程度，国际通用 Glasgow 昏迷评定量表（表 8-65-1），最高分 15 分，最低分 3 分，分数越低，表示病情越重。通常 8 分以上恢复机会较大，7 分以下预后较差，3～5 分并伴有脑干反射消失的病人有潜在死亡风险。

(3) 言语障碍：分为失语症和构音障碍。

1) 失语症（aphasia）：是由于脑损害所致的语言交流能力障碍，主要包括 Broca 失语、Wernicke 失语和命名性失语。①Broca 失语：病人不能说话，或只能讲出一两个简单的字词；能理解别人的语言和书写的文字，但不能正确读出。②Wernicke 失语：病人发音清晰，语言流畅，但内容不正确，不能理解别人所说的话，也不能正确回答问题。③命名性失语：病人对物品和人名的称呼能力丧失，但能叙述某物如何使用，也能对别人称呼该物的名称对错做出正确判断。

2) 构音障碍（dysarthria）：发音含糊不清而用词正确，是一种纯言语障碍。表现为发声困难，发音不清，声音、音调及语速异常。

(4) 感觉障碍：指机体对各种形式刺激（如痛、温度、触、压、位置、振动等）无感知、感知减退或异常的一组综合征。临床上将感觉障碍分为抑制性症状和刺激性症状两大类。

1) 抑制性症状：感觉传导通路受到破坏或功能受到抑制时，表现为感觉缺失或感觉减退。同一部位各种感觉都缺失，为完全性感觉缺失；同一部位仅有某种感觉障碍，而其他感觉保存者，称为分离性感觉障碍。

2) 刺激性症状：感觉传导通路受到刺激或兴奋性增高时出现刺激性症状。①感觉过敏：轻微刺激引起强烈的感觉，如针轻刺皮肤引起强烈的疼痛感受。②感觉过度：当刺激达到阈值时，经过潜伏期后，可产生一种强烈的、定位不明确的不适感，病人不能正确指出刺激的部位、性质与强度，且可有

刺激点向四周扩散之感，持续一段时间后才消失。③感觉异常：没有外界刺激而出现的异常感觉，如麻木感、针刺感、蚁行感、电击感、紧束感、肿胀感、冷热感等。④感觉倒错：指热觉刺激引起冷觉感，非疼痛刺激而出现疼痛感觉。

表 8-65-1　Glasgow 昏迷评定量表

评分项目	反应	得分
睁眼反应	自动睁眼	4
	呼唤睁眼	3
	刺痛睁眼	2
	不能睁眼	1
言语反应	定向正确	5
	应答错误	4
	言语错乱	3
	言语难辨	2
	不能发声	1
运动反应	能按照指令动作	6
	对针痛能定位	5
	对针痛能躲避	4
	刺痛躯体能屈曲反应	3
	刺痛肢体能过伸反应	2
	无动作反应	1

（5）运动障碍：指运动系统任何部位受损导致的骨骼肌肉活动异常，包括瘫痪、不随意运动和共济失调。

1）瘫痪（paralysis）：指随意运动障碍伴肌力减退或丧失。①依据病变部位：分为上运动神经元性瘫痪（肌张力增强、痉挛性瘫痪）和下运动神经元性瘫痪（肌张力减弱、弛缓性瘫痪）。②依据瘫痪程度：分为完全性瘫痪（肌力完全丧失）和不完全性瘫痪（肌力减弱）。③依据瘫痪形式：分为单瘫（单个肢体运动不能或无力）、偏瘫（一侧面部和肢体瘫痪）、交叉瘫（病变侧脑神经麻痹和对侧肢体瘫痪）、四肢瘫（四肢不能运动或肌力减退）、截瘫（双下肢瘫痪）（图 8-65-2）。

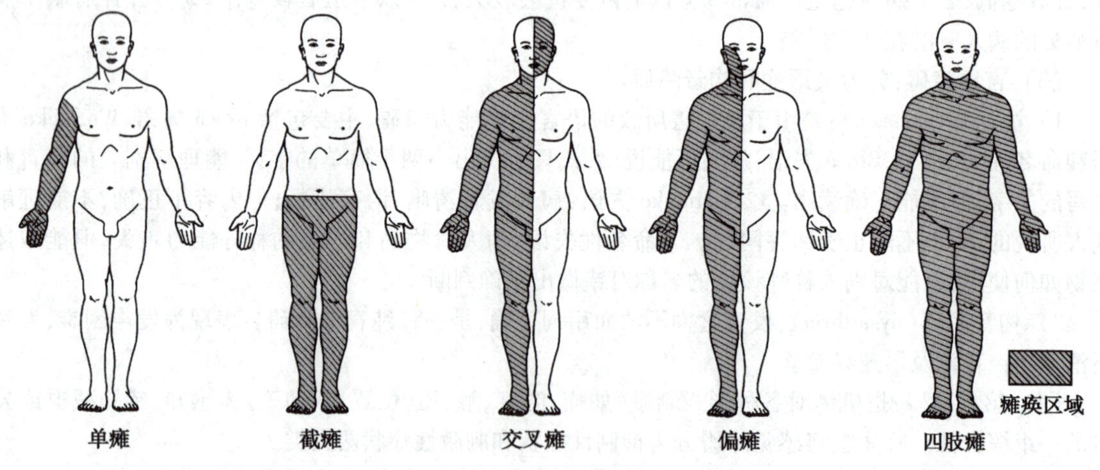

图 8-65-2　瘫痪的几种常见形式

2）不随意运动（involuntary movement）：指病人在意识清醒的情况下，出现不受主观控制的无目的的异常运动。①震颤：包括静止性震颤和动作性震颤。前者安静时症状明显，多伴有肌张力增高，后者运动时症状加重。②舞蹈样运动：指面部、舌、肢体、躯干等骨骼肌的不自主运动，表现为挤眼、弄眉、吐舌、肢体舞动与扭曲、步行时跌撞等无规律的躯干扭曲等症状。③手足徐动：指肌张力忽高忽低

的肢体、手指交替缓慢进行的屈曲动作。④扭转痉挛：为变形性肌张力障碍，特点同手足徐动症，但系围绕躯干或肢体长轴的缓慢旋转性不自主运动。⑤偏身投掷：指一侧肢体猛烈地投掷样不自主动作，肢体近端重，运动幅度大，力量强。

3）共济失调（dystaxia）：由本体感觉、前庭迷路、小脑系统损害所引起的机体维持平衡和协调不良所产生的临床综合征。①小脑性共济失调：多伴有眼球震颤、肌张力降低、言语不清等，但闭目或黑暗环境中症状不加重。②大脑性共济失调：表现与小脑性共济失调类似，但症状较轻。③脊髓性共济失调：特点为双下肢位置觉、压觉、振动觉消失，走路时呈"醉汉"步态，闭目和黑暗中站立不稳。

2. 体征 包括感觉、运动、神经反射和脑膜刺激征检查。

（1）感觉功能检查：感觉是各种形式的刺激作用于感受器后在人脑中的直接反映。①浅感觉：包括痛觉、触觉和温度觉。②深感觉：包括运动觉、位置觉和振动觉。③复合感觉：包括皮肤定位觉、图形觉、两点辨别觉和实体觉。

（2）运动功能检查

1）肌肉容积：如肌肉外形、肌肉体积，有无萎缩、肥大及其分布情况等。

2）肌张力：指肌肉在静止松弛状态下的紧张度。通过触及肌肉的硬度和感受被动活动时是否有阻力判断。

3）肌力：指主动运动时肌肉收缩的力量。可通过观察病人活动的速度、幅度和耐久度，或观察遇到阻力时病人肢体情况进行判断。

4）协调与平衡功能：观察病人站立、坐位及行走时是否能静态维持、动态维持和抵抗轻外力作用维持平衡，判断病人有无协调障碍和平衡障碍，并预测其跌倒的危险性。常用的检查内容包括指鼻试验、指指实验、快速轮替试验、跟-膝-胫试验等。

5）姿势和步态：观察病人卧、坐、立及行走时的姿势，注意起步、抬足、落足、步幅、步基、方向、节律、停步和协调动作的情况。

6）日常生活活动能力（activity of daily life，ADL）：是指人们为了维持生存及适应生存环境每天必须反复进行的最基本的活动，包括运动、自理、交流及家务活动，目前广泛使用的是采用 Barthel 指数评定病人 ADL。

（3）神经反射检查：包括深反射、浅反射及病理反射等。检查时病人保持安静和松弛状态，注意反射的改变程度及两侧是否对称。根据反射的改变可分为亢进、活跃（或增强）、正常、减弱或消失。深反射为肌腱和关节反射，包括肱二头肌反射、肱三头肌反射、桡骨膜反射、膝反射等；浅反射是刺激皮肤、黏膜、角膜等引起肌肉快速收缩反应，如腹壁反射、提睾反射等；病理反射是指巴宾斯基征、Chaddock 征、强握反射和脊柱自主反射等。

（4）脑膜刺激征检查：脑膜刺激征（meningeal irritation sign）包括颈强直、Kernig 征和 Brudzinski 征，见于脑膜炎、蛛网膜下腔出血、脑炎、脑水肿及颅内压增高等，深昏迷时脑膜刺激征可消失。

三、心理-社会支持状况

评估病人有无悲观、焦虑、抑郁等心理问题及其严重程度；了解病人和家属对疾病的认知和应对方式；社会支持系统对病人在物质和情感上的支持度，有无医疗保险，付费方式等。

四、辅助检查

神经系统疾病病人常用辅助检查项目包括如下：

1. CT 可确切显示脑组织病变影像，广泛应用于各种神经疾病的诊断，包括脑梗死、脑出血、颅脑损伤、颅内血肿等。

2. MRI 可清晰显示病变的形态、位置、大小及与周边组织的关系。用于诊断颅脑肿瘤、脑梗死及颅脑先天发育不良等，尤其是对诊断脊髓病变具有显著优势。

3. 经颅超声血流图检查 应用经颅多普勒（transcranial doppler，TCD）检测仪，于颅外检测颅内血管情况。主要用于脑动脉狭窄或闭塞、脑血管畸形或痉挛等脑血管疾病的诊断与检测。

4. EEG 主要用于了解大脑功能有无障碍。EEG 检查前 24 小时需停服镇静剂、兴奋剂及其他作

用于神经系统的特殊药物，对癫痫、颅内占位性病变、中枢神经系统感染性疾病的诊断有重要价值。

5. EMG　记录神经肌肉的生物电活动，用以判定神经肌肉所处的功能状态，主要用于周围神经、神经肌肉接头和肌肉疾病的诊断。

6. 脑脊液检查　脑脊液常规、生化、细胞学及免疫等检查，对神经系统疾病，尤其是中枢神经系统感染性疾病的诊断及预后判断具有重要意义。

神经系统辅助检查方法——基因诊断技术

基因诊断是利用现代分子生物学和分子遗传学的方法检查基因的结构与功能是否正常。从DNA/RNA水平检测分析致病基因的存在、变异和表达状态，直接或间接判断致病基因的存在，从而对疾病进行诊断。基因诊断的途径通常包括基因突变的检测、基因连锁分析和mRNA的检测。基因诊断可以弥补传统临床（表型）诊断的不足，为遗传病的治疗寻求新的出路，并可能对遗传病的分类提供新的方法和依据。

第三节　神经系统疾病常用诊疗技术与护理

一、腰椎穿刺术与护理

腰椎穿刺术（lumbar puncture）是将腰椎穿刺针通过腰椎间隙刺入蛛网膜下腔进行抽取和注射的一种临床诊疗技术。主要用于中枢神经系统疾病的诊断和鉴别诊断。

【适应证】

1. 诊断性穿刺　用于测定颅内压、检查脑脊液的性质及椎管有无阻塞，明确中枢神经系统疾病的病因等，包括：①脑脊液压力和成分发生改变的疾病，如脑炎、脑膜炎、其他感染性或炎症性疾病，蛛网膜下腔出血、颅内肿瘤等。②测量颅内压及明确脊髓腔通畅情况。③注射造影剂，进行脊髓造影或脑室造影。

2. 治疗性穿刺　①向鞘内注射药物治疗中枢神经系统感染、恶性肿瘤等。②放脑脊液以降低或维持颅内压。

【禁忌证】

1. 疑有颅内压升高者，特别是出现脑疝迹象者禁忌腰椎穿刺。

2. 穿刺部位皮肤、皮下组织、脊柱有感染或有开放性损伤者。

3. 应用肝素等药物、凝血因子缺乏或血小板<50×10^9/L者。

4. 高颈段脊髓肿物或脊髓外伤急性期，开放性颅脑损伤或有感染性脑脊液漏者。

5. 躁动不安、不能配合或者病情危重者。

【操作前准备】

1. 病人准备　评估病人的文化水平及合作程度，向病人说明穿刺目的、过程及注意事项，穿刺时所采取的特殊体位，消除其恐惧，以取得充分合作。

2. 用物准备　腰穿包、利多卡因、无菌试管及培养管等。

【操作过程与配合】

1. 体位　一般取侧卧位，屈髋屈膝，头颈向胸部屈曲，腰背部尽量向后弓屈，使棘突间隙张开便于穿刺。

2. 穿刺　通常取第3~4腰椎棘突间隙（髂嵴最高点连线与后正中线交会处为第4腰椎棘突），也可在上或下一个椎间隙进行。常规消毒皮肤、铺洞巾，局部浸润麻醉。

3. 测压　见到脑脊液即将流出时，接测压装置，准确读数（正常成人为70~200mmH_2O）。

4. 放液　视病情需要缓慢放出脑脊液，送检查。

5. 观察　整个操作过程中，随时观察病人面色、呼吸及脉搏等，如有异常立即告知医生处理。

【操作后护理】

1. 体位　嘱病人术后去枕平卧4~6小时，不可抬高头部，以防穿刺后反应如头痛、恶心、呕吐、眩晕等。

2. 病情观察　观察病人有无头痛、腰背痛、脑疝及感染等穿刺后并发症。低颅压头痛最常见，多发生在穿刺后1~7天。应指导病人多饮水，延长卧床休息时间至24小时，遵医嘱静脉滴注生理盐水等。保持穿刺部位的纱布干燥，观察有无渗液、渗血，24小时内不宜淋浴。

二、脑室穿刺引流与护理

脑室穿刺(ventricle puncture)是将穿刺针穿入脑室，注入造影剂进行造影或进行脑脊液引流，是诊断和治疗神经系统疾病的重要方法。

【适应证】

1. 诊断性穿刺　①脑室测量和脑室造影。②收集脑脊液进行实验室检查。③测量颅内压，动态监测颅内压变化。

2. 治疗性穿刺　①对于急性脑积水行脑室系统减压。②开颅术中和术后颅内压监测。③脑室内注入药物。

【禁忌证】

1. 穿刺部位有感染者。

2. 凝血障碍或血小板减少，存在出血倾向者。

3. 弥漫性脑肿胀或脑水肿等导致脑室狭小者。

4. 大脑半球占位性病变、怀疑侧脑室受压、中线过度偏移者。

【操作前准备】

1. 病人准备　根据适应证、禁忌证严格选择病人。向病人说明穿刺目的、过程及注意事项，消除其恐惧，以取得充分合作。躁动者遵医嘱给予镇静剂。

2. 用物准备　脑室穿刺引流包。其他包括颅骨钻、硅胶导管、无菌引流袋及抢救药品等。

【操作过程与配合】

1. 帮助病人摆放适当体位，协助医生消毒、铺巾。

2. 穿刺部位选择

(1) 侧脑室前角(额入法)：仰卧位，一般取右侧前角，以中线旁2.5cm，发际后2cm；或中线旁2.5cm，冠状缝前2.5cm为穿刺点，穿刺深度4~6cm。此法常用。

(2) 侧脑室三角区(枕入法)：侧卧或俯卧位，一般取右侧后角，枕外粗隆上4~7cm、中线旁3cm为穿刺点，穿刺深度为4.5~5.5cm。

(3) 侧脑室下角后部(侧入法)：侧卧或仰卧使头稍转向对侧，以外耳道上、后各3cm处为穿刺点，垂直进针深度4~5cm。

3. 严格无菌操作，避免造成颅内感染。

4. 协助病人保持安静，减少头部活动，躁动者予以适当约束，避免自行拔管发生意外。严密观察病人神志、瞳孔及生命体征变化。

【操作后护理】

1. 引流管安置　无菌操作下接引流袋，妥善固定，使引流管开口高于侧脑室平面10~15cm，以维持正常颅内压。搬动病人时，应夹闭引流管，防止脑脊液反流引起颅内感染。

2. 控制引流速度和量　宜缓慢引流，使颅内压平稳降低，避免放液过快导致脑室内出血、硬膜外血肿或硬膜下血肿、诱发小脑幕上疝等。但在抢救脑疝等危急情况下，可先快速引流脑脊液，再接引流袋缓慢引流。

3. 观察并记录引流脑脊液的性状和量　正常脑脊液无色透明、无沉淀。术后1~2天为血性，以后转为橙色。若脑脊液中有大量血液或颜色逐渐加深，提示脑室持续出血，应及时报告医生进行处理；若脑脊液浑浊，呈毛玻璃状或有絮状物，提示有颅内感染，应及时引流脑脊液并送标本化验。

4. 保持穿刺部位敷料干燥　穿刺点敷料和引流袋每天更换，如有污染则随时更换；更换引流袋时

夹闭引流管,防止逆行感染。

5. 保持引流通畅　防止引流管受压、扭曲、折叠或阻塞,尤其在搬运病人或翻身时,防止引流管牵拉、滑脱。

6. 及时拔除引流管　持续引流时间通常不超过 1 周。拔管前先试行夹闭引流管 24 小时,观察病人有无头痛、呕吐等颅内压升高的症状。拔管后加压包扎,嘱病人卧床休息和减少头部活动,观察穿刺点有无渗血、渗液,严密观察病人意识、瞳孔、肢体抽搐变化,发现异常及时通知医生给予处理。

三、数字减影脑血管造影与护理

数字减影脑血管造影(digital subtraction angiography,DSA)是通过导管或穿刺针将含碘显影剂注入选定的动脉或静脉,经电子计算机进行辅助成像的血管造影方法。DSA 可测定动脉的血流量,清楚地显示动脉管腔狭窄、闭塞、侧支循环建立情况等,是脑血管病的重要检查方法之一。

【适应证】

1. 颅内血管性疾病　如动脉粥样硬化、动脉狭窄、颅内静脉系统血栓形成、动脉瘤、动静脉畸形等。

2. 颅内占位性病变　如颅内肿瘤的供血来源、血供丰富程度及病变与重要血管之间的关系;了解某些颅外病变的供血情况,如颈动脉体瘤、头皮血管瘤等。

3. 颅内出血性疾病　颅内出血或蛛网膜下腔出血的病因检查。

4. 病情观察　手术后观察脑血管循环状态。

【禁忌证】

1. 对造影剂过敏者。

2. 严重出血倾向或出血性疾病者。

3. 严重心、肝、肾功能损害及有明显动脉硬化和严重高血压者。

4. 脑疝晚期、脑干功能衰竭者。

5. 严重全身感染或穿刺部位局部感染者。

【操作前准备】

1. 病人准备　告知病人手术目的和意义、简单的造影程序及术中配合要点,使病人对手术有所了解,特别要告知病人术中要保持平卧,注射造影剂时可能会有轻微不适,但不可晃动头部,否则会影响成像效果。为病人进行双侧股动脉区术野皮肤的准备,测量血压及肢端动脉搏动情况,以便手术后对比;嘱病人术前禁食 6 小时,禁饮 4 小时,术前 30 分钟排空大小便。必要时留置导尿管,并于插管的对侧肢体建立静脉通道。

2. 完善检查　术前做好血常规、大小便常规、肝肾功能、出凝血时间、血糖及心电图等各项检查。

3. 用物准备　备好造影剂、局麻药物、肝素钠、生理盐水、股动脉穿刺包、沙袋、抢救药物等。

【操作中配合与护理】

1. 经股动脉插管 DSA 操作步骤

(1) 选择穿刺点,在耻骨联合-髂前上棘连线中点、腹股沟韧带下 1~2cm 股动脉波动最强点进行穿刺。

(2) 消毒局部皮肤,进行局部麻醉。

(3) 将穿刺针与皮肤呈 30°~45°角刺入股动脉,将导丝送入血管 20cm 左右,撤出穿刺针,迅速沿导丝置入导管鞘或导管,撤出导丝。

(4) 在电视屏幕监护下将导管送入各个头臂动脉。

(5) 进入靶动脉后注入少量造影剂确认动脉,然后造影。

2. 术中配合　造影过程中,应密切观察血压、脉搏、意识、瞳孔的变化,并不时询问病人自我感觉,有无肢体麻木、无力、言语不清等,准确判断病人的病情,防止大剂量造影剂注射引起变态反应。术毕拔管,局部伤口垂直压迫 15 分钟后妥善加压包扎。

【操作后护理】

1. 病情观察　密切观察意识、瞳孔、血压、脉搏、呼吸变化,发现异常及时报告医生处理。

2. 穿刺部位及下肢护理　沙袋加压压迫 6~8 小时，24 小时后拆除加压绷带。期间观察双侧足背动脉搏动和肢体远端皮肤颜色、温度等。注意穿刺局部有无渗血、血肿。指导病人避免增加腹压的动作，咳嗽或呕吐时协助按压穿刺伤口，防止出血。

3. 制动　穿刺侧肢体制动 8~12 小时，卧床 24 小时。卧床期间协助生活护理。

4. 促进造影剂排泄　指导病人多饮水或遵医嘱静脉补液。

（张振香）

思考题

1. 李先生，50 岁，某单位机关干部。上班时因工作原因，情绪过于激动，突然出现头痛、呕吐，呕吐物为胃内容物，呈喷射状，左侧肢体运动不能，左眼失明，意识丧失，随即收入院。拟行颅脑内血肿清除术治疗。

请思考：

（1）如何对该病人进行护理评估？

（2）该病人可能的护理问题有哪些？

2. 李女士，66 岁。外出时突然跌倒在地，能自行站起，后因左侧肢体无力再次跌倒，并出现大小便失禁，随后意识丧失呈嗜睡状态，以脑出血入院。入院后医嘱给予 20% 甘露醇紧急脱水降颅压，并紧急行穿刺引流术，留置引流。

请思考：

（1）该病人病情观察的要点是什么？

（2）护士该如何进行引流管护理？

思路解析

扫一扫、测一测

第六十六章　周围神经疾病病人的护理

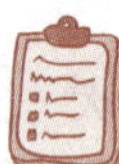

学习目标

1. 掌握周围神经疾病病人的护理评估要点。
2. 熟悉周围神经疾病的治疗原则与主要措施。
3. 了解周围神经疾病的病因及发病机制。
4. 能够运用理论知识观察病情、提出护理问题、采取适当的护理措施；能够指导周围神经疾病病人合理用药，并能提出防止三叉神经痛触发的预防措施。

情景导入

艾女士，58岁。从5年前开始出现"偏头痛、牙痛"，疼痛牵涉左侧头面部、嘴角和舌，拔牙、服止痛药都无效，说话、洗脸、刷牙、吹风等都可引发疼痛发作，以致她行动谨小慎微，甚至不敢洗脸、刷牙、进食，说话也很小心，严重影响心情和日常生活。

请问：

1. 该病人最主要的护理诊断是什么？
2. 护士应采取哪些护理措施、给予哪些健康指导？

第一节　三叉神经痛病人的护理

三叉神经痛（trigeminal neuralgia）是三叉神经分布区内呈闪电样短暂、反复发作的阵发性剧痛，又称为原发性三叉神经痛。70%～80%病例发生在40岁以上的中老年人，女性稍多于男性，为（2∶1）～（3∶2），多为一侧发病。日常生活无规律、工作或生活负担过重等可诱发。

【病因与发病机制】

本病病因尚不清楚，可能为致病因子使三叉神经脱髓鞘而产生异位冲动或伪突触传递所致。继发性三叉神经痛多为脑桥小脑角占位病变压迫三叉神经以及多发性硬化等所致。

【护理评估】

（一）健康史

询问疼痛发生的部位、性质、程度、急缓、持续性还是发作性、起始与持续时间、发作频率及激发、加重或缓解的因素；与气候变化及进食、洗脸、说话等日常动作的关系；有无伴发头晕、恶心、畏光、耳鸣、复视、发热等症状；既往健康史及家族史情况。

（二）身体状况

1. 疼痛　多为单侧发作，常限于一支或两支，以第二、三支最多见。通常急起电击样、针刺样、刀割样、火烫样或撕裂样剧痛，每次持续数秒至1～2分钟，以面颊、上下颌及舌部最明显；口角、鼻翼、颊部和舌部为敏感区，轻触即可诱发，称为“扳机点”或“触发点”；多因洗脸、刷牙、咀嚼、呵欠和讲话等诱发。

2. 痛性抽搐　严重者伴有面部肌肉的反射性抽搐，口角牵向患侧，称为痛性抽搐。

3. 周期性　发作多呈周期性，每次发作期可为数日至数月，缓解期为数日至数年不等。病程愈长，发作愈频繁愈重，很少自愈。

4. 体征　原发性三叉神经痛者神经系统检查无阳性体征。继发性三叉神经痛多伴有其他脑神经及脑干受损的症状和体征。

（三）心理-社会支持状况

评估病人有无因病情反复发作及对并发症的担忧而产生紧张、焦虑、恐惧等负性情绪。了解病人的工作生活情况，心理承受能力及家属对疾病的认知程度、社会支持情况以及所能得到的社会保健资源和服务情况。

（四）辅助检查

无特殊辅助检查。

（五）治疗原则与主要措施

迅速有效止痛是治疗本病的关键。

1. 药物治疗　常首选卡马西平，其次可选用苯妥英钠、氯硝西泮等，还可应用氯苯氨丁、大剂量维生素 B_6 和匹莫齐特等。

2. 神经节射频电凝术治疗　采用射频电凝治疗对大多数病人有效，可缓解疼痛数月至数年。但可致面部感觉异常、角膜炎、复视、咀嚼无力等并发症。

3. 封闭疗法　口服药物治疗无效者可用无水酒精或甘油封闭神经分支或半月神经节。

4. 手术治疗　以上治疗长达数年仍无效且能耐受开颅手术者，可考虑三叉神经终末支或半月神经节内感觉支切断术，或行微血管减压术。

【常见护理诊断/问题】

1. 急性/慢性疼痛：面颊、上下颌及舌疼痛　与三叉神经受损（发作性放电）有关。

2. 焦虑　与疼痛反复、频繁发作有关。

【护理目标】

1. 能复述并能避免引起三叉神经痛的因素，疼痛减轻或消失。

2. 能保持良好的心理状态，情绪稳定。

【护理措施】

1. 一般护理　病室环境应安静，减少声、光刺激，指导病人采取舒适的体位休息。器质性头痛病人应绝对卧床，减少头部活动，以免加重病情，休息时床头抬高15°～30°，头偏向一侧以防误吸呕吐物发生窒息。给予富营养、高维生素、易消化的饮食。

2. 病情观察　观察病人头痛的性质、部位、时间、频率、强度，加重或缓解的因素。

3. 对症护理　与病人讨论减轻头痛的方法，例如精神放松、听轻音乐或指导式想象；气功疗法，使全身肌肉放松；皮肤刺激疗法，如用冷敷或热敷，但脑梗死病人禁用冰袋或冷敷，以免影响脑供血；脑出血病人不宜热敷；另外，理疗、按摩、加压等方法均可减轻头痛，如偏头痛可用手指压迫颈总动脉或单侧头部动脉等，可短暂性地控制血管的扩张而缓解头痛。向病人解释头痛的原因及引起或加重头痛的诱因并设法避免。

4. 心理护理　鼓励病人说出对疼痛的感受，关心体贴病人，安慰病人，消除紧张情绪，争取社会和家属的支持，关怀病人。

5. 健康指导

（1）疾病知识指导：告诉病人及家属本病的临床特点及诱发因素。病人应注意以下方面以避免触及触发点而引起发作：①用棉垫及温水洗脸。②如刷牙会触发疼痛发作，可改为饭后漱口。③在室温

下进餐、喝温热饮料。④健侧咀嚼。⑤进微温的软食。⑥避免受风。⑦避免触摸面部。⑧避免震动床铺。

（2）生活指导：指导病人生活有规律，保持正常作息和睡眠，保持情绪稳定和健康心态，培养多种兴趣爱好，适当分散注意力。

（3）用药指导：遵医嘱合理用药，教病人学会识别药物的副作用。如用卡马西平的病人出现了眩晕、步态不稳、皮疹等应及时就诊。

【护理评价】

经过治疗和护理，评价病人是否达到：①能说出并主动避免引起三叉神经痛的因素，疼痛减轻。②情绪稳定。

第二节　急性炎症性脱髓鞘性多发性神经病病人的护理

急性炎症性脱髓鞘性多发性神经病（acute inflammatory demyelinating polyradicu-loneuropathies，AIDP）又称吉兰-巴雷综合征（Guillain-Barre syndrome，GBS），为急性或亚急性起病且大多可恢复的多发性脊神经根（可伴脑神经）受累的一组疾病。

【病因与发病机制】

病因与发病机制不明。众多证据提示本病是一种由免疫介导的周围神经病。临床及流行病学资料显示GBS发病可能与空肠弯曲菌感染有关，其中以腹泻为前驱症状的GBS空肠弯曲菌感染率可达85%；此外，GBS发病可能与巨细胞病毒、EB病毒、肺炎支原体、乙型肝炎病毒、HIV感染相关；也有报道指出白血病、淋巴瘤、器官移植后使用免疫抑制剂或系统性红斑狼疮病人等容易合并或并发GBS。

【病理】

主要病理改变为周围神经组织的小血管周围淋巴细胞、巨噬细胞浸润，神经纤维脱髓鞘，严重者可继发轴突变性。

【护理评估】

（一）健康史

询问与疾病有关的诱因和病因，例如有无空肠弯曲菌接触史；既往有无感染巨细胞病毒、EB病毒、肺炎支原体、乙型肝炎病毒及HIV等；是否使用过免疫抑制剂或者家族中有无自身免疫性疾病史；询问病人有无上呼吸道感染或消化道感染症状及持续时间等，多数病人发病前1~4周有感染史。

（二）身体状况

1. 症状　多为急性或亚急性起病，症状常于数日到2周达到高峰。首发症状多为四肢对称性、弛缓性瘫痪，可自远端向近端发展，亦可以远、近同时受累，常由四肢逐步累及躯干，严重者可累及肋间肌和膈肌致呼吸麻痹。此外，发病时多有肢体感觉异常如烧灼感、麻木、刺痛和不适感等，感觉缺失或减退呈袜套样分布。脑神经受损时可出现双侧面神经麻痹。自主神经损害表现为皮肤潮红、多汗、手足肿胀及营养障碍等。

2. 体征　发作时出现肌力下降、四肢活动障碍，呼吸肌受累可出现呼吸困难甚至窒息。

（三）心理-社会支持状况

评估病人有无因四肢进行性瘫痪、呼吸困难而产生的紧张、焦虑、恐惧等负性情绪，了解病人及家属对GBS认知情况、社会支持状况以及可利用的社区卫生服务资源情况。

（四）辅助检查

1. 脑脊液检查　是首选的检查方法。典型的脑脊液改变为细胞数目正常，而蛋白明显增高（神经根广泛炎症反应引起），称为蛋白-细胞分离，是GBS的重要特征之一，通常在发病3周最明显。

2. 肌电图检查　可见F波或H反射延迟，提示神经近端或神经根损害。

（五）治疗原则与主要措施

1. 辅助呼吸　呼吸麻痹是GBS最危险的表现，应密切观察呼吸情况，定时进行血气分析。呼吸困难者应尽早行气管插管或气管切开，机械辅助通气。加强气道护理，定时翻身、拍背及吸痰。

2. 病因治疗　包括：①血浆置换（plasma exchange，PE）。GBS时，采用血浆置换可以直接去除致

病因子。一般每次交换以40ml/kg或1~1.5倍血浆容量计算，每周2~4次。②免疫球蛋白。大剂量免疫球蛋白治疗与血浆置换效果相近，且安全性更高。一般成人剂量为0.4g/(kg·d)，连续使用5天。③糖皮质激素。对慢性GBS效果良好，一般用地塞米松10mg/d，静滴一个疗程(7~10天)。④抗感染。对考虑有胃肠道空肠弯曲菌感染者可用大环内酯类抗生素治疗。

GBS诊断要点

1. 病前1~4周内感染史
2. 急性或亚急性起病
3. 两侧对称性运动和感觉性多发性周围神经病的症状　四肢弛缓性瘫痪，有手套、袜子样感觉障碍，可有脑神经损害。
4. 脑脊液蛋白-细胞分离现象　蛋白升高、细胞正常或稍高。
5. 神经电生理异常表现　神经传导速度减慢或阻滞，通常低于正常的60%，远端潜伏期延长可达正常的3倍，F波或H反射延迟等。

【常见护理诊断/问题】

1. 低效性呼吸型态　与周围神经损害、呼吸肌麻痹有关。
2. 躯体活动障碍　与四肢进行性、弛缓性瘫痪有关。
3. 恐惧　与呼吸困难及气管切开等有关。
4. 潜在并发症：深静脉血栓、营养失调等。

【护理措施】

1. 一般护理

(1) 休息与活动：卧床及瘫痪病人应保持床单位清洁、干燥、无渣屑等，减少对皮肤的机械性刺激；瘫痪病人可用气垫床，抬高患肢并协助被动运动，对骶尾部及足跟等部位给予保护，预防压疮和下肢静脉血栓形成；帮助病人建立舒适卧位，协助其定时翻身或拍背。病人需要在床上大小便时，为其提供方便的条件、隐蔽的环境，鼓励病人养成良好的排便习惯。

(2) 饮食护理：注意口腔卫生，保持口腔清洁，增进病人舒适感和满足病人基本需求。

(3) 安全护理：运动障碍的病人应重点观察，防止坠床和跌倒，确保病人安全。床铺、走廊、厕所等场所设置保护性护栏或扶手；地面保持清洁、干燥、防滑，去除门槛等；行走时注意有人陪伴或使用三角杖等，防止意外摔伤。

2. 病情观察　给予持续低流量吸氧，保持输氧管道通畅。指导病人采取半卧位，鼓励病人深呼吸和有效咳嗽，协助翻身、拍背及体位引流，及时清除口鼻分泌物，必要时给予吸痰。做好病情观察，当病人血氧饱和度下降时，应加大氧流量。床头常规备吸引器、气管切开包及机械通气设备，以便及时抢救。

3. 用药护理　指导病人遵医嘱正确服用药物，告知药物服用方法、剂量及注意事项和不良反应等。如使用免疫抑制剂治疗时会导致病人出现发热、面红，减慢输液速度可减轻症状；某些镇静安眠药物可产生呼吸抑制等。

4. 心理护理　病人因呼吸困难容易产生紧张、恐惧、烦躁不安及依赖心理。护士应及时了解病人心理状况，主动关心病人，尽可能多地陪伴病人，倾听病人的感受，告知病人正确知识，使其情绪稳定，安心休息。同时告知病人本病经过积极治疗和康复锻炼后大多预后良好，以增强病人治疗信心，取得病人信任和配合。

5. 健康指导　指导病人及家属了解发病原因、进展、常见并发症及预后；保持情绪稳定和健康心态；加强营养，增强体质和抵抗力，避免淋雨、受凉等；加强肢体功能锻炼和日常生活活动训练，减少并发症，促进康复；运动锻炼中应有家人陪同，防止跌倒、受伤，并坚持运动锻炼；做好日常病情监测，告知病人当出现胃部不适、腹痛、柏油样便，肢体肿胀疼痛，以及咳嗽、咳痰、发热和外伤时应立即就诊。

（张振香）

笔记

思考题

1. 唐先生，49 岁。2 年前突然出现左侧耳颞部至下颌部针刺样痛，疼痛至下牙槽，拔除左侧下磨牙后症状无明显缓解，针刺样痛仍频繁发作，每次发作持续数十秒至 3~4 分钟，刷牙、冷水洗脸时均可诱发，曾行针灸治疗，无明显效果。病人情绪低落，对疼痛发作恐惧、无助。

请思考：

（1）该病人存在哪些护理诊断/问题？

（2）护士应采取哪些护理措施？

2. 张先生，28 岁。1 周前出现咽痛、低热和流鼻涕，2 天前出现双侧手指、足趾麻木异样感和刺痛，前臂和小腿刺痛，1 天前出现双下肢无力，需扶持才能站立，行走拖曳，双眼闭合无力，双口角流涎，食物易滞留于双面颊部，吞咽困难。

请思考：

（1）该病人首优的护理诊断/问题是什么？

（2）护士进行病情观察时，特别要注意哪些方面的内容？

（3）病人及家属焦虑、恐惧情绪明显，护士如何做好心理护理？

思路解析

扫一扫、测一测

笔记

第六十七章　脑血管疾病病人的护理

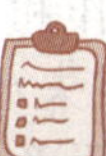

学习目标

1. 掌握脑血栓形成、脑栓塞、TIA、脑出血病人的护理评估和护理要点。
2. 熟悉脑血管疾病病人的辅助检查及治疗措施。
3. 了解脑血管疾病的病因及发病机制。
4. 能正确运用所学知识评估病人存在的护理问题，制订护理计划，实施健康指导，护理过程中具备人文关怀意识和能力。

情景导入

王先生，65岁。平日爱好晨练，冬季某日早晨6点左右，公园锻炼时突然跌倒，呼之不应，意识丧失，周围人员随即拨打120将其送入医院。经询问，李先生既往有高血压和动脉粥样硬化史，之前还有2次突然发作的一过性跌倒。体检发现其左侧肢体肌力、肌张力下降，此时护士需要配合医生抢救病人。

请问：

1. 该病人最主要的护理诊断/问题是什么？
2. 为配合医生抢救，护士应采取哪些护理措施？

脑血管疾病（cerebral vascular diseases，CVD）又称为脑卒中，是指在脑血管病变或血流障碍基础上发生的局限性或弥漫性脑功能障碍。2016年中国统计年鉴中显示脑血管疾病已经成为我国城市、农村居民死因顺序的第三位和第二位，发病后高达3/4的存活者遗留有不同程度的功能障碍，重度残疾者约占40%；其发病率北方高于南方、西部高于东部，寒冷季节高发，男性高发，男女之比为（1.3~1.7）：1。

根据症状持续时间可分为短暂性脑缺血发作、脑卒中；根据病理性质可分为缺血性卒中、出血性卒中，其中前者包括脑血栓形成、脑栓塞；后者包括脑出血、蛛网膜下腔出血。

第一节　短暂性脑缺血发作病人的护理

短暂性脑缺血发作（transient ischemic attack，TIA）是由颅内动脉病变致脑动脉一过性供血不足引起的短暂性、局灶性脑或视网膜功能障碍，表现为供血区神经功能缺失的症状和体征。症状一般持续10~15分钟，多在1小时内恢复，最长不超过24小时，不遗留神经功能缺损症状，可反复发作。

TIA人群患病率为180/10万，男女之比约为3：1，发病率随年龄增长而升高，是脑卒中尤其是缺血性卒中最重要的危险因素，发作TIA后1年内发生脑卒中的危险较一般人群高13~16倍。

【病因与发病机制】

1. 血流动力学改变　在脑动脉粥样硬化或管腔狭窄的基础上，当发生低血压或血压波动时，致病变血管内血流减少，出现一过性脑缺血症状。此外，真性红细胞增多症、血小板增多症、血液高凝状态等致血液中有形成分在脑部微血管中淤积均可导致 TIA。

2. 微栓子　来源于颈部、颅内大动脉及其他来源的微栓子，如脱落的心脏附壁血栓等，随血流进入颅内，引起相应动脉闭塞而产生临床症状。

【护理评估】

（一）健康史

了解病人饮食习惯、是否吸烟、是否酗酒等；询问病人有无高血压、高血脂、糖尿病等慢性病；直系亲属有无脑血管疾病等；询问病人有无短暂性一过性跌倒、意识丧失等前驱症状。

（二）身体状况

临床上常根据受累动脉系统将 TIA 分为两大类。

1. 颈内动脉系统 TIA　常见症状为病灶对侧发作性肢体偏瘫、面瘫，单肢或偏身感觉障碍，如麻木等；病变侧单眼一过性黑矇或失明；优势半球受累可有失语。

2. 椎-基底动脉系统 TIA　常见症状为眩晕、恶心、呕吐及平衡失调。特征性症状包括跌倒发作和短暂性全面遗忘症，前者表现为转头或仰头时，双下肢无力而跌倒，常可很快自行站起，无意识丧失；后者表现为发作时出现短时间记忆丧失，对时间、地点定向障碍，但对话、书写和计算能力正常，无意识障碍，持续数分钟或数小时。

（三）心理-社会支持状况

TIA 病人因疾病突然发作及反复发作而容易出现焦虑、紧张及恐惧心理，护士应评估病人产生负性心理的原因及程度，了解家属对疾病发生、发展、治疗及预后知识的掌握程度，评估家庭、朋友等社会支持系统对其理解和支持程度。

（四）辅助检查

1. MRA　可见颅内动脉狭窄，DSA 可明确颅内外动脉的狭窄程度。

2. TCD　可见动脉狭窄、粥样硬化斑等。

3. 其他　血常规、血流变、血脂、血糖和同型半胱氨酸检测有助于发现病因。

（五）治疗原则与主要措施

TIA 治疗的目的是消除病因、减少及预防复发、保护脑功能。

1. 病因治疗　针对危险因素进行治疗，如控制血压、降低血脂和血糖、治疗心律失常、改善心功能、纠正异常血液成分等。

TIA 的 ABCD2 评分

TIA 是急症，发病后 2~7 天内是脑卒中的高风险期，对病人进行紧急评估和干预可以减少卒中的发生。常用危险分层工具为 ABCD2 评分（表 8-67-1）。症状发作 72 小时内，有以下情况者建议住院治疗：①ABCD2 评分>3 分。②ABCD2 评分在 0~2 分，但门诊 2 天内不能完成 TIA 系统检查或有其他证据提示有局部缺血症状。

表 8-67-1　TIA 的 ABCD2 评分法

		TIA 临床特征	得分
A	年龄	>60 岁	1
B	血压	收缩压>140mmHg 或舒张压>90mmHg	1
C	临床症状	单侧无力	2
		不伴无力的言语障碍	1
D	症状持续时间	≥60min	2
		10~59min	1
D	糖尿病		1

2. 药物治疗　①抗血小板聚集：可减少微栓子的发生，预防复发。常用药物有阿司匹林、氯吡格雷和奥扎格雷等。②抗凝剂：对发作频繁、持续时间长、症状逐渐加重且无出血倾向、严重高血压、肝肾疾病、消化性溃疡者，可行抗凝治疗。常用药物有肝素、低分子肝素和华法林。③钙拮抗剂：能防止血管痉挛，增加血流量，改善循环。常用药物有尼莫地平和盐酸氟桂利嗪等。④中药：常用药物有川芎、丹参、红花、三七等。

3. 手术和介入治疗　包括动脉血管成形术（PTA）和颈动脉内膜切除术（CEA）。单侧重度颈动脉狭窄>70%或药物治疗无效者可考虑行 PTA 或 CEA 治疗。

【常见护理诊断/问题】

有受伤害的危险　与突发眩晕、平衡失调和一过性失明有关。

【护理措施】

1. 一般护理　指导病人发作时卧床休息，枕头高度以 15°～20°为宜，以免影响头部的血液供应。仰头或头部转动幅度不宜太大，以防跌倒和外伤。频繁发作者避免重体力劳动，沐浴和外出应有家人陪伴，以防发生意外损伤。注意健康饮食、规律运动等，预防卒中发生。

2. 病情观察　注意观察和记录每次发作的持续时间、间隔时间和伴随症状；观察病人肢体无力或麻木等症状有无减轻或加重，有无头痛、头晕或其他脑功能受损的表现，警惕完全性缺血性脑卒中的发生。

3. 用药护理　指导病人遵医嘱正确服药，不可自行调整、更换或停用药物，告知病人药物作用和不良反应。阿司匹林、氯吡格雷和奥扎格雷等抗血小板药物主要不良反应有恶心、腹痛、腹泻等消化道症状和皮疹，偶可致严重但可逆的粒细胞减少症，用药期间定期检查凝血功能。肝素等抗凝药物可致出血，用药过程中应注意观察有无出血倾向、皮肤瘀点和瘀斑、牙龈出血、大便颜色等。

4. 心理护理　TIA 发作的病人一方面担心疾病复发或发作脑卒中，另一方面容易忽略疾病的危险性，因此应加强其心理护理及提高重视程度。

5. 健康指导

（1）疾病知识指导：向病人及家属介绍疾病发生、发展、预后及诱因等相关知识。提高其认知水平，减少负性心理问题，促进健康行为。

（2）生活和用药指导：告知病人劳逸结合，保持心态平和，鼓励其培养自己的兴趣爱好，多参加有益身心的社交活动。告知肥胖、吸烟、酗酒及不合理饮食与疾病发生的关系；告知病人和家属遵医嘱用药和定期复查的重要性。

第二节　脑梗死病人的护理

脑梗死（cerebral infarction，CI）又称缺血性脑卒中（cerebral ischemic stroke），是指各种原因引起脑部血液循环障碍，缺血、缺氧所致的局限性脑组织坏死或软化，占全部脑卒中的 60%～80%。临床最常见类型为脑血栓形成和脑栓塞。

脑血栓形成（cerebral thrombosis，CT）是在脑动脉粥样硬化等动脉壁病变的基础上，脑动脉主干或分支管腔狭窄、闭塞、形成血栓，造成该动脉供血区局部脑组织血流中断而发生缺血、缺氧性坏死。约占全部脑梗死的 60%。

脑栓塞（cerebral embolism）是指血液中的各种栓子（如心脏内的附壁血栓、动脉粥样硬化斑块、脂肪、肿瘤细胞、空气等）随血流进入颅内动脉系统，导致血管腔急性闭塞，引起相应供血区脑组织缺血性坏死，出现局灶性神经功能缺损的症状和体征。占脑梗死的 15%～20%。

【病因与发病机制】

1. 脑血栓形成

（1）脑动脉粥样硬化：是脑血栓形成最常见和基本的病因，常伴高血压病，且两者互为因果。

（2）脑动脉炎：结缔组织病、细菌和钩端螺旋体等感染均可致脑动脉炎症，使管腔狭窄或闭塞。

（3）其他：真性红细胞增多症、血小板增多症、弥散性血管内凝血、脑淀粉样血管病、颅内外夹层动脉瘤等。

2. 脑栓塞

(1) 心源性脑栓塞:为脑栓塞最常见病因,约75%心源性栓子栓塞于脑部。其中心房颤动是心源性脑栓塞中最常见的病因,心脏瓣膜病、感染性心内膜炎、心肌梗死、二尖瓣脱垂等也会导致脑栓塞的发生。

(2) 非心源性脑栓塞:心脏以外的栓子随血流进入颅内引起栓塞。常见原因包括动脉粥样硬化斑块脱落性栓塞、脂肪栓塞、空气栓塞、癌栓塞及感染性栓塞等。

【病理】

在脑动脉粥样硬化致血管腔狭窄的基础上,动脉壁粥样斑块内新生血管破裂形成血肿,管腔完全闭塞;或因斑块表面纤维帽破裂,排入血流的坏死物质和脂质形成胆固醇栓子;或动脉粥样硬化斑块脱落、动脉内膜炎等引起血管内皮损伤后,血小板易于黏附、聚集而形成血栓,均导致动脉管腔闭塞。

脑栓塞的病理改变与脑血栓形成基本相同,主要是由于栓子脱落突然阻塞脑动脉而导致缺血、缺氧、脑组织坏死。

【护理评估】

(一) 健康史

了解病人年龄、性别,有无高血压、糖尿病、高脂血症、TIA病史,有无脑血管疾病的家族史,有无长期高盐、高动物脂肪饮食和烟酒嗜好,是否经常进行体育锻炼等。了解病人有无导致脑栓塞的危险因素,如有无慢性心房颤动史,有无心脏瓣膜病、感染性心内膜炎病史等。

(二) 身体状况

1. 临床特点 ①多见于50岁以上有动脉粥样硬化、高血压、高血脂、糖尿病者。②安静或休息状态发病,部分病人发病前有肢体麻木、无力等前驱症状或TIA发作。③起病缓慢,症状多在发病后10小时或1~2天达高峰。④以偏瘫、失语、偏身感觉障碍和共济失调等局灶定位症状为主。⑤部分病人可有头痛、呕吐、意识障碍等全脑症状。

2. 症状

(1) 脑血栓形成分为:①完全型。起病后6小时内病情达高峰,病情重,表现为一侧肢体完全瘫痪甚至昏迷。②进展型。发病后症状在48小时内逐渐进展或呈阶梯式加重。③缓慢进展型。起病2周以后症状仍逐渐发展,多见于颈内动脉颅外段血栓形成。④可逆性缺血性神经功能缺失。症状和体征持续时间超过24小时,但在1~3周内完全恢复,不留任何后遗症。

(2) 脑栓塞:以活动中突然发病常见,发病前多无明显诱因和前驱症状。起病急,症状常在数秒至数分钟内达高峰(是所有急性脑血管病中发病速度最快者)。此外,多伴有原发病表现,如房颤的第一心音强弱不等、心律不规则、脉搏短绌;心脏瓣膜病所致的心脏杂音等。

3. 体征 以偏瘫、失语等局灶定位症状为主要表现,大面积梗死病人因脑水肿导致高颅压,可出现血压和体温升高、脉搏和呼吸减慢等生命体征异常。

(三) 心理-社会支持状况

脑血栓形成起病突然,致残率高,出现多种功能障碍等易造成病人出现情绪低落、抑郁等;其疾病负担的长期性也会给病人及家庭带来较重的负担和长期影响,护理人员应综合评估病人心理状况及家庭支持情况。

(四) 辅助检查

1. 血液检查 血常规、血流变、血糖、血脂等有助于发现脑梗死的危险因素并对病因进行鉴别。

2. 影像学检查 可直观显示脑梗死的部位、范围等。最常用头颅CT,发病24小时后梗死区呈低密度影像(图8-67-1);MRI检查可以发现脑干、小脑梗死及小灶梗死;血管造影有助于发现血管狭窄、闭塞和其他血管病变。

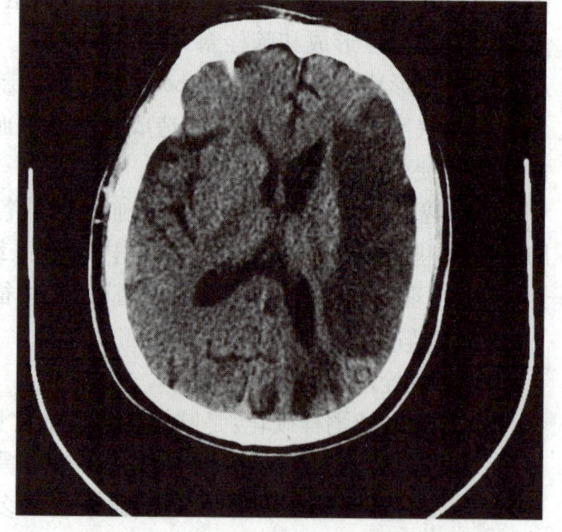

图8-67-1 CT扫描示低密度脑梗死灶

(五) 治疗原则与主要措施

治疗遵循超早期、个体化和整体化的原则。整体化治疗是指采取病因治疗、对症治疗、支持治疗和康

笔记

复治疗等综合措施。对于卒中病人，建议收入卒中单元。

1. 急性期治疗

（1）早期溶栓：溶栓治疗是目前最重要的血流恢复措施。发病后6小时内溶栓使血管再通，可及时恢复血流和改善组织代谢，挽救梗死周围的缺血半暗带。重组组织型纤溶酶原激活剂（recombinant tissue type plasminogen activator，rt-PA）和尿激酶（urokinase，UK）是我国目前使用的主要溶栓药物。感染性栓塞应用抗生素，禁用溶栓和抗凝治疗。脂肪栓塞可用肝素、5%碳酸氢钠及脂溶剂（如酒精溶液等）溶解脂肪颗粒。

（2）调整血压：急性期应维持病人血压于较平时稍高水平，以保证脑部灌注，防止梗死面积扩大。除非血压过高（收缩压>220mmHg或舒张压>120mmHg及平均动脉压>130mmHg），否则不予应用降压药物。

（3）防治脑水肿：脑水肿常于发病后3~5天达高峰，严重脑水肿和颅内压增高是急性重症脑梗死的常见并发症和主要死亡原因。常用20%甘露醇快速静脉滴注；心、肾功能不全病人可改用呋塞米20~40mg静脉注射。

（4）脑保护治疗：应用胞磷胆碱、钙通道阻滞剂尼莫地平、自由基清除剂依达拉奉、脑活素等药物和采用头部或全身亚低温治疗，通过降低脑代谢、干预缺血引发的细胞毒性机制而减轻缺血性脑损伤。

（5）抗凝及抗血小板聚集治疗：常用药物包括肝素、低分子肝素和华法林。对于长期卧床合并高凝状态有深静脉血栓形成和肺栓塞者，可应用低分子肝素预防治疗；心房纤颤者可应用华法林治疗。

（6）中医中药治疗：丹参、川芎、三七、葛根、银杏叶制剂等可降低血小板聚集和血液黏稠度、抗凝及改善脑循环。

（7）外科或介入治疗：对大面积梗死者，可行开颅降压术和（或）部分脑组织切除术；伴有脑积水者可行脑室引流；颈动脉狭窄>70%病人可考虑颈动脉内膜切除术、血管成形术和血管内支架置入术。

2. 恢复期康复治疗　恢复期主要治疗目的是通过肢体和语言康复训练，促进神经功能进一步恢复，降低致残率，提高病人的生活质量。应早期开展康复锻炼并贯穿于治疗护理的全过程。

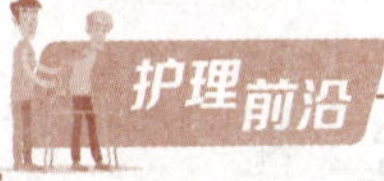

什么是卒中单元（stroke unit）

卒中单元是以神经内科和NICU为依托，针对脑卒中病人制订规范和明确诊疗目标，由神经内科、急诊医学中心、神经介入治疗组、康复科、神经外科多学科专业人员讨论和护理的医疗综合体。可延伸到恢复期、后遗症期，是针对卒中病人的一个完善的管理体系，其中包括社区医疗、家庭医疗以及各个收治机构。Stroke unit 并不是一种具体的疗法，而是针对卒中病人的科学管理系统，能充分体现以人为本的医疗服务理念，以及多学科密切配合的综合性治疗。

【常见护理诊断/问题】

1. 躯体活动障碍　与运动中枢损害致肢体瘫痪有关。
2. 语言沟通障碍　与语言中枢损害有关。
3. 吞咽障碍　与意识障碍或延髓麻痹有关。
4. 有失用综合征的危险　与肢体瘫痪、僵硬、长期卧床/体位不当或异常运动模式有关。

【护理目标】

1. 能掌握肢体功能锻炼的方法并主动配合肢体功能康复训练，躯体活动能力逐步增强。
2. 能掌握语言功能训练的方法并主动配合康复活动，语言表达能力逐步增强，能采取有效的沟通方式表达自己的需求。
3. 能掌握恰当的进食方法，并主动配合进行吞咽功能训练，营养需求得到满足，吞咽功能逐渐恢复。
4. 能坚持规律锻炼，预防肢体变形、肌肉萎缩等并发症发生。

【护理措施】

1. 一般护理

（1）休息与活动：参见本章第一节“短暂性脑缺血发作病人的护理”。

（2）饮食护理：鼓励能吞咽的病人进食，给予流质或半流质食物，避免粗糙、干硬和辛辣刺激性食物，少量多餐；进食时抬高床头或尽量端坐，给病人提供充足的进餐时间，以利充分咀嚼；进食后保持坐位 30~60 分钟，防止食物反流。对不能吞咽的病人，应予鼻饲饮食，教会照顾者鼻饲方法及注意事项，加强留置胃管护理。饮食过程中注意观察，防止窒息，床旁可配备吸引装置，如果病人发生呛咳、误吸或呕吐，应立即给予抢救。

2. 用药护理　熟悉病人所用药物作用、不良反应和观察要点，嘱其遵医嘱正确用药。使用溶栓和抗凝药物时应监测出凝血时间和凝血酶原时间，观察有无黑便、牙龈出血、皮肤瘀点、瘀斑等出血表现。甘露醇使用时注意用药速度并观察用药后病人的尿量和尿液颜色，准确记录 24 小时出入量，定期检测电解质；观察有无脱水速度过快所致头痛、呕吐、意识障碍等低颅压综合征的表现。

3. 康复护理

（1）运动障碍：考虑病人的年龄、性别、体能、疾病性质及程度，选择合适的运动方式、持续时间、运动强度等。

1）早期康复锻炼：告知病人及家属早期康复的重要性。缺血性脑卒中在生命体征平稳后 48 小时即可开始，在不妨碍治疗的情况下，康复训练开展越早，功能恢复可能性越大。包括：①刺激患侧。鼓励家属与病人交谈时多在患侧进行，引导偏瘫病人头偏向患侧。②保持良肢位。良肢位是指为防止或对抗痉挛姿势的出现，保护关节及早期诱发分离运动而设计的一种临时性体位。③体位变换训练。翻身能够刺激全身反应，是抑制痉挛和减少患侧受压最具有治疗意义的活动。④床上训练。如 Bobath 握手、床上桥式运动、关节被动活动及坐起训练等均有助于缓解痉挛和改善已形成的异常运动模式。

2）恢复期康复锻炼：主要指日常生活活动能力的训练，包括移动训练、步行训练、进食、洗漱、穿衣（图 8-67-2）、如厕等功能训练。

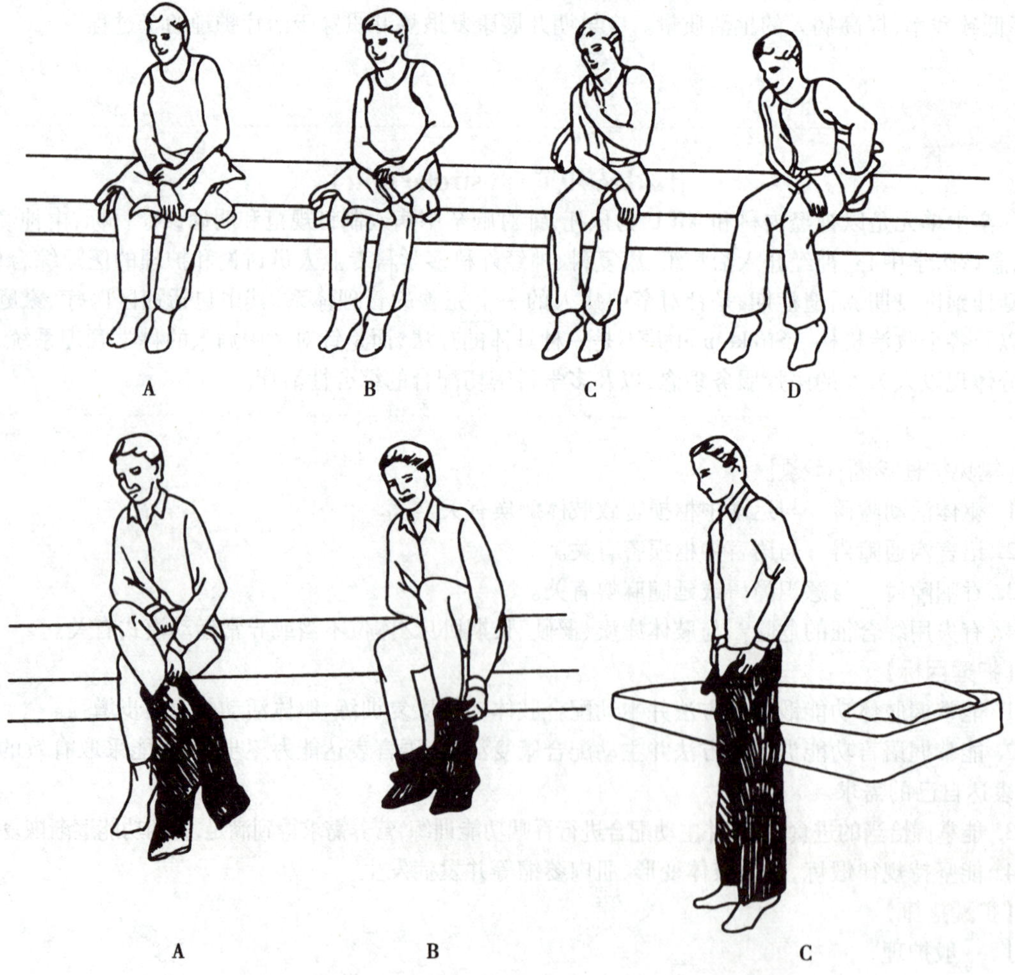

图 8-67-2　偏瘫病人日常生活活动能力训练——穿衣训练

3）中医康复治疗：根据病情，指导病人合理使用针灸、按摩、理疗等辅助疗法。

（2）语言障碍

1）沟通方法指导：鼓励病人采取任何方式向医护人员或者家属表达自己的需要，可以借助某些符号、插画、图片、表情、手势、交流板、交流手册等提高失语症病人交流效果的技术（Promoting Aphasic's Communicative Effectiveness，PACE）来促进简单而有效的双向沟通。

2）语言康复训练：制订个体化全面语言康复计划，并组织实施。可在语言治疗师指导下协助病人进行床旁训练，具体方法有肌群运动训练、发音训练、复述训练、命名训练。

（3）吞咽障碍康复护理：评估病人吞咽困难持续的时间和发生频度等。常用评估方法包括反复唾液吞咽测试和洼田饮水试验。根据进食特点和吞咽障碍程度指导病人正确进食。例如对口腔准备期差的病人应采用最易吞咽的食物，胶冻样食物密度均匀、黏而不易松散，如菜泥、果冻、蛋羹、浓汤等。

洼田饮水试验

检查方法：嘱病人端坐，喝下30ml温开水，观察所需时间和呛咳情况。

（1）1级（优）能顺利地1次将水咽下。

（2）2级（良）分2次以上，能不呛咳地咽下。

（3）3级（中）能1次咽下，但有呛咳。

（4）4级（可）分2次以上咽下，但有呛咳。

（5）5级（差）频繁呛咳，不能全部咽下。

评定：

（1）正常：1级，5秒之内。

（2）可疑：1级，5秒以上；或2级。

（3）异常：3～5级。

4. 心理护理　关心、尊重病人，鼓励其表达自己的感受，避免任何刺激和伤害病人的言行；多与病人和家属沟通，耐心解答病人和家属提出的问题，解除病人思想顾虑；鼓励病人和家属主动参与治疗、康复及护理活动。

5. 健康指导

（1）疾病知识指导：告知病人和家属正确的疾病相关知识。

（2）生活及用药指导：指导病人健康合理饮食，戒烟、限酒；鼓励病人从事力所能及的家务劳动；告知病人改变不良生活方式，坚持每天进行30分钟以上的规律有氧运动，合理休息和娱乐；坚持规律服药，提高病人服药依从性。

【护理评价】

经过治疗和护理，评价病人是否达到：①主动参与锻炼，生活自理能力得到提高。②通过非语言沟通表达自己的需求。③吞咽功能逐渐恢复。④规律活动，未出现肢体挛缩等失用综合征。

第三节　脑出血病人的护理

脑出血（intracerebral hemorrhage，ICH）是指原发性非外伤性脑实质内出血，也称自发性脑出血，占急性脑血管病的20%～30%。急性期病死率为30%～40%，是病死率最高的脑卒中类型。

【病因与发病机制】

1. 高血压合并细小动脉粥样硬化　最常见病因。长期高血压致脑细、小动脉发生玻璃样变及纤维素性坏死，管壁弹性减弱，当情绪激动、用力过度等使血压骤然升高时，血管易破裂出血。

2. 其他病因　包括脑动脉粥样硬化、颅内动脉瘤和动静脉畸形、脑动脉炎、血液病、梗死后出血、脑淀粉样血管病、脑底异常血管网病、抗凝及溶栓治疗等。

【病理】

出血半球侧肿胀、充血，血液进入蛛网膜下腔或破入脑室，出血灶形成不规则空腔，中心充满血液或紫色血块，周围是坏死脑细胞组织、瘀点状出血软化带和明显的炎症细胞浸润，较大血肿可引起脑组织和脑室移位、变形和脑疝形成。

【护理评估】

（一）健康史

询问病人既往有无高血压、动脉粥样硬化、颅内动脉瘤、脑血管畸形及白血病史；有无情绪激动、酗酒、用力排便及劳累等诱因；有无脑卒中家族史等。

（二）身体状况

1. 临床特点 ①起病较急，症状于数分钟至数小时达高峰。②多在体力活动或情绪激动时发病，多无前驱症状。③有肢体瘫痪、失语等局灶定位症状和剧烈头痛、喷射性呕吐、意识障碍等全脑症状。④发病时血压明显升高。

2. 不同出血部位临床表现各异

（1）壳核出血：最常见，占50%~60%。病人常出现病灶对侧偏瘫、偏身感觉障碍和同向性偏盲（"三偏征"）；双眼球不能向病灶对侧同向凝视等。出血量小者（<30ml）临床症状较轻，出血量大者（>30ml）可有意识障碍，引起脑疝甚至死亡。

（2）丘脑出血：占20%。病人常有"三偏征"，感觉障碍重于运动障碍，其中深感觉障碍更明显，如偏身自发性疼痛和感觉过敏。可出现特征性眼征，如两眼不能向上凝视或凝视鼻尖、眼球会聚障碍和瞳孔对光反射迟钝等。

（3）脑干出血：占10%。多数为脑桥出血，病人常表现为突发头痛、呕吐、眩晕、复视、交叉性瘫痪或偏瘫、四肢瘫等。大量出血时（血肿>5ml），病人立即昏迷、双侧瞳孔缩小如针尖样、呕吐咖啡色样胃内容物、中枢性高热、中枢性呼吸衰竭和四肢瘫痪，多于48小时内死亡。

（4）小脑出血：占10%。发病后眩晕和共济失调明显，可伴频繁呕吐和枕部疼痛。小量出血者主要表现为小脑症状，如眼球震颤、病变侧共济失调、站立和步态不稳等。出血量较大者，发病时或发病后12~24小时内出现颅内压迅速增高、昏迷、双侧瞳孔缩小如针尖样、呼吸节律不规则、枕骨大孔疝形成而死亡。

（5）脑室出血：占3%~5%。出血量较少时，仅表现为头痛、呕吐、脑膜刺激征阳性，易误诊为蛛网膜下腔出血。出血量大时，很快进入昏迷或昏迷逐渐加深、双侧瞳孔缩小如针尖样。

（6）脑叶出血：占5%~10%。以顶叶出血多见，可表现为头痛、呕吐等，肢体瘫痪较轻，昏迷少见。

（三）心理-社会支持状况

了解病人是否存在因突然发生肢体残疾或瘫痪卧床，生活过度依赖而产生的恐惧、绝望等心理问题；评估病人及家属对疾病相关知识的认知程度，家庭生活及经济状况；评估病人所处社区医疗卫生条件，可利用的社区卫生资源分布状况等。

（四）辅助检查

1. CT 确诊脑出血的首选检查方法，发病后即刻出现边界清楚的高密度影像（图8-67-3）。

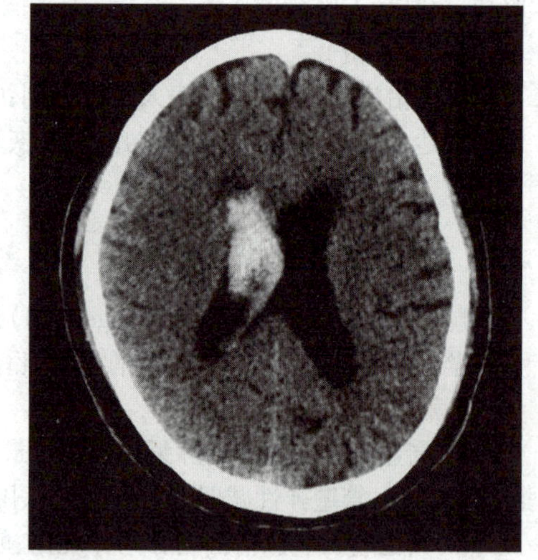

图8-67-3 CT显示颅内高密度出血灶

2. MRI 对检出脑干、小脑出血灶和监测脑出血的演进过程优于CT，比CT更易发现脑血管畸形、肿瘤及血管瘤等病变。

3. DSA 可显示脑血管的位置、形态及分布等，易于发现脑动脉瘤、脑血管畸形及Moyamoya病等脑出血病因。

（五）治疗原则与主要措施

基本治疗原则为脱水降颅压、调整血压、防止继续出血、减轻血肿所致继发性损害、促进神经功能恢复。

1. 脱水降颅压 积极控制脑水肿、降低颅内压是脑出血急性期治疗的重要环节。首选20%甘露醇快速静脉滴

注，1次/(6~8)h，疗程7~10天。此外，静脉注射呋塞米、静滴甘油果糖可用于轻症病人、重症病人病情好转期和肾功能不全者。10%人血清清蛋白适用于低蛋白血症者。

2. 手术治疗　壳核出血>30ml，小脑或丘脑出血>10ml，或颅内压明显增高内科治疗无效者，可考虑行开颅血肿清除、脑室穿刺引流、经皮钻孔血肿穿刺抽吸等手术治疗。一般认为手术应在发病后6~24小时内进行。

3. 康复治疗　早期将患肢置于功能位，病人生命体征稳定、病情不再进展，尽早进行肢体、语言功能、心理康复等治疗，以促进其神经功能恢复，提高生存质量。

【常见护理诊断/问题】

1. 急/慢性意识障碍　与脑出血、脑水肿致脑功能损害有关。

2. 潜在并发症：脑疝、上消化道出血。

3. 有失用综合征的危险　与脑出血导致的运动功能障碍有关。

【护理目标】

1. 意识障碍程度减轻至逐渐恢复正常。

2. 不发生脑疝或上消化道出血，或发生时能被及时识别并得到及时治疗和护理，生命体征和病情稳定。

3. 能积极配合主动或接受被动运动，防止肢体挛缩畸形。

【护理措施】

1. 一般护理

(1) 休息与活动：绝对卧床休息2~4周，抬高床头15°~30°，减轻脑水肿。病室环境安静，减少探视，各项治疗护理操作集中进行，以减少刺激。避免各种引起颅内压增高的因素如剧烈咳嗽、打喷嚏、屏气、用力排便、大量快速输液和躁动不安等。

(2) 饮食护理：给予高蛋白、高维生素、清淡、易消化、营养丰富的流质或半流质饮食，补充足够水分(每天液体入量不少于2 500ml)和热量。昏迷或有吞咽障碍者，发病第2~3天遵医嘱予鼻饲饮食。

(3) 体位护理：每2~3小时应协助病人变换体位1次，变换体位时尽量减少头部摆动幅度，以免加重出血。头偏向一侧或侧卧位，及时吸痰以清除口腔和鼻腔内分泌物，防止舌根后坠阻塞呼吸道、误吸和窒息。将病人瘫痪侧肢体置于功能位置，指导和协助病人进行肢体的被动运动，预防关节僵硬和肢体挛缩畸形。

2. 病情观察　脑出血病人发生意识障碍时，常提示出血量大、继续出血或脑疝形成，此时应密切监测生命体征、意识、瞳孔、肢体功能等变化，发现异常及时告知医生。

3. 并发症护理

(1) 脑疝：当病人出现剧烈头痛、喷射性呕吐、烦躁不安、血压升高、脉搏减慢、意识障碍进行性加重、双侧瞳孔不等大、呼吸不规则等脑疝的先兆表现，应立即报告医生。配合抢救，立即为病人吸氧并迅速建立静脉通道，遵医嘱快速静脉滴注甘露醇或静脉注射呋塞米，甘露醇应在15~30分钟内滴完，避免药物外渗。备好气管切开包、脑室穿刺引流包、呼吸机、监护仪和抢救药品等。

(2) 上消化道出血：观察病人有无呕血、黑便等症状和体征；观察病人有无面色苍白、口唇发绀、皮肤湿冷、烦躁不安、尿量减少、血压下降等失血性休克的表现。配合抢救，迅速建立静脉通道，遵医嘱补充血容量、纠正酸中毒、应用血管活性药物和H_2受体拮抗剂或质子泵阻断剂。

4. 用药护理　注意观察药物的疗效和不良反应，如奥美拉唑容易引起转氨酶升高、枸橼酸铋钾会导致大便发黑等。

5. 手术护理　参见第六十九章"颅脑损伤病人的护理"。

6. 心理护理　告知病人和家属上消化道出血等并发症的原因，安慰病人，消除其紧张情绪，创造安静舒适的环境，保证病人休息。

7. 健康指导

(1) 疾病知识指导：告知病人和家属脑出血病因、主要危险因素和防治原则，教会病人及家属识别疾病早期表现的要点，发现血压异常波动或无诱因的剧烈头痛、头晕、晕厥、肢体麻木、乏力或语言交流困难等症状，应及时就医。

（2）生活及用药指导：指导病人尽量避免容易导致血压骤然升高的各种因素，如保持情绪稳定和心态平衡，避免过分喜悦、愤怒、焦虑、恐惧、悲伤等不良心理和惊吓等刺激，建立健康的生活方式。告知病人和家属坚持主动或被动康复训练的意义；坚持服用药物，尤其是规律服用降压药。

【护理评价】

经过治疗和护理，评价病人是否能够达到：①意识障碍程度逐渐减轻，能主动配合治疗和护理。②未发生脑疝、上消化道出血，或脑疝抢救成功、上消化道出血得到控制。③病人未发生肢体失用等并发症。

连续康复护理的必要性及迫切性

神经系统疾病是我国居民主要致残病因之一，给病人、家庭及社会造成长期而沉重的负担；疾病发生导致各种功能障碍，需要早期、长期坚持康复锻炼，但随着住院日缩短，病人对延伸服务及连续康复护理的需求日益增加。中国脑血管疾病防治指南也强调应建立起"从综合医院急性期到社区恢复期的持续康复体系"。

连续康复护理是指随着时间的推移和地点的变换，不同级别医疗机构之间相互合作、协调，保证病人在信息、管理和关系上的连续，从而为病人提供持续不间断的康复护理服务。研究证实，连续康复护理可以提高病人日常生活活动能力、改善生活质量和健康状况、降低再入院率等。

第四节　蛛网膜下腔出血病人的护理

蛛网膜下腔出血（subarachnoid hemorrhage，SAH）是多种病因致脑底部或脑表面血管破裂，血液流入蛛网膜下腔引起的一种临床综合征。SAH 约占急性脑卒中的 10%，年发病率为（6~20）/10 万。

【病因与发病机制】

颅内动脉瘤是导致 SAH 的最常见病因，动脉瘤可能由动脉壁先天性肌层缺陷或后天获得性内弹力层变性或两者的联合作用所致，好发于脑底 Willis 环的分支部位。

【病理】

脑动脉硬化可致动脉壁肌层被纤维组织代替，内弹力层变性、断裂，在血流冲击下，逐渐扩张形成与血管纵轴平行的梭形动脉瘤。脑动静脉畸形是发育异常形成的畸形血管团，血管壁薄弱易破裂，破裂后血液进入蛛网膜下腔。

【护理评估】

（一）健康史

既往有无先天性动脉瘤、动静脉畸形、脑炎等病史；既往抗凝治疗情况等。询问有无剧烈运动、极度情绪激动、用力咳嗽和排便等诱因，发病前有无前驱症状等。

（二）身体状况

1. 症状　SAH 典型临床表现为突发异常剧烈的头部胀痛或爆裂样疼痛、呕吐。头痛可持续数日不变，2 周后逐渐减轻。意识障碍常表现为短暂性意识丧失，可伴有呕吐、畏光，严重者昏迷死亡。

2. 体征　脑膜刺激征是 SAH 最具特征性的表现，包括颈强直、Kernig 征、Brudzinski 征等；部分病人发病后 2~3 天可出现低到高热。

3. 并发症

（1）再出血：最严重的急性并发症，是出血破裂口修复尚未完好而诱因仍存在所致，病死率约为 50%。表现为病情稳定和好转的情况下，再次出现剧烈头痛、恶心、呕吐、意识障碍加深、抽搐或原有症状和体征加重。

（2）脑血管痉挛：20%~30% SAH 病人出现脑血管痉挛，引起迟发性缺血性损伤，继发脑梗死，出现局灶神经体征如轻度偏瘫和失语等。

（3）脑积水：轻者表现为嗜睡、思维缓慢和近期记忆损害，重者出现头痛、呕吐、意识障碍等，多随出血被吸收而好转。亚急性脑积水发生于起病数周后，表现为隐匿出现的痴呆、步态异常和尿失禁。

（三）心理-社会支持状况

评估病人有无突然病情发作而对疾病预后的担忧，有无焦虑、恐惧等心理问题；评估病人年龄、职业、性格特征、家庭、经济状况等；评估病人及家属对疾病的认知情况、家庭社会支持情况。

（四）辅助检查

1. CT　确诊SAH的首选检查方法，表现为蛛网膜下腔出现高密度影像（图8-67-4）。CT还可确定有无脑实质或脑室出血及是否伴脑积水或脑梗死。

2. DSA　确诊SAH病因特别是颅内动脉瘤最有价值的检查方法。可清晰显示动脉瘤的位置、大小、与载瘤动脉的关系、有无血管痉挛等。

3. 脑脊液检查　腰椎穿刺进行脑脊液检查对确诊SAH最具诊断价值和特征性。肉眼观察脑脊液呈均匀一致血性，压力增高，镜检可见大量红细胞。

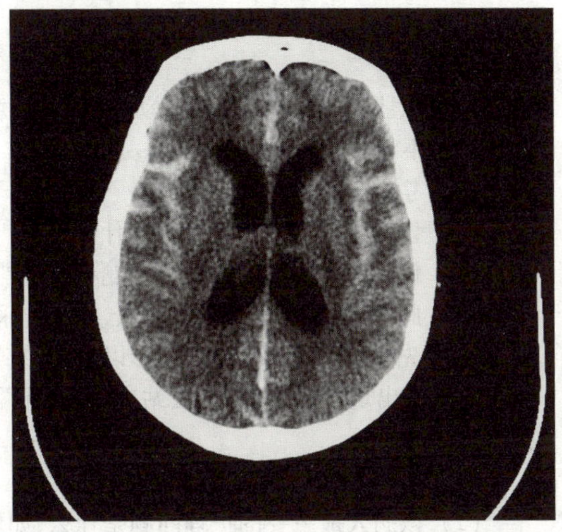

图8-67-4　CT显示蛛网膜下腔出血

（五）治疗原则与主要措施

脱水降颅压、控制脑水肿、调整血压、维持水电解质和酸碱平衡、预防感染，防治再出血、血管痉挛及脑积水等并发症，降低死亡率和致残率。

防治再出血的措施包括：①安静休息。绝对卧床4~6周，避免一切可引起血压和颅内压增高的因素，烦躁不安者适当应用地西泮等止痛镇静剂。②调控血压。在密切监测血压下应用短效降压药物，保持血压稳定于正常或起病前水平。③应用抗纤溶药物。可抑制纤溶酶形成，防止动脉瘤周围的血块溶解引起再出血。④防治脑血管痉挛。维持血容量和血压，避免过度脱水，应用钙通道阻滞剂。⑤防治脑积水。轻度急、慢性脑积水可予乙酰唑胺口服，减少脑脊液分泌，亦可用甘露醇、呋塞米等药物。⑥手术治疗。消除动脉瘤是防止动脉瘤性SAH再出血的最佳方法。可于发病后96小时内进行颈动脉瘤夹闭术、动脉瘤切除术和栓塞术。

【常见护理诊断/问题】

1. 急/慢性疼痛：头痛　与脑水肿、颅内高压、血液刺激脑膜或继发性脑血管痉挛有关。

2. 潜在并发症：再出血。

【护理措施】

1. 一般护理

（1）休息与活动：强调绝对卧床4~6周并抬高床头15°~20°，告知病人和家属绝对卧床休息的重要性，避免搬动和过早下床活动。保持病室安静、舒适，避免不良的声、光刺激，严格限制探视，治疗和护理活动集中进行。

（2）避免诱因：告知病人和家属应避免导致血压和颅内压升高，进而诱发再出血的各种危险因素，如精神紧张、情绪激动、剧烈咳嗽、用力排便、屏气等，必要时遵医嘱应用镇静剂、缓泻剂等。

（3）疼痛护理：教会病人缓解疼痛的方法：如缓慢深呼吸、听音乐、转移注意力等，必要时遵医嘱应用镇痛镇静剂。

2. 病情观察　密切观察病人在临床症状、体征好转，病情稳定的情况下，有无剧烈头痛、恶心、呕吐、意识障碍再出现或加重、原有局灶症状和体征重新出现等表现，发现异常及时报告医生处理。

3. 用药护理　甘露醇应快速静滴，注意观察尿量，记录24小时出入量，定期复查电解质；尼莫地平可致皮肤发红、多汗、心动过缓或过速、胃肠不适、血压下降等，应适当控制输液速度，密切观察有无不良反应发生。

4. 心理护理　告知病人和家属疾病的过程与预后，使病人和家属了解DSA检查的目的与安全性等相关知识。指导家属关心、体贴病人，在精神和物质上对病人给予支持，减轻病人的焦虑、恐惧等不

良心理反应。

5. 健康指导　向病人和家属介绍疾病的病因、诱因、临床表现、应进行的相关检查、病程和预后、防治原则和自我护理的方法。告知病人情绪稳定对疾病恢复和减少复发的意义，使病人遵医嘱绝对卧床并积极配合治疗和护理。

（张振香）

思考题

1. 丁女士，59 岁。因情绪激动突发倒地，意识不清 3 小时有余，遂急诊收治入院。入院评估，病人意识不清，左侧肢体肌力下降。

请思考：

（1）该病人首优的护理诊断是什么？

（2）该病人可能出现的安全问题有哪些？

（3）此时，为配合医生抢救病人，护士应采取哪些护理措施？

2. 李先生，76 岁。20 天前门诊以“脑栓塞”收住院。病人家属代诉昨天下午在无明显诱因的情况下忽然出现言语不清，无法站立，伴有头晕、恶心，既往有高血压、颈动脉粥样硬化病史，未规律服药治疗。

请思考：

（1）该病人最主要的护理问题是什么，如何护理？

（2）若病人经治疗好转准备出院，护士出院健康指导内容包括哪些？

思路解析

扫一扫、测一测

第六十八章 颅内压增高与脑疝病人的护理

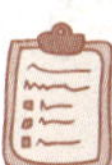

学习目标

1. 掌握颅内压、颅内压增高、脑疝的定义；颅内压增高的症状、体征和护理；脑疝病人的急救护理。

2. 熟悉颅内压增高的病因、后果和处理原则；小脑幕切迹疝及枕骨大孔疝的症状表现。

3. 了解颅内压增高及脑疝的病理生理改变。

4. 能全面准确地评估病人、做出正确的护理诊断、制订合理的护理计划、实施恰当的护理措施，并对病人及其家属进行健康指导。

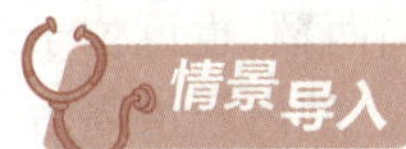

情景导入

王先生，54岁。今日因琐事与家人发生争吵后突发头晕、剧烈头痛、呕吐，随即意识丧失，急送至医院。值班护士询问家属得知王先生既往有高血压病史22年。查体发现其血压升高为180/120mmHg，呼吸、心率减慢，左侧肢体肌力和肌张力下降，右侧瞳孔散大，对光反射消失。

请问：

1. 目前病人出现了什么问题？
2. 该病人最主要的护理诊断是什么？
3. 目前的急救护理措施有哪些？

颅内压（intracranial pressure，ICP）是指颅腔内容物对颅腔壁所产生的压力，通常以侧卧位腰椎穿刺所测得脑脊液压力来代表，正常成人为70~200mmH_2O（0.7~2.0kPa）。成人的颅腔容积固定不变，颅腔内容物（脑组织、脑脊液、血液）的体积与颅腔容积相适应，使颅内保持着稳定的压力。

当颅腔内容物体积增加或颅腔容积缩小超过颅腔可代偿的容量，使颅内压持续高于200mmH_2O（2.0kPa）时，称为颅内压增高（increased intracranial pressure）。颅内压增高可见于许多颅脑疾病，如不及时治疗和处理病因，或采取措施降低颅内压力，往往导致脑疝而危及病人生命。

【病因与发病机制】

颅腔内容物的体积增大，如脑组织体积增大（脑水肿）、脑脊液增多（脑积水）、颅内静脉回流受阻或过度灌注（高血压脑病），使颅内血容量增多引起颅内压增高；颅内占位性病变（脑肿瘤、颅内血肿、脑脓肿等）在颅腔内占据一定体积，使空间相对变小；先天性畸形（小脑扁桃体下疝畸形、颅底凹陷症、狭颅症等）使颅腔的容积变小。

【病理生理】

1. 颅内压增高对脑血流量的影响　颅内压增高后一部分脑脊液被挤入椎管内，同时通过减少脑脊液的分泌和增加吸收来代偿。随着颅内压不断上升，脑血流量减少，脑组织处于严重缺氧状态，此时一方面脑血管扩张，脑血流量增加；另一方面全身周围血管收缩，使血压升高，心率减慢，心搏出量增加，同时呼吸减慢加深，以提高血氧饱和度，这种全身血管加压反应，称为库欣(cushing)反应。当颅内压力升至平均动脉压的1/2时，脑血管自身调节失效，脑血流量迅速下降，此时严重脑缺氧造成的脑水肿进一步加重颅内压增高，造成恶性循环。当颅内压升至接近平均动脉压水平时，颅内血流几乎停止，脑细胞活动也随之停止。

2. 脑疝　当颅内压增高到一定程度时，尤其是局部占位性病变使颅内各分腔之间的压力不平衡，使一部分脑组织通过生理性孔隙，从高压区向低压区移位，发生脑疝(brain herniation)。脑疝是颅内压增高的严重后果，疝出的脑组织压迫脑的重要结构或生命中枢，如不及时救治常危及病人生命。常见的脑疝有小脑幕切迹疝、枕骨大孔疝和大脑镰下疝(图8-68-1)。

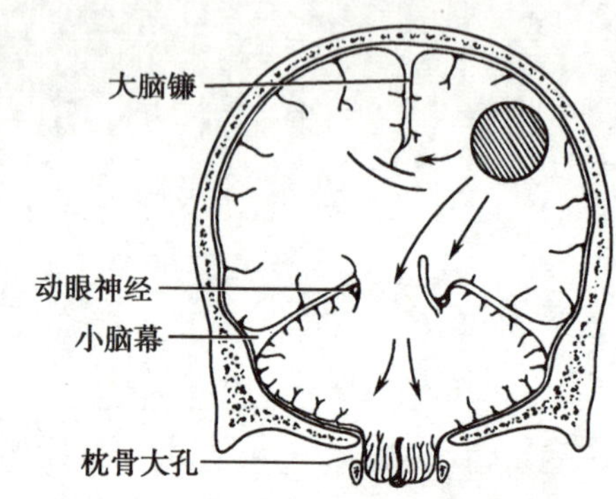

图 8-68-1　大脑镰下疝(上)、小脑幕切迹疝(中)和枕骨大孔疝(下)示意

【护理评估】

(一)健康史

1. 引起颅内压增高的原因　头部外伤、颅内感染、脑肿瘤、高血压及脑动脉硬化的病史；或有全身性严重疾病，如尿毒症、肝昏迷、菌血症、酸碱平衡失调等引起继发性脑水肿。

2. 脑疝的诱因　便秘、剧烈咳嗽、呼吸道梗阻、癫痫发作等因素会导致颅内压急骤升高，诱发脑疝形成。

(二)身体状况

1. 症状

(1) 颅内压增高"三主征"：头痛、呕吐和视盘水肿是颅内压增高的典型表现。头痛是颅内压增高最常见的症状，常在晨起或夜间时出现，咳嗽、低头、用力时加重，头痛部位常在前额、两颞，也可位于枕后或眶部。呕吐常在头痛剧烈时出现，呈喷射性，可伴有恶心，与进食无直接关系。颅内压增高后视神经盘水肿常为双侧性，眼底检查可见视盘充血、水肿，边缘模糊，中央凹陷消失，视网膜静脉怒张，严重者可见出血。早期多不影响视力，存在时间较久者有视力减退，视野向心缩小，严重者失明。

(2) 意识障碍：急性颅内压增高时，常有进行性意识障碍，由嗜睡、淡漠逐渐发展成昏迷。慢性颅内压增高病人，表现为神志淡漠、反应迟钝和呆滞，症状时轻时重。

(3) 脑疝的表现：脑疝可分为小脑幕切迹疝、枕骨大孔疝和大脑镰下疝(图8-68-1)，临床以小脑幕切迹疝和枕骨大孔疝最多见。

1) 小脑幕切迹疝：是小脑幕上方的颞叶海马回、沟回通过小脑幕切迹向幕下移位，故又称颞叶沟回疝。常由一侧颞叶或大脑外侧的占位性病变引起(如硬脑膜外血肿)，因疝入的脑组织压迫中脑的大脑脚，引起锥体束征和瞳孔变化。典型的临床表现是在颅内压增高的基础上，出现进行性意识障碍，患侧瞳孔最初有短暂的缩小，但多不易被发现，以后逐渐散大、对光反射减弱或消失，对侧肢体瘫痪、肌张力增加、腱反射亢进、病理反射阳性。如脑疝继续发展，则出现深度昏迷，双侧眼球固定及瞳孔散大、对光反射消失，四肢全瘫，去大脑强直，生命体征严重紊乱，最后呼吸、心脏骤停而死亡(图8-68-2)。

2) 枕骨大孔疝：是由小脑幕下的小脑扁桃体经枕骨大孔向椎管内移位，故又称小脑扁桃体疝。常因幕下占位性病变，或做腰穿放出脑脊液过快过多引起。临床上缺乏特征性表现，容易被误诊，病人常有剧烈头痛，以枕后部疼痛为甚，反复呕吐，颈项强直，生命体征改变出现较早，常迅速发生呼吸和循环障碍，瞳孔改变和意识障碍出现较晚。当延髓呼吸中枢受压时，病人突然呼吸停止而死亡。

2. 体征　当颅内压明显增高时，脑灌注压下降，血流量减少，为了改善脑缺氧，机体进行代偿出现血压升高，以收缩压增高为主，故脉压增大，脉搏慢而有力，每分钟少于60次，呼吸深而慢(二慢一高)。随着病情加重，晚期失代偿时出现血压下降、脉搏快而弱、呼吸浅促或潮式呼吸，最终呼吸、心脏

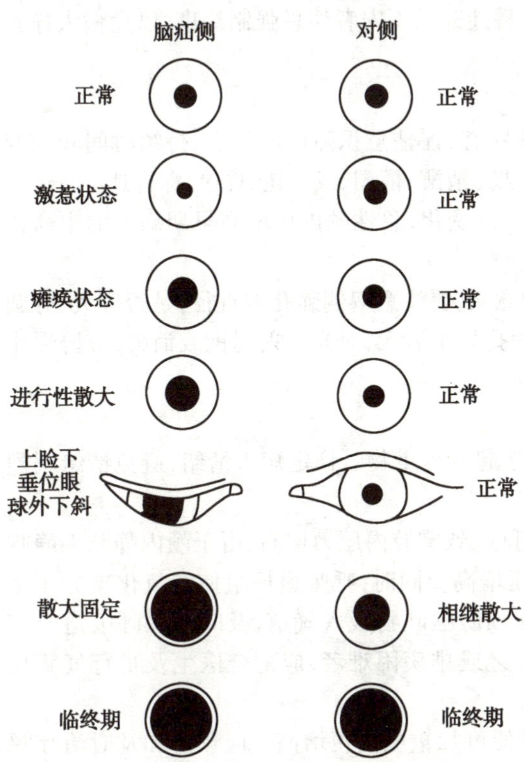

图 8-68-2 一侧小脑幕切迹疝引起的典型瞳孔变化

骤停。

（三）心理-社会支持状况

评估病人有无因病情有情绪、智能、行为的改变，表现出情绪低落、烦躁、注意力不集中、定向力和判断力障碍等。病人家属因为疾病预后莫测，以及高额的医疗费用而焦虑不安。

（四）辅助检查

1. 腰椎穿刺 可直接测量颅内压力，同时取脑脊液做化验。但颅内压增高明显时，腰椎穿刺有促成枕骨大孔疝的危险，应避免进行。

2. 影像学检查 电子计算机 X 线断层扫描（CT）、磁共振成像（MRI）、数字减影血管造影（DSA）等检查，有助于诊断病因和确定病变的部位。

（五）治疗原则与主要措施

颅内高压与脑疝的治疗原则在于积极治疗原发病，降低颅内压。

1. 非手术治疗

（1）病因治疗：病因诊断明确后，应积极治疗原发病。

（2）降低颅内压：应用 20% 甘露醇、呋塞米、地塞米松等药物，可减轻脑水肿。冬眠低温疗法，有利于降低脑的新陈代谢率，减少脑的氧耗量，防止脑水肿的发生与发展。穿刺侧脑室做外引流术，以缓慢放出过多的脑脊液，以暂时降低颅内高压。

2. 手术治疗 手术方法治疗病因，如手术切除颅内肿瘤、清除颅内血肿、处理大片凹陷性骨折等。脑疝形成时采用减压术。虽然脑部手术充分利用脑的正常沟、裂切除病灶，以减少损伤正常脑组织，但是原发病灶和手术创伤仍会留下不同程度的脑功能障碍。术后需要较长时间康复，由于手术创伤反应，术后病人有暂时的脑水肿。

【常见护理诊断/问题】

1. 疼痛：头痛 与颅内压增高有关。
2. 有脑组织灌注无效的危险 与颅内压增高、脑疝有关。
3. 有体液不足的危险 与颅内压增高引起剧烈呕吐及应用脱水剂有关。
4. 潜在并发症：脑疝，呼吸、心脏骤停。

【护理目标】

1. 主诉头痛减轻，舒适感增强。
2. 脑组织灌注正常，未因颅内压增高造成脑组织的进一步损害。
3. 能配合运动训练，日常生活能力逐渐增强。
4. 未出现脑疝或出现脑疝征象时能够被及时发现和处理。

【护理措施】

1. 一般护理

（1）休息与活动：保持病室安静、舒适。抬高床头 15°~30°，以利于颅内静脉回流，减轻脑水肿。注意头颈不要过伸或过屈，以免影响颈静脉回流。昏迷病人取侧卧位，便于呼吸道分泌物排出。

（2）吸氧：保持呼吸道通畅，持续或间断吸氧，降低二氧化碳分压可以使脑血管收缩，减少脑血流量，降低颅内压。但过度换气有引起脑缺血的危险，应适度掌握。

（3）饮食与补液：对于不能经口进食者，可鼻饲。成人每天静脉输液量在 1 500~2 000ml，其中等渗盐水不超过 500ml，保持每天尿量不少于 600ml，并且应控制输液速度，防止短时间内输入大量液体，加重脑水肿。神志清醒者给予普通饮食，但要限制钠盐摄入量。

（4）避免意外损伤：加强生活护理，适当保护病人，昏迷躁动不安者切忌强制约束，以免病人挣扎导致颅内压增高。

2. 病情观察

（1）意识状态：意识反映了大脑皮质和脑干的功能状态，评估意识障碍的程度、持续时间和演变过程，是分析病情进展的重要指标。意识状态的传统分法为清醒、模糊、浅昏迷、昏迷、深昏迷。

（2）生命体征：密切观察病人体温、脉搏、呼吸、血压的变化，急性颅内压增高早期病人的生命体征常有"二慢一高"现象。

（3）瞳孔：瞳孔的观察对判断病变部位具有重要的意义，要注意双侧瞳孔的直径，是否等大、等圆及对光反射灵敏度的变化。颅内压增高病人出现病侧瞳孔先小后大，对光反射迟钝或消失，应警惕小脑幕切迹疝的发生。

3. 预防颅内压增高

（1）卧床休息：保持病室安静，清醒病人不要用力坐起或提重物。稳定病人情绪，避免情绪剧烈波动，以免血压骤升而加重颅内压增高。

（2）保持呼吸道通畅：当呼吸道梗阻时，病人用力呼吸，致胸腔内压力增高，由于颅内静脉无静脉瓣，胸腔内压力能直接逆行传导到颅内静脉，加重颅内压增高。同时，呼吸道梗阻使二氧化碳分压增高，致脑血管扩张，脑血容量增多，也加重颅内高压。应预防呕吐物吸入气道，及时清除呼吸道分泌物；有舌根后坠影响呼吸者，应及时安置口咽通气管；昏迷或排痰困难者，应配合医生及早行气管切开术。

（3）避免剧烈咳嗽和用力排便：剧烈咳嗽和用力排便可加重颅内压增高。应预防和及时治疗呼吸道感染，避免咳嗽；能进食者多吃粗纤维素类食物，促进肠蠕动以免发生便秘；已发生便秘者切勿用力屏气排便，可用轻泻剂或低压小量灌肠通便，避免高压大量灌肠，必要时用手指掏出粪块。

（4）控制癫痫发作：癫痫发作可加重脑缺氧和脑水肿，应遵医嘱按时给予抗癫痫药物，并要注意观察有无癫痫发作。

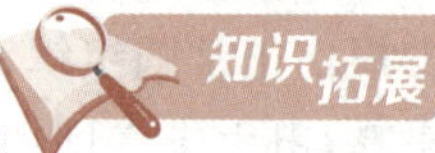

意大利成人轻型颅脑损伤诊治指南——颅内压增高处理措施

（1）GCS<9 的病人最好行气管插管，是否行过度换气按情况而定

（2）保持正常血压，防止低血压

（3）静脉输液，保持水与电解质平衡

（4）甘露醇脱水

（5）防止头低位

（6）激素先不主张用

（7）专科处理

4. 用药护理

（1）脱水剂：通过减少脑组织中的水分，缩小脑的体积，起到降低颅内压的作用。最常用高渗性脱水剂，如 20%甘露醇 250ml，在 30 分钟内快速静脉滴注，每天 2~4 次。用药后 10~20 分钟颅内压开始下降，维持 4~6 小时。若同时使用利尿剂，降低颅压效果更好，如呋塞米（速尿）20~40mg，静脉推注每天 1~2 次。脱水治疗期间，应准确记录出入量，并注意纠正利尿剂引起的电解质紊乱。停止使用脱水剂时，应逐渐减量或延长给药间隔时间，以防止颅内压反跳现象。

（2）糖皮质激素：主要通过改善血脑屏障通透性，预防和治疗脑水肿，并能减少脑脊液生成，使颅内压下降。常用地塞米松 5~10mg，每天 1~2 次静脉注射。在治疗中应注意防止并发高血糖、感染和应激性溃疡。

5. 脑疝的急救与护理　脑疝发生后应保持呼吸道通畅，给予氧气吸入，按医嘱立即使用 20%甘露醇 200~400ml，并静脉快速滴入地塞米松 10mg，静推呋塞米 40mg，以暂时降低颅内压，同时做好手术

前准备。枕骨大孔疝发生呼吸骤停者，立即进行气管插管和辅助呼吸，同时行脑室穿刺引流，并紧急开颅去除病因，或行减压术来缓解增高的颅内压。

6. 脑室外引流的护理 参见第六十五章第三节"神经系统疾病常用诊疗技术与护理"。

7. 冬眠低温疗法的护理 冬眠低温疗法是应用药物和物理方法降低体温，使病人处于亚低温状态。其目的是降低脑耗氧量和脑代谢率，减少脑血流量，增加脑对缺血缺氧的耐受力，以减轻脑水肿。此疗法适用于各种原因引起的严重脑水肿、中枢性高热病人。但在儿童和老年人应慎用，休克、全身衰竭或房室传导阻滞者禁用此法。

实施冬眠低温疗法前，应观察并记录病人生命体征、意识及瞳孔，以作为治疗后观察对比的基础。先按医嘱静脉滴注冬眠药物，通过调节滴速来控制冬眠深度，待病人进入冬眠状态，方可开始物理降温。若未进入冬眠状态即开始降温，病人的御寒反应会出现寒战，使机体代谢率增高、耗氧量增加，反而增高颅内压。降温速度以每小时下降1℃为宜，肛温降至32~34℃较为理想，体温过低易诱发心律紊乱。在冬眠降温期间要预防肺炎、冻伤及压疮等并发症，并严密观察生命体征变化，若脉搏超过100次/min，收缩压低于100mmHg，呼吸慢而不规则时，应及时通知医生停药。冬眠低温疗法时间一般为3~5天，停止治疗时，先停物理降温，再逐渐停用冬眠药物，任其自然复温。

8. 心理护理 鼓励病人和家属说出焦虑、恐惧心理的感受，帮助接受疾病带来的改变。介绍疾病有关的知识和治疗方法，消除疑虑和误解，指导学习康复的知识和技能。

9. 健康教育

（1）生活指导：指导颅内压增高的病人要避免剧烈咳嗽、用力排便、提重物等，防止颅内压骤然升高而诱发脑疝。

（2）康复训练：对有神经系统后遗症的病人，要调动他们的心理和躯体的潜在代偿能力，鼓励其积极参与各项治疗和功能训练，如肌力训练、步态平衡训练、膀胱功能训练等，最大限度地恢复其自理生活能力。

（3）就医指导：头痛症状进行性加重，经一般治疗无效，并伴呕吐，应及时到医院做检查以明确诊断。

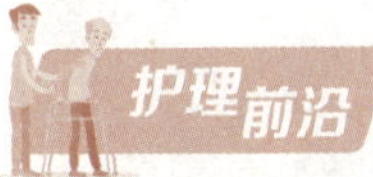

严重颅脑损伤的病人恢复期存在执行障碍

严重颅脑损伤病人通常存在持久的神经心理障碍，极大影响功能恢复和社交恢复。临床中，神经心理学评估有助于临床医师对病人预后做出判断，也有助于制订针对性个体化的康复计划。研究显示：在严重颅脑损伤慢性期的病人中，其认知障碍的发生率可达55.4%，但其行为变化的发生率更是高达81.5%。因此，可在认知评估和行为学评估之间观察到了双重分离的存在，且与认知障碍相比，行为障碍的效应更大。提示针对颅脑损伤病人恢复期，护士除关心病人认知方面的康复训练计划，更应该重视病人行为方面存在的问题及预防性地采取措施。

【护理评价】

经过治疗和护理，评估病人是否达到：①头痛减轻，舒适感增强。②颅内压增高症状得到缓解，意识状态改善。③能配合和坚持肢体功能康复训练，日常生活能力逐渐增强。④未出现脑疝或出现脑疝征象能被及时发现和处理。

（林蓓蕾）

思考题

1. 张先生，45岁。头痛10个月，用力时加重，多见于清晨及晚间，常伴有恶心、呕吐。经CT检查诊断为颅内占位性病变、颅内压增高。入院后第3天，因便秘、用力排便，突然出现头痛、呕吐，左侧肢体瘫痪，随即意识丧失。体检：BP 160/90mmHg，R 16次/min，P 50次/min。右侧瞳孔散

大，对光反射消失。

请思考：

（1）病人目前出现何种问题？为什么？

（2）该病人存在哪些护理诊断/问题？

（3）目前的急救护理措施有哪些？

2. 张先生，48岁。头部外伤3小时，伤后立即昏迷，送入医院。查体：中度昏迷，右瞳散大，对光反射消失，左侧肢体肌张力增高，病理反射（+），左侧顶枕部有一个直径4cm头皮下血肿。头颅CT显示右侧额颞部高密度新月影像。诊断为右额颞急性硬膜下血肿，脑疝。

请思考：

（1）该病人存在哪些护理诊断/问题？

（2）护士应采取哪些护理措施？

思路解析

扫一扫，测一测

笔记

第六十九章　颅脑损伤病人的护理

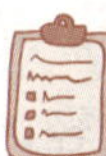

学习目标

1. 掌握颅脑损伤病人的分类;头皮损伤、脑损伤病人的急救处理;意识状态的分级。
2. 熟悉头皮损伤、颅骨骨折的护理评估及护理措施。
3. 了解颅骨骨折、脑损伤的损伤机制。
4. 能运用护理程序对颅脑损伤病人进行护理评估,做出正确护理诊断,实施护理措施。

王女士,60岁。10小时前发生车祸,当时头痛、头晕,送至医院就诊。查体:T 36.8℃,P 80次/min,BP 150/95mmHg,R 4次/min。呈深昏迷状态,不睁眼,无发音,刺痛肢体无躲避动作,双侧瞳孔直径,左:右=4:2mm,对光反射(-)。双侧颞顶枕部头皮及软组织多发小挫裂伤伴头部皮下血肿,伤口渗血。耳鼻口腔未见异常。颈软(-),四肢肌力及肌张力无法引出,双侧巴宾斯基征(+)。

请问:

1. 该病人最主要的护理诊断是什么?
2. 该病人首要的护理措施是什么?

颅脑损伤(craniocerebral injury)是常见的外科急症,可分为头皮损伤(scalp injury)、颅骨损伤(skull injury)和脑损伤(brain injury),三者可单独或合并存在。因外界暴力作用于头部而引起,其发生率在全身各部位损伤中占第二位,仅次于四肢损伤,但病死率和致残率均居首位。平时常因坠落、交通事故、跌倒、锐器或钝器打击头部致伤,战时多见于火器伤。

第一节　头皮损伤病人的护理

头皮损伤较为多见,由直接损伤头皮所致,包括头皮裂伤、头皮血肿和头皮撕脱伤。

【护理评估】

(一)健康史

询问受伤经过、处理措施及伤口情况。

(二)身体状况

1. 头皮裂伤　头皮裂伤时出血较多,不易自行停止,严重时发生失血性休克。若帽状腱膜未破,伤口呈线状;若帽状腱膜已破,头皮伤口可全部裂开。

2. 头皮血肿　包括以下三种类型。

（1）皮下血肿：特点是血肿比较局限，无波动，有时因周围组织肿胀较中心硬，易误诊为凹陷性骨折。

（2）帽状腱膜下血肿：位于帽状腱膜与骨膜之间，出血弥散在帽状腱膜下疏松组织层内，血肿易扩展，甚至可充满整个帽状腱膜下层，触诊有波动感。

（3）骨膜下血肿：多由相应颅骨骨折引起，范围局限于某一颅骨，以骨缝为界，血肿张力较高，常有波动感。

3. 头皮撕脱伤　是最严重的头皮损伤，多见于长发被卷入转动的机器所致。由于皮肤、皮下组织和帽状腱膜三层紧密相连，在强烈的牵扯下，使头皮自帽状腱膜下被撕脱，有时合并颈椎损伤。可分为不完全撕脱和完全撕脱两种。常因剧烈疼痛和大量出血而发生休克。

（三）心理-社会支持状况

病人和家属易产生焦虑、紧张情绪。评估其对疾病的认知程度及心理状态。

（四）辅助检查

头颅 X 线摄片可了解有无合并存在的颅骨骨折。

（五）治疗原则与主要措施

头皮血液循环丰富，损伤后出血较多，但抗感染及愈合能力也强。头皮裂伤后如伤口污染较轻，清创比较彻底，在伤后 72 小时内仍能做头皮缝合。头皮血肿应加压包扎，促进血肿吸收；血肿较大时可在无菌操作下，行血肿穿刺抽出积血，再加压包扎。头皮不完全撕脱者争取在伤后 6~8 小时内清创后缝回原处；如头皮已完全撕脱，清创后行头皮血管吻合或将撕脱的头皮切成皮片植回；如撕脱的皮瓣已不能利用，需在裸露颅骨做多处钻孔至板障层，待钻孔处长出肉芽后植皮。

【常见护理诊断/问题】

1. 急性疼痛　与头皮擦伤、头皮血肿、头皮裂伤有关。

2. 潜在并发症：休克、感染、颅内出血。

3. 焦虑　与急性疼痛有关。

【护理目标】

1. 主诉头痛减轻，舒适感增强。

2. 未出现感染、颅内出血等并发症。

3. 能保持情绪稳定。

【护理措施】

1. 急救处理　头皮裂伤时出血较多，应加压包扎并尽早协助医生施行清创缝合。头皮血肿时应及时加压包扎，以阻止继续出血。对于骨膜下血肿伴有颅骨骨折者，为防止血液经骨折缝流入颅内，不宜加压包扎。头皮撕脱伤者，应用无菌敷料覆盖创面后加压包扎止血，同时使用抗生素和止痛药物，完全撕脱的头皮用无菌敷料包裹随病人送往医院。

2. 局部护理　头皮血肿经加压包扎后，24 小时内冷敷，以减少出血和肿胀；24 小时后改为热敷，以促进血肿吸收。对于头皮裂伤或头皮撕脱伤，经清创缝合后，遵医嘱使用抗生素和破伤风抗毒素，保持敷料清洁和干燥，若创口内放有橡皮引流片，应在术后 24~48 小时拔除。

3. 病情观察　头皮损伤者有可能合并颅骨骨折、颅内血肿，故应观察有无颅内压增高的症状。头皮血肿经加压包扎后，如血肿范围进行性增大，可能是大血管破裂或存在凝血障碍，应及时报告医生。

4. 心理护理　头皮损伤病人多以焦虑、恐惧等情绪为主，护士应加强病人及家属心理护理，讲解头皮损伤常见的处理措施及预后，提高病人治疗信心。

5. 健康教育　对于头皮浅层裂伤、出血不多、损伤程度较轻者，勿剧烈活动。伤口出血较多或存在联合伤、病情较重者，应卧床休息、加强营养及补充水分以促进伤口愈合，饮食以瘦肉、鱼、蛋、动物内脏，新鲜蔬菜、水果等含蛋白质、维生素丰富食物为主。禁食者，应遵医嘱经静脉补充营养。

【护理评价】

经过治疗和护理，评价病人是否达到：①疼痛减轻。②无并发症的发生或能够被及时发现和处理。③紧张、焦虑情绪缓解。

第二节　颅骨骨折病人的护理

颅骨骨折按其部位分为颅盖骨折与颅底骨折；按骨折形态分为线形骨折、凹陷骨折，粉碎骨折多呈凹陷性，一般列入凹陷骨折；依骨折部位是否与外界相通分为闭合性骨折和开放性骨折。颅骨骨折的严重性并不在于骨折本身，而在于可能同时存在颅内血肿和脑损伤而危及生命。

【发病机制】

颅骨骨折的发生是暴力作用于头部产生反作用力的结果。当暴力打击颅骨时，首先致着力点局部内陷，而作用力停止时，颅骨又迅速弹回复位。当外力较大使颅骨变形超过其弹性限度时，则可产生颅骨骨折。通常内板首先受到较大牵张力而折裂，如外力继续作用，则周边外板折断，最后中央部的内板亦发生断裂。

【护理评估】

（一）健康史

详细了解受伤经过，暴力大小、方向、受伤部位，有无意识障碍及持续时间，有无口鼻出血或腥味液体通过咽部。

（二）身体状况

1. 颅盖骨折　线形骨折依靠触诊很难发现，凹陷性骨折范围较大、软组织出血不多时，触诊多可确定。如凹陷的骨片压迫局部脑组织，临床上出现相应的症状和体征。若骨折损伤静脉窦或动脉则引起颅内血肿，并出现颅内压增高症状。

2. 颅底骨折　颅底骨折虽不与外界直接相通，但常伴有硬脑膜破裂引起脑脊液外漏或颅内积气，一般视为内开放性骨折。依骨折的部位不同，可分为颅前窝骨折、颅中窝骨折和颅后窝骨折，主要表现为皮下瘀斑、脑脊液外漏和脑神经损伤三个方面（表8-69-1）。

表8-69-1　颅底骨折临床表现

骨折部位	瘀斑部位	脑脊液漏	可能累及的脑神经
颅前窝	眶周、球结膜下（熊猫眼征）	鼻漏	嗅神经、视神经
颅中窝	乳突区（Battle征）	鼻漏和耳漏	面神经、听神经
颅后窝	乳突区、咽后壁	无	第Ⅸ～Ⅻ对脑神经

（三）心理-社会支持状况

颅骨骨折多为意外发生，病情急、伤势严重、威胁生命，病人或家属易产生恐惧心理，以致影响抢救和治疗。因此，应对家属及意识清醒的病人进行评估，了解其对疾病认识程度、心理状态及病人社会支持、保障资源等情况。

（四）辅助检查

颅盖线形或轻度凹陷骨折依靠头颅正侧位X线摄片才能发现。颅底骨折做X线摄片检查的价值不大，CT检查有诊断意义。

（五）治疗原则与主要措施

线形骨折或凹陷性骨折下陷较轻，一般不需处理。骨折凹陷范围超过3cm、深度超过1cm，兼有脑受压症状者，则需手术整复或摘除陷入的骨片。颅底骨折时，重点是预防颅内感染，脑脊液漏一般在2周内愈合。脑脊液漏4周不自行愈合者，需做硬脑膜修补术。

【常见护理诊断/问题】

1. 知识缺乏：缺乏脑脊液外漏后的体位及预防感染方面的相关知识。
2. 焦虑　与担忧头痛、脑脊液外漏、脑神经损伤等有关。
3. 有颅内感染的危险　与脑脊液漏有关。
4. 潜在并发症：颅内血肿、颅内压增高、颅内低压综合征。

【护理目标】

1. 能理解脑脊液外漏后的体位及预防感染方面的相关知识。
2. 未发生颅内血肿、颅内压增高、颅内低压综合征等并发症，或发生时能被及时发现和处理。

3. 能保持良好的心理状态,情绪稳定。

4. 未因脑脊液漏而发生颅内感染。

【护理措施】

1. 病情观察 出现头痛、呕吐、生命体征异常、意识障碍等颅内压增高症状常提示骨折线越过脑膜中动脉沟或静脉窦,引起硬脑膜外血肿。偏瘫、失语、视野缺损等局灶症状和体征常提示凹陷性骨折压迫脑组织。对于颅底骨折伴脑脊液漏者,应注意有无颅内感染迹象。

2. 脑脊液漏的护理 重点是预防逆行性颅内感染。

(1) 脑脊液漏的鉴别:血性脑脊液滴在白色滤纸上,在血迹外有较宽的月晕样淡红色浸渍圈;被脑脊液浸湿的纱布,没有被鼻腔分泌物浸湿晾干后变硬的现象;也可根据脑脊液中含糖而鼻腔分泌物中不含糖,用尿糖试纸测定进行鉴别。

(2) 体位:半坐卧位,头偏向患侧,目的是借助重力作用使脑组织移向颅底,使脑膜逐渐形成粘连而封闭脑膜破口,待脑脊液漏停止3~5天后可改平卧位。

(3) 局部清洁消毒:每天2次清洁、消毒鼻前庭或外耳道,避免棉球过湿导致液体反流至颅内;在外耳道口或鼻前庭疏松放置干棉球,棉球渗湿及时更换,并记录24小时浸湿的棉球数,以此估计漏出液量。

(4) 预防脑脊液反流:禁忌鼻腔、耳道的堵塞、冲洗和滴药,脑脊液鼻漏者,严禁经鼻腔置管(胃管、吸痰管、鼻导管),禁忌行腰椎穿刺。避免用力咳嗽、打喷嚏和擤涕;避免挖耳、抠鼻;避免屏气排便,以免鼻窦或乳突气房内的空气被压入颅内,引起气脑或颅内感染。

(5) 按照医嘱应用抗菌药及破伤风抗毒素(TAT)或破伤风类毒素。

3. 颅内低压综合征的护理 颅内低压综合征为脑脊液外漏过多所致,病人表现出直立性头痛,多位于额部和枕部,且头痛与体位关系密切,坐位或站立位时头痛剧烈,平卧位减轻,常合并恶心、呕吐、头晕或眩晕等。一旦发生,应嘱托病人立即卧床休息,头低足高位,遵医嘱多饮水或者静脉滴注生理盐水等大量补充水分。

4. 心理护理 向病人介绍病情、治疗方法及注意事项,取得配合,满足其心理、身体上的安全需要,消除紧张情绪。

5. 健康教育 指导门诊病人和家属若出现剧烈头痛、频繁呕吐、发热、意识模糊等,应及时就诊。对于脑脊液漏者,应向其讲解预防脑脊液反流颅内的注意事项。

【护理评价】

经过治疗和护理,评价病人是否达到:①能正确描述脑脊液外漏发生后的体位及预防感染方面的相关知识。②未出现并发症或并发症能够被及时发现和处理。③紧张、焦虑情绪缓解。④能避免发生颅内感染。

第三节 脑损伤病人的护理

根据脑损伤发生的时间和机制分为原发性脑损伤和继发性脑损伤,前者指暴力作用于头部时立即发生的脑损伤,如脑震荡、脑挫裂伤;后者指头部受伤一段时间后出现的脑受损病变,主要有脑水肿和颅内血肿。按伤后脑组织与外界是否相通,分为闭合性和开放性脑损伤两类。

【发病机制】

引起脑损伤的外力除可直接导致颅骨变形外,还可使头颅产生加速或减速运动,从而使脑组织受压、牵张、滑动或负压吸附而损伤(图8-69-1)。由于暴力作用的部位不同,使脑在颅腔内产生的超常运动各异,运动方式可以是直线性也可以是旋转性。当着力部位的颅骨因受外力的作用而产生局部凹陷性变形,致使位于其深面的脑组织受损形成冲击伤,与此同时对侧脑组织因负压吸附而产生对冲伤。由于颅前窝与颅中窝凹凸不平,各种不同部位和方式的头部外伤均易在额极、颞极和底面发生惯性力的脑损伤(图8-69-2)。此外,由于脑组织在颅腔内急

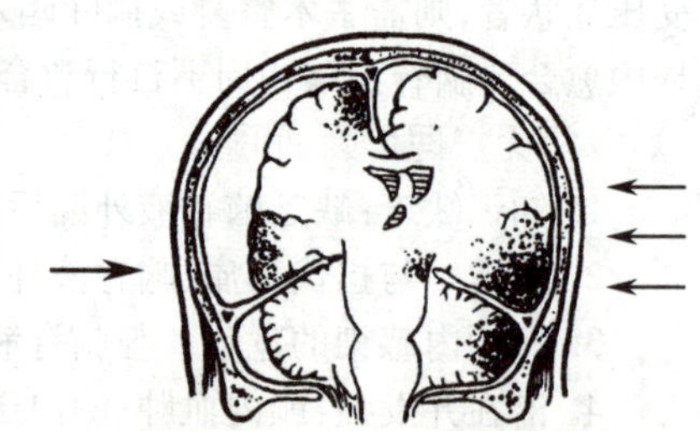

图8-69-1 头部做减速运动时脑损伤机制

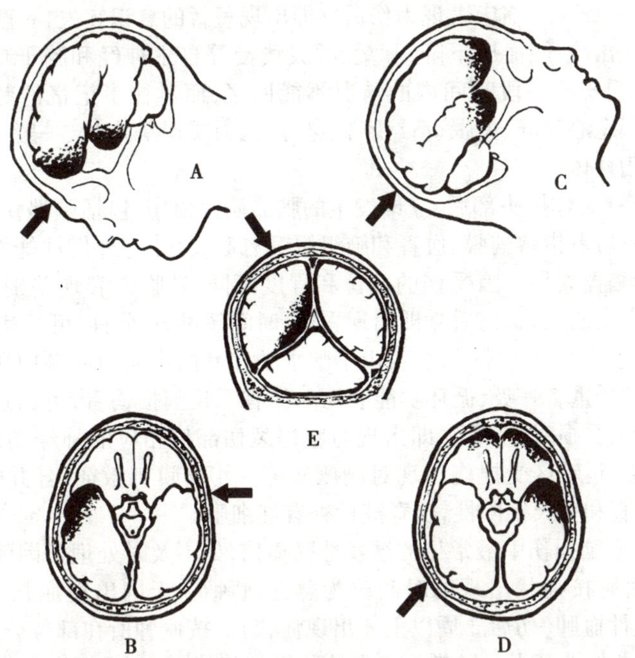

图 8-69-2　闭合性脑损伤时脑挫裂伤的形成机制与好发部位

A. 前额受力所致的额颞叶伤灶；B. 受力所致的对侧颞叶伤灶；C. 枕部受力所致的额颞叶伤灶；D. 颞枕部受力所致的额颞叶伤灶；E. 顶盖部受力所致的颞枕叶内侧伤灶

速移动，与颅底摩擦以及受大脑镰、小脑幕牵拉，易导致多处或弥漫性损伤。

【护理评估】

（一）健康史

详细了解受伤时间、致伤原因、受伤时情况，伤后有无昏迷和近事遗忘、昏迷时间长短，有无中间好转或清醒期，有无呕吐及其次数，有无大小便失禁、肢体瘫痪等情况，接受过何种处理。

（二）身体状况

1. 一般表现

（1）生命体征：先后测量呼吸、脉搏、血压。颅内压增高时常出现“两慢一高”，以及进行性意识障碍，属于代偿性生命体征改变；下丘脑或脑干损伤时，常出现中枢性高热；伤后数天出现高热，常提示存在继发性感染。

（2）意识状态：反映大脑皮质和脑干的功能状态，评估时，采用相同的语言和痛刺激，对病人的反应进行动态分析以判断有无意识障碍及其程度。一般情况下，伤后立即昏迷是原发性脑损伤；伤后清醒后转为昏迷或意识障碍不断加深，是颅内压增高形成脑疝的表现；躁动病人突然昏睡应怀疑病情恶化。目前通用格拉斯哥昏迷评分法（Glasgow Coma Scale，GCS），分别对病人的睁眼、言语、运动三方面的反应进行评分。最高为 15 分，总分低于 8 分即表示昏迷状态，分数越低，表明意识障碍越严重。

（3）瞳孔：对比两侧瞳孔的大小、形状和对光反射。伤后立即出现一侧瞳孔散大，是原发性动眼神经损伤所致；伤后瞳孔正常，之后一侧瞳孔先缩小继之进行性散大，并且对光反射减弱或消失，主要见于小脑幕切迹疝。同时注意观察两侧眼裂大小、眼球的位置和运动情况，如双侧瞳孔时大时小，对光反射消失，伴眼球运动障碍（如眼球分离、同向凝视），常是脑干损伤的表现；双侧瞳孔散大，对光反应消失、眼球固定伴深昏迷或去大脑强直，多为临终前的表现。此外，要注意伤后使用某些药物会影响瞳孔的观察，如使用阿托品、麻黄碱使瞳孔散大，吗啡、氯丙嗪使瞳孔缩小。

（4）神经系统：原发性脑损伤引起的偏瘫等局灶症状，在受伤当时已出现，且不再继续加重；伤后一段时间出现或继续加重的肢体偏瘫，同时伴有意识障碍和瞳孔变化，多是小脑幕切迹疝压迫中脑的大脑脚，损害其中的锥体束纤维所致。

（5）其他：颅内压增高时，表现为剧烈头痛、频繁呕吐。脑疝形成时，常在躁动时无脉搏增快。

2. 各类型脑损伤的特殊表现

（1）脑震荡：头部受到撞击后，立即发生短暂的意识丧失及一过性神经功能障碍，无明显的脑组

织器质性损害者，称为脑震荡。临床表现为伤后立即出现短暂的意识丧失，一般持续时间不超过30分钟，同时伴有面色苍白、出冷汗、血压下降、脉缓、呼吸浅慢等自主神经和脑干功能紊乱的表现。意识恢复后对受伤时，甚至受伤前一段时间内的情况不能回忆，而对往事记忆清楚，此称为逆行性遗忘。清醒后常有头痛、头晕、恶心呕吐、失眠、情绪不稳定、记忆力减退等症状，一般可持续数天或数周。神经系统检查多无明显阳性体征。

（2）脑挫裂伤：指暴力作用头部后，立即发生的脑器质性损伤，包括脑挫伤和脑裂伤，前者脑组织破坏较轻，软脑膜完整；后者指软脑膜、血管和脑组织都有破裂，伴有外伤性蛛网膜下隙出血。由于二者常同时存在，合称为脑挫裂伤。因受伤的部位和程度不同，其临床表现差别亦大。①意识障碍：意识障碍是脑挫裂伤最突出的症状，伤后立即出现昏迷，时间超过30分钟，可长达数小时、数天至数月不等，严重者长期持续昏迷。②生命体征改变：由于脑水肿和颅内出血引起颅内压增高，出现血压升高、脉搏缓慢、呼吸深而慢，严重者呼吸、循环功能衰竭。伴有下丘脑损伤者，可出现持续高热。③局灶症状与体征：脑皮质功能区受损时，伤后立即出现与脑挫裂伤部位相应的神经功能障碍症状或体征，如语言中枢损伤出现失语，运动区受损伤出现对侧瘫痪等。④脑膜刺激征：合并蛛网膜下腔出血时，病人有剧烈头痛、颈项强直和克氏征阳性，脑脊液检查有红细胞。

（3）颅内血肿：是颅脑损伤中最常见的继发性脑损伤，如不及时处理常因颅内压增高发生脑疝危及病人的生命。颅内血肿按症状出现的时间分为急性血肿（3天内出现症状）、亚急性血肿（伤后3天~3周出现症状）、慢性血肿（伤后3周以上才出现症状）。按血肿所在部位分为硬脑膜外血肿、硬脑膜下血肿、脑内血肿。外伤性颅内血肿常与原发性脑损伤相伴发生，也可以在没有明显原发性脑损伤的情况下发生。无论哪一种外伤性颅内血肿，都有大致相同的病理过程和临床表现。主要表现为头部外伤后，若有原发性脑损伤者，先出现脑震荡或脑挫裂伤的症状，当颅内血肿形成后压迫脑组织，出现颅内压增高和脑疝的表现。但不同部位的血肿有其各自的特点。

1）硬脑膜外血肿：发生在颅骨内板和硬脑膜之间，常因颞侧颅骨骨折致脑膜中动脉破裂所引起，大多属于急性型。病人的意识障碍有三种类型：典型的意识障碍是伤后昏迷有“中间清醒期”，因原发性昏迷时间短，在血肿形成前意识清醒或好转，一段时间后颅内血肿形成，因颅内压增高再度出现昏迷；原发性脑损伤严重，伤后昏迷持续并进行性加重，血肿的症状被原发性脑损伤所掩盖；原发性脑损伤轻，伤后无原发性昏迷，至血肿形成后始出现继发性昏迷。病人在昏迷前或中间清醒期常有头痛、呕吐等颅内压增高症状，幕上血肿大多有典型的小脑幕切迹疝表现。

2）硬脑膜下血肿：多属急性和亚急性型，主要由脑挫裂伤的皮质血管出血所致，少数是由于大脑表面回流到静脉窦的桥静脉或静脉窦本身撕裂所致。因多数与脑挫裂伤和脑水肿同时存在，故表现为伤后持续昏迷或昏迷进行性加重，少有“中间清醒期”，较早出现颅内压增高和脑疝症状。

慢性硬脑膜下血肿较少见，好发于老年人，病程较长。临床表现差异很大，多有轻微头部外伤史，主要表现为慢性颅内压增高症状，也可有偏瘫、失语、局限性癫痫等局灶症状，或头晕、记忆力减退、精神失常等智力障碍和精神症状。

3）脑内血肿：发生在脑实质内，多因脑挫裂伤导致脑实质内血管破裂出血，常与硬脑膜下血肿同时存在，临床表现与脑挫裂伤和急性硬脑膜下血肿的症状很相似。

颅脑损伤病人伤情程度分类国际标准

国际分类依据是根据GCS评分和伤后原发昏迷时间，具体如下：

- 轻型：GCS 13~15分，伤后昏迷在30分钟内
- 中型：GCS 9~12分，伤后昏迷时间为30分钟至6小时
- 重型：GCS 6~8分，伤后昏迷时间在6小时以上，或伤后24小时内意识恶化再次昏迷6小时以上者
- 特重型：GCS 3~5分，伤后持续昏迷

注：国内分类标准依据为昏迷时间、阳性体征和生命体征表现

（三）心理-社会支持状况

脑损伤者多有不同程度意识障碍。神志清醒者伤后有短暂的"情绪休克"，病人对周围事物反应平淡，答话简单，这是一种心理防卫反应。"情绪休克"期过后，病人烦躁、焦虑不安，随着颅内压增高出现表情淡漠、嗜睡等症状。病人家属情绪紧张、急躁，要求尽快诊断明确，迅速控制病情；同时也为预后莫测和经济负担而忧愁。恢复期病人由于失语、偏瘫等原因不能顺利回归社会，给病人造成很大的心理负担，往往出现悲观、自卑心理。

（四）辅助检查

一般应做头颅X线摄片，了解有无颅骨骨折。CT是目前最有价值的检查方法，能清楚显示脑挫裂伤、颅内血肿的部位、范围和程度。MRI能显示轻度脑挫伤病灶。

（五）治疗原则与主要措施

1. 脑震荡　无需特殊治疗，应卧床休息1~2周，用镇静剂等对症处理。

2. 脑挫裂伤　一般采用非手术治疗，如防治脑水肿、支持疗法和对症处理；颅内血肿一经确诊原则上手术治疗，手术清除血肿，并彻底止血，要求24~48小时内手术，目前多主张采用CT定位钻孔加尿激酶溶解血肿碎吸引流术，此法简单易行，对脑组织损伤小，但有时清除积血不彻底，必要时行开颅血肿清除术加去骨瓣减压术。当病情恶化出现脑疝征象时，需手术去骨瓣减压、开颅清除血肿和坏死脑组织。

【常见护理诊断/问题】

1. 意识障碍　与脑损伤、颅内压增高有关。
2. 营养失调：低于机体需要量　与脑损伤后高代谢、呕吐、高热等有关。
3. 躯体移动障碍　与脑损伤后意识和肢体功能障碍及长期卧床有关。
4. 清理呼吸道无效　与脑损伤后意识障碍有关。
5. 潜在并发症：脑疝。

【护理目标】

1. 意识障碍无加重或意识清醒。
2. 营养状况维持良好。
3. 不发生压疮、肢体挛缩畸形。
4. 呼吸道保持通畅，呼吸平稳，无误吸发生。
5. 未发生并发症或出现并发症能够被及时发现和处理。

【护理措施】

（一）现场急救

现场急救，首先争分夺秒地抢救心脏骤停、窒息、开放性气胸、大出血等危及病人生命的伤情。颅脑损伤救护时应做到保持呼吸道通畅，病人平卧，头部抬高，注意保暖，禁用吗啡止痛。有明显大出血者应补充血容量，无外出血表现而有休克征象者，应查明有无头部以外部位损伤，如合并腹腔内脏破裂等。开放性损伤有脑组织从伤口膨出时，在外露的脑组织周围用消毒纱布卷保护，再用纱布架空包扎，避免脑组织受压。记录受伤经过和检查发现的阳性体征，及急救措施和使用药物。

（二）一般护理

1. 体位　意识清醒者采取床头抬高15°~30°，有利于颅内静脉回流。昏迷病人或吞咽功能障碍者选取侧卧位或侧俯卧位，以免呕吐物、分泌物误吸。

2. 营养支持　昏迷病人须禁食，每天静脉输液量在1 500~2 000ml，其中含钠电解质500ml，输液速度不可过快。伤后3天仍不能进食者，可经鼻胃管补充营养。成人每天供给总热能为8 400kJ，每千克体重1~1.5g蛋白质，同样应控制盐和水的摄入量。病人意识好转出现吞咽反射时，可耐心地经口试喂，开始时喂蒸蛋、藕粉等食物为宜。

3. 降低体温　呼吸道、泌尿系及颅内感染均有体温升高，脑干或下丘脑损伤常引起中枢性高热，高热使机体代谢增高，加重脑组织缺氧，应及时处理。应采取降低室温、头部戴冰帽、冰毯物理降温，遵医嘱给予解热剂等降温措施。物理降温无效或有寒战时，遵医嘱给予冬眠低温疗法。

4. 躁动的护理　引起躁动的原因很多，如头痛、呼吸道不通畅、尿潴留、便秘、被服被大小便浸湿、

肢体受压等，须查明原因及时排除，切勿轻率给予镇静剂，以免影响观察病情。对躁动病人不可强加约束，避免因过分挣扎使颅内压进一步增高，应加床挡保护并让其戴手套，以防坠床和抓伤，必要时由专人护理。

5. 心理护理 受伤后意识清醒者，应稳定病人情绪，取得病人的理解和配合；病情稳定后神经系统功能恢复进展缓慢，帮助病人树立康复的信心，鼓励坚持功能锻炼，同时取得家属的支持和配合。

（三）保持呼吸道通畅

脑损伤病人都有不同程度意识障碍，丧失正常的咳嗽反射和吞咽功能，容易发生误咽误吸，或因下颌松弛导致舌根后坠等原因引起呼吸道梗阻。必须及时清除咽部的血块和呕吐物，并注意吸痰，舌根后坠者放置口咽通气管，必要时气管插管或气管切开。气管切开者严格执行气管切开护理常规。保持有效地吸氧，呼吸换气量明显下降者，应采用机械辅助呼吸，监测血气分析，调整和维持正常的呼吸功能。

（四）病情观察

根据病情，观察意识状况、瞳孔、生命体征、神经系统体征等情况，有无剧烈头痛、频繁呕吐等颅内压增高的症状。

（五）用药护理

1. 使用脱水剂、利尿剂、肾上腺皮质激素（护理措施参见第六十八章“颅内压增高与脑疝病人的护理”）以减轻脑水肿、降低颅内压力。观察用药后的病情变化，为医生调整应用脱水剂间隔时间提供依据。

2. 防治外伤性癫痫 任何部位脑损伤都可能引起癫痫，预防可用苯妥英钠100mg，每天3次。癫痫发作者给予地西泮10~20mg，静脉缓慢注射，直至抽搐停止，并坚持服用抗癫痫药物控制发作。保证病人睡眠，避免情绪激动，预防意外受伤。

3. 保护脑组织和促进脑苏醒 如能量合剂、神经节苷酯、胞二磷胆碱等药物，有助于病人苏醒和功能恢复。

4. 止血药和抗生素 疼痛时给予镇静止痛药，但禁用吗啡等麻醉镇痛剂，以免抑制呼吸中枢。

（六）预防并发症

昏迷病人生理反应减弱或消失，全身抵抗力下降容易发生多种并发症，应采取积极的预防措施。应加强皮肤护理，定时翻身预防压疮；四肢关节保持功能位，每天3次做四肢被动活动和肌肉按摩，以防关节僵硬和肌肉挛缩；保持室内适宜的温度和湿度，注意消毒隔离，保持口腔清洁，定时翻身、拍背和吸痰，保持呼吸道通畅，预防呼吸道感染；病人常有排尿功能紊乱需要留置导尿，应严格遵守无菌操作，每天定时消毒尿道口，并冲洗膀胱，减少泌尿系感染；若病人发生便秘，可用缓泻剂，必要时戴手套抠出干硬粪便，勿用大量高压灌肠，以免加重颅内压增高而诱发脑疝。

（七）手术前后的护理

除继续做好上述护理外，应做好紧急手术前常规准备，手术前2小时内剃净头发，洗净头皮，待术中再次消毒。手术后返回病室，搬运病人时动作轻稳，防止头部转动或受震荡，搬动病人前后应观察呼吸、脉搏和血压的变化。小脑幕上开颅术后，取健侧或仰卧位，避免切口受压；小脑幕下开颅术后，应取侧卧或侧俯卧位。手术中常放置引流管，如脑室引流、创腔引流、硬脑膜下引流等，护理时严格注意无菌操作，预防颅内逆行感染，妥善固定，保持引流通畅，观察并记录引流量和性质。严密观察意识、生命体征、瞳孔、肢体活动等情况，及时发现术后颅内出血、感染、癫痫以及应激性溃疡等并发症。

（八）康复护理

脑外伤后早期进行康复训练有助于改善脑功能，促进运动反射的重新建立及病人意识恢复，其中包括被动运动和刺激疗法。被动运动主要是保持肢体处于功能位，在各关节活动的范围内进行屈曲、伸展、外展等关节活动。常用的刺激疗法有音乐疗法、呼吸疗法等。

（九）心理护理

应向病人或家属说明以稳定其情绪，争取时间、配合治疗的必要性，以取得支持。病情稳定后，需长时间进行精心的护理和康复训练，此时病人及家属易产生焦虑、烦躁情绪，应指导家属务必让病人时刻感到被关怀、理解和支持，增强病人的自信心。

情绪识别训练或可对脑外伤病人有效

识别他人的情感并就此做出回应是人际交往的重要部分。识别他人的面部表情、肢体语言或其他非言语性表述是非常重要的。但是，在颅脑损伤的病人中，他们识别他人表情或肢体语言的能力受到了很大的影响。对这部分病人而言，上述能力的受损对其人际交往和社会参与造成了极大影响。在临床中，可以通过两种方式来训练上述病人。一种是让其辨认静态的面部表情，另一种是通过故事创造场景来帮助训练。在慢性脑外伤病人中，面部表情训练能有效改善其面部情绪再认的能力，并且这种治疗的效果可以持续 6 个月。在未来的研究中，需要进一步将这一技能推广到功能性行为上。

（十）健康教育

1. 康复训练　对存在失语、肢体功能障碍或生活不能自理的病人，当病情稳定后即开始康复锻炼。要耐心指导病人功能锻炼，制订经过努力容易达到的目标，一旦康复有进步，病人会产生成功感，树立起坚持锻炼和重新生活的信心。

2. 控制癫痫　有外伤性癫痫的病人，应按时服药控制症状发作，在医生指导下逐渐减量直至停药。不做有危险的活动，以防发生意外。

3. 生活指导　重度残障者的各种后遗症应采取适当的治疗，鼓励病人树立正确的人生观，指导其部分生活自理；并指导家属生活护理方法及注意事项。去骨瓣减压的病人，外出时需戴安全帽，以防意外事故挤压减压窗。

4. 出院指导　出院后继续鼻饲者，要教会家属鼻饲饮食的方法和注意事项。

【护理评价】

经过治疗和护理，评价病人是否达到：①意识障碍程度减轻或意识清醒。②能接受护士护理，配合功能锻炼，营养状况良好，未发生压疮、肢体挛缩畸形。③呼吸平稳，无误吸发生。④无并发症出现或并发症能够被及时发现和处理。

（林蓓蕾）

思考题

1. 华女士，40 岁。于入院前 3 小时自行驶中的汽车上摔下，伤后立即昏迷，呼之不应，送至当地医院就诊。CT 检查结果：左侧颞顶枕硬膜外血肿、左额颞脑挫裂伤、脑疝形成、颅底骨折脑脊液耳漏、右颞脑挫裂伤伴硬膜下血肿。给予甘露醇及止血药物静滴等对症处理，病人昏迷不醒，恶心并呕吐 2 次，为红褐色胃内容物。为求进一步治疗转入院。体格检查：T 36.8℃，P 106 次/min，R 17 次/min，BP 135/70mmHg。意识昏迷，GCS 计分为 5 分。双侧瞳孔左∶右＝4∶4mm，对光反应（－），左眼睑肿胀青紫。左顶枕部见约 8cm×6cm 大小皮下血肿，局部擦伤。左外耳道有血性液涌出，鼻及口腔未见异常分泌物。四肢肌张力正常，双侧巴宾斯基征（－），感觉共济检查不合作。

请思考：

（1）该病人存在哪些护理诊断/问题？

（2）护士应采取哪些护理措施？

2. 赵先生，43 岁。2 小时前骑自行车被汽车撞倒，头部着地，当即昏迷约 10 分钟，醒后诉头痛，在转送过程中再次昏迷并呕吐 2 次，为胃内容物。体格检查：T 37℃，R 12 次/min，P 62 次/min，BP 130/70mmHg。意识不清，针刺肢体能睁眼并有肢体屈曲动作，回答问题语无伦次。右颞部头皮触及 4cm×5cm 血肿，右耳后乳突区有瘀斑，右耳道流血性液体，嘴角向左侧歪。瞳孔左∶右＝2∶3.5mm，对光反应左侧正常，右侧迟钝。双眼底视盘无水肿。左侧肢体瘫痪、肌张力稍增高、腱反射亢进，病理反射阳性。CT 检查结果：右额颞部硬脑膜外血肿、右额颞叶脑挫裂伤、颅底骨折。经积极准备后手术治疗。

请思考：

(1) 事故现场应如何急救处理？

(2) 诊断硬脑膜外血肿的依据是什么？

(3) 病人来到医院后，意识障碍按 GCS 评分为几分？

(4) 该病人手术前应做好哪些护理？

思路解析

扫一扫、测一测

笔记

第七十章 颅内肿瘤病人的护理

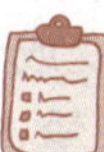

学习目标

1. 掌握颅内肿瘤的概念、临床表现、护理要点和健康指导。
2. 熟悉颅内肿瘤的治疗原则。
3. 了解颅内肿瘤的病因及病理生理。
4. 应用人文关怀对颅内肿瘤病人及家属实施护理干预。

情景导入

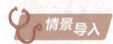

张先生,3个月前无明显诱因出现头晕,伴行走不稳,右侧肢体笨拙,由家人搀扶入院。查体:神志清楚,言语流利,双侧瞳孔等大,对光反应存在,听力正常,肌张力正常;右侧面部感觉轻微障碍,上肢系扣、书写笨拙、指鼻试验辨距不良,行动不便,肢体共济失调。

请问:

1. 该病人最主要的护理诊断是什么?
2. 护士应采取哪些护理措施?

颅内肿瘤(intracranial tumors)又称脑瘤,分为原发性和继发性肿瘤两大类,原发性颅内肿瘤可发生于脑组织、脑膜、脑神经、垂体、血管及残余胚胎组织等,继发性肿瘤指躯体其他部位恶性肿瘤转移或侵入颅内的肿瘤。

【病因】

发病原因尚未完全清楚。研究表明,细胞染色体上存在癌基因加上各种后天诱因可使其发生,目前认为与下列因素有关。

1. 遗传因素　少数神经系统肿瘤与遗传有关。神经纤维瘤、血管网状细胞瘤和视网膜母细胞瘤等有明显的家族发病趋势。胚胎原始细胞在颅内残留和异位生长也是颅内肿瘤形成的重要原因,如颅咽管瘤、脊索瘤、表皮样囊肿及畸胎瘤。

2. 外伤　脑膜瘤发生于颅骨凹陷骨折处的病例屡见不鲜,说明脑膜瘤与损伤之间可能存在一定联系。

3. 射线　长期暴露于电离辐射中,肿瘤的发病率会提高。肿瘤的发生是人和动物接受射线作用后最严重的远期病理变化。

4. 化学因素　动物实验证明,多环芳香烃类化合物和亚硝酸类化合物均可诱发中枢系统肿瘤。约95%以上的化学致癌物进入人体后,须经过代谢活化或生物转化才能起到致癌作用,这种致癌物为

间接致癌物，如多环芳香烃类化合物中的甲基胆蒽、二苯蒽等。

5. 病毒　在禽类及脊椎动物中病毒能诱发颅内肿瘤。常见致瘤病毒有腺病毒、猴空泡(SV40)病毒、肉瘤病毒(RSV)等。SV40病毒可诱发实验动物脉络丛或脑室壁的室管膜瘤，发生率几乎可达100%，诱发时间可为90～120天，RSV可在更多动物中诱发颅内肿瘤，时间35天左右。

6. 胚胎残余组织　某些肿瘤明显发生于残留于脑内的胚胎残余组织，这些组织具有增生分化的潜力，在一定的条件下发展为肿瘤。如颅咽管瘤起源于由异位的外胚层组织颅咽管上皮组织、表皮样囊肿，脊索瘤起源于胚胎残留的脊索组织等。

【护理评估】

（一）健康史

颅内肿瘤可发生在任何年龄，以20～50岁为最多。评估发病年龄，有无感染、肿瘤、结核、寄生虫病史，了解家族史。

（二）身体状况

因病理类型和病变部位不同，有不同的症状体征，但颅内压增高和局灶性症状和体征是其共同的表现。

1. 颅内压增高　约90%以上的病人出现颅内压增高症状，通常呈进行性加重。当肿瘤囊性变或瘤内出血时，可导致急性颅内压增高。除头痛、呕吐、视盘水肿外，还可有视力减退、黑矇、复视、头晕、猝倒、淡漠、意识障碍、大小便失禁等。

2. 局灶性症状和体征　局灶症状指脑瘤引起的局部神经功能紊乱。有两种类型：一是刺激性症状，如癫痫、疼痛、肌肉抽搐等；二是麻痹性症状，即正常神经组织受到挤压和破坏而导致的功能丧失，如偏瘫、失语、感觉障碍等。不同部位的肿瘤有很多特异性症状和体征。大脑半球肿瘤可表现记忆力减退、人格改变、感觉障碍、失语、癫痫发作和锥体束损伤症状，锥体束损伤症状表现为肿瘤对侧半身或单一肢体肌力弱或瘫痪等；蝶鞍区肿瘤会引起视力减退、视野缺损及内分泌功能改变如性腺功能低下、生长激素分泌旺盛等；松果体区肿瘤多以颅压高为首发，甚至是唯一症状；颅后窝肿瘤表现为共济失调、交叉性麻痹等。

（三）心理-社会支持状况

颅内肿瘤常引起残疾甚至危及生命，带给病人及家属巨大的精神压力，其发生、发展、转归与心理因素有密切关系。评估病人能否适应并接受病人角色及应对方式，评估心理活动或情绪反应，评估家庭成员对病人的关心、支持程度。

（四）辅助检查

1. 颅脑CT　诊断颅内肿瘤应用最为广泛，根据不同颅内组织对X线吸收的差别分辨，使颅内结构如脑室脑池、灰质和白质等清晰显影并有较高的对比度。

2. MRI　对不同神经组织和结构的细微分辨能力远胜CT。具有良好的软组织分辨力，多平面成像使病变定位更准确、血管流空效应及多种成像方法与脉冲序列技术促进了颅内肿瘤的定性诊断，是颅内肿瘤诊断的金标准。

3. 神经系统X线检查　包括头颅平片、脑血管造影等。头颅平片对垂体腺瘤、颅咽管瘤、听神经瘤等具有辅助诊断价值。

4. 数字减影脑血管造影　DSA是将少量造影剂注入静脉或动脉内显示全脑各部位的动静脉分布情况，可观察肿瘤血供情况及主要供血动脉。

5. EEG及脑电地形图(BEAM)检查　对于大脑半球凸面肿瘤或病灶具有较高的定位价值。

6. 脑电诱发电位记录　向被检查者做特定刺激，同时记录其脑相应区的电信号。

7. 正电子发射断层扫描(PET)　发射正电子放射性核素作为标记物，将其引入脑内某一局部参与已知的代谢过程，利用计算机断层扫描技术将标记物所参与的代谢过程的代谢率以立体成像的形式表达出来，可检测组织对葡萄糖的利用和脑的局部血流量，通过测定组织的糖酵解程度区分正常组织和肿瘤组织。

8. 脑磁图　脑磁图对脑部损伤的定位诊断比脑电图更为准确，加之脑磁图不受颅骨的影响，图像清晰易辨，对脑部疾病是一种崭新的诊断手段。可应用于癫痫诊断和癫痫灶术前定位、神经外科术前

脑功能区定位、缺血性脑血管病预测和诊断等。

（五）治疗原则与主要措施

1. 降低颅内压　主要方法包括脱水降颅压、激素治疗、脑脊液引流等。以缓解症状，为手术治疗争取时间。

2. 手术治疗　是最直接、最有效的方法。原则是在保存神经功能的前提下尽可能切除肿瘤。当肿瘤不能完全切除时，可行内减压手术、外减压手术、脑脊液分流术，降低颅内压，延长病人生命。

3. 放射治疗　为颅内肿瘤的重要辅助治疗之一。当颅内肿瘤位于重要功能区或部位深不宜手术者，或病人全身情况不允许手术切除及对放射治疗较敏感的颅内肿瘤。分为内照射法和外照射法。

4. 化学治疗　目前已成为重要的治疗手段之一。但在化疗过程中可出现颅内压升高、肿瘤坏死出血和骨髓造血功能被抑制等副作用，因此用药后应定期复查周围血象。

5. 其他治疗　如生物、基因、栓塞等治疗方法，都在进一步发展中。

【常见护理诊断/问题】

1. 疼痛：头痛　与颅内肿瘤占位性病变增加颅内容物容积有关。

2. 自理缺陷　与肿瘤压迫导致肢体瘫痪及开颅手术有关。

3. 潜在并发症：颅内压增高、颅内积液和假性囊肿、癫痫、脑脊液漏、尿崩症。

【护理目标】

1. 头痛症状缓解。

2. 自理能力逐渐恢复。

3. 未发生并发症，或并发症得到及时发现和处理。

【护理措施】

1. 术前护理　针对病人不同的心理反应进行心理疏导，运用沟通技巧与病人建立良好的护患关系，提供相关信息，以消除对事件的不确定性而导致的不良心理反应。完善术前相关检查，针对不同的神经功能障碍，采取相应的护理措施。如对失语病人选择有效的沟通方法；对视听觉障碍、面瘫、偏瘫的病人加强生活护理。经口鼻蝶窦入路手术的病人，术前需剃胡须、剪鼻毛。

2. 术后护理

（1）加强病情观察及生活护理

1）体位：幕上开颅术后病人应卧向健侧，避免切口受压。幕下开颅后术后早期易取去枕侧卧或侧俯卧位；经口鼻蝶窦入路术后取半卧位，以利伤口引流。后组脑神经受损、吞咽功能障碍者只能取侧卧位，以免造成误吸。巨大占位性病变清除后，24 小时内手术区保持高位，以免突然翻动时发生脑和脑干移位。搬动病人或为病人翻身时，应有人扶持头部使头颈部成一直线，防止头颈部过度扭曲或震动。对于意识不清或躁动病人需要加床挡保护。

2）病情观察：监测生命体征、意识、瞳孔、肢体活动状况等并及时记录。注意切口敷料及引流情况，观察有无脑脊液漏，一旦发现有脑脊液漏，应及时通知医生。

3）饮食：术后 6 小时可进水和流食，之后从半流食逐渐过渡到普食。颅后窝手术或听神经瘤手术后，因舌咽、迷走神经功能障碍而发生吞咽困难、饮水呛咳者，应严格禁食禁饮，采用鼻饲供给营养，待吞咽功能恢复后逐渐练习进食。经口鼻蝶窦入路手术的病人，术后应加强口腔护理。

4）保持呼吸道通畅：积极采取措施，如翻身、拍背、雾化吸入、吸痰等，必要时做好气管切开的准备。

（2）并发症的预防与护理

1）颅内压增高：主要原因是周围脑组织损伤、肿瘤切除后局部血流改变、术中牵拉所致脑水肿。术后密切观察生命体征、意识、瞳孔、肢体功能和颅内压的变化，遵医嘱给予甘露醇和地塞米松等，以降低颅内压。

2）颅内积液或假性囊肿：颅内肿瘤术后，在残留的创腔内放置引流物，以引流手术残腔内的血性液体和气体，使残腔逐步闭合，减少局部积液或形成假性囊肿。护理要点：①妥善放置引流瓶。术后早期，创腔引流瓶（袋）置于头旁，高度与头部创腔保持一致，以保证创腔内一定的液体压力，避免脑组织移位，撕破脑静脉，引起颅内血肿。并且创腔内暂时积聚的液体可稀释渗血，防止渗血形成血肿。

当创腔内压力升高时，血性液可自行流出。若术后早期引流量多，应适当抬高引流瓶(袋)。手术48小时后，可将引流瓶(袋)略放低，以期较快引流出腔内残留的液体，使脑组织膨出，以减少残腔，避免引流放置局部积液造成颅内压增高。②拔管。引流管放置3~4天，一旦血性脑脊液转清，即可拔除引流管，以免形成脑脊液漏。

3）脑脊液漏：注意伤口、鼻、耳等处有无脑脊液漏。经鼻蝶手术后避免剧烈咳嗽，以防脑脊液鼻漏。若出现脑脊液漏，及时通知医生，同时做好相应护理。

4）癫痫：手术后因脑损伤、脑缺氧、脑水肿等因素而诱发癫痫。一旦发生就地抢救，采取保护性措施，立即松解病人衣领，头部偏向一侧，保持呼吸道通畅，使用牙垫防止舌咬伤。记录癫痫发作和持续时间及发作状态。洗澡、如厕、外出要有专人陪护。保持病室安静减少外界刺激，禁止口腔测量体温的方法，遵医嘱服用抗癫痫药，控制症状发作。

5）尿崩症：主要发生于经鞍上区手术后，如垂体腺瘤、颅咽管瘤等手术涉及下丘脑影响血管升压素分泌所致。病人出现多尿、多饮、口渴，每天尿量大于4 000ml，尿比重低于1.005。遵医嘱给予神经垂体素治疗时，准确记录出入液量，根据尿量的增减和血清电解质的水平调节用药剂量。尿量增多期间，注意补钾。

神经外科分级护理

1. 特级护理　重度颅脑损伤伴有多脏器损伤和大出血病人；颈髓损伤伴有呼吸困难且气管切开病人；脑干出血急性期且呼吸困难昏迷的病人；头颈胸腰复合伤合并休克病人。

2. 一级护理　脑出血急性期或脑出血术后需密切观察病情变化者；颅脑损伤或颅脑复合伤急性期病人需监护病情者；各种颅内肿瘤或椎管占位术后病人；生活部分自理、病情可随时发生变化的病人。

3. 二级护理　脑出血术后稳定期病人；颅脑损伤病情稳定但仍需卧床者；各种颅内肿瘤术后康复期病人；生活自理且病情稳定者。

4. 三级护理　生活完全自理且病情稳定者；生活完全自理且处于康复期者。

3. 安全护理　护士针对不同的高危因素如肢体瘫痪、视力视野障碍和精神症状，采取相应的措施。对肢体瘫痪和视力视野障碍的病人要加强看护和管理。对抑郁性病人防止跳楼自杀，对狂躁型病人要适当约束，防止自伤和伤害他人。

4. 心理护理　评估病人对体像和自尊的感受，明确影响其自尊的潜在威胁，解释并减轻心理顾虑。鼓励参与社会活动的重要性和意义，针对病人社会家庭角色、个人特征等实施个体化护理。告知其疾病或治疗带来的不舒适感和副作用等，明确疾病的发生发展，鼓励病人积极应对。

5. 健康教育　颅内肿瘤病人一般均需接受化疗和放疗，向病人和家属介绍后续治疗的必要性和方法。术后有功能障碍者，应制订康复计划。并进行定期复查。

【护理评价】

经过治疗和护理，评价病人是否达到：①病人头痛症状缓解或减轻。②自理能力恢复。③并发症未发生或发生后能够被及时发现和处理。

（林蓓蕾）

思考题

1. 张女士，33岁。右眼球逐渐突出伴视力进行性减退1年。入院查体：右眼视力0.2，眼球运动受限，眼外突，瞳孔散大，左眼正常。CT平扫显示：右眶内类圆形略高密度肿块，大小约2cm×3cm，呈“油炸圈”征，视神经受压变形，视神经管轻度扩大，眼球前移。该病人经眶翼点入路手术，病理汇报：视神经鞘脑膜瘤。

笔记

请思考：

（1）该病人的主要护理诊断/问题有哪些？

（2）护士应采取哪些护理措施？

2. 杨女士，28岁。月经不规则2年，闭经8个月，发现溢乳4个月，头痛1个月，曾按“子宫发育不全”治疗无效，经妇科检查子宫附件未见异常。神经科查体：肥胖体型，神清，眼底视盘未见异常，其他神经系统检查也未见异常，双乳房发育中等，乳晕色浅，触及有稀薄汁流出。入院后行血清内分泌素含量测定，T_3、T_4检查及24小时尿17-羟、17-酮测定，行CT扫描见鞍内有19.6mm×14.8mm稍低密地区，增强扫描有轻度强化，鞍隔膨隆，诊断为泌乳素瘤。

请思考：

（1）该病人存在哪些护理诊断/问题？

（2）护士应采取哪些护理措施？

思路解析

扫一扫、测一测

第七十一章　癫痫病人的护理

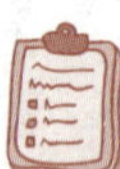

学习目标

1. 掌握癫痫的概念及护理评估要点。
2. 熟悉癫痫的辅助检查及治疗原则。
3. 了解癫痫的病因及发病机制。
4. 能够运用理论知识观察病情、提出护理问题、采取适当的护理措施;能够指导癫痫病人合理用药,并能提出药物不良反应及预防措施。

情景导入

小宇是一名初三学生,一次在上体育课时突然跌倒,全身抽搐,眼球上翻,张口随后猛然闭合,口吐白沫,不停发出呻吟和尖叫,小便失禁,呼之不应。在被送往医院的过程中小宇醒来,全身酸痛、疲乏无力,对自己发生的事情全无记忆,入院后体格检查未发现阳性体征。

请问:

1. 该病人最可能的诊断是什么?诊断的依据是什么?
2. 目前存在哪些主要护理问题?
3. 针对该病人发作时,护士应采取哪些护理措施?

癫痫(epilepsy)是由不同病因导致脑部神经元高度同步化异常放电所引起的,以短暂性中枢神经系统功能失常为特征的慢性脑部疾病,是发作性意识丧失的常见原因。每次发作或每种发作的过程称为痫性发作(seizure)。癫痫是神经系统常见疾病,可见于各年龄组,青少年和老年是发病的两个高峰阶段。

【病因与发病机制】

1. 病因

(1) 特发性癫痫(idiopathic epilepsy):又称原发性癫痫。病因不明,与遗传因素密切相关。多在儿童或青年期首次发病,具有特征性的临床及脑电图表现,药物治疗效果较好。

(2) 症状性癫痫(symptomatic epilepsy):又称继发性癫痫。由明确的中枢神经系统结构损伤或功能异常引起,各年龄段均可发病,药物治疗效果差。

(3) 隐源性癫痫(cryptogenic epilepsy):临床表现提示为症状性癫痫,但目前的检查手段未能发现明确的病因。

2. 发病机制　迄今为止未完全阐明。电生理显示发作时大脑神经元出现异常的、过度的同步性

放电。不同类型癫痫的发作机制可能与异常放电的传播有关:异常放电被局限于某一脑区,表现为局灶性发作;异常放电波及双侧脑部,则出现全面性癫痫;异常放电在边缘系统扩散,引起复杂部分性发作;异常放电传至丘脑神经元被抑制,则出现失神发作。

3. 影响癫痫发作的因素

(1) 年龄:特发性癫痫与年龄密切相关。婴儿痉挛症在1岁内起病,6~7岁为儿童失神发作的高峰期,肌阵挛发作在青春期前后起病。各年龄段癫痫的病因也不同。

(2) 遗传因素:在特发性和症状性癫痫病人的近亲中,癫痫的患病率高于普通人群。有报道单卵双胎儿童失神和全面强直-阵挛发作一致率为100%。

(3) 睡眠:癫痫发作与睡眠-觉醒周期密切相关。全面强直-阵挛发作常发生于晨醒后;婴儿痉挛症多于醒后和睡前发作。

(4) 环境因素:睡眠不足、疲劳、饥饿、便秘、饮酒、情绪激动等均可诱发癫痫发作,内分泌失调、电解质紊乱和代谢异常均可影响神经元放电阈值而导致癫痫发作。少数病人仅在月经期或妊娠早期发作,称为月经期癫痫或妊娠性癫痫;部分病人仅在闪光、音乐、下棋、阅读、沐浴、刷牙等特定条件下发作,称为反射性癫痫。

【护理评估】

(一) 健康史

评估疾病的首次发作时间、发病方式及过程,发作频率,发作前有无发热、失眠、疲劳、饮酒等诱因,发作时是否伴有舌咬伤、跌伤和尿失禁等,脑电图检查是否有异常发现;有无癫痫家族史。

(二) 身体状况

癫痫的临床表现形式多样,但均具有以下共同特征:①发作性。症状突然发生,持续一段时间后迅速恢复,间歇期正常。②短暂性。每次发作持续时间为数秒或数分钟,很少超过30分钟(癫痫持续状态除外)。③刻板性。每次发作的临床表现几乎一样。④重复性。第一次发作后,经过不同间隔时间会有第二次或更多次的发作。

1. 部分性发作(partial seizures) 是痫性发作的最常见类型,源于大脑半球局部神经元的异常放电。

(1) 单纯部分性发作(simple partial seizures):以局部症状为特征,无意识障碍,发作持续时间一般不超过1分钟。可分为部分运动性发作、部分感觉性发作、自主神经性发作及精神性发作四种类型。

(2) 复杂部分性发作(complex partial seizures,CPS):病灶多在颞叶,故又称颞叶癫痫。占成人癫痫发作的50%以上,有意识障碍,发作时对外界刺激无反应,以精神症状及自动症为特征,也称为精神运动性发作。可分为仅表现意识障碍、意识障碍和自动症、意识障碍和运动障碍三种类型。

(3) 部分性发作继发全面性发作:先出现上述部分性发作,继之出现全身性发作。

2. 全面性发作(generalized seizures) 最初的症状和脑电图提示发作起源于双侧脑部,多在发作初期就有意识丧失。

(1) 全面强直-阵挛发作(generalized tonic-clonic seizure,GTCS):过去称为"大发作"。发作前可有瞬间疲乏、麻木、恐惧或无意识动作等先兆表现。早期出现意识丧失、跌倒在地,其后的发作过程分为以下三期:①强直期。全身骨骼肌持续收缩。眼肌收缩致上眼睑上牵,眼球上翻或凝视;咀嚼肌收缩致口强张,随后突然闭合,可咬伤舌尖;喉部肌肉和呼吸肌收缩致病人尖叫一声,呼吸停止;颈部和躯干肌肉收缩使颈和躯干先屈曲,后反张,上肢由上举后旋转为内收前旋,下肢先屈曲后猛烈伸直。常持续10~20秒转入阵挛期。②阵挛期。不同肌群收缩和松弛交替出现,由肢端延及全身。阵挛频率逐渐减慢,松弛期逐渐延长,在一次剧烈阵挛后发作停止,进入发作后期。此期持续30~60秒。③发作后期。此期尚有短暂阵挛,造成牙关紧闭和大小便失禁。呼吸首先恢复,心率、血压和瞳孔渐至正常。肌肉松弛,意识逐渐清醒。

(2) 失神发作(absence seizure):又称"小发作",儿童期起病,青春期前停止发作。发作时病人意识短暂丧失,停止正在进行的活动,呼之不应,两眼凝视不动,可伴咀嚼、吞咽等简单的不自主动作,或伴失张力如手中持物坠落等。发作过程持续5~10秒,清醒后无明显不适,继续原来的活动,对发作无记忆。每天发作数次至数百次不等。

（3）强直性发作（tonic seizure）：多见于弥漫性脑损害的儿童，睡眠中发作较多。表现为与强直-阵挛性发作中强直期相似的全身骨骼肌强直性收缩，常伴有面色苍白或潮红、瞳孔散大等自主神经症状，发作时处于站立位者可突然倒地。发作持续数秒至数十秒。

（4）阵挛性发作（clonic seizure）：几乎都发生于婴幼儿。特征为重复阵挛性抽动伴意识丧失，之前无强直期，持续1分钟至数分钟。

（5）肌阵挛发作（myoclonic seizure）：可见于任何年龄，常见于预后较好的特发性癫痫病人。表现为快速、短暂、触电样肌肉收缩，可遍及全身或限于某个肌群、某个肢体，声、光刺激可诱发。

（6）失张力发作（atonic seizure）：部分或全身肌肉张力突然降低导致垂颈、张口、肢体下垂和跌倒。持续数秒至1分钟。

（7）癫痫持续状态（status epilepticus）：指一次癫痫发作持续30分钟以上，或连续多次发作致发作间期意识或神经功能未恢复至通常水平。可见于任何类型的癫痫，但通常是指大发作持续状态。可由不适当地停用抗癫痫药物或治疗不规范、感染、精神刺激、过度劳累、饮酒等诱发。

痴笑性癫痫

痴笑性癫痫来自希腊语，强调笑声是这种发作的主要特点。1877年由Trousseau首次报道。Gascon和Lombroso（1971年）提出痴笑性癫痫的诊断标准：“没有诱因的、刻板的、反复发作的痴笑，常伴有其他癫痫表现。发作期和发作间期脑电图有痫样放电，没有其他疾病能解释这种发作”，有些病人以哭为主要临床表现。痴笑性癫痫对抗癫痫药物耐药，药物治疗对并发症可能有效，如果诊断为错构瘤，则需选用手术的方法或迷走神经刺激术治疗。

（三）心理-社会支持状况

癫痫病人病程长而且难以治愈，不但给病人身体上造成很大痛苦，也给病人心理带来巨大的压力，并影响病人的生活和就业，出现自卑心理，不利于正常社会角色的发挥。同时病人的家庭也承受了沉重的负担，应了解病人及家属对疾病的认知程度、社会支持情况以及所得到的社会保健资源和服务情况。

（四）辅助检查

1. EEG　是诊断癫痫最重要的辅助检查方法，典型表现是棘波、尖波、棘-慢或尖-慢复合波。长程EEG可记录病人24小时正常活动下的脑电图变化。视频EEG对癫痫诊断和对痫性灶定位最有价值。

2. 血液检查　血常规、血糖、血寄生虫等检查，了解有无贫血、低血糖、寄生虫病等。

3. CT和MR　可发现脑部器质性改变、占位性病变、脑萎缩等。

（五）治疗原则与主要措施

目前仍以药物治疗为主。药物治疗应达到：控制发作或最大限度地减少发作次数；没有或只有轻微的不良反应；尽可能不影响病人的生活质量。

（1）病因治疗：有明确病因者首先进行病因治疗，如手术切除颅内肿瘤，药物治疗寄生虫感染，纠正低血糖、低血钙等。

（2）发作时治疗：立即让病人就地平卧；保持呼吸道通畅，吸氧；防止外伤及其他并发症；应用地西泮或苯妥英钠预防再次发作。

（3）发作间歇期治疗：服用抗癫痫药物。

1）药物治疗原则：①确定是否用药。半年内发作2次以上者，一经诊断即应用药。首次发作或半年以上发作1次者，酌情选用或不用药。②尽可能单一用药。③小剂量开始。④正确选择药物。根据癫痫发作的类型、药物不良反应的大小等选择药物。⑤长期规律服药，缓慢停药。

2）常用抗癫痫药物：常用抗癫痫药物包括卡马西平、苯妥英钠、丙戊酸钠、拉莫三嗪、奥卡西平等。强直性发作、部分性发作和部分性发作继发全面性发作首选卡马西平；全面强直-阵挛发作、典型失神、肌阵挛发作、阵挛性发作首选丙戊酸钠。

（4）癫痫持续状态的治疗

1）控制发作：①首选地西泮缓慢静脉注射，或溶于5%葡萄糖盐水中缓慢静滴，如出现呼吸抑制，则需停止用药，必要时应用呼吸兴奋剂。②10%水合氯醛20~30ml加等量植物油保留灌肠。③苯妥英钠溶于生理盐水中缓慢静滴，如出现血压降低或心律不齐时需减慢滴速或停药。④经上述处理发作控制后可使用苯巴比妥肌注，每天2次，以巩固和维持疗效。

2）其他治疗：①对症处理。保持呼吸道通畅，吸氧，必要时行气管切开，对病人进行心电、血压、呼吸、脑电的监测，定时进行血液生化、动脉血气分析等项目的检查；查找诱发癫痫持续状态的原因并进行治疗。②防治并发症。脑水肿者快速静脉滴注甘露醇；预防性应用抗生素控制感染；物理降温；纠正酸碱平衡失调和低血糖、低血钠、低血钙等代谢紊乱；加强营养支持治疗。

【常见护理诊断/问题】

1. 有窒息的危险　与癫痫发作时意识丧失、喉痉挛、口腔和气道分泌物增多有关。
2. 有受伤害的危险　与癫痫发作时意识突然丧失、判断力失常有关。
3. 知识缺乏：缺乏长期、正确服药的知识。
4. 潜在并发症：脑水肿、酸中毒、水电解质紊乱。

【护理目标】

1. 癫痫发作时未发生窒息、受伤等危险。
2. 能遵医嘱服药并能正确描述抗癫痫药物的不良反应。
3. 能保持良好的心理状态，情绪稳定。
4. 未发生脑水肿、酸中毒、肺部感染等并发症。

【护理措施】

1. 一般护理

（1）保持呼吸道通畅：置病人于头低侧卧位或平卧位头偏向一侧；松开领带和衣扣，解开腰带；取下活动性义齿，及时清除口腔和鼻腔分泌物；立即放置压舌板，必要时用舌钳将舌拖出，防止舌后坠阻塞呼吸道；癫痫持续状态者插胃管鼻饲，防止误吸；必要时备好床旁吸引器和气管切开包。

（2）饮食与营养：告知病人与家属应适当休息并合理选择饮食和正确进食。给予高热量、高维生素、高纤维素、低盐、低脂、适量优质蛋白的易消化饮食，戒烟禁酒，避免疲劳、饥饿、便秘、饮酒等易导致癫痫发作的因素。

2. 安全护理

（1）发作期：告知病人有前驱症状时立即平卧；活动状态时发作，陪伴者应立即将病人缓慢置于平卧位，防止外伤，切忌用力按压病人抽搐肢体，以防骨折和脱臼；将压舌板或筷子、纱布等置于口腔一侧上下臼齿之间，防止舌、口唇和颊部咬伤；用棉垫或软垫对跌倒时易擦伤的关节加以保护；癫痫持续状态、极度躁动或发作停止后意识恢复过程中有短时躁动的病人，应由专人守护，确保安全。遵医嘱立即缓慢静脉注射地西泮，快速静脉滴注甘露醇，注意观察用药效果和有无出现呼吸抑制、肾脏损害等不良反应。

（2）发作间歇期：给病人创造安全、安静的休养环境，减少声光刺激，床旁桌上不放置热水瓶、玻璃杯等危险物品。病室内显著位置放置“谨防跌倒、小心舌咬伤”的警示牌，做好意外防范准备。

3. 病情观察　密切观察生命体征及意识、瞳孔变化，注意发作过程中有无心率增快、血压升高、呼吸减慢或暂停、瞳孔散大、牙关紧闭、大小便失禁等；观察并记录发作的类型、发作频率与发作持续时间；观察发作停止后病人意识完全恢复的时间，有无头痛、疲乏及行为异常。

4. 用药护理　向病人和家属强调遵医嘱长期甚至终身用药的重要性，告知病人和家属少服或漏服药物可能导致癫痫发作、有成为难治性癫痫或发生癫痫持续状态的危险性。向病人和家属介绍用药的原则、所用药物的常见不良反应和注意事项，在医护人员指导下增减剂量和停药。药物于餐后服用，以减少胃肠道反应。用药前进行血、尿常规和肝、肾功能检查，用药期间监测血药浓度并定期复查相关项目，以及时发现肝损伤、神经系统损害、智能和行为改变等严重不良反应。向病人和家属说明能否停药及何时停药取决于所患疾病的类型、发作已控制时间及减量后反应等。勿自行减量、停药和更换药物，常见药物不良反应见表8-71-1。

表 8-71-1　常用抗癫痫药物的不良反应

药物	不良反应
苯妥英钠(PHT)	胃肠道症状、毛发增多、齿龈增生、小脑征、粒细胞减少、肝损害
卡马西平(CBZ)	胃肠道症状、小脑征、嗜睡、体重增加、骨髓与肝损害、皮疹
苯巴比妥(PB)	嗜睡、小脑征、复视、认知与行为异常
丙戊酸钠(VPA)	肥胖、毛发减少、嗜睡、震颤、骨髓与肝损害、胰腺炎
托吡酯(TPM)	震颤、头痛、头晕、小脑征、胃肠道症状、体重减轻、肾结石
拉莫三嗪(LTG)	头晕、嗜睡、恶心、皮疹

5. 心理护理　护士应仔细观察病人有无产生紧张、焦虑、抑郁、淡漠、易怒等不良心理问题，关心、理解、尊重病人，鼓励病人表达自己的心理感受，指导病人面对现实，采取积极的应对方式，配合长期药物治疗。

6. 健康指导

(1) 疾病知识指导：向病人和家属介绍疾病及其治疗的相关知识和自我护理的方法，告知病人避免劳累、睡眠不足、饥饿、饮酒、便秘、情绪激动、妊娠与分娩、强烈的声光刺激、惊吓、心算、阅读、书写、下棋、外耳道刺激等诱发因素。

(2) 生活指导：指导病人充分休息，环境安静适宜。养成良好的生活习惯，注意劳逸结合，避免长时间看电视、洗浴，禁忌游泳和蒸汽浴等。室内放置警示牌，提醒病人、家属和医护人员做好防止发生意外的准备。告知病人室外活动或外出就诊时应有家属陪伴，独自外出时应携带示有姓名、住址、联系电话及疾病诊断的个人信息卡，以备发作时及时联系与急救。告知病人饮食宜清淡，少量多餐，避免辛辣刺激性食物，戒烟酒，勿从事攀高、驾驶等在癫痫发作时有可能危及生命的工作；特发性癫痫且有家族史的女性病人婚后不宜生育，双方均有癫痫，或一方有癫痫，另一方有家族史者不宜结婚。

(3) 用药指导：告知病人遵医嘱坚持长期、规律用药，切忌突然停药、减药、漏服药及自行换药，尤其应防止在服药控制发作后不久自行停药。如药物减量后病情有反复或加重的迹象，应尽快就诊。告知病人坚持定期复查，一般于首次服药后5~7天复查抗癫痫药物的血药浓度，每3个月至半年抽血检查1次，每月检查血常规和每季度检查肝、肾功能1次，以动态了解抗癫痫药物的血药浓度、EEG变化和药物不良反应。当病人癫痫发作频繁或症状控制不理想，或出现发热、皮疹时应及时就诊。

【护理评价】

经过治疗和护理，评价病人是否达到：①癫痫发作时未发生窒息、受伤。②理解安全用药的知识及遵医嘱服药的重要性。③自卑、焦虑情绪缓解，自信心增强。④无并发症的出现或并发症能够被及时发现和处理。

（林蓓蕾）

思考题

张先生，38岁。因“1个月前发作性意识丧失、肢体抽搐，近1周症状反复出现，加重1天”为主诉入院。该病人23年前首次发作，先是下腹部疼痛、排便排尿感，随后出现双眼上翻、四肢强直、伴有大汗呼之不应，5~10秒意识恢复，20分钟后基本恢复，伴有周身乏力。20余年来共发作4次。昨日无明显诱因出现四肢抽搐、呼吸急促、面色发绀、两眼上翻、呼之不应，症状持续约1分钟后，抽搐停止，后意识状态慢慢恢复；凌晨再次发作，且持续时间明显延长，发作中伴有尿失禁，紧急入院。神经系统查体未见明显异常，头颅MRI未见明显异常，左侧椎动脉轻度狭窄。

请思考：

(1) 该病人可能的临床诊断是什么？如需进一步诊断，需进行哪些检查？

（2）该病人存在哪些护理诊断/问题，应如何进行护理？

（3）简述对该病人健康指导的主要内容。

思路解析

扫一扫、测一测

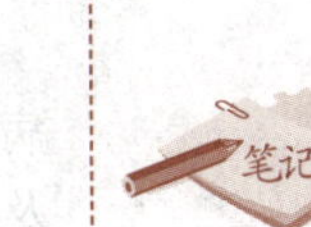

第七十二章　重症肌无力病人的护理

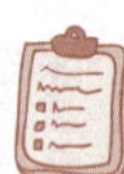

学习目标

1. 掌握重症肌无力、重症肌无力危象的概念及护理评估要点，重症肌无力危象的急救原则和护理要点。
2. 熟悉重症肌无力和重症肌无力危象在临床特征及护理措施上的差异。
3. 了解重症肌无力和重症肌无力危象的发病机制、常见病因或诱因。
4. 能够运用理论知识观察病情、提出护理问题、采取适当的护理措施；能够指导重症肌无力病人合理用药，能提出药物不良反应及预防措施。

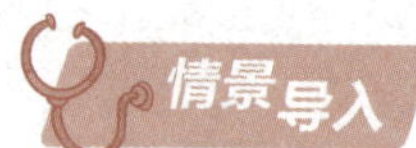

曹先生，43岁。平素身体健康，但最近陆续出现双眼睁眼无力、闭目无力，额纹消失，吞咽困难，饮水呛咳，双手握持、抬举无力，骑车或上楼时下肢疲乏，走路易跌倒，上述症状晨轻暮重并且进行性加重，来院就诊。

请问：

1. 该病人最主要的护理诊断是什么？
2. 护士应采取哪些护理措施和健康指导？

重症肌无力（myasthenia gravis，MG）是一种神经-肌肉接头传递功能障碍的获得性自身免疫性疾病。主要由于神经-肌肉接头突触后膜上乙酰胆碱受体（AchR）受损引起。主要临床表现为骨骼肌极易疲劳，活动后症状加重，休息和应用胆碱酯酶抑制剂治疗后明显减轻。

MG任何年龄均可发病，常见于20~40岁和40~60岁，40岁以前女性多见，40岁以后男性居多。年龄大者多合并胸腺瘤，少数病人有家族史。

【病因与发病机制】

重症肌无力的发生与自身免疫功能障碍有关，是神经肌肉接头的突触后膜乙酰胆碱受体被自身抗体攻击而引起的自身免疫性疾病。

【护理评估】

（一）健康史

评估病人是否存在MG诱发或加重因素，如感染、精神创伤、过度疲劳、妊娠、分娩等。评估病人起病时间、起病形式、肌无力类型、发作周期、持续时间，既往检查及治疗经过、目前服药情况、主要不适及病情变化；病人可同时患有其他自身免疫性疾病，应注意评估有无甲状腺功能亢进症、系统性红斑

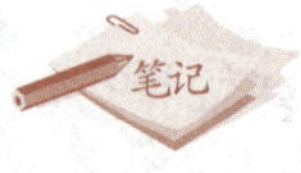

狼疮、类风湿关节炎等疾病。

（二）身体状况

1. 临床特征

（1）起病形式和诱因：多数起病隐匿，呈进展性或缓解与复发交替性发展。部分初发或复发病人有感染、精神创伤、过度劳累、手术、妊娠和分娩等诱因。

（2）肌无力分布：多数病人的首发症状为眼外肌麻痹，出现上睑下垂、斜视和复视、眼球活动受限甚至固定。面部和口咽肌肉受累时出现表情淡漠、连续咀嚼无力、饮水呛咳和发音障碍。四肢肌受累以近端无力为主，表现为抬臂、上楼梯困难，腱反射不受影响，感觉功能正常。

（3）肌无力特点：活动后加重，休息后减轻，有"晨轻暮重"现象；首次采用抗胆碱酯酶药物治疗有明显效果（MG 重要的临床特征）。

（4）肌无力危象：累及呼吸肌出现咳嗽无力和呼吸困难，需用呼吸机辅助通气称为肌无力危象，是本病致死的主要原因。口咽肌和呼吸肌无力者易发生危象，可由感染、手术、精神紧张、全身疾病等所诱发。

2. 临床分型　依骨骼肌受累的范围和病情严重程度，采用 Osserman 分型法分为以下类型。

（1）成年型：包括Ⅰ型（单纯眼肌型）；Ⅱa 型（轻度全身型）；Ⅱb 型（中度全身型）；Ⅲ型（急性进展型）；Ⅳ型（迟发重症型）；Ⅴ型（肌萎缩型）。

（2）儿童型：约占我国 MG 病人的 10%，约 1/4 可自然缓解，少数病人累及全身骨骼肌。

（3）少年型：14 岁后至 18 岁前起病，多为单纯眼外肌麻痹，部分伴吞咽困难及四肢无力。

（三）心理-社会支持状况

评估病人对疾病性质、过程、防治及预后知识的了解程度，了解疾病对病人生活的影响，病人能否面对现实、适应角色转变，有无焦虑及因呼吸肌麻痹呼吸费力而产生的死亡恐惧；了解病人的家庭组成、医保类型及社会支持情况，病人出院后的继续就医条件。

（四）辅助检查

1. 疲劳试验（Jolly 试验）　嘱病人用力眨眼 30 次后眼裂明显变小或两臂持续平举后出现上臂下垂，休息后恢复者为阳性。用于病情不严重，尤其是症状不明显者。

2. 新斯的明试验　新斯的明 0.5~1mg 肌内注射，10~20 分钟后症状明显减轻为阳性。

3. 重复神经电刺激　是常用的具有确诊价值的检查方法，全身 MG 阳性率在 80%以上，且与病情密切相关。

4. AchR-Ab 测定　对 MG 的诊断有特征性意义。80%以上病人 AchR-Ab 滴度增高。

冰袋试验诊断重症肌无力

冰袋试验是一种床旁检验方法，可用于鉴别重症肌无力及导致眼睑下垂或者眼外肌麻痹的其他病因。操作方法为：嘱患者双眼向前平视，测量瞳孔轴线上的上下眼睑边缘之间的距离，即睑裂。然后将速冻冰袋置于下垂眼睑上方 2 分钟，冰敷完毕后迅速地（<10 秒）再次测量睑裂大小，增加 2mm 以上视为阳性。主要机制可能为肌肉温度下降后，胆碱酯酶活性受到抑制，进而引起临床表现改善。

（五）治疗原则与主要措施

1. 药物治疗

（1）抗胆碱酯酶药物：是治疗 MG 的基本药物。常用药物新斯的明，餐前顿服。

（2）糖皮质激素：大剂量泼尼松（60~100mg/d）口服，症状明显减轻或消失，依个体差异可酌情减量，维持量 5~20mg，用药时间一般至少 1 年以上。

（3）免疫抑制剂：硫唑嘌呤，50~100mg，1 次/d，可长期应用，亦可选用环磷酰胺或环孢素 A。

2. 胸腺治疗　主要用于胸腺肿瘤、胸腺增生和药物治疗困难者。包括胸腺切除和胸腺放射治疗。

3. 血浆置换　适用于肌无力危象和难治性 MG，以去除其血液中 AchR-Ab，血浆置换量平均每次 2 000ml，1～2 次/周，连用 3～8 次。

4. 危象处理　重症肌无力危象包括：①肌无力危象。为疾病严重发展的表现，注射新斯的明后显著好转为其特点。②胆碱能危象。系应用抗胆碱酯酶药物过量引起的呼吸困难，常伴瞳孔缩小、多汗、唾液分泌增多等，注射新斯的明无效，症状反而加重。③反拗危象。是在服用抗胆碱酯酶药物期间，因感染、手术、分娩等致病人对药物治疗无效，而出现呼吸困难，注射新斯的明无效，也不加重症状。一旦发生呼吸肌麻痹，立即行气管切开，应用人工呼吸器辅助呼吸，并依危象的不同类型采取相应处理方法，在处理危象同时应保持呼吸道通畅、积极控制感染、应用肾上腺糖皮质激素。

【常见护理诊断/问题】

1. 自理缺陷　与全身肌无力致运动、语言等障碍有关。

2. 潜在并发症：重症肌无力危象、呼吸衰竭、吸入性肺炎。

3. 营养失调：低于机体需要量　与咀嚼无力、吞咽困难所致进食量减少有关。

4. 恐惧　与呼吸麻痹和气管切开有关。

【护理目标】

1. 能够适应进食、穿衣、或卫生自理缺陷的状态。

2. 不发生重症肌无力危象、呼吸衰竭、吸入性肺炎等并发症，或发生时能及时发现和处理。

3. 能接受护士的照顾，进食量正常。

4. 能保持良好的心理状态，情绪稳定。

【护理措施】

（一）一般护理

1. 休息与活动　轻症者适当休息，避免疲劳，病情进行性加重者须卧床休息。病人活动宜选择清晨、休息后或肌无力症状较轻时进行，并应自我调节活动量，以不感到疲劳为原则。

2. 饮食与营养　给予高热量、高蛋白、高维生素和富含钾、钙的软食或半流质饮食，避免干硬和粗糙食物。

（二）用药护理

告知病人常用药物的服用方法、不良反应与用药注意事项，避免因用药不当而诱发肌无力危象和胆碱能危象。

1. 抗胆碱酯酶药物　从小剂量开始，应严格掌握用药剂量和时间，如出现恶心、呕吐、腹痛、腹泻、出汗、流涎等不良反应时，可用阿托品拮抗。病人发生感染等应激情况时，需遵医嘱增加药物用量。

2. 糖皮质激素　多从大剂量开始。用药早期密切观察病情，防止发生危象，长期服药者要注意有无消化道出血、骨质疏松、股骨头坏死等并发症发生。

3. 免疫抑制剂　定期检查血象，并注意肝、肾功能的变化。

4. 禁用和慎用药物　注意避免使用对神经-肌肉传递阻滞的药物以及各种肌肉松弛剂、镇静剂等，因其可能使肌无力加剧或诱发危象，如氨基糖苷类抗生素、奎宁、普鲁卡因酰胺、普萘洛尔、氯丙嗪等。

（三）重症肌无力危象的抢救与护理

1. 病情观察　密切观察病情，注意呼吸频率、节律与深度的改变，保持呼吸道通畅，避免感染、外伤、疲劳和过度紧张等诱发肌无力危象的因素。

2. 症状护理　鼓励病人咳嗽和深呼吸，抬高床头，及时吸痰、吸氧。

3. 急救护理　出现危象，应迅速通知医生，备好抢救药品和器材，尽快解除危象，必要时行气管插管、气管切开和人工辅助呼吸。在危象处理过程中，保持病人呼吸道通畅，及时吸痰、给氧，预防和控制感染。

（四）心理护理

护理人员应与病人有效沟通，鼓励病人采取多种有效方式向医护人员和家属表达自己的需求，并有针对性地对病人及家属进行健康教育，以减轻其不良心理反应。

（五）健康指导

1. 疾病知识指导　告知病人和家属疾病发生的相关病因，教会病人和家属自我观察病情和护理

的方法。育龄女性应避免妊娠。

2. 生活指导 病人和家属避免摄入干硬、粗糙食物；进餐时尽量取坐位；进餐前充分休息或在服药后 15~30 分钟产生药效时进餐。建立健康的生活方式，规律生活，保证充分休息和睡眠，调整不良心理情绪。

3. 用药指导 指导病人遵医嘱正确服用药物，观察药物疗效及不良反应，如有异常及时就诊。

【护理评价】

经过治疗和护理，评价病人是否达到：①能够适应肌无力引起的日常生活无法自理的状态。②未发生肌无力危象，无并发症的出现或并发症能够被及时发现和处理。③能接受护士的照顾，营养状态良好。④情绪稳定。

（林蓓蕾）

思考题

罗女士，31 岁。2 年前无故出现双侧眼睑下垂，于当地医院按"重症肌无力"治疗后好转出院。3 个月前因妊娠上述症状复发，并且双侧眼睑下垂症状交替加重，伴有视力下降、视物成双和抬颈无力，说话不清楚，上楼困难、无故跌倒，稍稍活动就感觉手脚酸软入院。昨日傍晚病人突然出现呼吸困难，大汗，发绀，喉头分泌物增多，咳嗽无力。

请思考：

(1) 病人发生了什么情况？

(2) 护士应如何配合医生进行治疗与护理？

思路解析

扫一扫、测一测

第七十三章 帕金森病病人的护理

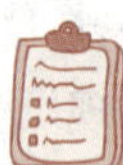

学习目标

1. 掌握帕金森病的概念和症状体征。
2. 熟悉帕金森病的危险因素和诊断标准。
3. 了解帕金森病的发病机制与临床表现的关系。
4. 能全面准确地评估病人、做出正确的护理诊断、制订合理的护理计划、实施恰当的护理措施并对病人及其家属进行健康指导。

情景导入

王先生,50 岁,中学校长。1 年前出现右手静止时抖动,情绪紧张时抖动加剧,但做握持杯子喝水等动作时不抖,写字越写越小,右肩轻度疼痛,步态缓慢。入院查体显示典型的静止性震颤和右侧半身运动迟缓。诊断为帕金森病。

请问:

1. 该病人最主要的护理诊断是什么?
2. 护士应采取哪些护理措施?

帕金森病(Parkinson diseases,PD)又称震颤麻痹(paralysis agitans),是一种较常见的锥体外系疾病,临床上以静止性震颤、运动迟缓、肌强直和姿势步态异常为特征。帕金森病常为 60 岁以后发病,男性稍多,起病缓慢,进行性发展。

【病因与发病机制】

本病与大脑黑质神经元受损,导致神经递质多巴胺释放减少有关。

目前普遍认为,PD 并非单一因素所致,可能有多种因素参与。①年龄老化:PD 主要发生于中老年人,但年龄老化仅是 PD 发病的促发因素之一。②环境因素:研究认为环境中与 1-甲基-4 苯基 1,2,3,6-四氢吡啶(MPTP)分子结构类似的工业或农业毒素(杀虫剂、除草剂等)可能是 PD 的病因之一。③遗传因素:有报道 10%左右的 PD 病人有家族史,包括常染色体显性或隐性遗传。④其他因素:如雌激素水平降低,叶酸水平降低以及长期或过量服用抗精神病药、抗癫痫药等也与帕金森的发病有一定关系。

【护理评估】

(一)健康史

了解病人年龄、婚姻、工作性质等一般人口学资料,询问疾病有关的病因或诱因,帕金森病起病形

式、发作周期、持续时间,既往检查及治疗经过、目前服药情况、主要不适及病情变化;询问病人是否有帕金森病家族史。

(二)症状和体征

1. 静止性震颤　常为首发症状,多由一侧上肢远端开始,典型表现为有规律的拇指与屈曲的示指间呈"搓丸样"动作,每秒4~6次。震颤逐渐扩展到同侧下肢及对侧肢体,下颌、唇、舌及头部通常最后受累。活动和睡眠时减轻或消失,情绪紧张时加重。少数病人,尤其是70岁以上发病者可不出现震颤。

2. 肌强直　多从一侧开始,逐渐到对侧和全身。屈肌和伸肌张力皆增高,被动运动关节时始终保持阻力增高,类似弯曲软铅管的感觉,故称"铅管样强直"。多数病人因伴有震颤,检查时可感到均匀的阻力中出现断续停顿,如同转动齿轮感,称为"齿轮样强直",这是由于肌强直与静止性震颤叠加所致。

3. 运动迟缓　随意动作减少、减慢。常表现为开始的动作困难和缓慢,如行走时起动和终止均有困难。面肌强直使面部表情呆板,双眼凝视和瞬目动作减少,笑容出现和消失减慢,造成"面具脸"。手指精细动作很难完成,扣纽扣、系鞋带等困难;书写时字越写越小,呈现"写字过小征"。行走时起步困难,一旦开步,身体前倾,重心前移,步伐小而越走越快,不能及时停步,即"慌张步态"。行进中,患侧上肢的协同摆动减少以至消失;转身困难,要用连续数个小碎步才能转身。

4. 其他症状　反复轻敲眉弓上缘可诱发眨眼不止。自主神经症状较普通,如脂颜(皮脂腺分泌亢进所致)、出汗异常、流涎、性功能减退、顽固性便秘、直立性低血压等。约半数病人伴有抑郁症和(或)睡眠障碍。15%~30%病人在疾病晚期出现智能障碍。

(三)心理-社会支持状况

评估病人有无因罹患帕金森病而产生的紧张、焦虑、恐惧等负性情绪,评估病人因病而影响工作、生活及人际交往的程度。了解病人及家属对疾病的认知程度、心理承受能力、对病人的关心程度、对以后的期望及所得到的社会保健资源和服务情况。

(四)辅助检查

1. 血、脑脊液检查　常规检查均无异常,脑脊液中的高香草酸(HVA)含量可降低。

2. 生化检测　放免法检测脑脊液中生长抑素含量降低。尿中DA及其代谢产物3-甲氧酪胺、5-HT和肾上腺素、NE也减少。

3. CT和MRI　CT影像表现除具有普遍性脑萎缩外,有时可见基底节钙化。MRI除能显示脑室扩大等脑萎缩表现外,T_2加权像在基底节区和脑白质内常有多发高信号斑点存在。

(五)治疗原则与主要措施

1. 药物治疗　早期无需药物治疗,当疾病影响病人日常生活和工作能力时,可适当应用替代性药物如左旋多巴、多巴胺受体激动剂等。替代性药物效果较好,但只能改善症状,不能阻止病情发展,故需终身服用。

(1) 抗胆碱能药物:对震颤和强直有一定效果,但对运动迟缓疗效较差。常用的有苯海索(安坦)。

(2) 金刚烷胺:促进DA在神经末梢释放,阻止再摄取,并有抗胆碱能作用,可轻度改善少动、强直和震颤等,早期可单独或与安坦合用。

(3) 复方左旋多巴:可增强左旋多巴的疗效并减少其外周副作用,是治疗PD最基本、最有效的药物,对震颤、强直、运动迟缓等均有较好疗效。临床常用药物有美多芭和息宁。

(4) 多巴胺受体(DR)激动剂:能激活多巴胺受体,起到类似多巴胺的作用。一般主张与复方左旋多巴合用,发病年龄轻的早期病人可单独应用。常用药物有普拉克索和吡贝地尔等。

(5) 儿茶酚-氧位-甲基转移酶(COMT)抑制剂:抑制左旋多巴在外周的代谢,维持左旋多巴稳定的血浆浓度,加速通过多巴胺血脑屏障,增加脑内多巴胺含量。一般与复方左旋多巴制剂合用,增强后者疗效,减少症状波动。常用药物有恩托卡朋等。

(6) 单胺氧化酶B(MAO-B)抑制剂:抑制神经元内多巴胺分解,增加脑内多巴胺含量。合用复方左旋多巴有协同作用,减少左旋多巴约1/4用量,延缓开关现象,有神经保护作用。常用药物有司来吉

兰等。

2. 外科治疗　对于长期药物治疗疗效明显减退，同时出现异动症的病人可考虑手术治疗，但手术只是改善症状，不能根治，术后仍需药物治疗。手术方法有立体定向神经核毁损术和脑深部点刺激术（DBS）及目前正在探索的采用干细胞移植结合基因治疗的新方法。

3. 康复治疗　包括语音语调训练，面肌锻炼，手部、四肢及躯干锻炼，松弛呼吸肌锻炼，步态及平衡锻炼，姿势恢复锻炼等。心理疏导与疾病教育也是PD的重要综合治疗措施。

多巴胺与帕金森病的治疗

1958年瑞典科学家Carlsson及其学生确定兔、狗脑内含有多巴胺，并主要存在于纹状体内，提出多巴胺可能是脑内独立存在的神经递质。1960年奥地利科学家Hornykiewicz在帕金森病人脑标本中发现纹状体多巴胺含量明显减少，他尝试着将小剂量左旋多巴给病人静脉注射，取得了惊人疗效。但随后5年的不同研究又否定了此结果，导致两派纷争。直到1967年美国的Cotzias和Yahr通过持续大剂量口服以及双盲研究的有效验证才使纷争得以休止，多巴胺开始广泛应用于帕金森病的治疗。随后，科学家们又把苄丝肼和卡比多巴与左旋多巴合用，取得了疗效好、用药少、副作用明显减轻的效果，1975年复方左旋多巴正式上市，并逐渐取代了左旋多巴，成为当今治疗帕金森病的最有效药物。

【护理诊断/问题】

1. 移动能力障碍　与黑质病变、锥体外系功能障碍所致震颤、肌强直、体位不稳、随意运动异常有关。

2. 长期性低自尊　与震颤、流涎、面肌强直等身体形象改变和言语障碍、生活依赖他人有关。

3. 有受伤害的危险　与帕金森病引起的运动迟缓、步态异常有关。

【护理目标】

1. 能正视自己的躯体活动障碍，尽己所能维持日常生活自理。

2. 能保持良好的心理状态，情绪稳定。

3. 不发生意外伤害。

【护理措施】

（一）一般护理

1. 休息与活动

（1）加强生活护理：主动了解病人需要，协助病人洗漱、进食、沐浴、大小便护理和做好安全防护；对于出汗多、皮脂腺分泌亢进的病人勤换被褥、衣服，勤洗澡，做好皮肤护理，增进病人舒适。

（2）帮助和鼓励自理：指导和鼓励病人自我护理，为病人提供便于穿脱的鞋袜、衣服、高度合适的床位（坐位脚能着地）、高脚椅、粗柄牙刷、吸水管、固定碗碟的防滑垫、大手柄的餐具等，日常用品放在病人伸手可及处，方便病人取用。

（3）运动护理：告知病人运动锻炼的目的是防止和推迟关节强直与肢体挛缩，维持身体的灵活性，增加肺活量，防止便秘，保持并增强自我照顾能力，与病人及家属共同制订切实可行的具体锻炼计划。

2. 饮食护理　给予高热量、高维生素、高纤维素、低盐、低脂、适量优质蛋白的易消化饮食，并根据病情变化及时调整和补充各种营养素，戒烟酒。由于高蛋白饮食会降低左旋多巴类药物的疗效，故不宜盲目给予过多蛋白质；槟榔为拟胆碱能食物，可降低抗胆碱能药物的疗效，也应避免食用。进食或饮水时抬高床头，保持坐位或半卧位，给予充足的时间和安静的进食环境，必要时进软食、半流食或用吸管吸食。对于吞咽困难、饮水呛咳的病人要及时插胃管给予鼻饲，防止经口进食引起误吸、窒息或吸入性肺炎。注意动态评估病人的饮食、体重变化及实验室指标变化，做好营养状况监测。

（二）病情观察和护理

治疗及用药过程中要仔细观察震颤、肌强直和其他运动功能、语言功能的改善程度，观察病人起

坐速度、步行姿态、讲话的音调与流利程度，写字、梳头、扣纽扣、系鞋带以及进食动作等，以确定药物疗效。注意观察病情变化：①“开-关现象”。指症状在突然缓解（开期，常伴异动症）与加重（关期）两种状态之间波动，一般“关期”表现为严重的帕金森症状，持续数秒或数分钟后突然转为“开期”；多见于病情严重者，一般与服药时间和剂量无关，不可预料，处理比较困难，适当加用多巴胺受体激动剂，可以防止或减少发生。②剂末恶化。又称疗效减退，指每次服药后药物作用时间逐渐缩短，表现为症状随血药浓度发生规律性波动。③“异动症”。表现为舞蹈症或手足徐动样不自主运动、肌强直或肌阵挛，可累及头面部、四肢和躯干，有时表现为单调刻板的不自主动作或肌张力障碍。

（三）用药护理

告知病人正确的服药方法及注意事项，密切观察病情变化及药物的副作用（表 8-73-1）。

表 8-73-1 帕金森病常用药物的作用、不良反应及用药注意事项

药物	不良反应	用药注意事项
多巴丝肼卡左双多巴控释片（息宁）	恶心、呕吐、便秘、幻觉、异动症、开/关现象	需服药数天或数周才见效；避免咀嚼药片；出现开/关现象时最佳服药时间为饭前 30 分钟或饭后 1 小时，避免与高蛋白食物及维生素 B_6 一起服用；避免突然停药
普拉克索吡贝地尔	恶心、呕吐、眩晕、疲倦、口干、直立性低血压、嗜睡、幻觉与精神障碍	首次服药后应卧床休息，如有口干舌燥可嚼口香糖或多饮水；避免开车或操作机械；为轻微兴奋剂，尽量在上午用药，以免影响睡眠
恩托卡朋	恶心、呕吐、神智混乱、不自主动作、尿黄	与多巴丝肼或卡左双多巴控释片一起服用
司来吉兰	恶心、呕吐、眩晕、疲倦、做梦、不自主动作	为轻微兴奋剂，尽量在上午用药，以免影响睡眠；溃疡病人慎用
苯海索	恶心、呕吐、眩晕、疲倦、视物模糊、口干、便秘、排尿困难	不可立即停药，需缓慢减量，以免症状恶化；青光眼或前列腺肥大者禁用
盐酸金刚烷胺	恶心、呕吐、眩晕、失眠、意识模糊、踝部水肿、惊厥、玫瑰斑	尽量在黄昏前服用，避免失眠；肾功能不全、癫痫、严重胃溃疡、肝病病人慎用，哺乳期妇女禁用

（四）心理护理

帕金森病病人由于疾病影响会产生焦虑、恐惧甚至绝望心理。护士应细心观察病人心理反应，鼓励病人表达并注意倾听他们的心理感受，及时给予正确的信息和引导。鼓励病人尽量维持过去的兴趣爱好，多与他人交往；指导家属关心体贴病人，为病人创造良好的亲情氛围。保持个人卫生和着装整洁以尽量维护自我形象，减少因形象紊乱而引起的不良心理情绪。

（五）健康指导

1. 疾病知识指导　告诉病人及家属，PD 是一种慢性进展性疾病，至疾病晚期往往因严重肌强直、全身僵硬终致卧床不起，常死于压疮、感染、外伤等并发症，应帮助病人及家属掌握疾病相关知识和自我护理方法，帮助分析和消除不利于个人及家庭应对的各种因素，制订切实可行的护理计划并督促落实。

2. 生活指导

（1）皮肤护理指导：病人因震颤和不自主运动，出汗多，易造成皮肤刺激和不舒适感，皮肤抵抗力降低，还可导致皮肤破损和继发皮肤感染，应勤洗勤换，保持皮肤卫生；中晚期病人因运动障碍，卧床时间增多，应勤翻身勤擦洗，防止局部皮肤受压和改善全身血液循环，预防压疮。

（2）活动与休息指导：指导病人进行如鼓腮、伸舌、噘嘴、龇牙、吹吸等面肌功能训练改善面部表情和吞咽困难，协调发音；进食后及时清洁口腔，擦拭嘴角分泌物，保持个人卫生，维护自我形象。鼓励病人维持和培养兴趣爱好，坚持适当的运动和体育锻炼，做力所能及的家务等，可以延缓身体功能障碍的发生和发展，从而延长寿命，提高生活质量。病人应树立信心，坚持主动运动，如散步、打太极拳等，保持关节活动的最大范围；加强日常生活动作锻炼，进食、洗漱、穿脱衣服等应尽量自理；卧床病

人协助被动活动关节和按摩肢体，预防关节僵硬和肢体挛缩。

（3）安全指导：指导病人避免登高和操作高速运转的机器，不要单独使用煤气、热水器及锐利器械以防意外；避免让病人进食带骨刺的食物和使用易碎的器皿；直立性低血压病人睡眠时应抬高床头，可穿弹力袜，避免快速坐起或下床活动，防止跌倒；外出时需人陪伴，尤其是精神智能障碍者其衣服口袋里要放置写有病人姓名、住址和联系电话的"安全卡片"，或佩戴手腕识别牌，以防走失。

（4）照顾者指导：①本病为一种无法根治的疾病，病程长达数年或数十年，家庭成员身心疲惫，经济负担加重，容易产生无助感。医护人员应关心照顾者及家属，倾听他们的感受，理解他们的处境，尽力帮他们解决困难、走出困境，以便给病人更好的家庭支持。②照顾者应关心体贴病人，协助进食、服药和日常生活的照顾。③督促病人遵医嘱正确用药，防止错服、漏服。④细心观察，积极预防并发症和及时识别病情变化。⑤当病人出现发热、外伤、骨折、吞咽困难或运动障碍、精神智能障碍加重时应及时就诊。

【护理评价】

经过治疗和护理，评价病人是否达到：①能维持基本生活自理。②能正视疾病，自卑、焦虑情绪缓解。③未发生意外伤害并能主动避免意外伤害发生。

（林蓓蕾）

思考题

王先生，62岁。3年前开始出现手抖、行走时起步困难。静止性震颤起始于一侧上肢，静止时明显，运动时减轻，睡眠时停止，后逐渐扩展至四肢。未诊治，病情逐渐加重，伴生活自理能力下降而入院就诊。病情加重后病人不愿出门和交友。护理体检：T 36.5℃，P 78次/min，R 21次/min，BP 135/85mmHg。视诊神志清楚，步态不稳，行走时呈"前冲步态"。至当地医院诊断为"帕金森病"，给予美多芭和普拉克索药物口服，剂量不详。近日家人提及，王先生总诉说时常看到有其他人或动物在卧室里，他起身去检查是否真实存在。

请思考：

（1）护士应重点评估什么内容？

（2）列举该病人主要的护理诊断/问题并给出相应的护理措施。

思路解析

扫一扫、测一测

笔记

第九篇　肌肉骨骼和结缔组织疾病病人的护理

第七十四章　概述

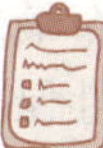

学习目标

1. 掌握运动系统疾病病人的护理评估、牵引术和石膏固定术的护理。
2. 熟悉运动系统疾病病人的结构与功能。
3. 了解运动系统疾病的病因及发病机制。
4. 能全面准确地对运动系统疾病病人进行评估，做出正确的护理诊断，实施恰当的护理措施，并对病人进行健康指导。

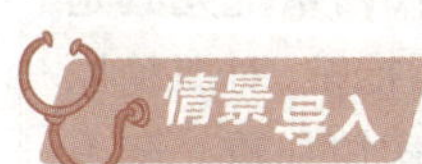

孙先生，男，18岁。主诉：左小腿跌伤、疼痛、活动障碍3小时。

病人晨跑时摔倒，当即感到左小腿剧烈疼痛，不能站立和行走，继而局部肿胀；经检查并摄X线片后，诊断"左腿胫骨骨折"而入院。骨科检查：左小腿外旋30°，中段肿胀明显，皮肤发亮，无破损，皮下淤血呈青紫色。左小腿中段触痛明显，有纵向挤压痛，有异常活动，骨传导音中断。左足背动脉可扪及，左足五趾末梢色泽、皮温与健侧同，足趾自主活动，且感觉正常。左膝、踝、髋关节外观无畸形，被动活动可达正常范围。右下肢各关节活动及感觉亦正常。

请问：

1. 病人出现哪些临床表现？
2. 病人进行了哪些专科检查？

第一节　运动系统的结构与功能

运动系统（musculoskeletal system）由骨、骨连接和骨骼肌三部分组成。骨与不同形式的骨连接构成骨骼，形成人体的支架。骨骼肌附于骨上，在神经支配下，以可动的骨连接为枢纽，牵动邻近骨骼产生运动。

一、骨

1. 骨的结构与分类　骨由骨质、骨膜、骨髓构成，按照形态分为长骨、短骨、扁骨和不规则骨四类。

2. 骨的功能

（1）支持：骨骼形成人体支持架构，可以维持身体外形、支撑体重和内部器官，以及维持姿势。

(2) 保护:骨和骨连接构成颅腔、胸腔、腹腔外壁,保护内部的重要器官。

(3) 运动:骨为肌肉提供附着面,肌肉收缩牵动骨产生运动。

(4) 造血:红骨髓具有造血功能,约从六岁起,长骨内红骨髓逐渐失去造血功能成为黄骨髓。

(5) 储存钙、磷:骨是钙、磷的存储库,参与钙、磷代谢的调节。

二、骨连接

骨与骨之间借纤维结缔组织、软骨和骨相连接,称骨连接。骨连接可分为直接连接(不动连接)和间接连接(可动连接,关节)两种。

1. 关节结构与分类　关节由关节面、关节囊和关节腔组成。各骨相互接触处的光滑面为关节面,表面有软骨覆盖。关节囊由结缔组织组成。关节腔是关节软骨和关节囊所构成的密闭腔隙。按关节运动轴的多少可分为单轴关节、双轴关节和多轴关节。

2. 关节功能　关节具有良好的运动功能。可通过矢状轴行内收、外展运动;冠状轴进行屈、伸运动;垂直轴进行旋转运动。

三、骨骼肌

骨骼肌又称随意肌,可受意识支配而运动。人体骨骼肌分布于全身各处,尤以四肢肢体分布最多。骨骼肌在躯体神经支配下可进行随意运动;肌肉弹性可减缓外力冲击;肌肉内感受器可反射性保持肌肉紧张度,维持人体姿势和运动协调;肌肉收缩还可产生热量,维持正常体温。

骨骼肌与糖代谢

骨骼肌占人体体重的40%以上,是胰岛素刺激状态下摄取葡萄糖的主要部位,在体内糖代谢平衡中发挥着重要作用,而正常糖代谢又是维持骨骼肌正常结构及生理功能必需的。骨骼肌主要利用储存的糖原及循环中的葡萄糖作为能源来维持细胞的正常代谢及功能。糖代谢紊乱尤其是高血糖对骨骼肌代谢、结构与功能有着明显的影响,包括高血糖导致骨骼肌胰岛素抵抗、对肌糖原代谢的影响、肌萎缩以及血管异常等,肌组织病变反过来又会影响代谢的控制,使病情加重。随着研究的深入,骨骼肌有望成为糖尿病防治的一个重要靶点。

第二节　运动系统疾病病人的护理评估

一、健康史

评估病人有无受伤史,受伤时外力的性质、强度大小和方向,现场救治情况。有无糖尿病、代谢性疾病等与运动系统疾病相关的病史、用药史,及药物的种类、剂量、副作用,是否对运动系统造成损害。

二、身体状况

1. 全身症状　多发性骨折、骨盆骨折、股骨干骨折等严重损伤可发生出血、疼痛、发热甚至休克。骨肿瘤病人可发生营养不良。

2. 局部状况

(1) 疼痛:骨折、关节脱位、骨关节感染、骨肿瘤等都引起病变局部的疼痛。评估疼痛的部位、性质、范围、发生及持续时间、有无加重或缓解、影响疼痛的因素、有无放射痛等。

(2) 肿胀或肿块:骨折、骨关节感染等可引起病变部位肿胀。评估肿胀的程度、范围、颜色等;若有肿块评估肿块的大小、质地、与周围组织有无粘连、边界是否清楚、活动度等。

(3) 畸形:骨折病人因骨的损伤、移位导致局部缩短、伸长、成角等畸形;关节脱位、损伤病人可因

两骨失去正常对合关系发生畸形；评估畸形的种类、原因等。

（4）功能障碍：骨、关节与肌肉的损伤可引起局部支撑、运动功能障碍，评估功能障碍的程度、范围。

3. 理学检查　是临床上最基本、最主要的检查方法。检查时应遵循下列原则：①体位。一般取仰卧位，上肢及颈部检查取坐位，下肢和腰背部检查可取下蹲位，特殊检查采取特殊体位。②充分暴露检查部位，需要时暴露健侧以做对比。③一般先行全身检查，再行局部检查。先查健侧，后查患侧；先查病变远处，后查病变近处；先主动运动检查，后被动运动检查；若遇危重病人应首先进行急救，避免因不必要的检查和处理而延误治疗。

（1）视诊：观察姿势、步态与活动有无异常；脊柱、四肢有无畸形；局部皮肤有无发红、窦道、瘢痕、色素沉着或静脉怒张；有无软组织肿胀或肌萎缩，与健侧相应部位是否对称。

（2）触诊：病变部位有无压痛、压痛程度及性质；骨性标志有无异常，有无异常活动及骨擦音；局部有无包块，包块的大小、硬度、活动度、有无波动感；皮肤感觉及温度有无异常，动脉搏动是否正常等。

（3）叩诊：有无叩击痛，包括轴向叩痛、棘突叩痛、脊柱间接叩痛等。

（4）听诊：有无骨擦音、关节弹响等；借助听诊器检查骨传导音和肢体有无血管杂音。

（5）动诊：两侧对比检查关节的活动及肌肉收缩力，包括主动运动、被动运动和异常活动情况。注意有无活动范围异常及假关节活动。

（6）量诊：测量肢体的长度、周径、轴线、关节的活动范围。①肢体长度：患肢与健肢放同一位置，在肢体上定出骨性标志测其距离。上肢测量标志：肩峰至桡骨茎突/中指尖；下肢测量标志：髂前上棘至胫骨内踝/外踝。②肢体周径：定出相对应的部位测量，双侧对比。③关节运动幅度：用量角器测量，以关节中合位为0°测各方向的活动度。

（7）神经系统检查：检查肌力、深浅感觉障碍的程度，检查周围神经，及进行生理反射和病理反射检查。

4. 特殊检查

（1）压头试验（Spurling征）：病人端坐，头后仰并偏向患侧，检查者用手掌在其头顶加压，出现颈痛并向患手放射，即为压头试验阳性（图9-74-1）。常见于神经根型颈椎病。

（2）上肢牵拉试验（Eaton征）：病人取坐位，头偏向健侧，检查者一手抵病人患侧头部，一手握患侧腕部，双手反向牵拉。因臂丛神经被牵张，刺激已受压的神经根出现放射痛或麻木感，即为上肢牵拉试验（图9-74-2）。常见于颈椎病。

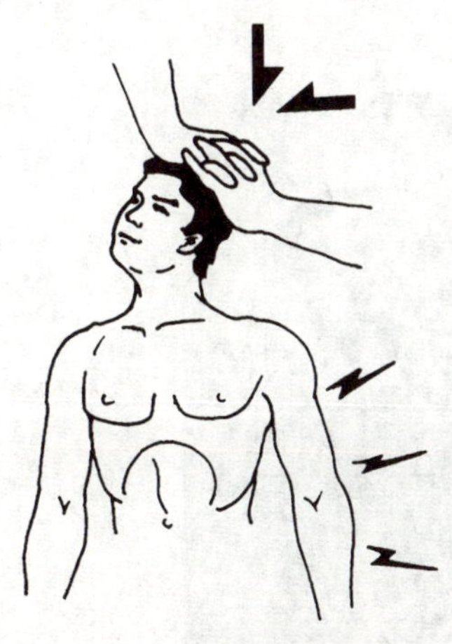

图9-74-1　压头试验

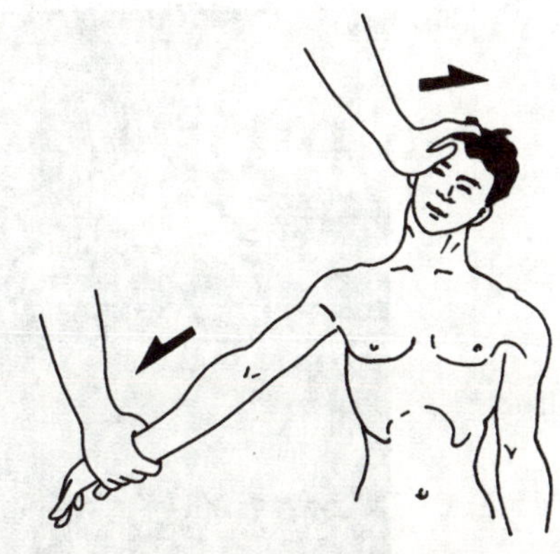

图9-74-2　上肢牵拉试验

（3）搭肩试验（Dugas征）：病人坐位或站立位，肘关节屈曲，将手搭于对侧肩部，且肘部能贴近胸壁为正常。如能搭于对侧肩部，但肘部不能贴近胸壁；或肘部能贴近胸壁，但手不能搭于对侧肩部，均为阳性，提示可能有肩关节脱位（图9-74-3）。

（4）直腿抬高及加强试验：病人双下肢伸直仰卧，检查者一手扶住病人膝部使其膝关节伸直，另

一手握住踝部并缓慢将其抬高，在60°以内病人产生下肢放射痛即为直腿抬高试验阳性。在此基础上可以进行直腿抬高加强试验，即检查者缓慢放低病人患肢高度，至放射痛消失，再被动背屈踝关节，以牵拉坐骨神经，若引起下肢放射痛即为加强试验阳性（图9-74-4）。

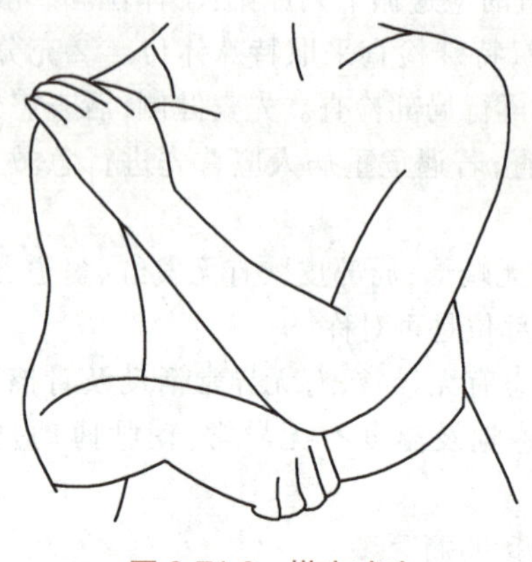

图9-74-3 搭肩试验

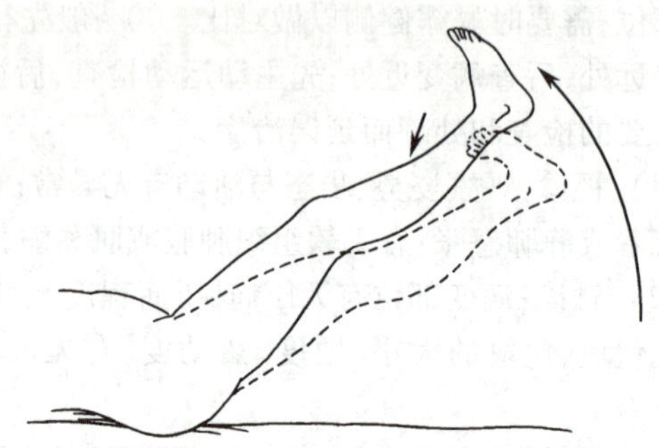

图9-74-4 直腿抬高试验（实线）及加强试验（虚线）

（5）骨盆挤压与分离试验：病人仰卧，检查者双手从其双侧髂前上棘用力向中心相对挤压或向外后方分离，诱发疼痛者为阳性，常提示骨盆骨折（图9-74-5）。

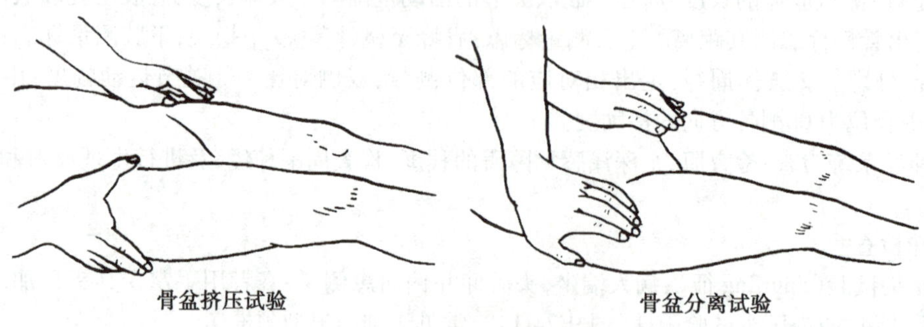

图9-74-5 骨盆挤压与分离试验

（6）浮髌试验：病人仰卧，患肢膝关节伸直，放松股四头肌，检查者一手挤压髌上囊，使关节液积聚于髌骨下方关节腔，另一手示指轻压髌骨，如有浮动感觉，放松后则髌骨浮起，则为阳性，提示关节腔积液。一般积液量达到50ml，浮髌试验即可阳性（图9-74-6）。

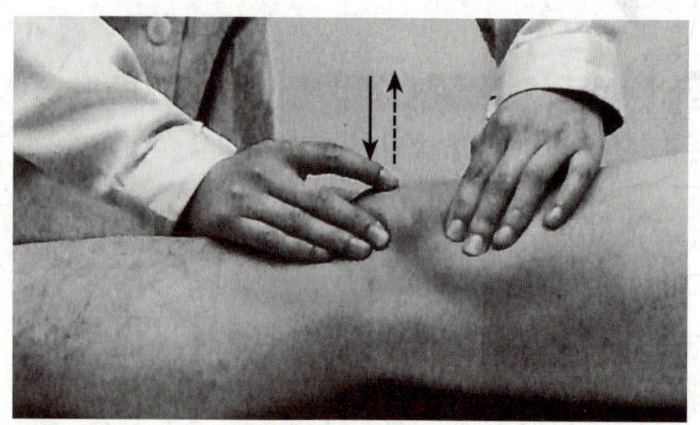

图9-74-6 浮髌试验

三、心理-社会支持状况

评估病人有无因突然发生外伤、骨折，使其活动受限，而产生焦虑、烦躁等情绪及恐惧感，评估病人的支持系统及为病人提供支持的程度。

四、辅助检查

1. X线检查　对骨科疾病的诊断有十分重要的作用，可确定骨折的部位、移位等情况。造影检查以确定关节腔、椎管等部位的病变。

2. CT、MRI检查　对脊柱及四肢肿瘤、结核、炎症、脊柱骨折、脱位等有定位、诊断及鉴别诊断价值。

3. 核素骨扫描　常用于骨肿瘤、骨转移瘤、骨缺血性坏死、急性血源性骨髓炎等的早期诊断。

4. 内镜检查　如关节镜、椎间孔镜等检查，同时可起到诊断和治疗的作用。

第三节　运动系统疾病常用诊疗技术与护理

一、牵引病人的护理

牵引术(traction)是利用牵引力和反牵引力达到整复和维持复位固定的治疗方法。包括皮肤牵引、兜带牵引和骨牵引。

皮肤牵引是用贴敷于患肢皮肤上的胶布或包捆患肢的牵引带，将牵引力传递到骨骼的牵引方法；兜带牵引是利用布带或海绵兜带兜住身体突出部位施加牵引力的一种牵引方法；两者称为间接牵引。骨牵引是将不锈钢针穿入骨骼的坚硬部位，通过钢针直接牵引骨骼的方法，又称直接牵引。

【适应证】

1. 骨折、关节脱位的复位及维持复位后的稳定。

2. 挛缩畸形的矫正治疗和预防。

3. 炎症肢体的抬高和制动。

【禁忌证】

局部皮肤受损和对胶布或泡沫塑料过敏者禁用皮牵引。局部有炎症或开放性创伤污染严重者、肿瘤、血友病、局部骨折、骨质疏松、小儿或老年人不能耐受牵引者不进行骨牵引。

【操作前准备】

1. 解释工作　向病人介绍牵引的重要性、目的及注意事项，使病人更好地配合治疗。

2. 皮肤准备　牵引肢体局部皮肤须用肥皂和清水擦洗干净，去除油污，必要时剃毛。行颅骨牵引时应剃除全部头发。

3. 用物准备　皮牵引备胶布、绷带、扩张板、安息香酸酊等；骨牵引备牵引器械包、切开包等；另外备牵引床、牵引架、牵引绳、重锤、床脚垫等。

【操作过程与配合】

1. 皮肤牵引　牵引重量小，一般不超过5kg。牵引时间一般为2~4周。

(1) 胶布牵引：多用于四肢牵引。①根据肢体的粗细及粘贴部位选择适当宽度的胶布，在患肢远端胶布中央贴一块比肢体远端稍宽，且有中央孔的扩张板。②剃净患肢汗毛，洗净后涂上安息香酸酊(婴幼儿除外)，以增加黏合力及减少对胶布过敏。③在骨隆突出处加衬垫，防止局部压迫。④沿肢体纵轴粘贴胶布于肢体两侧并使之与皮肤紧贴，平整无皱褶。⑤胶布外用绷带缠绕，防止松脱(图9-74-7)。⑥借牵引绳通过滑轮进行皮肤牵引。

(2) 海绵带牵引：将海绵带平铺于床上，用大毛巾包裹牵引肢体，骨突处垫以衬垫，将肢体包好，扣上尼龙搭扣，拴好牵引绳，进行牵引。

2. 兜带牵引　常用的有枕颌带牵引、骨盆带牵引和骨盆悬吊牵引。适用于颈椎骨折、脱位，颈椎间盘突出症，腰椎间盘突出症及骨盆骨折等病人。

(1) 枕颌带牵引：可选择坐位或卧位牵引。用枕颌带托住病人下颌和枕骨粗隆部，向头顶方向牵引，牵引时使枕颌带两上端分开，保持比头稍宽的距离，牵引重量为3~10kg。多用于软组织疾病和颈椎间盘突出症等病人(图9-74-8)。

(2) 骨盆兜带牵引：用骨盆牵引带托住病人的骨盆，保证其宽度的2/3在髂嵴以上的腰部，两侧各有一个牵引带，向脚底方向牵引，牵引总重量一般为10kg。可抬高床尾20~30cm，使人体的重量成

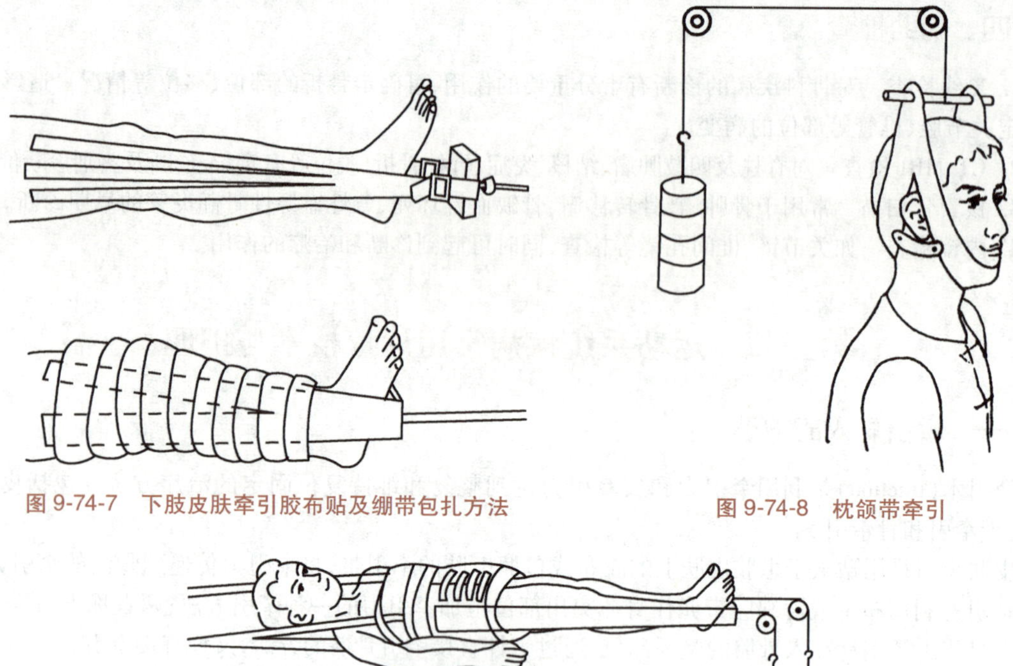

图 9-74-7　下肢皮肤牵引胶布贴及绷带包扎方法

图 9-74-8　枕颌带牵引

图 9-74-9　骨盆兜带牵引

为反牵引力。用于腰椎间盘突出症、腰骶关节脱位和腰部肌肉痉挛等疾病病人(图 9-74-9)。

(3) 骨盆悬吊牵引:将兜带从后方包托骨盆,前方两侧各系牵引绳,交叉至对侧上方,通过滑轮及牵引架进行牵引。牵引重量以将臀部抬离床面 2~3cm 为宜。用于骨盆骨折有明显分离移位或骨盆环骨折有向上移位或分离移位者(图 9-74-10)。

3. 骨牵引　牵引力量大、持续时间长。常用的部位有颅骨骨板、尺骨鹰嘴、股骨髁上、胫骨结节及跟骨等。常用于颈椎骨折、脱位、肢体开放性骨折等病人。

(1) 局部皮肤消毒、铺巾,局麻至骨膜下。

(2) 进针:①四肢牵引。做皮肤小切口,协助医生用手摇钻将牵引针钻入骨质,并穿过骨质和对侧皮肤。针孔处皮肤用酒精纱布覆盖,牵引针的两端套上软木塞或有胶皮盖的小瓶,以免刺伤皮肤或划破被褥。②颅骨牵引。用安全钻头钻穿骨外板,将牵引弓两侧的钉尖插入此孔,旋紧固定螺丝,扭紧固定,以防滑脱(图 9-74-11)。

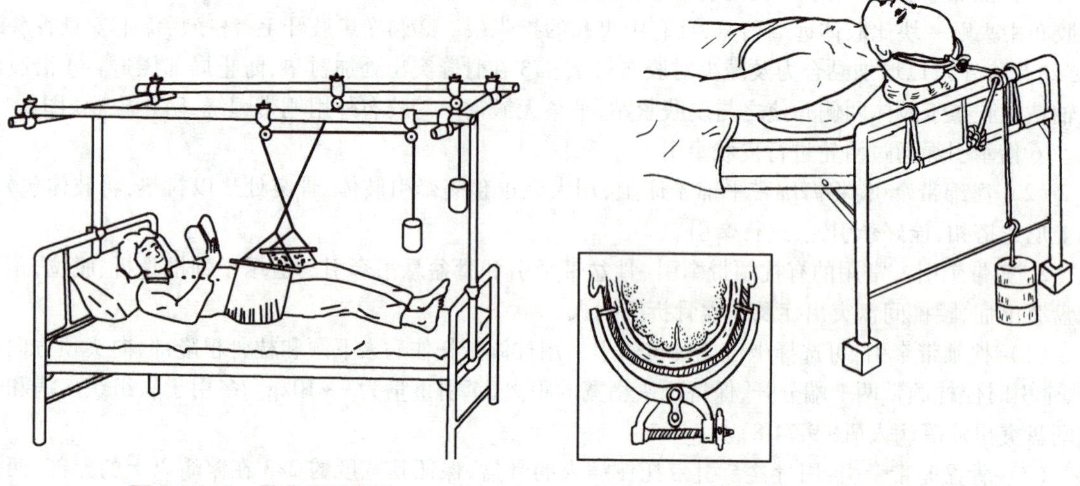

图 9-74-10　骨盆悬吊牵引

图 9-74-11　颅骨牵引

笔记

（3）牵引：系上牵引绳，通过滑轮，按所需牵引重量加上牵引锤进行牵引。上肢牵引重量一般为体重的1/20～1/15，下肢牵引为体重的1/10～1/7；颅骨牵引重量一般为6～8kg，不超过15kg；牵引时间一般不超过12周。

【操作后护理】

1. 生活护理　持续牵引病人，生活不能完全自理，应协助病人满足正常的生理需要。

2. 体位　牵引期间要保持病人躯干平直位，脊柱与骨盆垂直，牵引绳与患肢在一条轴线上；颅骨牵引病人要使头、颈、躯干与牵引绳在一条轴线上；移动病人时，要先拉住牵引绳并暂时取下牵引锤后，方可移动病人。

3. 保证有效的牵引

（1）牵引装置正常，保证皮牵引时胶布、绷带、海绵带无松脱，扩张板位置正确；颅骨牵引时，定期检查并拧紧螺母，防止牵引弓滑脱。

（2）牵引绳不可随意放松或受压，保持牵引绳在滑车内。

（3）保持牵引锤悬空，不可着地或靠于床架上，且距地面距离适宜，不可随意增减牵引重量。

（4）设置反牵引力：颅骨牵引时，抬高床头；下肢牵引时，抬高床尾，一般抬高15～30cm。若身体移动，抵住床头或床尾，应及时调整，以免失去反牵引力。

4. 维持有效血液循环　牵引期间注意听取病人有无疼痛、麻木等主诉；观察肢端皮肤颜色，触诊肢端温度、动脉搏动，检查指（趾）活动、毛细血管充盈时间，测量肢体周径等，如发生异常，应检查有无局部包扎过紧、牵引重量过大等，并及时报告医生。

5. 皮肤护理　皮牵引时，注意观察胶布粘贴部位有无胶布过敏、水疱、溃疡等发生，局部皮肤加以保护，防止皮肤损伤。一旦发现胶布过敏、水疱、溃疡等现象，应改用其他牵引方法，并及时处理局部反应。

6. 预防并发症的发生

（1）骨牵引针孔处感染：保持针孔处清洁、干燥，针孔处每天用75%酒精消毒2次，防止感染。如针孔感染及时处理，必要时拔针换位牵引。

（2）牵引过度：定期测量牵引肢体的长度，并与健侧肢体进行对比，防止牵引过度。

（3）损伤或压疮：颅骨牵引的病人应预防颈椎骨折移位、颈髓损伤，翻身时应采用轴线翻身法。皮牵引病人防止因胶布过敏及海绵带松散或脱落等引起皮肤损伤；骨突出部位垫棉垫，防止压疮发生。

（4）肌肉萎缩、关节僵硬及足下垂：保持肢体功能位，注意肢体保暖，每天进行肌肉及关节功能练习，防止肌肉萎缩及关节僵硬。足部可用托脚板、沙袋或矫正鞋托起，防止足下垂发生。

7. 心理护理　病人由于活动受到限制，常出现不同程度的心理变化，应给予积极的心理疏导，以使病人处于良好的心理状态。

8. 健康指导　向病人及家属说明牵引的目的，牵引期间应注意的问题，以使病人积极配合治疗，达到有效牵引的目的；指导病人早期进行功能锻炼，防止并发症发生。

二、石膏绷带固定病人的护理

石膏绷带固定术（plaster bandage fixation）利用熟石膏遇到水分时可重新结晶而硬化的特性，达到固定骨折，制动肢体的目的。石膏固定可分为石膏床、石膏背心、人字形石膏、各种管型石膏和石膏托等（图9-74-12）。

【适应证】

1. 骨折复位、关节脱位复位、关节损伤的固定。
2. 各种畸形的矫正及手术后的固定。
3. 骨与关节急慢性炎症的局部固定。
4. 周围神经、血管、肌腱损伤或断裂手术修复术后，皮瓣移植术后的固定。

【禁忌证】

1. 全身情况差，如心、肺、肾功能不全或患有进行性腹水的病人。

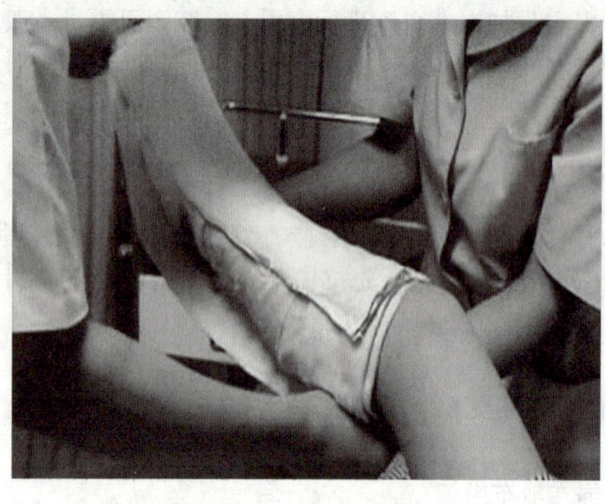

图 9-74-12　石膏托固定

2. 年龄过大、过小或体力衰弱者禁做巨大型石膏。

3. 怀疑患部伤口有厌氧菌感染。

4. 孕妇禁忌做躯干部大型石膏。

【操作前准备】

1. 解释工作　向病人解释石膏固定的目的、意义及注意事项。

2. 影像学检查　对患处拍 X 线片以备术后对照。

3. 皮肤准备　用肥皂及清水清洁皮肤并擦干。有伤口者及时更换敷料，发现皮肤异常应记录并报告医生。

4. 用物准备　石膏绷带、普通绷带、衬垫、剪刀、支撑木棍、木板、尺子、有色笔等。测量固定部位，确定需要石膏绷带的数量。

【操作过程与配合】

1. 体位　肢体关节固定于功能位或所需要的特殊位置。

2. 覆盖衬垫　在石膏固定处的皮肤覆盖衬垫，如棉织筒套、棉垫或棉纸等。

3. 浸透石膏　将石膏卷或折叠的石膏条带平放并完全浸没水中(水温约 40℃)，待气泡排尽后取出，手持两端挤出多余的水分。

4. 石膏包扎　石膏卷贴着躯体由近向远、向前推动，边推边抚平绷带，使绷带各层贴合紧密，无缝隙且平滑无褶。缠绕绷带时，每一圈绷带盖住上一圈绷带的下 1/3，一般包 5~7 层，绷带边缘、关节部位及骨折处要多包 2~3 层。

5. 捏塑、干燥　在石膏未定型前适当捏塑，使石膏在干固的过程中固定牢稳而不移动位置。将石膏暴露在空气中使石膏自然风干，天气较冷时可用吹风机吹干。

6. 修正边缘　将衬垫从内面向外拉出少许包在石膏边缘，或用宽胶布沿石膏边包起来，在石膏表面涂上石膏糊使表面平整。

7. 标记　用红记号笔在石膏外标记石膏固定的日期及预定拆石膏的日期。

8. 开窗　若局部需要减压、伤口引流、换药时，可在石膏上开窗。已开窗的石膏必须用棉花填塞于石膏窗内，或将石膏盖复原后放在窗面，绷带稍加压包扎，防止软组织突出。

【操作后护理】

1. 体位和患肢制动　躯干部石膏固定的病人，应采取平卧或侧卧于硬板床，身体保持水平位，勿扭曲。四肢石膏固定的病人，应垫软枕抬高患肢，并保持肢体处于功能位。

2. 防止受压　石膏未干固前切勿压迫、牵拉活动，不要搬动病人，若必须搬动时，应用手掌平托石膏固定的肢体，不可用手指抓捏，以防石膏折断、变形或形成凹陷。石膏干固后脆性增加，故搬运时应平托加以保护。

3. 保持肢体有效循环　注意观察肢体远端的血供、感觉和活动情况，如出现异常应立即通知医生，给予石膏剪开减压。天气寒冷时，注意石膏固定部位保暖，防止寒冷使肢体远端肿胀。

4. 皮肤护理　保护石膏边缘及受压部位的皮肤，定时按摩，防止损伤；皮肤发痒时应禁止病人将任何物品伸入石膏管型内搔抓或将石膏内衬垫取出；保持床单位清洁、干燥，防止骨突出部位受压。

5. 并发症的观察与护理

(1) 石膏综合征：躯干部石膏固定的病人，由于胸部或上腹部包裹过紧，影响呼吸，或进食后胃的容纳和扩张而导致。应注意观察有无呼吸困难、腹胀、恶心、呕吐等情况，指导病人少量多餐，不要进食过饱。如出现异常应立即通知医生处理。

(2) 骨筋膜室综合征：观察石膏固定肢体的末梢血供情况，如皮肤颜色、温度、感觉、动脉搏动等情况，发现异常，立即剪开石膏进行减压。

(3) 压疮：石膏绷带包扎压力不均匀，使石膏凹凸不平或关节塑形不好；石膏未干透时用手指支

托石膏,压出凹陷或石膏放在硬物上,造成石膏变形,石膏内衬不平整等,都可使石膏内壁对局部造成固定的压迫,进而形成压疮。石膏内骨突出部位及石膏边缘部位应垫好棉垫,防止压迫和摩擦皮肤。对石膏边缘及骨突出部位给予按摩,2~3 次/d,防止压疮的发生。

(4) 感染:注意观察石膏内伤口有无渗液,渗液的颜色、范围、有无异味等,如出现腐臭味,考虑石膏内伤口感染,应立即通知医生给予处理。

(5) 肌肉萎缩、关节僵硬:肢体经长期固定,静脉和淋巴回流不畅,关节周围组织中将浆液纤维素性渗出和纤维蛋白沉积,关节内外组织发生纤维粘连,同时关节囊和周围肌肉挛缩,可造成关节活动不同程度障碍。石膏固定的当日即可指导病人在石膏管内进行肌肉的等长舒缩运动。病情允许可协助病人扶拐下床活动,石膏拆除后,进行肌肉及关节的按摩和功能锻炼 2~4 次/d。

6. 心理护理 及时了解病人的心理状态,消除病人的焦虑等不良情绪,增强病人战胜疾病的信心。

7. 健康指导 向病人及家属说明石膏固定期间的体位及注意事项;多食蔬菜、水果,防止便秘;指导病人进行功能锻炼。保持石膏清洁,特别是会阴及臀部附近的石膏。长期上石膏的肢体,在拆除固定后的一段时间内,肢体可出现肿胀,可用弹性绷带或一般绷带包扎,同时积极主动活动肢体,必要时佐以理疗等。

3D 打印技术在骨科的研究及应用进展

3D 打印技术是一种以数字模型数据为基础,运用可黏合材料,通过逐层打印的方式来制造物体模型的技术。3D 打印技术在骨科主要应用于以下方面:①1∶1实物模型的制作。可为病人和医生提供触觉与视觉上的体验,用于疾病诊断、术前手术方案的设计、术前手术操作的演练、术中辅助手术操作以及术后恢复等方面。②骨科手术辅助材料的打印。可根据不同的原料,如金属、陶瓷、塑料甚至细胞等,制作钢板、关节、骨骼支架材料、骨外固定架等不同的产品,其最突出的特点是精准、复杂成型、个体化。③骨科内置物材料的打印。3D 打印骨科内置物替代骨组织包括两种,一种主要起支撑作用,第二种不仅起支撑作用还富有生物活性。现今打印的生物活性骨骼已可直接植入到人体。随着生物材料、干细胞、组织培养等多学科的科技突破,将替代坏死、缺损的骨组织部分的具有生物活性人工骨组织直接打印出来,已非遥不可及。

(朱宁宁)

思考题

王女士,20 岁。被撞倒后右肘部着地,出现上臂剧烈疼痛,检查发现伤侧上臂肿胀、畸形和假关节活动。诊断为右肱骨干骨折,行石膏绷带固定。1 小时后,自觉手指剧痛,护士观察见手指发凉、发绀、不能自主活动。

请思考:

(1) 病人可能发生了什么问题?

(2) 应如何处理?

思路解析

扫一扫、测一测

第七十五章　骨与关节损伤病人的护理

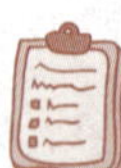

学习目标

1. 掌握骨折的分类、身体状况。
2. 掌握四肢骨折、脊柱骨折、骨盆骨折、关节脱位病人的身体状况和护理措施。
3. 熟悉骨折、关节脱位的治疗原则；骨关节置换病人的护理。
4. 了解骨折的病因、骨折愈合过程和影响因素。
5. 正确运用所学知识全面准确地评估病人、提出护理问题、制订合理的护理计划、实施恰当的护理措施并对病人及其家属进行健康指导。
6. 具有良好的人文关怀精神和协作精神，体现慎独和精益求精的品德。

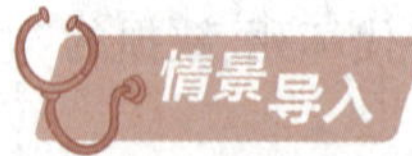

66岁的王大爷早起晨练时跌倒，右手掌撑地后腕部剧烈疼痛，不敢活动，家人立即将其送至医院急诊科。查体时发现病人右腕部明显肿胀和畸形。X线检查提示桡骨远端向背侧和桡侧移位，被诊断为桡骨远端伸直型骨折。

请问：

1. 该病人目前最主要的护理诊断是什么？
2. 病人进行复位固定后，应注意观察哪些内容？
3. 如何对病人进行健康指导？

第一节　概　　述

骨折(fracture)是骨的完整性或连续性中断。创伤是导致骨折的常见原因。

【病因】

1. 直接暴力　外界暴力直接作用的部位发生骨折。如车轮撞击小腿，于撞击处发生胫腓骨骨折。

2. 间接暴力　暴力作用通过纵向传导、杠杆作用或扭转作用使远处发生骨折，如从高处坠落足部着地时，躯干因重力作用急剧向前屈曲，胸腰交界处椎体受折刀力的作用而发生压缩性骨折。

3. 牵拉暴力　肌肉突然强烈收缩，造成肌肉附着点撕脱性骨折。如踢足球时股四头肌猛烈收缩致髌骨骨折。

4. 骨骼病变　骨骼在病变的基础上因轻微的外力或在正常活动中发生骨折，称之为病理性骨折。

5. 积累劳损　长期、反复、轻微的直接或间接损伤可致肢体某一特定部位骨折。如长距离跑步、长途行走造成第二、三跖骨及腓骨下 1/3 处骨干的疲劳性骨折。

【分类】

（一）按骨折端是否与外界相通分类

1. 闭合性骨折　骨折处皮肤或黏膜完整，骨折端与外界不相通。

2. 开放性骨折　骨折处皮肤或黏膜破损，骨折端与外界相通。骨折端通过脏器与外界相通也属于开放性骨折，如合并膀胱破裂的骨盆骨折等。

（二）按骨折断裂的程度及形态分类

1. 不完全骨折　骨的完整性或连续性仅有部分破坏或中断，尚有一部分保持连续，如裂缝骨折和常见于儿童的青枝骨折等。

2. 完全骨折　骨的完整性或连续性完全中断。根据骨折线的方向和形态分为：①横形骨折。骨折线与骨干纵轴接近垂直。②斜形骨折。骨折线与骨干纵轴呈一定角度。③螺旋形骨折。骨折线呈螺旋形。④粉碎性骨折。骨碎裂成三块以上。骨折线呈 T 形或 Y 形者又称 T 形或 Y 形骨折。⑤嵌插骨折。发生在长骨干骺端密质骨与松质骨交界处。骨折后，密质骨嵌插入松质骨内。⑥压缩骨折。松质骨因压缩而变形，如椎骨骨折和跟骨骨折等。⑦骨骺损伤。经过骨骺的骨折，骨骺的断面可带有数量不等的骨组织（图 9-75-1）。

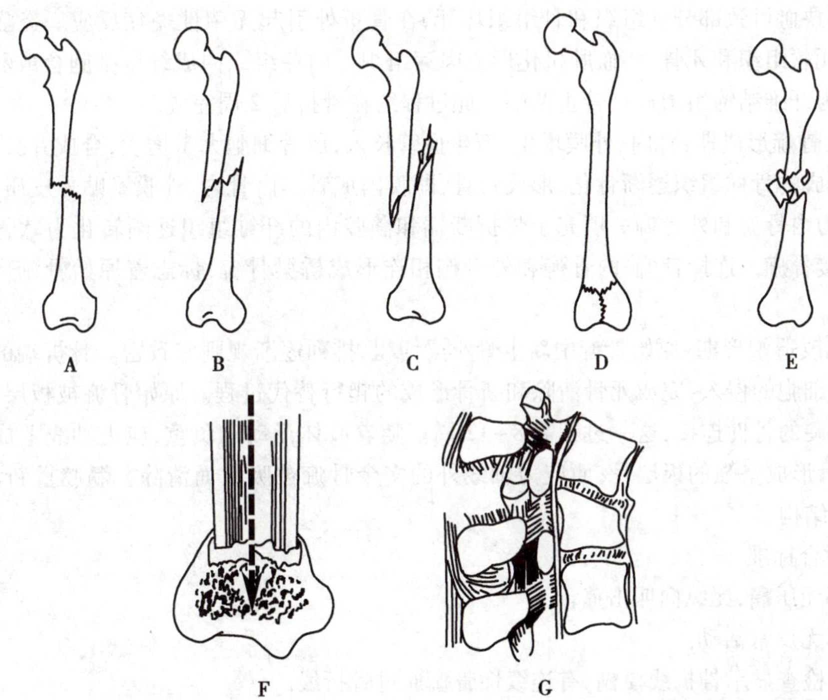

图 9-75-1　完全骨折

A. 横形骨折；B. 斜形骨折；C. 螺旋形骨折；D. T 形骨折；E. 粉碎性骨折；F. 嵌插骨折；G. 压缩骨折

（三）按骨折的稳定程度分类

1. 稳定骨折　骨折端不易移位的骨折，如裂缝骨折、青枝骨折、嵌插骨折、压缩性骨折和横形骨折等。

2. 不稳定骨折　骨折端易发生移位的骨折，如斜形骨折、螺旋形骨折和粉碎性骨折等。由于暴力作用、肢体远端重量、肌肉牵拉以及不恰当的搬运等原因，骨折段可出现不同程度的移位，常见的移位

有以下5种,不同类型移位可同时存在(图9-75-2):①成角移位。两骨折段的纵轴线交叉成角,以其顶角的方向可分为向前、后、内或外成角。②侧方移位。以近侧骨折段为准,远侧骨折段向前、后、内、外方向移位。③缩短移位。两骨折段相互重叠或嵌插,使其缩短。④分离移位。两骨折段在纵轴上相互分离,形成间隙。⑤旋转移位。远侧骨折段围绕骨之纵轴旋转。

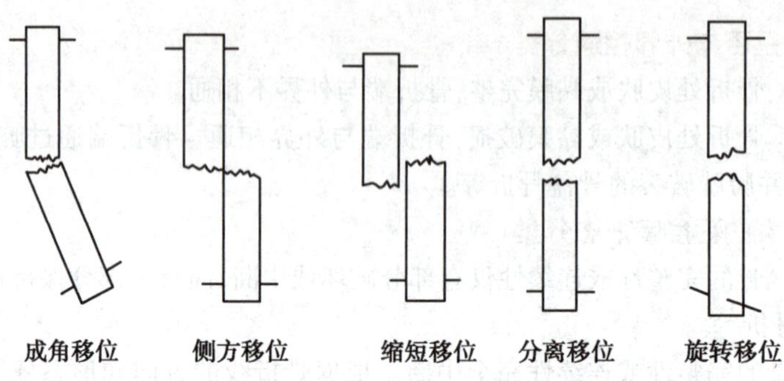

图9-75-2　骨折段5种不同移位

【骨折愈合】

1. 骨折愈合过程　骨折愈合是一个复杂而连续的过程,根据组织学和细胞学的变化将其分为以下三个阶段:

(1) 血肿炎症机化期:骨折导致骨髓腔、骨膜下和周围血管破裂出血,在骨折断端及其周围形成血肿。骨折端缺血可致部分软组织和骨组织坏死,在骨折处引起无菌性炎症反应。炎症细胞逐渐清除血凝块、坏死软组织和死骨,使血肿机化形成肉芽组织。肉芽组织内成纤维细胞合成和分泌大量胶原纤维,转化为纤维结缔组织连接骨折两端。此过程约在骨折后2周完成。

(2) 原始骨痂形成期:骨内、外膜增生,新生血管长入,成骨细胞大量增生,合成并分泌骨基质,使骨折端附近形成的骨样组织逐渐骨化,形成新骨,即膜内成骨。由骨内、外膜紧贴骨皮质内、外形成的新骨,分别称为内骨痂和外骨痂。填充于骨折断端和髓腔内的纤维组织逐渐转化为软骨组织并钙化成骨,形成连接骨痂。连接骨痂、内骨痂和外骨痂相连形成桥梁骨痂,标志着原始骨痂形成。该过程需4~8周。

(3) 骨痂改造塑形期:原始骨痂中新生骨小梁增粗,排列逐渐规则和致密。骨折端的坏死骨经破骨细胞和成骨细胞的侵入,完成死骨清除和新骨形成的爬行替代过程。原始骨痂被板层骨所替代,骨折部位形成坚硬的骨性连接,这一过程需8~12周。随着肢体活动和负重,应力轴线上成骨细胞相对活跃,更多新骨形成坚强的板层骨,而应力轴线外的多余骨痂被吸收而清除。髓腔重新沟通,骨折处恢复正常的骨结构。

2. 临床愈合标准

(1) 局部无压痛,无纵向叩击痛。

(2) 局部无反常活动。

(3) X线检查显示骨折线模糊,有连续性骨痂通过骨折线。

(4) 在解除外固定的情况下,上肢能向前平举1kg重量达1分钟,下肢能不扶拐在平地连续步行3分钟,且不少于30步。

(5) 连续观察2周骨折处不变形。

3. 影响骨折愈合的因素

(1) 全身因素:如年龄、营养和代谢因素、健康状况等。

(2) 局部因素:如骨折的类型和数量、血液供应、软组织损伤程度、感染等。

(3) 治疗方法:如反复多次的手法复位损伤软组织或骨膜、不恰当的切开复位影响骨折端血供、过多摘除碎骨片导致骨质缺损、牵引过度、骨折固定不牢固、过早或不恰当的功能锻炼等。

表 9-75-1　不同骨折部位愈合时间

骨折部位	愈合时间/周	骨折部位	愈合时间/周
指骨(掌骨)	4~8	骨盆	6~10
趾骨(跖骨)	6~8	股骨颈	12~24
腕舟骨	>10	股骨粗隆间	6~10
尺桡骨干	8~12	股骨干	8~14
桡骨远端	3~4		小儿 3~5
肱骨髁上	3~4	胫骨上端	6~8
肱骨干	5~8	胫骨干	8~12
肱骨外科颈	4~6	跟骨	6
锁骨	5~7	脊柱	10~12

【护理评估】

（一）健康史

评估病人有无受伤史，病人意识不清时应询问目击者。了解受伤时的情况（如车祸、跌伤、挤压伤等）；受伤时外力的性质、强度大小和方向；现场救治情况等。

（二）身体状况

1. 全身表现

（1）休克：多由骨折导致大量出血所致，见于多发性骨折、骨盆骨折、股骨干骨折及合并内脏损伤的病人。

（2）发热：骨折后病人体温一般正常。当骨折合并有大量出血，血肿吸收时可使体温略有升高，一般不超过38℃。开放性骨折感染后可出现高热。

2. 局部表现

（1）一般表现

1）疼痛和压痛：骨折处疼痛，移动患肢时疼痛加重，伴明显压痛。由骨长轴远端向近侧叩击和冲击时可诱发骨折部位的疼痛。

2）肿胀、瘀斑或出血：骨折处软组织肿胀或出血，严重时出现张力性水疱，当血肿表浅时，皮下出现瘀斑。开放性骨折可见骨折部位出血。

3）功能障碍：局部肿胀和疼痛，使患肢丧失部分或全部活动功能。

（2）特有体征

1）畸形：骨折段移位可发生患肢外形的改变，表现为缩短、成角或旋转等畸形。

2）反常活动：肢体的非关节部位出现类似关节部位的活动，也称假关节活动。

3）骨擦音或骨擦感：骨折断端相互摩擦时产生的轻微声响及感觉。

以上三者出现其中之一即可确诊为骨折。但三者都不出现时不能排除骨折，如不完全骨折、嵌插骨折等不出现骨折的特有体征。

3. 并发症　骨折除上述表现外，常伴有其他重要组织器官的损伤和并发症，甚至可以危及病人的生命。

（1）早期并发症

1）休克：骨折后大量出血或重要器官损伤导致。

2）周围血管损伤：四肢骨折可伤及相应的血管。如上肢骨折可能损伤肱动脉，下肢骨折可伤及股动脉、腘动脉等，出现远端肢体供血不足等症状。

3）周围神经损伤：四肢骨折可损伤与骨紧密相邻的神经，如肱骨骨折可损伤桡神经，尺桡骨骨折可伤及尺神经、正中神经，腓骨颈骨折可致腓总神经损伤，引起相应神经支配区域的运动和感觉功能障碍。

4）内脏损伤：骨盆骨折可导致膀胱和尿道损伤。肋骨骨折可并发肺损伤，引起血气胸等。

5）脂肪栓塞综合征（fat embolism syndrome）：通常发生在骨折后48小时内，多见于成人。由于骨折部位的骨髓组织被破坏，脂肪滴进入破裂的静脉窦内，继而进入血液循环，引起肺、脑脂肪栓塞。典型的表现为进行性呼吸困难、发绀、体温升高、心率增快、血压下降、意识障碍，如烦躁、谵妄、昏迷、抽搐等；眼结膜下、胸部、腋下有瘀点；尿液中可出现脂肪球；胸部X线检查有广泛的肺实变。

6）骨筋膜室综合征（osteofascial compartment syndrome）：由骨、骨间膜、肌间隔和深筋膜形成的骨筋膜室内肌肉和神经因急性缺血而产生的一系列早期综合征。多见于小腿和前臂掌侧。常由创伤、骨折的血肿和组织水肿使骨筋膜室内容物体积增加或外包扎过紧、局部压迫使骨筋膜室容积减小而导致。骨筋膜室压力过高，使供应肌肉的小动脉关闭，形成缺血—水肿—缺血的恶性循环。表现为患肢麻木，持续性剧烈疼痛、进行性加重、被动活动时引起剧痛，肤色苍白，脉搏减弱甚至消失。若不及时处理，在4~6小时内即可出现神经和肌肉组织损害；24~48小时内可造成肢体缺血性肌挛缩、坏疽；若大量毒素进入血液循环，可并发休克、感染或急性肾衰竭。

7）感染：开放性骨折的病人可发生化脓性感染和厌氧性感染。

（2）晚期并发症

1）压疮：长期卧床的骨折病人，骨隆突处如骶尾部、股骨大粗隆处受压致血液供应障碍而发生压疮。

2）缺血性骨坏死：又称为无菌性骨坏死，是由于骨折段的血液供应中断所致。最常见于股骨颈骨折后股骨头缺血坏死。

3）缺血性肌挛缩：是骨折最严重的并发症之一，由肢体重要血管损伤及骨筋膜室综合征处理不当所致。病人可出现爪形手（图9-75-3）或爪形足等，严重者可致残。

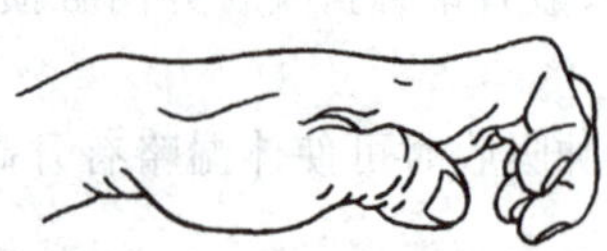

图9-75-3　前臂缺血性肌挛缩后的畸形——爪形手

4）急性骨萎缩：损伤所致的关节附近的疼痛性骨质疏松，好发于手、足骨折后，典型症状是疼痛和血管舒缩紊乱（早期皮温升高，水肿，汗毛、指甲生长加快；随之皮温低、多汗、皮肤光滑、汗毛脱落），由于关节保护性肌痉挛导致关节僵硬。

5）关节僵硬：多因关节内骨折或患肢长期固定，导致静脉和淋巴回流不畅，关节周围组织中浆液性渗出和纤维蛋白沉积，发生纤维粘连，并伴有关节囊和周围肌挛缩，而引起关节功能障碍。

6）损伤性骨化：又称骨化性肌炎，多见于关节脱位或关节附近骨折者。因骨膜下血肿较大或处理不当，血肿机化后，在关节附近的软组织内形成较广泛的异位骨化，影响关节的活动功能。

7）创伤性关节炎：关节内骨折，关节面破坏，未能准确复位，骨愈合后关节面不平整，因长期磨损引起创伤性关节炎。活动时引起关节疼痛，多见于负重的膝、踝关节等。

（三）心理-社会支持状况

评估病人骨折后的反应，病人有无因突然出现活动受限，给工作和生活带来不便，而产生焦虑、烦躁等情绪。了解病人及家属对肢体骨折的认知程度、社会支持情况。

（四）辅助检查

1. X线检查　凡疑为骨折者应常规进行X线检查，有助于明确诊断，确定骨折的部位、类型和移位情况，对骨折的治疗具有重要指导意义。

2. CT和MRI　发现解剖结构复杂的骨折和其他组织损伤，如椎体骨折、颅骨骨折等。

3. 核素骨扫描　有助于确定骨折的性质和并发症，如病理性骨折、有无合并感染、缺血性骨坏死、延迟愈合及不愈合等。

（五）治疗原则与主要措施

笔记

骨折的治疗原则为复位、固定和功能锻炼。

1. 复位　是将移位的骨折段恢复正常或接近正常的解剖关系，重建骨的支架作用。临床上可根据对位（两骨折端的接触面）和对线（两骨折段在纵轴上的关系）是否良好来衡量复位程度。完全恢复到正常解剖位置者，称为解剖复位；虽未达到解剖关系的对合，但愈合后功能无明显影响者，称为功能复位。

复位方法包括手法复位（又称闭合复位）和切开复位。

（1）手法复位：大多数骨折均可手法复位。手法复位尽可能一次成功，以免反复多次复位造成软组织损伤和影响骨折愈合；若肢体肿胀严重，甚至有张力性水疱或血供不佳，可抬高患肢待肿胀减轻后再进行复位。复位时应争取达到解剖复位或接近解剖复位。

（2）切开复位：适用于手法复位失败、骨折端有软组织嵌入、关节内骨折手法复位后达不到解剖复位、骨折合并有主要血管和神经损伤、多处或多段骨折或陈旧性骨折的病人。

2. 固定　将骨折断端维持在复位后的位置直至骨折愈合。常用方法有外固定和内固定两种。

（1）外固定

1）小夹板固定：在适当部位加固定垫，将小夹板绑在骨折部肢体的外面，外扎横带，以固定骨折。适用于四肢闭合性管状骨骨折、创口小及经处理创口已经愈合的四肢开放性骨折或陈旧性骨折的病人。固定范围一般不包括骨折的上、下关节，便于及早进行功能锻炼，防止关节僵硬。

2）石膏绷带固定：可用于骨折复位后的固定。石膏绷带可根据肢体形状塑形，固定作用可靠，可维持较长时间。固定范围一般需超过骨折部的上、下关节，无法进行关节活动，易引起关节僵硬。

3）持续牵引固定：根据骨折的类型、范围和部位及病人的年龄，采用不同形式的牵引，如皮肤牵引、骨牵引和兜带牵引等。

此外，还有头颈及外展支具固定、骨外固定器固定等。

（2）内固定：是利用钢针、髓内钉、加压钢板、假体或用自体或异体植骨片将骨折段固定。主要用于切开复位后，内固定后的病人可早期活动，预防长期卧床引起的并发症，尤其适合老年病人。

3. 功能锻炼　在不影响固定的前提下，尽快恢复患肢肌肉、肌腱、韧带等软组织的舒缩活动，促进肢体功能的尽快恢复。

【常见护理诊断/问题】

1. 急性疼痛　与骨折有关。
2. 有外周神经血管功能障碍的危险　与骨折、夹板固定有关。
3. 有失用综合征的危险　与骨折、软组织损伤或长期卧床有关。
4. 潜在并发症：骨筋膜室综合征、股骨头缺血坏死、压疮、肺部感染等。

【护理目标】

1. 感觉舒适，疼痛逐渐减轻或消失。
2. 维持正常的组织灌注，皮肤的温度、颜色、毛细血管充盈现象在正常范围，末梢动脉搏动有力。
3. 能独立行走或借助助行器独立行走，能进行自我护理。
4. 未发生并发症，或并发症发生时能及时发现和处理。

【护理措施】

1. 现场急救　目的是用最简单有效的方法抢救生命，保护患肢并迅速转运，以尽快妥善处理。现场急救不仅注意骨折处理，更要注意全身情况的处理。

（1）抢救生命：迅速评估伤员有无呼吸困难、出血、头部损伤及脏器损伤。如发现呼吸困难、窒息、大出血、休克、意识状态改变等，应立即给予相应的急救措施。

（2）止血和包扎：发现伤口，可用无菌敷料或用现场能得到的最清洁的布类包扎，以免伤口进一步污染。若发现骨折断端外露，绝不能立即复位。若伤口出血，可用直接压迫包扎法、指压止血法或止血带止血。

（3）妥善固定：对骨折或疑有骨折的病人，应使用夹板或就地取材使用木板、木棍或自身肢体等妥善固定受伤部位。对怀疑有脊柱骨折的病人应尽量避免移动，搬运时应采取滚动法或平托法，将伤员移至担架、木板或门板上。颈椎受伤者需在颈两侧加垫固定。

（4）迅速转运：病人经上述初步处理后迅速转运到就近医院进行系统治疗。运送途中注意观察病人的全身情况及伤口出血的情况。

2. 心理护理　护士应关心爱护病人,态度和蔼,语言亲切,多与病人及家属交流,满足病人的需求,消除其恐惧心理。安慰病人,耐心解释病情,取得病人的信任,帮助病人树立战胜疾病的信心,鼓励病人进行康复锻炼。

3. 病情观察　观察病人的意识和生命体征,患肢是否出现剧痛,有无血液循环障碍,如出现皮肤苍白、发凉、麻木、疼痛,动脉搏动减弱或消失等症状,应立即通知医生。如体温增高、脉搏加快、白细胞计数增加,常提示有感染发生。

视频:轴线翻身法

4. 一般护理

(1) 休息与体位:应根据骨折的部位、程度、治疗方式、有无合并其他损伤等采取不同的体位。休克病人取中凹卧位,侧卧位的病人两腿之间应垫小枕。下肢骨折者常取仰卧位,患肢抬高,但出现骨筋膜室综合征的病人患肢切忌抬高。长期卧床病人应定时翻身、变换卧位,避免因局部长时间受压而影响血液循环,以及预防压疮和坠积性肺炎的发生。

(2) 饮食护理:给予高蛋白、高热量、高维生素、高钙和高铁的食物,多饮水,增加户外活动时间,对卧床病人要选择容易消化及通便食物,避免便秘,同时注意补充鱼肝油滴剂、维生素 D 片,增加钙的吸收,促进骨折的愈合。

5. 疼痛护理　除创伤、骨折、手术引起的疼痛外,骨折固定不确切、神经血管损伤、伤口感染、肌肉痉挛和组织受压缺血都会引起疼痛。可用局部冷敷、抬高患肢等方法减轻患肢水肿,起到减轻疼痛的作用。热疗和按摩可减轻肌肉痉挛引起的疼痛。遵医嘱给予止痛药物,并注意观察药物的效果和副作用。

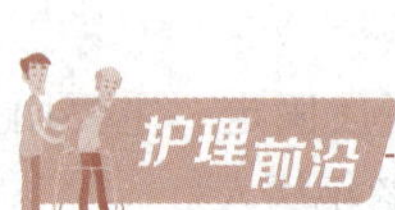

护士疼痛评估与病人疼痛报道

护士在提高病人舒适度和缓解疼痛方面有着重要作用。一项针对 36 位护士和 145 位普外科、妇产科、心血管手术后 48 小时病人的研究表明,病人自我报告术后疼痛和护士评估疼痛之间存在差别,护士评估疼痛强度低于病人报道的数值。研究表明使用 EQ-5D 疼痛问卷评分有统计学差异,数字评分(NRS)虽没有统计学差异,但病人评分比护士高。造成这一结果的原因包括护士可能未询问病人是否有疼痛,评估时未使用评估量表,或护士接受疼痛管理方面的教育/培训短。研究建议需要开展更多有关疼痛管理的培训,开发相应的疼痛评估表等。

6. 伤口护理　严格按照无菌技术原则清洁伤口、更换敷料,保持敷料干燥。

7. 功能锻炼　锻炼应遵循循序渐进、动静结合、主动与被动相结合的原则。术后 1~2 周,以促进肢体血液循环,消除肿胀为目的,进行肌肉等长舒缩运动,配合其他部位关节主动活动;术后 2 周,病人局部疼痛减轻,可配合简单的器械或支架辅助锻炼,逐渐增加活动范围和强度;待病变部位基本愈合、外固定支具拆除后,加强关节活动范围和肌力的锻炼,可配合理疗、按摩针灸等促进康复。以下肢骨折为例,进行以下功能锻炼:

(1) 肌肉等长舒缩练习和关节活动:伤后 1~2 周之内,除医嘱要求制动病人外,术后 6 小时应开始进行肌肉等长舒缩训练。可采用"Tens 法则",以股四头肌为例,即收缩股四头肌 10 秒,休息 10 秒,收缩 10 次为一组,重复 10 次,每天 3~4 次。同时,在病情允许的情况下,进行各个关节的功能锻炼。

(2) 行走锻炼:患肢外固定的病人,在疼痛减轻后即可进行患肢的行走锻炼。行走时护士应提供安全保护,并鼓励病人尽可能参与日常生活活动。先指导病人如何在平地上行走,然后上下楼梯。指导病人使用拐杖、助行器等练习行走,以后可使用手杖。

1) 拐杖的应用:用拐杖者要求上肢有足够的肌力、身体平衡和协调能力。护士应指导病人用拐杖行走每天 2~3 次,行走时患肢不要负重。指导病人使用拐杖的方法,如拐杖的顶端应距离腋窝 3~5cm,拐杖应加垫,以防滑和避免损伤腋部;当手握把柄时,屈肘不超过 30°。骨折达到骨性愈合后应该及时弃拐,避免弃拐过早或过迟。

2) 助行器的应用:助行器常用于老年人,以提供支持和保持平衡。

3）手杖的应用：当患肢仅需要轻微的支持时，可用手杖。直手杖提供的支持力最小，四脚手杖因支撑面积大，支持力大。手杖用于患侧，顶部应与股骨大转子平行。

8. 健康指导

（1）安全指导：指导病人及家属评估家庭环境的安全性，妥善放置可能影响病人活动的障碍物，如小块地毯、散放的家具等。行走练习需有人陪伴，以防摔倒。

（2）复查：病人如骨折远端肢体肿胀或疼痛明显加重，肢体感觉麻木、肢端发凉，夹板、石膏或外固定器松动等，应立即到医院复查。

【护理评价】

经过治疗和护理，评价病人是否达到：①感觉舒适，疼痛逐渐减轻或消失。②患肢维持良好的组织灌注，皮肤的温度和色泽正常、末梢动脉搏动有力，感觉恢复。③可独立行走或借助助行器独立行走，能进行自我护理。④未发生并发症或并发症得到有效的预防或处理。

第二节　常见四肢骨折病人的护理

一、肱骨骨折

常见的肱骨骨折有肱骨干骨折（fracture of the shaft of the humerus）和肱骨髁上骨折（humeral supracondylar fracture）。肱骨干骨折指发生在肱骨外科颈远端 1~2cm 以下至肱骨髁上 2cm 以上部位的骨折，常见于青年人和中年人。肱骨髁上骨折指发生在肱骨干与肱骨髁交界处的骨折，多见于 10 岁以下的儿童，占小儿肘部骨折的 30%~40%。两种骨折均可能发生血管神经损伤。

【病因】

肱骨干骨折由直接暴力或间接暴力所致。直接暴力多由外侧打击肱骨干中段导致横形或粉碎性骨折。间接暴力多由于手掌或肘部着地，暴力向上传导，致肱骨中下 1/3 段发生斜形或螺旋形骨折。

肱骨髁上骨折多由间接暴力所致。跌倒时手掌着地，体重和冲力使近折端向前下移位，远折端向后上移位，为伸直型骨折（图 9-75-4A），临床上最常见。跌倒时肘后着地，肘关节屈曲，暴力由后下方向前方撞击尺骨鹰嘴，使近折端向后下移位，远折端向前上移位，称为屈曲型骨折（图 9-75-4B）。

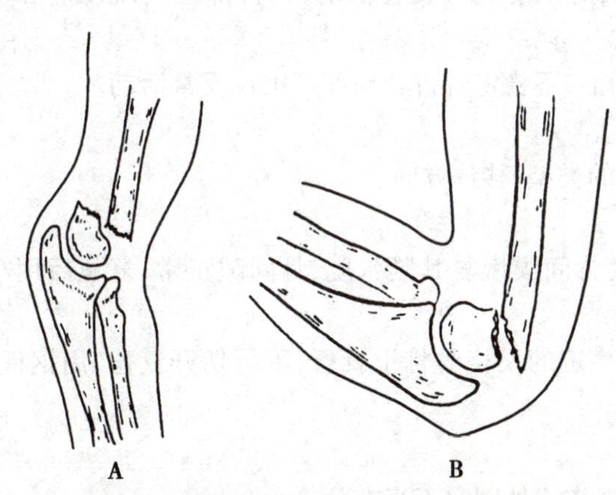

图 9-75-4　肱骨髁上骨折的典型移位

A. 伸直型骨折；B. 屈曲型骨折

【护理评估】

（一）身体状况

1. 症状　肱骨干骨折的病人伤侧上臂疼痛、肿胀、畸形、皮下瘀斑及功能障碍。肱骨髁上骨折时肘关节明显肿胀，功能障碍，有明显压痛，有时可出现皮下淤血或皮肤水疱。

2. 体征　肱骨干骨折时出现反常活动、骨擦感、患肢短缩等。合并桡神经损伤时可出现垂腕、各手指掌指关节不能背伸、拇指不能伸、前臂旋后障碍、手背桡侧皮肤感觉减弱或消失。

肱骨髁上伸直型骨折外形如肘关节脱位，但保持正常的肘后三角关系，可有骨擦音、反常活动等。可伴有桡神经、正中神经、尺神经损伤，正中神经损伤发生大鱼际肌萎缩形成“猿手”畸形，尺神经损伤可出现指间关节屈曲，呈现“爪形手”畸形，并出现相应的手指运动和感觉功能障碍。骨折极易损伤肱动脉，而导致前臂缺血，表现为局部肿胀、剧痛、皮肤苍白、发凉、麻木，桡动脉搏动消失，被动伸指疼痛等。

（二）辅助检查

X 线检查可确定骨折的类型、移位方向。

（三）治疗原则与主要措施

1. 手法复位外固定　为尽快使骨折复位，在止痛、充分持续牵引和肌肉放松的情况下进行手法复

位。对受伤后时间较长、肘部肿胀严重并有水疱形成，但末梢血液循环良好者，可行尺骨鹰嘴牵引，待3~5天后肿胀消退，即可进行手法复位，复位后选择石膏或小夹板固定。

2. 切开复位内固定　手法复位失败者应行手术复位。复位后可用悬臂石膏或小夹板固定。合并尺、桡神经损伤者，应采用钢板、螺丝钉内固定。

【常见护理诊断/问题】

1. 急性疼痛　与肱骨骨折有关。

2. 有外周神经血管功能障碍的危险　与肱骨骨折、夹板固定有关。

【护理措施】

1. 病情观察　注意观察患肢血液循环情况，患肢是否出现剧痛，手部皮肤苍白、发凉、麻木，被动伸指疼痛，桡动脉搏动减弱或消失等前臂缺血表现，一旦出现立即通知医生。定时检查夹板及石膏绷带等固定是否松紧合适，必要时及时给予调整，以维持有效的组织灌注。

2. 功能锻炼　患肢复位固定后抬高并制动1周，1周后逐渐开始握拳、伸指、腕关节屈伸及肩关节活动。4~5周后应在医生检查并允许去除外固定后，进行肘关节屈伸功能锻炼。

二、尺桡骨骨干骨折

尺桡骨骨干骨折（fracture of the ulna and radius）在长骨骨折中较常见，占全身骨折的6%左右，以青少年多见。骨折后如损伤前臂肌和血管，可造成前臂骨筋膜室综合征。

【病因】

1. 直接暴力　常见，如重物直接打击或刀砍伤等。其特点为尺、桡骨骨折线在同一平面，呈横形骨折、粉碎性骨折或多段骨折，软组织损伤严重，整复对位不稳定。

2. 间接暴力　多为跌倒时手掌着地，地面的反作用力沿腕及桡骨下段上传，致桡骨中1/3部骨折，暴力又通过骨间膜斜行传向远端，造成尺骨低位骨折。遭受扭转暴力作用时，尺、桡骨在极度旋前或旋后位互相扭转，导致不同平面的尺桡骨螺旋形或斜形骨折，尺骨的骨折线多高于桡骨的骨折线，复位困难。

【护理评估】

（一）身体状况

1. 症状　前臂外伤后疼痛、肿胀、功能障碍，尤其是不能进行旋转活动，骨折部位出现压痛和叩击痛。

2. 体征　外观有明显畸形，移动患肢时骨擦感明显，不稳定骨折者局部可出现反常活动。

（二）辅助检查

X线检查时应包括肘关节和腕关节，可确定骨折的类型、移位方向。

（三）治疗原则与主要措施

1. 手法复位外固定　重点在于矫正旋转移位，使骨间膜恢复其紧张度，骨间隙正常，复位后用小夹板或石膏托固定。

2. 切开复位内固定　难以手法复位或复位后不稳定的尺桡骨骨干骨折，可行切开复位，用钢板、螺丝钉或髓内针进行内固定。

【常见护理诊断/问题】

1. 有外周神经血管功能障碍的危险　与软组织损伤或外固定不当有关。

2. 潜在并发症：肌萎缩、关节僵硬、骨筋膜室综合征。

【护理措施】

1. 维持患肢良好的血液循环　评估患肢皮肤颜色、温度、有无肿胀及桡动脉搏动情况。定时检查夹板及石膏绷带等固定松紧是否合适，及时给予调整。

2. 功能锻炼　尺桡骨骨干骨折后指导病人进行正确的功能锻炼，避免骨折移位及并发症发生。伤后第1周患肢避免活动，1周后逐渐开始手、腕关节屈伸等各种活动。2周后局部肿胀消退，开始肩、肘、腕关节的运动，禁止做前臂旋转运动。4周后练习前臂旋转和用手推墙动作。

三、桡骨远端骨折

桡骨远端骨折(fracture of the distal radius)指发生在距桡骨远端关节面3cm以内的骨折,多见于中老年人。

【病因】

多由间接暴力所致。根据受伤机制的不同分为伸直型骨折和屈曲型骨折。如跌倒时前臂旋前,腕关节背伸,手掌着地,骨折远端向背侧及桡侧移位,称为伸直型骨折,又称Colles骨折。如跌倒时手背着地,腕关节屈曲,骨折远端向掌侧及桡侧移位,称为屈曲型骨折,又称Smith骨折。

【护理评估】

(一)身体状况

1. 症状　腕关节局部明显肿胀、疼痛及功能障碍。

2. 体征　伸直型骨折患侧腕关节侧面观呈“餐叉”样畸形;正面观呈“刺刀”样畸形(图9-75-5)。

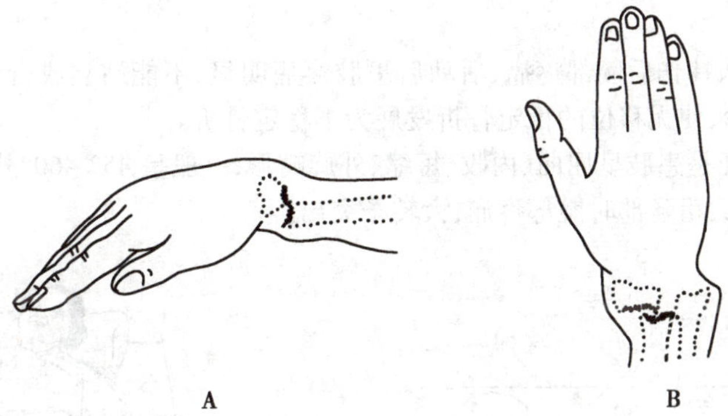

图9-75-5　桡骨下端骨折后的手畸形

A.“餐叉”样畸形;B.“刺刀”样畸形

(二)辅助检查

X线检查可确定骨折的类型、移位方向。

(三)治疗原则与主要措施

1. 手法复位外固定　对伸直型骨折的病人在局部麻醉下尽快行手法复位,用背侧面石膏托、特制小夹板或长臂石膏固定腕关节于旋前、屈腕、尺偏位,并固定肘关节,防止腕关节旋后或旋前。屈曲型骨折的治疗原则基本相同,复位手法相反。

2. 切开复位内固定　严重粉碎性骨折移位明显、手法复位失败或复位后外固定不能维持复位者,可行切开复位,用钢板、螺丝钉或髓内针内固定。

【常见护理诊断/问题】

有外周神经血管功能障碍的危险　与桡骨远端骨折、夹板固定有关。

【护理措施】

1. 病情观察　注意患肢皮肤颜色、温度、有无肿胀及桡动脉搏动情况。局部给予制动,防止腕关节旋后或旋前。

2. 功能锻炼　复位后指导病人早期进行拇指及其他手指主动屈伸运动,以减轻水肿,增加静脉回流。同时进行肩、肘关节功能锻炼,防止关节僵硬或肌萎缩。2周后进行腕关节背伸和桡侧偏斜练习,同时进行前臂旋转运动。4~6周全部固定解除后,做腕关节屈、伸、旋转及尺、桡侧偏斜活动。

四、股骨颈骨折

股骨颈骨折(fracture of the femoral neck)是发生于中老年人的常见骨折,以女性为多。骨折后发生骨折不愈合约占15%,股骨头缺血性坏死占20%~30%,二者是临床治疗的重点和难点。

【病因与分类】

（一）病因

股骨颈骨折的发生多与骨质疏松导致骨密度下降有关，当遭受轻微扭转暴力即可发生骨折。多见于走路滑倒时、下肢突然扭转导致。

（二）分类

1. 按骨折线部位分类　①股骨头下骨折。②经股骨颈骨折。③股骨颈基底骨折。前两类属于关节囊内骨折，由于股骨头的血液供应大部分中断，因而骨折不易愈合，易造成股骨头缺血坏死。基底骨折由于骨折段的血液循环良好较易愈合。

2. 按骨折线角度大小分类　①内收型骨折：远端骨折线与两髂嵴连线的夹角（Pauwels 角）大于 50°，为不稳定性骨折。②外展型骨折：Pauwels 角小于 30°，为稳定性骨折（图 9-75-6）。

3. 按骨折移位程度分类　①不完全骨折。②无移位的完全骨折。③部分移位的完全骨折。④完全移位的完全骨折。

【护理评估】

（一）身体状况

1. 症状　中老年人摔伤后髋部疼痛，活动后患肢疼痛明显，不能站立或行走；嵌插骨折的病人有时仍能行走易造成漏诊，使无移位的稳定骨折发展为不稳定骨折。

2. 体征　典型体征是患肢呈屈曲、内收、短缩、外旋畸形，一般呈 45°～60°外旋（图 9-75-7）。髋部有压痛，叩击足跟部或大粗隆部时髋部疼痛，大转子突出。

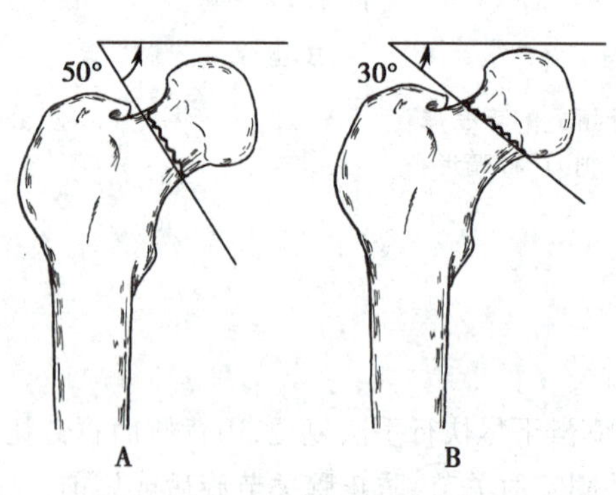

图 9-75-6　Pauwels 角

A. 内收型骨折；B. 外展型骨折

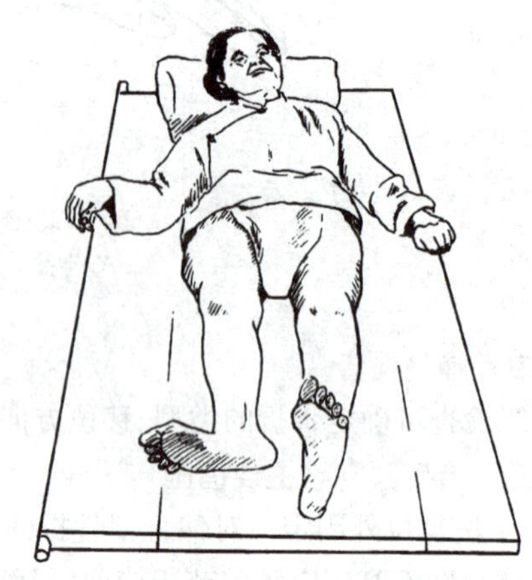

图 9-75-7　股骨颈骨折病人的外旋畸形

（二）辅助检查

X 线检查可确定骨折的部位、类型和移位方向，是选择治疗方法的重要依据。

（三）治疗原则与主要措施

1. 非手术治疗　无明显移位的骨折、外展型或嵌插型等稳定性骨折、年龄过大、全身情况较差或合并有其他脏器功能障碍者，可采用穿防旋鞋，持续皮牵引、骨牵引或石膏固定等非手术方法达到复位和固定作用。

2. 手术治疗　内收型骨折或有移位的骨折、难以牵引复位或手法复位者采用手术治疗，可进行闭合复位内固定或切开复位内固定。全身情况较好的高龄病人，如为股骨头下骨折且有明显移位或旋转者，或合并骨关节炎、股骨头缺血坏死者，可选择单纯人工股骨头置换术或全髋关节置换术。

【常见护理诊断/问题】

1. 躯体活动障碍　与骨折、牵引或石膏固定有关。

2. 有失用综合征的危险　与骨折、软组织损伤或长期卧床有关。

3. 潜在并发症：压疮、股骨头缺血坏死、肺部感染等。

【护理措施】

1. 体位　患肢制动，两腿之间可放一个枕头，使患肢呈外展中立位，可穿防旋鞋固定，防止髋关节外旋或脱位。通过下肢支架、皮牵引或沙袋固定保持患肢位置。

2. 功能锻炼　指导病人进行患肢股四头肌的等长舒缩、踝关节及足趾屈伸旋转活动。每小时练习1次，每次5~20分钟，防止下肢深静脉栓塞、肌萎缩和关节僵硬。在锻炼患肢的同时指导病人进行双上肢及健侧下肢的功能锻炼。

对需要辅助器械来完成日常生活的病人，指导其坐起、床椅转移和行走的方法。嘱非手术治疗的病人8周后可逐渐在床上坐起，坐起时双腿不能交叉盘腿，3个月后可逐渐使用拐杖，在患肢不负重情况下练习行走，6个月后复查X线检查，显示骨折愈合牢固后可独立行走。

3. 人工关节置换术后护理　骨水泥型假体置换者术后1天，即可遵医嘱进行床旁坐、站及扶双拐行走练习。生物型假体置换者一般于术后1周开始逐步行走练习。锻炼强度以不感关节疼痛和肿胀为宜。术后3个月，应避免屈髋大于90°和下肢内收超过身体中线的动作和体位，尽量不做有损人工关节的活动。加强术后观察，出现感染、关节松动或磨损时，及时就诊。

五、股骨干骨折

股骨干骨折(fracture of the shaft of the femur)是指股骨小转子以下，股骨髁以上部位的骨折，多见于青壮年。

【病因与分类】

（一）病因

股骨是人体最粗、最长、承受力最大的管状骨，在受到强大暴力时才能发生股骨干骨折。直接暴力常导致股骨干的横形或粉碎性骨折，间接暴力常导致股骨干的斜形或螺旋形骨折。

（二）分类

1. 股骨干上1/3骨折　近折端由于髂腰肌，臀中、小肌和外旋肌的作用，向前、外及外旋方向移位。远折端则由于内收肌群的牵拉向内、向后方向移位，造成向外成角及短缩畸形。

2. 股骨干中1/3骨折　由于内收肌群的牵拉作用使骨折向外成角。

3. 股骨干下1/3骨折　远折端由于腓肠肌的牵拉向后移位，压迫或损伤腘动脉、腘静脉和胫神经、腓总神经，近折端则内收向前移位，形成缩短畸形。

【护理评估】

（一）身体状况

1. 症状　受伤后患肢局部疼痛和肿胀明显，远端肢体异常扭曲，不能站立和行走。股骨干骨折可因大量出血导致休克的发生。神经血管损伤后可导致血液循环及感觉、运动功能异常。

2. 体征　患肢明显畸形，可出现反常活动、骨擦音。

（二）辅助检查

X线检查应包括髋或膝关节正、侧位片，可确定骨折的准确部位、类型和移位方向。

（三）治疗原则与主要措施

1. 非手术治疗　用于比较稳定的股骨干骨折。

(1) 垂直悬吊皮牵引：3岁以内小儿采用垂直悬吊皮牵引，将两下肢向上悬吊，牵引重量以能使臀部稍悬离床面为宜。

(2) 骨牵引：成人股骨干骨折采用骨牵引，牵引重量一般为体重的1/10~1/7，牵引可持续8~10周。少数合并大范围软组织损伤者，可采用外固定器固定。

2. 手术治疗　垂直悬吊皮牵引和骨牵引治疗失败、伴有多发损伤或血管神经损伤、不宜长期卧床的老年病人或病理性骨折者采用手术切开复位，并用髓内针、加压钢板或螺丝钉以及角状钢板等进行内固定。

【常见护理诊断/问题】

1. 躯体活动障碍　与骨折或牵引有关。

2. 潜在并发症：低血容量性休克。

【护理措施】

1. 病情观察　密切监测病人的生命体征，如有无脉搏增快、皮肤湿冷、血压下降等低血容量性休克表现。检查患肢足背动脉搏动和毛细血管充盈情况，并与健肢比较。一旦有异常，应及时报告医生并协助处理。

2. 功能锻炼　伤后1~2周，指导病人进行患侧肢体股四头肌的等长舒缩及关节活动，以促进静脉回流，减轻水肿，防止肌萎缩、关节僵硬。去除牵引或外固定后指导病人进行膝关节的屈伸锻炼和髋关节各种运动锻炼，动作应缓慢，活动范围由小到大，活动幅度和力量逐渐加大。

六、胫腓骨骨干骨折

胫腓骨骨干骨折（fracture of the shaft of the tibia and fibula）指胫骨平台以下至踝以上部分发生骨折，以胫腓骨干双骨折为最多见，多见于青壮年和儿童。

【病因】

1. 直接暴力　多为重物撞击和车轮压轧所致，骨折线在同一平面，呈横形、短斜形或粉碎性骨折。

2. 间接暴力　多为高处坠落、滑倒等所致，骨折线呈斜形或螺旋形。双骨折时，腓骨的骨折线常高于胫骨的骨折线。儿童胫腓骨干骨折多为青枝骨折。

【护理评估】

（一）身体状况

1. 症状　患肢局部疼痛和肿胀明显，不能站立和行走。开放性骨折可见骨折端外露。

2. 体征　患肢明显畸形，可出现反常活动、骨擦音。胫骨上1/3骨折，由于远端骨折段向上移位，腘动脉分叉处受压，易引起小腿缺血或坏疽。胫骨中1/3骨折，可引起骨筋膜室综合征。胫骨下1/3骨折，由于血供差，软组织覆盖少，易发生骨折延迟愈合，甚至不愈合。腓骨颈骨折有移位时可引起腓总神经损伤，典型表现为马蹄内翻足畸形。

（二）辅助检查

X线检查应包括踝或膝关节正、侧位片，可确定骨折的准确部位、类型和移位方向。

（三）治疗原则与主要措施

治疗目的为恢复小腿的长度、对线和负重功能。以胫骨复位为主，也应重视腓骨的复位。

1. 非手术治疗

（1）手法复位外固定：适用于稳定性横形骨折或短斜形骨折。可利用完整的骨膜侧做支点，行手法复位后，用长腿石膏或小夹板固定。

（2）牵引：适用于斜形、螺旋形或轻度粉碎性骨折。行跟骨牵引5周左右，待纤维愈合后除去牵引，用长腿石膏托或小夹板、外固定器继续固定至骨折愈合。

2. 手术治疗　手法复位失败可采用切开复位内固定，如螺丝钉或螺丝钉加接骨板固定，或用加压接骨板固定。

【常见护理诊断/问题】

1. 躯体活动障碍　与骨折或牵引有关。

2. 潜在并发症：骨筋膜室综合征、低血容量性休克。

【护理措施】

1. 病情观察　手术后的病人应加强生命体征的观察，维持生命体征的稳定。观察患肢末梢血液循环、感觉、运动的情况，观察有无伤口出血，保持伤口敷料干燥。

2. 功能锻炼

（1）早期帮助病人进行股四头肌的等长舒缩练习、髌骨的被动活动。同时进行足部及趾间关节活动。

（2）有夹板外固定的病人可进行膝、踝关节活动，但禁止在膝关节伸直情况下旋转大腿，防止发

生骨不连。

（3）遵医嘱进行踝、膝关节的屈伸锻炼和髋关节各种运动锻炼。

第三节 脊柱和骨盆骨折病人的护理

一、脊柱骨折

脊柱骨折(fracture of the spine)又称脊椎骨折，占全身骨折的5%~6%，脊柱骨折最常见的并发症为脊髓损伤(spinal cord injury)，能使病人严重致残、丧失生活能力甚至死亡。

【病因与发病机制】

绝大多数脊柱骨折由间接暴力引起，当从高空坠落时，头、肩、臀或足部着地，地面对身体的阻挡使身体强烈屈曲，常导致颈椎或胸腰段交界处椎骨骨折。弯腰时重物落下打击头、肩或背部，也可发生脊柱损伤。少数脊柱骨折由直接暴力所致，多见于战伤或直接撞伤等。

【护理评估】

（一）健康史

评估病人有无受伤史，病人意识不清时应询问目击者。内容包括受伤时的情况(如车祸、高空坠落、挤压伤等)；受伤时外力的性质、强度大小和方向；现场救治情况。

（二）身体状况

1. 症状

（1）局部疼痛：颈椎骨折的病人可有头、颈部疼痛，不能活动；胸腰椎损伤的病人因腰背部肌痉挛、局部疼痛，不能站立或站立时腰背部无力、疼痛加剧。

（2）腹胀、腹痛：由于腹膜后血肿对自主神经的刺激，使肠蠕动减慢，可有腹胀、腹痛、甚至肠麻痹等症状。

2. 体征

（1）局部压痛和肿胀：损伤部位肿胀，有明显压痛。

（2）活动受限和脊柱畸形：颈、胸、腰段损伤病人，常表现为活动受限和后凸畸形。严重者常合并脊髓损伤，病人丧失全部或部分生活自理能力。

3. 脊髓或神经根损伤　由于椎体的移位或碎骨片突入椎管内，使脊髓或神经产生不同程度的损伤，产生感觉障碍、运动障碍及自主神经功能障碍表现。胸腰段损伤使下肢的感觉和运动产生障碍，称为“截瘫”；颈段脊髓损伤后，双上肢也有神经功能障碍，为四肢瘫痪，简称“四瘫”。第12胸椎和第1腰椎骨折可引起脊髓圆锥损伤，出现会阴部(鞍区)皮肤感觉缺失，括约肌功能丧失致大小便功能障碍及性功能障碍，双下肢感觉及运动功能正常。若马尾神经损伤，表现为损伤平面以下弛缓性瘫痪，有感觉及运动功能障碍及括约肌功能丧失。

脊髓损伤一般不直接危及生命，但其并发症是导致病人死亡的主要原因。常见有呼吸衰竭与呼吸道感染、泌尿系统感染和结石、压疮、体温失调等。

（三）心理-社会支持状况

评估病人有无因脊髓损伤而发生自身形象、自尊、独立性和角色关系等改变；有无因生活方式改变而承受高度的压力，进一步影响病人的心理状态及与家庭成员的关系；评估病人的家庭经济情况，社会支持系统对病人的照顾及支持程度。

（四）辅助检查

1. X线检查　是首选的检查方法，有助于明确诊断，确定脊椎骨折的部位、类型、移位情况及有无滑脱与脱位。

2. CT和MRI检查　用于观察椎管骨折及确定脊髓损伤的程度和范围。

3. 其他　如超声检查腹膜后血肿，电生理检查双下肢神经功能等。

脊髓损伤 Frankel 分级

Frankel 分级是脊髓损伤常用分级方式，可作为脊髓损伤的自然转归和治疗前后对照的观察指标（表 9-75-2）。

表 9-75-2　脊髓损伤的 Frankel 分级

级别	功　能
A	完全性损伤，无任何感觉或运动功能
B	损伤平面以下保留有感觉功能，但无运动功能
C	损伤平面以下保留有感觉功能，大部分关键肌的肌力小于三级
D	损伤平面以下保留有感觉功能，大部分关键肌的肌力至少三级
E	感觉、运动功能正常

（五）治疗原则与主要措施

1. 脊柱骨折

（1）急救搬运：脊柱损伤病人伴有颅脑、胸腔脏器、腹腔脏器损伤或并发休克时，首先抢救生命。搬运时应采用平托或滚动法，使病人呈平直状态至担架、木板或门板上，以保持病人脊柱尤其颈部的稳定性，避免加重脊髓损伤；同时注意固定病人颈部和躯干。避免一人抬头、一人抬脚或搂抱、背负等方法。

（2）卧硬板床：单纯压缩性骨折椎体压缩不超过 1/3 者，可仰卧于硬板床，在骨折部加枕垫，使脊柱过伸。

（3）复位固定：较轻的颈椎骨折和脱位者用枕颌带做卧位牵引复位；明显压缩移位者，用持续颅骨牵引复位，牵引重量 3~5kg，必要时可增加到 6~10kg，复位后用头、颈、胸石膏固定 3 个月。胸腰椎骨折复位后用石膏背心、腰围等固定。复位后不稳定或骨折块挤入椎管内者，可手术治疗，做植骨和内固定。

（4）腰背肌锻炼：胸腰椎单纯压缩性骨折椎体压缩不超过 1/3 者，在受伤后 1~2 天开始进行腰背肌锻炼，利用背伸肌的肌力及背伸姿势使脊柱过伸，借椎体前方的前纵韧带和椎间盘纤维环的张力，使压缩的椎体自行复位。

（5）手术治疗：如切开复位、内固定术，骨折椎体切除、植骨融合手术，椎管成形术、椎管减压术等。

2. 脊髓损伤　应尽早解除脊髓压迫。

（1）非手术治疗：给予甲泼尼龙冲击治疗，减少组织水肿，改善脊髓血流量，预防损伤后脊髓缺血进一步加重。其他可使用高压氧、甘露醇等治疗，减少脊髓水肿和继发性损害。

（2）手术治疗：目的是解除脊髓压迫和恢复脊柱的稳定性，手术方式根据骨折类型和压迫部位而定。

（3）防治并发症：颈髓损伤可导致呼吸衰竭及呼吸道感染，需要给予气管切开，合理的抗生素与定期翻身拍背可有效控制肺部感染。病人由于括约肌功能丧失，需要长期留置导尿，容易发生泌尿道感染及结石，应注意加强膀胱功能训练。其他还可发生压疮、体温失调等并发症。

【常见护理诊断/问题】

1. 自我认同紊乱　与受到意外伤害导致脊柱骨折有关。
2. 有失用综合征的危险　与缺乏积极的功能锻炼有关。
3. 潜在并发症：压疮、肺部感染、泌尿系统感染。

【护理目标】

1. 能接受身体及生活方式改变的现实，心理健康。

2. 能积极进行功能锻炼和康复治疗，自我护理的能力提高。

3. 未发生压疮、感染等并发症。

【护理措施】

1. 病情观察　注意观察病人感觉、运动及反射功能。脊髓损伤48小时内脊髓水肿可造成呼吸抑制，需密切观察病人的呼吸情况，保持呼吸道通畅，根据血气分析的结果给病人吸氧，并做好抢救准备；使用呼吸机辅助呼吸者做好相应护理。体温异常者给予相应护理。

2. 生活护理　细心照顾生活，满足病人基本生理需要，加强自理能力训练。卧床病人做好排尿、排便护理，并进行训练。加强营养，增强机体抵抗力。

3. 心理护理　由于脊柱和脊髓损伤，病人常出现紧张、焦虑、恐惧、多疑、担忧和绝望等心理改变，缺乏自信心。护士应帮助病人正确对待功能损伤，掌握有效的应对机制，发挥病人最大的潜能，提高生活质量。帮助病人建立有效的支持系统，为病人提供支持和帮助。

4. 并发症预防　做好皮肤护理，注意防止泌尿系统感染及肺部感染等。

5. 健康指导　指导病人进行康复锻炼，练习床上坐起，轮椅、助行器的使用和行走功能，提高自护能力。对长期留置尿管的病人，做好相应的护理，防止泌尿系感染的发生。告知病人坚持理疗，并定期复查。

【护理评价】

经过治疗和护理，评价病人是否达到：①接受身体及生活方式的改变，保持心理健康。②配合功能锻炼和康复治疗，提高自我护理的能力。③未发生压疮、感染等并发症。

二、骨盆骨折

骨盆骨折(fracture of the pelvic)的发生率在躯干骨损伤中仅次于脊柱损伤，常合并有静脉丛和动脉大出血，多为复合伤。根据骨折部位，可分为骨盆边缘撕脱性骨折、髂骨翼骨折、骶尾骨骨折、骨盆环骨折。

【病因】

骨盆骨折多由直接暴力挤压或直接撞击导致，如碾压、撞击或从高空坠落等。年轻人骨盆骨折多见于交通事故和高空坠落，老年人多见于跌倒。

【护理评估】

（一）健康史

评估病人的外伤史，受伤的部位、性质、受力方向、严重程度及现场救治的情况等。

（二）身体状况

1. 症状　病人髋部肿胀、疼痛，不敢坐起或站立。骨盆骨折出血量大时，病人可表现为面色苍白、出冷汗、脉搏细速、烦躁不安等低血压和休克早期表现。

2. 体征

(1) 骨盆分离试验与挤压试验阳性：检查者双手交叉撑开两髂嵴，此时两骶髂关节的关节面更紧贴，而骨折的骨盆前环产生分离，如出现疼痛即为骨盆分离试验阳性。检查者用双手挤压病人的两髂嵴，伤处出现疼痛为骨盆挤压试验阳性，在做上述两项检查时偶尔会听到骨擦音。

(2) 其他：会阴部瘀斑是耻骨和坐骨骨折的特有体征。测量脐至内踝或胸骨剑突至髂前上棘长度，患侧长度缩短。

3. 并发症　骨盆骨折常伴有严重的并发症，比骨折本身更为严重。可发生腹膜后血肿、腹腔脏器损伤、盆腔内脏器损伤（膀胱、尿道、直肠损伤等）、腰骶神经丛和坐骨神经损伤、脂肪栓塞与静脉栓塞等，引起相应的临床症状和体征。

（三）心理-社会支持状况

评估病人有无因生活方式的改变、生活不能完全自理而影响病人心理状态及与家庭成员的关系。评估家庭照顾者的心理状态和承受能力、家庭经济情况及社会支持系统对病人的照顾及支持程度。

（四）辅助检查

X线检查有助于明确诊断，确定骨折的部位、类型和移位情况。超声检查可作为腹腔、盆腔脏器损

伤的筛查方法。

（五）治疗原则与主要措施

严重的骨盆骨折应注意全身情况，如有危及生命的并发症时应首先处理，恢复骨盆容积是控制出血最重要的措施。单处骨折骨盆完整者，无须特殊治疗，卧床3~4周即可。如骨盆环一处骨折者可采用骨盆兜带悬吊牵引。骨盆环双处骨折可考虑采用骨外固定器固定术。对于骨盆环多处骨折，为保持骨盆环稳定，可考虑作切开复位后钢板内固定术。有脏器损伤者进行相应处理。

【常见护理诊断/问题】

1. 焦虑/恐惧　与受到意外伤害导致骨盆骨折有关。

2. 有皮肤完整性受损的危险　与长期卧床、体位固定有关。

3. 潜在并发症：膀胱和直肠破裂、压疮、泌尿系统感染。

【护理措施】

1. 病情观察　严密观察生命体征，如血压、脉搏、呼吸等；有无血尿、无尿等症状，有无腹膜后血肿、腹腔内脏损伤、膀胱或后尿道损伤、直肠损伤和神经损伤等严重并发症的发生。

2. 心理护理　由于骨盆骨折病人常出现紧张、焦虑、恐惧、多疑、担忧和绝望等心理改变，缺乏自信心。护士应帮助病人掌握有效的应对机制，发挥病人最大的潜能，帮助病人建立有效的支持系统，提供家庭和社会支持。

3. 健康指导　指导病人进行功能锻炼。骨折没有移位的病人伤后1周做半卧位练习，髋关节、膝关节伸展运动；2~3周后下床站立，缓慢行走；3~4周后练习正常行走。骨折移位明显的病人伤后2周做半卧位练习；3周练习髋关节、膝关节伸展运动；6~8周扶拐杖行走，逐步过渡到正常行走。

第四节　关节脱位病人的护理

关节脱位（dislocation）是指骨的关节面失去正常的对合关系。失去部分正常对合关系的称为半脱位（subluxation）。多发生于青壮年和儿童，四肢大关节中以肩关节和肘关节脱位最多见。

一、概述

【分类】

（一）根据脱位产生的原因分类

1. 损伤性脱位　外来暴力作用于正常关节引起的脱位。

2. 先天性脱位　胚胎发育异常致使关节先天性发育不良或胎儿在母体内受到外界因素影响引起的脱位。如髋臼发育不良引起的先天性髋关节脱位。

3. 病理性脱位　关节结构病变致使骨端破坏引起的脱位。如关节结核或类风湿关节炎所致的脱位。

4. 习惯性脱位　创伤导致脱位后，关节囊及韧带在骨附着处被撕脱，使关节结构不稳定，轻微外力即可导致反复发生脱位。如习惯性肩关节脱位、习惯性颞下颌关节脱位。

（二）根据脱位后的时间分类

1. 新鲜脱位　脱位时间不超过3周。

2. 陈旧性脱位　脱位时间超过3周。

（三）根据脱位后皮肤是否破损分类

1. 闭合性脱位　脱位处皮肤完整。

2. 开放性脱位　脱位处皮肤破损，关节面与外界相通。

【护理评估】

（一）健康史

评估病人有无受伤史，有无关节反复脱位的病史，有无关节和骨端肿瘤、炎症病变等。

（二）身体状况

1. 症状　关节局部疼痛、肿胀、局部压痛及关节功能障碍。

2. 专有体征

(1) 畸形:关节脱位后肢体出现旋转、内收或外展、外观变长或缩短等畸形。

(2) 弹性固定:由于关节囊周围肌肉和韧带的牵拉,使患肢固定在异常位置,被动活动时有弹性阻力。

(3) 关节盂空虚:关节脱位后在体表可摸到关节所在部位有空虚感。

3. 并发症 早期全身可合并复合伤、休克等,局部可合并骨折和神经血管损伤。晚期可发生骨化性肌炎和创伤性关节炎等。

(三) 心理-社会支持状况

评估病人关节脱位后有无焦虑、恐惧心理,关节脱位对生活、工作及身体状况的影响。病人所具有的疾病知识和对治疗、护理的期望。

(四) 辅助检查

常用 X 线检查,关节正侧位片能明确脱位的类型及是否合并有骨折。

(五) 治疗原则与主要措施

1. 复位 以手法复位为主,最好在脱位后 3 周内进行,复位时间越早功能恢复越好。如果脱位时间长,关节周围组织挛缩、粘连,空虚的关节腔被纤维组织填充,使得手法复位难以成功。对于手法复位失败者、手法难以复位者、有软组织嵌入或者合并关节内骨折者可行手术切开复位。

2. 固定 复位后将关节固定于稳定位置 2~3 周,使损伤的关节囊、韧带、肌肉等软组织修复。固定时间视具体脱位情况而定。陈旧性脱位经手法复位后固定时间应适当延长。

3. 功能锻炼 鼓励病人早期活动,在固定期间经常活动关节周围肌肉,活动患肢其他关节,防止肌萎缩和关节僵硬。

【常见护理诊断/问题】

1. 急性疼痛 与关节损伤脱位有关。
2. 躯体活动障碍 与关节脱位、疼痛、制动有关。
3. 有皮肤完整性受损的危险 与外固定压迫局部皮肤有关。
4. 潜在并发症:血管、神经损伤。

【护理目标】

1. 疼痛减轻或消失。
2. 关节功能得到恢复,能满足日常活动需要。
3. 皮肤完整,未出现压疮。
4. 未出现血管、神经损伤等并发症。

【护理措施】

1. 一般护理

(1) 体位:抬高患肢并保持关节功能位,利于静脉回流减轻肿胀。

(2) 饮食:给予高蛋白、高热量、高维生素、高钙和高铁的食物,多饮水。

2. 病情观察 复位前后均应注意观察患肢远端血供、皮肤颜色、温度、感觉和活动情况等,如发现患肢皮肤苍白、发冷、患处淤肿等,及时通知医生并配合处理。

3. 疼痛护理 受伤 24 小时内给予冷敷减轻肿胀,24 小时后局部热敷减轻肌肉痉挛引起的疼痛。护士进行护理操作时动作轻柔,避免加重疼痛。采用心理暗示、转移注意力或松弛疗法等非药物镇痛方法缓解疼痛,必要时遵医嘱给予镇痛剂。

4. 皮肤护理 使用石膏固定或牵引的病人,避免因固定物压迫而损伤皮肤。髋关节脱位固定后病人需长期卧床,鼓励病人经常更换体位,保持床单位整洁,预防压疮发生。

5. 心理护理 由于关节脱位多由意外事故造成,病人常出现紧张、焦虑、恐惧、多疑等心理改变,缺乏自信心。护士应帮助病人建立有效的支持系统。在生活上给予帮助,加强沟通,接受并配合治疗。

6. 健康指导

(1) 疾病知识指导:向病人及家属讲解关节脱位治疗和康复的知识,说明复位后固定的目的、方

法、重要意义和注意事项,使其充分了解固定的重要性。

(2) 功能锻炼:指导病人固定期间进行肌肉舒缩活动及邻近关节主动活动,切忌被动运动;固定拆除后,逐步进行肢体功能锻炼,防止关节粘连和肌萎缩。

【护理评价】

经过治疗和护理,评价病人是否达到:①疼痛得到有效控制,疼痛消失。②关节功能得到恢复,满足日常活动需要。③皮肤无压疮或感染出现。④未发生血管、神经损伤等并发症,或并发症被及时发现和处理。

二、肩关节脱位

肩关节是全身活动范围最大的关节,由于肱骨头大而圆,关节盂面积小而浅,周围韧带薄弱,关节囊松弛,使肩关节的结构不稳定,加之关节活动范围大,容易发生肩关节脱位(dislocation of the shoulder joint),多见于男性青壮年。

【病因与分类】

肩关节脱位大多数由间接暴力导致,当身体跌倒时上肢处于旋转位或受到撞击,暴力经过肱骨传导到肩关节,肱骨头滑出肩胛盂导致脱位。

根据肱骨头脱位的方向可分为前脱位、后脱位、下脱位和上脱位,前脱位常见。由于暴力大小、作用方向及肌肉牵拉,前脱位时肱骨头可能位于关节盂下、肩前方、喙突下和锁骨下,以喙突下脱位常见。

【护理评估】

(一)身体状况

1. 症状　肩关节疼痛、肿胀、活动受限。

2. 体征　肩关节脱位后关节盂空虚,肩峰突出,肩部失去正常轮廓,呈"方肩"畸形(图 9-75-8)。上臂保持轻度外展前屈位,病人常采取健手托住患侧前臂,头向患侧倾斜的姿势。当手掌搭到健侧肩部时,肘部无法贴近胸壁,或患侧肘部贴近胸壁时,手掌搭不到健侧肩部,称为搭肩试验(Dugas 征)阳性。测量肩峰到桡骨茎突距离,患侧较健侧长。严重创伤时,可合并骨折、关节囊或肩胛盂缘撕脱、肱二头肌肌腱滑脱、神经血管损伤等表现。

(二)辅助检查

X 线检查能明确脱位的类型及是否合并有骨折。

(三)治疗原则与主要措施

1. 复位　肩关节脱位后在局部麻醉下行手法复位,常用的为手牵足蹬法(Hippocrates 法)(图 9-75-9),当合并大关节骨折、软组织嵌入时应采取切开复位的方法。

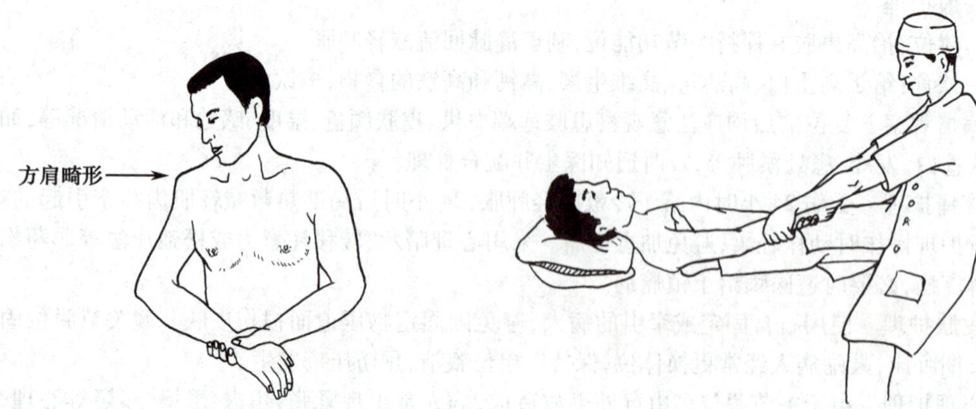

图 9-75-8　肩关节前脱位"方肩畸形"　　图 9-75-9　Hippocrates 复位法

2. 固定　复位后将关节固定于内收、内旋位,屈肘 90°,患侧腋下放一棉垫,前臂用三角巾悬吊固定 3~4 周;关节囊破损明显,或仍有肩关节半脱位,采用搭健肩位胸肱绷带固定。

3. 功能锻炼　固定期间活动手指与腕部，指导病人做握拳练习，肱二头肌、肱三头肌舒缩练习，解除固定后鼓励病人进行全方位的肩关节主动运动，但早期应适当限制外展外旋活动。

三、肘关节脱位

肘关节脱位(dislocation of the elbow joint)的发生率在肩、肘、髋、膝四大关节中最高，好发于10~20岁青少年的运动损伤。

【病因】

肘关节脱位大多数由间接暴力导致，分为前脱位、后脱位和侧方脱位。当身体跌倒时手掌着地，肘关节处于伸直位，暴力传递至尺、桡骨上端，尺骨鹰嘴突产生杠杆作用，使尺、桡骨近端脱向肱骨远端后上方，形成常见的后脱位。

【护理评估】

(一) 身体状况

1. 症状　肘关节疼痛、肿胀、活动受限。

2. 体征　肘关节弹性固定于半屈曲位，肘后可摸到凹陷，鹰嘴后突显著。肘部变粗后突，前臂缩短，肘后三角失去正常关系。压迫血管、神经时可出现相应表现。

(二) 辅助检查

X线检查能明确脱位的类型及是否合并有骨折。

(三) 治疗原则与主要措施

1. 手法复位和固定　新鲜的脱位大多在局部麻醉下采用手法复位。复位后用长臂石膏托或支具固定肘关节于屈曲90°，前臂用三角巾悬吊固定3周。

2. 手术治疗　有明显关节不稳或脱位趋势时，应手术重建肘关节。

3. 功能锻炼　固定期间开始活动手指与腕部，嘱病人做肱二头肌收缩动作。解除固定后鼓励病人尽早练习肘关节屈、伸和前臂旋转的活动。

四、髋关节脱位

髋关节由股骨头和髋臼构成，髋臼为半球形，深而大，能容纳股骨头的大部分，周围有强大韧带和肌肉附着，结构稳定，脱位的发生率较低，只有强大暴力才能导致髋关节脱位(dislocation of the hip joint)。按股骨头脱位后的位置分为前脱位、后脱位和中心脱位，以后脱位多见。

【病因】

髋关节脱位大多数由交通事故导致，病人坐位、髋关节屈曲内收、股骨内旋，暴力从膝部向上传导，导致股骨头从髋关节囊的后下部薄弱区脱出，形成髋关节后脱位。

【护理评估】

(一) 身体状况

1. 症状　患侧髋关节疼痛、主动活动受限，被动活动时引起剧痛。

2. 体征　典型体征为患侧下肢呈屈曲、内收、内旋和缩短畸形(图9-75-10)。外观臀后隆起，可触及脱位的股骨头。

(二) 辅助检查

X线检查能明确脱位的类型及是否合并有股骨颈骨折，必要时行CT检查髋臼后缘及关节内骨折情况。

(三) 治疗原则与主要措施

1. 复位　在全麻或椎管内麻醉下尽快手法复位，应尽可能在24小时内进行。复位方法有提拉法(Allis法)(图9-75-11)和旋转法。手法复位失败者可切开复位。

2. 固定　复位后用单侧髋人字石膏固定4~5周，或持续皮牵引，穿丁字鞋固定患肢2~3周，以维持髋关节的功能位。

3. 功能锻炼　固定期间鼓励病人进行股四头肌收缩锻炼，解除固定后鼓励病人持双拐下地活动，3个月内患肢不能负重，以免发生股骨头缺血性坏死或因受压而变形。

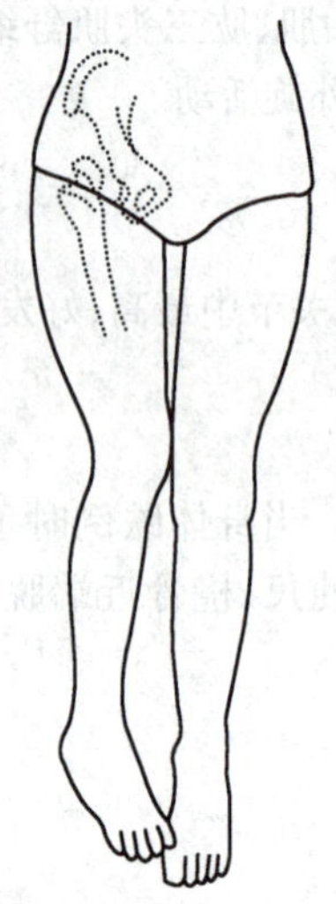

图 9-75-10 髋关节后脱位典型畸形

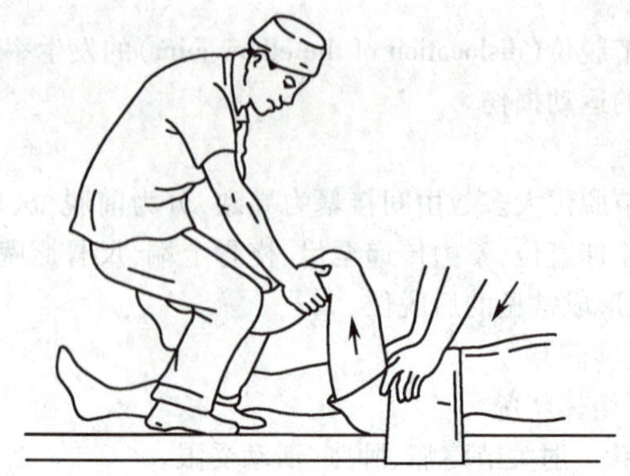

图 9-75-11 髋关节脱位复位方法：Allis 法

第五节 骨关节置换术病人的护理

人工关节置换术是指根据人体关节的形态、构造及功能制成人工关节假体，通过外科技术植入人体内，代替患病关节功能，达到缓解疼痛，稳定关节、矫正畸形和改善关节活动的目的。主要用于治疗严重的关节疼痛、畸形，日常生活受到严重影响，经保守治疗无效或效果不佳的关节疾病病人。常用的人工关节植入材料有金属合金（如钴铬钼合金、钛合金）、高分子材料（如超高分子聚乙烯）、陶瓷材料等，假体通过固定剂或生物固定的技术与人体骨组织结合。目前基本上全身的各个关节都可以做人工关节置换术，但以人工髋关节及膝关节置换最为普遍。以下主要介绍人工膝关节置换术护理。

【适应证】

人工膝关节置换术主要适用于因严重膝关节炎而引起疼痛的病人，此类病人可能伴有膝关节的畸形、不稳以及日常生活活动的严重障碍等，经保守治疗无效或效果不显著。主要包括如下。

1. 膝关节各种炎性关节炎，如退行性骨关节炎、类风湿关节炎、强直性脊柱炎等引起的膝关节病变。

2. 膝关节创伤性关节炎。

3. 静息状态的感染性关节炎。

4. 部分老年病人的髌股关节炎。

5. 原发性或继发性骨软骨坏死性病变等。

【禁忌证】

绝对禁忌证：①膝关节周围或全身存在活动性感染。②伸膝装置不连续或严重功能丧失等。

相对禁忌证：年轻、手术耐受力差、无痛的膝关节融合、Charcot 关节炎、术前存在可能对手术预后不良影响者。

【术前护理】

1. 心理护理　膝关节置换术病人思想负担比较重，应耐心与其沟通、交流，消除病人焦虑、抑郁、恐惧、紧张等负性情绪，促使病人以积极的心态接受治疗及护理。

2. 饮食护理　嘱病人多进食高热量、高蛋白、高纤维素、高维生素以及富含果胶成分的食物。

3. 手术准备　术前 1 天洗澡，常规备皮、膝关节周围剃毛，术前 6 小时禁食、禁饮。

4. 术前教育　指导病人练习床上大小便，以免术后尿潴留和便秘的发生。停止使用非甾体类药物，以防止出血。

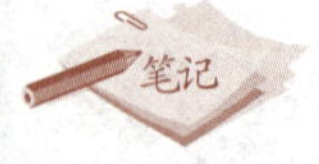

5. 术前锻炼　指导病人深呼吸及有效咳嗽的方法。指导病人练习股四头肌收缩、踝泵运动及三点式抬臀法（双肘、肩背部及健侧肢体三点用力，使臀部离开床面的方法）。向病人讲解、示范助行器或拐杖的正确使用方法。指导病人行伸膝抬高和主动屈膝训练。

【术后护理】

1. 生命体征的观察　严密观察意识、瞳孔及生命体征变化，持续心电监护 24 小时。根据病人情况予间断吸氧或持续吸氧。

2. 呼吸道护理　根据病情病人尽早半坐位，给予拍背，鼓励病人深呼吸，有效咳嗽。痰液黏稠不易咳出者，可行雾化吸入治疗。

3. 伤口及引流管护理　观察肢体的颜色、温度，检查足背动脉搏动情况。评估患肢的感觉、运动功能，患肢肿胀情况。观察伤口敷料的渗血情况，如有污染应及时更换。准确记录引流液的性质、量、颜色，定时挤管，保持引流通畅。如果引流量>100ml/h；颜色为鲜红色或引流液在管中可见滴水状，应立即报告医生，可能有活动性出血。

4. 术后体位　患肢抬高、外展中立，固定于伸直位，小腿中下 1/3 可垫一软枕。术后 1~2 天，根据病情选择半坐卧位或坐位。

5. 饮食护理　病人麻醉清醒后遵医嘱给予饮水进食。术后第 1 天可进软食，逐步过渡成正常饮食。恢复正常饮食多进食高蛋白、高维生素、富含纤维素的蔬菜、水果等。

6. 疼痛护理　疼痛是膝关节置换术后的首要症状。除常规使用镇痛药物以及教会病人采用自我放松、注意力转移法缓解疼痛外，术后返回病房即可于手术切口处用冰袋冷敷，当创口疼痛消失、肿胀减轻、局部皮温下降接近正常时停止。另外在关节持续被动活动前，可使用止痛药减轻疼痛。

7. 并发症预防

（1）腓总神经损伤：术后注意弹力绷带松紧度，患肢摆放的位置，防止下肢外旋，腓总神经受压。

（2）假体周围感染：术前严格皮肤准备，全面评估病人，降低感染风险；术中及术后预防性使用抗生素，严格各种无菌操作，保持伤口干燥、清洁，及时更换敷料，监测体温，定时抽血复查白细胞、血沉，预防尿路感染、上呼吸道感染及坠积性肺炎，控制陪护及探视人员等。

（3）深静脉血栓：可根据术前下肢彩超情况，手术当天给予气压治疗，督促病人行踝泵运动、股四头肌收缩，指导陪护人员对病人进行患肢按摩等，拔除引流管后根据医嘱使用抗凝药物，鼓励病人早期下床活动，进行系统化的康复训练。

8. 功能锻炼　术后 1~2 天，嘱病人加强股四头肌等长收缩及踝泵运动，指导抬臀、深呼吸等，协助病人行被动伸膝抬高练习，以不感到疲劳和疼痛为宜。术后 3~7 天，以被动运动与主动运动结合为主。术后第 3 天使用关节被动训练机开始被动锻炼，训练起始角度 30°~45°，可促进静脉回流及防止患肢肿胀。根据耐受情况及病情，每天增加 10°左右，术后 1 周达 90°~100°，术后 2 周后 110°~125°；并指导主动屈伸膝关节锻炼。术后 8~14 天，除之前的练习外，需通过助行器进行行走训练、坐位与站位交替的训练等，出院前病人膝关节主动屈曲至少达 90°。术后第 3 周后，病人一般已出院，应进行出院后康复训练指导，以增加肌肉力量和膝关节活动度为主，逐渐由患肢不完全负重到完全负重而放弃助行器练习使用拐杖辅助平地行走。另外可进行坐位直腿抬高及抗阻力运动、平卧位屈膝练习、站立位屈膝及抗阻力练习、上下楼梯练习等。注意练习时要有人陪伴，以防发生意外。

9. 健康教育

（1）术后 3 个月内，避免扭曲膝关节，睡眠时要避免患肢在下侧卧，健肢在下侧卧时两膝盖之间应夹枕头。

（2）避免大量和高难度活动，如爬山、爬楼梯、跑步、竞走及负重行走等。避免长时间行走、站立，避免蹲起动作。

（3）合理安排饮食，控制体重在正常范围内，以减轻对关节的磨损。

（4）坚持锻炼患肢肌力，增强肌肉力量，以增强运动协调性和姿势反射灵敏性，并在一定程度上减少关节受力。

（5）指导正确使用助行器、拐杖及上下楼梯。

（6）从饮食、药物和锻炼三方面防治骨质疏松，以有利于假体的固定和支持，避免假体松动和下陷，延长假体寿命。

（朱宁宁）

笔记

思考题

1. 建筑工人张先生在工作的过程中不慎从3层楼上坠落，背部剧烈疼痛，不能活动，不能翻身、起立，经过一系列检查后，诊断为胸椎单纯性压缩性骨折，医生建议进行非手术治疗，卧床休息。病人一直询问护士为什么不用做手术，需要卧床多久才能正常上班。

请思考：

（1）该病人目前最主要的护理诊断是什么？

（2）护士应如何回答病人的问题？

（3）护士如何对病人进行卧床期间的健康指导？

2. 李女士，70岁。1小时前走路时摔倒，自觉右髋部疼痛，不能站立行走而来急诊就诊。骨科专科检查：右下肢外旋畸形。右髋部有压痛，活动受限，右下肢缩短。右髋关节正位X线检查显示：右股骨头下见骨折线，断端分离成角移位，Pauwels角大于50°。

请思考：

（1）该病人的治疗原则有哪些？

（2）若采用非手术治疗，该病人的体位护理有哪些要求？

（3）非手术治疗时，转移和行走的护理要点是什么？

思路解析

扫一扫、测一测

笔记

第七十六章 骨与关节感染病人的护理

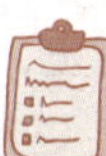

学习目标

1. 掌握化脓性骨髓炎、化脓性关节炎和脊柱结核病人的身体状况、护理措施。
2. 熟悉化脓性骨髓炎、化脓性关节炎和脊柱结核的辅助检查、治疗原则。
3. 了解化脓性骨髓炎、化脓性关节炎和脊柱结核的病因病理。
4. 能够运用护理程序对化脓性骨髓炎、化脓性关节炎和脊柱结核病人实施整体护理。
5. 关爱生命，尊重护理对象。具有良好的人际沟通和团队合作的能力。

第一节 化脓性骨髓炎病人的护理

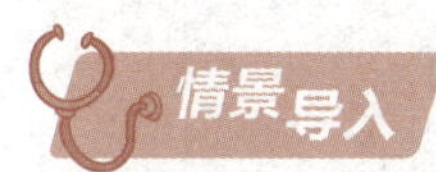

情景导入

王先生，31岁。近1周左小腿脓肿破溃、流脓，可见排出小的死骨片，来医院就诊。值班护士小王询问后得知，王先生两年前因交通事故左小腿发生骨折进行过手术治疗，体检发现小腿周围皮肤有色素沉着和湿疹样皮炎。

请问：

1. 该病人最主要的护理诊断是什么？
2. 针对该病人应采取哪些护理措施？

化脓性骨髓炎（pyogenic osteomyelitis）是化脓性细菌感染引起的骨膜、骨密质、骨松质和骨髓组织的炎症。按感染途径不同，可分为血源性骨髓炎、外来性骨髓炎和创伤后骨髓炎。按病程发展可分为急性骨髓炎和慢性骨髓炎。

身体其他部位化脓性病灶中的细菌经血流传播引起骨膜、骨密质、骨松质和骨髓的急性炎症称急性血源性骨髓炎（acute hematogenous osteomyelitis）。好发于长骨的干骺端，儿童多见。如急性血源性骨髓炎在急性感染期未能彻底治愈或反复发作，遗留死骨、无效腔和窦道，即发展为慢性血源性骨髓炎（chronic hematogenous osteomyelitis）。

【病因与病理】

1. 急性血源性骨髓炎　急性血源性骨髓炎多先有身体其他部位的感染灶，如疖、痈、中耳炎、扁桃体炎等。若原发病灶处理不当或机体抵抗力下降，细菌由血液循环播散至骨组织，引发急性感染。最常见的致病菌为金黄色葡萄球菌，其次为乙型溶血性链球菌，其他包括大肠埃希氏菌、流感嗜血杆菌、

产气荚膜杆菌和肺炎双球菌等。

急性血源性骨髓炎的基本病理变化为脓肿、骨质破坏、骨吸收和死骨形成，同时出现反应性骨质增生。早期以骨质破坏为主，随后出现增生，后期有新生骨，成为骨性包壳。大量菌栓停滞在长骨干骺端，阻塞小血管，发生骨坏死并有充血、渗出与白细胞浸润。渗出物和破坏形成的碎屑成为小脓肿，以后随着脓肿的扩大，依局部阻力大小向不同方向蔓延。如向骨干髓腔蔓延、穿入骨膜形成骨膜下脓肿、穿入关节引起化脓性关节炎。

2. 慢性血源性骨髓炎　慢性血源性骨髓炎多由急性血源性骨髓炎反复发作演变而来，若细菌毒性低，也可在发病时即表现为慢性血源性骨髓炎。慢性血源性骨髓炎的基本病理变化是死骨、死腔、骨性包壳和窦道。骨质因感染破坏和吸收，局部形成死腔，内有死骨、脓液积聚、坏死组织和炎性肉芽组织，骨膜反复向周围生长形成“骨性包壳”，脓液穿破皮肤后形成窦道，小的死骨经窦道排出后，窦道可暂时闭合，但由于死腔的存在，死骨吸收缓慢，炎症不能被彻底消退。周围软组织严重受损形成瘢痕。

【护理评估】

（一）健康史

询问病人有无身体其他部位感染，如疖、痈、中耳炎、上呼吸道感染等，评估病人近期有无创伤史，有无过度劳累、营养不良等身体抵抗力下降的状况。既往有无药物过敏和手术史。

（二）身体状况

1. 急性血源性骨髓炎　多见于儿童，发病部位多在胫骨上段和股骨下段、其次为肱骨、髂骨等。发病前往往有外伤史。

（1）全身中毒表现：起病急，全身中毒症状明显，体温达39℃以上，伴有寒战、脉快、烦躁不安、呕吐或惊厥等，重者可发展为昏迷或感染性休克。

（2）局部症状与体征：早期患肢剧痛，肢体呈半屈曲状，周围肌痉挛，因疼痛病人抗拒做主动和被动活动。局部皮肤温度增高，肿胀不明显，有局限性压痛，数天后局部水肿、压痛更明显，说明形成了骨膜下脓肿。当脓肿穿破骨膜形成软组织深部脓肿时，疼痛反而减轻，但局部红、肿、热和压痛更明显。若脓液扩散至骨髓腔，则疼痛和肿胀范围增大，若整个骨干均受破坏有发生病理性骨折的可能。

2. 慢性血源性骨髓炎

（1）症状：病变静止阶段可无症状，急性发作时有发热，疼痛。

（2）体征：静止期局部可见经久不愈的伤口和窦道，窦道的肉芽组织突出，流出臭味脓液。急性发作时，患肢局部皮肤红、肿、热、痛及流脓，有时可排出小的死骨片。在死骨排出后窦道再封闭，炎症逐渐消退。长期病变使患肢增粗变形、邻近关节畸形、皮肤色素沉着、肌肉挛缩后邻近关节畸形等。

（三）心理-社会支持状况

评估病人及家属对骨髓炎的发展过程、治疗和护理的了解程度，有无焦虑和恐惧感，病人及家属对此病预后的心理承受能力及社会支持情况。

（四）辅助检查

1. 血常规检查　白细胞明显升高，中性粒细胞可占90%以上。血沉加快。血中C反应蛋白升高。血细菌培养可为阳性。

2. 影像学检查

（1）X线检查：急性血源性骨髓炎感染早期无异常表现，2周后可见干骺端有散在性虫蚀样破坏，骨密质变薄，可有死骨形成。慢性血源性骨髓炎可见骨骼失去正常形态，骨膜下有新生骨形成，骨髓腔不规则、有大小不等的死骨影，周围有空隙。

（2）CT和MRI检查：CT检查可以提前发现骨膜下脓肿，MRI检查有助于早期发现骨组织炎性反应。

（3）核素骨显像：发病后48小时后，可发现阳性结果。

3. 局部脓肿分层穿刺　选用有内芯的穿刺针，在压痛最明显的干骺端刺入，边抽吸边深入，不要

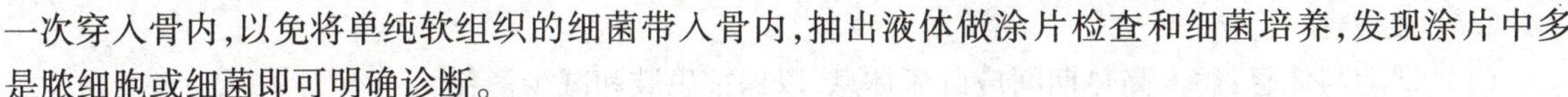

一次穿入骨内，以免将单纯软组织的细菌带入骨内，抽出液体做涂片检查和细菌培养，发现涂片中多是脓细胞或细菌即可明确诊断。

（五）治疗原则与主要措施

1. 急性血源性骨髓炎　早期诊断与治疗是关键。尽快控制感染，防止炎症扩散，及时切开减压引流脓液，防止死骨形成及演变为慢性骨髓炎。

（1）抗感染治疗：早期联合足量使用抗生素治疗。对疑有骨髓炎的病人发病5天内使用抗生素治疗，多可控制炎症，由于致病菌大多为金黄色葡萄球菌，要联合应用抗生素，选用的抗生素一种针对革兰氏阳性球菌，而另一种则为广谱抗生素，并根据细菌培养和药物敏感试验结果调整为敏感的抗生素，直至体温正常，局部红、肿、热、痛等症状消失，红细胞沉降率和C反应蛋白水平恢复正常或明显下降。体温下降后需持续使用至少3周。

（2）全身支持治疗：①补液，维持水电解质和酸碱平衡。②营养支持，增加蛋白质和维生素的摄入量，必要时经静脉给予补充。③高热期间给予降温。

（3）手术治疗：手术治疗宜早。抗生素治疗48～72小时局部症状仍未得到控制，应尽早手术治疗。常用的手术方式有局部钻孔引流术（图9-76-1）或开窗减压术（图9-76-2），目的是引流脓液、减压或减轻毒血症症状，防止急性骨髓炎转变为慢性骨髓炎。术后可根据情况采取伤口闭式引流、闭式灌洗、伤口填塞等伤口处理方法。

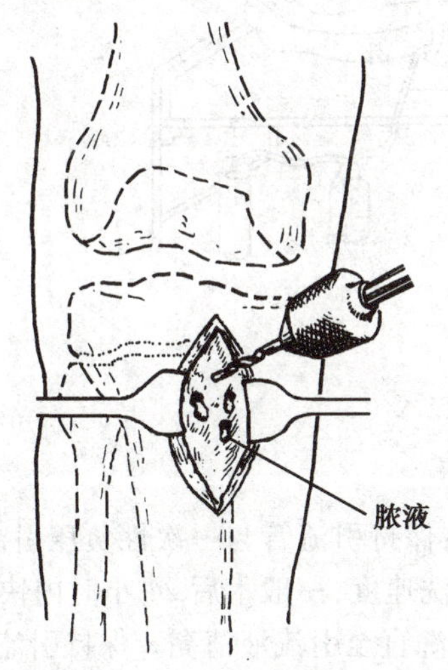

图9-76-1　胫骨近端干骺端钻孔术

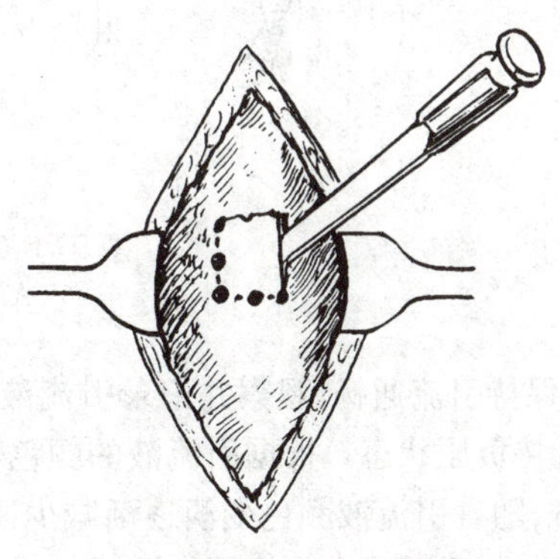

图9-76-2　开窗减压术

2. 慢性血源性骨髓炎　以手术治疗为主，治疗原则为清除死骨和炎性肉芽组织、消灭死腔和切除窦道。

（1）病灶清除术：在骨壳上开窗，进入病灶内，吸出脓液、清除死骨及炎性肉芽组织。

（2）消灭死腔：常用的方法有碟形手术、肌瓣填塞术、闭式灌洗和抗生素骨水泥珠链填塞等。

【常见护理诊断/问题】

1. 体温过高　与感染有关。

2. 急性疼痛　与化脓性感染和手术有关。

3. 组织完整性受损　与化脓性感染和骨质破坏有关。

【护理目标】

1. 体温维持在正常范围内。

2. 疼痛减轻或消失。

3. 感染得到控制，创面愈合。

【护理措施】

1. 心理护理　由于骨髓炎病人常出现紧张、焦虑、恐惧等心理改变，缺乏自信心。护士应帮助病人建立有效的支持系统，在生活上给予帮助，加强沟通，帮助病人接受并配合治疗。

2. 一般护理

(1) 活动与休息：病人高热期间应卧床休息，以保护患肢和减少消耗。

(2) 降温：对高热病人采取冰袋、酒精擦浴、冷水灌肠等物理降温方法，以防高热、惊厥的发生。遵医嘱使用药物降温，观察并记录用药后的体温变化。

(3) 饮食护理：鼓励病人多饮水，给予易消化的高蛋白、高热量、富含维生素的流质或半流质饮食。

3. 病情观察 密切观察病人的生命体征、患肢局部情况，如患肢出现疼痛、肿胀应及时通知医生并协助处理。病情重者，尤其是儿童，注意神志的变化，并做好病情记录。遵医嘱尽早足量联合使用抗生素控制感染，做好用药护理。

4. 引流管护理 密切观察伤口及引流情况，保持有效引流。

(1) 妥善固定引流装置：拧紧各连接接头，防止松动（图 9-76-3）。翻身时注意保护引流管，以防脱出。

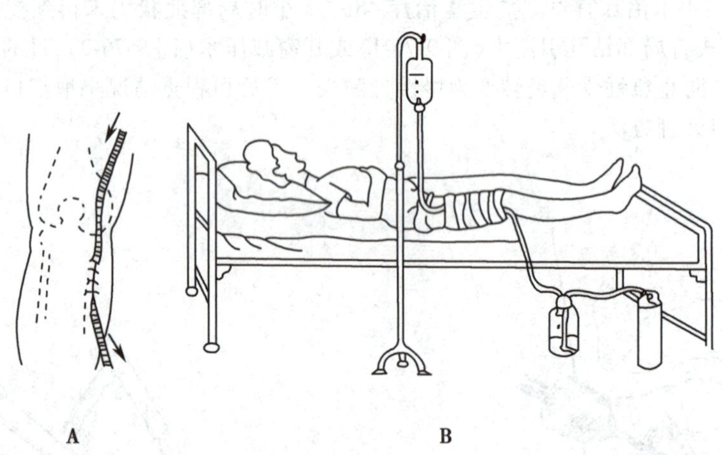

图 9-76-3 闭式冲洗、负压引流术
A. 局部；B. 装置全貌

(2) 保持引流通畅，观察并记录引流液的量、颜色和性状；保持引流管与一次性负压引流袋连接紧密，并维持负压状态。根据引流液的颜色和清亮程度调节冲洗速度，一般术后 24 小时内快速（以流水样）灌洗，随着引流液颜色变淡逐渐减少冲洗液的量，维持冲洗直至引流液清亮。保持引流通畅，若出现管道扭曲、受压或血凝块堵塞造成管道引流不畅，应及时处理。

(3) 拔管：管道留置 3 周或持续到体温正常，引出液清亮，连续 3 次细菌培养结果阴性，即可拔管。先拔除冲洗管，引流管引流 3 天后再拔除。

5. 疼痛护理

(1) 评估患者疼痛部位、性质、程度及持续时间。

(2) 抬高患肢，促进静脉回流，减轻肿胀。

(3) 限制患肢活动，维持肢体于功能位，以减轻疼痛。当必须移动患侧肢体时，应给予协助，动作要轻柔，做好支撑与保护，避免患处产生应力而发生疼痛。注意患肢的功能锻炼，防止出现肌肉萎缩和关节僵硬。

(4) 转移病人的注意力，如与患者多沟通交流，让病人听音乐、与人交谈等，使之分散对患处疼痛的注意力。

(5) 以上措施无效时，遵医嘱给予止痛药物。

6. 健康指导

(1) 生活指导：加强营养，进食高蛋白、高维生素、高热量易消化的食物，增强抵抗能力。长期制动的病人，指导病人进行肢体康复运动，预防并发症发生。避免患肢负重，经 X 线片证明包壳已坚固形成，破坏骨已经修复正常时开始逐渐负重，以免发生病理性骨折。

(2) 用药指导：术后遵医嘱继续坚持足量、足疗程使用抗生素，避免转为慢性骨髓炎。

（3）复诊指导：嘱病人如有体温升高、伤口愈合后又出现红肿热痛、有分泌物等，应立即返院诊治。

【护理评价】

经过治疗和护理，评价病人是否达到：①体温维持在正常范围内。②疼痛减轻或消失。③感染得到控制，创面逐渐愈合。

第二节　化脓性关节炎病人的护理

化脓性关节炎（suppurative arthritis）指关节内的化脓性感染。好发于髋关节和膝关节。多见于小儿，尤以营养不良的小儿居多，男性多于女性。

【病因与病理】

化脓性关节炎约85%致病菌为金黄色葡萄球菌，其次分别为白色葡萄球菌、淋病奈瑟氏菌、肺炎球菌及大肠埃希氏菌等。身体其他部位或邻近关节部位化脓性病灶内的细菌可经以下途径侵入关节腔：①血源性传播。②邻近关节的化脓性病灶直接蔓延。③关节开放性损伤后继发感染。④医源性感染。

根据病变的发展过程一般可分为以下三个阶段：

1. 浆液性渗出期　细菌侵入关节腔后滑膜发生炎性充血、水肿，关节腔内有白细胞浸润及浆液性渗出液。此期关节软骨尚未被破坏。本期的病理改变为可逆性。

2. 浆液纤维素性渗出期　随着炎症逐渐加重，渗出液增多变为浑浊，其中含有大量白细胞及纤维蛋白，白细胞释放的大量溶酶体类物质破坏软骨基质，纤维蛋白的沉积影响软骨代谢并造成关节粘连。此期修复后出现关节粘连与功能障碍。

3. 脓性渗出期　关节腔内的渗出液转为脓性，炎症侵及软骨下骨质，滑膜和关节软骨被破坏，关节周围发生蜂窝织炎。此期病变为不可逆，治愈后遗留重度关节功能障碍。

【护理评估】

（一）健康史

询问病人近期有无身体局部化脓性感染灶，有无关节外伤史、手术史等，病人病情、有无治疗及治疗的情况、效果等。

（二）身体状况

1. 症状　起病急骤，出现寒战、高热等症状，体温可达39℃以上，甚至出现谵妄、昏迷。

2. 体征　受累关节出现疼痛与功能障碍。浅表关节如膝关节、肘关节，红、肿、热、痛症状明显，病人为缓解疼痛，关节多处于半屈曲位；深部关节如髋关节，局部红、肿、热症状不明显，关节常处于屈曲、外展、外旋位。关节腔有积液在膝部最为明显，可出现浮髌试验阳性。脓液穿破关节囊可形成软组织蜂窝织炎、穿破皮肤可形成瘘管、蔓延至邻近骨质，引起化脓性骨髓炎。

（三）心理-社会支持状况

评估病人对化脓性关节炎的发展过程、治疗和护理的了解程度，有无焦虑和恐惧感，病人对此病预后的心理承受能力。

（四）辅助检查

1. 实验室检查　血白细胞计数和中性粒细胞计数比例增高，血沉增快，寒战期血培养可检出病原菌。

2. 影像学检查　X线早期只可见关节周围软组织阴影扩大、关节间隙增宽，后期关节间隙变窄或消失，关节面毛糙，可见骨质破坏或增生，甚至出现关节畸形。

3. 关节腔穿刺　抽出液可呈浆液性（清亮）、纤维蛋白性（浑浊）或脓性（黄白色）（图9-76-4），镜下可见大量脓细胞。

（五）治疗原则与主要措施

早期诊断、早期治疗，避免发生严重并发症。治疗原则是全身支持治疗，应用广谱抗生素，消除局部感染灶。

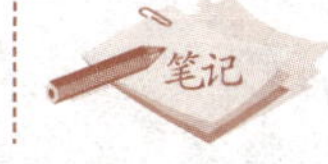

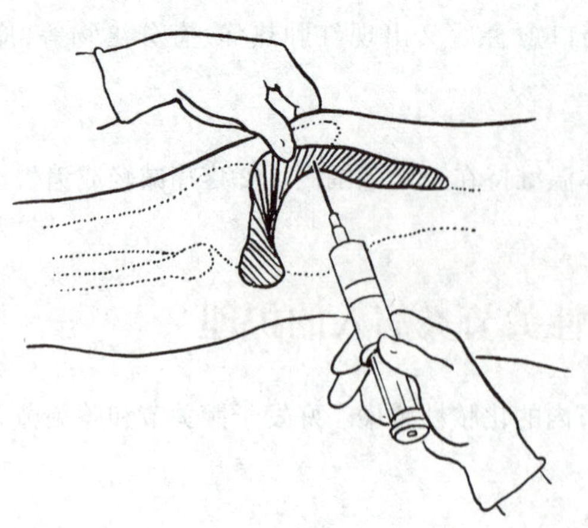
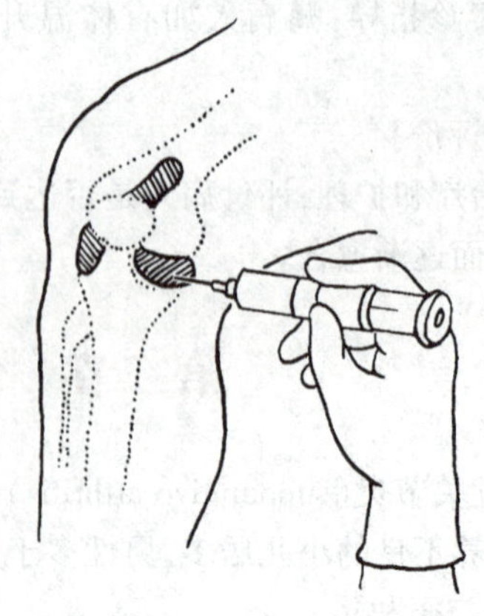

图 9-76-4　关节腔穿刺示意

1. 全身药物治疗　早期、足量、全身性使用抗生素，可根据关节液细菌培养及药物敏感试验结果选择和调整敏感的抗生素。加强全身支持治疗，鼓励病人进食高蛋白食物，必要时输血或血液制品，提高病人的抵抗能力。

2. 关节腔内注药　关节腔穿刺，抽出积液后注入抗生素，每天 1 次，至关节积液消失，体温正常。

3. 关节腔灌洗　表浅大关节感染给予关节腔灌洗，即在关节部位两侧进行穿刺，经穿刺套管置入灌注管和引流管（图 9-76-5）。每天经灌注管滴入含抗生素的溶液 2 000~3 000ml，直至引流液清澈，细菌培养阴性后停止灌洗，但引流管仍需引流数天至无引流液吸出、局部症状和体征消退即可拔管。

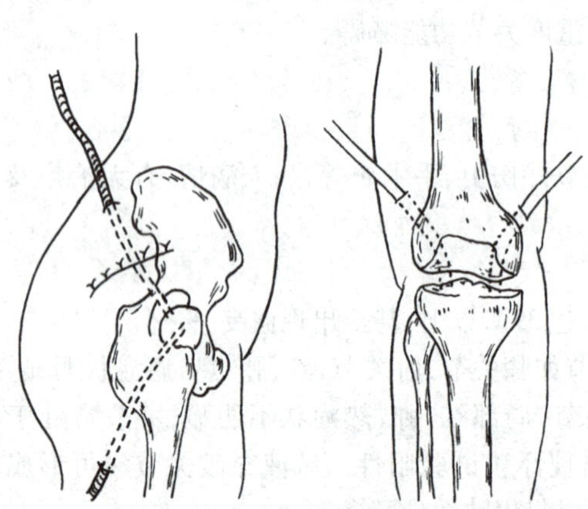

图 9-76-5　髋关节及膝关节切开引流后闭合式连续冲洗吸引示意

4. 经关节镜治疗　在关节镜下反复冲洗关节腔，清除脓性渗出物、脓苔、组织碎屑，切除病变滑膜，腔内留置敏感抗生素。必要时留置管道持续灌洗。

5. 关节切开引流　较深大的关节化脓后进行关节切开引流手术。

6. 持续性关节被动活动　在对病变关节进行局部治疗后可以将肢体置于功能锻炼器上做 24 小时持续性被动运动，至急性炎症消退，以防止关节内粘连，尽可能保留关节功能。一般 3 周后可鼓励病人做主动锻炼。

7. 关节矫形术　有陈旧性病理脱位及髋关节强直者可予关节矫形术、髋关节置换术等。关节融合术或截骨术目前已不常用。

【常见护理诊断/问题】

1. 体温过高　与化脓性感染有关。
2. 急性疼痛　与化脓性感染和手术有关。
3. 组织完整性受损　与化脓性感染和骨质破坏有关。

【护理目标】

1. 体温维持在正常范围内。
2. 疼痛减轻或消失。
3. 感染得到控制，创面愈合。

【护理措施】

1. 心理护理　由于关节疼痛，活动受限，病人常出现紧张、焦虑、恐惧等情绪，缺乏自信心。护士应帮助病人建立有效的支持系统。在生活上给予帮助，消除不良心理，增强治疗的信心。

2. 一般护理

（1）活动与休息：急性期病人应适当卧床休息，以保护患肢和减少消耗。

（2）饮食护理：给予易消化、营养丰富的饮食。

（3）降温：对体温过高者采用物理降温或药物降温，鼓励病人多饮水。遵医嘱合理应用抗生素控制感染。

3. 病情观察　密切观察病人的生命体征和关节局部变化，观察治疗的反应，如有异常及时通知医生。

4. 关节腔冲洗和引流护理

（1）加强关节伤口的护理，及时更换敷料，保持伤口及置管部位清洁、干燥。

（2）对术后药物灌注、冲洗和负压引流的病人，保持引流管与负压引流装置紧密相连，并处于负压状态，引流袋位置应低于伤口 50cm。保持引流管通畅，观察引流液的量、颜色和性质。进行关节腔冲洗者，每天用抗生素溶液或无菌生理盐水 2 000~3 000ml 冲洗关节腔，根据冲洗后引流液的颜色调节冲洗速度。

5. 疼痛护理

（1）评估患者疼痛部位、性质、程度及持续时间。

（2）抬高患肢并制动，维持关节功能位，以减轻疼痛，防止关节畸形。

（3）分散病人的注意力，如让病人听音乐、与人交谈等以减轻疼痛。

（4）必要时遵医嘱给予止痛药物。

6. 健康指导　指导病人加强饮食营养，提高机体抵抗力，防止疾病反复。每天进行肌肉等长舒缩练习及关节被动或主动运动，防止发生关节畸形和关节功能障碍。若再次出现体温增高、关节疼痛及功能障碍等情况，及时来院诊治。

【护理评价】

经过治疗和护理，评价病人是否达到：①体温维持在正常范围内。②疼痛减轻或消失。③感染得到控制，创面逐渐愈合。

第三节　骨与关节结核病人的护理

骨与关节结核（tuberculosis of bone and joint）是结核分枝杆菌侵入骨或关节面引起的一种继发性感染性疾病，其原发病灶绝大多数为肺结核。本病好发于儿童和青少年，30 岁以下的病人占 80%。骨与关节结核中脊柱结核的发病率约占 50%，其次为膝关节结核和髋关节结核。本节主要介绍脊柱结核病人的护理。

脊柱结核以腰椎最多见，其次为胸椎、颈椎。其中椎体结核占绝大多数，附件结核仅占 1%~2%。

【病因与发病机制】

原发病灶中的结核分枝杆菌经血液循环到达骨与关节部位，在骨关节内可以潜伏数年。机体的抵抗力下降，如外伤、营养不良、过度劳累等诱发因素，可以促使潜伏的结核分枝杆菌活跃而出现临床症状。如果机体的抵抗力强，潜伏的结核分枝杆菌可被抑制甚至被消灭。

【病理】

椎体结核根据原发灶部位的不同，分为中心型和边缘型两种。

1. 中心型椎体结核　多见于 10 岁以下儿童，好发于胸椎。病灶起于椎体中心松质骨，以骨质破坏为主，病情进展快，椎体可被压缩成楔形。一般只侵犯一个椎体，也可穿透椎间盘而累及邻近椎体。

2. 边缘型椎体结核　多见于成年人，好发于腰椎。病变发生在椎体上下缘，以溶骨性破坏为主，很快侵犯椎间盘和邻近椎体。椎间盘破坏是此型的特征，并由此导致椎间隙变窄。

椎体结核可形成寒性脓肿，有椎旁脓肿和流注脓肿两种形式。不同部位的脊柱脓肿有不同的流注途径：①颈椎结核可有咽后壁脓肿，可流注到锁骨上窝。②胸椎结核多为椎旁脓肿。③下胸椎及腰椎结核形成的椎旁脓肿穿破骨膜后，聚集在腰大肌鞘内，脓液可沿髂腰肌流注到腹股沟部、小转子甚

至腘窝部形成脓肿。④腰骶段结核可同时有腰大肌脓肿和骶前脓肿，脓肿破溃可形成窦道，发生混合性感染(图 9-76-6)。

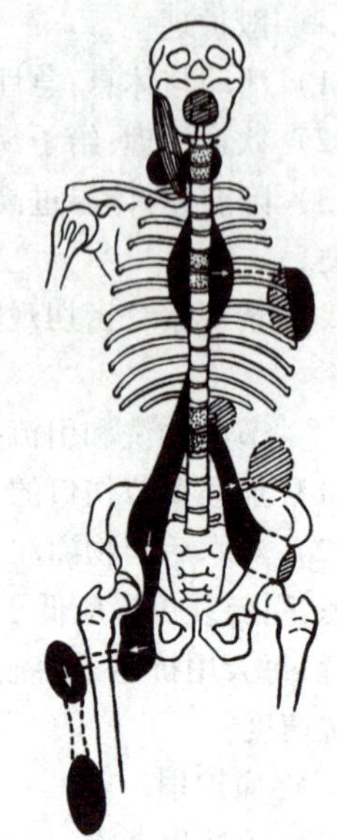

图 9-76-6　脊柱结核寒性脓肿流注途径

【护理评估】

（一）健康史

了解病人年龄、饮食和活动情况，有无长期低热、盗汗、乏力、消瘦、营养不良等，有无结核病史、与结核病人密切接触史和家族史，采用的治疗方法和用药情况。

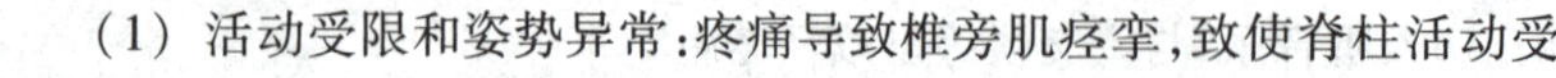

（二）身体状况

1. 症状

(1) 全身症状：早期全身症状多不明显，可有午后低热、脉快、食欲缺乏、消瘦、盗汗、疲乏等结核中毒症状。小儿可表现为夜啼、呆滞、性情急躁等。

(2) 局部症状：主要有疼痛、肌肉痉挛、神经功能障碍等。多为轻微钝痛，随着病情发展，劳累、咳嗽、打喷嚏或持重物时疼痛加重，休息后症状减轻。

2. 体征

(1) 活动受限和姿势异常：疼痛导致椎旁肌痉挛，致使脊柱活动受限和姿势异常。①颈椎结核时病人常用双手托扶下颌、头前倾，以稳住头颈，减轻疼痛。②胸椎结核时可出现脊柱后凸或侧凸畸形。③腰椎结核时弯腰活动受限。站立或行走时双手托住腰部，头及躯干后倾，使重心后移，以减轻对病变椎体的压力；拾物试验阳性(即病人拾物时需挺腰屈膝屈髋下蹲)。

(2) 压痛和叩击痛：受累椎体棘突处有压痛和叩击痛。

(3) 寒性脓肿和窦道：部分病人可扪及脓肿，脓肿破溃至皮肤后，可见窦道及干酪样坏死物质。

(4) 截瘫：脊柱结核中截瘫的发生率在 10%左右，以胸椎结核发生截瘫最多见。脓液、干酪样坏死物质、死骨等进入椎管可压迫脊髓，造成部分或完全截瘫，病人出现肢体感觉、运动和括约肌功能障碍。

拾 物 试 验

拾物试验是特殊的脊柱检查方法之一。检查时，将一物品放在地上，嘱病人拾起。腰椎正常者可两膝伸直，腰部自然弯曲，俯身将物品拾起。若病人先以一手扶膝蹲下，腰部挺直地用手接近物品，即为拾物试验阳性，多见于腰椎病变和腰椎间盘脱出、腰肌外伤及炎症等。

（三）心理-社会支持状况

评估病人对疾病的反应、病人及家属对长期治疗的心理承受能力和期望程度、家属对病人的态度、病人的家庭经济状况和支持度等。

（四）辅助检查

1. X 线检查　中心型椎体结核者椎体中央骨质破坏，侧位片比较清楚。很快出现椎体压缩呈楔状。边缘型椎体结核者，早期椎体上缘或下缘有骨质破坏，椎间隙变窄或消失。

2. CT 检查　可清晰显示病灶部位、骨质破坏程度、有无空洞或死骨。

3. MRI 检查　具有早期诊断价值，是脊柱结核必不可少的检查。

（五）治疗原则与主要措施

1. 全身支持治疗　注意休息，避免劳累。加强营养支持，改善营养状况。

2. 局部制动　病人有疼痛及低热时，应卧硬板床休息。病变已静止而脊柱不稳定者可用颈托、腰围、石膏背心或石膏床等固定脊柱，限制脊柱活动。

3. 抗结核治疗　严格执行抗结核药物的治疗方案，遵循早期、联合、适量、规律、全程用药的原则。按照规定的疗程用药是确保疗效的前提。一般可同时使用2～3种抗结核药物，脊柱结核一般应连续用药不得少于12个月，必要时延长至18～24个月。形成窦道及合并混合感染者，则应根据药物敏感试验，同时给予敏感的抗生素治疗。

4. 手术治疗　适用于脊柱结核有明显死骨或较大寒性脓肿不易吸收，窦道流脓经久不愈或合并截瘫者等。①脓肿切开引流术：对结核寒性脓肿合并其他致病菌感染的病人，体温高，中毒症状明显且因全身状况不能耐受病灶清除术，可做寒性脓肿切开引流。②病灶清除术：尽可能彻底清除病变组织，包括脓液、死骨、结核性肉芽肿等，术前术后要规范化抗结核治疗。③植骨融合术：以稳定脊柱、促进病灶的愈合。④矫形手术：纠正脊柱严重后凸畸形。

骨关节结核的药物治疗

骨关节结核的药物治疗，应该遵循抗结核药物的治疗原则：早期、联合、适量、规律、全程。按规定的疗程用药是确保疗效的前提。

目前常用的一线抗结核药物为：异烟肼（INH）、利福平（RFP）、吡嗪酰胺（PZA）、链霉素（SM）、乙胺丁醇（EMB）。主张联合用药，异烟肼与利福平为首选药物，INH的剂量为每天300mg，RFP每天450～600mg，PZA每天20～30mg/kg体重，EMB每天750mg，SM成人常用剂量每天0.75g。同时每天给予维生素B_6 4mg。肺外结核的疗程一般为12个月，对于骨关节结核，主张疗程不得少于12个月，必要时可延长至18～24个月。由于链霉素的第8对脑神经毒性作用强烈，现已不将链霉素作为首选药物。如果应用，亦作为强化治疗，限时三个月。

可采用下述治疗方案，①2HRZS（E）/10HRE，即强化期：异烟肼、利福平、吡嗪酰胺、链霉素（或乙胺丁醇）每天1次，共2个月；巩固期：异烟肼、利福平、乙胺丁醇每天1次，共10个月。②3HRZS（E）/9HRE，即强化期：异烟肼、利福平、吡嗪酰胺、链霉素（或乙胺丁醇）每天1次，共3个月；巩固期：异烟肼、利福平、乙胺丁醇每天1次，共9个月。

【常见护理诊断/问题】

1. 急性疼痛　与骨与关节结核和手术有关。
2. 营养失调：低于机体需要量　与食欲缺乏和结核有关。
3. 焦虑　与疾病容易复发、治疗时间长有关。
4. 躯体活动障碍　与手术或截瘫有关。

【护理目标】

1. 疼痛减轻或缓解。
2. 营养状况得到改善，体重维持在正常范围内。
3. 焦虑减轻或消失。
4. 病变部位关节功能逐渐恢复。

【护理措施】

1. 心理护理　本病病程长，治疗周期较久，要了解病人的心理状态，解除病人的顾虑。护士应耐心向病人及家属解释手术的意义，以提高病人对手术的信心，积极配合手术治疗。

2. 非手术治疗护理/术前护理

(1) 活动与休息：保持病房整洁，环境安静、舒适，空气流通，有充足的阳光。适当限制活动，卧床休息，防止病理性骨折或脱位、关节畸形和截瘫的发生。石膏背心及石膏床固定时，应做好护理，防止并发症发生。

(2) 饮食护理：给予高热量、高蛋白、高维生素易消化的饮食，注意膳食结构的均衡、多样化，根据

病人喜好制作色、香、味俱全的饮食,以增进病人的食欲。必要时遵医嘱输血或清蛋白。

(3) 病情观察:包括病人全身与局部的症状体征,抗结核药物的不良反应及效果等。

(4) 用药护理:遵医嘱予抗结核药物治疗,注意预防、观察和处理药物的毒副作用。

(5) 术前准备:术前应抗结核治疗 4~6 周,至少 2 周,有窦道合并感染者术前使用抗生素至少 1 周。

3. 术后护理

(1) 一般护理:脊柱结核手术后脊柱不稳定或者做脊柱融合术者,必须保证局部确切制动,避免植骨块脱落及继发损伤。

(2) 病情观察:密切监测病人的生命体征,定时测量体温、脉搏、呼吸和血压。胸椎结核病人在病灶清除术后若出现呼吸困难、发绀等情况,应及时通知医生。对呼吸急促或呼吸困难的病人及时吸氧。注意观察肢端的血供,包括颜色、温度、感觉及毛细血管充盈情况等。

(3) 切口护理:观察切口敷料及切口愈合情况,保持敷料清洁、干燥,预防感染。

(4) 用药护理:除常规遵医嘱应用抗生素外,术后需继续用抗结核药物,防止结核复发。

(5) 功能锻炼:①术后第 2 天,可进行踝关节的伸屈运动和直腿抬高练习。同时被动活动、按摩下肢各关节,以防止关节粘连强直。活动量视病人能力而定,循序渐进,持之以恒。②术后长期卧床者,应主动活动非完全制动部位。合并截瘫或脊柱不稳制动者,鼓励病人做抬头、扩胸、深呼吸和上肢活动。

4. 健康指导

(1) 生活指导:注意休息,加强营养,提高抗病力。嘱病人防止手术部位屈曲,以免置骨块脱落或移动。

(2) 用药指导:出院后继续抗结核治疗。向病人和家属讲解骨关节结核有可能复发,要坚持长期用药;教会病人及家属自我观察,一旦发现不良反应立即停药并复诊。

(3) 功能锻炼:指导病人和家属出院后坚持功能锻炼。

【护理评价】

经过治疗和护理,评价病人是否达到:①疼痛减轻或消失。②营养状况恢复正常,体重维持在正常范围内。③焦虑减轻或消失。④关节功能逐渐康复。

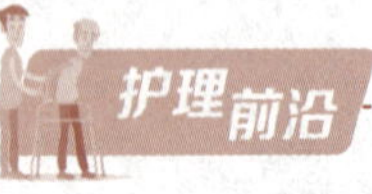

负压伤口治疗

负压伤口治疗(negative pressure wound therapy,NPWT),又称负压封闭引流(vacuum sealing drainage,VSD)和封闭负压辅助闭合(vacuum-assisted cbsure,VAC),是近十余年来提出并开展的伤口治疗新办法。1993 年,德国外科医师 Flechimman 等最先提出 VSD 和 1997 年美国外科医师 Argentla 首创了 VAC 两项关键技术。负压疗法目前已经在各大医院得到了应用和发展。NPWT 技术是采用专用泡沫敷料,用透明敷料封闭伤口,利用负压原理,使用专用的负压泵产生精确控制的负压,来促进伤口愈合的一种伤口治疗技术,该项技术有利于改善局部血流,减轻组织水肿,减少细菌数量,促进肉芽组织生长,从而加速伤口愈合,缩短住院时间,减轻医务人员工作量。

(葛　虹)

思考题

15 岁的小于。因“高热,左膝上端剧痛 3 天”为主诉入院。病人神志清楚,精神、食欲欠佳,体检:左大腿下端明显肿胀,局部皮温增高,行局部分层穿刺,在骨膜下抽出淡黄色浑浊液体,应用大量抗生素治疗 3 天仍不见好转。

请思考：

（1）该病人主要的护理诊断/问题是什么？

（2）如何缓解疼痛？

思路解析

扫一扫、测一测

笔记

第七十七章　颈肩痛与腰腿痛病人的护理

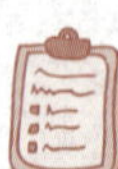

学习目标

1. 掌握颈椎病、腰椎间盘突出症的身体状况和护理措施。
2. 熟悉颈椎病、腰椎间盘突出症的治疗原则。
3. 了解颈椎病、腰椎间盘突出症的病因和发病机制。
4. 能全面准确地评估病人、做出正确的护理诊断、制订合理的护理计划、实施恰当的护理措施。
5. 具有良好的人文关怀精神和协作精神，体现慎独和精益求精的品德。

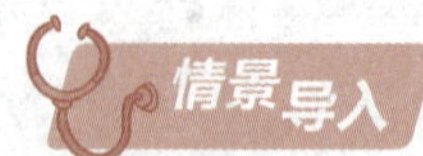

王先生，38 岁，计算机程序员。因经常坐着面对电脑工作，近 2 年渐渐出现颈肩部不适感，偶尔上肢发麻，曾被诊断为颈椎病，症状明显时就自行敲打颈肩部或拔罐以缓解酸痛症状。1 周前因淋雨，当晚颈肩部疼痛明显加重，1 周来颈肩疼痛未减轻，并伴左上肢麻木感，遂来求治。

请问：

1. 为明确诊断，应该进行什么检查？
2. 该病人最主要的护理诊断是什么？
3. 护士应采取哪些护理措施？

颈肩痛与腰腿痛是多种损伤和疾病的共有症状，主要是因慢性劳损及无菌性炎症所引起的，以病患部位疼痛、肿胀甚至功能受限为主的一组临床常见症状。常见疾病为颈椎病、肩周炎、腰椎间盘突出症、腰肌劳损等。本章主要介绍其中最具有代表性的颈椎病和腰椎间盘突出症病人的护理。

第一节　颈椎病病人的护理

颈椎病(cervical spondylosis)是指由于颈椎间盘退行性变，颈椎骨质增生或颈椎正常生理曲线改变后刺激或压迫相邻脊髓、神经及血管等组织而引起的一系列相应的症状和体征，是颈肩痛最常见的原因。颈椎病多见于 40~50 岁人群，好发部位以 $C_{4\sim5}$、$C_{5\sim6}$ 最为多见。

【病因与发病机制】

颈椎病病因尚未完全清楚，一般认为是多种因素共同作用的结果。

1. 颈椎间盘退行性变　是颈椎病发生和发展过程中的主要因素。随着年龄增长，椎间盘退行性变，纤维环和髓核含水量减少，张力下降，失去弹性，椎间隙狭窄，关节囊、韧带松弛，脊柱活动时稳定性下降，进一步引起椎关节及韧带等增生、变性、钙化，最后导致相邻的脊髓、神经、血管等受到刺激、压迫而产生症状。

2. 慢性劳损　指超过正常生理活动范围最大限度或局部所能耐受的各种超限活动所带来的损伤。慢性劳损加速了颈椎退行性变的发展过程，是引起颈椎椎体及关节退行性变最常见的因素。

3. 头颈部外伤　可与颈椎病的发生与发展有着直接关系，能造成退行性变的椎间盘、椎体及韧带等损伤加重，从而诱发颈椎病。

4. 颈椎椎管先天性狭窄　是指在脊柱的生长形成中，由于营养、外伤等因素造成椎管发育的先天性狭窄。椎管矢状径正常者，颈椎即使出现明显的退行性变，也不会产生临床症状或症状较轻；而伴有椎管狭窄的病人，即使轻微的退行性变也会引起临床症状及体征，受外伤甚至轻伤时更易发病。

【护理评估】

（一）健康史

详细了解病人的年龄、职业特点，日常生活、工作和学习中的习惯姿势；评估有无诱发因素，如睡眠姿势不当、受寒、颈部长时间处于某一位置、颈部外伤或其他意外事件的发生等；了解既往有无类似情况发生，是突然开始还是渐进发展；了解休息或活动后症状是否会缓解，是否使用药物，既往的治疗经过和效果等。

（二）身体状况

根据对脊髓、神经、血管等重要组织的压迫情况所表现的临床特点，可以将颈椎病主要分为神经根型、脊髓型、椎动脉型、交感神经型四种类型。临床上将合并有两种或两种以上类型的称为混合型颈椎病。

1. 神经根型颈椎病（cervical spondylotic radiculopathy）　最常见，占颈椎病的50%～60%。是由于颈椎退行性变，椎间盘向侧后方突出，钩椎关节或关节突关节增生肥大，累及相应节段颈神经根而出现根性压迫或刺激的相应症状和体征。颈部疼痛和发僵常为最早出现的症状，还可伴有肩部、肩胛内侧缘或胸背部疼痛，颈部活动、咳嗽、打喷嚏及深度呼吸时可使疼痛加重，上肢自觉沉重，无力，有时持物坠落，晚期可有肌萎缩。臂丛神经牵拉试验（图9-77-1）和压头试验阳性。

2. 脊髓型颈椎病（cervical spondylotic myelopathy）　是指由于颈椎的退行性变引起的椎体及椎间盘、韧带等周围软组织退化，压迫脊髓，导致肢体功能障碍甚至瘫痪等症状的综合征。临床以侧束及锥体束的损害表现突出，早期多有手足麻木，双下肢沉重无力，行走困难或痉挛步态，手动作笨拙、细小动作失灵、协调性差，易跌倒及束胸感等症状。随着病情加重，逐渐出现四肢痉挛性瘫痪，还可出现尿频、尿急及排尿困难等症状。体格检查见肌张力增高、腱反射亢进。

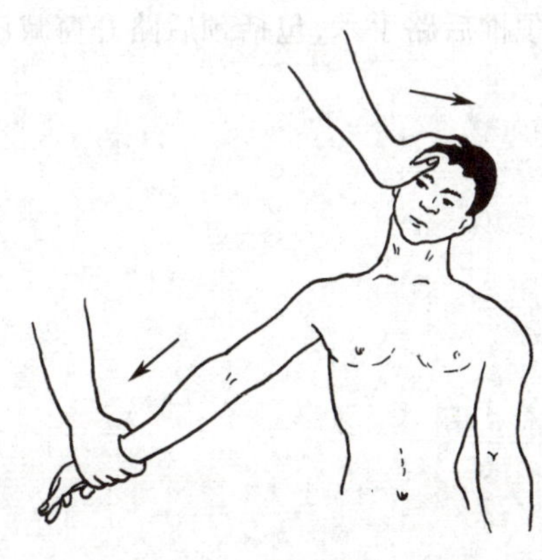

图9-77-1　臂丛神经牵拉试验

3. 椎动脉型颈椎病（cervical spondylosis of vertebral artery type）　由于颈椎骨质增生、颈椎关节功能紊乱和椎动脉痉挛等各种机械性、动力性和血管因素，使椎动脉遭受刺激或压迫，造成椎动脉供血不足为主要症状的综合征。主要临床表现为发作性眩晕、偏头痛、恶心、耳鸣、视觉障碍、发音障碍以及猝倒等。

4. 交感神经型颈椎病（sympathetic cervical spondylosis）　是指由于椎间盘退变及节段性不稳定等各种原因导致颈部交感神经纤维受刺激，而引起的一系列交感神经兴奋（或抑制）的症状。交感神经兴奋症状表现为头痛、头晕、恶心呕吐，视力下降、眼后部胀痛、瞳孔扩大或缩小，听力下降、耳鸣、发音障碍，血压升高、心前区疼痛、心律失常以及多汗等。交感神经抑制症状表现为头晕、畏光、流泪、血压下降、心动过缓等。

脊髓型颈椎病体征之"脊髓病手"

脊髓病手，是脊髓病变后尺侧 2~3 根手指出现屈伸困难或握拳放松困难的体征，检查方法包括手指逃逸试验（finger escape sign）和握拳伸展试验（grip-and-release Test）。手指逃逸试验，嘱病人双手向前平举内收，坚持 1 分钟以上，若尺侧 2~3 根手指出现屈曲内收则为阳性。握拳伸展试验，嘱病人以最快速度做握拳然后松开的动作，坚持 10 秒，若病人手指伸缩困难，且 10 秒内握拳次数不超过 15 次，则为阳性。脊髓病手的出现则预示手术效果可能不佳。

（三）心理-社会支持状况

评估病人的年龄、职业、既往史、婚姻状况、社会支持系统、颈椎病对日常生活带来的影响，对自己所患疾病及治疗方案的了解程度；评估病人有无因担心病情加重或手术失败所产生的焦虑、抑郁、恐惧等不良情绪。

（四）辅助检查

1. 影像学检查

（1）X 线检查：摄取颈椎正侧位片、双斜位片。可以观察颈椎序列、各椎间隙高度变化、椎间孔形态的改变以及骨赘形成情况等退行性改变。

（2）CT 检查：可以显示椎间盘突出的类型、骨赘形成与否，是否合并韧带肥厚、钙化或骨化，关节突关节的增生肥大程度，椎管形态的改变。

（3）MRI 检查：可以显示椎间盘突出的形态和脊髓受压的情况，以及脊髓变形、水肿等病理形态。

（4）椎动脉造影或数字减影血管造影：可以显示椎动脉狭窄的部位及程度。

2. 肌电图检查　可以判定有无神经根损害，并对神经根的定位有所帮助。

（五）治疗原则与主要措施

1. 非手术治疗　神经根型、交感神经型及椎动脉型颈椎病以非手术治疗为主，应适当休息、卧床、配戴颈围、枕颌带牵引、推拿按摩、理疗，应用脱水药、止痛药、神经营养药等，其主要目的是保护颈椎不再受到损伤，缓解疼痛。

2. 手术治疗　适用于非手术治疗无效，反复发作或症状进行性加重者，对脊髓型颈椎病应在脊髓出现不可逆性病变前及时进行手术，彻底减压是颈椎病治疗的关键。常用的术式有 2 种，颈椎前路手术，包括颈前路减压、突出椎间盘摘除，并行椎间植骨融合术等；颈椎后路手术，包括颈后路开窗减压髓核摘除术、椎板切除术以及椎管成形术等。

【常见护理诊断/问题】

1. 急/慢性疼痛　与神经根受压或手术有关。
2. 低效性呼吸型态　与手术后颈髓水肿、颈部水肿有关。
3. 躯体活动障碍　与神经根受压、牵引或手术有关。
4. 焦虑　与疼痛、疾病反复和担心预后有关。
5. 潜在并发症：周围血管、神经功能损伤。

【护理目标】

1. 疼痛逐渐缓解或消失，舒适感增加。
2. 焦虑症状减轻，情绪稳定，能主动配合治疗和护理。
3. 未发生并发症或并发症得到及时发现和处理。
4. 能进行日常基本生活和活动。

【护理措施】

1. 非手术治疗病人的护理

（1）卧床休息：各型颈椎病的急性发作期或者初次发作的病人，都应注意适当休息，病情严重者应卧床休息 2~3 周。

（2）配戴颈围：可以制动和保护颈椎，限制颈椎过度活动，减少对神经的刺激，且不影响病人的日

常生活。充气型颈围对颈椎不仅有固定作用，还有牵引治疗的作用。在使用颈围的过程中，不妨碍其他疗法的进行，如配合理疗、按摩等，可起到相辅相成的作用。如症状较轻者，于外出时戴上为宜，乘车外出者尤需配戴。

（3）物理治疗：常用的方法包括枕颌带牵引、推拿按摩、理疗等。

1）枕颌带牵引：牵引可以解除颈部肌肉痉挛，增大椎间隙，减少椎间盘的压力，减轻对神经、血管的压迫和刺激。包括坐位牵引和卧位牵引两种，一般牵引重量为自身体重的10%~20%，时间20~30分钟，每天一次，10~15天为一个疗程。牵引过程中应注意观察病人的不适感，如头晕、恶心、呕吐、心悸是否加重，一旦加重，应停止牵引，让病人卧床休息。

2）推拿按摩：可以减轻肌肉痉挛，改善局部血液循环，应由专业人士操作，手法要轻柔，以防发生颈椎骨折、脱位和脊髓损伤。脊髓型颈椎病禁忌此疗法。

3）理疗：采用针灸、电疗、热疗、磁疗、超声波疗法等可以消除神经根及周围软组织的炎性水肿，达到改善颈肩部血液循环、松弛肌肉、消炎止痛的目的。

（4）药物治疗：遵医嘱应用药物对症治疗，如非甾体类消炎药、阿片类止痛药、脱水药、神经营养药等有助于减轻急性症状。

2. 手术治疗病人的护理

（1）术前护理

1）术前训练：主要是包括气管、食管推移训练、呼吸功能训练、俯卧位训练和床上大小便训练等。①气管、食管推移训练：适用于颈椎前路手术病人，以适应术中反复牵拉气管、食管的操作，避免术后出现呼吸困难、咳嗽、吞咽困难等并发症。在术前3~5天开始进行，帮助指导病人用自己的2~4指指端在切口侧持续将气管、食管向非手术侧推移。开始时注意用力尽量缓和，每天3次，每次10~20分钟，以后逐渐增加推移时间，直至气管推移超过中线持续1小时以上，病人无明显不适。②呼吸功能训练：颈椎手术后由于疼痛，病人不敢进行深呼吸以及咳嗽、咳痰，不利于肺的膨胀及呼吸道分泌物的排出。尤其是颈椎前路手术操作的刺激还可能增加呼吸道分泌物的产生。这些都可能导致手术后肺部感染、肺不张等并发症的发生，因此应对病人进行呼吸功能训练。吸烟病人术前应戒烟2周，指导病人行吹气泡或吹气球训练的同时，鼓励早晚进行深呼吸和有效咳嗽，促进咳痰。③俯卧位训练：适用于行后路手术病人，以适应术中长时间俯卧位并预防呼吸受阻。术前2~3天开始训练，指导病人俯卧位时胸部和髋部各垫软枕2个，使腹部悬空，颈部下垂，开始每次30分钟，每天3次，以后逐渐增加至每次3~4小时。④床上大小便训练：因颈椎手术后，病人颈部制动需绝对卧床，为避免术后因体位改变引起的排便、排尿困难，因此，术前2~3天开始指导病人进行床上使用大小便器的训练。

2）安全护理：病人肌力下降致四肢无力时，容易摔倒或转颈时猝倒，应指导病人不要自行倒开水，谨防烫伤；穿平底鞋，同时注意使用走廊、浴室、厕所的扶手，保持地面干燥，以防跌倒。

（2）术后护理

1）病情观察：严密观察病人体温、脉搏、血压、呼吸、血氧饱和度等生命体征的变化，持续心电监护，每30~60分钟测量1次，直至平稳后可改为每4小时1次。观察颈部有无肿胀、增粗；观察手术切口敷料有无渗液及渗液量、颜色和性状；观察脊髓及周围组织水肿所致症状，有无呼吸困难、肢体活动障碍等情况。

2）体位护理：颈前路手术的病人术后取平卧位，并维持颈部稍前屈，两侧颈肩部置砂袋以固定头颈部，防止植骨块或人工关节滑出，24小时后可用颈托或颈围加以固定和制动。颈后路手术的病人术后取俯卧位，肩胸部和额面部要垫高，以保持呼吸道通畅和防止压迫颈后部引起不良后果。翻身时，采用轴线翻身法，保持头、颈、躯干在同一轴线上，维持颈部相对稳定，防止脊柱扭曲造成再次损伤。

3）引流管的护理：妥善固定引流管，引流期间注意观察引流管是否通畅，严密观察负压引流的量和性质，当引流液颜色转淡，引流量逐渐减少时即可拔管。微创手术出血量较少，通常第2天便可拔管。

4）并发症的观察与护理：①呼吸困难。术中反复牵拉气管易致术后局部肿胀或渗血、喉头水肿、移植骨块松动、脱落压迫气管等均可引起呼吸困难，多发生在术后1~3天内，是颈前路手术最危急的并发症。应密切观察病人有无呼吸困难、烦躁、口唇发绀、颈部肿胀、切口渗血等。一旦发现异常，立即通知医生，并协助医生做好气管切开及再次手术的准备。②喉上、喉返神经损伤。喉上神经损伤可

引起声调降低或呛咳。单侧喉返神经损伤引起声音嘶哑，双侧损伤可致失音。应密切观察病人有无饮水呛咳、声音嘶哑、吞咽困难、发音不清等表现。若病人出现上述症状，应立即通知医生，并及时对症处理。③脊髓神经损伤。脊髓损伤加重多见于手术止血不彻底，血肿压迫引起或减压操作时的振动对脊髓的冲击和对基础疾病的影响；神经根的损伤多见于器械的刺激、直接挫伤或对神经的过度牵引引起。应密切观察病人有无四肢感觉运动障碍以及大小便功能障碍，及时发现异常。④脑脊液漏。由于后纵韧带与硬膜囊粘连严重，手术分离或切除后纵韧带时损伤硬膜囊所致。表现为术后 24 小时内引流液为淡红色液体，引流量多，第 2 天颜色更淡，但量无明显减少。一旦发现及时通知医生处理，采取去枕仰卧位，如病人有持续头痛症状，考虑为低颅压所致，可抬高床尾；给予切口局部沙袋压迫，将负压引流改为普通引流，同时遵医嘱给予监测并补充电解质，静脉输注抗生素预防感染。严格无菌操作，保持创面敷料清洁、干燥。⑤植骨块脱落、移位。多发生在手术后 5~7 天内，颈椎活动时在椎体与植骨块之间产生界面间的剪切力，易使植骨块移位脱出。当植入骨前移位时可直接压迫或刺破食管、气管和血管，导致食管瘘、呼吸道梗阻、颈部血肿等严重并发症，甚至死亡，植入骨段后移位时可压迫颈部脊髓引起急性四肢瘫痪和周围性呼吸功能障碍。因此，术后要严格限制颈部活动。⑥术后感染。术后严密观察手术切口、创面敷料情况，加强切口护理，及时更换敷料，保持局部清洁、干燥，防止发生椎间隙感染。保持呼吸道通畅，及时清除分泌物，遵医嘱给予吸氧、雾化吸入以及静脉输注抗生素等，指导鼓励病人深呼吸，有效咳嗽，进行吹气球训练，增强肺功能，防止肺部感染。

5）功能锻炼：注意观察病人肢体感觉恢复情况，根据具体恢复情况，指导其进行四肢功能训练。一般术后第 1 天开始进行各关节的主动、被动功能锻炼，但需限制颈部活动，保持颈椎稳定。2 天后可让病人自主活动四肢，术后 3~5 天病人可以戴颈围在床上半卧位，以促进咳痰与深呼吸动作。拆线后戴颈围下床活动，应有专人保护，以防病人跌倒，活动量循序渐进。

3. 心理护理　颈椎病病程长，病人可因久治不愈而出现焦虑、紧张等不良情绪。护士应耐心地倾听病人的诉说，理解病人的感受，与病人一起分析引起焦虑、紧张的原因，尽可能消除不良因素。针对手术治疗的病人，护士应多与病人沟通，术前注意讲解疾病的相关知识，手术的目的、方式、过程，让病人及家属了解手术的必要性和可行性，使病人保持最佳心理状况接受手术。术后针对性地讲解康复锻炼的重要性，鼓励病人积极配合治疗和护理，增强病人战胜疾病的信心。

4. 健康指导

（1）术后病人应继续配戴颈围 2~3 个月，防止颈部过度活动，逐步解除固定，先在睡眠时去除，适应一段时间后，白天间断使用，直至完全去除。

（2）加强颈部、肩部、枕部保暖，夜间睡眠时应注意防止受凉；尤其夏季注意空调温度不宜太低，避免直吹颈部。

（3）纠正日常生活、工作及学习中的不良姿势，伏案工作姿势应采取自然端坐位，上身挺直，头部略前倾，调整工作台高度和倾斜度，使头、颈、胸部保持正常生理曲线。工作时间稍长时，应适当活动或按摩颈部，有利于颈部保健和消除疲劳。睡眠时选择合适的枕头，保持颈椎和脊柱的正常生理弯曲，经常改变体位。

（4）出院后继续进行功能锻炼，增加颈部肌肉力量，体力恢复后可逐渐进行慢跑、游泳、球类等体育运动。

（5）定期复查，了解康复进度，并及时调整康复措施。

【护理评价】

经过治疗和护理，评价病人是否达到：①疼痛逐渐缓解或消失，舒适感增加。②焦虑症状减轻，情绪稳定，能主动配合治疗和护理。③未发生并发症或并发症得到及时发现和处理。④能进行日常基本生活和活动。

第二节　腰椎间盘突出症病人的护理

笔记

腰椎间盘突出症（lumbar intervertebral disc herniation）是指腰椎间盘退行性改变后，在外力因素的作用下，纤维环破裂，髓核组织向外突出，刺激或压迫窦椎神经和神经根所引起的以腰腿痛为主要症状的一种病变，是引起腰腿痛最常见的原因。好发于20~50岁，男性多于女性，好发部位是$L_{4\sim5}$和$L_5\sim S_1$。

【病因与发病机制】

1. 椎间盘退行性变　是导致腰椎间盘突出的根本病因。腰椎间盘在脊柱的运动和负荷中承受巨大的应力，随着年龄的增长，纤维环和髓核的含水量逐渐减少，弹性降低，椎间盘变薄，易于脱出。

2. 损伤　腰部的急、慢性损伤是腰椎间盘突出症的重要因素。反复弯腰、扭转腰部等积累性劳损最易引起腰椎间盘损伤。比较常见的诱发因素有：姿势不当、突然负重、腰部外伤、职业因素等。如驾驶员长期处于坐位和持续震动状态及从事重体力劳动者，均易诱发腰椎间盘突出症。

3. 妊娠　妊娠期体重增长，腹内压增高，韧带系统相对松弛，而腰骶部又承受较平时更大的重力，这样就增加了椎间盘损害的机会。

4. 其他　如遗传、吸烟、受寒、糖尿病及腰骶部先天发育异常等因素也可诱发腰椎间盘突出症。

【病理生理】

由于腰椎间盘组织承受人体躯干及上肢的重量，在日常生活及劳动中，劳损程度比其他组织更为严重，又因椎间盘仅有少量血液供应，营养主要靠软骨终板渗透，较为有限，极易发生退变。一般认为人在20岁以后，椎间盘开始退变，髓核的含水量逐渐减少，椎间盘的弹性和抗负荷能力也随之减退。在外力及其他因素影响下，椎间盘继发病理性改变，纤维环破裂，髓核突出，引起腰腿痛和神经功能障碍。

【护理评估】

（一）健康史

了解病人的职业，是否长期从事重体力劳动或经常弯腰的工作；了解病人的年龄、身高、体重以及疾病的进展情况；有无此次起病的诱因，如提取重物、暴力撞击、受寒、体力活动时腰部突然扭转等；受伤时的体位、受伤后的症状、腰痛的性质及程度、加重或减轻腰痛的因素；既往有无类似情况发生、治疗经过和效果；有无家族史；有无其他疾病如糖尿病等。

（二）身体状况

1. 症状

（1）腰痛：病人绝大部分有腰痛症状，腰痛可出现在腿痛之前，亦可在腿痛同时或之后出现。疼痛部位为下腰部和腰骶部，多为持续性钝痛。

（2）坐骨神经痛：$L_4\sim L_5$及L_5、S_1间隙的椎间盘突出多伴有坐骨神经痛。多逐渐发生，主要表现为从下腰部向臀部、大腿后外侧、小腿外侧至足背或足跟部放射痛，常伴有麻木感，在打喷嚏或咳嗽等腹内压增高时，疼痛加剧。高位椎间盘突出可出现大腿前内侧或腹股沟区疼痛。

（3）间歇性跛行：行走时随着距离的增加，病人可出现腰背痛或患侧下肢放射痛，麻木感加重，当坐位休息或蹲位时症状缓解；再行走症状则再次出现。

（4）马尾综合征：突出的髓核或脱垂、游离的椎间盘组织可压迫马尾神经，出现鞍区感觉异常和大小便功能障碍。

2. 体征

（1）腰部活动受限：腰部在各方向活动均有不同程度的受限，尤以腰部前屈活动受限最为明显，是由于前屈位时进一步促使髓核向后移位并增加对受压神经根的牵张所致。

（2）腰椎侧凸：是腰椎为减轻疼痛所引起的姿势性代偿畸形。如髓核突出在神经根的肩部，上身向健侧弯曲，腰椎凸向患侧可松弛受压的神经根；当突出髓核在神经根腋部时，上身向患侧弯曲，腰椎凸向健侧可缓解疼痛（图9-77-2）。

（3）压痛、叩痛：在病变椎间隙的棘突间有压痛，按压椎旁1cm处有沿坐骨神经的放射痛。

（4）直腿抬高试验及加强试验阳性：病人仰卧，伸膝，被动抬高患肢，正常人下肢抬高到60°~70°始感腘窝不适，但病人抬高在60°以内即可出现坐骨神经痛，称为直腿抬高试验阳性。在直腿抬高试验阳性时，缓慢降低患肢高度，待放射痛消失，再被动背屈踝关节以牵拉坐骨神经，如又出现放射痛，称为加强试验阳性。

（5）神经系统表现：出现感觉异常、肌力下降及反射异常。由于突出的椎间盘压迫神经根受损，导致其支配区域的感觉、运动功能及反射减弱或丧失。如麻木、皮温下降、肌肉萎缩及肌力下降、腱反射减弱或消失、肛门括约肌张力下降及肛门反射减弱或消失等。

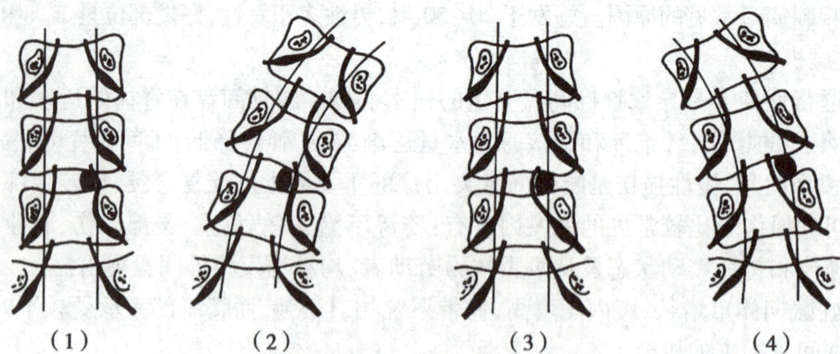

图 9-77-2　脊柱侧凸与缓解神经根受压的关系

(1)椎间盘突出在神经根腋部时;(2)神经根所受压力可因脊柱凸向健侧而缓解;
(3)椎间盘突出在神经根外侧时;(4)神经根所受压力可因脊柱凸向患侧而缓解

(三)心理-社会支持状况

评估病人对疾病的反应、采取的态度及应对能力;评估病人的情绪变化,有无因疾病反复或疼痛引起的紧张、焦虑、恐惧等不良情绪;评估病人对所患疾病的认知程度及对手术的了解程度;评估病人的家庭社会支持系统情况。

(四)辅助检查

1. X 线检查　通常作为常规检查,一般摄腰椎正、侧位片,在正位片上可见腰椎侧弯,在侧位片上可见生理前凸减少或消失,椎间隙狭窄。

2. CT 检查　能更好地显示脊柱骨性结构的细节,可显示黄韧带是否增厚,椎间盘突出的大小、方向等。

3. MRI 检查　可全面观察各椎间盘退变情况,也可以了解髓核突出的程度和位置。

4. 其他　肌电图等电生理检查有助于腰椎间盘突出的诊断,并可以推断神经受损的节段;脊髓造影、硬膜外造影、椎间盘造影等方法可间接显示有无椎间盘突出及程度。

(五)治疗原则与主要措施

1. 非手术治疗　适用于初次发作、病程较短的病人;经休息后症状可缓解者;由于全身疾病或有局部皮肤病,不能施行手术者;不同意手术者。应注意绝对卧床休息、进行骨盆牵引、药物治疗、物理治疗、硬膜外腔阻滞、髓核化学溶解法等。主要目的是减轻椎间盘的压力和对神经的压迫,改善局部循环,缓解疼痛症状。

2. 手术治疗　适用于腰腿痛症状严重,反复发作,经半年以上非手术治疗无效,且病情逐渐加重,影响工作和生活者;中央型突出有马尾神经综合征,括约肌功能障碍者,应按急诊进行手术;有明显的神经受累表现者。常用的手术方法有:开放性手术包括椎间开窗椎间盘摘除术、半椎板或全椎板切除椎间盘摘除术等;微创手术包括内镜腰椎间盘摘除术、经皮腰椎间盘切除术、腰椎间盘镜椎间盘切除术、经皮激光腰椎间盘减压术等;人工假体置换术包括人工髓核置换术、人工椎间盘置换术等。

【常见护理诊断/问题】

1. 急/慢性疼痛　与椎间盘突出压迫神经、肌肉痉挛及术后疼痛有关。
2. 焦虑　与疼痛、疾病反复和担心预后有关。
3. 躯体活动障碍　与椎间盘突出引起腰腿疼痛、牵引或手术有关。
4. 潜在并发症:脑脊液漏、感染、神经根粘连等。

【护理目标】

1. 疼痛减轻或消失。
2. 焦虑症状减轻,情绪稳定,能主动配合治疗和护理。
3. 能够使用适当的辅助器具增加活动范围。
4. 未发生并发症,或并发症能够被及时发现和处理。

【护理措施】

1. 非手术治疗病人的护理

(1) 绝对卧床休息:卧床休息可以减少椎间盘承受的压力,缓解脊柱旁肌肉痉挛引起的疼痛。应卧硬板床，褥子厚薄、软硬要适度，仰卧位时髋、膝关节应保持一定的屈曲位，可使腰椎前凸变平，也可避免下肢肌肉的牵拉。一般卧床3周或至症状缓解后，可戴腰围逐步下地活动。卧床休息期间，护士应指导病人进行未固定关节的全范围活动以及腰背肌的功能锻炼，若病人不能进行主动练习，在病情许可的情况下，可由医护人员或家属帮助病人活动各关节、按摩肌肉，以促进血液循环，防止肌肉萎缩和关节僵直。同时鼓励病人多饮水，进食富含膳食纤维、易消化的饮食，并训练病人床上使用便盆，保持排便通畅，必要时可遵医嘱使用缓泻剂。

(2) 骨盆牵引：牵引可增大腰椎间隙，减轻椎间盘压力和对神经的压迫，改善局部循环和水肿。牵引悬重要根据病人的体质胖瘦、腰背肌力强弱而定，以病人的自我感觉舒适，症状减轻为依据。牵引悬重一般男性为10~30kg，女性5~20kg。多采用持续骨盆牵引，抬高床尾做反牵引，持续2周；也可采用间断牵引，每天2次，每次1~2小时。牵引时应保持牵引锤悬空，经常检查牵引带压迫部位的皮肤有无红肿、疼痛，同时应注意保护病人骨突部，以防止压疮发生。

(3) 药物治疗：包括中药治疗、西药治疗、局部药物治疗等。中药多从祛风止痛、散寒祛湿及活血化瘀辨证施治。其治疗机制包括镇痛、抗炎、抗粘连、改善微循环、类激素样作用，使突出的椎间盘萎缩。西药则以解热、消炎镇痛、营养神经等对症处理为主，常用阿司匹林、乙酰水杨酸类药、维生素 B_1、维生素 B_{12} 等。局部治疗包括中药熏蒸疗法、外敷、膏药外贴和离子导入等。护士应指导病人在用药的过程中注意监测药物不良反应，主要为胃肠不适或溃疡，其他较少见的也有头晕、头痛、变态反应等，如有不适，及时告知医护人员。

(4) 物理疗法：目前常用的物理疗法有超短波、微波、低频脉冲电疗、电脑中频电疗等。短波、超短波、微波等高频电疗，其作用可改善深部组织血液循环、减轻水肿、促进炎症代谢产物消除、缓解血管痉挛，常用于腰椎间盘突出症的急性炎症期。低频脉冲电疗、电脑中频电疗，可刺激感觉神经和运动神经，达到镇静、止痛、促进神经功能恢复、软化瘢痕松解粘连等作用，多用于腰椎间盘突出症恢复期的治疗。治疗过程中要注意监测病人有无不适，疼痛症状是否缓解，根据病人情况选择合适的物理疗法。

2. 手术治疗病人的护理

(1) 术前护理

1) 卧床休息：可减轻负重和体重对椎间盘的压力，缓解疼痛。视病情需要绝对卧床休息、一般休息或限制活动量，绝对卧床休息主要用于急性期病情突然加重者。

2) 评估并详细记录病人的临床症状：如疼痛性质、范围、感觉丧失区域及肢体麻木程度等，便于与术后进行比较。

3) 术前常规戒烟：指导训练病人床上使用便盆、正确翻身、正确的上下床及直腿抬高的方法，向病人解释手术方式及术后可能出现的问题，如疼痛、麻木等，增强其对手术及术后护理的认知度。

(2) 术后护理

1) 病情观察：密切观察生命体征、切口敷料及疼痛情况。注意测量病人的体温、脉搏、呼吸、血压，观察病人下肢皮肤颜色、温度和感觉及运动恢复情况；观察手术部位切口敷料有无渗出及渗出液的量、颜色、性质等，如有渗出污染，及时通知医师更换敷料，以防感染；观察病人术后有无疼痛，评估疼痛的程度，必要时遵医嘱给予镇痛剂或镇痛泵。

2) 体位护理：术后平卧，生命体征平稳、病情允许可进行轴线翻身，每2小时1次。指导病人双手交叉于胸前，双腿中间放软枕，一名护士托扶病人的肩背部，另一名护士托扶病人的臀部及下肢，同时将病人翻向一侧，在病人头下、肩部、臀部及胸前垫枕头以支持体位，保持脊柱平直。

3) 引流管的护理：妥善固定引流管，保持引流通畅，避免引流管堵塞、扭曲、受压和滑脱；密切观察引流液的量、颜色和性状，有无活动性出血，有无脑脊液漏，如有异常，及时通知医师处理；更换引流袋时严格无菌操作，翻身时引流管不可高于切口平面，以防逆行感染。

4) 并发症的观察与护理：①脑脊液漏。参见本章第一节“颈椎病病人的护理”。②神经损伤。多因术中过度牵拉、按压神经根、椎管内填塞物使用不当造成。包括神经根损伤和马尾神经损伤，绝大多数为不完全性损伤。注意观察病人下肢感觉、运动情况，如术后病人出现原麻木区和疼痛均不消失，或较前加重时，应考虑神经损伤的可能，遵医嘱及时给予脱水剂、神经营养剂等药物治疗，并辅助局部理疗，以促进神经功能恢复。

5）功能锻炼：①四肢肌肉、关节锻炼。卧床期间每天坚持活动四肢关节，防止肌萎缩、关节僵硬、肌力减退等。②直腿抬高锻炼。术后第1天开始进行直腿抬高运动，每分钟2次，抬放时间相等；每次15~30分钟，每天2~3次，抬高幅度为40°~90°，双下肢交替进行，根据病情及病人耐受力逐渐增加运动次数和幅度，以防止神经根粘连。③腰背肌锻炼。根据术式及医嘱，指导病人锻炼腰背肌，使肌肉韧带的弹性恢复，以增加腰背肌肌力，增强脊柱的稳定性。一般术后第7天开始，用五点支撑法，1~2周后采用三点支撑法，每次50下，每天3~4次，循序渐进，逐渐增加次数（图9-77-3）。但当腰椎有感染、骨质破坏、内固定物置入以及年老体弱、心肺功能障碍者不宜进行腰背肌锻炼。④行走训练。根据手术方式和病情，制订活动计划，指导病人一般卧床2周后戴腰围适当下床活动，须根据手术情况决定是否缩短或延长卧床时间。指导病人正确起床：起床前协助病人戴好腰围，抬高床头，半卧位30秒，然后移向床的一侧，将腿放于床边，用手臂撑起身体坐在床边休息30秒，待无头晕等不适后，再协助病人利用腿部肌肉站立；躺下时按相反顺序进行。

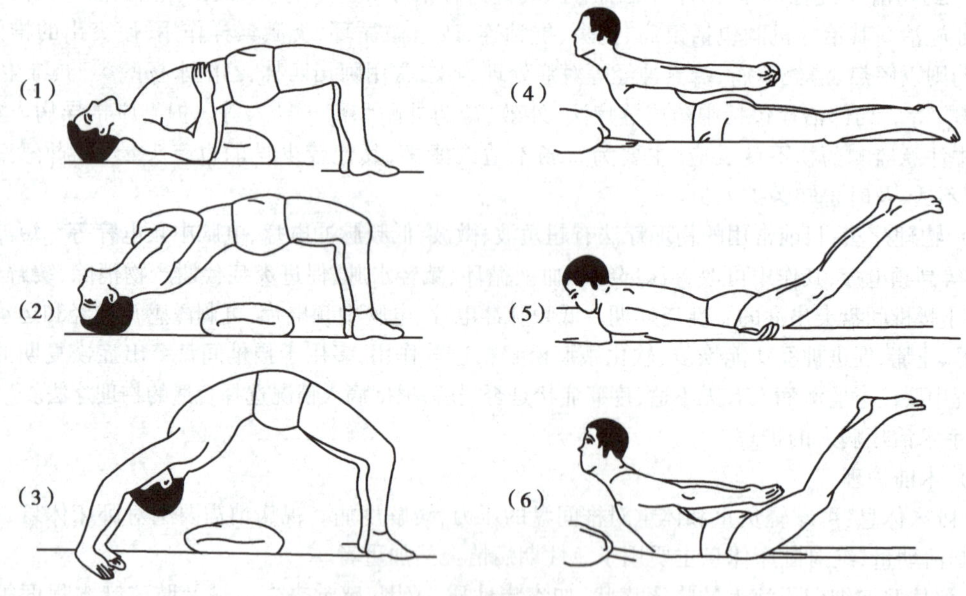

图9-77-3　骨质疏松腰背肌锻炼法

3. 心理护理　腰椎间盘突出症病人由于病程较长、反复发作，影响病人日常的生活和工作，需手术治疗者往往症状较重，但对手术后的效果及术后需要长时间卧床，生活不能自理顾虑重重，而出现焦虑、紧张等不良情绪。护士应耐心地倾听病人诉说，理解病人的感受。针对手术治疗的病人，护士应多与病人沟通，术前注意讲解疾病的相关知识，手术的目的、方式、过程，让病人及家属了解手术的必要性和可行性，使病人保持最佳心理状况接受手术。术后针对性地讲解康复锻炼的重要性，鼓励病人积极配合治疗和护理，增强病人战胜疾病的信心，提高治疗效果。

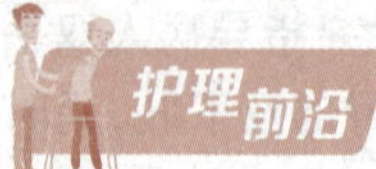

下腰痛疾病疗效评定方法

下腰痛疾病疗效评定（japanese orthopaedics association scoring system，JOA）评分是由日本骨科学会创建，是目前临床上应用较为广泛的定量评定法。该评分表可用于评价术前下腰痛的严重程度和术后的改善效果，也可用于评定病人日常活动能力及生活质量。评定的内容主要包括主观症状、临床体征、日常活动受限度以及膀胱功能4个方面，所占分值分别为9分、6分、14分和-6分。正常者为满分29分，分数越高，说明腰椎功能越好。将评定得出的术前评分和术后评分用于计算改善率，改善率=[（术后评分-术前评分）/（29-术前评分）]×100%。改善率100%为治愈，大于60%是显效，25%~60%是有效，小于25%是无效。改善率可用于反映术后腰椎功能的疗效评价。

4. 健康指导

（1）指导病人采取正确的身体姿势和运动姿势，合理应用人体力学原理，减少或避免急、慢性损伤的发生。站立时尽量使腰部平坦伸直、收腹、提臀，需长时间站立时，可两腿交替活动以减少髋部及脊椎的负重。坐位时选择高度合适、有靠背的椅子，尽量保持上身的平直，身体靠向椅背，并在腰部垫一软枕；术后病人3个月内避免弯腰与负重，6个月内不参加重体力劳动；搬运重物时，宁推勿拉，搬抬重物时，将身体尽可能靠近物体，屈曲膝关节和髋关节，充分下蹲后，伸直腰背，用力抬起重物后再行走。

（2）避免长时间保持同一姿势，适当进行原地活动和腰背部活动，以解除腰部疲劳；腰部劳动强度大的工人，长时间开车的司机等可戴腰围予以保护腰部。

（3）适当的体育锻炼，遵循循序渐进的原则，加强腰背部肌肉力量，以增加脊柱稳定性。

（4）术后2~3个月进行门诊复查，如发现腰背部疼痛、下肢疼痛、麻木、感觉异常等，及时来院就诊。

【护理评价】

经过治疗和护理，评价病人是否达到：①疼痛减轻或消失。②焦虑症状减轻，保持情绪稳定，能主动配合治疗和护理。③能够使用适当的辅助器具增加活动范围。④未发生并发症，或发生并发症被及时发现和处理。

（唐　珊）

思考题

1. 李女士，55岁。颈后部酸痛近半年，伴手麻3月余。近几个月加重，右上肢无力，手指伸展不开，左手近日出现酸痛，少许麻木，以右上肢为主，入院行颈椎MRI检查，诊断为脊髓型颈椎病，拟行颈椎前路手术。

请思考：

（1）手术前，护士应对病人进行哪些训练？

（2）术后发生哪些异常应考虑发生脑脊液漏？

（3）如何对病人进行日常生活中的健康教育？

2. 刘女士，67岁。因腰痛伴右下肢疼痛四月余，加重三个月入院。近期腰骶部酸痛不适，右侧大腿后侧及小腿后外侧麻痛，遇劳加重，下肢畏寒怕冷。查体：$L_4 \sim S_1$ 棘突右侧肌张力增高，压痛、放射痛阳性，直腿抬高试验右侧30°，左侧70°。入院诊断：腰椎间盘突出症。

请思考：

（1）病人目前最主要的护理诊断是什么？

（2）如何指导病人进行功能锻炼？

思路解析

扫一扫、测一测

第七十八章 骨肿瘤病人的护理

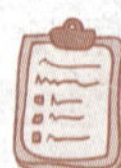

学习目标

1. 掌握骨肿瘤的概念、身体状况及护理措施。
2. 熟悉骨肿瘤的治疗原则。
3. 了解骨肿瘤的辅助检查。
4. 正确运用所学知识评估病情、提出护理问题、制订并实施护理措施和健康指导。
5. 具有良好的人文关怀精神和团队协作意识。

李先生,37 岁。近半年发现左膝外上方逐渐隆起伴酸痛,近 3 个月加重,膝关节屈曲功能受限。查体:左膝边缘呈膨胀性改变,X 线检查示中央有肥皂泡样改变,向内超过中线,远端距关节面不足 1.0cm,无明显骨膜反应。

请问:

1. 根据上述体征和检查,应采取的治疗原则是什么?
2. 该病人目前最主要的护理诊断是什么?
3. 针对该病人护士应采取哪些护理措施?

骨肿瘤(bone tumors)是指发生在骨内或起源于各种骨组织成分的肿瘤,以及由其他脏器恶性肿瘤转移到骨骼的肿瘤。分为原发性和继发性两大类,原发性骨肿瘤占全身肿瘤的 2%~3%,根据其组织形态、细胞的分化程度以及细胞间质的类型分为良性、恶性和交界性三类,以良性肿瘤多见。继发性骨肿瘤是其他组织和器官的肿瘤通过血液或淋巴转移至骨组织,而发生骨破坏性疾病,多属恶性。骨肿瘤男性发病率稍高于女性,病因尚不完全明确,但骨肿瘤的发生具有年龄和部位特点。本章以骨肿瘤中常见的恶性肿瘤骨肉瘤和骨巨细胞瘤为主来阐述骨肿瘤病人的护理。

骨肉瘤(osteosarcoma)是最常见的原发性恶性骨肿瘤。其组织学特点为瘤细胞直接形成骨样组织或未成熟骨。发病年龄以 10~20 岁青少年多见,男性多于女性,好发于长管状骨干骺端,70% 发生在股骨下端和胫骨上端。

骨巨细胞瘤(giant cell tumor of the bone)是较常见的原发性骨肿瘤,为交界性或行为不确定的肿瘤。发病年龄以 20~40 岁多见,女性多于男性,好发于长骨干骺端和椎体,特别是股骨远端和胫骨近端。

【病理与分类】

1. 骨肉瘤　是一种倾向于退行性和多型性的肿瘤，来源于间叶组织，存在多种亚型和继发性骨肉瘤，常形成梭形瘤体，可累及骨膜、骨皮质及髓腔，病灶切面呈鱼肉状，棕红或灰白色。骨肉瘤肺转移的发生率极高。

2. 骨巨细胞瘤　瘤组织以单核基质细胞及多核巨细胞为主要结构，可分为巨细胞瘤和恶性巨细胞瘤。巨细胞瘤是一种良性的、局部侵袭性的肿瘤，表现为成片的卵圆形单核瘤性细胞均匀分布于大的巨细胞样成骨细胞之间。恶性巨细胞瘤表现为原发性骨巨细胞瘤的恶性肉瘤，或原有骨巨细胞瘤发生恶变。

【护理评估】

（一）健康史

详细了解病人的年龄、性别、职业、工作环境和生活习惯等；注意有无发生肿瘤的相关因素，如接触化学致癌物、放射线等；了解有无外伤史和骨折史，有无其他部位肿瘤史；了解家族中有无骨肉瘤或其他肿瘤病史。

（二）身体状况

1. 疼痛　疼痛是恶性骨肿瘤的最主要症状。骨肉瘤主要症状为局部疼痛，多为持续性，逐渐加重，夜间尤重。骨巨细胞瘤疼痛表现为局部压痛，伴皮温升高，瘤内出血或病理骨折时疼痛加重。应注意评估疼痛的部位、性质、程度、持续时间、局部有无压痛、缓解疼痛的措施是否有效等。

2. 肿块和肿胀　恶性骨肿瘤局部肿胀，肿块常发展迅速，多表现为长骨干骺端一侧肿胀，局部皮温增高，浅静脉怒张。骨肉瘤早期仅感觉局部不适，随着病情发展，骨端近关节处可见肿块，伴有压痛。骨巨细胞瘤病变局部可触及乒乓球样感觉，病变邻近关节活动受限。

3. 功能障碍和压迫症状　位于长骨干骺端骨肿瘤多邻近关节，由于疼痛、肿胀和畸形，可使关节活动受限。肿块巨大时可压迫周围血管、神经、肌肉等产生相应症状，如脊柱肿瘤可压迫脊髓引起截瘫。

4. 病理性骨折　肿瘤生长破坏骨质，轻微的外力即可引发病理性骨折，多见于溶骨性病变为主的骨肉瘤，也是恶性骨肿瘤和骨转移瘤的常见并发症。

5. 其他　晚期恶性骨肿瘤可引起贫血、消瘦、食欲缺乏、低热等全身症状。骨肉瘤晚期最易转移至肺，可出现咳嗽、咯血、胸痛、憋气和呼吸困难等。应注意评估病人重要脏器功能状态、全身营养状况以及对手术治疗的耐受程度等。

（三）心理-社会支持状况

评估病人在确诊后的情绪反应、心理变化，了解病人对手术及术后并发症、自我形象紊乱的心理承受能力；评估病人对骨肿瘤的预后、拟采用手术方案、化疗方案以及术后康复知识的了解程度和掌握程度；了解家庭对病人的手术、化疗和放疗费用的经济承受能力等。

（四）辅助检查

1. 实验室检查　恶性骨肿瘤病人有广泛溶骨性病变时血钙升高；血清碱性磷酸酶在骨肉瘤中有明显升高，男性酸性磷酸酶的升高提示转移瘤来自前列腺癌。

2. 影像学检查　X线检查对骨肿瘤诊断有重要价值，它能反映骨与软组织的基本病变，判断肿瘤的良恶性。良性骨肿瘤具有密度均匀、边界清楚的特点。恶性骨肿瘤的病灶多不规则，呈虫蛀样或筛孔样，密度不均，边界不清。若骨膜被肿瘤顶起，骨膜下产生新骨，呈现出三角形的骨膜反应阴影称Codman三角，沿新血管沉积的反应骨和肿瘤骨，呈“日光放射”现象，多见于骨肉瘤（图9-78-1）。骨巨细胞瘤X线片可示病灶在骨端，呈偏心性溶骨性破坏，病灶区骨密质膨胀变薄，呈肥皂泡样改变（图9-78-2），侵袭性强的肿瘤可穿破骨皮质致病理骨折。CT和MRI可以为骨肿瘤的存在及确定骨肿瘤的性质提供依据，也可清楚地显示肿瘤的范围，识别肿瘤侵袭的程度以及与邻近组织的关系。

（五）治疗原则与主要措施

手术治疗是首要方法。根据肿瘤的性质、发病部位、浸润范围和有无转移，选择不同的手术方法。良性肿瘤常见的手术方式有刮除植骨术和外生性骨肿瘤切除术。恶性肿瘤多采取以手术治疗为主，化学疗法、放射疗法和生物治疗为辅的综合治疗，常用的手术治疗有保肢治疗和截肢术。

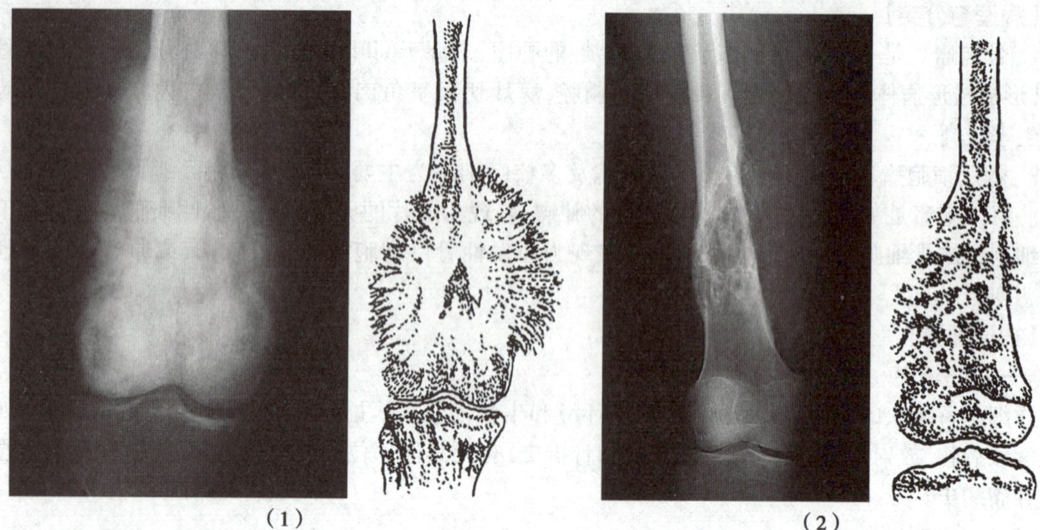

图 9-78-1　股骨骨肉瘤

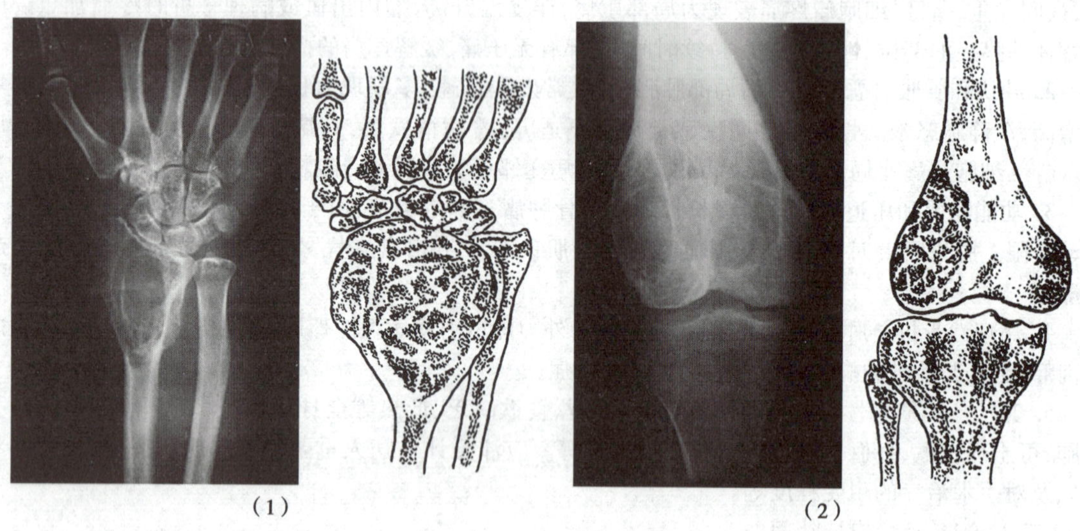

图 9-78-2　骨巨细胞瘤

骨肉瘤明确诊断后，及时进行辅助化学治疗，目的是消灭微小转移灶，并根据肿瘤浸润范围做根治性瘤段切除、灭活再植或植入假体的保肢手术。无保肢条件者行截肢术，截肢平面应超过患骨的近侧关节。骨巨细胞瘤一般采用局部切除加灭活处理，再用松质骨和骨水泥填充，对于恶性无转移者，可行根治性切除或截肢术。

微波消融技术在治疗骨肿瘤中的应用

肿瘤消融技术是指将化学药物或热疗直接应用在肿瘤区域，达到杀灭肿瘤或肿瘤大体坏死效果的一项技术，临床应用已有100多年的历史。基于热疗原理的肿瘤消融技术包括射频消融（radiofrequency ablation）、微波消融（microwave ablation）、高强度聚焦超声（high-intensity focused ultrasound ablation）和激光消融（laser induced thermal therapy）。与其他消融方法相比，微波消融治疗具有升温速度快、瘤内温度高、受碳化和血流影响小、消融范围大、操作简单、能实时监控等优点，在杀灭肿瘤的同时，保存了患肢的力学及生物学功能，可充分利用灭活瘤段进行重建，减少了传统手术处理带来的并发症。对于实体肿瘤，尤其是较大的骨肿瘤治疗，目前微波消融技术正发挥着越来越重要的作用。

【常见护理诊断/问题】

1. 恐惧/焦虑　与肢体功能丧失或对治疗预后担心有关。
2. 疼痛　与肿瘤浸润或压迫周围组织或神经、手术创伤、术后幻肢痛有关。
3. 躯体活动障碍　与疼痛或肢体功能受损有关。
4. 体像紊乱　与手术和化学治疗引起的自我形象改变有关。
5. 潜在并发症：病理性骨折。

【护理目标】

1. 恐惧/焦虑减轻或消除。
2. 疼痛缓解或消失。
3. 关节活动得到恢复或重建。
4. 能正确面对自我体像改变。
5. 未发生病理性骨折或发生后得到及时的发现和处理。

【护理措施】

1. 术前护理

（1）疼痛护理：协助病人采取适当体位，如肿瘤局部固定制动，以减轻疼痛；指导病人做肌肉松弛的活动，与病人讨论缓解疼痛的有效措施，如缓慢翻身和改变体位、转变注意力等。遵医嘱适当给予止痛药，可采用世界卫生组织推荐的癌性疼痛三阶梯疗法，注意观察用药后不良反应。

（2）手术准备：术前3天每天用肥皂水清洗局部，术前1天肥皂水清洗后局部备皮，然后用聚维酮碘消毒，以无菌巾包扎，防止术后伤口感染；术前一周开始指导病人做肌肉的等长收缩锻炼，利于手术后康复活动的顺利进行。由于疾病本身、手术及化疗反应的影响，导致病人生活自理能力下降，应协助加强病人的生活护理。

（3）化疗病人的护理

1）化疗病人的心理准备：向病人耐心解释化疗方案、化疗药物可能出现的毒副作用及应对方式等，使病人做好充分的心理准备，以便有效地配合化疗。

2）给药注意事项：①配药时严格无菌技术操作，采用集中配药管理，有条件的医院可设置化疗药物配制中心，未具备条件的医院也可在病房设置相对独立的化疗药物配制间。配药时护士应做好自我防护，如戴手套、眼罩等。②化疗药物应现配现用，避免稀释时间长而降低药效；同时使用几种药物时，每种药物之间应用等渗溶液隔开。③化疗药物的剂量要准确，根据体重计算每次化疗的用量；在使用时要严格遵守给药途径，根据药物代谢特点可采取静脉滴注、静脉推注给药。④化疗药物对血管有刺激作用，输液时先用等渗溶液确认针头在血管内后再输入化疗药物，防止药物外渗；病人的化疗时间一般都在半年以上，建议采用置入中心静脉导管进行输注，能很好地保护血管，避免多次静脉穿刺的痛苦。

3）观察用药后反应：①了解化疗药物的作用和毒性反应，观察抗癌药物对骨髓功能的损害程度，遵医嘱定期复查病人的血常规。②血小板减少者，应注意预防出血。血小板计数低于 50×10^9/L 时，嘱病人避免外出，减少活动；低于 20×10^9/L 时，嘱病人绝对卧床休息；注意观察有无皮肤瘀点、牙龈出血、鼻出血、血尿、血便等全身出血倾向，必要时遵医嘱使用止血药或输注血小板。③白细胞减少时，要防止继发性感染。白细胞计数低于 3.5×10^9/L 时，应及时报告医生配合处理，必要时给予升白细胞药物；低于 1×10^9/L 时，应采取保护性隔离措施。④病人常出现恶心、呕吐等胃肠道反应，遵医嘱给予适量镇静止吐药，并严密观察用药后效果及不良反应。呕吐频繁者，注意监测体液平衡，必要时给予补液，保证病人的营养和水分供给。⑤口腔黏膜炎是最常见的并发症之一。应指导病人保持口腔清洁，用软毛牙刷刷牙，进食后要用清水、生理盐水或1:5 000呋喃西林溶液漱口，避免进食辛辣刺激性食物。注意密切观察口腔黏膜情况，有无口腔溃疡、感染等症状，如有出现，及时报告医生处理。⑥大剂量化疗时，肝、肾功能可能出现不同程度的损伤。应密切观察病人的皮肤、黏膜有无黄染，定期检查肝功能，有异常及时报告医生并配合处理；注意观察尿液的颜色、量，准确记录出入量，每小时尿量少于100ml时，应及时通知医生进行利尿处理。⑦化疗后脱发是许多病人对化疗产生畏惧情绪的原因之一。应了解病人的情绪反应，向病人详细讲解化疗引起脱发的原因，并强调脱发是暂时的，协助病人

理发,并指导病人佩戴假发、帽子等饰物,帮助其正确面对自身形象的改变。

(4) 饮食指导:对化疗药物引起的恶心、呕吐等胃肠道反应,应采取相应的护理措施。可在输注化疗药物前 30 分钟给予止吐药,在化疗前 24 小时及化疗后 72 小时内进食清淡食物,避免饮用咖啡及食用辛辣和油腻性食品,少食多餐。化疗期间摄入足够水分,根据饮食习惯选择高蛋白、高维生素、高热量的食物,多食瓜果蔬菜,保证营养。

(5) 活动和休息:指导病人活动,避免患肢负重,以免发生病理性骨折,可利用轮椅帮助病人外出,保证一定的户外活动时间。保持病室环境安静、整洁,对于因疼痛不适影响休息和睡眠的,必要时遵医嘱给予适量的镇静止痛药,保证病人的休息。

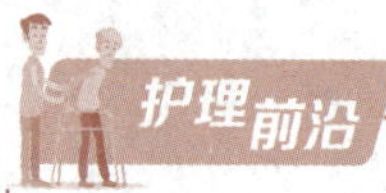

化疗性静脉炎的护理干预方法

化疗性静脉炎是由于化疗药物对血管刺激而引起的血管壁的无菌性炎症反应。据文献报道,化疗患者中不同程度静脉炎的发生率大约占 80%。50%硫酸镁因其高渗透作用能迅速消除局部组织炎性水肿而广泛应用于临床。而众多文献指出如延胡索合剂、芦荟、金黄散、水胶体敷料等外敷比硫酸镁湿敷效果更佳。中医认为,化疗药物属热毒性药物,对其所致静脉炎的治疗应以清热解毒、活血散结为主,如延胡索合剂、金黄散等。芦荟为百合科常绿植物,内含大量的活性水、植物凝血素、活性酶、异柠檬等,能软化血管、促进血液循环、修复受损组织。水胶体敷料,可形成低氧张力、刺激释放巨噬细胞及白细胞介素、有很强的自溶清创能力、促进局部血液循环、加速炎症消退。

2. 术后护理

(1) 病情观察:密切观察病人体温、脉搏、呼吸、血压;观察患肢有无疼痛及疼痛的变化;观察伤口及引流情况,注意伤口渗血、渗液情况,引流管是否通畅,引流液的性质及引流量等;观察局部组织反应、肿胀程度、表面皮肤的血供和温度、有无全身反应;观察远端肢体是否肿胀,有无感觉、运动异常和毛细血管充盈情况等。

(2) 休息与体位:①术后抬高患肢至高于心脏水平,促进静脉和淋巴回流,预防肢体肿胀。②保持肢体功能位,预防关节畸形。膝部手术后,膝关节屈曲 5°~10°;髋部手术后,髋关节保持外展中立或内旋,防止发生内收、外旋脱位。③术后早期卧床休息,避免过度活动,根据康复状况开始床上和床旁活动,教会病人正确使用助行器、拐杖、轮椅等协助活动。

(3) 截肢术后的护理

1) 残肢体位摆放:指导病人的残肢放于功能位,各关节保持中立位,避免发生关节挛缩。下肢截肢术后 2 天抬高患肢残端,促进静脉血液回流,术后 2 天肢体放平,保持残肢在伸展位或功能位;躺、坐时不要让残端垂下床缘,避免长时间处于屈膝位。膝上截肢后不要将枕头放在两腿之间,站立时不要将残肢放在扶手上。大腿截肢的病人预防髋关节屈曲、外翻、外旋挛缩;小腿截肢的病人预防膝关节屈曲挛缩;上肢截肢的病人预防肩关节内翻挛缩;前臂截肢的病人预防肘关节挛缩。

2) 防止术后出血:注意观察截肢术后肢体残端的渗血情况,常规床边备止血带,以防残端血管结扎线脱落导致大出血而危及生命。观察伤口引流液的性质和量,渗血较多者,可用棉垫加弹性绷带加压包扎,若出血量较大者,应立即在出血部位的近心端扎止血带止血,并告知医师,及时处理。

3) 防止术后伤口感染:由于手术切除范围广泛,手术时间长,出血多,切口容易出现积液,病人术前或术后经过化学治疗,容易发生感染。术后按时换药,观察伤口渗出情况。若伤口剧痛或伴有体温升高,局部有波动感,可能发生术区深部感染,应通知医生及时处理,遵医嘱调整抗生素种类及剂量,必要时行局部穿刺或及时拆除缝线,充分引流。

4) 幻肢痛的护理:绝大多数截肢病人在术后相当长一段时间内感到已切除的肢体仍然有疼痛或其他不适感,疼痛多为持续性,尤以夜间为甚,属精神因素性疼痛。①护士应引导病人注视残肢、接受截肢的现实,指导病人自我训练调节心理平衡。②对于幻肢痛持续时间长的病人,可轻叩残端,进行

残端按摩，或用理疗、封闭等方法消除幻肢痛，必要时适当给予安慰剂治疗或交替给予安眠药与镇痛药。③适当的残肢活动和早期行走有利于缓解症状。幻肢痛大多可随时间延长而逐渐减轻或消失。④对于长期的顽固性疼痛，可行神经阻断手术来消除疼痛。

5）残肢功能锻炼：一般术后2周，伤口愈合后开始功能锻炼。下肢截肢病人应俯卧位练习大腿内收、后伸；上肢截肢病人肩关节进行外展、内收及旋转运动；每天用弹性绷带反复包扎残端，均匀压迫，促进软组织收缩。鼓励病人拆线后尽早使用临时义肢，以消除水肿，促进残端成熟，为安装义肢做准备。

3. 心理护理　深入了解病人的心理变化，给病人以安慰和心理支持，消除其焦虑、恐惧感，保持情绪稳定，积极配合治疗，乐观地对待疾病和人生。注意家庭社会因素对病人的影响，做好家属的心理指导与咨询工作，缓解家属的心理压力，使其在治疗期间理解和支持病人。

对于化疗和拟行截肢术的病人，身体外观发生变化给病人心理造成巨大打击，往往会产生恐惧、悲哀、焦虑、抑郁等情绪反应，要充分理解病人，与病人一起讨论治疗前后可能出现的问题，相关注意事项，并提出解决方案，使病人在心理上对化疗和截肢手术有一定的思想准备。指导病人注意仪表修饰，积极参加社会活动，最终病人通过自我调节，正确面对现实，逐渐恢复正常的生活。

4. 健康指导

（1）心理指导：使病人保持稳定的情绪，消除消极的心理反应，积极乐观地面对生活，树立战胜疾病的信心，使病人逐渐接受和坦然面对自身形象的变化。

（2）康复锻炼：根据病人的情况制订康复锻炼计划，指导病人进行各种形式力所能及的功能锻炼，恢复和调节肢体的适应能力，最大限度地让病人提高生活自理能力。指导病人正确地使用各种助行器，如拐杖、轮椅等，锻炼使用助行器的协调性、灵活性，尽快适应新的行走运动方式。

（3）自我监测：教会病人自我检查和监测伤口及截肢残端，定期复诊；按时接受化学治疗，发现有肢体肿胀及疼痛时及时就诊。

【护理评价】

经过治疗和护理，评价病人是否达到：①恐惧/焦虑情绪减轻，保持情绪稳定，配合各种治疗和护理。②疼痛缓解或消失。③关节功能得以恢复，能满足日常活动需要。④能正确面对自我体像的改变。⑤未发生病理性骨折或发生后得到及时的发现和处理。

（唐　珊）

思考题

张女士，21岁，大学生。右股骨下端肿胀、疼痛1个月，表皮温度高，静脉怒张；X线检查显示右股骨下端有边界不清的骨质破坏区，有三角形骨膜反应。

请思考：

（1）对该病人进行评估时，应注意哪些方面？

（2）医生诊断该病人需手术治疗，术后护理的重点是什么？

思路解析

扫一扫、测一测

第七十九章 骨质疏松症病人的护理

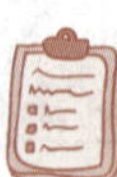
学习目标

1. 掌握骨质疏松症的概念及分类。
2. 熟悉骨质疏松的病因和发病机制。
3. 了解骨质疏松症药物治疗的护理要点。
4. 能全面准确地评估病人、做出正确的护理诊断、制订合理的护理计划、实施恰当的护理措施。
5. 具有良好的人文关怀精神,体现精益求精的专业素养。

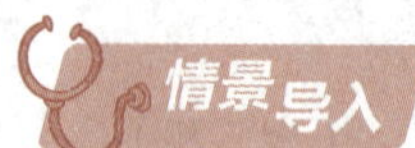

王女士,63岁,已绝经7年。反复腰背部疼痛3年余。查体:病人体型消瘦,背部不能伸直,骨密度测定T值<-2.5。诊断为骨质疏松症。

请问:

1. 该病人存在的护理问题有哪些?
2. 如何对病人进行饮食指导?
3. 在活动方面,如何对病人进行预防跌倒的健康指导?

骨质疏松症(osteoporosis)是一种以骨量减少、骨组织显微结构退化(松质骨骨小梁变细、断裂、数量减少;皮质骨多孔、变薄)为特征,以致骨的脆性增高及骨折危险性增加的一种全身骨病。骨质疏松症分为原发性和继发性两大类,可发生于不同性别和年龄,但多见于绝经后妇女和老年男性。

【病因与发病机制】

骨质疏松症的病因是多方面、多因素共同作用的结果。目前认为激素的调控、营养状态、某些疾病或药物、物理因素、免疫功能、遗传基因等与骨质疏松的发生均有关联。

1. 激素的调控　与骨质疏松症有关的激素有8种之多,以雌激素、甲状旁腺激素、降钙素、活性维生素D及细胞因子更为重要。雌激素的抗骨质疏松作用主要通过其抑制骨吸收率实现。绝经后骨丢失与雌激素缺乏有关,雌激素减少后,这种抑制作用消失,导致这些细胞因子分泌增加,在成骨细胞以及骨质细胞介导下刺激骨吸收,从而参与骨质疏松症的发生。与年龄有关的骨丢失可能与活性维生素D的降低,甲状旁腺激素的升高及肾功能减退有关,降钙素可直接作用于破骨细胞受

体,使细胞内钙离子转入线粒体,抑制破骨细胞活性,还能抑制大单核细胞转变为破骨细胞,从而减少骨吸收。

2. 营养状态 营养因素包括钙、磷、蛋白质及微量元素如氟、镁、锌等。骨质疏松症的病理机制主要是血钙水平下降,使甲状旁腺激素分泌增多,它作用于环磷酸腺苷使其升高造成破骨细胞活性增强,骨吸收加速,骨钙融出,骨吸收超过骨形成,发生骨质疏松。而血钙降低是由于钙吸收下降,主要原因是由于低维生素D或低活性维生素D缺乏使肠道对钙吸收减少所致。

3. 某些疾病或药物 患糖尿病的病程与骨质疏松症的严重程度呈正相关。慢性阻塞性肺疾病随着病程的发展,继发骨质疏松症的发生率可达36%~60%。大剂量长期应用激素诱发的骨丢失表现为骨小梁形成受到抑制,而骨吸收增加,最后导致激素性骨质疏松症的发生。临床上经常使用的药物如肝素、抗癫痫药、抗结核药会影响肝功能,使羟化酶活性降低或缺乏,影响肠钙的吸收,抑制参与骨胶原合成的羟化酶,使骨形成和骨吸收失去平衡而导致继发性骨质疏松症。

4. 其他相关因素 包括物理因素、免疫功能及遗传基因等。物理因素包括是否经常运动、日光照射情况、重力负荷等因素。机械应力可刺激骨形成,失用可引起骨丢失,但体育锻炼或体力劳动是否能保持骨量或在多大程度上能预防骨质疏松的出现仍然存在不同看法。白种人、黄种人比黑种人发生骨质疏松较多,且较重;身材矮小的人较身材高大的易发生骨质疏松,揭示了骨质疏松与遗传基因有关。

【病理与分类】

骨质疏松可分为原发性和继发性两大类。

1. 原发性骨质疏松症 分为绝经后骨质疏松症(Ⅰ型)、老年骨质疏松症(Ⅱ型)和特发性骨质疏松(包括青少年型)3类。绝经后骨质疏松症一般发生在妇女绝经后5~10年内;老年骨质疏松症一般指老年人70岁后发生的骨质疏松;而特发性骨质疏松主要发生在青少年,病因尚不明。

2. 继发性骨质疏松症 是指由任何影响骨代谢的疾病和(或)药物导致的骨质疏松。可见于任何年龄,是由其他疾病或药物等一些因素所诱发,如性腺功能减退症、甲状腺功能亢进症、1型糖尿病、库欣综合征以及使用糖皮质激素、免疫抑制剂、肝素、化疗药等药物,或长期卧床、制动等。

【护理评估】

(一)健康史

详细了解病人的性别、年龄、生活方式、饮食习惯、家族史,是否吸烟、饮酒、晒太阳、喜欢饮咖啡等;对于女性病人,还要仔细询问是否绝经及绝经年限及婚育史;询问病人疾病史及有无激素类、抗癫痫药、抗结核药、抗凝药、免疫抑制剂等药物服用史;有无脊椎压缩性骨折和髋部及前臂等脆性骨折史等。

(二)身体状况

1. 疼痛 为最常见、最主要的症状,以腰背痛多见,占疼痛病人中的70%~81%。疼痛范围是以脊柱为中心向两侧扩散,体位改变可减轻或加重疼痛。如仰卧或短时坐位时疼痛减轻,直立时后伸或久立、久坐时疼痛加剧。初起时疼痛为随人体的动静态变化而出现的间歇性疼痛,以后随着病情加重为持续性疼痛,有昼轻夜重的特点。

2. 身材缩短、脊柱变形 是原发性骨质疏松症最常见的体征。骨质疏松症引起的椎体压缩使身材缩短明显,严重时,脊柱长度可缩短10~15cm,远远超过因年龄增加引起的身材缩短。当椎体被压缩时,脊柱的后功能单位(椎板、椎弓根、棘突等)高度不变而使脊柱前屈、后突形成驼背。老年性骨质疏松症病人的椎体压缩多呈楔形,以胸11、12和腰1、2为主。

3. 骨折 是骨质疏松症最常见和最严重的并发症(图9-79-1)。骨质疏松症病人大部分都存在着视力、平衡力、肌力不足和注意力不集中等情况,容易摔倒,摔倒则是骨质疏松症骨折的主要外部因素。骨质疏松症骨折好发于骨的干骺端和胸、腰椎部位。不同类型的骨质疏松症病人骨折的好发部位也不尽相同,如Ⅰ型骨质疏松症骨折好发于桡骨前端和胸、腰椎(压缩性骨折),而Ⅱ型骨质疏松症骨折好发于股骨上端及胸、腰椎(楔形骨折)。

4. 其他临床表现 由于病人出现脊柱畸形,可引起胸闷、通气障碍等症状,还可出现便秘、腹胀、上腹部不适等消化系统症状以及头发脱落、牙松动等表现。

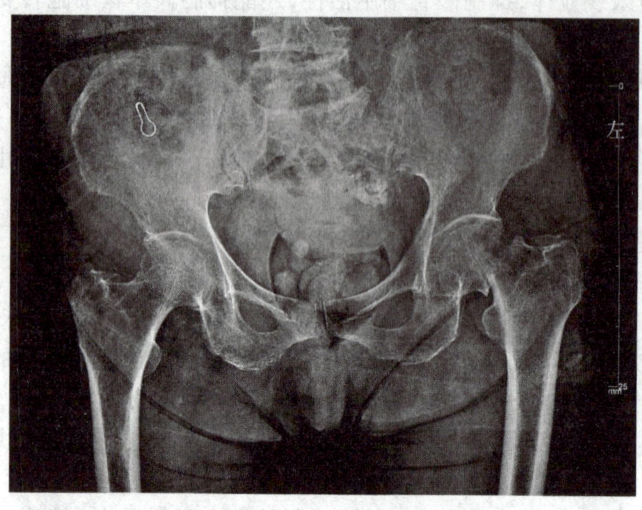

图 9-79-1　骨质疏松致左股骨颈骨折

（三）心理-社会支持状况

评估疾病对病人生活、工作、学习以及身体状况的影响；评估病人对骨质疏松症引起疼痛、行动不便、生活工作能力降低等的反应，有无焦虑、抑郁等负性情绪以及自我心理调适能力；评估病人对骨质疏松症的治疗态度和行为表现；当发生骨折时需限制活动，应评估病人的角色适应以及家属等社会支持系统等。

（四）辅助检查

1. 实验室检查

（1）钙、磷、镁的测定：在继发性骨质疏松症中可因原发疾病引起升高或降低，尿中钙、磷、镁易受环境、饮食、年龄等因素影响而变化，中年以后都有减少的趋势。

（2）钙调节激素的检测：甲状旁腺激素、降钙素等作为钙调节激素维持机体内钙、磷代谢的平衡，测定其血液中的浓度，可以了解体内钙代谢的状况。

（3）骨形成与骨吸收生化标志物的检测：通过测定骨形成与骨吸收生化标志物可以了解骨生理代谢的变化，了解骨矿化、骨基质内胶原降解和合成的状况，了解骨吸收和骨形成的转换率。

2. X 线检查　最早用于骨质疏松症诊断的方法。可根据骨质密度、骨皮质厚薄、骨小梁形态和数量、椎体变形等情况判断，但需骨矿丢失 30%以上才能显示骨质疏松症影像，即骨小梁数减少、排列紊乱、密度减低、皮质变薄等改变。

3. 骨矿密度测量　是诊断骨质疏松症的主要定量依据。应用双能 X 线吸收法骨密度仪对骨骼中的矿物质进行测量和定量分析，以骨矿密度代表骨量，可在早期、无症状时诊断骨质疏松症，并可了解骨质疏松症的严重程度、治疗反应，用于预测骨折风险。1994 年世界卫生组织批准的诊断标准为 T 值≤-2.5 标准差（SD）诊断为骨质疏松（>-1.0SD 为正常，<-1.0SD 而>-2.5SD 为骨量减少）；T 值≤-2.5SD，伴有 1 个部位以上骨折者为严重骨质疏松症。

4. 定量超声测定　不仅可以测定骨强度，而且还能对骨结构、骨质量进行分析，加上无辐射，更适合于孕妇和不适宜接触射线者，但应用范围较窄，仅能测定跟骨、髌骨和胫骨。

5. 骨强度分析　骨强度由骨矿密度和骨质量决定，骨强度分析可以确定骨骼某一局部在不骨折的情况下，所能承受的最大外力。临床上股骨颈抗骨折能力一般是通过身高、体重、下肢最大肌力及骨矿密度等参数进行综合计算分析，或采用肌肉功能分析仪定量测定。骨强度分析可以诊断骨质疏松症和预测骨折风险。

（五）治疗原则与主要措施

骨质疏松症的防治目标是预防骨折，稳定或增加骨量，缓解骨折症状，纠正骨骼畸形，促进功能恢复。对中老年骨折病人应积极手术，实行坚强内固定、早期活动、理疗、营养、补钙、止痛、促进骨生长、遏制骨丢失，提高免疫功能及整体素质等综合治疗。

补钙对骨质疏松症防治的作用

2014年4月,美国骨质疏松基金会(National Osteoporosis Foundation,NOF)发布了骨质疏松症防治指南,建议日常钙摄入标准为:50~70岁男性:1 000mg/d;>50岁女性及>70岁的男性:1 200mg/d。维生素D摄入标准:对于≥50岁人群,维生素D摄入量为800~1 000IU/d,高危病人应监测血清25-羟维生素D[(25(OH)D]水平,建议维持在75nmol/L(30ng/ml)左右。

在一些相关研究和NOF的指南影响下,各个国家分别建立了自己的补钙指南,要求年龄>50岁的人群钙摄入量每天达到800~1 200mg、维生素D 400~800IU。实际上居民每天正常饮食摄入钙为300~800mg(美国500~700mg、英国600~800mg、中国350~400mg),中间的缺口需要其他钙剂来补充。

美国NOF在2016年1月研究发现联合钙剂和维生素D能使整体骨折率降低15%(2%~28%)、髋部骨折率降低30%(13%~44%)。

【常见护理诊断/问题】

1. 有受伤的危险　与骨质疏松导致骨骼脆性增加有关。
2. 慢性疼痛　与肌肉痉挛、骨折有关。
3. 躯体活动障碍　与骨骼变化引起活动范围受限有关。
4. 潜在并发症:骨折。

【护理目标】

1. 无跌倒及因跌倒引起的骨折和受伤。
2. 疼痛减轻或缓解。
3. 活动范围逐渐增加,能完成日常生活活动。
4. 未发生骨折,或发生骨折后能及时处理。

【护理措施】

骨质疏松症的预防比治疗更为重要。因此,应采取综合措施,预防为主,同时积极治疗,达到改善临床症状,降低骨折发生率的目的。

1. 预防跌倒和意外损伤

(1) 提高风险防范意识:加强对病人跌倒风险的评估,准确识别高风险人群,在病人床头悬挂"防跌倒"警示标识。当病人使用利尿药或镇静药时,要注意警惕其因频繁如厕以及精神恍惚而发生意外。

(2) 安全管理:病房、浴室、卫生间地面应保持清洁、干燥,水池边及卫生间注意使用防滑垫,对易发生跌倒的区域应放置"小心滑倒"标识;病室灯光明暗适宜,地灯设施完好,通道避免有障碍物等。将日常所需物如水杯、呼叫器等尽量放置床头,便于病人取用。衣服和鞋穿着要合宜,大小适中,且有利于活动。

(3) 活动指导:指导病人维护良好姿势,改变姿势时动作应缓慢,从卧位至下床宜做到3个30秒。第一个30秒:醒来后在床上躺30秒;第二个30秒:起来后在床沿两腿下垂坐30秒;第三个30秒:下地后靠床站30秒再行走。必要时可使用手杖或助行器,以增加其活动时的稳定性,防止骨折的发生。

跌倒风险评估

跌倒与骨折的关系十分密切,研究显示,发生跌倒的老年人中5%~10%致骨折,发生骨折的老年人中90%是由跌倒所致。为了预防骨质疏松性骨折的发生,对跌倒风险评估有着重要的意义。卫生部于2011年颁布了《老年人跌倒干预技术指南》的跌倒风险评估量表,推荐作为测评跌倒风险工具。包括8个方面(运动、跌倒史、精神不稳定状态、自控能力、感觉障碍、睡眠状态、用药史、相关病史)、35个子条目。每个子条目得分权重分别设定3、2、1分。低危组1~2分,中危组3~9分,高危组10分以上。根据测试结果,积极开展老年人跌倒的干预,有助于降低跌倒的发生,减轻跌倒所致伤害的严重程度。

2. 用药指导　骨质疏松症病人常使用钙剂、维生素D、降钙素及雌激素等药物来预防及治疗骨质疏松症。护理人员应详细讲解所用药物的药理作用，以及可能出现的副作用。使用降钙素有食欲缺乏、恶心、呕吐、脸耳潮红、发热及耳鸣等不良反应。尤其是第一次使用，应指导病人用药后卧床休息30分钟，如出现以上症状应对症处理。用钙剂治疗者，最佳服用时间为晚上睡前，要注意增加饮水量，减少泌尿系结石形成的机会；可同时服用维生素D，以利于钙的吸收；不可和绿叶蔬菜一起服用，以避免形成钙螯合物而影响钙的吸收。使用性激素补充疗法者，必须在医师指导下使用，剂量要准确，与钙剂、维生素D同时使用，效果好。使用二膦酸盐制剂时应空腹服用，服药期间不加钙剂，停药期间可给钙剂或维生素D制剂。服用阿仑膦酸盐时应晨起空腹整片服用，嘱病人不要乱咀嚼或吮吸药片，以防发生口咽部溃疡，同时饮清水200~300ml，至少在半小时内不能进食或喝饮料，也不能平卧，宜采取立位或坐位，以减轻对食管的刺激。

3. 疼痛护理　向病人讲解疼痛的原因、镇痛的方法、止痛药物种类等。为减轻疼痛，可使用硬板床，取卧位或侧卧位，卧床休息数天到一周，可缓解疼痛；必要时使用背架、紧身衣等，减少因肌肉僵直所引发的疼痛。也可作超短波疗法、微波或分米波疗法、低频及中频电疗法、磁疗法和激光等物理疗法。疼痛严重时可遵医嘱使用止痛、肌肉松弛药或非甾体抗炎药等，并注意观察用药后反应。

4. 饮食护理　向病人说明，足够的营养是疾病早日康复的条件，同时注意保持营养均衡，合理配餐，烹调时间不宜过长。主食以米、面、杂粮为主，做到品种多样，粗细合理搭配。副食应多吃富含钙和维生素D的食物，含钙的食物有奶类、鱼、虾、海产品、豆类及其制品、鸡蛋、燕麦片、坚果类、骨头汤、绿叶蔬菜及水果等。对胃酸分泌过少者在食物中放入少量醋，以增加钙的吸收；含维生素D多的食物有鱼类、蘑菇类、蛋类等。适度摄取蛋白质及脂肪，戒烟酒，忌浓茶，避免咖啡因摄入过多。

5. 心理护理　骨质疏松症给病人带来极大的不便和痛苦，由于治疗时间长、收效慢、生活自理能力受到影响，因而有低沉、悲观或烦躁、易激怒等不良情绪。护士通过用亲切恰当的语言与病人沟通，化解其心中的疑虑，根据病人的文化层次、爱好、生活习惯等做好针对性的心理疏导，帮助他们从生理、病理角度了解骨质疏松症的预防、发病机制及康复等问题，有利于保持健康的心理状态，调动机体内在的抵抗力，积极配合治疗。

6. 健康指导

（1）建立安全的生活、工作环境：老年人的生活、工作环境应有足够的亮度，光线柔和且分布均匀，避免闪烁；地面应平坦而不滑，无松动的地毯；室内物品合理摆放、容易拿到；座椅应较高使之容易站起，沙发勿过度松软、凹陷，不睡软床；走廊、厕所、浴室需设扶手；上厕所最好使用坐厕而不用蹲厕；通道不应有障碍物等，这些改进使家庭更加安全、舒适；病人应在可能的情况下少走台阶，上下楼要扶扶手，避免在黑暗中或有障碍的地面上行走，晚上在床旁使用便器，穿舒适、耐磨、防滑的鞋，必要时应使用手杖或助行器。

（2）适当运动：运动锻炼不仅能刺激骨骼内钙、磷的增加与维持骨量，还能增加肌肉的舒缩力量、关节的协调性、平衡性、灵活性。可根据自己的病情、能力、爱好制订科学的个人锻炼计划，选择适合锻炼的项目，如行走、慢跑、跳舞、打太极拳、骑自行车等，一般每周锻炼3~4次，每次30~60分钟。平时尽量多晒太阳，以增加内源性维生素D的生成，有效地预防骨质疏松症进一步发展。

（3）用药指导：嘱病人遵医嘱按时服用各种药物，学会自我监测药物不良反应。

（4）门诊复查：定期进行骨密度、血清钙、甲状旁腺激素、性激素及尿液等检测，了解疾病的进展情况，如有不适，及时就诊。

【护理评价】

经过治疗和护理，病人是否达到：①无跌倒及跌倒引起的骨折和受伤。②疼痛缓解。③活动范围逐渐增加，能完成日常生活活动。④未发生骨折，或发生骨折后能得到及时处理。

（唐　珊）

思考题

黄女士，74岁。因“腰背部伴左胁肋部疼痛3天”慢行步入病房，诉：疼痛剧烈，翻身转侧困难。查体：T 36.6℃，P 75次/min，R 19次/min，BP 151/78mmHg，X线检查示：多个胸腰椎变扁，胸腰椎退行性变。既往病史：慢性胃炎10年，高血压病5年。入院诊断：骨质疏松症伴病理性骨折。

请思考：

（1）该病人目前最主要的护理问题是什么？

（2）应该从哪些方面为病人进行健康指导？

思路解析

扫一扫、测一测

笔记

第八十章　类风湿关节炎病人的护理

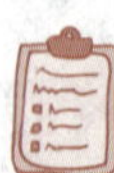

学习目标

1. 掌握类风湿关节炎的概念、护理评估、护理措施。
2. 熟悉类风湿关节炎的治疗原则。
3. 了解类风湿关节炎的病因和发病机制。
4. 能全面准确地评估病人、做出正确的护理诊断、采取适当的护理措施；能指导病人合理用药及了解和预防药物不良反应；能指导病人进行功能锻炼。
5. 具有人文关怀的精神，具有良好的人际沟通和协作能力。

情景导入

李先生，45岁。因关节疼痛、肿胀入院。护士小刘询问得知病人四肢关节间断肿痛4年，加重2个月余。体检发现双膝、踝、腕关节对称性肿胀伴压痛。

请问：

1. 该病人护理诊断是什么？
2. 护士应采取哪些护理措施？

类风湿关节炎(rheumatoid arthritis，RA)是以侵蚀性、对称性多关节炎为主要临床表现的慢性、全身性、自身免疫性疾病，严重时出现关节畸形和功能障碍。本病呈全球性分布，是造成人类丧失劳动力和致残的主要原因之一。我国的患病率为0.32%~0.36%。

【病因与发病机制】

RA病因和发病机制尚不清楚，可能与下列因素有关。

1. 环境与免疫因素　目前虽然还未证实有导致本病的直接感染因子，但某些细菌、病毒、支原体等感染可诱发RA和导致病情进展。其机制为：当抗原进入人体后活化T淋巴细胞和巨噬细胞，使其分泌细胞因子，导致免疫反应，浸润关节滑膜，导致滑膜炎和关节炎；活化B淋巴细胞成为浆细胞，分泌大量免疫球蛋白(IgG)，其中包括自身抗体如类风湿因子(rheumatoid factor，RF)和抗环瓜氨酸肽(CCP)抗体等，IgG和这些抗体形成免疫复合物，激活补体，引起炎症反应；感染因子的某些成分和人体自身抗原通过分子模拟导致免疫反应。

2. 遗传倾向　流行病学调查表明RA有一定的遗传倾向，RA病人一级亲属发病率为11%。用分子生物检测法发现RA易感基因位于HLA-DR4。

【病理生理】

RA 的基本病理改变是滑膜炎和血管炎。滑膜炎是关节表现的基础，血管炎是关节外表现的基础。急性期滑膜下层血管充血，内皮细胞肿胀，中性粒细胞浸润，晚期滑膜增厚，形成许多绒毛样突起，侵入软骨和骨质。病人关节腔可出现大量积液，尤其在急性期，积液中含有大量炎症细胞，主要为中性粒细胞。血管炎可发生在病人关节外的任何组织，累及中小动脉、静脉，可导致血管狭窄或堵塞。类风湿结节是血管炎的一种表现，结节中心为纤维素样坏死组织，周围有上皮细胞浸润，排列成环状，外被以肉芽组织，肉芽组织间有大量的淋巴细胞和浆细胞，常见于关节伸侧受压的皮下组织，亦见于肺、胸膜、心肌、心包等部位。

【护理评估】

（一）健康史

评估病人有无引起本病的诱因，如感染、寒冷、潮湿、疲劳、营养不良、精神刺激等，亲属中有无患有本病；用药情况及疗效等。

（二）身体状况

本病起病隐匿，临床表现多样，除关节症状外，还可出现关节外多系统受累的表现。在出现明显的关节症状前可有乏力、低热、全身不适、体重下降等症状。

1. 关节表现　典型表现为对称性多关节炎。主要侵犯小关节，最常受累的关节是腕关节、近端指间关节、掌指关节，其次是足趾、膝、踝、肘、肩等关节。

（1）晨僵：即病人晨起或在静止不动后出现受累关节至少 1 小时以上较长时间的僵硬感，活动受限。严重时可有全身关节僵硬感，经活动或加温可减轻或消失。见于 95% 以上的病人。晨僵持续时间与关节炎症的程度成正比，常作为观察本病活动性指标之一。

（2）关节痛与压痛：疼痛常为最早的关节症状，多呈对称性、持续性但时轻时重，常伴压痛。受累关节皮肤出现褐色色素沉着。

（3）关节肿胀：受累关节均可出现肿胀，多呈对称性。指间呈梭形肿胀是 RA 的特征。

（4）关节畸形：晚期由于软骨骨质、肌腱、韧带损害，使关节不能保持在正常位置。常见的关节畸形为腕和肘关节强直、掌指关节半脱位、手指尺侧偏斜、“天鹅颈”样畸形（图 9-80-1）等。关节周围肌肉的萎缩、痉挛使畸形更为加重。

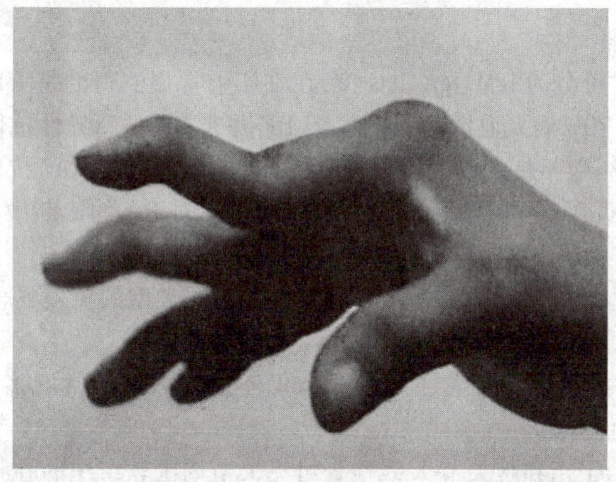

图 9-80-1　“天鹅颈”样畸形

（5）特殊关节表现：颈椎受累可出现颈痛、颈部活动受限，颈椎半脱位可出现脊髓受压表现；肩、髋关节最常见的症状是局部疼痛和活动受限，髋关节受累常表现为臀部和下腰部疼痛；颞颌关节受累表现为咀嚼或说话时疼痛加剧，甚至出现张口受限。

（6）功能障碍：关节肿痛和结构破坏均可引起关节的活动障碍。美国风湿病学会将本病影响生活的程度分为 4 级：Ⅰ级。可进行日常生活和各项工作。Ⅱ级。可进行一般的日常生活和某种职业工作，但参与其他项目活动受限。Ⅲ级。可进行一般的日常生活，但参与某种职业工作和其他项目活动

受限。Ⅳ级。日常生活的自理和参与工作的能力均受限。

2. 关节外表现

(1) 类风湿结节:是本病较为特异的皮肤表现,见于20%~30%病人,常提示病情活动。结节多见于前臂伸面、肘鹰嘴附近、枕、跟腱等关节隆突部位及受压部位的皮下。结节呈圆形或椭圆形、质硬、无压痛、对称分布、直径数毫米至数厘米不等,一个或数个。也可累及心、肺、眼等实质组织和脏器。

(2) 类风湿血管炎:较少见,可出现在病人的任一组织器官,如指甲下或指端小血管炎,少数发生皮肤溃疡、坏死;周围神经病变;内脏动脉炎包括肺间质病变、胸膜炎、心包炎、肾脏病变(不常见且症状轻)等;眼部可引起巩膜炎,表现为眼红、眼痛等,如不治疗可引起巩膜软化。

(3) 器官系统受累:①呼吸系统。肺受累较常见,如肺间质病变,病人表现为活动后气短,肺纤维化;结节样改变,表现为肺内出现单个或多个结节,为肺内的类风湿结节表现。此外,还可出现胸膜炎、肺动脉高压等。②循环系统。心包炎最常见,但多数病人无相关临床表现。少数病人出现少量心包积液。③神经系统。神经受压是RA病人出现神经系统症状的常见原因,最常受累的神经有正中神经、尺神经及桡神经。正中神经在腕关节处受压可出现腕管综合征。④血液系统。病人的贫血程度与病情活动度相关。一般为正细胞正色素性贫血。也可出现小细胞低色素性贫血,其原因为病变本身或服用非甾体抗炎药引起胃肠道长期少量出血所致。⑤肾脏。很少累及,偶见轻微膜性肾病、肾小球肾炎、肾内血管炎及肾淀粉样变。

(4) 其他:干燥综合征见于30%~40%的病人,表现为眼干、口干。干燥性角膜炎、结膜炎是最常见的眼部受累表现,症状为眼干、眼部烧灼感、异物感或有分泌物。

(三) 心理-社会支持状况

由于病情反复发作,顽固的关节疼痛,并有轻重不等的关节畸形和功能障碍,大多数病人会出现焦虑、悲哀、孤独、愤怒、恐惧等心理反应,特别是出现关节畸形和功能障碍后,病人生活逐渐不能自理,会产生绝望、对生活丧失信心等表现。护士应评估病人有无上述不良心理状态,同时了解病人的经济水平、家庭和社会支持情况。

(四) 辅助检查

1. 血液检查 有轻至中度贫血,活动期血小板增高,白细胞及分类多正常,血沉增快,C反应蛋白增高。

2. 自身抗体检查

(1) 类风湿因子:RF可分为IgM、IgA、IgG型,在临床上常规测得的是IgM型,其滴度与疾病的活动性和严重程度成正比。70%病人血清RF阳性,但RF并非RA的特异性抗体。

(2) 抗角蛋白抗体谱:包括抗核周因子(APF)抗体、抗角蛋白(AKA)抗体、抗聚角蛋白微丝蛋白(AFA)抗体、抗环瓜氨酸肽(CCP)抗体等。其中抗CCP抗体对RA的诊断敏感性和特异性高,已在临床普遍使用。这些抗体有助于RA的早期诊断。

3. 免疫复合物和补体检查 70%的病人可出现各种不同类型的免疫复合物,特别是活动期和RF阳性病人。血清补体活动期和急性期升高,伴血管炎者补体可下降。

4. 关节滑液检查 关节腔滑液正常不超过3.5ml,本病病人滑液常增多,滑液中白细胞高达$(2\sim7)\times10^9/L$,中性粒细胞占优势。

5. 关节影像学检查 手指和腕关节X线检查可见关节周围软组织的肿胀阴影。根据关节破坏情况可分为四期:Ⅰ期表现为关节端骨质疏松;Ⅱ期可见关节间隙变窄;Ⅲ期关节面出现虫蚀样改变;Ⅳ期关节半脱位并出现纤维性和骨性强直。CT、MRI等对诊断早期RA有价值。

6. 类风湿结节活检 其病理检查有助于诊断。

(五) 治疗原则与主要措施

RA目前尚无根治及预防的方法。治疗目标为缓解症状、控制炎症、保护关节功能、促进关节的修复。治疗措施包括一般治疗、药物治疗、外科手术治疗,其中以药物治疗最为重要。

1. 药物治疗

(1) 非甾体抗炎药(NSAIDs):可抑制组织细胞产生环氧化酶(COX),减少前列腺素合成,减弱前

列腺素对缓激肽等致炎介质的增敏作用而抗炎、减轻关节肿痛，是改善关节炎症状的常用药，但不能控制病情，需与改变病情的抗风湿药同服。常用药物有塞来昔布、美洛昔康、吲哚美辛、阿司匹林、奈普生、布洛芬等。一般不宜同服两种 NSAIDs。对有消化性溃疡病史的老年人，宜服用选择性环氧化酶-2(COX-2)抑制剂如塞来昔布，以减少胃肠道不良反应。

(2) 缓解病情抗风湿药：本类药物有改善和延缓病情的作用，可阻止关节的破坏，但发挥作用慢，临床症状的改善需 1~6 个月，多与 NSAIDs 联合使用。首选甲氨蝶呤(MTX)，并将此药作为联合治疗的基本药物。其他药物包括来氟米特、柳氮磺吡啶、羟氯喹和氯喹、金制剂、青霉胺、硫唑嘌呤、环孢素等。

(3) 糖皮质激素：激素治疗的原则为小剂量、短疗程。适用于关节炎明显或急性发作及有关节外症状者。泼尼松 30~40mg/d，症状控制后逐渐减量，每天 10mg 或低于 10mg 维持。长期用药应注意其不良反应。

(4) 生物制剂靶向治疗：是目前治疗 RA 快速发展的治疗方法，疗效显著。如使用缓解病情抗风湿药未达标或存在预后不良因素时应考虑加用生物制剂，目前常用的有 TNF-α 拮抗药、IL-1 拮抗药。

(5) 植物药制剂：包括雷公藤总苷、青藤碱、白芍总苷等。

2. 外科手术治疗　包括关节置换和滑膜切除术，前者适用于晚期有畸形并失去功能的关节，滑膜切除术可以使病情得到一定程度的缓解，但滑膜再次增生时病情又复发，所以必须同时应用缓解病情抗风湿药。

【常见护理诊断/问题】

1. 疼痛：慢性关节疼痛　与关节炎症、肿胀有关。

2. 躯体活动障碍　与关节疼痛和关节畸形有关。

3. 焦虑　与关节疼痛及活动受限、疾病反复发作和迁延不愈有关。

【护理目标】

1. 关节疼痛缓解或消失。

2. 躯体及关节活动能力增强。

3. 心理状态平稳，能正确对待疾病。

【护理措施】

1. 一般护理

(1) 休息与活动：急性活动期应卧床休息，缓解期进行功能锻炼。

(2) 饮食护理：多进食高蛋白、高维生素、高钙、高铁、营养丰富的食物，多吃新鲜鱼类、豆腐和橄榄油。生姜和亚麻籽油能减轻疼痛、晨僵和局部炎症。避免辛辣刺激性食物。

2. 病情观察　了解病人关节疼痛的部位，关节肿胀和活动受限的程度，有无畸形，晨僵的程度。注意关节外症状，如发热、咳嗽、呼吸困难、胸闷、心前区疼痛、腹痛、消化道出血等，提示病情严重，尽早给予处理。

3. 疼痛护理

(1) 遵医嘱使用非甾体抗炎药。

(2) 当疼痛影响日常生活时，及时应用辅助工具。对受损关节正确使用夹板。

(3) 协助病人采取舒适体位，使用床上支架避免盖被压迫患肢。

(4) 局部可用理疗，如热敷、热水浴、红外线、超短波等，以减轻疼痛。

(5) 晨僵病人于早晨起床后可行热水浴，或用热水浸泡僵硬的关节，然后进行关节活动，夜间戴弹力手套保暖。

4. 关节功能障碍的护理

(1) 急性活动期：减少关节活动，保持关节功能位，防止关节畸形。如肩两侧垫枕头，使肩关节避免处于外旋位；双手可握小卷轴等，使指关节伸展；髋关节两侧放靠垫，预防髋关节外旋；膝下可放一小枕，使关节处于伸展位；足底放足板，防止足下垂。

(2) 缓解期:指导病人坚持功能锻炼,预防关节失用。鼓励病人及早下床活动,必要时协助病人行走,根据需要提供适当的辅助工具如手杖、扶车等。指导病人坐、立、行或卧位时保持正确的体位或姿势。肢体锻炼由被动到主动,活动强度以病人能耐受为限。指导病人每天定时做全身和局部相结合的主动活动,如转颈、挺胸、肢体屈伸、手部抓握、提举、散步等活动。也可配合按摩、理疗等增加局部血液循环,松弛肌肉,避免肌肉萎缩和关节僵直失用。

RA 康复治疗方案及在生活中的注意事项

1. 适时休息。
2. 避免长期处于同一体位。
3. 尽量降低受累关节的应力,如拿东西时可以掌心、前臂同时将东西托起,开启瓶盖时,可以用腕力,右手开,左手关。
4. 必须拿重物时,可以分别拿取,并使重物尽量贴近躯干。
5. 及时处理疼痛。
6. 关节疼痛时尽量避免过度使用及负重。
7. 超重者必须减肥。
8. 生活中可借助一些辅助器具以节约能量。
9. 必要时应用支具和矫形器。

5. 用药护理　根据医嘱为病人进行药物治疗,并注意观察药物疗效及不良反应。

(1) 非甾体抗炎药:该类药宜饭后服用,如出现严重的胃肠道反应、精神神经症状及出血倾向时应立即停药,有溃疡病史者禁用。

(2) 缓解病情抗风湿药:常见的不良反应有肝损害、胃肠道反应、脱发、骨髓抑制、性腺毒性、出血性膀胱炎等。生物制剂不良反应包括注射部位皮疹、感染,长期使用淋巴系统肿瘤患病率增加。用药期间注意观察药物的副作用,定期监测肝肾功能、血尿常规等,如出现严重不良反应,应立即停药并及时处理。鼓励病人多饮水,以促进药物代谢产物排出。

(3) 糖皮质激素:不良反应有感染、向心性肥胖、高血压、消化性溃疡、股骨头坏死、骨质疏松等,护理过程中应密切观察病人表现,出现异常及时与医生合作处理。

6. 心理护理　应鼓励病人加强自我保健意识,培养健康的心理素质,学会从家庭、朋友中获取社会支持,缓解不良情绪。指导病人尽力做到生活自理,积极参加工作与活动;指导家属给予病人物质与精神支持,并做好生活护理。

7. 健康指导

(1) 疾病知识指导:介绍本病的临床表现、病程、治疗与护理方案。避免诱发因素,如感染、寒冷、潮湿、过度劳累等,注意保暖。

(2) 生活指导:加强营养。合理安排休息时间,强调休息与治疗性锻炼的重要性,每天坚持锻炼,促进关节功能恢复,防止肌肉萎缩和关节失用。

(3) 用药指导:遵医嘱服药,严禁自行停药、换药、调整药物剂量。

(4) 病情监测:定期复诊,如病情加重及时就医。

【护理评价】

经过治疗和护理,评价病人是否达到:①疼痛减轻。②关节活动增加或使用合适的器具增加活动。③焦虑减轻或消失。

(申华平)

思考题

张先生，55岁。于半年前无明显诱因出现双手腕关节、掌指关节、指间关节肿痛，伴晨僵，每天持续时间超过1小时，在当地医院诊断为类风湿关节炎，给予口服泼尼松、白芍总苷、双氯芬酸等药物治疗，效果时好时坏。近日出现上述症状加重，伴右手上举困难，右膝关节肿痛。病人对预后表示担忧。

请思考：

(1) 该病人存在哪些护理诊断/问题？

(2) 护士应采取哪些护理措施？

思路解析

扫一扫、测一测

笔记

第八十一章 系统性红斑狼疮病人的护理

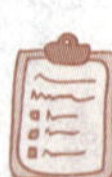

学习目标

1. 掌握系统性红斑狼疮的概念、护理评估、护理措施。
2. 熟悉系统性红斑狼疮的治疗原则及常用药物。
3. 了解系统性红斑狼疮的病因和发病机制。
4. 能全面准确地评估病人、做出正确的护理诊断、实施恰当的护理措施并能对病人及其家属进行健康指导。
5. 具有良好的人文关怀精神和职业道德。

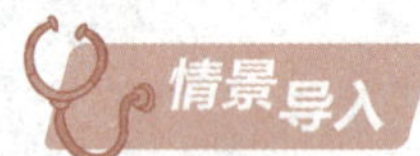

李女士，29岁。不规则发热4周来医院就诊。查体：T 37.9℃，足部、膝和踝关节肿痛，面部蝶形红斑。

请问：

1. 该病人最可能的诊断是什么？
2. 目前存在哪些主要护理问题？
3. 护士应采取哪些护理措施？

系统性红斑狼疮（systemic lupus erythematosus，SLE）是一种累及全身多系统、多器官的自身免疫性疾病。其特点为病人血清中存在大量以抗核抗体为主的自身抗体，临床表现为多系统和多脏器损害。本病病程迁延，病情反复发作，以女性多见，好发于20～40岁育龄女性，全球平均患病率为（12～39）/10万，我国的患病率为（30.13～70.41）/10万。

【病因与发病机制】

1. 病因

（1）遗传：SLE发病有家族聚集倾向。SLE易感性与多个基因相关，有HLA-Ⅲ类的C2或C4的缺损，HLA-Ⅱ类的DR2、DR3频率异常。最近认为HLA以外的易感基因有1q23、1q41～42、染色体2、3、4、6等多个部位。总之，SLE是多基因相关疾病，多个基因在某种条件下相互作用改变了正常免疫耐受性而致病。

（2）环境：紫外线使皮肤上皮细胞凋亡，使新抗原暴露而成为自身抗原；某些食物（芹菜、无花果、烟熏食物、蘑菇、苜蓿类种子等）、药物（普鲁卡因胺、异烟肼、氯丙嗪、甲基多巴等）、化学试剂、微生物

病原体等感染也可诱发本病。

（3）雌激素：女性病人明显高于男性，在更年期前阶段为9∶1，儿童及老年人为3∶1；SLE病人均有雌酮羟基化产物增高；妊娠可诱发或使病情加重，提示SLE的发病与雌激素有关。

2. 发病机制　一般认为在各种内在和外界因素作用下，易感者因免疫耐受性减弱，B细胞与模拟外来抗原的自身抗原相结合，并将抗原递呈给T淋巴细胞，使之活化，在活化的T淋巴细胞刺激下，B淋巴细胞产生大量的自身抗体，自身抗原与自身抗体结合形成免疫复合物，沉积于靶组织，激活补体，引起炎性介质释放而损伤组织。

致病性自身抗体的特性为：①以IgG型为主，与自身抗原有很高的亲和力。②抗红细胞抗体及抗血小板抗体引起红细胞和血小板破坏。③抗SSA抗体经胎盘进入胎儿心脏引起新生儿心脏传导阻滞。④抗磷脂抗体引起抗磷脂抗体综合征（antiphospholipid antibody syndrome，APS），表现为血栓形成，血小板减少，习惯性流产。⑤抗核抗体与神经精神性狼疮相关。此外，还与机体T淋巴细胞和NK细胞功能失调有关，由于T淋巴细胞功能异常导致新抗原不断产生，刺激B淋巴细胞产生自身抗体，使自身免疫持续存在。

【病理生理】

SLE的病理改变表现为炎症反应和血管异常，可出现在机体任何器官。中小血管出现管壁的炎症和坏死，继发的血栓使管腔变窄，导致局部组织缺血和功能障碍。特征性病变为：①狼疮小体（苏木紫小体）。由于细胞核受抗体作用变性而成为嗜酸性团块，是诊断SLE的特征性依据。②"洋葱皮样"病变。指小动脉周围出现显著的向心性纤维增生，常见于脾中央动脉，以及心瓣膜的结缔组织，还可见于心包、心肌、肺、神经系统等组织器官。③狼疮肾炎。几乎所有狼疮病人都可发现肾损伤。

【护理评估】

（一）健康史

询问有无与本病发病相关的诱因，如日光过敏，妊娠，使用普鲁卡因胺、异烟肼、氯丙嗪、甲基多巴等药物，食用芹菜、无花果、烟熏食物、蘑菇等食物，精神刺激，病毒感染等。此次起病的时间、特点、病情、病程及用药等。评估家族中的发病情况。

（二）身体状况

SLE临床症状多样，早期症状不典型。诱发因素常见为日光照射、感染、妊娠、分娩、药物、手术等。

1. 全身症状　大多数活动期病人出现全身症状，约90%病人可出现发热，常见为低、中度热。此外，还可出现疲倦、乏力、厌食、体重下降等症状。

2. 皮肤与黏膜　80%病人可出现皮肤损害，表现为皮肤暴露部位出现对称性皮疹，最具特征性者为面部蝶形红斑，与疾病活动有关。病情缓解时，红斑可消退，留有棕黑色色素沉着。此外，病人还可出现盘状红斑，指掌部、甲周红斑，面部、躯干出现皮疹等。约40%病人有光过敏现象，在受日光照射后出现面部红斑，40%病人有脱发，还可表现为皮肤青斑、口腔溃疡、雷诺现象等。

3. 肌肉骨骼　多表现为关节肿痛。常受累的关节为指、腕、膝关节，呈对称分布，偶可引起关节畸形，部分病人出现肌痛、肌无力和肌炎。

4. 肾　几乎所有病人都可累及肾脏，其中50%以上病人有肾损害的临床表现。狼疮肾炎表现为急慢性肾炎、肾病综合征等，以慢性肾炎和肾病综合征常见。晚期发生尿毒症，尿毒症是SLE病人死亡的常见原因。

5. 心血管　心包炎最常见；心脏压塞少见；10%病人有心肌损害，出现气促、心律失常、心前区不适等，严重者可发生心力衰竭导致死亡。冠状动脉亦可受累，表现为心绞痛与ST-T改变，严重时出现急性心肌梗死。约10%可引起周围血管病变，如血栓性静脉炎等。

6. 肺　可发生狼疮肺炎，出现发热、干咳、气促、呼吸困难等，病变多位于双下肺。约35%病人出现双侧中少量胸腔积液。少数病人可并发弥漫性肺泡出血，病情凶险，病死率高达50%以上。

7. 神经系统　神经精神狼疮（neuropsychiatric lupus，NP-SLE）又称为狼疮脑病，常提示病情活动。轻者出现偏头痛、性格改变、记忆力减退或轻度认知障碍，重者表现为脑血管意外、昏迷、癫痫持续状态、吉兰-巴雷综合征、自主神经病、重症肌无力、脑神经病等。

8. 消化系统　病人可有食欲缺乏、腹痛、腹泻、呕吐、腹水等，部分病人以上述症状为首发症状，少

数可并发急性胰腺炎、肠梗阻、肠穿孔等，早期出现肝功能损害，预后不良。

9. 血液系统　活动性 SLE 可出现血红蛋白下降，白细胞和（或）血小板减少，其中 10% 为自身免疫性溶血性贫血（Coombs 试验阳性）。部分病人可出现无痛性轻至中度淋巴结肿大。少数病人有脾大。

10. 其他　活动性 SLE 可出现抗磷脂抗体综合征。此外，30% 病人继发干燥综合征，表现为口干、眼干等。约 15% 病人引起视网膜血管炎，出现出血、视盘水肿、视网膜渗出物等。

（三）心理-社会支持状况

评估病人有无紧张、焦虑、悲观、绝望、恐惧等负性情绪。评估病人对疾病的认知程度、应对方式、社会支持情况以及所得到的社会保健资源和服务情况。

（四）辅助检查

1. 一般检查　血常规和尿常规异常提示血液系统和肾受损，血沉可增快。

2. 免疫学检查

（1）自身抗体：病人血清中可查到多种自身抗体。①抗核抗体谱：抗核抗体（ANA）几乎见于所有 SLE 的病人，是目前 SLE 首选的筛查项目，但其特异性低；抗 dsDNA 抗体，多出现在活动期，是诊断 SLE 的标记抗体之一；抗 ENA 抗体谱中如抗 Sm 抗体特异性达 99%，是诊断 SLE 的标记抗体之一；还有抗 RNP 抗体、抗 SSA（Ro）抗体、抗 SSB 抗体等。②抗磷脂抗体：与继发性 APS 有关。③抗组织细胞抗体：如抗红细胞膜抗体、抗血小板相关抗体、抗中性粒细胞胞浆抗体等。

（2）补体：常用的有总补体（CH50）和补体 C3、C4。补体下降尤其是 C3 下降为 SLE 活动期的指标之一。

3. 肾活检　有助于狼疮肾炎的诊断与治疗。

4. 其他　X 线、CT、超声心动图检查有助于早期发现肺部、脑部、心脏等部位的病变。

（五）治疗原则与主要措施

SLE 目前虽不能根治，但经合理治疗可以控制病情，达到临床缓解，故应早期诊断、早期治疗，预防诱发因素。治疗原则是疾病活动期且病情重者，给予药物控制，病情缓解后，进行维持治疗。

1. 糖皮质激素　是目前治疗 SLE 的主要药物，常采用泼尼松每天 0.5~1mg/kg，晨起顿服，病情稳定后 2 周或疗程 6 周内逐渐减量；病情允许，每天 10mg 泼尼松小剂量长期维持治疗。对于有重要脏器进行性损伤者，如肺泡出血、严重中枢神经系统病变、严重溶血性贫血、病情突然恶化的狼疮肾炎者，可采用激素冲击疗法，即用甲泼尼龙 500~1 000mg，溶于 5% 葡萄糖 250ml，静脉滴注，连续用药 3~5 天为 1 个疗程，必要时可于 1~2 周后重复使用。

2. 免疫抑制剂　病情反复、重症病人需加用免疫抑制剂，常用环磷酰胺或霉酚酸酯治疗。如大剂量激素联合细胞毒药物使用 4~12 周病情仍未改善，可加用环孢素。

3. 抗疟药　羟氯喹或氯喹口服后主要积聚于皮肤，能抑制 DNA 与抗 DNA 抗体的结合，具有抗光敏和控制 SLE 皮疹的作用。

4. 雷公藤总苷　对狼疮肾炎有一定疗效。

5. 其他治疗　静脉注射大剂量免疫球蛋白、血浆置换、人造血干细胞移植、生物制剂如抗 CD20 单抗和 CTLA-4 等。

SLE 病人使用大剂量静脉输注免疫球蛋白的治疗

大剂量静脉输注免疫球蛋白是一项强有力的辅助治疗措施，适用于免疫力低下、狼疮危象、激素或免疫抑制剂治疗无效、合并全身严重感染和 SLE 病人妊娠伴有抗磷脂抗体综合征等情况、与循环免疫复合物形成不溶性免疫复合物等。其主要作用机制在于封闭单核-巨噬细胞系统及 B 淋巴细胞，清除肾组织免疫复合物，充当活化补体成分的受体等。用法为 400mg/kg，连续 3~5 天，静脉滴注。亦可使用血浆置换疗法等配合治疗。

【常见护理诊断/问题】

1. 皮肤完整性受损　与疾病所致的血管炎性反应等因素有关。

2. 疼痛:慢性关节疼痛　与关节肿胀、炎症有关。

3. 潜在并发症:慢性肾衰竭。

【护理目标】

1. 能正确进行皮肤自我护理,受损的皮肤恢复正常。

2. 关节疼痛缓解或消失。

3. 学会避免加重肾损害的自我护理方法。

【护理措施】

1. 一般护理

(1) 休息与活动:疾病活动期应卧床休息。缓解期病人可逐步增加活动,病情稳定后,可参加一部分社会活动和工作,但要注意劳逸结合,避免过度劳累。

(2) 饮食护理:给予高蛋白、高维生素饮食,少食多餐,忌食芹菜、无花果、蘑菇、烟熏及辛辣刺激性食物。

2. 病情观察　观察病人生命体征,如出现高热给予及时处理;了解皮肤、黏膜损害情况,关节疼痛、肿胀部位、程度;了解水肿的程度、血尿、蛋白尿情况;如出现呼吸困难、急腹症、心前区疼痛、头痛、昏迷等,提示病情加重,及时处理。

3. 皮肤、黏膜护理

(1) 避免接触紫外线:床位安置于背阳的病室,并挂窗帘,避免阳光直接照射,病室不使用紫外线消毒。嘱病人勿晒太阳,外出穿长袖衣裤,戴保护性眼罩,戴太阳帽或打伞,禁日光浴。

(2) 皮肤、黏膜损害的护理:皮损处可用清水清洗,用温水湿敷红斑处,每天 3 次,每次 30 分钟,可促进局部血液循环。局部避免使用碱性肥皂、化妆品、染发剂或其他化学药品,可外用皮质类固醇激素霜剂涂擦。

(3) 口腔溃疡的护理:保持口腔清洁,有口腔黏膜破损时,每天晨起、睡前和进餐前后用漱口液漱口,有口腔溃疡者可局部用中药冰硼散或锡类散涂敷,促进溃疡面的愈合。合并口腔感染者,可局部使用抗生素。

(4) 脱发的护理:指导病人避免引起脱发的因素如染发、烫发等,鼓励病人用头巾、帽子、戴假发等方法掩盖脱发,维护自尊。

(5) 雷诺现象的护理:避免在寒冷空气中暴露过久,在寒冷环境中要注意肢体末梢的保暖。避免使用收缩血管药物,避免饮咖啡和吸烟,必要时遵医嘱使用血管扩张剂。

4. 疼痛护理　参见第八十章“类风湿关节炎病人的护理”中“疼痛护理”。

5. 用药护理　注意观察药物的副作用:①糖皮质激素。参见第八十章“类风湿关节炎病人的护理”。②免疫抑制剂。监测血象与肝肾功能,发现异常后及时通知医生给予处理。如环磷酰胺不良反应为白细胞减少、胃肠道反应、脱发、肝损害等;硫唑嘌呤主要为骨髓抑制、肝损害及胃肠道反应等;环孢素为肝肾损害。③抗疟药。长期服药可能引起视网膜退行性病变,应定期检查眼底。④雷公藤总苷。不良反应为对性腺的毒性,发生停经、精子减少。此外,还有肝损害、胃肠道反应等,用药后定期监测肝肾功能。

6. 肾损害护理

(1) 休息:疾病活动期应卧床休息,减少消耗,保护脏器功能。

(2) 营养支持:肾功能不全者,应限制水钠摄入,低盐、优质低蛋白饮食。必要时静脉补充营养。

(3) 病情观察:定时测量生命体征、体重变化;观察水肿的程度、尿量、尿液检查结果的变化;监测血电解质、肌酐、尿素氮。

7. 心理护理　护士应针对病人的不良心理状态给予更多的支持、关心与帮助。认真倾听病人和家属的意愿,满足其合理需求。指导家属给予病人精神支持和生活照顾,减轻病人心理负担,使病人保持心情舒畅,增强战胜疾病的信心。

8. 健康指导

(1) 疾病知识指导:讲解疾病的病因、临床特点、治疗等;避免诱发因素,如日晒、感染、过度疲劳、

妊娠、精神刺激、手术、预防接种等，禁用诱发本病的药物如避孕药、普鲁卡因胺等。

（2）生活指导：注意劳逸结合，避免过度劳累。注意个人卫生，学会皮肤护理，预防皮肤损害和感染。

（3）用药指导：坚持按医嘱服药，不可自行减量或停药，注意观察药物的疗效和不良反应。

（4）生育指导：妊娠可诱发 SLE 活动，特别在妊娠早期和产后 6 周。病情处于缓解期半年以上，且无中枢神经系统、肾脏或其他脏器损害者，可安全生育。非缓解期的病人易出现流产、早产和死胎，故宜避孕。停用环磷酰胺和硫唑嘌呤、甲氨蝶呤半年以上方能妊娠。

（5）病情监测：定期复诊，如出现感染和病情加重等及时就医。

【护理评价】

经过治疗和护理，评价病人是否达到：①保持皮肤、黏膜的完整性。②疼痛减轻或缓解。③学会避免加重肾损害的自我护理方法。

（申华平）

思考题

刘女士，25 岁。于产后 12 天突然出现颜面部水肿，面部蝶形红斑，双手、足掌面及指（趾）端可见充血红斑及小溃疡，双下肢有凹陷性水肿。辅助检查：尿常规：尿蛋白 5g/L，镜检红细胞满视野；自身抗体：抗 dsDNA、抗 Sm 和抗 RNP 抗体阳性，ANA 1∶640 阳性。

请思考：

（1）该病人可能的临床诊断是什么？存在哪些护理诊断/问题？

（2）护士应采取哪些护理措施？

思路解析

扫一扫、测一测

笔记

第十篇　女性生殖系统疾病病人的护理

第八十二章　概述

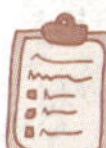

学习目标

1. 掌握女性内生殖器官的解剖特点及功能；雌孕激素的生理功能及子宫内膜的周期性变化。
2. 熟悉女性外生殖器官的构成；骨盆的组成、分界及类型；卵巢的周期性变化；生殖系统疾病常用的检查技术和护理。
3. 了解骨盆底组织结构；成年女性各阶段的生理特点。
4. 能理解女性生殖系统疾病病人的心理特点，关爱病人，保护隐私。

第一节　女性生殖系统的结构与功能

一、女性生殖系统的结构

（一）女性外生殖器

女性外生殖器是指生殖器官外露的部分，又称外阴，位于两股内侧，前为耻骨联合，后为会阴。包括阴阜、大阴唇、小阴唇、阴蒂、阴道前庭、前庭大腺等(图 10-82-1)。

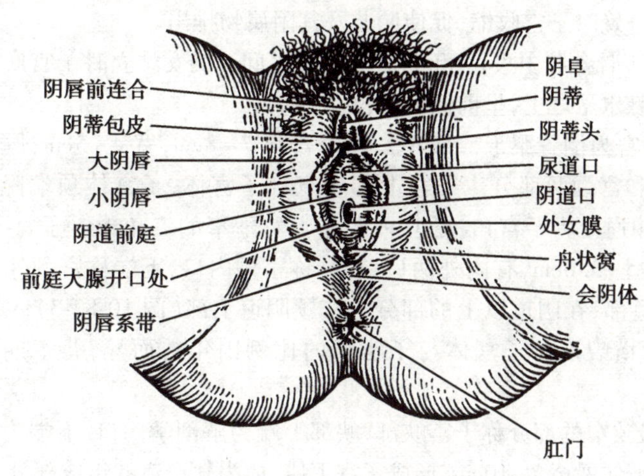

图 10-82-1　女性外生殖器

1. 阴阜　阴阜是位于耻骨联合前方隆起的脂肪垫，青春期开始生长阴毛，阴毛分布呈上宽下窄的三角形。

2. 大阴唇　大阴唇为两股内侧一对隆起的皮肤皱襞，前起阴阜，后连会阴。外侧面为皮肤，内侧面湿润似黏膜。大阴唇皮下含多量脂肪组织和丰富的静脉丛，无肌肉，损伤后易形成血肿。

3. 小阴唇　小阴唇位于大阴唇内侧的一对薄皱襞，两侧小阴唇前端相互融合包绕阴蒂，后端与大阴唇后端汇合形成阴唇系带，可因分娩损伤而消失。小阴唇神经末梢丰富，故极为敏感。

4. 阴蒂　阴蒂位于两侧小阴唇顶端，为海绵体组织，具有勃起性。阴蒂分为头、体和脚三部分。阴蒂头露于外阴，有丰富的神经末梢，极为敏感。

5. 阴道前庭　阴道前庭为两侧小阴唇之间的菱形区域，前为阴蒂，后为阴唇系带，在此区域内有尿道口、阴道口及双侧前庭大腺开口。

（1）尿道口：位于阴蒂的下方、前庭的前半部，略呈圆形，其后壁的两侧为一对尿道旁腺的开口，常为细菌潜伏处。

（2）阴道口及处女膜：阴道口位于尿道口后方、前庭的后半部。阴道口周围覆盖一层环形的黏膜称为处女膜，膜中央有一小孔，其形状、大小及厚薄因人而异。初次性交时处女膜破裂可有少量出血，受分娩影响，产后仅留处女膜痕。

6. 前庭大腺　前庭大腺又称巴氏腺，如黄豆大小，左右各一，位于大阴唇深部，腺管细长，开口于小阴唇与处女膜之间的沟内。性兴奋时分泌黏液起润滑阴道口作用。正常情况下不能触及此腺体，如因感染腺管闭塞，可形成前庭大腺脓肿或囊肿。

（二）女性内生殖器

女性内生殖器包括阴道、子宫、输卵管及卵巢，后二者称为子宫附件（uterine adnexa）（图 10-82-2）。

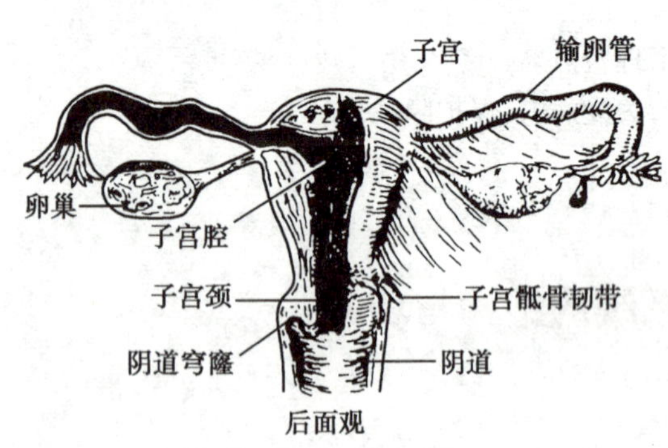

图 10-82-2　女性内生殖器

1. 阴道（vagina）　阴道为性交器官、月经血排出及胎儿娩出的通道。

（1）位置和形态：阴道位于骨盆的中央，介于膀胱、尿道和直肠之间，呈上宽下窄的管道，前壁长 7～9cm，后壁长 10～12cm。上端环绕子宫颈形成前、后、左、右穹窿，下端开口于阴道前庭。后穹窿最深，其顶端为直肠子宫陷凹，是女性盆腔最低部位，临床上可经后穹窿穿刺或引流，用于疾病的诊断与治疗。

（2）组织结构：阴道壁由黏膜层、肌层和纤维层构成，阴道壁有许多皱襞及弹力纤维，伸展性较大。阴道黏膜由复层鳞状上皮所覆盖，无腺体，受性激素影响而有周期性变化。

2. 子宫（uterus）　从青春期开始子宫内膜受卵巢激素影响，有周期性变化并产生月经；受孕后子宫为孕育胎儿的场所；分娩时子宫收缩，促使胎儿及其附属物排出。

（1）位置：子宫位于骨盆腔中央，介于膀胱与直肠之间。妇女站立时子宫底位于骨盆入口平面以下，子宫颈外口在坐骨棘水平之上，呈前倾前屈位。

（2）形态结构：子宫为倒置梨形。成年妇女子宫长 7～8cm，宽 4～5cm，厚 2～3cm，重 50～70g，容积约 5ml，分为宫体和宫颈两部分。子宫上部较宽称子宫体，子宫体顶端隆起的部分称子宫底；子宫底两侧与输卵管相通处为子宫角；子宫内腔呈上宽下窄的三角形。子宫下部呈圆柱状称子宫颈，成年妇女宫颈长 2.5～3.0cm，有内外两口，上端称宫颈内口，下端称宫颈外口。宫颈下端伸入阴道内的部分称宫颈阴道部，在阴道以上的部分称宫颈阴道上部（图 10-82-3）。未产妇宫颈外口呈圆形，经产妇宫颈外口为横裂形。子宫体与子宫颈的比例因年龄而异，儿童期为 1∶2，性成熟期为 2∶1，老年期为 1∶1。

宫体与宫颈之间最狭窄的部分称子宫峡部，峡部上端为解剖学内口，下端为组织学内口。非妊娠期长约 1cm，妊娠后逐渐伸展至 7～10cm，形成子宫下段，成为软产道的组成部分。

（3）组织结构：子宫体壁由内向外分为黏膜层、肌层及浆膜层。

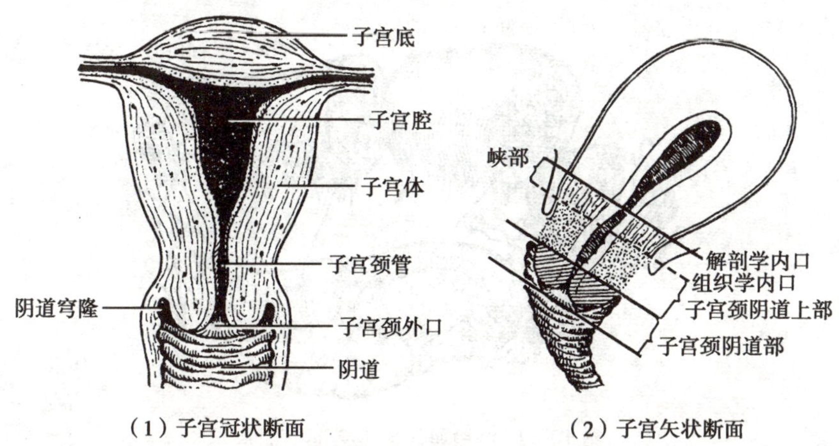

图 10-82-3　子宫各部

1）黏膜层：宫腔表面的 2/3 为功能层（包括致密层、海绵层），受卵巢激素的影响而有周期性变化。紧贴肌层的下 1/3 为基底层，无周期性变化。

2）肌层：最厚，非孕时约 0.8cm。肌纤维的排列为外纵形、内环形、中层纵横交错，其间有血管贯穿，当子宫收缩时血管被压迫而止血。分娩时子宫肌收缩力是分娩的主要力量。

3）浆膜层：为覆盖子宫底部及体部前后壁的腹膜。在子宫前面反折向前覆盖膀胱，形成膀胱子宫陷凹。在子宫后面腹膜沿子宫壁向下，覆盖子宫颈后方及阴道后穹窿，再折向直肠前方，形成直肠子宫陷凹。

宫颈主要由结缔组织、平滑肌及弹力纤维构成。宫颈管黏膜为单层高柱状上皮，有腺体；宫颈阴道部表面覆盖复层鳞状上皮，颈管外口柱状上皮与鳞状上皮交界之处为宫颈癌的好发部位。

（4）子宫韧带：共有 4 对（图 10-82-4），具有维持子宫正常位置的作用。

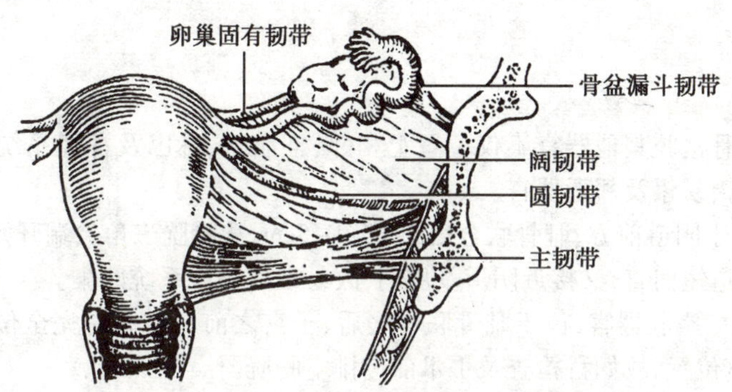

图 10-82-4　子宫韧带

1）圆韧带：起于输卵管起始部的前下方，向前下斜行，穿过腹股沟管终止于大阴唇上端，维持子宫前倾位。

2）阔韧带：为覆盖子宫的浆膜向两侧延伸形成。由子宫两侧起始，向外延伸达骨盆侧壁，维持子宫于盆腔正中。

3）主韧带：位于阔韧带下部，横行于宫颈两侧和骨盆侧壁之间，是固定子宫颈位置的重要结构。

4）子宫骶韧带：起于子宫颈后侧壁（相当于子宫峡部水平），绕过直肠终止于二、三骶椎前面的筋膜上，将子宫颈向后上方牵引，保持子宫前倾位。

3. 输卵管（fallopian tube）　输卵管为卵子与精子相遇并结合的场所，有输送受精卵的功能。输卵管长 8~14cm，内侧与子宫角相连，外侧端游离，开口于腹腔，由内向外分为 4 部分（图 10-82-5）：间质部、峡部、壶腹部、伞部，壶腹部为精卵结合的部位。

4. 卵巢（ovary）　卵巢为产生卵子和分泌性激素的器官，具有生殖和内分泌功能。卵巢位于输卵管的后下方，附着于阔韧带后叶。成年妇女的卵巢重 5~6g，体积约为 4cm×3cm×1cm，呈灰白色，扁椭

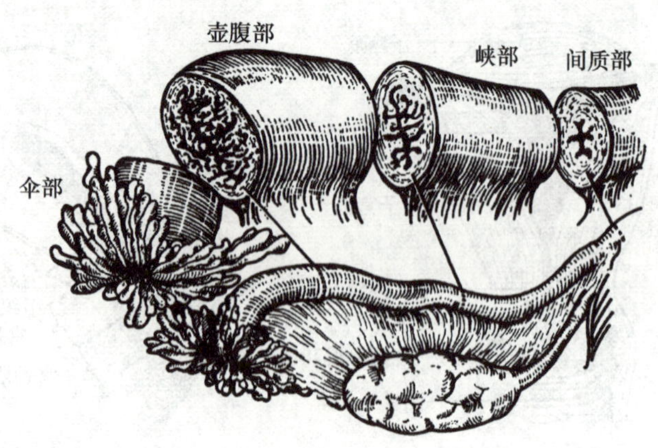

图 10-82-5　输卵管各部及其横断面

圆形。卵巢分皮质和髓质两部分，皮质内含有数以万计的卵泡，髓质为卵巢的中心部分，含有丰富的血管、神经、淋巴管和疏松结缔组织(图 10-82-6)。

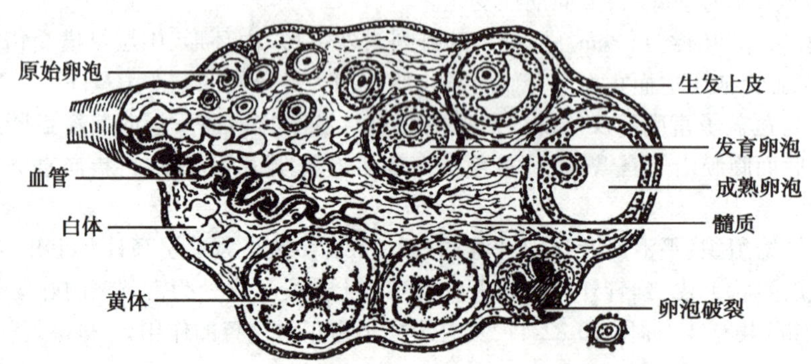

图 10-82-6　卵巢的切面结构

（三）内生殖器的邻近器官

图片：生殖器邻近器官1

图片：生殖器邻近器官2

女性生殖器官与骨盆腔其他器官不仅位置上相邻，且血管、淋巴及神经系统也相互密切联系，因此某一器官有病变时极易累及邻近器官。

1. 尿道　尿道位于阴道前方、耻骨联合后面，长 4~5cm，从膀胱三角尖端开始，穿过尿生殖膈开口于阴道前庭。女性尿道短而直，又接近阴道及肛门，故易发生泌尿系统感染。

2. 膀胱　膀胱为一空腔器官，位于耻骨联合之后、子宫之前。空虚时完全位于骨盆腔内，充盈时可升入腹腔，影响子宫位置，故妇科检查及手术前应排空膀胱。

3. 输尿管　输尿管为一对肌性圆索状管道，起自肾盂，沿腰大肌前面下行，在阔韧带基底部距宫颈旁 2cm 处走在子宫动脉后方与之交叉，再经阴道侧穹窿顶端向前方入膀胱壁。妇科手术时应注意避免输尿管损伤。

4. 直肠　直肠上接乙状结肠，下连肛管，前为子宫、阴道及会阴体，后为骶骨，行妇科手术及分娩处理时均应注意避免损伤直肠、肛管。

5. 阑尾　阑尾位于右髂窝内，与右侧附件邻近，应注意阑尾炎和右侧输卵管、卵巢炎的鉴别。

（四）女性骨盆（pelvis）及盆底

女性骨盆是胎儿经阴道娩出的必经通道，其大小、形状对分娩有直接影响。

1. 骨骼组成　骨盆由骶骨、尾骨及左右两块髋骨组成。每块髋骨又由髂骨、坐骨及耻骨融合而成，骶骨由 5~6 块骶椎合成，尾骨由 4~5 块尾椎合成(图 10-82-7)。

2. 关节与韧带　骨盆的关节有耻骨联合、骶髂关节和骶尾关节。骨盆有两对重要的韧带，一对是骶、尾骨与坐骨结节之间的韧带称骶结节韧带；另一对是骶、尾骨与坐骨棘之间的韧带称骶棘韧带。妊娠期受激素影响韧带变松弛，各关节的活动亦有增加，有利于胎儿娩出。

3. 骨盆分界　以耻骨联合上缘、两侧髂耻线及骶岬上缘的连线为界，将骨盆分为上方的假骨

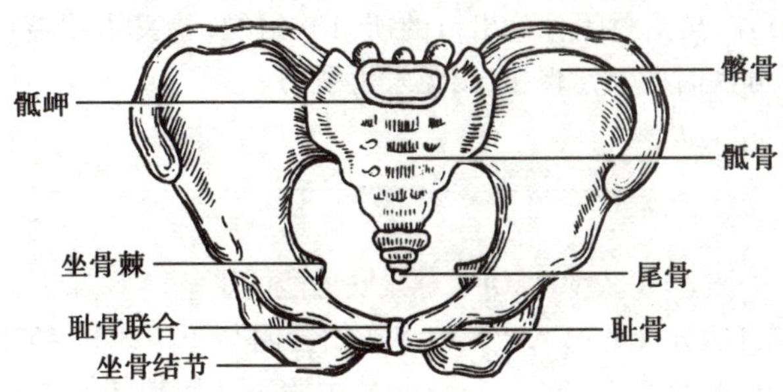

图 10-82-7　正常女性骨盆(前上观)

盆(又称大骨盆)和下方的真骨盆(又称小骨盆)。假骨盆并非产道,但其径线的大小关系到真骨盆的大小,故常测量假骨盆某些径线间接了解真骨盆的大小。真骨盆又称骨产道,是胎儿娩出的通道。

4. 骨盆类型　有 4 种(图 10-82-8)。①女型:是女性正常骨盆,最常见,骨盆入口呈横椭圆形,占女性骨盆的 52%~58.9%。②男型:骨盆入口略呈三角形,极少见,易造成难产。③类人猿型:骨盆入口呈纵椭圆形。④扁平型:骨盆入口呈扁椭圆形,较常见。

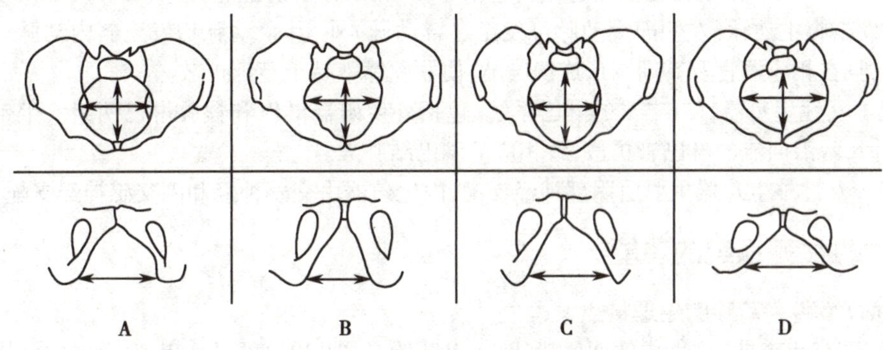

图 10-82-8　骨盆的四种类型

A. 女型;B. 男型;C. 类人猿型;D. 扁平型

5. 骨盆底(pelvic floor)　骨盆底由多层肌肉和筋膜组成,封闭骨盆出口,对盆腔脏器起支托作用。当其结构和功能异常时,盆腔脏器的位置和功能也受到影响。骨盆底有三层(图 10-82-9):

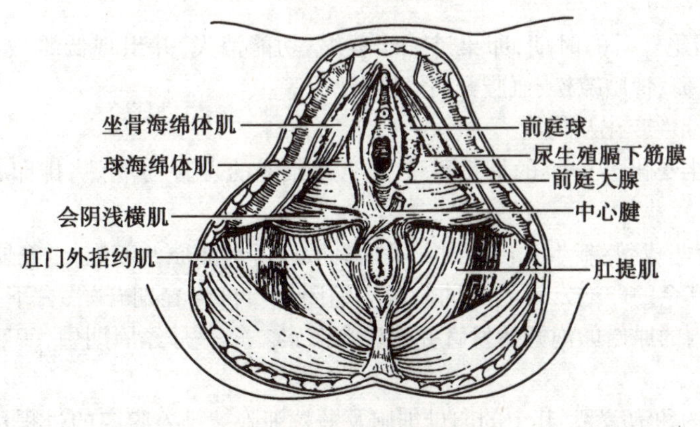

图 10-82-9　骨盆底肌肉

图片:骨盆底肌肉彩图

(1) 外层:由球海绵体肌、坐骨海绵体肌、会阴浅横肌及肛门外括约肌、会阴浅筋膜构成。

(2) 中层(泌尿生殖膈):由上、下两层筋膜,尿道括约肌及一对会阴深横肌构成,尿道和阴道自此穿过。

(3) 内层(盆膈):由肛提肌及内、外面两层筋膜构成,尿道、阴道及直肠自前向后由此穿过。肛提肌是最重要的盆底支托力量,包括耻尾肌、髂尾肌和坐尾肌。

（4）会阴(perineum)：广义指封闭骨盆出口的所有软组织，狭义指阴道口与肛门之间的软组织，厚3~4cm，亦称会阴体。分娩时应注意保护，以免发生裂伤。

会阴侧切术对盆底功能的影响

会阴侧切术是指在自然分娩的第二产程中将产妇会阴与正中线呈45°侧向切开的小手术，目的是防止分娩时会阴严重撕裂伤，缩短第二产程，减少胎头受压损伤。盆底功能障碍性疾病是指由于盆底支持结构缺陷或损伤造成的疾病，主要表现为压力性尿失禁、产后性功能障碍、盆腔器官脱垂等。由于会阴侧切切断了左侧会阴浅横肌、会阴深横肌、球海绵体肌、部分肛提肌、左侧部分阴道神经、会阴神经，加上侧切伤口瘢痕组织相对较大，瘢痕软化时间更长，因此，有研究表明行会阴侧切的妇女在产后近期的盆底功能障碍方面（性生活的感觉、障碍方面）较会阴自然裂伤的妇女更为明显。

（五）女性生殖器官的血管、淋巴及神经

1. 血管　女性内外生殖器官的动脉主要包括子宫动脉、卵巢动脉、阴道动脉和阴部内动脉。除卵巢动脉直接发至腹主动脉（左侧卵巢动脉可发至左肾动脉）外，其余动脉均发至髂内动脉。静脉与同名动脉伴行，且在相应器官及其周围形成静脉丛，使盆腔感染易于蔓延扩散。

2. 淋巴　女性生殖器官有丰富的淋巴系统，包括外生殖器淋巴和盆腔淋巴两组。生殖器官发生炎症或肿瘤时，常沿回流的淋巴管扩散，致相应的淋巴结肿大。

3. 神经　女性外生殖器主要由阴部神经支配，内生殖器由交感神经和副交感神经支配。

二、女性生殖系统的功能

（一）成年女性各阶段的生理特点

1. 性成熟期（生育期）　性成熟期一般从18岁开始，历时30年左右。表现为周期性排卵和月经来潮，是妇女生育功能最旺盛的时期，也称生育期。

2. 绝经过渡期　是卵巢功能开始衰退的时期。自卵巢功能开始衰退到绝经后1年内，称绝经过渡期，也称围绝经期(perimenopausal period)。此期卵巢逐渐失去周期性排卵的能力，月经开始不规则，直至绝经。由于卵巢功能减退，雌激素水平降低，生殖器官开始萎缩，并出现一系列临床症状，称为围绝经期综合征。

3. 绝经后期　指绝经后的时期，卵巢进一步萎缩，功能消失，并出现低雌激素相关症状及疾病。如易发生老年性阴道炎、骨质疏松、血脂升高、动脉硬化等。

（二）卵巢的周期性变化及功能

1. 卵巢的周期性变化　卵巢的周期性变化经过卵泡的发育与成熟、排卵、黄体形成和退化三阶段。

（1）卵泡的发育与成熟：新生儿出生时卵巢内有数以万计的原始卵泡，生育期仅有400~500个卵泡发育成熟并排卵，其余的卵泡发育到不同阶段萎缩闭锁。自青春期开始，在下丘脑、垂体前叶产生激素的作用下，卵巢内的原始卵泡开始发育并产生雌激素。每一月经周期中，一般只有一个卵泡发育成熟并排卵。

（2）排卵：成熟的卵泡破裂，其中的卵母细胞及颗粒细胞被排入腹腔的过程称为排卵。排卵常发生在下次月经来潮前14天左右。卵子可由两侧卵巢轮流排出，也可由一侧卵巢连续排出。

（3）黄体形成和退化：排卵后残存的卵泡壁发育形成黄体。一般在排卵后7~8天，黄体发育达高峰，黄体分泌雌激素和孕激素。如果排出的卵子未受精，黄体在排卵后9~10天开始萎缩（黄体平均寿命为14天）。若排出的卵子受精，黄体继续发育成为妊娠黄体。

2. 卵巢的功能　卵巢的功能为产生卵子，分泌性激素。其分泌的激素有雌激素、孕激素和少量雄激素，均为甾体激素。雌、孕激素的生理功能见表10-82-1。

表 10-82-1　雌激素、孕激素的生理功能

作用部位	雌激素	孕激素
子宫肌	促进子宫发育，提高子宫平滑肌对缩宫素的敏感性	使子宫肌肉松弛，降低子宫平滑肌对缩宫素的敏感性
子宫内膜	使子宫内膜发生增生期改变	使子宫内膜由增生期变为分泌期
宫颈黏液	使宫颈黏液分泌量增多，变稀薄，涂片呈现羊齿植物叶状结晶	使宫颈黏液减少、变稠，涂片呈现椭圆体
输卵管	促进输卵管发育，增强其蠕动	抑制输卵管蠕动
阴道上皮	使阴道上皮细胞增生、角化、糖原合成增加、阴道酸度增加	使阴道上皮细胞脱落加快
乳腺	促进乳腺腺管增生，大剂量可抑制乳汁分泌	促进乳腺腺泡发育
下丘脑、垂体	对下丘脑和垂体产生正负反馈调节	对下丘脑和垂体产生负反馈调节
其他	促进第二性征发育。促进钠水潴留，促进钙盐在骨骼中沉积，降低血中胆固醇水平	促进水钠排出。使排卵后基础体温升高0.3~0.5℃

（三）子宫内膜的周期性变化及月经

1. 子宫内膜的周期性变化　随着卵巢激素的周期性变化，子宫内膜也发生相应的周期性变化，其变化可分为3期（以28天的月经周期为例）。

（1）增生期：月经周期的第5~14天，子宫内膜在卵泡产生的雌激素作用下增生变厚，腺体增多，血管增生。

（2）分泌期：月经周期的第15~28天。子宫内膜在黄体产生的雌激素和孕激素的共同作用下，进一步增厚，腺体增大弯曲并开始分泌活动，血管扩张呈螺旋状，间质水肿、疏松，使子宫内膜变得更加松软，适合受精卵的植入和发育。

（3）月经期：月经周期的第1~4天。由于黄体退化、萎缩，雌、孕激素水平下降，子宫内膜缺血坏死，剥脱、出血形成月经。

2. 月经　指随着卵巢的周期性变化而出现的子宫内膜周期性脱落出血，大约每月一次称月经。月经的规律来潮是生殖功能成熟的重要标志。第一次月经来潮称为初潮，初潮年龄为11~18岁，多数为13~15岁。初潮的早晚受遗传、营养、气候、环境等因素的影响。月经周期相邻两次月经第1天间隔的天数为月经周期，平均28~30天。周期的长短因人而异，但各自有自己的规律性。正常月经持续2~8天，平均4~6天。正常经量为20~60ml，若每次失血量超过80ml为月经过多。月经血为暗红色，碱性、黏稠而不凝固，除血液成分外，尚有子宫内膜碎片、宫颈黏液及脱落的阴道上皮细胞等。经期一般无特殊症状，有时可出现下腹坠胀、腰痛、头痛、疲倦、精神不振、腹泻或便秘等，但一般不严重，不影响正常工作和学习。

（四）性周期的调节

性周期的调节是一个非常复杂的生理过程，是在中枢神经系统的统一调控下，通过下丘脑-垂体-卵巢之间的相互作用（图10-82-10），使女性生殖系统发生周期性变化。

（1）下丘脑生殖调节激素及其功能：下丘脑生殖调节激素为促性腺激素释放激素（gonadotropin releasing hormone，GnRH），是调节月经的主要激素，它使垂体合成和释放卵泡刺激素（follicle Stimulating hormone，FSH）和促黄体生成素（luteinizing hormone，LH）。

（2）腺垂体生殖激素及其功能

受下丘脑促性腺素释放激素（GnRH）的调控，腺垂体主要分泌：①卵泡刺激素（FSH）。促进卵泡生长发育并产生雌激素。②黄体生成素（LH）。促使卵泡排卵，形成黄体并产生孕激素和雌激素。

（3）卵巢激素及其功能：在垂体卵泡刺激素（FSH）和黄体生成素（LH）的作用下，卵巢发生周期

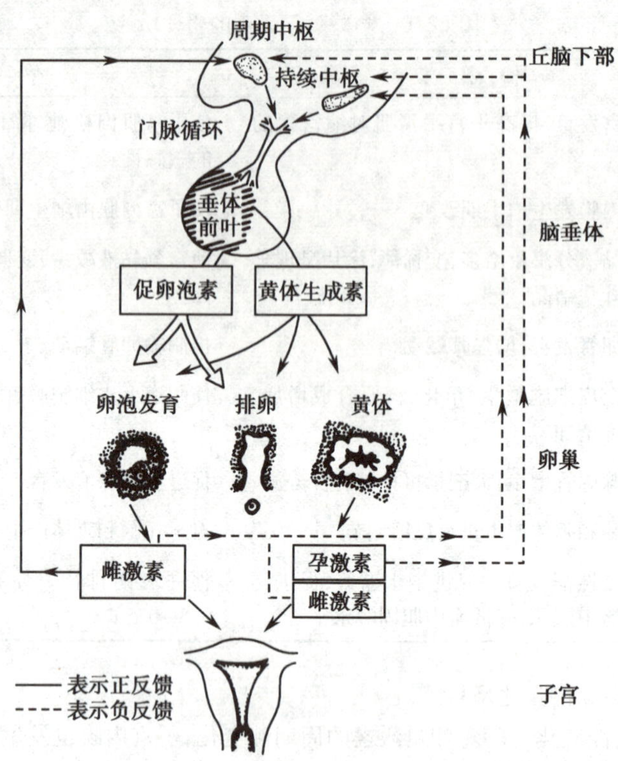

图 10-82-10　下丘脑-垂体-卵巢轴之间的相互关系

性变化并产生雌激素和孕激素。雌激素使子宫内膜发生增生期变化，孕激素使子宫内膜由增生期变为分泌期，黄体萎缩，卵巢分泌的雌、孕激素水平下降，子宫内膜失去雌、孕激素支持，发生坏死、脱落、出血，形成月经。同时雌孕激素又对下丘脑和腺垂体产生正、负反馈调节，使月经周而复始地规律来潮。

第二节　女性生殖系统疾病病人的护理评估

（一）健康史

1. 一般资料　姓名、年龄、籍贯、职业、民族、婚姻状况、受教育程度、宗教信仰、家庭住址、入院日期、入院方式，如非本人陈述应注明与病人的关系。

2. 主诉　病人就诊的主要症状及发病时间。妇科常见症状有阴道流血、白带异常、外阴瘙痒、下腹痛、下腹部包块、闭经、不孕等。

3. 现病史　是病史的主要部分，指从发病至就医时病情发展、演变及治疗护理过程。围绕病人主诉了解发病时间、发病原因及诱因、病情发展经过、诊疗、护理情况及效果。了解有无伴随症状，发病以来的精神、饮食、睡眠、大小便情况、自我感觉、角色改变等。

4. 月经史　询问初潮年龄、月经周期、经期、经量及经期伴随症状等，询问末次月经日期（LMP）或绝经年龄。可记录为：初潮$\frac{经期}{月经周期}$末次月经日期或绝经年龄。例如，初潮 13 岁，月经周期 28~30 天，经期持续 3~7 天，末次月经 2017 年 5 月 22 日，可记录为：13 $\frac{3\sim7}{28\sim30}$2017. 5. 22。

5. 婚育史　包括结婚或再婚年龄、配偶健康状况、是否近亲结婚等。生育史包括足月产、早产、流产的次数及现存子女数，可简写为足-早-流-存，如足月产 2 次，无早产，流产 1 次，现有子女 2 人，可用 2-0-1-2 表示，临床大多用孕$_3$产$_2$（G_3P_2）表示。了解分娩方式、有无难产史、新生儿出生情况、有无产后大出血或产褥感染等，末次分娩或流产时间，目前采用何种节育措施及其效果。

6. 既往史 既往健康情况、曾患疾病情况(尤其是妇科疾病及与妇科疾病密切相关的疾病)、传染病史、手术史、外伤史、输血史、药物过敏史。

7. 个人史 出生地、生活及曾居留地区,生活状况等;个人嗜好、自理程度等。

8. 家族史 询问患者家庭成员包括父母、兄弟姐妹及子女的健康状况。询问家族有无传染病史、遗传性疾病或糖尿病、高血压等与遗传有关的疾病史。

(二)身体状况

1. 全身检查 常规测量生命体征,观察病人的全身发育、营养、皮肤、黏膜、毛发分布、淋巴结、乳房、心、肺等。

2. 腹部检查 视诊观察腹部的形状、大小、有无隆起及腹壁情况;扪诊腹部有无压痛、反跳痛及肌紧张,有无包块及包块的大小、部位、形状、质地等,肝、脾、肾有无增大及压痛;叩诊注意有无移动性浊音。

3. 盆腔检查(妇科检查) 是妇科特有的检查方法,能全面了解盆腔情况。病人在做盆腔检查前,应排空膀胱,检查时取膀胱截石位。检查者应动作轻柔,检查仔细。男医生进行检查时,需有第三人在场。

(1) 外阴部检查:观察外阴发育、阴毛疏密和分布情况,有无水肿、皮炎、溃疡、赘生物、色素减退及质地变化,有无增厚、变薄或萎缩。观察尿道口周围黏膜及有无赘生物,处女膜完整情况等。检查时还应让病人用力向下屏气,观察有无阴道壁膨出和子宫脱垂情况。

(2) 阴道窥器检查:阴道窥器两叶合拢,前端用润滑剂润滑,左手示指和拇指轻轻分开小阴唇,右手持窥器沿阴道后壁斜行插入阴道内,边入边将窥器转成正位,缓慢张开两叶,暴露阴道、宫颈(图 10-82-11)。①观察宫颈:注意宫颈大小、外口形状、颜色以及有无糜烂、息肉、出血、裂伤、赘生物等。②观察阴道:注意阴道黏膜颜色,皱襞多少,有无充血、水肿、畸形、溃疡、赘生物和囊肿等,注意阴道分泌物的量、性状、色泽、气味,白带异常者应进行白带悬滴法检查寻找病原体。

视频:阴道窥器检查

(3) 双合诊检查:是最重要的盆腔检查方法。检查者一手戴手套,示指和中指涂润滑剂伸入阴道内宫颈后唇处,将子宫向前上推出盆腔,另一手在腹部配合检查,称为双合诊检查。主要检查阴道、宫颈、子宫、输卵管、卵巢、宫旁结缔组织、子宫韧带以及盆腔内壁情况(图 10-82-12)。

视频:双合诊检查

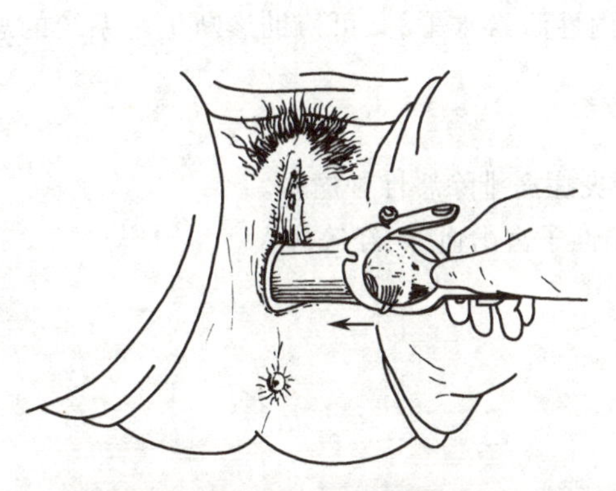
图 10-82-11 阴道窥器检查

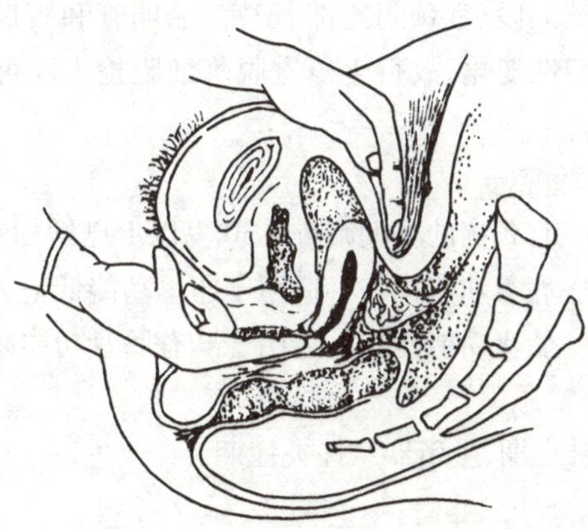
图 10-82-12 双合诊检查

视频:三合诊检查

(4) 三合诊检查:即直肠、阴道、腹部联合检查。检查者戴手套,一手示指放入阴道,中指伸入直肠,另一手在腹部配合检查(图 10-82-13),主要了解后倾或后屈子宫的大小,盆腔后壁、直肠子宫陷凹、宫颈旁、子宫骶韧带有无异常。

视频:直肠-腹部诊检查

(5) 直肠-腹部诊检查:检查者一手示指伸入直肠,另一手在腹部配合的检查方法(图 10-82-14),主要适用于无性生活或阴道闭锁的病人。

(三)辅助检查

辅助检查包括血、尿、粪便常规以及白带常规、超声检查、宫颈刮片细胞学检查、活组织检查、甾体

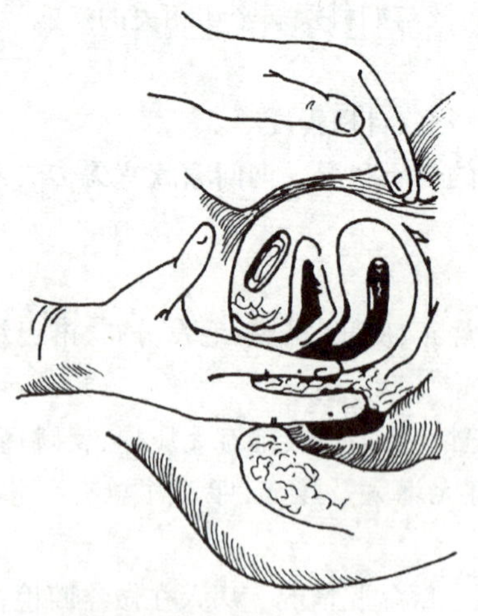
图 10-82-13　三合诊检查

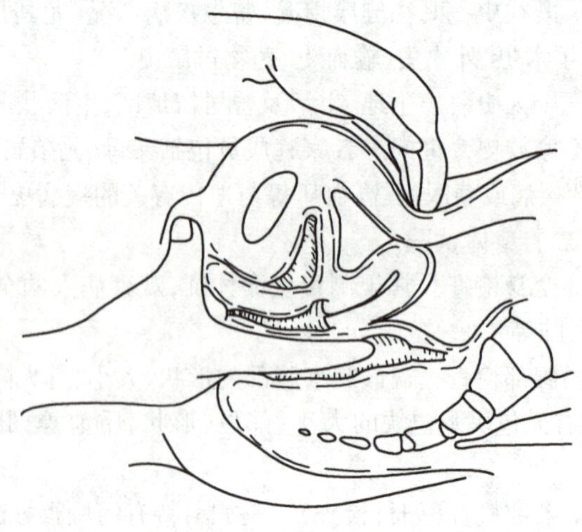
图 10-82-14　直肠-腹部诊检查

激素水平测定、内镜检查等。

（四）心理-社会支持状况

女性生殖系统疾病常涉及病人的性生活及婚育情况，导致病人担心疾病会使其失去女性性征、引发不孕或影响其家庭和谐。因此，护士应注意评估病人的精神心理变化；患病对生活、工作或家庭的影响；病人能否适应角色转变；病人对疾病的认知情况；社会支持系统以及医疗费用的来源和支付情况等，以便给予针对性的心理支持和疏导。

第三节　妇科常用诊疗技术与护理

一、生殖道脱落细胞学检查

生殖道脱落细胞学检查是一种简便、实用、经济的辅助诊断方法。女性生殖道脱落上皮细胞包括阴道上段、宫颈阴道部、子宫、输卵管和腹腔的上皮细胞。因生殖道上皮细胞受卵巢激素影响出现周期性变化，故行生殖道脱落细胞检查既可了解体内性激素水平，又可协助诊断生殖系统的恶性肿瘤。

【适应证】

1. 宫颈癌的早期筛查　30 岁以上已婚妇女或宫颈炎症需排除恶性肿瘤者。
2. 卵巢功能检查　适用于卵巢功能低下、功能失调性子宫出血、闭经等病人。
3. 胎盘功能检查　适用于疑有胎盘功能减退者。

【禁忌证】

月经期，生殖器急性炎症期。

【操作前准备】

1. 用物准备　阴道窥器、宫颈刮片、玻片、0.5%聚维酮碘消毒液、干棉球及棉签、盛有固定液的标本瓶等。

2. 解释工作　讲解有关生殖道脱落细胞检查的方法和意义，消除紧张情绪，使其配合检查。检查前 24 小时内禁止性生活、阴道检查、阴道冲洗或用药。

【操作过程与配合】

1. 阴道涂片　已婚女性常在阴道侧壁上 1/3 段轻轻刮取分泌物和细胞，并薄而均匀地涂于玻片上，再置于固定液中固定；未婚女性可先将无菌棉签浸湿，再伸入阴道侧壁上 1/3 段轻卷后取出棉签，涂片并固定。

2. 宫颈刮片　取材部位在宫颈外口鳞-柱状上皮交界处，以宫颈外口为圆心，用刮板轻轻刮取一

视频：宫颈刮片

周，涂片并固定。

3. 宫颈管涂片 用于了解宫颈管内情况。用无菌干棉球将宫颈表面分泌物拭净，用小刮板放入宫颈管内，轻轻刮取一周，或用无菌棉签在宫颈管内滚动取到脱落细胞，涂片并固定。

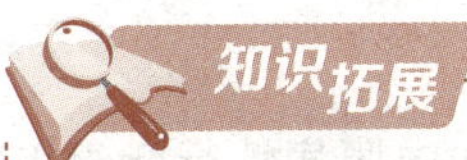

生殖道脱落细胞 TBS 分类法

传统巴氏 5 级分类法应用半个多世纪以来，为早期诊断子宫颈癌及降低死亡率做出了重要贡献。但由于会出现较高的假阴性率（文献报道为 2%～50%）或假阳性率，故该技术目前国外已停止使用，取而代之的是现代宫颈细胞学新技术及 TBS 分类法。为使宫颈及阴道细胞学的诊断报道与组织病理学术语相一致，1988 年美国制订了阴道细胞 TBS（the bethesda system）命名系统，1991 年国际癌症协会正式采用了 TBS 分类法，近年我国也逐步推广了 TBS 分类法。其描述内容主要包括：①良性细胞学改变。包括感染及反应性细胞学改变。②鳞状上皮细胞异常。包括未明确诊断意义的不典型鳞状上皮细胞、鳞状上皮内病变（分低度、高度）和鳞状细胞癌。③腺上皮细胞异常。包括不典型腺上皮细胞、腺原位癌和腺癌。

【操作后护理】

1. 采集标本时，动作要轻、稳、准，以免损伤组织导致出血。涂片切忌来回涂抹，以免损坏细胞。玻片要做好标记并及时送检。

2. 对子宫颈脱落细胞检查者，嘱其及时取回病理结果并复诊。对检查卵巢功能者，要制订出病人1个月经周期的检查计划并预约病人。

二、女性生殖器官活组织检查

生殖器官活组织检查简称活检，指从生殖器官病变或可疑病变处取小部分组织行病理学检查。绝大多数活检是诊断最可靠的依据。以下仅介绍常用的宫颈活组织检查和诊断性刮宫。

（一）宫颈活组织检查

【适应证】

1. 宫颈脱落细胞学涂片检查巴氏Ⅲ级及以上者；宫颈脱落细胞学涂片检查巴氏Ⅱ级，经抗感染治疗后仍为Ⅱ级者；TBS 分类鳞状上皮细胞异常者。

2. 阴道镜检查反复可疑阳性或阳性者。

3. 疑有子宫颈癌或慢性特异性炎症，需明确诊断者。

【禁忌证】

生殖道急性或亚急性生殖系统炎症；月经期或妊娠期。

【操作前准备】

1. 用物准备 阴道窥器、宫颈钳、宫颈活检钳、洞巾、长镊子、带尾棉球或纱布卷、棉球及棉签、消毒液、盛有固定液的标本瓶。

2. 解释工作 讲解手术的目的、过程和注意事项，消除紧张情绪，使其配合检查。

【操作过程与配合】

1. 排空膀胱，取膀胱截石位，常规消毒外阴、阴道，铺无菌洞巾。

2. 阴道窥器暴露宫颈，干棉球拭净宫颈表面黏液，局部消毒。

3. 在宫颈外口鳞-柱交界处或可疑病变处，用活检钳钳取小块组织。

4. 若可疑子宫颈癌，在宫颈 3、6、9、12 点处取材；或在宫颈阴道部涂以碘溶液，选择不着色区取材；也可在阴道镜引导下取材，以提高取材的准确性。

5. 标本用 95%酒精或 10%甲醛溶液固定并送病检。

6. 用带尾线棉球或纱布局部压迫止血。

【操作后护理】

1. 观察阴道出血情况，若有腹痛或阴道大量出血，应及时就诊。

2. 嘱病人保持会阴清洁，禁止性生活及盆浴1个月。

3. 告知病人24小时后自行取出带尾线棉球。

（二）诊断性刮宫

诊断性刮宫是诊断宫腔疾病最常用的方法，简称诊刮，主要刮取子宫内膜和内膜病灶行活组织检查并做出病理学诊断。怀疑同时有宫颈管病变者，应对宫颈管和宫腔分别进行诊刮，简称分段诊刮。

【适应证】

1. 子宫异常出血需证实或排除子宫内膜癌或其他病变。

2. 功能失调性子宫出血或子宫性闭经需了解子宫内膜病变。

3. 功能失调性子宫出血需刮宫止血者。

4. 女性不孕症，需了解有无排卵及子宫内膜病变。

【禁忌证】

急性或亚急性生殖系统炎症；体温超过37.5℃。

【操作前准备】

1. 用物准备　无菌刮宫包（内有阴道窥器、宫颈钳、洞巾、探针、刮匙、弯盘、卵圆钳、宫颈扩张器、纱布及棉球）、消毒液、盛有95%酒精或10%甲醛溶液的标本瓶。

2. 解释工作　向病人说明手术目的、过程等，消除紧张情绪。

3. 病人准备　做好配血、输液等抢救准备。术前5天禁止性生活。对了解卵巢功能的病人，术前应停用性激素至少1个月，以免造成误诊。

【操作过程与配合】

1. 病人排空膀胱，取膀胱截石位，常规消毒外阴、阴道，铺无菌洞巾。妇科检查扪清子宫的位置、大小及附件情况。

2. 阴道窥器暴露宫颈，消毒宫颈后钳夹其前唇或后唇，探针探测宫腔深度及方向。

3. 用小刮匙自宫颈管内口至外口顺序刮宫颈管一周，将刮出的组织置于纱布上，再行宫腔内膜的刮取。协助医生将刮出的宫颈管组织和宫腔内膜组织分别装于不同标本瓶中，固定后送病理检查。

【操作后护理】

1. 观察阴道出血情况，若有腹痛或阴道大量出血，应及时就诊。

2. 嘱病人保持会阴清洁，禁止性生活及盆浴2周。

3. 遵医嘱予抗生素预防感染。

4. 一周后门诊复查，并了解病理检查结果。

三、常用穿刺检查

妇产科常用的穿刺检查包括经阴道后穹窿穿刺、经腹壁腹腔穿刺和经腹壁羊膜腔穿刺。本节仅介绍经阴道后穹窿穿刺。

直肠子宫陷凹是腹腔最低部位，腹腔内积血、积液、积脓易积聚在此处。阴道后穹窿顶端与直肠子宫陷凹贴近，经阴道后穹窿穿刺，抽取直肠子宫陷凹处积聚物进行观察、化验和病理检查，是妇产科常用的辅助诊断方法。

【适应证】

疑有腹腔内出血、积液、积脓者；B型超声引导下行输卵管妊娠病灶或卵巢子宫内膜异位囊肿注药治疗者；接受各种助孕技术预取卵者。

【禁忌证】

盆腔严重粘连，直肠子宫陷凹被肿物完全占据，并已向直肠凸出者；疑子宫后壁和肠管粘连者；临床高度怀疑恶性肿瘤者。

【操作前准备】

1. 用物准备　阴道窥器、宫颈钳、洞巾、10ml 注射器、腰椎穿刺针或 7 号注射针、无菌试管、纱布、消毒液。

2. 解释工作　向病人讲解手术目的及过程等，消除紧张情绪。

【操作过程与配合】

1. 病人排空膀胱，取膀胱截石位，常规消毒外阴、阴道，铺无菌洞巾。妇科检查扪清子宫的位置、大小及附件情况。

2. 阴道窥器充分暴露宫颈和阴道后穹窿，并消毒。宫颈钳钳夹宫颈后唇，充分暴露阴道后穹窿，再次消毒。

3. 选择后穹窿中央或稍偏病侧行穿刺。穿刺针应平行宫颈管刺入，进针深度约 2cm。当针穿过阴道壁出现落空感时，立即抽吸。若抽吸物为血液，且放置 5 分钟以上不凝固，表明有腹腔内出血。若未抽出血液，不能完全排除宫外孕和腹腔内出血。抽出液体应标记并送检，行常规和细胞学检查，也可行细菌培养及药物敏感试验。

4. 取出宫颈钳并拔针，棉球压迫止血，取出阴道窥器。

5. 术中全程陪伴，严密观察病人的生命体征变化，协助医生进行操作。

【操作后护理】

观察病人有无脏器损伤、内出血等症状，注意阴道流血情况。嘱病人半卧位休息，保持会阴清洁、干燥。

四、输卵管通畅检查

输卵管通畅检查是检查输卵管是否通畅的方法总称，主要包括输卵管通液术和子宫输卵管碘油造影。

【适应证】

1. 女性不孕症患者疑输卵管阻塞者。

2. 检验和评价输卵管结扎术、吻合术以及整形术后效果。

3. 输卵管黏膜轻度粘连者。

【禁忌证】

1. 生殖器官的急性或亚急性炎症。

2. 月经期或不规则阴道流血者。

3. 严重全身疾病。

4. 碘过敏者禁做子宫输卵管碘油造影。

5. 术前 24 小时内两次体温在 37.5℃或以上者。

【操作前准备】

1. 用物准备　通液器、阴道窥器、宫颈钳、卵圆钳、长弯钳、子宫探针、宫颈扩张器、弯盘，纱布、棉签、洞巾、20ml 注射器、生理盐水 20ml 或抗生素液（生理盐水 20ml、庆大霉素 8 万 U，地塞米松 5mg、透明质酸酶 15 000U）。子宫输卵管碘油造影者另需：10ml 注射器和 40%碘化钠造影剂等。

2. 解释工作　向病人讲解手术目的及过程等，消除紧张情绪。

【操作过程与配合】

1. 输卵管通液术

（1）病人排空膀胱，取膀胱截石位，常规消毒外阴、阴道，铺无菌洞巾。妇科检查扪清子宫的位置、大小及附件情况。

（2）阴道窥器暴露宫颈，消毒宫颈后宫颈钳钳夹其前唇，探针探测宫腔深度及方向。

（3）将通液管轻轻送入宫颈管内，给橡皮气囊内注气 3ml 并使气囊或锥形橡皮塞紧贴宫颈以免漏液。

（4）20ml 注射器抽吸生理盐水或抗生素液 20ml，以 5ml/min 速度缓慢注入宫腔。如注入 20ml 无阻力，病人无不适或仅有轻度下腹部不适，示双侧输卵管通畅；如注入 5ml 以后即有阻力感，且液体回流

进注射器内或自宫颈口外溢，同时病人自述下腹部疼痛，稍用力注入时，病人疼痛加重，说明输卵管闭塞。

（5）取出宫颈钳、通液器，消毒宫颈、阴道，取出窥器。

2. 子宫输卵管碘油造影术

（1）~（3）同输卵管通液术。

（4）向通液管内缓慢注入40%碘化油，在X线透视下观察碘化油充盈子宫及输卵管情况并拍片，24小时后再摄盆腔平片，观察盆腔内有无游离碘化油。

【操作后护理】

1. 应选择月经干净后3~7天进行。术前3天禁止性生活。

2. 子宫输卵管碘油造影者应询问过敏史并做碘过敏试验。便秘者需灌肠。

3. 注入的生理盐水，应加温至接近体温，以免寒冷刺激输卵管痉挛。

4. 注射造影剂过程中应观察病人有无呛咳、呼吸困难等，警惕造影剂栓塞。

5. 告知病人术后2周禁性生活和盆浴，按医嘱用抗生素预防感染。

五、妇产科内镜检查

妇产科常用的内镜有阴道镜、宫腔镜和腹腔镜等。

（一）阴道镜检查

阴道镜检查（colposcopy）是应用阴道镜将宫颈阴道部上皮放大10~40倍，观察肉眼看不到的微小病变，对可疑区进行定位活检，以提高宫颈疾病的确诊率。

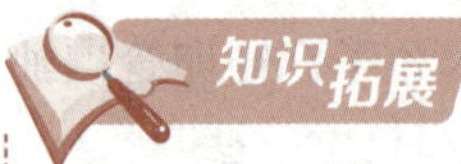

阴道镜检查的优势

阴道镜检查作为宫颈癌筛查的一种手段目前已广泛应用于临床实践中。其优势主要在以下几个方面：①阴道镜是一个双目镜显微镜，其物镜焦距为200~300mm，物像可以放大几十倍。宫颈鳞-柱交界区是宫颈癌前病变及慢性宫颈炎病变的好发区，阴道镜下可一目了然，而肉眼则很难辨别。②阴道镜带有可倾斜设计，便于检查者调整最佳角度进行观察。③静态视频摄影技术使得阴道镜检查过程可视，检查者既可与其他专家进行讨论，也可向病人交代病情以商量下一步的治疗方案。④绿色滤光镜吸收红光，使得异常血管更加明显。⑤阴道镜直视下定位活检比盲目活检的准确率高。⑥操作方便，无痛苦，避免了交叉感染，并可将有价值的数据储存起来，便于病人随访对照病情。

【适应证】

1. 宫颈刮片细胞学检查巴氏Ⅱ级以上，或TBS提示上皮细胞异常者。

2. 有接触性出血者；妇科检查怀疑宫颈病变者。

3. 可疑生殖道尖锐湿疣及可疑阴道病变，如阴道腺病、阴道恶性肿瘤。

【禁忌证】

急性或亚急性生殖系统炎症；月经期及阴道流血者。

【操作前准备】

1. 用物准备　阴道窥器、阴道镜、弯盘、宫颈活检钳、宫颈钳、卵圆钳、3%醋酸溶液、1%复方碘溶液、标本瓶、纱布、棉球及棉签若干等。

2. 解释工作　向病人介绍阴道镜检查的过程，消除紧张情绪。

3. 病人准备　检查前24小时内避免性生活、阴道冲洗或上药、宫颈刮片和双合诊。

【操作过程与配合】

1. 病人排尿后取膀胱截石位，阴道窥器充分暴露宫颈阴道部，拭净宫颈分泌物。

2. 调整阴道镜和检查台高度、阴道镜镜头与外阴的距离（约10cm），打开光源，调整焦距。观察宫颈的上皮、血管及白斑等情况。

3. 在宫颈表面涂3%醋酸溶液，使宫颈表面上皮水肿、发白呈葡萄状，能更清楚地观察病变表面的形态。

4. 为了更清晰地观察血管的形态变化，可加用红色滤光镜片。

5. 再涂擦1%复方碘溶液，正常鳞状上皮呈棕褐色，不典型增生或上皮内癌不着色。在不着色的可疑病变部位取材活检，装入标本瓶后送病理检查。

6. 操作中注意观察病人的生命体征，发现异常及时处理。

【操作后护理】

观察病人有无阴道出血，若出血量多应及时就诊；保持会阴部清洁、干燥。

（二）宫腔镜检查

宫腔镜检查（hysteroscopy）是应用膨宫介质膨开宫腔，通过成像系统将宫颈管、宫颈内口、子宫内膜和输卵管开口的图像在监视屏幕上放大显示，辅助诊断宫腔疾病并进行治疗的方法。

【适应证】

异常子宫出血者；不孕、反复流产及疑有宫腔粘连者；评估B超和子宫输卵管造影发现的宫腔异常；IUD定位及取出者。

【禁忌证】

急性和亚急性生殖器炎症；严重的心、肺、肝、肾等脏器疾病；3个月内有子宫手术或子宫穿孔史；宫颈瘢痕、裂伤或松弛者。

【操作前准备】

检查时间以月经干净后3~7天为宜。检查前应进行全身检查、妇科检查、宫颈脱落细胞及阴道分泌物检查。

1. 用物准备　宫腔镜、阴道窥器、宫颈钳、卵圆钳、敷料钳、探针、宫颈扩张器、刮匙、取环器、弯盘、小药杯、5%葡萄糖液、庆大霉素、地塞米松、纱布及棉球等。

2. 病人准备　向病人介绍宫腔镜检查和治疗的目的、过程，消除紧张情绪。术前禁食6~8小时。

【操作过程与配合】

1. 病人排尿后取膀胱截石位，消毒外阴及阴道后铺无菌治疗巾。行宫腔镜检查者，无须麻醉或宫颈局部麻醉；行宫腔镜治疗者，采用硬膜外麻醉或静脉麻醉。

2. 阴道窥器暴露宫颈，再次行阴道及宫颈消毒，宫颈钳钳夹宫颈，探针探测宫腔方向和深度，扩张宫颈至大于镜体外鞘直径半号。

3. 接通液体膨宫泵，排空管内气体，再以120~150mmHg的压力向宫腔内注入膨宫液（多用5%葡萄糖液，糖尿病者可用5%甘露醇），待宫腔充盈，视野明亮后，转动宫腔镜管，按顺序全面观察宫腔及宫颈管。

4. 缓慢退出镜体，并观察宫颈内口和宫颈管。

5. 操作中全程陪伴病人，给予心理支持，注意观察生命体征，发现异常及时处理。

【操作后护理】

病人卧床休息30分钟，观察并记录生命体征、阴道流血及腹痛等情况。遵医嘱使用抗生素。禁止性生活及盆浴2周。

（三）腹腔镜检查

腹腔镜检查（laparoscopy）是将腹腔镜经腹壁插入腹腔，通过视屏观察盆、腹腔脏器的形态、有无病变，必要时进行组织病理学检查以明确诊断的一种方法。

【适应证】

1. 怀疑子宫内膜异位症，需通过腹腔镜确诊。
2. 原因不明的急慢性腹痛，盆腔疼痛及治疗无效的痛经。
3. 不孕症病人，明确或排除盆腔疾病，判断输卵管通畅程度，观察卵巢排卵情况。
4. 盆腔包块的鉴别诊断以及绝经后持续存在小于5cm的卵巢肿块。
5. 恶性肿瘤术后或放疗后效果评价。

6. 生殖器畸形的诊断。

7. 计划生育并发症（子宫穿孔、腹腔脏器损伤、节育器异位等）诊断。

【禁忌证】

1. 严重的心肺疾病或膈疝。

2. 盆腔肿块过大，超过脐水平及妊娠大于16周者。

3. 弥漫性腹膜炎或怀疑腹腔内广泛黏连者。

4. 腹腔大出血者。

5. 凝血功能障碍者。

【操作前准备】

1. 用物准备　腹腔镜、阴道窥器、宫颈钳、卵圆钳、敷料钳、子宫探针；镊子、止血钳、组织钳、持针器、剪刀、手术刀柄、刀片、小药杯、圆针、三角针、缝合线；棉球、棉签、纱布；CO_2 气体、举宫器、2ml注射器、2%利多卡因等。

2. 病人准备

（1）术前检查：术前查出凝血时间、血小板、凝血酶原时间等。

（2）手术时间：手术时间宜选择在月经干净后2~3天。

（3）皮肤准备：腹部备皮，特别注意脐部清洁。

（4）阴道准备：涉及子宫腔、阴道操作及放置举宫棒的手术，术前应行阴道分泌物的检查及阴道清洁，如有阴道炎症应治愈后再手术。

（5）术前6小时禁食、术前排尿、排便。

（6）向病人介绍宫腔镜检查和治疗的目的、过程，消除紧张情绪。

【操作过程与配合】

1. 行局麻或硬膜外麻醉。

2. 常规消毒腹部皮肤，外阴阴道常规消毒后放置导尿管和举宫器。

3. 人工气腹　将气腹针于脐孔中央处垂直刺入腹腔，以1~2L/min的流量注入 CO_2 气体，气体注入1L时调整病人为头低臀高20°仰卧位，继续充气使腹腔压力达12mmHg左右停止充气，拔出气腹针。

4. 放置腔镜并观察　切开脐孔下缘皮肤1cm，将套管针从切口处垂直刺入腹腔，拔出针芯，将腹腔镜自套管插入腹腔，打开冷光源，按顺序检查盆腔脏器情况，必要时取活组织病理检查。

5. 检查无出血及内脏损伤，取出腹腔镜，放尽气体，拔出套管，缝合穿刺口，以无菌纱布覆盖并用胶布固定。

【操作后护理】

1. 拔除导尿管，嘱病人自主排尿。

2. 卧床休息半小时后鼓励下床活动，以尽快排除腹腔气体。

3. 术后当日半流饮食，次日正常饮食。

4. 观察病人生命体征及穿刺口有无渗血、红肿。

5. 遵医嘱给抗生素。

6. 告知病人术后2周内禁止性生活。

（曹姣玲）

思考题

1. 王女士，42岁。因多发性子宫肌瘤非手术治疗无效，拟行全子宫加双侧附件手术。

请思考：

切断主韧带时易损伤哪个邻近器官？为什么？

2. 李女士，30岁。月经规律，周期30天，每次行经4~5天，经量正常。因婚后2年不孕就诊，遵

医嘱连续测定基础体温 3 个月，观察体温曲线发现 3 个周期后半期均出现体温升高，高温持续 12 天下降。

请思考：

该妇女卵巢有无排卵？为什么？

思路解析

扫一扫、测一测

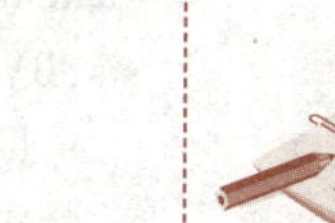

第八十三章 女性生殖系统炎症病人的护理

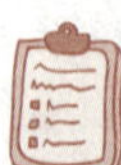

学习目标

1. 掌握阴道炎、子宫颈炎、盆腔炎性疾病病人的身体状况及护理措施。
2. 熟悉阴道炎、子宫颈炎、盆腔炎性疾病病人的检验结果及治疗原则。
3. 了解阴道炎、子宫颈炎、盆腔炎性疾病病人的病因、健康史和社会-心理支持状况。
4. 能全面准确地评估病人,提出护理诊断/问题,采取相应的护理措施,并对病人及其家属进行健康指导。
5. 护理过程中关心、帮助、体贴病人,保护病人隐私,体现人文关怀。

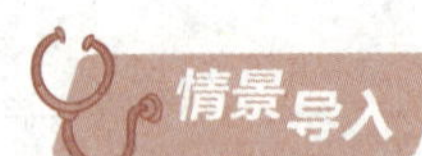

张女士,45 岁。因"间断外阴瘙痒 1 年,加重伴阴道分泌物增多 1 月余"就诊。婚后 1 年未孕,曾自行用药,症状缓解后停药。阴道分泌物呈灰白色稀薄泡沫状,阴道灼热、疼痛,性交痛,有时分泌物呈脓性或黄绿色,宫颈呈"草莓状"外观。

请问:

1. 该病人最可能的临床诊断是什么?
2. 针对该病人目前的情况还需进行哪些检查?
3. 护士应指导病人如何进行随访?

女性生殖系统炎症主要包括阴道炎、子宫颈炎和盆腔炎性疾病。引起炎症的病原体有多种微生物,如细菌、病毒、真菌及原虫等。女性生殖系统炎症不仅危害病人,还可危害胎儿、新生儿,需积极治疗。

第一节 阴道炎症病人的护理

阴道炎症是妇科最常见的生殖道感染性疾病,阴道炎症分泌物可刺激外阴,引起外阴不适,如不及时治疗可导致宫颈炎,甚至盆腔炎性疾病。育龄妇女常见的阴道炎症有滴虫性阴道炎(trichomonal vaginal, TV)、外阴阴道假丝酵母菌病(vulvovaginal candidiasis, VVC)及细菌性阴道病(bacterial vaginosis, BV)。绝经后可发生萎缩性阴道炎。

【病因与发病机制】

正常阴道内有以乳杆菌占优势的多种微生物,阴道与微生物之间形成生态平衡,并不致病。在维

持阴道生态平衡中，乳杆菌、阴道 pH（≤4.5，多在 3.8~4.4）及雌激素起重要作用，当体内激素水平降低，阴道 pH 升高、阴道内乳杆菌生长受到抑制时，阴道内生态平衡被打破，导致炎症发生。此外，外源性病原体侵入阴道，也可引起炎症。

1. 滴虫性阴道炎　病原体为阴道毛滴虫。滴虫常寄生于阴道，还可侵入尿道或尿道旁腺，甚至侵入膀胱、肾盂以及男性的包皮皱褶、尿道或前列腺中，适宜在温度 25~40℃，pH 5.2~6.6 的潮湿环境中生长，有滴虫感染的阴道 pH 多在 5~6.5，在 pH<5 或>7.5 的环境中则难以生长。月经前后阴道 pH 升高，此时侵入在阴道内的滴虫得以生长繁殖，易引起感染或复发。滴虫能消耗氧，使阴道成为厌氧环境，有利于厌氧菌繁殖，约 60%滴虫性阴道炎合并细菌性阴道病。

传染途径：①主要通过性接触传播。男性感染滴虫后常无症状，易成为感染源。②也可通过公共浴池、浴巾、游泳池、坐便器、衣物、消毒不彻底的医疗器械及敷料等间接传播。

2. 外阴阴道假丝酵母菌病　亦称外阴阴道念珠菌病，多数由白色假丝酵母菌引起。假丝酵母菌常寄生在口腔、阴道和直肠，适宜在酸性环境中生长，有假丝酵母菌感染的阴道 pH 多在 4.0~4.7，通常<4.5。假丝酵母菌为条件致病菌，当阴道内糖原增多，酸度增强，机体免疫力低下，乳杆菌生长受到抑制时，易大量生长繁殖，引起炎症发生，故多见于孕妇、糖尿病病人，长期使用雌激素治疗者、大量应用免疫抑制剂和广谱抗生素者。此外，穿紧身化纤内裤及肥胖者因会阴部温湿度增加，也易引起假丝酵母菌繁殖感染。

传染途径：①主要为内源性传播，寄生在口腔、阴道和直肠的假丝酵母菌可相互传染。②少数经性接触传播或间接传播。

3. 细菌性阴道病　是阴道内菌群失调所致的一种混合感染，临床和病理特征无炎症改变。正常阴道内占优势的乳杆菌不但能维持阴道内的酸性环境，还能产生 H_2O_2，使阴道自净；乳杆菌减少后，阴道内正常菌群失调。细菌性阴道病的病原体主要为厌氧菌、加德纳菌及人型支原体，其中以厌氧菌居多，这些微生物的数量较正常可增加 100~1 000 倍。细菌性阴道病病人阴道 pH 常>4.5。多见于有多个性伴侣、频繁性交、阴道灌洗者，阴道 pH 升高后，不利于乳杆菌的黏附和生长，而有利于加德纳菌的生长。

4. 萎缩性阴道炎　常见于自然绝经及手术切除卵巢、盆腔放疗和药物假绝经治疗后的妇女。由于卵巢功能衰退，雌激素水平降低，阴道上皮变薄，糖原减少，阴道 pH 升高，局部抵抗力降低，致病菌容易入侵繁殖而引起炎症。

【护理评估】

（一）健康史

询问病人以下情况：①是否有阴道分泌物增多，外阴瘙痒的发生时间，阴道分泌物的量、色、性状，发病与月经周期的关系和治疗经过。②个人卫生习惯，有无公共盆浴、浴巾、游泳池、坐便器，有无阴道灌洗史等。③是否为孕妇或糖尿病病人，有无抗生素、雌激素、免疫抑制剂长期使用史。④既往本人及性伴侣有无滴虫和假丝酵母菌感染史。⑤年龄、月经史、是否闭经和闭经时间，有无手术切除卵巢或盆腔放射治疗史。

（二）身体状况

1. 滴虫性阴道炎

（1）症状：阴道分泌物增多伴外阴瘙痒。有时出现灼痛、性交痛。因滴虫吞噬精子，阻碍乳酸生成，影响精子在阴道内存活，可能导致不孕。

（2）体征：阴道黏膜充血或有散在出血点，甚至宫颈亦可有散在出血点，呈“草莓状”外观。阴道后宫穹窿有多量分泌物，呈稀薄泡沫状、黄绿色、有臭味。有少数病人阴道内有滴虫存在，但阴道黏膜无异常改变，称为带虫者。

2. 外阴阴道假丝酵母菌病

（1）症状：阴道分泌物增多伴外阴奇痒，重者坐卧不安。可伴有灼痛、性交痛。

（2）体征：阴道黏膜红肿，小阴唇内侧及阴道黏膜上附有白色块状物，擦除后露出红肿黏膜面，有时可见糜烂和浅表溃疡。阴道分泌物呈白色稠厚凝乳状或豆渣样。

（3）VVC 临床评分标准和临床分类（表 10-83-1）：目前，根据临床评分标准分为轻中度 VVC 和重度 VVC。临床分类根据发病频率、临床表现、真菌种类、宿主情况分为单纯性 VVC 和复杂性 VVC（表 10-83-

2)。复杂性 VVC 主要包括重度 VVC 和复发性 VVC。复发性外阴阴道假丝酵母菌病(recurrent vulvovaginal candidiasis,RVVC),指临床上有症状且有真菌学证实的 VVC 一年内发作 4 次及以上,发生率约 5%。

表 10-83-1 VVC 临床评分标准

评分项目	0	1	2	3
瘙痒	无	偶有发作,可被忽略	能引起重视	持续发作,坐立不安
疼痛	无	轻	中	重
阴道黏膜充血、水肿	无	轻	中	重
外阴抓痕、皲裂、糜烂	无	/	/	有
分泌物量	无	较正常稍多	量多,无溢出	量多,有溢出

备注:评分≥7 分为重度 VVC;<7 分为轻中度 VVC

3. 细菌性阴道病

(1) 症状:部分病人无临床症状,有症状者主要表现为阴道分物增多,可伴有外阴瘙痒、灼热感。

(2) 体征:阴道黏膜无充血,阴道分泌物呈灰白色,均质、稀薄有鱼腥臭味。

4. 萎缩性阴道炎

(1) 症状:阴道分泌物增多伴外阴瘙痒、灼热感。

表 10-83-2 单纯性 VVC 和复杂性 VVC

	单纯性 VVC	复杂性 VVC
发生频率	散发或非经常发作	复发性
临床表现	轻到中度	重度
真菌种类	白假丝酵母菌	非白假丝酵母菌
宿主情况	免疫功能正常	免疫力低下、应用免疫抑制剂、未控的糖尿病、妊娠

(2) 体征:阴道皱襞消失,上皮薄,黏膜充血,有散在小出血点或浅表溃疡,阴道分泌物为黄水样,严重者呈脓血性。

(三) 心理-社会支持状况

评估病人有无因外阴、阴道不适影响正常工作、睡眠和性生活,产生焦虑、自责;因羞于就医和惧怕盆腔检查而延误治疗;因病情反复发作,丈夫不配合同时治疗而烦恼。

(四) 辅助检查

1. 阴道分泌物检查 取阴道分泌物涂在载玻片上,加一滴 0.9%氯化钠溶液,显微镜下见到活动的阴道毛滴虫者为滴虫性阴道炎;见到线索细胞者为细菌性阴道病。用 10%氢氧化钾代替生理盐水,显微镜下找到假丝酵母菌孢子或假菌丝者为外阴阴道假丝酵母菌病。显微镜下见大量基底层细胞及白细胞,未见滴虫或假丝酵母,为萎缩性阴道炎。

2. 阴道分泌物培养 如果有症状而多次阴道分泌物镜检未能找到滴虫或假丝酵母菌,可采用培养法确诊。

3. 氨臭味试验 取阴道分泌物在载玻片上,加入 10%氢氧化钾 1~2 滴,胺遇碱释放氨,产生烂鱼

肉样氨臭味，可协助诊断细菌性阴道病。

（五）治疗原则与主要措施

切断传播途径，消除诱因、恢复阴道正常 pH，增强阴道抵抗力，杀灭病原体。

1. 滴虫性阴道炎　因滴虫性阴道炎常合并尿道、尿道旁腺、前庭大腺滴虫感染，治愈此病需全身用药，一般不主张阴道用药。

（1）全身用药：甲硝唑 2g 或替硝唑 2g，单次口服；或甲硝唑 400mg 口服，每天 2 次，连用 7 天。甲硝唑的治愈率达 90%～95%，替硝唑的治愈率为 86%～100%。

（2）性伴侣治疗：滴虫性阴道炎主要由性行为传播，性伴侣应同时治疗，治疗期间禁止性交。

2. 外阴阴道假丝酵母菌病　对 VVC 治疗前，应评估患者是单纯性 VVC 还是复杂性 VVC；复杂性 VVC 是重度 VVC、复发性 VVC 还是特殊宿主的 VVC 等。单纯性 VVC 采用以下治疗。

（1）全身用药：适用于局部用药效果差、未婚女性及不愿采用阴道用药者。常用氟康唑 150mg，顿服。

（2）局部治疗

2%～4%碳酸氢钠冲洗阴道后可选择下列药物置入阴道内：①咪康唑栓剂。每晚 1 粒（200mg），连用 7 天；或每晚 1 粒（400mg），连用 3 天；或 1 粒（1 200mg），单次用药。②克霉唑栓剂。每晚 1 粒（100mg），连用 7 天；或 1 粒（500mg），单次给药。妊娠后以局部治疗为主，禁止口服唑类药物，以 7 天疗程效果最好。

重度 VVC 需要延长治疗时间，外阴局部应用低浓度糖皮质激素软膏或唑类霜剂。复发性 VVC 需要强化治疗和巩固治疗。

3. 细菌性阴道病　有症状者均需治疗。

（1）全身用药：首选甲硝唑 400mg 口服，每天 2 次，连用 7 天；或克林霉素 300mg 口服，每天 2 次，连用 7 天。妊娠期有合并上生殖道感染可能，多选择口服用药。

（2）局部治疗：甲硝唑泡腾片每晚 200mg 置入阴道内，连用 7～14 天；或 2%克林霉素软膏每晚 5g 阴道涂抹，连用 7 天。

4. 萎缩性阴道炎　补充雌激素是萎缩性阴道炎的主要治疗方法，加用抗菌药控制细菌生长。

（1）全身用药：尼尔雌醇首次 4mg，顿服，以后每 2～4 周 1 次，每次 2mg，连用 2～3 个月。

（2）局部治疗：①1%乳酸或 0.5%醋酸冲洗阴道，每天 1 次；雌三醇软膏局部涂抹，每天 1 次，连用 14 天。②甲硝唑 200mg 或诺氟沙星 100mg 置入阴道深部，每晚 1 次，连用 7～10 天。

【常见护理诊断/问题】

1. 组织完整性受损　与炎症刺激、局部搔抓有关。
2. 舒适度减弱　与外阴瘙痒、灼痛、分泌物增多有关。
3. 焦虑　与反复发作或丈夫不配合同时治疗有关。

【护理目标】

1. 受损的皮肤、黏膜得以修复。
2. 自觉症状消失，舒适度增强。
3. 焦虑减轻，积极配合治疗。

【护理措施】

1. 一般护理　注意休息，劳逸结合。饮食清淡，忌刺激性食物及饮酒。注意个人卫生，保持外阴清洁、干燥。避免搔抓外阴，以免伤及皮肤、黏膜。

2. 标本采集护理　取阴道分泌物前 24～48 小时避免性生活、阴道灌洗或阴道给药，窥器不用润滑剂，分泌物取出后及时进行检查。

3. 心理护理　告知病人按疗程规范治疗，疾病多可治愈，使其减轻焦虑，积极配合治疗。对夫妻需要同时治疗的病人，多与家属沟通，说明同时治疗的必要性，以取得理解和配合。

4. 健康指导

（1）生活指导：①公共场所提倡淋浴，蹲厕。平时勿穿化纤内裤，不用刺激性的药物或肥皂清洁外阴，不做阴道灌洗，适度性生活，维持阴道正常 pH 和微环境。②病人用过的内裤、浴巾、外阴清洗盆

需煮沸消毒5~10分钟。

（2）用药指导：①甲硝唑可通过胎盘，对胎儿有致畸作用，亦能从乳汁中排出，故妊娠20周前或哺乳期妇女禁止口服甲硝唑。②阴道给药前洗净双手和外阴，月经期或子宫出血者暂停阴道给药。③口服甲硝唑可有恶心、呕吐等消化道反应，如出现头痛、皮疹、白细胞减少，应停药并及时就诊。④甲硝唑用药期间及停药24小时内、替硝唑用药期间及停药72小时内，禁止饮酒。⑤用药时间严格遵医嘱、按疗程治疗，以免复发。复发者延长治疗时间。⑥妊娠合并外阴阴道假丝酵母菌病者以局部治疗为主，禁止口服唑类药物。⑦积极治疗糖尿病，合理应用抗生素、雌激素、类固醇激素。

（3）疾病知识指导：滴虫性阴道炎、外阴阴道假丝酵母菌病病人的性伴侣有症状者同时接受检查和治疗，治疗期间禁止性生活。

（4）随访指导：①滴虫性阴道炎病人在滴虫检测阴性后，应于每次月经干净后复查一次阴道分泌物，连续3次检查均阴性方为治愈。②外阴阴道假丝酵母菌病、细菌性阴道病病人若症状持续存在或症状重复出现者，需再次复诊。

【护理评价】

经过治疗及护理，评价病人是否达到：①受损皮肤、黏膜得以修复。②自觉症状消失，舒适度增强。③焦虑减轻，积极配合治疗。

第二节　子宫颈炎病人的护理

子宫颈炎包括子宫颈阴道部炎症及子宫颈管黏膜炎症。由于宫颈阴道部鳞状上皮与阴道鳞状上皮相延续，引起阴道炎症的病原体均可引起宫颈阴道部炎症。子宫颈管黏膜细胞为单层柱状上皮，抗感染能力差，易发生感染，以急性子宫颈管黏膜炎多见。若急性子宫颈炎症未经及时诊治或病原体持续存在，可导致慢性子宫颈炎症。

一、急性子宫颈炎

急性子宫颈炎（acute cervicitis），多指以宫颈管黏膜柱状上皮感染为主，导致宫颈局部充血、水肿，上皮变性、坏死，黏膜、黏膜下组织、腺体周围大量中性粒细胞浸润，腺腔中可有脓性分泌物。

【病因与发病机制】

急性子宫颈炎可由多种病原体引起，也可由物理因素、化学因素刺激或流产、分娩、宫腔手术、性交损伤子宫颈及子宫颈异物伴感染所致。

急性子宫颈管黏膜炎症病原体包括：①性传播疾病病原体。淋病奈瑟氏菌、沙眼衣原体等。②内源性病原体。加德纳菌、厌氧菌、生殖支原体等，尤其是引起BV的病原体。淋病奈瑟氏菌、沙眼衣原体均可感染子宫颈管柱状上皮，沿黏膜面蔓延引起浅层感染导致子宫颈管黏膜炎症。此外，淋病奈瑟氏菌还侵袭尿道移行上皮、尿道旁腺和前庭大腺。

【护理评估】

（一）健康史

询问病人阴道分泌物增多的时间，阴道分泌物的量、色、味、性状，治疗经过，有无经间期出血、性交后出血，尿急、尿频、尿痛等症状。询问有无阴道炎、性传播疾病病史，月经史、婚育史，了解有无感染性流产、产褥期感染、宫颈损伤、不洁性生活史。

（二）身体状况

1. 症状　大部分病人无症状，有症状者表现为阴道分泌物增多，呈黏液脓性，可伴有外阴瘙痒及灼热感，还可伴有经间期出血、性交后出血、泌尿系感染等症状。

2. 体征　宫颈充血、水肿，黏膜外翻质脆，易诱发出血，有黏液脓性分泌物在宫口处附着或从颈管流出。如淋病奈瑟氏菌侵袭尿道旁腺和前庭大腺，可见尿道口、阴道口黏膜充血、水肿以及大量脓性分泌物。

（三）心理-社会支持状况

评估病人有无焦虑不安，因缺乏宫颈炎的相关知识不及时治疗或惧怕暴露隐私不愿就医，使炎症迁延转为慢性。

（四）辅助检查

1. 阴道分泌物和宫颈分泌物显微镜检查　白细胞增多。

2. 病原体检测　可检测到淋病奈瑟氏菌、沙眼衣原体、阴道毛滴虫等。

3. 培养法　淋病奈瑟氏菌培养为诊断淋病的金标准方法。阳性率较高，同时做药敏试验。

4. 聚合酶链反应（PCR）　此方法灵敏度高、特异性强，是检测和确诊淋病奈瑟氏菌感染的主要方法。

（五）治疗原则与主要措施

以抗生素治疗为主，包括经验性或针对病原体的抗生素治疗。

1. 经验性抗生素治疗　对有性传播疾病高危因素的病人，在获得病原体检测结果前，采用对衣原体的经验性抗生素治疗。常用药物有阿奇霉素、多西环素等。

2. 针对病原体的抗生素治疗　获得病原体检测结果者，选择针对病原体的抗生素治疗。①单纯急性淋菌性宫颈炎，常用药物有头孢曲松、头孢噻肟、大观霉素等；合并衣原体感染者，同时应用抗衣原体感染药物。②衣原体感染所致宫颈炎，常用药物有阿奇霉素、多西环素、米诺霉素、克拉霉素、氧氟沙星、左氧氟沙星等。③合并细菌性阴道病者需同时治疗细菌性阴道病，否则将导致炎症持续存在。性伴侣需进行相应的检查和治疗。

【常见护理诊断/问题】

1. 组织完整性受损　与炎症刺激有关。

2. 舒适度减弱　与异常阴道分泌物增多，局部刺激有关。

3. 排尿障碍　与病原体感染泌尿系统有关。

【护理目标】

1. 病变组织修复。

2. 自觉舒适度增加。

3. 尿急、尿频、尿痛症状消失。

【护理措施】

1. 一般护理　注意休息，加强营养，增强体质，每天清洗外阴，保持外阴清洁舒适。

2. 心理护理　接诊病人时，护士应热情、诚恳，保护其隐私，为病人提供私密的诊疗环境。了解病人的心理问题，给予针对性指导。告知病人早期、规范治疗，以取得良好的治疗效果，使病人减轻焦虑，及时到正规医院接受规范治疗。

3. 健康指导

（1）生活指导：养成良好的个人卫生习惯，注意经期、产褥期及性生活卫生，防止感染。

（2）疾病知识指导：①已婚妇女选择适宜的避孕措施，减少宫腔操作的机会。②提倡安全健康的性行为，避免性传播疾病。③淋病奈瑟氏菌、衣原体感染所致宫颈炎病人的性伴侣，应进行相应的检查和治疗，治疗期间禁止性生活，以避免重复感染。④定期妇科检查，有阴道炎、宫颈炎者积极治疗。

【护理评价】

经过治疗及护理，评价病人是否达到：①病变组织修复。②自觉舒适度增加。③尿急、尿频、尿痛症状消失。

二、慢性子宫颈炎

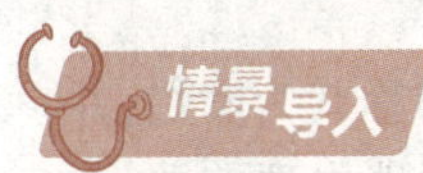

张女士，自述阴道分泌物增多3个月，呈黄色脓性，伴性交后出血。曾在某诊所静脉滴注抗生素10天，效果不佳。妇科检查时发现宫颈外口呈糜烂样改变。

请问：

1. 张女士需做哪些检查，以排除宫颈上皮内病变？

2. 张女士如果已排除宫颈病变，她目前的主要的护理诊断/问题是什么？

3. 如行物理治疗，护士应对其进行哪些健康指导？

【病因与发病机制】

慢性子宫颈炎(chronic cervicitis),指子宫颈间质内有大量淋巴细胞、浆细胞等慢性炎症细胞浸润,可伴有子宫颈腺上皮及间质的增生或鳞状上皮化生。柱状上皮异位。慢性子宫颈炎可由急性子宫颈炎治疗不彻底迁延而来,或病原体持续感染所致。病原体与急性子宫颈炎相似。

1. 慢性子宫颈管黏膜炎　由于子宫颈管黏膜皱襞多,柱状上皮抵抗力弱,病原体易隐藏其内,导致持续性子宫颈管黏膜炎,表现为子宫颈管黏液及脓性分泌物,反复发作。

2. 宫颈息肉　炎症刺激宫颈管局部黏膜增生,并向宫颈外口突出形成息肉。检查见息肉单个或多个、舌形、鲜红色、质软而脆、易出血,可有蒂,蒂根部可附着于宫颈外口,也可在宫颈管内。宫颈息肉极少恶变,但易复发。

3. 宫颈肥大　炎症长期刺激导致宫颈腺体和间质增生,或宫颈深部的腺囊肿使宫颈变大、变硬。

【护理评估】

(一)健康史

询问病人阴道分物增多的时间,阴道分泌物的量、色、味、性状,既往治疗的方法和效果。了解月经史、婚育史,有无宫颈损伤史、阴道炎及急性宫颈炎病史。

(二)身体状况

1. 症状　多数病人无症状。少数病人有阴道分泌物增多,呈淡黄色或脓性,可伴有经期出血,性交后出血。

2. 体征　宫颈糜烂样改变、宫颈息肉、宫颈肥大。

(三)心理-社会支持状况

评估病人对疾病和治疗是否有正确的认知;是否因病程长,治疗效果不佳,担心癌变等产生焦虑情绪,或因拒绝性生活而自责。

(四)辅助检查

1. 常规宫颈刮片检查　肉眼可见脓性或黏液脓性分泌物。

2. 病原体检查　可检测到淋病奈瑟氏菌、沙眼衣原体、阴道毛滴虫等病原体。

3. 宫颈细胞学检查和 HPV 检测　必要时进行阴道镜检查、宫颈管搔刮或宫颈活组织检查,排除宫颈上皮内病变及宫颈癌。

(五)治疗原则与主要措施

慢性宫颈炎以局部治疗为主,根据病变不同可采取物理治疗、药物治疗或手术治疗。物理治疗最常用。

1. 宫颈糜烂样改变　若为生理性柱状上皮异位则无须治疗。若伴有分泌物增多、乳头状增生或性交后出血,在排除宫颈上皮内病变和宫颈癌后,可用激光、微波、冷冻等物理治疗,也可用中药保妇康栓治疗。

2. 慢性子宫颈管黏膜炎　针对病原体给予抗菌药治疗。

3. 宫颈息肉　行息肉切除术,并送病理学检查。

4. 宫颈肥大　一般不需处理。

宫颈糜烂样改变与宫颈糜烂

宫颈阴道部外观呈细颗粒状的红色区域,称为宫颈糜烂样改变。以往教科书称其为糜烂,并认为是慢性宫颈炎最常见的病理类型。随着阴道镜技术的发展及对宫颈病变病理生理的认识,"宫颈糜烂"这一术语已被"宫颈糜烂样改变"所取代。

宫颈糜烂样改变是妇科检查时的一个体征。生理性的柱状上皮异位可使宫颈外观呈现糜烂样改变,其发生是由于雌激素的作用,宫颈原始的鳞-柱上皮交界部外移,多见于青春期、生育年龄雌激素水平高的妇女及口服避孕药的妇女。此外,宫颈上皮内病变及宫颈癌早期也可使宫颈呈现糜烂样改变。因此,宫颈糜烂样改变可能是生理性的,也可能是病理性的。

【常见护理诊断/问题】

1. 组织完整性受损　与炎症刺激和治疗后结痂脱落有关。
2. 舒适度减弱　与阴道分泌物增多,局部刺激有关。
3. 知识缺乏:缺乏疾病和治疗相关知识。

【护理目标】

1. 正确应对组织受损后的不适,病变及时修复。
2. 自觉舒适度增加。
3. 能正确认知疾病,选择恰当的治疗措施。

【护理措施】

1. 物理疗法护理

(1) 物理治疗前协助病人做宫颈细胞学检查和 HPV 检测,必要时行阴道镜加宫颈活体组织检查,排除宫颈上皮内病变及宫颈癌。

(2) 配合医生进行物理治疗,并向病人解释物理治疗目的、方法和注意事项:①治疗时选择在月经干净后 3~7 天进行。②生殖道有急性炎症者禁忌。③物理治疗后,宫颈创面脱痂前,阴道分泌物较多,呈水样排液。术后 1~2 周脱痂时可有少量出血,如出血多者需到医院就诊。④术后保持外阴清洁,术后 2 个月内禁盆浴、性交及阴道冲洗。⑤术后 2 个月,在月经干净 3~7 天后复诊,观察创面愈合情况,未痊愈者可择期再行第二次物理治疗。此外,注意有无子宫颈管狭窄。

2. 其他护理　同急性宫颈炎。

【护理评价】

经过治疗及护理,评价病人是否达到:①病变组织修复。②自觉舒适度增加。③正确认知疾病,配合医生选择恰当的治疗方法。

第三节　盆腔炎性疾病病人的护理

盆腔炎性疾病(pelvic inflammatory disease,PID)是一组女性上生殖道的感染性疾病,主要包括子宫内膜炎、输卵管炎、输卵管卵巢脓肿、盆腔腹膜炎。炎症可累及一个或多个部位,以输卵管炎、输卵管卵巢炎为最常见。该病多发生于性活跃期、有月经的妇女。盆腔炎性疾病若未得到及时、彻底治疗,可导致不孕、输卵管妊娠、慢性盆腔痛等。

【病因与发病机制】

PID 的病原体包括内源性病原体和外源性病原体。前者来自于寄居阴道内的菌群,包括需氧菌和厌氧菌;后者主要是淋病奈瑟氏菌、沙眼衣原体等性传播疾病的病原体。两种病原体常同时存在,引起混合感染。

感染途径包括:①沿生殖器黏膜上行蔓延,淋病奈瑟氏菌、衣原体及葡萄球菌等多沿此途径扩散。②经淋巴系统蔓延,是流产后感染、产褥感染及放置节育器后感染的主要途径。③经血液循环传播,是结核菌感染的主要途径。④直接蔓延,腹腔其他脏器感染后,直接蔓延到生殖器。

引发 PID 的高危因素有:①宫腔操作后感染。②性卫生不良,如经期性交等。③性活动不良,如性交年龄小、性交过频、有多个性伴侣、性伴侣有性传播疾病。④下生殖道感染,如淋病奈瑟氏菌、沙眼衣原体感染所致的宫颈炎。⑤邻近器官炎症直接蔓延,如阑尾炎蔓延到盆腔。⑥PID 再次急性发作。⑦年龄在 15~25 岁女性高发,与频繁性活动、宫颈柱状上皮异位和宫颈黏液机械防御功能较差。

【护理评估】

(一) 健康史

询问病人有无发热、下腹痛及阴道分泌物异常,有无恶心、呕吐、尿频、排尿困难、尿痛等伴随症状。了解病人是否为产后或流产后,有无宫腔操作、宫颈炎及盆腔炎性疾病病史,近期有无不洁的性生活史,性伴侣有无性病感染史。

(二) 身体状况

1. 症状　①轻者主要有发热、阴道分泌物增多和持续性下腹痛,腹痛在活动或性交后加重。②重

者可有高热、寒战、头痛、恶心、呕吐及食欲缺乏。月经期发病者可出现经期延长、经量增多。腹膜炎者出现腹胀、腹泻。有时可伴有尿频、排尿困难、尿痛或肛门坠胀等。

2. 体征　①轻者妇科检查发现宫颈举痛，宫体或附件区有压痛。②重者表现为急性病容，体温升高，下腹部压痛、反跳痛及肌紧张，叩诊鼓音明显，肠鸣音减弱或消失。妇科检查见宫颈充血、水肿、举痛明显，宫颈管流出大量脓性分泌物，有臭味。子宫压痛，活动受限。

（三）心理-社会支持状况

病人有无因高热、腹痛等全身症状导致紧张不安。因病程长，反复发作，迁延不愈，担心出现后遗症，产生焦虑情绪。

（四）辅助检查

1. 血、尿常规　白细胞增多。

2. 阴道、宫颈分泌物或血液细菌培养　可找到致病菌。

3. 盆部超声检查　有助于盆腔炎性包块的诊断。

（五）治疗原则与主要措施

抗菌药治疗为主，支持疗法为辅，必要时手术治疗。

1. 抗菌药治疗　根据药敏试验结果选用抗菌药。在获得药敏试验结果前，及时进行经验性治疗，选择广谱抗生素，联合用药，涵盖需氧菌、厌氧菌、淋病奈瑟氏菌、衣原体。症状轻、有随访条件者，门诊口服或肌内注射抗菌药；重症者给予静脉给药至临床症状改善后至少24小时，然后转为口服药物，共持续14天。

2. 支持疗法　包括卧床休息；饮水，进食高蛋白、高热量、高维生素流质饮食；补充液体，纠正电解质紊乱及酸碱失衡；高热时物理降温。

3. 手术治疗　适用于盆腔炎性包块且抗生素治疗效果不佳者。

【常见护理诊断/问题】

1. 急性疼痛　与炎症刺激引起下腹痛有关。

2. 体温过高　与急性炎症有关。

3. 排尿障碍　与盆腔脓肿形成压迫膀胱有关。

【护理目标】

1. 自诉疼痛减轻或消失。

2. 体温恢复正常。

3. 尿频、排尿困难、尿痛症状消失。

【护理措施】

1. 一般护理　卧床休息，取半卧位，促进炎症局限；摄取高热量、高蛋白、高维生素流质或半流质饮食，足量饮水。保持外阴清洁，避免阴道冲洗和不必要的盆腔检查，以免引起炎症扩散。

2. 病情观察　严密观察生命体征、腹部和全身症状有无改善，高热病人给予物理降温，腹胀明显者行胃肠减压。如发现中毒症状明显，及时报告医生。

3. 用药护理　遵医嘱给予足量规范的抗菌药治疗，纠正水、电解质紊乱。

4. 心理护理　耐心解答病人的各种问题，尽量满足病人需要，给予精神安慰，并告知病人绝大多数盆腔炎性疾病可以治愈，使其建立信心，减轻焦虑。

5. 健康指导

（1）生活指导：养成良好的个人卫生习惯，勤洗手，勤换衣裤，保持外阴清洁，尤其注意经期、产褥期卫生及性生活卫生，预防感染。

（2）疾病知识指导：①提倡安全性行为，减少性传播疾病。②积极治疗下生殖道感染及PID。③与PID病人出现症状前2个月内有性接触的性伴侣，需进行检查和治疗。④PID病人治疗期间避免无保护性的性交。

（3）随访指导：抗菌药治疗者，应在72小时内随诊，了解有无临床症状改善。淋病奈瑟氏菌、衣原体感染者，可在治疗后4~6周复查病原体。

【护理评价】

经过治疗及护理，评价病人是否达到：①疼痛减轻或消失。②体温正常。③尿频、排尿困难、尿痛

症状消失。

（曹姣玲）

思考题

1. 李女士，45 岁，患糖尿病 5 年。因泌尿系感染在某诊所大剂量静脉滴注抗菌药 3 周，近日来出现外阴瘙痒，阴道分泌物增多，呈豆腐渣样。妇科检查：小阴唇内侧及阴道黏膜上附有白色块状物。

请思考：

（1）该病人的主要护理问题有哪些？

（2）护士对病人应进行哪些健康指导？

2. 李女士，18 岁。因下腹痛 4 天，加重 1 天就诊。体格检查：T 39℃，P 112 次/min，R 25 次/min。下腹部压痛、反跳痛及肌紧张。妇科检查：宫颈充血、水肿、举痛，宫颈管流出大量脓性分泌物。自述 1 周前，因孕 10 周，自行在家药物流产，自称有妊娠物排出，未到医院检查。

请思考：

（1）该病人主要的护理诊断/问题是什么？

（2）护士应采取哪些护理措施？

思路解析

扫一扫、测一测

第八十四章　月经失调病人的护理

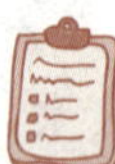

学习目标

1. 掌握排卵障碍性异常子宫出血和绝经期综合征的概念、症状及闭经的概念和病因。
2. 熟悉排卵障碍性异常子宫出血、闭经、绝经期综合征的辅助检查及治疗原则。
3. 了解排卵障碍性异常子宫出血的病因和绝经期综合征的内分泌变化。
4. 正确运用所学知识评估病人、提出护理问题、制订并实施护理措施和健康指导。
5. 具有良好的人文关怀精神和协助精神，体现慎独和精益求精的品德。

月经失调是女性常见的疾病，主要是由下丘脑-垂体-卵巢内分泌轴异常所致，表现为月经周期频率和规律性、经期长度、经量的异常。临床常见的疾病有排卵障碍性异常子宫出血、闭经和绝经期综合征。

高三学生小李，女性，18 岁。在模拟考试中突然晕厥。老师和同学将其送到医院。值班护士询问得知小李近半年月经周期 20~70 天，经期长达 10 余天，经量多；现阴道流血 16 天未止，伴全身乏力。体格检查：面色、口唇苍白，T 36.8℃，P 96 次/min，R 20 次/min，BP 80/50mmHg。实验室检查：红细胞 3.3×10^{12}/L，血红蛋白 90g/L。盆腔 B 超检查：未见异常。

请问：

1. 该病人最可能的诊断是什么？诊断的依据是什么？
2. 目前存在哪些主要护理问题？
3. 针对该病人的病情，护士应采取哪些护理措施？

第一节　排卵障碍性异常子宫出血病人的护理

排卵障碍性异常子宫出血包括无排卵、稀发排卵及黄体功能不足，主要是由下丘脑-垂体-卵巢轴异常所致。多发生于青春期、绝经过渡期妇女，生育期妇女可因多囊卵巢综合征、高催乳素血症、甲状腺疾病、肥胖或减肥过度引起。子宫内膜不规则脱落虽未归类，但也是由黄体功能异常引起，因此，本节一并介绍。

【病因与发病机制】

1. 无排卵性异常子宫功血（anovulatory abnorMal uterine bleeding）　好发于青春期和绝经过渡期，

也可发生于生育期。

（1）青春期：青春期女性初潮后至建立稳定的月经周期性调节机制一般需要1.5~6年时间。此阶段下丘脑-垂体-卵巢轴激素间的反馈调节尚未健全，促卵泡素（FSH）呈持续低水平，卵巢内虽有卵泡生长却不能发育为成熟卵泡，致使合成和分泌的雌激素量未能达到促使黄体生成素（LH）高峰（排卵必需）释放的阈值，故无排卵。此外，青春期女性下丘脑-垂体-卵巢轴更易受各种因素诸如精神紧张、情绪改变、环境与气候变化等影响，出现功能调节异常导致无排卵。

（2）绝经过渡期：随着卵巢功能衰退，卵泡逐渐耗竭，剩余极少的卵泡对垂体促性腺激素（Gn）反应性降低，卵泡发育受阻而无排卵。

（3）生育期：受应激、劳累、流产、手术影响发生短暂的无排卵；也可受高催乳素血症、甲状腺疾病及肥胖影响发生持续无排卵。

青春期、绝经过渡期、生育期的无排卵均可使子宫内膜受单一雌激素作用，而无孕激素拮抗，最终导致雌激素突破性出血或撤退性出血。

2. 黄体功能异常　好发于生育期，常见于两种类型。

（1）黄体功能不足（luteal phase defect，LPD）：有卵泡发育和排卵，但黄体期分泌的孕激素不足或黄体过早衰退，导致子宫内膜分泌不良。黄体功能不足可由多种因素引起，病理性因素如神经内分泌调节紊乱、卵巢发育不良、高催乳素血症、内分泌疾病、代谢异常等；生理因素如初潮、分娩后、绝经过渡期。

（2）子宫内膜不规则脱落（irregular shedding of endoMetrium）：有卵泡发育和排卵，且黄体发育良好，但黄体萎缩过程延长，子宫内膜持续受孕激素影响，以致不能如期完整脱落。子宫内膜不规则脱落可由下丘脑-垂体-卵巢轴调节功能紊乱、或溶黄体机制失常引起。

【护理评估】

（一）健康史

询问病人异常子宫出血发病时间、表现、病程经过，是否治疗及治疗经过，发病前有无环境改变、精神紧张、忧虑及过度劳累等诱因。询问病人年龄、月经史、婚育史、用药史，是否有引起月经失调的相关疾病，如肝病、血液病、糖尿病、甲状腺功能亢进症或减退症等。

（二）身体状况

1. 症状

（1）无排卵性异常子宫出血：最常见的症状为子宫不规则出血，特点是月经周期紊乱，经期长短不一，经量多少不定。出血量少者，呈"点状"，淋漓不断，多者血量汹涌，可能导致贫血或休克。出血期间一般无腹痛或其他不适。

（2）黄体功能异常：①黄体功能不足表现为月经周期缩短，月经频发，一般短于21天。有时月经周期虽在正常范围内，但卵泡期延长、黄体期缩短（短于11天），以致生育期妇女可出现不孕或孕早期流产。②子宫内膜不规则脱落表现为月经周期正常，但经期延长，多量出血后淋漓不尽，长达9~10天。

2. 体征　出血时间长、出血量多者常合并贫血，表现为面色、口唇、甲床苍白，严重者出现晕厥或休克；盆腔检查子宫大小正常，出血时子宫较软。

肥胖对月经的影响

青春期肥胖女性因体脂高，导致血浆内瘦素水平增高，当瘦素水平达到一定阈值时，青春期启动，表现为月经初潮较同年龄BMI较低女孩偏早，性发育提前。

生育期女性肥胖可引起雌激素水平增高、胰岛素抵抗、胰岛素分泌亢进，促使卵巢组织产生过多的雄激素，表现为月经稀少或者闭经。

围绝经期女性肥胖可引起女性激素水平及子宫内膜组织相应受体含量异常，表现为无排卵性异常子宫出血。

（三）心理-社会支持状况

长期反复出现月经紊乱会使病人心理负担加重。如果治疗效果不佳，还可使病人产生焦虑、恐惧，甚至怀疑患有肿瘤或其他疾病。

（四）辅助检查

1. 全血细胞计数及凝血功能检查　确定有无贫血及血小板减少，排除凝血和出血功能障碍性疾病。

2. 盆腔B超检查　明确有无生殖器官病变。

3. 宫腔镜检查　直接观察子宫内膜有无黏膜下肌瘤、子宫内膜息肉、子宫内膜癌等病变。如有病变，可在病变区进行活检，提高诊断率。

4. 诊断性刮宫　简称诊刮。其目的是及时止血，并明确子宫内膜病理诊断。为确定有无排卵或黄体功能不足，应在经前期或月经来潮6小时内刮宫；为确定是否为子宫内膜不规则脱落，在月经第5~6天刮宫；不规则阴道流血或大量出血时，可随时刮宫。

5. 基础体温测定　是测定排卵最简单的方法。单相型体温（图10-84-1），提示无排卵性功血。双相型体温且体温升高时间≤11天（图10-84-2），提示黄体功能不足。双相型体温且高相期体温下降缓慢（图10-84-3），为子宫内膜不规则脱落。

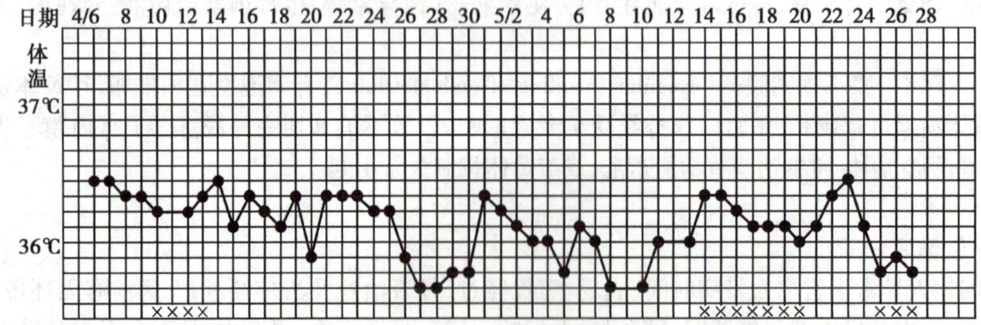

图10-84-1　基础体温单相型（无排卵性异常子宫出血）

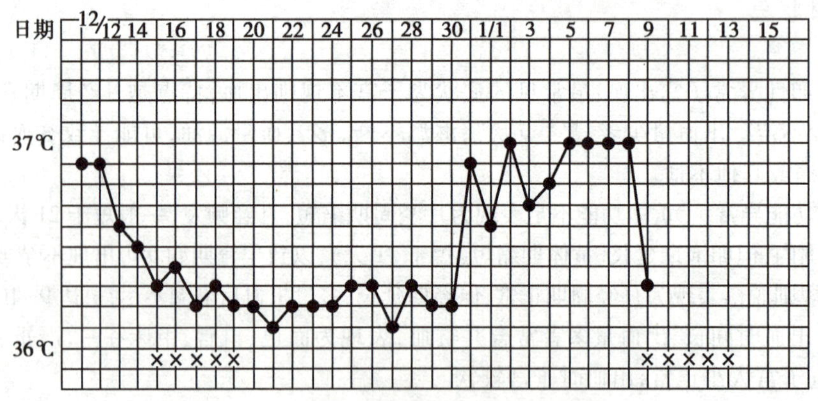

图10-84-2　基础体温双相型（黄体功能不足）

6. 宫颈黏液结晶检查　经前出现羊齿植物叶状结晶提示无排卵。

7. 激素测定　测定孕酮、甲状腺激素、催乳素及其他内分泌激素水平，确定有无排卵及黄体功能，排除甲状腺功能异常，以利于鉴别诊断。

（五）治疗原则与主要措施

1. 无排卵性异常子宫出血　青春期和生育期病人以止血、调整周期为治疗原则，有生育要求者需促排卵治疗。绝经过渡期病人以止血、调整周期、减少经量，防止子宫内膜癌变为处理原则。

（1）止血

1）性激素：性激素治疗要求8小时见效，24~48小时出血基本停止，如果没有达到此要求，应注意有无用药方案和剂量的问题，同时也要注意有无子宫内膜病变。性激素止血方法包括4种：①雌激

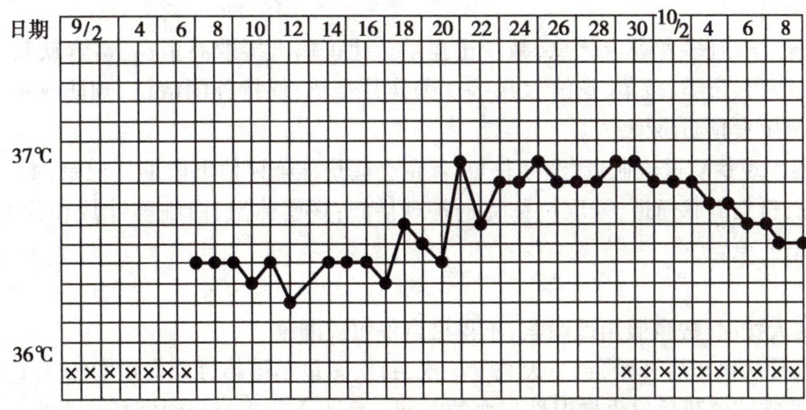

图 10-84-3 基础体温双相型(子宫内膜不规则脱落)

素。雌激素治疗也称子宫内膜修复法。适用于血红蛋白<80g/L 的青春期病人。常用药物有结合雌激素、戊酸雌二醇。在雌激素治疗过程中,当血红蛋白>90g/L 时,加用孕激素治疗,以达到撤退性出血的目的。②孕激素。孕激素治疗也称子宫内膜脱落法或药物刮宫法。适用于体内已有一定的雌激素水平,血红蛋白>80g/L 的任何年龄的妇女,尤其是长期淋漓不止但出血量并不多的病人,严重贫血者不宜应用。常用药物有地屈孕酮、醋酸甲羟孕酮等。③雌孕激素联合用药。适用于长期且严重的无排卵出血。常用药物是第三代短效口服避孕药,如孕二烯酮-炔雌醇、去氧孕烯-炔雌醇。④高效合成孕激素。高效合成孕激素治疗也称子宫内膜萎缩法。此法不适用于青春期病人。常用药物有炔诺酮、左炔诺孕酮。

2) 手术治疗:①刮宫术。是急性大出血、出血时间长的有性生活史病人的首选止血方法,无性生活史者慎用。②子宫内膜切除术。适用于激素治疗效果不佳或复发者。③子宫切除术。适用于内膜病理为癌前病变或癌变者。

3) 辅助治疗:给予一般止血药,如氨甲环酸、酚磺乙胺、丙酸睾酮,同时给予纠正贫血和抗感染治疗。

(2) 调整周期:血止后调整周期,防止异常出血再次发生。

1) 雌、孕激素序贯法:即人工周期。适用于青春期或生育期内源性雌激素水平较低者。戊酸雌二醇 1~2mg 于月经第 5 天口服,每晚 1 次,连服 21 天,服药第 11~16 天,每天加服醋酸甲羟孕酮 10mg。停药后 3~7 天月经来潮,3 个周期为一疗程。

图片:雌孕激素序贯法示意图

2) 孕激素后半周期疗法:适用于青春期或子宫内膜病理检查为增生期内膜者。于月经第 16~25 天(月经后半周期)口服醋酸甲羟孕酮 10mg,每天 1 次。酌情应用 3~6 个周期。

3) 口服避孕药:适用于有避孕要求的 40 岁以内的病人。于月经第 5 天开始口服复方短效避孕药,每晚 1 片,连服 21 天。1 周为药物撤退性出血间隔,连续 3 个周期为一疗程。

图片:排卵障碍性异常子宫出血的诊断及治疗步骤

2. 黄体功能异常

(1) 黄体功能不足:以促进卵泡发育、诱发排卵为处理原则。

(2) 子宫内膜不规则脱落:以调节下丘脑-垂体-卵巢轴功能,使黄体萎缩,子宫内膜按时脱落为处理原则。

【常见护理诊断/问题】

1. 疲乏 与子宫异常出血所致贫血有关。
2. 有感染的危险 与阴道流血时间长、抵抗力下降有关。
3. 焦虑 与担心疾病性质及治疗效果有关。
4. 知识缺乏:缺乏性激素治疗的相关知识。

【护理目标】

1. 贫血得以纠正,能完成一般的日常活动。
2. 无感染发生。
3. 焦虑减轻,积极配合治疗。
4. 能说出性激素应用方法及副作用的防治。

【护理措施】

1. 一般护理　出血多者卧床休息，减少出血量。建议病人摄取高蛋白、富含铁及维生素 C 的食物，如动物肝脏、瘦肉、蛋类、菠菜、新鲜水果等。勤换月经垫，保持外阴清洁，预防感染。流血时间长者，遵医嘱给予抗生素预防感染。

2. 病情观察　观察阴道流血量、经期长短，保留会阴垫准确评估出血量并记录；如大量流血时，密切观察生命体征，建立静脉通道，采取抗休克的护理措施；观察体温、白细胞计数和分类，腹部有无压痛，及时发现感染征象。

3. 用药护理

（1）指导病人按时、按量服用性激素，不得擅自停服或漏服。

（2）药物减量从血止后开始，每 3 天减量一次，每次减量不得超过原剂量的 1/3，直至维持量。维持量服用时间，通常按停药后发生撤退性出血的时间与病人上一次行经时间相应考虑。

（3）雌激素应在饭后或睡前服，以减少胃肠道反应。

（4）告知病人单纯应用孕激素治疗时，停药后发生撤退性出血量可多于月经量，不必慌张，如血量过多时，可辅以其他止血剂。撤退性出血一般不超过 7 天，如超过 7 天仍不能止血，应进一步排除其他出血原因，如器质性病变。

4. 心理护理　鼓励病人表达内心感受，耐心解答病人的问题，澄清错误认识，减轻或消除焦虑。

5. 健康指导

（1）生活指导：建立健康的生活方式，尽量减少影响下丘脑-垂体-卵巢轴功能调节的因素。合理休息与活动，避免过度劳累，加强锻炼，维持标准体重；学会自我调节，保持平和、乐观心态。月经期注意外阴清洁，预防感染。

（2）用药指导：严格按照医嘱用药，以免药物使用不当导致异常子宫出血。有血栓性疾病、心脑血管疾病高危因素及 35 岁以上的吸烟女性不宜应用避孕药。

【护理评价】

经过治疗和护理，评价病人是否达到：①贫血得以纠正，能完成一般的日常活动。②无感染发生。③以良好的心态接受治疗。④严格执行医嘱服药。

第二节　病理性闭经病人的护理

病理性闭经包括原发性闭经和继发性闭经。原发性闭经是指年逾 16 岁，虽有第二性征发育，但无月经来潮；或者年逾 14 岁，第二性征未发育且无月经来潮。继发性闭经是指正常月经周期建立后，月经停止 6 个月以上，或按自身原有周期计算停经 3 个周期以上。病理性闭经按生殖轴病变和功能失调部位可分为 5 种类型：中枢神经-下丘脑性闭经、垂体性闭经、卵巢性闭经、子宫性及下生殖道发育异常性闭经及其他因素闭经，其中中枢神经-下丘脑性闭经最常见。

世界卫生组织闭经分类

世界卫生组织将闭经归纳为 3 种类型。①Ⅰ型：无内源性雌激素产生，FSH 水平正常或低下，PRL 水平正常，无下丘脑、垂体器质性病变的证据。②Ⅱ型：有内源性雌激素产生，FSH 及 PRL 水平正常。③Ⅲ型：为 FSH 水平升高，提示卵巢功能衰竭。

【病因与发病机制】

1. 中枢神经-下丘脑性闭经　因下丘脑合成和分泌的促性腺激素释放激素（GnRH）缺陷或下降导致 Gn 分泌功能低下而引起的闭经。此类闭经属于低 Gn 性闭经，如治疗及时可以恢复月经并且生育。按病因分为以下 3 种类型：

（1）功能性闭经：因应激因素抑制 GnRH 分泌而引起。常见于精神打击或过度紧张、过度劳累、

环境改变、剧烈运动、神经性厌食及体质量过低。

（2）基因缺陷或器质性闭经：基因缺陷性闭经是因先天性 GnRH 分泌缺陷而引起，见于嗅觉缺失综合征。器质性闭经常见于颅咽管瘤，也可见于颅脑创伤、炎症及放疗和化疗。

（3）药物性闭经：长期使用抑制中枢或下丘脑的药物，如抗抑郁药、抗精神病药、避孕药、鸦片等，可抑制 GnRH 分泌而引起闭经，一般停药后月经可以恢复。

2. 垂体性闭经　因垂体病变导致 Gn 分泌降低而引起的闭经。见于希恩综合征、空蝶鞍综合征、垂体肿瘤、先天性垂体病变。

3. 卵巢性闭经　因卵巢分泌的性激素水平低下而引起的闭经。见于先天性性腺发育不全、酶缺陷、卵巢抵抗综合征及卵巢功能早衰。

4. 子宫性及下生殖道发育异常性闭经

（1）子宫性闭经：因染色体核型异常、先天性子宫发育异常及后天各种原因所致的子宫内膜破坏而引起的闭经。见于 MRKH 综合征、雄激素不敏感综合征、宫腔粘连。

（2）下生殖道发育异常性闭经：见于宫颈闭锁、阴道横膈、阴道纵隔、阴道闭锁及处女膜闭锁。

5. 其他因素闭经

（1）雄激素水平升高：见于多囊卵巢综合征、先天性肾上腺皮质增生症、卵泡膜增殖症及分泌雄激素的肿瘤。

（2）甲状腺疾病：因自身免疫抗体引起甲状腺功能亢进或减退，抑制 GnRH 分泌而引起闭经；也可因抗体交叉免疫破坏卵巢组织导致闭经。见于慢性淋巴细胞性甲状腺炎、毒性弥漫性甲状腺肿。

【护理评估】

（一）健康史

详细询问病人初潮年龄、月经史，判断是原发性闭经还是继发性闭经。对原发性闭经应了解有无先天性缺陷或疾病及家族史。对继发性闭经应了解下列病史：①有无精神紧张、环境改变、剧烈运动、体重增减及头痛、溢乳和视野缺失。②有无产后大出血病史。③40 岁前者有无血管舒缩症状，如潮热、出汗等。④用药史、化疗或放疗史。

（二）身体状况

观察精神状态、智力发育、营养状况。体格检查体重、身高、第二性征发育情况，有无乳房溢乳、甲状腺肿大、多毛和痤疮。妇科检查生殖器官有无缺陷、畸形和肿瘤等。

（三）心理-社会支持状况

闭经病人因担心丧失女性生理特征，影响生育和性生活，有较大的精神压力，如病程长、治疗效果不佳会加重心理负担，表现为焦虑和自卑。

（四）辅助检查

1. 药物撤退试验　评估雌激素水平以确定闭经程度。

（1）孕激素试验：黄体酮每天 20mg 肌内注射，共 5 天。或醋酸甲羟孕酮每天 10mg 口服，连用 8~10 天。停药后有子宫出血（阳性反应）为Ⅰ度闭经，提示体内有一定内源性雌激素水平；无子宫出血（阴性反应），应进一步做雌孕激素序贯试验。

（2）雌孕激素序贯试验：每晚口服结合雌激素 1.25mg，20~30 天后再加服孕激素，如醋酸甲羟孕酮每天 10mg，连用 8~10 天；或地屈孕酮每天 10~20mg，连用 10 天。停药后有子宫出血（阳性反应），为Ⅱ度闭经，提示子宫内膜正常，闭经的原因是内源性雌激素水平较低；无子宫出血（阴性反应），提示子宫内膜有缺陷或受破坏，确诊为子宫性闭经。

2. 垂体兴奋试验　静脉注射黄体生成素释放激素，15~60 分钟后 LH 峰值较注射前升高 2~4 倍，提示病变在下丘脑；LH 值不升高或升高不明显，提示垂体功能减退。

3. 激素测定　停用雌孕激素至少 2 周后测定。

（1）血 PRL 及 TSH 测定：PRL、TSH 同时升高，提示为甲状腺功能减退引起的闭经；PRL>1.1nmol/L 诊断为高 PRL 血症。

（2）血 FSH 及 LH 测定：FSH>40U/L，提示卵巢性闭经；LH 正常或<5U/L，提示病变在垂体或下丘脑；FSH 正常、LH 正常或升高，提示为其他内分泌疾病。

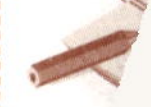

图片：原发性闭经诊断步骤

图片：继发性闭经的诊断步骤

4. 其他检查

（1）基础体温测定：了解卵巢排卵功能。

（2）宫腔镜检查：了解宫腔有无粘连。

（3）超声检查：了解子宫大小、子宫内膜厚度、卵巢大小、卵泡数目及有无子宫和卵巢肿瘤。

（4）CT 及 MRI 检查：了解有无颅内肿瘤及空蝶鞍综合征。

（5）染色体检查：用于原发性闭经的诊断。

血清激素测定的注意事项

性激素测定是生殖内分泌疾病最常见的辅助检查方法之一，主要包括 FSH、LH、E_2、P、T、PRL，影响其测定结果的因素很多，检查时应注意以下问题。

测定前至少一个月不能使用激素类药物（治疗后需要复查性激素者除外）。抽血前患者需空腹，休息 30 分钟，避免运动、情绪激动，以免影响 PRL 检查结果。

因 FSH、LH、E_2、P 随月经周期而变化，因此要根据检测目的，确定抽血时间。①评价卵巢功能的基础状态及月经稀发者，在月经周期第 2~5 天抽血。②判断黄体功能，在月经周期第 21~22 天或排卵后 7~8 天抽血。③促排卵过程中，结合 B 超，根据卵泡大小、LH 和 E2 水平，确定抽血时间。④闭经者可在任意一天抽血。

（五）治疗原则与主要措施

1. 病因治疗　针对应激因素给予相应治疗，如心理辅导、加强营养、减少运动量；卵巢肿瘤手术切除，垂体肿瘤给予药物或手术治疗；宫腔粘连在宫腔镜下行粘连分离术，术后给予雌激素。

2. 激素治疗　补充体内激素不足或拮抗其过多，以恢复自身的平衡而达到治疗目的。

3. 诱发排卵　根据医嘱给予 CC、HMG 和 HCG 治疗，促进生殖器官发育，卵泡发育及诱发排卵。

【常见护理诊断/问题】

1. 焦虑　与担心影响生育和自身的健康有关。

2. 自我认同紊乱　与长期闭经所致的自我否定有关。

【护理目标】

1. 能正确认识闭经，积极配合治疗。

2. 能接受闭经事实，客观评价自己。

【护理措施】

1. 一般护理　保证充足睡眠，合理休息与活动。加强锻炼，增强体质。摄取平衡膳食，以期维持标准体重。

2. 用药护理　介绍性激素的用药方法、不良反应和注意事项，强调遵从医嘱用药的重要性，不能擅自减量和漏服。用药过程中出现异常应及时就医。

3. 心理护理　鼓励病人表达内心的感受，有针对性地进行心理疏导，以减轻心理压力，主动积极配合治疗。

4. 健康指导

（1）生活指导：纠正全身健康状况，去除病因，减少或消除机体内、外部因素对月经的影响。如过度节食、消瘦者应调整饮食结构，加强营养，维持标准体重。有精神应激因素者学会自我调节，释放压力，消除精神紧张和焦虑。运动过度者减少运动强度和运动量，保证休息与睡眠。有器质性疾病者积极治疗。

（2）疾病知识指导：闭经的原因较多，诊疗的周期也较长，应树立信心，遵从医嘱，坚持按步骤逐一检查以明确诊断，不可半途而废。

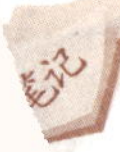

【护理评价】

经过治疗和护理，评价病人是否达到：①正确认识闭经，减轻焦虑，积极配合治疗。②接受闭经事实，客观评价自己。

第三节　绝经综合征病人的护理

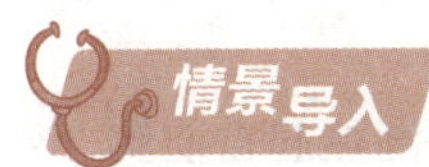

李女士，49岁。因月经稀发2年，潮热出汗2个月就诊。妇科检查：外阴黏膜菲薄，阴道黏膜萎缩，宫颈光滑，子宫萎缩，双侧附件未触及异常。

请问：

1. 初步考虑该病人的诊断是什么？
2. 为明确诊断，还需做哪些检查？
3. 针对该病人的症状，护士应采取哪些护理措施？

绝经过渡期是从绝经前的生育期走向绝经的一段过渡时期，是从临床特征、内分泌学及生物学上开始出现月经周期紊乱等绝经趋势，直至最后一次月经的时期。绝经过渡期分为绝经过渡早期和绝经过渡晚期，前者的标志是40岁以上妇女在10个月内发生2次相邻月经周期长度的变化≥7天；后者的标志是月经周期长度超过原月经周期2倍以上。

绝经是指因卵巢功能停止而引起的永久性无月经状态。绝经的判断是回顾性的，一般需要在最后1次月经12个月之后方能确认。绝经分为绝经后早期和绝经后晚期，前者指绝经后5年内；后者指绝经5年后。绝经又分为自然绝经和人工绝经，前者指卵巢内卵泡生理性耗竭，或残余卵泡活动丧失，停止发育和分泌雌激素；后者指双侧卵巢切除或放射治疗使卵巢功能停止。人工绝经者更易发生绝经综合征。

围绝经期是指绝经前后的一段时间，起点与绝经过渡期的开始时间一致，终点是最后1次月经后1年。

绝经综合征指妇女绝经前后出现性激素波动或减少所致的一系列躯体及精神心理症状。多发生在45~55岁，可持续至绝经后2~3年甚至5~10年。

【内分泌变化】

围绝经期最明显的变化是卵巢功能衰退，随后出现下丘脑-垂体功能退化。

1. 雌激素　雌激素下降早期，对垂体的负反馈作用解除，FSH水平升高（卵巢功能衰退的最早征象），升高的FSH又促使一批卵泡发育，导致雌激素代偿性增高，当卵泡停止生长发育后，雌激素水平迅速下降。因此，在绝经过渡期雌激素的变化并非持续性下降。绝经后雌激素的主要来源是肾上腺皮质及卵巢雄激素转化的雌酮。

2. 孕酮　绝经过渡期卵巢还有排卵的功能，有孕酮分泌。但因卵巢周期中卵泡期长，黄体期短，致使黄体功能不足，孕酮水平下降。绝经后极少量的孕酮可能来自肾上腺。

3. 雄激素　总睾酮基本不变，游离睾酮指数上升。绝经后雄激素主要来源于肾上腺及卵巢间质细胞。

4. 促性腺激素　绝经过渡期FSH水平升高，HL水平正常；绝经后FSH、LH明显升高，FSH升高更为显著。

5. 抑制素　绝经后抑制素和雌二醇水平下降，抑制素较雌二醇下降早且更为明显，可能成为卵巢功能衰退最为敏感的指标。

卵泡闭锁导致的雌激素和抑制素水平下降，FSH水平升高，是绝经的主要信号。

【护理评估】

（一）健康史

40岁以上的妇女，出现月经紊乱或不规则出血时，应详细询问月经史，有无潮热、出汗、心悸、失眠等症状，以往治疗经过和用药情况；询问婚育史、家族史，有无心血管疾病史、肝病史、肿瘤史，是否切除子宫或卵巢，是否接受过化疗或放疗。

（二）身体状况

1. 近期症状

（1）月经紊乱：是绝经过渡期出现最早的临床症状，由于卵巢稀发排卵或无排卵，可表现为3种类型。①月经频发：周期缩短，经量减少，最后月经停止。②月经稀发：周期延长，经期持续时间长，经量多，可出现大出血或淋漓不断，而后逐渐减少至停止。③月经突然停止，较少见。

（2）血管舒缩症状：主要表现为潮热，是雌激素降低的特征性症状。其特点是潮热起自前胸，继之涌向颈部、面部，然后波及全身，伴有皮肤潮红和出汗，出汗后又有畏寒，持续时间1~3分钟。症状轻者发作频率每天数次，严重者10余次或更多。夜间或应激状态时容易发作。此症状历时短则1~2年，长则5年或更长。潮热严重时可影响妇女的工作、生活和睡眠。

（3）自主神经失调症状：常表现为眩晕、心悸、失眠、头痛、耳鸣等。

（4）精神神经症状：主要表现为注意力不集中，记忆力减退，激动易怒、忧郁、焦虑、多疑等。

2. 远期症状

（1）泌尿生殖道症状：主要表现为泌尿生殖道萎缩症状，如阴道干燥、性交痛及反复阴道感染；压力性尿失禁，尿急、尿频及尿痛等反复发生的尿路感染。

（2）心血管病变：绝经后妇女血压升高或血压波动，糖代谢和脂肪代谢异常增加，患动脉硬化、冠心病的风险较绝经前明显增加。

（3）骨质疏松：绝经后妇女雌激素缺乏，使骨质吸收速度大于生成，导致骨质丢失增加而出现骨质疏松。一般发生在绝经后5~10年。50岁以上妇女约1/2以上的人患有绝经后骨质疏松，最常发生在椎体。

（4）阿尔茨海默病：绝经后妇女患此病风险比老年男性增高。

3. 体征　乳腺下垂，生殖器官萎缩，阴道分泌物少。

（三）心理-社会支持状况

围绝经期妇女因卵巢功能衰退，生理和心理上会出现很多变化和不适，同时对新生事物缺乏适应能力，出现焦虑、烦躁、自信心下降和倦怠等症状。

（四）辅助检查

1. B超检查　卵巢萎缩变小，子宫内膜变薄。

2. 分段诊刮及子宫内膜病理检查　除外子宫内膜病变。

3. 血清激素测定

（1）FSH值及E_2测定：绝经过渡期血清FSH>10U/L，提示卵巢储备功能下降；闭经时FSH>40U/L、E_2<10~20pg/ml，提示卵巢功能衰竭。

（2）抑制素B测定：血清抑制素B≤45ng/L，是卵巢功能衰退的最早标志，比FSH更为敏感。

（五）治疗原则与主要措施

以有效缓解绝经综合征的症状，预防骨质疏松和心脑血管疾病为治疗原则。

1. 激素治疗（HRT）　是最有效的方法。应个体化用药，在综合考虑绝经期具体症状、治疗目的和危险性的前提下，选择能达到目的的最低有效剂量。常用方法有4种：①单纯孕激素。如微粒化黄体酮胶丸、黄体酮胶丸。适用于绝经过渡期出现无排卵性异常子宫出血者。②单纯雌激素。如戊酸雌二醇、结合雌激素。适用于已切除子宫者。③雌孕激素序贯用药。适用于子宫完整、围绝经期或绝经后期仍希望有月经样出血的妇女。④雌孕激素联合。适用于子宫完整、绝经后期不希望有月经样出血的妇女。

图片：绝经HRT方案的选择

2. 非激素药物治疗　适用于有禁忌证或不愿接受HRT的妇女。常用药物有：①莉芙敏。改善血管舒缩症状及精神神经症状。②钙剂、维生素D、降钙素。防止骨质疏松。③谷维素。调节自主神经紊乱。

3. 一般治疗　加强心理疏导，鼓励病人建立健康的生活方式，坚持体育锻炼。

【常见护理诊断/问题】

1. 焦虑　与绝经过渡期内分泌改变，或精神因素、个性特点等有关。

2. 知识缺乏:缺乏绝经过渡期的保健知识。

【护理目标】

1. 情绪稳定,保持精神愉快。

2. 能说出围绝经期的保健知识。

【护理措施】

1. 一般护理

(1) 饮食调整:嘱病人采用全谷物纤维,每天蔬菜水果 250g 以上;每周 2 次鱼类食品,低脂饮食,盐摄入量<6g/d,饮酒量<20g/d,以保持正常体重,预防高血压和糖尿病。

(2) 体育锻炼:坚持运动不仅使身体代谢、平衡能力、肌肉力量、认知程度及生命质量更好,而且还能使心脏不良事件、卒中、骨折及乳腺癌的发生率有效降低。每周至少中等强度运动 3 次,每次至少 30 分钟,此外每周增加 2 次额外的抗阻力训练,如哑铃、蹲起及平板支撑。锻炼时最好选择每天日光好的时段,增加日晒时间,促进钙的吸收,预防骨质疏松。

(3) 增加社交活动和脑力活动:有助于身心健康,延缓衰老。

2. 病情观察　观察有无子宫不规则出血,如有突破性出血,应给予诊刮,排除子宫内膜癌;观察潮热、出汗、失眠、情绪改变等症状有无改善;观察肝肾功能;定期进行乳腺癌、静脉血栓症的风险评估。

3. 用药护理

(1) 适应证:潮热出汗,情绪烦躁易怒或抑郁,睡眠障碍;阴道干涩、性交痛、反复发生泌尿生殖道感染,夜尿多,尿频;骨质疏松症等。

(2) 禁忌证:原因不明的子宫出血;近 6 个月内患血栓栓塞性疾病;严重肝肾功能不全;疑有乳腺癌、性激素依赖性恶性肿瘤;已知患脑膜瘤(禁用孕激素)。

(3) 慎用情况:子宫肌瘤、子宫内膜异位症、子宫内膜增生史、乳腺良性疾病、乳腺癌家族史、有血栓形成趋势、胆囊疾病、高催乳血症、癫痫、头痛、哮喘、尚未控制的糖尿病和严重高血压等。

(4) 副作用和风险性:雌激素剂量过大可引起头痛、水肿、色素沉着、乳房胀痛、白带增多等。孕激素可引起抑郁、易怒、乳房痛和水肿。长期应用激素治疗会增加乳腺癌、子宫内膜癌和血栓性疾病的风险。

4. 心理护理　鼓励病人表达内心的感受,针对性给予心理疏导,指导病人通过积极工作和参与社会活动分散注意力,缓解不适,改变认知、情绪和行为,使其正确评价自己,保持精神愉快。

5. 健康指导

(1) 疾病知识指导:绝经是正常的生理过程,通过自我神经内分泌调节,一段时间后症状就会减轻或消失,告知病人不必紧张,应以乐观的心态适应生活。家庭和社会应理解、关心和体谅病人,并提供精神和心理支持,协助病人平稳度过围绝经期。

(2) 用药指导:告知病人 HRT 目的是有效改善绝经综合征症状,预防骨质疏松及心血管等疾病,而不是延长绝经年龄。因此应在有适应证、无禁忌证的情况下,且在专业医生的指导下才能应用 HRT。用药期间有异常子宫出血或其他不适应及时就诊。

图片:绝经相关 HRT 规范诊疗流程

(3) 随访指导:接受性激素治疗的病人应坚持随访。随访的目的、时间及内容如下:用药后 1、3、6、12 个月各随访 1 次,以后每年 1 次,了解疗效、副作用、有无子宫出血、乳腺及其他不适等,并了解病人用药的依从性,根据情况调整用药。随访时还要重新评估适应证、禁忌证,进行妇科检查,乳腺检查等。

【护理评价】

经过治疗和护理,评价病人是否达到:①情绪稳定,保持精神愉快。②说出绝经过渡期的保健知识。

(丁艳萍)

笔记

思考题

1. 李女士，46 岁，已婚。因阴道不规则流血 13 天就诊。患者平素月经规律，近 2 年月经 7～10 天/18～45 天，量多少不定。护理体检：贫血貌，全身状况尚可。妇科检查：已婚外阴，阴道畅，见少量流血，宫颈光滑，子宫略小，活动，双侧附件未见异常。实验室检查：尿 HCG(-)，血红蛋白 90g/L。超声检查：子宫内膜 10mm，不均质，子宫附件未见明显异常。

请思考：

(1) 初步考虑病人的诊断是什么？

(2) 诊断明确后首选的处理方法是什么？

(3) 该病人存在的主要护理诊断/问题是什么？

2. 刘女士，35 岁。14 岁初潮后，月经周期 1～3 个月，经期 4～7 天，血量多少不定。现闭经 2 年，性激素六项测定结果如下。

性激素	FSH/(IU/L)	LH/(IU/L)	E2/(pg/ml)	P/(ng/ml)	PRL/(ng/ml)	T/(ng/ml)
测定值	54	38	30	1.5	11.2	0.2

请思考：

(1) 该病人闭经原因是什么？

(2) 该病人如采取性激素治疗，简述对其随访指导的主要内容。

思路解析

扫一扫、测一测

笔记

第八十五章　妊娠滋养细胞疾病病人的护理

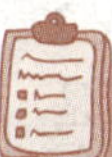

学习目标

1. 掌握完全性葡萄胎的身体状况及侵蚀性葡萄胎和绒癌的鉴别要点和转移灶的临床表现。
2. 熟悉葡萄胎、侵蚀性葡萄胎和绒毛膜癌的辅助检查及治疗原则。
3. 了解完全性葡萄胎、侵蚀性葡萄胎和绒毛膜癌的组织学特点。
4. 正确运用所学知识评估病人、提出护理问题、制订并实施护理措施和健康指导。
5. 具有良好的人文关怀精神和协助精神，体现慎独和精益求精的品德。

妊娠滋养细胞疾病(gestational trophoblastic disease，GTD)是一组来源于胎盘滋养细胞的疾病。主要包括葡萄胎、侵蚀性葡萄胎和绒毛膜癌。侵蚀性葡萄胎和绒毛膜癌合称为妊娠滋养细胞肿瘤(gestational trophoblastic neoplasia，GTN)。妊娠滋养细胞肿瘤又分为无转移性滋养细胞肿瘤和转移性滋养细胞肿瘤，前者指病变局限在子宫，后者指病变出现在子宫以外部位。

第一节　葡萄胎病人的护理

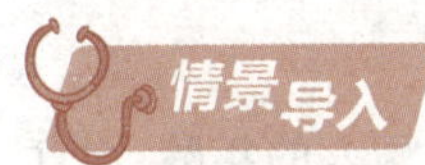

李女士，42岁。停经11周出现不规则阴道流血，量不多，时断时续。停经10周时恶心、呕吐明显。妇科检查：子宫如孕4个月大小，质软，右侧附件可触及拳头大小囊性肿物。盆腔B超检查：子宫腔内见落雪状图像。

请问：

1. 该病人最可能的诊断是什么？
2. 针对该病人目前的情况，还需进行什么样的检查？
3. 护士应指导病人如何进行随访？

图片：典型的水泡状胎块

妊娠后胎盘绒毛滋养细胞增生，间质水肿，形成大小不等的水泡，水泡间借纤维相连成串，形如葡萄，称为葡萄胎(hydatidiform mole，HM)，也称水泡状胎块。葡萄胎是一种良性滋养细胞病变，但可进展为妊娠滋养细胞肿瘤。

【病因】

葡萄胎发生的原因尚不完全清楚，可能与下列因素有关。

1. 年龄　葡萄胎可发生于任何年龄的生育期妇女，孕妇年龄大于 35 岁和 40 岁，葡萄胎发生率分别是年轻孕妇的 2 倍和 7.5 倍。大于 50 岁的妇女妊娠时约 1/3 发生葡萄胎，而小于 20 岁的孕妇葡萄胎发生概率也会明显增加。其原因可能与该年龄段妇女易发生异常受精有关。

2. 营养状况　饮食中缺乏动物脂肪、维生素 A 及其前体胡萝卜素，葡萄胎发生率明显升高。

3. 生育史　既往妊娠有过 1 次和 2 次葡萄胎病史者，再次患葡萄胎的发生率分别为 1%和 15%~20%。此外，据研究报道，有自然流产史的女性发生葡萄胎的风险较无流产史的女性增加 2~3 倍。

4. 地区因素　流行病学研究显示，葡萄胎发生率因国家、民族和地区不同存在差别。我国、东南亚和日本，发病率为 0.1%~0.2%。澳大利亚、新西兰和北美洲、欧洲的发生率为 0.057%~0.11%。亚裔人口发病率高于欧美。

5. 遗传因素　葡萄胎的发生与遗传因素有关。

家族性复发性葡萄胎

家族性复发性葡萄胎（familial recurrenthydatidiform mole，FRHM）是指一个家族中有 2 个或 2 个以上成员反复发生 2 次或 2 次以上 HM。FRHM 是一种常染色体隐性遗传疾病，其显著特征是家族成员反复发生自然流产或 HM，几乎没有正常后代，病人即使更换性伴侣仍可复发 HM。这表明 FRHM 由卵母细胞因素导致，可能是病人本身的基因缺陷，使卵子母源基因印记无法建立和维持。FHRM 病人中，HM 妊娠的临床表现与散发型 HM 无明显差异。

图片：完全性葡萄胎大体观

图片：部分性葡萄胎大体观

【病理】

根据组织学特点，可将葡萄胎分为完全性葡萄胎（completehydatidiformmole，CHM）及部分性葡萄胎（partial hydatidiform mole，PHM），以前者多见。

1. 完全性葡萄胎　大体可见宫腔充满了形如串串葡萄的水泡状物，水泡大小不一，其间有纤细的相连，常混有血块及蜕膜碎片，无胎儿及其附属物。镜下可见：①弥漫性滋养细胞增生。②绒毛水肿。③可确认的胚胎或胎儿组织缺失。④种植部位滋养细胞呈弥漫和显著的异型性。

2. 部分性葡萄胎　大体可见宫腔内有部分水泡，伴有胚胎或胎儿组织，但胎儿常合并发育迟缓、畸形或已经死亡。镜下可见：①有胚胎或胎儿组织。②局限性滋养细胞增生。③绒毛大小及其水肿程度明显不一。④绒毛呈扇贝样轮廓，间质内可见明显的滋养细胞包涵体。⑤种植部位滋养细胞呈局限和轻度的异型性。

【护理评估】

（一）健康史

因年龄、饮食习惯、既往葡萄胎病史是葡萄胎发病的高危因素，因此应重点询问病人的年龄、饮食习惯、生育史，是否患过葡萄胎及家族中是否患过该病等。同时询问病人本次妊娠早孕反应的时间和程度，阴道流血的时间、量和性质，是否伴有水泡状组织排出。

（二）身体状况

1. 完全性葡萄胎

（1）停经后阴道出血：是最常见的症状。80%病人在停经 8~12 周开始出现不规则阴道流血，量多少不定，时断时续，反复出现。如流血时间较长，可引起贫血和感染；如母体大血管破裂，可发生大量出血，导致休克，甚至死亡；如在阴道排出物中见葡萄状水泡状物质，可有助于诊断。

（2）妊娠呕吐：多发生于 HCG 水平异常增高和子宫异常增大者。呕吐出现的时间一般较正常妊娠早、程度重、持续时间长。如发生严重呕吐且未有效纠正时可引起水、电解质平衡紊乱。

（3）子痫前期征象：多发生于子宫异常增大者。妊娠 24 周前即可出现高血压、蛋白尿和水肿，但子痫罕见。如早期妊娠、中期妊娠合并子痫前期，应考虑葡萄胎的可能。

（4）腹痛：由于葡萄胎增长迅速，子宫急速增大，可引起下腹阵发性腹痛。腹痛一般发生于阴道流血之前。卵巢黄素化囊肿发生扭转或破裂时，可出现急性腹痛。

(5) 子宫异常增大、变软:由于葡萄胎增长迅速及宫腔内积血,约半数以上病人的子宫大于孕周,质地变软,并伴有 HCG 水平异常增高;约 1/3 病人的子宫与孕周相符,另少数病人的子宫小于孕周,可能与水泡退化、停止增生有关。妊娠 5 个月时仍触不到胎体,听不到胎心。

(6) 卵巢黄素化囊肿:由于大量 HCG 刺激卵巢卵泡内膜细胞发生黄素化而形成囊肿,称为卵巢黄素化囊肿。可为单侧或双侧(常见),大小不等,表面光滑,活动性好。黄素化囊肿一般无症状,常在葡萄胎清宫后 2~4 个月自行消退。

(7) 甲状腺功能亢进征象:约 7%病人可出现心动过速、震颤、皮肤潮湿、血清 T_3、T_4 水平升高等甲状腺功能亢进征象。

2. 部分性葡萄胎　90%以上的部分性葡萄胎病人有不全流产或稽留流产的表现,75%的部分性葡萄胎病人有阴道流血的表现。而子宫明显大于孕周、呕吐、子痫前期征象、卵巢黄素化囊肿和甲状腺功能亢进的表现不常见。

(三) 心理-社会支持状况

病人常对患有葡萄胎这种不良的妊娠结局难以接受,感到悲伤、自责,对清宫手术等处理方案、疾病的预后及对日后生育的影响充满焦虑和恐惧感,表现出极大不安。

(四) 辅助检查

1. 血清 HCG 测定　是诊断葡萄胎的一项重要辅助检查。葡萄胎病人血清 HCG 水平显著高于相应孕周的正常妊娠值。在停经 8~10 周以后,HCG 值不降反而随子宫的增大而持续升高。当超过 10 万 IU/L,且超声检查未见胎心搏动时,即可确诊为葡萄胎。

2. B 超检查　是诊断葡萄胎的一项可靠的辅助检查。完全性葡萄胎表现为子宫明显大于相应孕周,宫腔内无妊娠囊或胎心搏动,充满了不均质密集状或短条状回声,呈“落雪状”,有时可见一侧或两侧有黄素化囊肿。部分性葡萄胎宫腔内可见局灶性水泡状胎块引起的超声图像改变,有时还可见羊膜腔或畸形的胎儿。

3. 组织学检查　是葡萄胎的确诊方法,因此葡萄胎每次刮宫的刮出物必须送组织学检查。

4. 其他检查　包括血常规、血型、出凝血时间、肝肾功能及 X 线胸片。

(五) 治疗原则与主要措施

1. 清宫术　负压清宫术是葡萄胎首选的治疗措施。葡萄胎一经临床诊断,应及时行负压清宫术。如存在水电解质紊乱、重度贫血或休克、子痫前期及甲状腺功能亢进等严重并发症时,应先对症处理,病情稳定后再行负压清宫术。药物引产清宫因子宫频繁强烈收缩,肿瘤栓子可能通过静脉系统导致肿瘤栓塞,且有较高的不全流产风险。因此,葡萄胎病人不建议进行药物引产清宫。但是对于中孕期的不完全性葡萄胎病人,可考虑进行药物引产清宫,因在负压清宫时,胎儿部分可能堵塞吸管。

2. 预防性子宫切除术　近年来应用较少。对于年龄大于 40 岁,无生育要求者可行全子宫切除术,术后需要定期随访。

3. 预防性化疗　适应于高危葡萄胎和无条件随访者,但非常规。高危葡萄胎的因素包括:①HCG >10 万 IU/L。②子宫明显大于妊娠月份。③卵巢黄素化囊肿直径>6cm。

4. 卵巢黄素化囊肿的处理　一般不需处理,如发生急性蒂扭转,可在 B 超或腹腔镜下穿刺抽液,囊肿多能复位,如扭转时间长导致坏死,可行患侧附件手术切除。

【常见护理诊断/问题】

1. 体液不足　与大量阴道流血有关。
2. 有感染的危险　与贫血所致的抵抗力下降有关。
3. 焦虑　与担心清宫手术及葡萄胎预后有关。
4. 情境性低自尊　与本次妊娠不良的结局有关。

【护理目标】

1. 出血得到有效控制,血压脉搏正常。
2. 无感染发生。
3. 焦虑程度减轻或消失,积极配合刮宫术。
4. 接受葡萄胎流产的结局,情感恢复常态。

【护理措施】

1. 一般护理　注意休息，保证充足睡眠，适当活动。鼓励摄入高蛋白、高维生素和富含铁的食物，如动物肝脏、瘦肉、蛋类、菠菜等。每天清洁外阴，勤换会阴垫，保持外阴清洁，预防感染。

2. 病情观察　①观察腹痛的部位、程度、持续时间及疼痛后有无较多的阴道流血和组织物排出。②观察阴道流血的量及排出物的性质，如有水泡状组织排出，及时送病理检查，协助诊断治疗。大量流血时应密切观察生命体征，采取抗休克的护理措施。③观察体温、白细胞计数和分类，及时发现感染征象。

3. 负压清宫术护理

（1）手术前护理：备血、备齐抢救药品和物品，以防治术中大出血休克。

（2）手术中配合：①建立静脉通道，在充分扩张宫颈管后，选用大号吸管吸宫。②在充分扩张宫颈管和吸宫开始后再给予缩宫素静脉滴注，以减少出血和预防子宫穿孔及肺栓塞。③子宫小于妊娠12周可以一次刮净，子宫大于妊娠12周或感到一次刮净有困难时，可于1周后行第二次清宫。每次刮出物选择靠近宫壁种植部位的组织送检。④注意观察呼吸、心率的变化，及时发现并治疗肺栓塞。

（3）手术后护理：注意观察腹痛及阴道流血情况，保持外阴清洁，给予抗生素预防感染。清宫术后1周，复查血清HCG和子宫超声，以评估疗效和了解有无残留。清宫术后1个月禁止性生活和盆浴。

4. 心理护理　鼓励病人表达内心的感受，准确了解病人对疾病的认识，给予针对性的心理疏导，告知病人坚持正规的治疗和随访，葡萄胎可以治愈，使其减轻焦虑心理，积极配合负压清宫手术，术后坚持随访。

5. 健康指导

（1）生活指导：女性生育年龄以21~29岁为佳。孕期饮食应注意补充富含维生素A和胡萝卜素的食物，如动物肝脏、鱼虾类、奶油、蛋类、菠菜、胡萝卜、韭菜、油菜、荠菜等，保证营养均衡，提高免疫力，减少葡萄胎的相关因素。

（2）疾病知识指导

1）随访意义：完全性葡萄胎发生于子宫局部侵犯和（或）远处转移的概率分别为15%和4%，不完全性葡萄胎发生于子宫局部侵犯的概率约为4%，不发生远处转移。因此，负压清宫后随访有重要意义。通过定期随访，可及早发现并及早治疗滋养细胞肿瘤。有高危因素的葡萄胎病人更应重视随访并适当延长随访时间。

2）随访时间和内容如下：①血清HCG定量测定：葡萄胎清宫术后24小时内进行首次测定，以后每周1次，直至连续3次阴性后改为每个月1次，持续6个月，此后再每2个月一次，持续6个月，自第一次阴性后共计1年。②注意月经是否规律，有无异常阴道流血，有无咳嗽、咯血及其他转移灶症状。③定期妇科检查、B超检查、X线胸片或CT检查。

3）避孕时间和方法：葡萄胎随访期间应有效避孕1年，避孕方法首选避孕套，也可选用药物避孕，一般不选用宫内节育器，以免子宫穿孔或混淆子宫不规则出血的原因。再次妊娠时，应在早孕期间进行HCG定量测定和超声检查，以确认是否为正常妊娠。

【护理评价】

经过治疗及护理，评价病人是否达到：①出血得到有效控制，血压、脉搏平稳。②体温正常，无感染发生。③积极配合清宫手术，并坚持术后随访。④接受葡萄胎流产的结局，情感恢复常态。

第二节　妊娠滋养细胞肿瘤病人的护理

王女士，38岁。人工流产后4个月，不规则阴道流血20余天，伴头晕、乏力1周。近2天出现咳嗽、咯血。妇科检查：子宫如孕8周大小，质软，有轻度压痛，双侧附件可触及囊性肿物，直径均约6cm大小。胸部X线片提示双侧肺多发圆形结节影。

请问：

1. 该病人最可能的诊断是什么？
2. 为明确诊断首选的检查是什么？
3. 确诊后首选的治疗方法是什么？

妊娠滋养细胞肿瘤是滋养细胞的恶性病变，60%继发于葡萄胎，30%继发于流产，10%继发于足月产或异位妊娠。根据组织学特点，妊娠滋养细胞肿瘤可分为侵蚀性葡萄胎（invasive mole）和绒毛膜癌（choriocarcinoma）（简称绒癌）。侵蚀性葡萄胎完全继发于葡萄胎之后，恶性程度不高，多数仅造成局部侵犯，远处转移较少，预后较好。绒毛膜癌多数继发于葡萄胎妊娠，少数继发于非葡萄胎妊娠，如流产、足月产及异位妊娠之后，恶性程度极高，早期就可通过血行转移至子宫肌层或子宫以外的全身各器官。在临床上，由于侵蚀性葡萄胎和绒毛膜癌的临床表现、转移途径、诊断、治疗原则和护理措施基本相同，因此一并介绍侵蚀性葡萄胎和绒毛膜癌。

图片：侵蚀性葡萄胎的大体观

图片：绒毛膜癌的大体观

【病理】

侵蚀性葡萄胎镜下可见子宫肌层或子宫外转移灶有绒毛或退化的绒毛阴影；绒毛膜癌镜下可见成片的细胞滋养细胞和合体滋养细胞浸润及坏死出血，未见绒毛结构。

【护理评估】

（一）健康史

侵蚀性葡萄胎完全继发于葡萄胎之后，绒毛膜癌可继发于葡萄胎妊娠，也可继发于非葡萄胎妊娠，因此，要询问病人有无葡萄胎病史或流产、异位妊娠、足月产等孕产史。如有葡萄胎病史者，需详细了解：①葡萄胎的清宫时间、次数、病理检查结果、清宫术后阴道流血量和持续时间。②随访期间血清 HCG 的变化，B 超、CT 或 X 线胸片检查结果。③是否接受化疗及化疗药物的名称、剂量、时间、疗效及不良反应；如为非葡萄胎妊娠史者要询问产后或术后阴道流血时间、月经恢复情况。此外，还要询问此次出现阴道不规则流血的时间、量和性质，有无咳嗽、咯血或其他症状及发生的时间。

（二）身体状况

1. 无转移滋养细胞肿瘤

（1）阴道不规则流血：最常见。葡萄胎清宫后、流产、异位妊娠或足月产之后，出现不规则阴道流血，量多少不定，或月经恢复正常一段时间后再停经，然后出现不规则阴道流血。长时间流血可致贫血和感染。

（2）腹痛：一般没有腹痛。当病灶穿破子宫浆膜层可出现急性腹痛和腹腔内出血的表现。卵巢黄素化囊肿发生扭转或破裂时，也可出现急性腹痛。

（3）子宫复旧不全或呈不均匀性增大：因葡萄胎清宫后 4~6 周，子宫未恢复正常大小所致；因受子宫肌壁内病灶的部位和大小影响，子宫呈不均匀性增大。

（4）卵巢黄素化囊肿：由于 HCG 的持续作用，葡萄胎清宫或流产、足月产之后，卵巢黄素化囊肿增大并持续存在。

（5）假孕症状：乳房增大，乳头、乳晕着色。外阴、阴道和宫颈着色。

2. 转移滋养细胞肿瘤　主要经血行转移。转移部位最常见的是肺（80%），其次是阴道（30%）和盆腔（20%），较少见的是肝（10%）和脑（10%）等。各转移部位共同的症状是局灶出血。

（1）肺转移：转移灶小时可无症状。典型症状是咳嗽、咯血、胸痛及呼吸困难。

（2）阴道转移：常发生在阴道前壁和尿道周围，呈紫蓝色转移结节，破溃后可引起不规则阴道出血，甚至大出血。

（3）肝转移：多同时伴有肺转移，预后不良。表现为右上腹或肝区疼痛、黄疸等，如病灶穿破肝包膜可引起腹腔内出血，导致死亡。

（4）脑转移：是主要的死亡原因。脑转移的形成可分为 3 个时期：早期为瘤栓期，表现为一过性脑缺血症状，如猝然跌倒、失语、失明等，以后发展为脑瘤期，出现头痛、呕吐、偏瘫、抽搐及昏迷，最后进入脑疝期，表现为颅内压增高，脑疝形成，生命中枢受压而最终死亡。

（三）心理-社会支持状况

病人因担心疾病危及生命、化疗的毒副作用和化疗带来的经济负担而产生悲观失望、消极的心

理。因担心可能失去子宫、丧失生育能力而感到痛苦，甚至绝望，渴望得到家属和社会支持系统的理解和帮助。

（四）辅助检查

1. 血清 HCG 测定　是诊断妊娠滋养细胞肿瘤的主要依据。在以此做出诊断前，需排除妊娠物残留或再次妊娠。

（1）葡萄胎后滋养细胞肿瘤诊断标准：≥4 次（1，7，14，21 天）升高的血清 HCG 水平呈平台（±10%），并持续 3 周及以上；或血清 HCG 测定 3 次升高（>10%），并持续 2 周及以上。

（2）非葡萄胎后滋养细胞肿瘤诊断标准：足月产、流产和异位妊娠后 HCG 一般在 4 周左右转为阴性，如 4 周以上血清 HCG 仍持续高值，或一度下降后又上升，应考虑妊娠滋养细胞肿瘤。

2. X 线胸片检查　为常规检查。肺转移典型表现为棉球状或团块状阴影，以右侧肺及中下部多见。

3. CT 和磁共振检查　CT 对肺部较小病灶，脑、肝等部位的转移灶有较高的诊断价值，磁共振主要用于脑、盆腔、腹腔病灶的诊断。

4. 组织学检查　在子宫肌层或子宫以外的转移灶组织中见到绒毛或退化的绒毛阴影为侵蚀性葡萄胎，如仅见成片滋养细胞浸润及坏死出血，而未见绒毛结构者，则诊断为绒癌。

（五）治疗原则与主要措施

采取化疗为主，手术和放疗为辅的综合治疗。

1. 化疗　常用的一线化疗药物有氟尿嘧啶、甲氨蝶呤、长春新碱、放线菌素、环磷酰胺等。低危病人选择单一药物化疗，高危病人选择联合化疗。

2. 手术治疗　用于控制大出血等各种并发症和切除耐药病灶等。

3. 放射治疗　应用较少，主要用于肝、脑转移和肺部耐药病灶的治疗。

【常见护理诊断/问题】

1. 潜在并发症：肺、阴道和（或）脑转移。
2. 恐惧　与担心疾病危及生命有关。
3. 有感染的危险　与贫血和化疗引起的白细胞下降有关。
4. 营养失调：低于机体需要量　与化疗所致的消化道反应有关。
5. 体像紊乱　与化疗所致的脱发有关。

【护理目标】

1. 并发症得以及时发现，并得到相应的治疗。
2. 能面对目前健康状况，配合治疗，恐惧感减轻。
3. 未发生感染。
4. 机体的营养需要能得到满足。
5. 能应对体像改变，参加正常社交活动。

【护理措施】

1. 一般护理　注意休息，保持充足睡眠。鼓励摄入高蛋白、高维生素、易消化的食物，必要时遵医嘱给予静脉补充液体，维持水电解质的平衡，纠正贫血，保证营养供给。病室每天空气消毒两次，保持口腔、皮肤和外阴清洁，预防感染。

2. 病情观察　观察腹痛的部位、性质、持续时间和阴道流血量，如出现急性腹痛和大量出血时，应密切监测生命体征，采取抗休克等急救措施。观察 HCG 变化，识别转移灶的表现，发现异常及时通知医生并配合处理。观察白细胞计数和体温变化，及时发现感染征象。

3. 转移灶护理

（1）阴道转移病人的护理：①指导病人卧床休息，减少活动，避免做不必要的阴道检查，严禁阴道冲洗。保持大便通畅，避免增加腹压，防止阴道转移结节破溃出血。②密切观察阴道流血情况，如阴道转移结节发生破溃大出血时，立即建立静脉通道，做好输液、输血准备，同时配合医生用消毒纱条填塞阴道压迫止血。纱条填塞后严密观察生命体征和阴道流血情况，保持外阴清洁，遵医嘱应用抗生素预防感染。填塞的纱条于 24~48 小时如数取出，取出时必须做好输液、输血和抢救的准备，如有活动性出血，重新进行填塞。③如病灶较大，遵医嘱局部注射化疗药物，并注意避开血管。

（2）肺转移病人的护理：①嘱病人卧床休息，有呼吸困难者给予半卧位，吸氧。②发生大咯血时，立即将病人置于头低侧卧位，轻拍背部，清除口腔及呼吸道内的血块，保持呼吸道通畅，防止窒息。同时严密观察生命体征和咯血量，配合医生进行止血和抗休克治疗。

（3）肝转移病人的护理：密切观察腹痛的部位、性质、程度，如出现腹腔内出血的表现，立即建立静脉通道，配血备用，同时通知医生并配合处理。

（4）脑转移的护理：①将病人安置在单间、暗室，保持安静，避免刺激。床边加床挡，防止病人坠床。②专人护理，严密观察有无颅内压增高的症状，记 24 小时出入水量，昏迷、偏瘫者按相应的护理常规实施护理，保持呼吸道通畅，预防角膜炎、舌咬伤、吸入性肺炎、压疮等并发症发生。③遵医嘱给药，严格控制输液总量和输液速度，防止颅内压增高。

4. 化疗的护理　化疗是滋养细胞肿瘤病人的首选治疗方法。为合理规范地实施化疗方案，充分发挥化疗的作用，减少化疗毒副作用，应注意用药的科学性及用药后护理。

（1）准确测量并记录体重：体重是化疗时确定药物剂量最重要的依据，因此一定要准确测量。应在早晨、空腹、排空大小便后进行测量，酌情减去衣物重量。一般每疗程用药前、用药中各测量 1 次，根据体重变化重新计算剂量。

（2）正确使用药物：①严格按照药物说明书进行药物的配制、放置，以保证药物的稳定性，减少毒副作用。如化疗药物需现用现配，放置一般不超过 1 小时；顺铂、放线菌素-D（更生霉素）等需要避光的药物，采用遮光袋。②严格按照正确的给药方法进行化疗，以增强疗效，减少耐药。如环磷酰胺需快速进入，应选择静脉推注；阿霉素和氟尿嘧啶需慢速进入，应采用输液泵或静脉注射泵给药。顺铂、卡铂等易引起肾毒性的药物，应给予水化和碱化尿液，即在给药前 1 天至给药后 2～3 天，每天输入 2 000～3 500ml 液体，以保证 24 小时尿量在 2 500ml 以上，同时口服或输注碳酸氢钠，保持尿液 pH>6.5。腹腔内化疗应注意经常变换体位。

（3）合理使用及保护血管：①化疗药物对血管的刺激性大，最好选用 PICC 的方法进行给药。②选用外周静脉时应遵守从远端到近端有计划地穿刺。③用药前输注少量生理盐水，确认针头在静脉后再输注化疗药物；每次药物输注完毕应用生理盐水冲管，减少局部药物的残留。

（4）药物外渗的处理：药物外渗者立即停止用药，给予冷敷或局部注射给药，防止局部坏死。局部注射给药根据外渗药物的种类不同，采用不同的方法。①烷化剂（环磷酰胺、抗硫新芥、消瘤芥等）外渗用 10%硫代硫酸钠 4ml+双蒸馏水 6ml 局部注射。②蒽环类外渗用二甲砜涂患处，每 6 小时 1 次。③长春新碱外渗用透明质酸酶 300～1 500U+生理盐水 10～20ml 局部注射。此外局部还可涂金黄散。

（5）药物毒副作用的护理

1）骨髓抑制的护理：遵医嘱定时监测血常规，白细胞计数低于 3.0×10^9/L，应通知医生考虑停药；血小板低于 50×10^9/L，可引起皮肤、黏膜出血，应卧床休息，减少活动；血小板低于 20×10^9/L，有自发性出血的可能，应绝对卧床休息，遵医嘱输注血小板。同时采取预防感染的措施，严格无菌操作，必要时给予保护性隔离。

2）消化道反应的护理：①恶心、呕吐者化疗前后给止吐剂，并合理安排用药时间，鼓励进食易消化的软食，避免刺激性食物，并少量多餐，化疗前后 2 小时不宜进食，以减少恶心、呕吐的症状。此外还可以采用睡眠疗法、音乐疗法帮助病人缓解恶心、呕吐的症状。②口腔溃疡者应保持口腔清洁，进食前后用消毒溶液漱口，给予温凉的流质或软食，避免刺激性食物；如疼痛严重可在进食前 15 分钟用地卡因溶液涂敷溃疡面，进食漱口后，用甲紫，锡类散或冰硼散等局部涂抹；鼓励病人少量多次进食水，促进咽部活动，减少咽部溃疡引起充血、水肿、结痂。

5. 心理护理

（1）向病人介绍化疗方案、药物毒副作用及注意事项，告知病人滋养细胞肿瘤对化疗很敏感，即使转移也会产生根治性的效果，并列举有显著疗效的病例，或介绍已治愈的病友与其聊天，让病人看到生存的希望，增强战胜疾病的信心，减轻恐惧感，主动配合治疗。

（2）鼓励病人表达内心的感受，耐心解释病人的各种疑虑，提供精神心理支持。鼓励病人适当化妆和修饰，增强自信心和自尊，积极参加社交活动。

（3）帮助病人分析可利用的社会支持系统，以寻求帮助，积极应对疾病。

6. 健康指导

（1）疾病知识指导：疾病治疗失败的主要原因是耐药复发，规范化诊治是防止耐药复发最根本的措施，因此一定要到正规医院坚持规范化治疗。

（2）随访指导：治疗后应严密随访，第一年每月随访1次，1年后每3个月1次，直至3年，以后每年1次，直至5年。随访内容同葡萄胎。随访期间节制性生活，严格避孕1年。如有生育要求，一般于化疗停止1年后方可以妊娠。

时辰化疗

人体的生理活动随24小时昼夜交替呈现规律性变化，可以明显地影响化疗药物的抗癌活性和毒性程度。"同一药物、同一剂量，在一天中不同的时间给药，其疗效和毒性可能相差几倍，甚至几十倍"。时辰化疗是建立在时辰生物学和时辰药理学的基础上，择时将化疗药物输注体内，以达到最佳疗效和最小毒性，改善病人生活质量。这种按时辰给予抗癌药的方法要求一定要保证给药时间的准确性、药物浓度的定时、定量释放，因此必须借助专业输液泵才能得以实现，完全不同于传统的恒速输注。时辰化疗的优势在于减少了药物的毒副作用，使标准剂量的化疗效果得到保证；在毒性最小的时间可增加耐药剂量，提高疗效。目前，专家已研究出5-氟尿嘧啶、长春碱类、铂类药物等抗癌药的最佳用药时间。

【护理评价】

经过治疗及护理，评价病人是否达到：①并发症得以及时发现，并得到相应的治疗。②能面对目前健康状况，配合治疗，恐惧感减轻。③未发生感染。④机体营养需要得到满足。⑤能应对体像改变，参加正常社交活动。

（丁艳萍　李佳）

思考题

1. 张女士，42岁。因"人工流产术后1个月，阴道不规则流血20余天，伴反复咳嗽、咯血10余天"就诊。查体：T 36.5℃，P 88次/min，R 18次/min，BP 100/70mmHg。妇科检查：子宫如孕8周大小。超声检查：排出妊娠物残留和再次妊娠。血清HCG 120 000U/L。胸部X线检查示右肺下段有单个棉球状阴影，直径3cm。

请思考：

（1）该病人可能的医疗诊断是什么？

（2）主要的治疗原则是什么？

（3）护士应对该病人进行哪些健康指导？

2. 李女士，42岁。葡萄胎清宫术后12个月，不规则阴道流血2周。体格检查：T 36.8℃，P 86次/min，R 20次/min，BP 120/80mmHg。阴道窥器检查见阴道前壁有多发紫蓝色结节，取结节行病理检查见成片滋养细胞浸润及坏死出血，未见绒毛结构。实验室检查：HCG 120 000mIU/ml。

请思考：

（1）该病人可能的医疗诊断是什么？治疗原则是什么？

（2）针对该病人阴道有多发结节，如何护理？

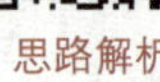
思路解析

扫一扫、测一测

第八十六章　常见妇科肿瘤病人的护理

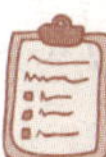

学习目标

1. 掌握妇科肿瘤病人的身体状况和主要护理措施。
2. 熟悉妇科肿瘤的治疗原则、辅助检查。
3. 了解妇科肿瘤的病因、发病机制和病理。
4. 能全面准确地评估妇科肿瘤病人、做出正确的护理诊断、实施恰当的护理措施并对病人及其家属进行健康指导。关心、爱护、尊重病人，具有理解病人需求并提供心理支持的能力。

女性内外生殖器官肿瘤又称妇科肿瘤，是严重危害妇女健康的常见疾病。可发生于生殖器任何部位，但以子宫和卵巢肿瘤最常见。按性质分为良性和恶性。良性肿瘤以子宫肌瘤最常见，其次为卵巢囊肿；恶性肿瘤以子宫颈癌最常见，其次为子宫内膜癌和卵巢癌。

第一节　子宫颈癌病人的护理

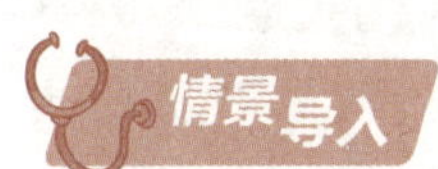

王女士，46 岁，昨夜同房后出现无痛性阴道出血，今来医院就诊。值班护士通过询问病史得知，王女士近 1 年来经常有这种现象，未加重视。妇科检查发现宫颈中度糜烂，宫颈上唇有一大小约 4cm 的赘生物，触之有出血。

请问：

1. 该病人可能的医疗诊断是什么？
2. 需要指导病人进行哪些必要的辅助检查进一步明确诊断？
3. 目前主要的护理问题是什么？应采取哪些护理措施？

子宫颈癌(cervical cancer)是最常见的妇科恶性肿瘤。高发年龄为 50~55 岁。近年来，随着液基涂片、Bethesda 系统以及 HPV 检测等技术的应用，子宫颈癌的筛查水平极大地提高，发病率和死亡率明显下降。

【病因与发病机制】

子宫颈癌的病因和发病机制尚不完全明确，其发生可能与多种因素有关。

1. 病毒感染　人乳头瘤病毒(human papilloma virus，HPV)、单纯疱疹病毒Ⅱ型、人巨细胞病毒的感染，与宫颈癌发病有关。宫颈癌病人约 70% 有 HPV16 和 HPV18 的感染，高危型 HPV 的感染是引起

子宫颈癌前病变和宫颈癌的主要原因。

2. 与高危男子有性接触史　有阴茎癌、前列腺癌或其前妻曾患宫颈癌者为高危男子，与高危男子有性接触的妇女易患宫颈癌。

3. 不良性行为及婚育史　性生活紊乱或性伴侣过多与宫颈癌发生关系密切；性生活过早（小于18岁有性生活）、早婚（小于20岁结婚）、早育、多产者宫颈癌发病率高。

4. 其他因素　经济状况低下、种族和地理因素、吸烟和慢性宫颈炎亦与发病有关。

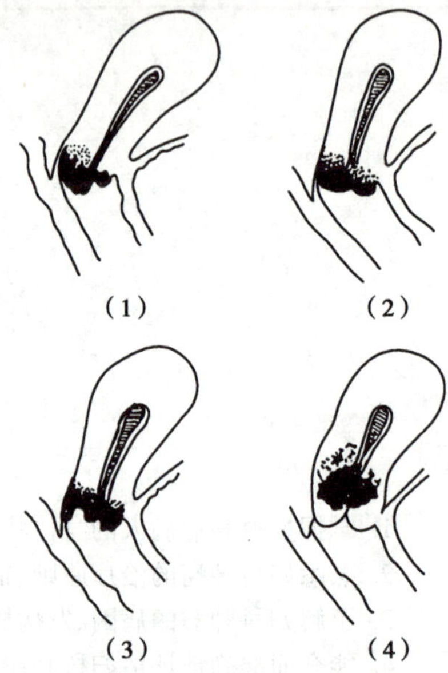

图 10-86-1　宫颈癌巨检类型
(1)外生型；(2)内生型；(3)溃疡型；(4)颈管型。

【病理生理】

1. 组织发生发展过程　按宫颈癌的发生发展过程可分为：宫颈上皮内瘤样病变（cervical intraepithelial neoplasia，CIN）、镜下早期浸润癌、浸润癌。CIN 包括宫颈上皮不典型增生及原位癌，是宫颈浸润癌的癌前期病变的统称。CIN 又分为 CIN Ⅰ（轻度不典型增生）、CIN Ⅱ（中度不典型增生）、CIN Ⅲ（重度不典型增生和原位癌）。

图片：宫颈鳞-柱上皮移行带示意图

图片：宫颈癌类型彩图（巨检）

2. 病理类型　子宫颈癌好发于宫颈外口的鳞-柱上皮移行带，多为鳞癌（占80%～85%），其次为腺癌（占15%～20%）。

（1）鳞状细胞癌

鳞状细胞癌大体可分为以下4种类型（图 10-86-1）：①外生型，最常见，癌灶向外生长呈乳头或菜花样，质脆易出血。②内生型，癌灶浸润子宫颈深部组织，子宫颈肥大、质硬，呈桶状。③溃疡型，上述两型继续发展合并感染坏死，形成溃疡或空洞。④颈管型，癌灶发生在子宫颈管内。

（2）腺癌：来自子宫颈管内，可浸润管壁，也可向子宫颈外口突出生长，常累及子宫旁组织。包括黏液腺癌和恶性腺瘤。

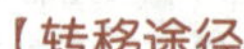
【转移途径】

（1）直接蔓延：最常见。向下侵犯阴道，向上累及子宫体，向两侧扩散到主韧带、子宫颈旁直至骨盆壁，向前后侵犯膀胱及直肠。

（2）淋巴转移：癌组织侵入淋巴管后形成瘤栓，经淋巴循环侵入局部淋巴结，在淋巴管内扩散。

（3）血行转移：较少见，多发生在晚期，可转移至肺、肝、骨等。

【临床分期】

采用国际妇产科联盟（FIGO）的临床分期标准（表 10-86-1）。

表 10-86-1　子宫颈癌临床分期（FIGO，2009 年）

期别	肿瘤范围
Ⅰ期	肿瘤局限于子宫颈（扩展至宫体将被忽略）
ⅠA	镜下浸润癌（所有肉眼可见的病灶，包括表浅浸润，均为ⅠB期）
ⅠA1	间质浸润深度≤3mm，宽度≤7mm
ⅠA2	间质浸润深度3～5mm，宽度≤7mm
ⅠB	肉眼可见癌灶，局限于子宫颈或镜下癌灶超过IA2期范围
ⅠB1	肉眼可见癌灶最大直径≤4cm
ⅠB2	肉眼可见癌灶最大直径>4cm
Ⅱ期	肿瘤超越子宫，但未达骨盆壁或未达阴道下1/3
ⅡA	肿瘤侵犯阴道上2/3，无明显宫旁浸润
ⅡB	有明显宫旁浸润，但未达盆壁

笔记

续表

期别	肿瘤范围
Ⅲ期	肿瘤已扩展到盆壁和(或)累及阴道下1/3,导致肾盂积水或无功能肾
ⅢA	肿瘤累及阴道下1/3,但未达盆壁
ⅢB	肿瘤已达盆壁,或引起肾盂积水或无功能肾
Ⅳ期	肿瘤超出真骨盆或侵犯膀胱黏膜和(或)直肠黏膜
ⅣA	肿瘤侵犯邻近的盆腔器官
ⅣB	远处转移

【护理评估】

（一）健康史

询问病人月经史、婚育史、性生活史、宫颈炎病史、有无接触性阴道出血史,此次就诊的主要原因、曾接受的治疗情况、宫颈细胞学检查情况等;还应询问病人的生活环境,了解家族中有无类似疾病病人。

（二）身体状况

子宫颈癌早期常无症状和明显体征,随病情发展,可以出现以下症状和体征。

1. 症状

(1) 阴道流血:早期宫颈癌病人常无明显症状或表现为接触性出血;晚期则为不规则出血。老年病人多表现为绝经后不规则阴道流血。外生型癌一般出血早,量较多。

(2) 阴道排液:多数为白色或血性,水样或米泔样排液,有腥臭味,晚期可有大量米汤样或脓性恶臭液排出。

(3) 疼痛:晚期由于癌组织侵犯宫旁组织和神经,可出现严重腰骶部或坐骨神经痛。

(4) 压迫和转移症状:浸润膀胱、直肠可表现为大小便异常,表现为尿急尿频、便秘等症状;晚期可有贫血、全身衰竭的恶病质状态。

2. 体征　早期无明显体征,随着病情发展宫颈癌可呈现不同生长类型。晚期病人病灶浸润达盆壁时,形成冰冻骨盆。

（三）心理-社会支持状况

评估病人有无恐惧和焦虑情绪,或害怕死亡或遭家属遗弃等。了解病人及家属对疾病的认知程度及疾病对病人角色行为的影响,了解病人的社会支持系统以及所得到的社会支持和帮助情况。

（四）辅助检查

1. 子宫颈刮片、子宫颈管涂片细胞学检查　是筛查子宫颈癌的主要方法,于子宫颈外口鳞状上皮与柱状上皮交界部刮取标本。用小刮板放入宫颈管内,轻轻刮取一周,或用无菌棉签在宫颈管内滚动取到脱落细胞,涂片、固定、送检。

2. 子宫颈及宫颈管活组织检查　是确诊子宫颈癌前病变和子宫颈癌的主要方法。可在子宫颈鳞-柱状上皮交界部的3、6、9、12点分别取材,或在碘试验、阴道镜下取材并行病理检查。

3. 碘试验　病变的子宫颈阴道部上皮经碘液涂染后不能被染色,在不染色区取材活检,提高诊断率。

4. 阴道镜检查　子宫颈刮片细胞学检查巴氏Ⅲ级及以上、TBS法鳞状上皮内瘤变者,应行阴道镜检查,选择病变部位做活检。

5. 子宫颈锥切术　子宫颈刮片多次阳性而活检阴性,或子宫颈活检为高级别宫颈上皮内病变需确诊者,应行子宫颈锥切并送病理。目前多采用环形电切术(LEEP)。

TCT 检查

液基细胞学技术(thinprep cytologic test),简称 TCT。TCT 检查是采用液基薄层细胞检测系统检测宫颈细胞并进行细胞学分类诊断,它是目前国际上较先进的一种宫颈癌细胞学检查技术,与传统的宫颈刮片巴氏涂片检查相比明显提高了标本的满意度及宫颈异常细胞检出率。TCT 宫颈防癌细胞学检查对宫颈癌细胞的检出率为 100%,同时还能发现部分癌前病变,微生物感染如真菌、滴虫、病毒、衣原体等。所以 TCT 技术是应用于妇女宫颈癌筛查的一项先进的技术。

(五)治疗原则与主要措施

采用以手术、放疗为主,化疗为辅的综合治疗方案。根据临床分期、年龄、生育要求及全身状况等选择合适的个体化治疗方案。

1. 手术治疗　适用于ⅠA~ⅡA 期病人。

(1) ⅠA1 期:可行全子宫切除术。

(2) ⅠA2 期:行改良根治性子宫切除术及盆腔淋巴结切除术。

(3) ⅠB~ⅡA 期:行根治性子宫切除术及盆腔淋巴结切除术。

2. 放射治疗　适用于各期病人,尤其是不能耐受手术或ⅡB 期及以后的晚期病人。包括腔内照射和体外照射。术前放疗可以缩小肿瘤病灶。

3. 化学药物治疗　用于晚期或复发转移的病人。常采用以铂类为主的化疗方案,主要有 TP(紫杉醇和顺铂)、BVP(博来霉素、长春新碱和顺铂)等。可用于术前、术后辅助治疗。

【常见护理诊断/问题】

1. 恐惧　与子宫颈癌的确诊和担心可能危及生命有关。
2. 疼痛　与癌灶侵犯周围神经及手术创伤有关。
3. 排尿障碍　与子宫颈癌根治术对膀胱功能的影响有关。
4. 营养失调:低于机体需要量　与长期阴道流血和癌症消耗有关。
5. 知识缺乏:缺乏子宫颈癌的治疗和护理知识。

【护理目标】

1. 能保持心态平和、情绪稳定,配合各种检查和治疗。
2. 疼痛逐渐减轻或消失。
3. 能维持正常的排尿功能。
4. 营养状况得到改善。
5. 能了解宫颈癌的防治和护理知识。

【护理措施】

1. 一般护理　根据子宫颈癌病人身体状况,鼓励进食高能量、高蛋白、高维生素及含铁丰富的食物。勤换会阴垫,保持外阴清洁。

2. 手术前护理

(1) 详细了解病人的心理状态,向病人及家属讲解手术前后注意事项,以减轻紧张、焦虑情绪。

(2) 皮肤准备:术前 1 天备皮,范围包括上至剑突,下至大腿上 1/3 处及会阴部,两侧至腋中线,并彻底清洁脐部。

(3) 肠道准备:全子宫切除术前 1 天进软食,口服缓泻剂或灌肠 1~2 次,病人排便 3 次以上即可;术前 8 小时禁食,4 小时禁饮。根治性子宫切除术肠道准备应从术前 3 天开始,进食无渣半流质饮食,并按医嘱给予肠道抗生素,术前 1 天行清洁灌肠。

(4) 阴道准备:术前 3 天,每天行阴道冲洗或坐浴 2 次(有活动性出血者禁止阴道冲洗)。术晨用 0.2‰聚维酮碘消毒液行阴道消毒,再用 1%甲紫涂子宫颈和阴道穹窿。

(5) 盆底肌肉锻炼:要教会病人做肛门、阴道肌肉的缩紧和舒张练习。

(6) 膀胱准备:术前 30 分钟常规放置导尿管。

3. 手术后护理

(1) 体位：由手术和麻醉方式决定。术后第 2 天病人情况稳定后，采取半卧位，以利于腹腔引流。

(2) 病情观察：观察病人的麻醉恢复情况、生命体征、切口、尿量及肠功能恢复情况等，观察病人阴道流血的情况。

(3) 协助膀胱功能恢复：一般保留尿管 7~14 天。拔出尿管前 3 天开始夹管，每 2 小时开放一次，定时间断放尿，促进膀胱排尿功能的恢复。拔管后病人自行排尿后需测残余尿量，若残余尿量连续 3 次少于 100ml，表明膀胱功能恢复，若残余尿量超过 100ml，需再留置尿管 3~5 天，再行残余尿量测定，直至残余尿量少于 100ml。

(4) 留置导管的护理：注意保持导尿管、腹腔、盆腔各种引流管的通畅，并观察引流物的量、色、性状。

(5) 疼痛的护理：指导病人使用自控镇痛泵或按医嘱给予止痛剂；腹部切口给予腹带固定。

(6) 饮食的护理：一般手术后 6 小时可进流质饮食，肛门排气后，改为半流质饮食，再逐步过渡到普食；若手术涉及肠道，一般先禁食直至肛门排气，然后由流质饮食逐步过渡到半流质至普食。

4. 放疗病人护理　告知放疗的必要性，使病人理解并接受放疗。接受盆腔内放疗者，需事先灌肠并留置导尿管，保持直肠、膀胱空虚状态，避免放射性损伤。腔内放入放射源期间，保证病人绝对卧床休息，但应进行床上肢体运动。取出放射源后，鼓励病人渐进性下床活动，逐步做到生活自理。

5. 心理护理　护士应根据病人的心理特点，与病人和家属多沟通，寻找引起恐惧等不良心理反应的原因，告知病人诊疗和护理计划，以获得病人及家属的支持和配合，教会病人缓解不良心理反应的措施。

6. 健康指导

(1) 疾病知识指导：根据机体康复情况适当活动，注意保护切口。继续进行盆底和膀胱功能锻炼。向病人普及防癌知识，开展性卫生教育，提倡晚婚少育。建议 30 岁以上妇女到妇科门诊就诊时常规行子宫颈刮片检查，一般妇女每 1~2 年普查 1 次。

(2) 定期随访：出院 1 个月后第 1 次随访，以后每 2~3 个月随访 1 次；出院后第 2 年，每 3~6 个月随访 1 次；出院后第 3~5 年，每 6 个月随访 1 次；第 6 年开始，每年随访 1 次。

【护理评价】

经过治疗和护理，评价病人是否达到：①心态平和，紧张、焦虑情绪缓解。②疼痛减轻或消失。③能维持正常的排尿功能。④各项营养指标正常。⑤能说出宫颈癌的防治和护理知识。

第二节　子宫肌瘤病人的护理

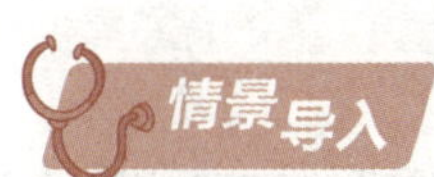

张女士，39 岁。因“月经周期缩短，经期延长，经量增多 7 个月”入院。曾用“止血药物”治疗，效果不佳。近日感头晕、乏力、食欲缺乏。查体：口唇、面色苍白，心肺无异常。妇科检查：外阴阴道未见异常，宫颈光滑，子宫增大如孕 12 周大小，质硬，活动度好，轻压痛，双附件未触及包块。初步诊断：子宫肌瘤。

请问：

1. 为确诊首选的辅助检查是什么？
2. 应对病人进行哪些方面的护理评估？
3. 首优的护理诊断有哪些？
4. 应采取哪些护理措施？

子宫肌瘤(myoma of uterus)是最常见的妇科良性肿瘤，常见于 30~50 岁的女性。据统计，有 20%~30%育龄妇女有子宫肌瘤。随着诊疗技术的提高、健康体检的普及以及妇女保健意识的加强，子宫肌瘤的检出率也逐渐提高。

【病因】

病因尚未完全明确。由于子宫肌瘤好发于生育年龄，青春期前少见，绝经后萎缩或消退，提示其发生可能与雌孕激素有关。雌激素使子宫肌细胞增生肥大，肌层增厚，子宫增大，还可通过子宫肌内雌激素受体起作用；孕激素可刺激子宫肌瘤细胞核分裂，促进肌瘤生长。近年来有研究发现遗传因素、分子生物学因素及神经中枢活动对子宫肌瘤的发病可能起作用。

【病理】

肌瘤大体观为实质性球形包块，切面呈灰白色，可见旋涡状结构。镜检见梭形平滑肌细胞和纤维结缔组织相互交错排列成旋涡状。

当肌瘤失去原有的典型结构时，称肌瘤变性。常见的变性有玻璃样变、囊性变、红色变、肉瘤变和钙化。

【分类】

按肌瘤生长部位分为子宫体肌瘤和子宫颈肌瘤；按肌瘤与子宫肌壁的关系分为以下3类（图10-86-2）。

图片：子宫肌瘤分类彩图

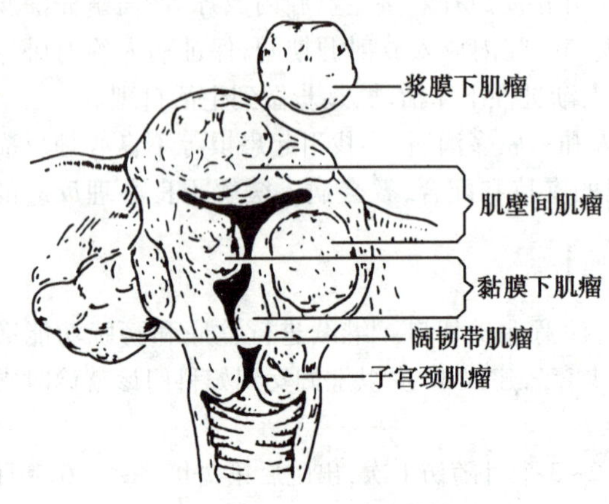

图10-86-2　子宫肌瘤分类

1. 肌壁间肌瘤　占60%～70%，肌瘤位于子宫肌层内，是最常见类型。

2. 浆膜下肌瘤　约占20%，肌瘤突出于子宫表面，被浆膜层所覆盖。

3. 黏膜下肌瘤　占10%～15%，肌瘤向宫腔内突出，被黏膜层所覆盖。几种类型的肌瘤发生在同一子宫时，称多发性子宫肌瘤。

【护理评估】

（一）健康史

详细询问病人有无诱发因素，如长期使用雌孕激素等；询问病人此次就诊的主要原因、症状；追溯病人月经，发病后月经变化情况及伴随症状；了解病人过去的治疗情况及疗效，家族中有无类似疾病的发生。

（二）身体状况

肌瘤小者多无明显症状，偶在体检时发现。症状多与肌瘤部位、有无变性等有关。

1. 症状

（1）月经改变：是最常见的症状，可表现为经量增多、经期延长或周期缩短等，多见于较大的肌壁间肌瘤和黏膜下肌瘤。

（2）下腹包块：当肌瘤增大使子宫超过3个月妊娠大时，可在腹部触及肿块。

（3）白带增多：肌壁间肌瘤使宫腔面积增大，内膜腺体分泌增加而致白带增多；黏膜下肌瘤发生感染，可有脓样白带。

（4）压迫症状：可压迫膀胱引起尿频、尿急；压迫尿道引起排尿困难、尿潴留；压迫肠管引起下腹不适、便秘；压迫输尿管，引起输尿管扩张甚至肾盂积水。

（5）其他：常见腰酸腰痛、下腹坠胀；可引起不孕或流产；可继发贫血；当发生红色样变或蒂扭转时，可有腹痛。

2. 体征

（1）较大肌瘤可在下腹部扪及实质性不规则肿块，妇科检查发现子宫增大，表面有单个或多个结节状突起。

（2）浆膜下肌瘤可扪及实质性球状肿块与子宫有蒂相连。

（3）黏膜下肌瘤可扪及子宫均匀增大，有时可发现宫颈口处有肿物，若伴感染时可有坏死、出血及脓性分泌物。

（三）心理-社会支持状况

评估病人有无因患病而产生生活和工作压力、对生育及性生活担心及家庭角色转换困难；了解病

人及家属对疾病的认知程度、社会支持情况以及所得到的社会支持和帮助。

（四）辅助检查

1. B超检查　最常用，可确定肌瘤大小、数目及部位。

2. 宫腔镜检查　可观察黏膜下肌瘤的大小、位置。

3. 腹腔镜检查　可观察肌壁间肌瘤和浆膜下肌瘤的大小、位置。

4. 诊断性刮宫　探测宫腔深度，了解有无子宫内膜病变。

（五）治疗原则与主要措施

1. 随访观察　适用于肌瘤较小，无症状，尤其是近绝经者。每3~6个月随访一次。

2. 药物治疗　适用于症状轻、有生育要求者，或近绝经全身情况不宜手术或不愿手术者。目前常用的治疗药物有：①雄激素，对抗雌激素，使肌瘤萎缩并可减少月经量。常用甲基睾酮5mg舌下含服，每天2次，连续20天为1个疗程。每月总量不得超过300mg，以免产生男性化副作用。②促性腺激素释放激素类似物（GnRH-a），如戈舍瑞林或亮丙瑞林。抑制垂体功能，降低雌激素水平，使肌瘤缩小。亮丙瑞林每月皮下注射1次，每次3.75mg。用药超过6个月，可能产生雌激素水平降低导致的围绝经期综合征表现。③米非司酮（mifepristone），与孕激素竞争受体，拮抗孕激素。每天12.5mg口服，连续3个月。通常作为术前用药或提前绝经使用，不宜长期应用。

3. 手术治疗

（1）适应证：①月经过多导致继发性贫血，药物治疗无效。②肌瘤较大或数量较多，使子宫增大如孕10~12周或以上大小。③单个肌瘤直径≥5~6cm。④特殊部位肌瘤，如子宫颈肌瘤。⑤影响受孕，导致不孕或流产。⑥怀疑恶变者。

（2）手术方式：①肌瘤切除术：适用于希望保留生育功能的病人。②子宫切除术：适用于不要求保留生育功能或疑有恶变者。

4. 其他　包括介入治疗、射频治疗等。

子宫肌瘤的介入治疗

随着医学科学的飞速发展，一种治疗子宫肌瘤的微创保守疗法——经导管子宫动脉栓塞术（transcatheter uterine artery embolization，TUAE）介入治疗引起了国内外学者的关注。目前已有大量的临床研究报道，认为该方法安全、创伤小、并发症少，能在短期内控制子宫肌瘤导致的月经过多、过频、经期延长等临床症状，使子宫肌瘤体积缩小，缓解盆腔压迫和贫血症状，并能保留子宫和卵巢的正常生理功能，临床治疗效果好。适应证：①自愿接受治疗的各年龄段、各种类型的症状性子宫肌瘤者。②月经过多甚至引起贫血者。③需要保留子宫者。④肌瘤切除术后复发者。

【常见护理诊断/问题】

1. 焦虑　与月经改变、不孕等有关。

2. 有感染的危险　与月经过多致贫血有关。

3. 知识缺乏：缺乏子宫肌瘤的诊疗知识及子宫切除术后保健知识。

【护理目标】

1. 能保持良好的心理状态，情绪稳定，配合治疗。

2. 未发生感染。

3. 能正确描述子宫肌瘤的防治和护理知识以及子宫切除术后保健知识。

【护理措施】

1. 一般护理　注意休息，指导进食高蛋白、高维生素及富含铁的食物，以补偿机体消耗，禁食生冷、刺激性食物。每天清洁外阴，勤换会阴垫，保持外阴清洁。

2. 病情观察　出血多者，应严密观察其生命体征变化，仔细评估出血量，按医嘱给予止血剂和子

宫收缩剂,必要时输血。浆膜下肌瘤病人应注意观察有无腹痛及腹痛情况,并及时报告医生。

3. 用药护理 对药物治疗的病人,护士应指导正确用药,讲明药物名称、服药剂量、方法,观察药物不良反应及应对措施。雄激素治疗每月剂量不超过300mg,以免出现男性化。促性腺激素释放激素激动剂(GnRH-a)、雌激素对抗剂他莫昔芬等治疗时可引起低雌激素症状,如潮热、急躁、出汗、阴道干燥等,不宜长期应用,仅用于手术前的预处理,一般用药3~6个月。

4. 手术前后护理 参见第八十六章第一节"子宫颈癌病人的护理"。

5. 心理护理 应与病人建立良好的护患关系,讲解子宫肌瘤相关知识,倾听病人表达内心顾虑、感受和期望,提供心理支持,增强治疗信心。

6. 健康指导

(1) 告知全子宫切除术者,术后可有少量暗红色阴道流血,血量逐渐减少,若术后7~8天出现少量阴道流血,多为阴道残端肠线吸收所致,出血量不多者暂观察;出血较多者应就医。

(2) 定期随访:对无症状肌瘤尤其是近绝经期妇女,每3~6个月随访观察一次。手术治疗病人1个月后随访复查。

【护理评价】

经过治疗和护理,评价病人是否达到:①紧张、焦虑情绪缓解。②未发生感染。③能说出子宫肌瘤的防治和护理措施,以及子宫切除术后保健知识。

第三节 子宫内膜癌病人的护理

子宫内膜癌(endometrial carcinoma)是原发于子宫内膜的一组上皮性恶性肿瘤,以来源于内膜腺体的腺癌最常见,亦称子宫内膜腺癌。好发于围绝经期和绝经后女性,其发病率居女性生殖系统恶性肿瘤的第二位。近年来其发病率呈上升趋势。

【病因与发病机制】

子宫内膜癌确切病因仍不清楚,目前认为其发生可能与下列因素有关。

1. 雌激素依赖型 与长期雌激素刺激无孕激素拮抗有关。临床常见于无排卵性功血、分泌雌激素的卵巢肿瘤、长期服用雌激素的绝经期妇女等,雌激素受体常阳性。易发生于肥胖、高血压、糖尿病和未婚、不育、少育及绝经延迟的妇女。

2. 非雌激素依赖型 发病与雌激素无关。多见于老年体瘦妇女,雌激素受体多阴性。临床少见。

3. 遗传因素 约20%子宫内膜癌病人有癌家族史。

【病理生理】

子宫内膜癌大体观分为2种类型:弥散型和局限型。镜检有4种病理类型:内膜样腺癌、腺癌伴鳞状上皮分化、浆液性腺癌和透明细胞癌,其中内膜样腺癌最常见,占80%~90%。

【转移途径】

1. 直接蔓延 癌灶向上可蔓延至子宫角和输卵管,向下累及子宫颈管及阴道,也可向肌层浸润,甚至穿透肌壁,累及子宫浆膜层,广泛种植于盆腹膜、直肠子宫陷凹和大网膜。

2. 淋巴转移 是子宫内膜癌的主要转移途径。淋巴转移途径与癌灶生长部位有关,根据癌灶所在部位可转移至腹主动脉旁淋巴结、腹股沟淋巴结,子宫旁、闭孔、髂内、髂外及髂总淋巴结,也可至直肠淋巴结。

3. 血行转移 主要见于晚期病人,常见部位为肺、肝、骨等。

【临床分期】

目前,主要采用国际妇产科联盟(FIGO)制订的手术-病理分期(表10-86-2)。

【护理评估】

(一)健康史

询问病人此次就诊的主要原因、症状和特点;了解病人是否有不规则阴道出血,尤其是老年女性绝经后阴道出血;追溯病人月经史、婚育史,有无绝经延迟、不孕不育以及接受雌激素治疗等;询问病人有无高血压、糖尿病等高危因素;询问病人近亲家属中有无类似疾病或肿瘤的发生。

表 10-86-2　子宫内膜癌手术-病理分期（FIGO 分期）

期别	肿瘤范围
Ⅰ期	癌灶局限在宫体
ⅠA	癌灶局限在子宫内膜
ⅠB	癌灶浸润深度≤1/2 肌层
ⅠC	癌灶浸润深度>1/2 肌层
Ⅱ期	癌灶侵犯宫颈，但无子宫外病变
ⅡA	仅宫颈黏膜腺体受累
ⅡB	浸润至宫颈间质
Ⅲ期	局部和（或）区域的扩散
ⅢA	癌灶累及浆膜和（或）附件和（或）腹腔细胞学检查阳性
ⅢB	累及阴道
ⅢC	盆腔和（或）腹主动脉淋巴结转移
Ⅳ期	癌瘤累及膀胱或直肠黏膜或有盆腔以外的远处转移
ⅣA	癌灶侵犯膀胱和（或）直肠黏膜
ⅣB	远处转移

（二）身体状况

1. 症状

（1）阴道流血：常表现为绝经后阴道流血。尚未绝经者，可表现为经量增多，经期延长或月经紊乱。

（2）阴道排液：早期多为浆液性或血性分泌物；晚期合并感染时，出现脓性或脓血性分泌物，恶臭味。

（3）下腹疼痛：若癌肿累及子宫颈内口堵塞子宫颈管时，可引起下腹胀痛或痉挛性疼痛；累及周围组织或压迫神经时，可引起下腹及腰骶部疼痛。

2. 体征　早期无明显异常。随着病情发展，可有子宫增大、质地变软，绝经后子宫不萎缩；合并宫腔积脓时子宫有明显触痛；癌灶浸润周围组织时，子宫固定或在宫旁触及不规则结节状物。

（三）心理-社会支持状况

评估病人是否因患病而出现恐惧和焦虑、人际关系紧张、对日常生活产生影响；了解病人对疾病的认知程度、家庭对病人的态度、家庭经济情况以及医疗费用的支付方式等。

（四）辅助检查

1. 分段诊刮　分段诊刮子宫内膜病理检查是确诊子宫内膜癌最常用最有价值的方法。此法可以鉴别子宫内膜癌和子宫颈管腺癌，也可明确子宫内膜癌是否累及子宫颈管。

2. B 型超声检查　可以了解子宫大小、宫腔形态、内膜厚度、宫腔内有无赘生物、肌层浸润情况等，为临床诊断和处理提供参考。

3. 宫腔镜检查　在直视下观察子宫腔及子宫颈管有无癌灶及其大小、部位，同时可行活检，提高早期子宫内膜癌的诊断率。

4. 其他　MRI、CT、血清 CA_{125} 测定可协助诊断。

（五）治疗原则与主要措施

早期以手术治疗为主；晚期可采用手术、放射、药物等综合治疗。

1. 手术治疗　是子宫内膜癌最主要的治疗方法。

Ⅰ期：行筋膜外全子宫切除和双侧附件切除术，部分病人需同时行盆腔和腹主动脉旁淋巴结切除或取样。

Ⅱ期：行改良根治性子宫切除术和双侧附件切除术，同时行盆腔和腹主动脉旁淋巴结切除。

Ⅲ、Ⅳ期：行肿瘤细胞减灭术。

2. 化学药物治疗　常用的化疗药物有顺铂、多柔比星、紫杉醇等。对要求保留生育功能者可采用孕激素治疗，常用药物有甲羟孕酮、己酸孕酮等。甲羟孕酮200~400mg，每天1次，或己酸孕酮500mg，每周2次，至少用10~12周。

3. 放射治疗　单纯放疗仅用于有手术禁忌证或无法手术切除的晚期病人；术后放疗可明显降低局部复发，提高生存率。

【常见护理诊断/问题】

1. 恐惧　与确诊癌瘤担心危及生命以及接受的治疗有关。

2. 有感染的危险　与长期阴道流血、阴道排液有关。

3. 知识缺乏：缺乏子宫内膜癌治疗及术后锻炼和活动方面的知识。

【护理目标】

1. 能保持良好的心理状态，情绪稳定。

2. 未发生感染。

3. 能正确描述子宫内膜癌的防治和护理知识。

【护理措施】

1. 一般护理　注意休息，保持充足睡眠。鼓励进食高能量、高维生素、高蛋白营养丰富的食物。做好会阴护理，流血时间长者，给予抗生素预防感染。

2. 用药护理　仔细讲解药物名称、服药剂量、方法等，观察药物的副作用。孕激素治疗一般以高效、大剂量、长期应用为宜，用药12周后评估疗效。

3. 手术前后护理　参见第八十六章第一节“子宫颈癌病人的护理”。

4. 心理护理　护士应针对病人对疾病及有关诊治过程的认知程度以及不同需求，讲解有关疾病知识，缓解其焦虑情绪，主动配合治疗，增强战胜疾病的信心。

5. 健康指导

（1）疾病知识指导：指导病人保持身心愉悦，避免过度劳累和精神刺激。性生活恢复时间可根据复查情况而定。普及防癌知识，中年妇女应每年进行一次妇科检查，注意子宫内膜癌的高危因素和人群。正确掌握雌激素应用指征及方法。

（2）定期随访：术后2~3年内每3个月随访1次；术后3~5年内每6个月随访1次；5年以后每年随访1次。

【护理评价】

经过治疗和护理，评价病人是否达到：①未发生感染。②紧张、焦虑的情绪得到缓解。③能说出子宫内膜癌的高危因素、防治措施和护理知识。

第四节　卵巢肿瘤病人的护理

卵巢肿瘤（ovarian tumor）是常见的妇科肿瘤，可发生于任何年龄。由于卵巢组织来源复杂，所以卵巢肿瘤的种类居全身各脏器之首，有良性、交界性及恶性之分。由于卵巢位于盆腔深部，不易扪及，又缺乏早期诊断方法，卵巢恶性肿瘤早期无明显症状，病人就医时多已属晚期，故预后较差，其死亡率居妇科恶性肿瘤之首。

【病因与发病机制】

病因至今尚未明确，主要与下列因素有关。

1. 内分泌因素　研究表明，减少或抑制排卵可减少卵巢上皮细胞因排卵引发的损伤，可能降低卵巢肿瘤的发病风险。

2. 遗传因素　是近年来研究较多的病因之一，多数病人为常染色体显性遗传。癌瘤易感的特异基因在染色体13、17上。

3. 其他因素　月经初潮早、绝经迟、未产、不孕、长期高胆固醇饮食等均是卵巢肿瘤的高危因素。

【组织学分类】

卵巢肿瘤种类繁多，分类方法多样，目前多采用世界卫生组织（2013）制订的卵巢肿瘤组织学分类法。

1. 上皮性肿瘤　包括浆液性肿瘤、黏液性肿瘤（宫颈样型及肠型）、子宫内膜样肿瘤（变异型及鳞状分化）、透明细胞肿瘤、移行细胞肿瘤、鳞状细胞肿瘤、混合性上皮性肿瘤、未分化和未分类肿瘤。按性质分为良性、交界性、恶性。

2. 性索-间质肿瘤　包括颗粒细胞-间质细胞肿瘤（颗粒细胞瘤、卵泡膜细胞瘤-纤维瘤）、支持细胞-间质细胞肿瘤（睾丸母细胞瘤）、混合性或未分类的性索-间质肿瘤、类固醇细胞肿瘤。

3. 生殖细胞肿瘤　包括无性细胞瘤、卵黄囊瘤、胚胎性癌、多胎瘤、非妊娠性绒毛膜癌、畸胎瘤（成熟型、未成熟型、单胚性和高度特异性型）、混合型。

4. 转移性肿瘤

视频：卵巢恶性肿瘤的转移途径

【恶性肿瘤转移途径】

恶性肿瘤的转移途径以直接蔓延和腹腔种植转移为主，瘤细胞可广泛种植于盆腹膜、大网膜及肝表面。淋巴转移也是重要途径，血行转移少见。

【护理评估】

（一）健康史

询问病人此次就诊的主要原因、症状和特点、年龄和体重等；追溯病人月经史、婚育史，有无药物避孕史；询问病人有无胆固醇过高等高危因素，日常饮食情况，有无烟酒嗜好及近亲家属中有无该类疾病的发生。

（二）身体状况

1. 症状

（1）卵巢良性肿瘤：体积小时，常无症状。肿瘤较大时，可感到腹胀或在腹部扪及肿块。当肿瘤占满盆、腹腔，可出现尿频、便秘、气急、心悸等压迫症状。

（2）卵巢恶性肿瘤：早期无明显症状。晚期常出现腹胀、腹部肿块及腹水等表现；浸润或压迫周围组织，引起腹痛、腰痛或下肢疼痛；压迫盆腔静脉出现下肢水肿；功能性肿瘤可产生相应雌激素或雄激素过多症状；晚期可出现消瘦、贫血等恶病质表现。

2. 体征　早期无明显体征。当肿瘤较大时，妇科检查可在子宫一侧或双侧触及囊性或实性肿块，活动或固定，与子宫不相连，表面光滑或凹凸不平。

3. 卵巢良性肿瘤与恶性肿瘤的鉴别（表 10-86-3）

表 10-86-3　卵巢良性肿瘤与恶性肿瘤的鉴别

鉴别内容	良性肿瘤	恶性肿瘤
病史	生长缓慢，病程长	生长迅速、病程短
年龄	生育期多见	幼女、青春期或绝经后妇女多见
一般情况	良好，多无不适	晚期出现腹胀、腹痛、腹水、食欲缺乏、消瘦、发热、恶病质
包块部位及性质	多为单侧，囊性，表面光滑，活动，无腹水	多为双侧，实性或囊性，表面不规则，固定，常伴血性腹水，可查到癌细胞
B 型超声	为液性暗区，有间隔光带，边界清晰	液性暗区内有杂乱光团、光点，界限不清

4. 并发症

（1）蒂扭转：最常见，是妇科急腹症之一。多见于瘤蒂长、活动度好、中等大小重心偏向一侧的肿瘤（图 10-86-3）。多在突然改变体位，或妊娠期、产褥期发生。典型表现为突发的一侧下腹剧烈绞痛，常伴恶心、呕吐。妇科检查：可在宫旁扪及肿块，张力较高，瘤蒂部压痛明显。一经确诊应立即手术。

（2）破裂：包括外伤性破裂和自发性破裂两种类型。轻者仅表现为轻度腹痛；严重者可出现剧烈

笔记

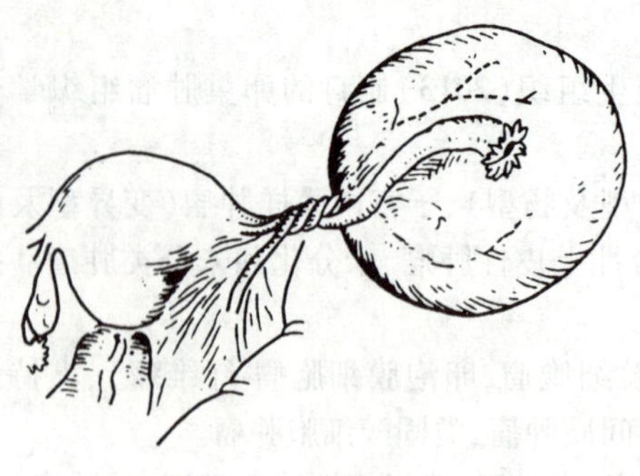

图 10-86-3 卵巢肿瘤蒂扭转

腹痛、恶心、呕吐，甚至引起腹腔内出血、腹膜炎和休克。确诊后应立即手术，切除的标本送病理检查。

（3）感染：较少见，多继发于肿瘤蒂扭转或破裂后，主要症状有高热、腹痛、肿块、腹部压痛及白细胞升高等。控制感染后手术切除肿瘤。

（4）恶变：若肿瘤在短期内迅速增大或出现血性腹水及其他难以解释的消化道症状，应考虑有恶变可能，应尽早手术。

（三）心理-社会支持状况

评估病人和家属对疾病的认知程度，是否因患病而产生恐惧和焦虑的情绪；了解疾病对病人角色行为的影响，是否存在角色适应不良；评估病人家庭成员对病人的态度、家庭经济状况、医疗费用的来源和支付方式等。

（四）辅助检查

1. 影像学检查

（1）B 型超声检查：可了解肿瘤的大小、部位、形态及性质，临床诊断符合率>90%。

（2）X 线摄片：主要用于畸胎瘤。

（3）CT、MRI、PET 检查：显示肿块及其与周围的关系以及有无器官和淋巴结转移。

2. 肿瘤标志物

（1）血清 CA_{125}：敏感性高，用于病情监测，80%卵巢上皮性癌病人 CA_{125} 水平升高。血清 CA_{125} 正常参考范围为<35U/ml。

（2）血清 AFP：对内胚窦瘤有特异性诊断价值。

（3）HCG：对原发性卵巢绒毛膜癌有特异性诊断价值。

（4）性激素：颗粒细胞瘤、卵泡膜细胞瘤产生雌激素。

3. 腹腔镜检查　可直观肿块状况，并在可疑部位行多点活检，也可抽取腹水行细胞学检查。

4. 其他检查　肿瘤组织病理学检查是确诊肿瘤性质的主要依据。抽取腹水或腹腔冲洗液行细胞学检查等。

（五）治疗原则与主要措施

1. 良性肿瘤　首选手术治疗。对于年轻、单侧良性肿瘤，可行病侧卵巢肿瘤剥出或卵巢切除术；若双侧良性肿瘤，也应行肿瘤剥除术，保留正常卵巢组织。围绝经期妇女可行单侧附件切除或子宫及双侧附件切除术。

2. 恶性肿瘤　以手术为主要治疗方法，辅以化疗、放疗及其他综合治疗。

（1）手术治疗：对年轻、有生育要求、细胞分化好、Ⅰ A 期、对侧卵巢外观正常者，可行保留生育功能的手术；晚期行肿瘤细胞减灭术。

（2）化学药物治疗：卵巢上皮性癌对化疗比较敏感。常用药物有顺铂、环磷酰胺、紫杉醇、依托泊苷等，一般采用联合治疗。目前常用化疗方案是铂类药物联合紫杉醇。给药途径包括静脉和腹腔内用药，一般用药 6~8 个疗程。

（3）放射治疗：以无性细胞瘤最敏感。

（4）其他治疗：免疫治疗是近年来兴起的一种辅助治疗手段，可以增强机体免疫功能，特异性杀伤肿瘤细胞。

【常见护理诊断/问题】

1. 焦虑　与发现和确诊卵巢肿瘤，担心可能危及生命有关。

2. 自我形象紊乱　与切除子宫、卵巢有关。

3. 营养失调：低于机体需要量　与癌症消耗有关。

4. 潜在的并发症：卵巢囊肿蒂扭转、破裂、感染等。

【护理目标】

1. 能保持良好的心理状态，情绪稳定，配合医护。

2. 能接受丧失子宫和附件的事实，积极接受治疗过程。

3. 营养状况得到改善。

4. 并发症能得以及时发现和处理。

【护理措施】

1. 一般护理　卵巢恶性肿瘤多为消耗性疾病，应鼓励病人进食营养丰富，含高蛋白和维生素的饮食，避免高胆固醇饮食，必要时可静脉补液。为病人提供安静、舒适的环境，并鼓励病人适当地休息和活动，能完成日常生活自理。

2. 手术护理　参见第八十六章第一节“子宫颈癌病人的护理”。

3. 化疗病人的护理　参见第八十五章第二节“滋养细胞肿瘤病人的护理”。

4. 协助医师完成各项诊断性检查　需做腹腔穿刺或腹腔化疗者，应备好穿刺用品，配合腹腔穿刺操作，注意观察放腹水的速度和量（速度宜缓慢，500ml/h，一次放腹水 3 000ml 左右），术后用腹带包扎腹部。

5. 心理护理　护士应仔细评估病人焦虑的程度，根据病人的心理特点，与病人和家属、亲友多沟通，寻找引起不良心理反应的原因，讲解卵巢肿瘤的诊疗及护理计划，解答病人的疑惑，以获得病人及家属的支持和配合。

6. 健康指导

（1）疾病知识指导：介绍卵巢肿瘤的高危因素，指导病人尽量避免高胆固醇饮食，提倡高蛋白、富含维生素 A 的饮食，高危妇女宜口服避孕药预防。告知病人普查普治的重要性，30 岁以上妇女应每年行妇科检查。

（2）定期随访：①卵巢非赘生性肿瘤若直径<5cm，可每 3~6 个月检查一次，观察肿瘤的发展情况。②良性肿瘤手术后 1 个月常规复查。③恶性肿瘤易复发，应长期随访，术后 1 年内，每 3 个月随访 1 次；术后 2~5 年，每 4~6 个月随访 1 次；5 年以后，每年随访 1 次。随访内容包括：临床症状与体征、全身及盆腔检查、B 型超声检查等，必要时做 CT 或 MRI，根据病情需要测定相关肿瘤标志物。

【护理评价】

经过治疗和护理，评价病人是否达到：①无并发症的出现或并发症能够被及时发现和处理。②紧张、焦虑、悲伤的情绪得到缓解，未发生严重的心理问题。③能接受丧失子宫和附件的事实，积极接受治疗过程。④各项营养指标正常，能维持正常的体重。

（曹姣玲）

思考题

1. 李女士，50 岁，绝经 2 年。以“不规则阴道流血 2 月余，持续性右下腹疼痛 20 天”为主诉入院。妇科检查：外阴已婚已产式；阴道通畅，右侧穹窿及后穹窿消失；宫颈可见直径约 5cm 菜花状的包块，质糟脆，触之出血；宫体前位，萎缩，质中，无压痛；双附件未及明显异常。三合诊：直肠黏膜光滑，右侧宫旁韧带缩短增厚，弹性略差。宫颈活检提示：宫颈癌ⅡB 期。

请思考：

（1）如何指导病人选择治疗方案？

（2）列出两个主要的护理诊断。

（3）针对上述护理诊断制订护理措施。

2. 李女士，32 岁，G_2P_1，放置宫内节育器避孕，月经正常。1 个月前自己触及右侧下腹有一肿块，今晨起床时突然出现剧烈腹痛，弯腰不能直立，伴恶心、呕吐，无发热。妇科检查：子宫右侧可扪及囊性肿块似 3^+月孕子宫大小，肿块与子宫相连处触痛明显。

请思考：

（1）病人腹痛的可能原因是什么？

（2）为进一步确诊首选的辅助检查是什么？

（3）首选的治疗措施是什么？相应的护理措施有哪些？

思路解析

扫一扫、测一测

笔记

第八十七章 生殖器官损伤及盆底功能障碍性疾病病人的护理

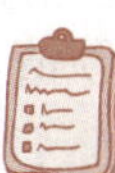

学习目标

1. 掌握女性生殖器官损伤及盆底功能障碍性疾病的概念、身体状况和主要护理措施。
2. 熟悉女性生殖器官损伤及盆底功能障碍性疾病检查结果及治疗原则。
3. 了解女性生殖器官损伤性疾病病人的病因、发病机制。
4. 能全面准确地评估病人的健康状况，提出护理诊断/护理问题，制订合理的护理计划，实施有效的护理措施和健康教育。
5. 护士具有同理心，关爱、照护、帮助病人，指导患者康复训练并评价健康指导的效果。

王女士，58 岁，自觉阴道口有肿物脱出，来医院诊治。王女士 6 年前即有块状物脱出，平卧后可消失，近年来逐渐增大，平卧后也不消失，并伴有下腹坠胀、尿失禁。王女士曾生育 4 胎，现已绝经 3 年，患便秘 12 年。妇科检查发现阴道前后壁膨出，宫颈口脱出于阴道口外 2cm。

请问：

1. 该病人的诊断是什么？
2. 该病人的主要护理诊断/问题有哪些？
3. 针对病人的问题，护士应采取哪些护理措施和健康教育？

第一节 外阴、阴道损伤病人的护理

女性外阴及阴道损伤较为常见。由于创伤部位、程度及范围不同，临床表现显著差异，主要表现为疼痛、局部肿胀、外阴阴道流血，甚至出现失血性休克症状和贫血。

【病因】

导致外阴、阴道损伤的主要原因是分娩，也可因手术和外伤引起。儿童外阴、阴道损伤主要是外伤。常见的病因有以下几点：

1. 分娩 分娩是导致外阴、阴道损伤的主要原因。分娩过程中由于会阴水肿、会阴过紧缺乏弹性、胎儿巨大、胎儿娩出过快可造成会阴撕裂伤。

2. 外伤 当骑车、跨栏或由高处跌下，外阴部直接接触硬物，可造成外阴部软组织不同形式及不同

程度的挫裂伤，也称骑跨伤。创伤有可能伤及阴道，如是锐器损伤可能穿过阴道损伤尿道、膀胱、直肠。

3. 暴力性交 初次性交或暴力性交可使处女膜发生裂伤，部分可导致阴道撕裂，严重撕裂腹膜破裂以及大出血。

4. 药物 阴道局部用药时可因浓度剂量过大、用法不当或误用腐蚀性药物造成外阴、阴道损伤。

【护理评估】

（一）健康史

询问病人导致损伤的原因，如分娩史、外伤史、初次性交，暴力损伤等。询问病人年龄、月经史、婚育史、用药史。

（二）身体状况

1. 症状 疼痛是主要症状，其程度可因损伤部位、深浅、范围不同而不同，轻者仅有轻微疼痛，重者剧烈疼痛，甚至出现疼痛性休克。局部出血可见紫蓝色血肿，压痛明显。开放性损伤时有外出血，严重者可致失血性休克。如合并感染，可有发热，局部红、肿、热、痛等症状。

2. 体征 可见外阴或阴道局部血肿、裂伤或活动性出血；若有膀胱、尿道或直肠的损伤，可有尿液、粪便自阴道排出；出血量多者表现为脉搏快、血压低、贫血貌，表现为面色、口唇、甲床苍白，严重者出现晕厥或休克。

（三）心理-社会支持状况

外阴、阴道损伤涉及生产、性生活等功能，评估病人有无惊惧、害羞、忧虑、屈辱、愤怒、自卑等情绪。了解病人和家属对疾病的认知程度。

（四）辅助检查

1. 血常规 进行红细胞、白细胞、血小板计数、血红蛋白含量等检验。

2. 凝血功能 检验凝血时间、凝血酶原标准化比率等。

（五）治疗原则与主要措施

治疗原则是止痛、止血、抗休克和抗感染。直径小于5cm的血肿，一般保守治疗，早期可局部冷敷；血肿较大者在抗休克治疗的同时，立即清除血肿，结扎止血，加压包扎。对于有活动性出血者，应立即清创缝合，术后抗菌药物预防感染。

【常见护理诊断/问题】

1. 急性疼痛 与外阴、阴道创伤刺激局部丰富的神经有关。

2. 恐惧 与疼痛、出血和担心预后有关。

3. 潜在并发症：休克、感染的危险。

4. 强暴创伤综合征 与暴力性交有关。

【护理目标】

1. 能正确应用缓解疼痛的方法，疼痛减轻或消失。

2. 恐惧减轻，情绪稳定，对疾病有正确认知。

3. 未发生休克、感染，或及时发现并处理。

4. 患者不良情绪缓解，情绪稳定。

【护理措施】

1. 一般护理 保持病室安静整洁，通风良好，温度适宜。病人取舒适体位，防止血肿受压，出血多者卧床休息。保持外阴清洁、干燥，预防感染。流血时间较长者，遵医嘱给予抗生素预防感染。

2. 病情观察 观察外阴、阴道外伤部位肿胀有无增大，开放伤口有无感染，出血量有无增加，保留会阴垫准确估算出血量并记录；如大量流血时，护士密切观察生命体征，建立二条静脉通道，保证输液、输血和用药管道通畅；观察体温、白细胞计数和分类，腹部有无压痛，及时发现感染征象。

3. 外伤局部护理 血肿较小者，可保守治疗，24小时内给予冷敷，使局部血管收缩，减少出血；24小时后给予0.5%聚维酮碘或50%硫酸镁热敷，促进局部血液循环，加快水肿和血肿的吸收；评估疼痛程度，注意疼痛护理，遵医嘱给予止痛剂。

4. 手术病人护理

（1）手术前护理：①保持外阴清洁、干燥。②备皮，范围包括上至耻骨联合上10cm，下至外阴部、肛门周围、腹股沟及大腿内上1/3。③必要时配血。④皮肤过敏试验。⑤阴道、肠道准备等。

(2)手术后护理:①体位。取外展屈膝仰卧位,以减轻腹股沟和外阴部的张力,缓解疼痛。②病情观察。监测生命体征变化,观察损伤外有无渗血或血肿,有无红、肿、热、痛等炎症表现,若有异常及时告知医生处理。③切口护理。每天进行外阴擦洗,保持外阴清洁,对术后外阴加压包扎或阴道填塞纱条者,应遵医嘱给予止痛和抗感染药物,一般在术后12~24小时取出纱条,注意核对纱条数目,观察阴道有无活动性出血。

5. 心理护理　详细了解病人的心理状态,鼓励病人表达出内心的感受,建立相互信任关系,以减轻紧张、焦虑情绪。协助医生向病人及家属讲解治疗的方法和可能的后果,帮助病人保持情绪稳定,积极配合治疗。

6. 健康指导　加强营养,注意个人卫生,保持外阴清洁、干燥;嘱病人保持身心愉快,避免剧烈运动。出院1个月后门诊复查,适时恢复正常生活和工作。

【护理评价】

经过治疗和护理,评价病人是否达到:①疼痛减轻或消失。②能保持平和心态,情绪稳定。③生命体征和血流动力学指标无异常,未发生休克,或休克被及时发现并处理。④未发生感染或感染及时控制。

第二节　盆底功能障碍性疾病病人的护理

女性盆底是由封闭骨盆出口的多层肌肉和筋膜组成,尿道、阴道和直肠经盆底贯穿而出。盆底组织承托并保持膀胱、子宫、直肠等盆腔器官于正常位置。盆底功能障碍(pelvic floor dysfunctions, PFD)是指由于分娩损伤、长期腹压增加,盆底组织发育不良或退化等原因导致的盆底组织支持薄弱,使女性生殖器官与其相邻的脏器发生移位,临床上主要包括盆底脏器脱垂和压力性尿失禁。盆底脏器脱垂(pelvic organ prolapse, POP)主要表现为子宫脱垂和阴道前、后壁膨出等。子宫脱垂(uterine prolapse)指子宫从正常位置沿阴道下降,宫颈外口达坐骨棘水平以下,甚者宫颈、宫体全部脱出于阴道口外,常伴有阴道前壁膨出(膀胱膨出)和阴道后壁膨出(直肠膨出)。压力性尿失禁(stress urinary incontinencs, SUI)是指腹压增加甚至休息时,膀胱颈和尿道不能维持一定压力而有尿液流出,常伴有膀胱膨出(图10-87-1,图10-87-2,图10-87-3)。

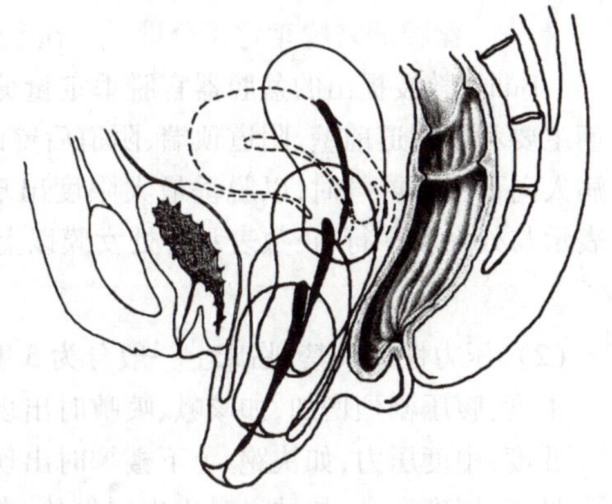
图10-87-1　子宫脱垂

【病因与发病机制】

1. 妊娠和分娩　妊娠期盆、腹腔压力增加;分娩时第二产程延长或产钳、胎头吸引等阴道助产,过度牵拉盆底筋膜、韧带和肌组织,削弱其支撑力量,是子宫脱垂最主要的原因;产褥期产妇过早参加重体力劳动,将影响盆底组织张力的恢复,易导致子宫脱垂。

2. 长期腹压增加　长期慢性咳嗽、腹型肥胖、便秘、重体力劳动、盆腔内巨大肿瘤、大量腹水等,可使腹腔内压力增大,导致子宫位置下移。

3. 盆底组织发育不良或退行性变　先天性盆底组织发育不良或绝经后女性激素水平下降,导致盆底组织萎缩退化,引起子宫脱垂或使原有脱垂程度加重。

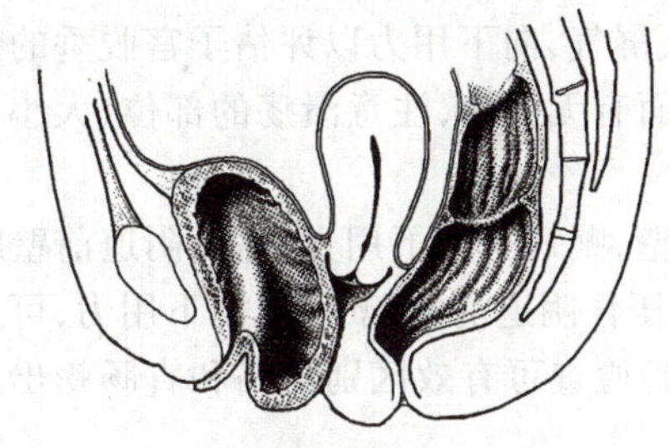
图10-87-2　阴道前壁脱垂伴膀胱膨出

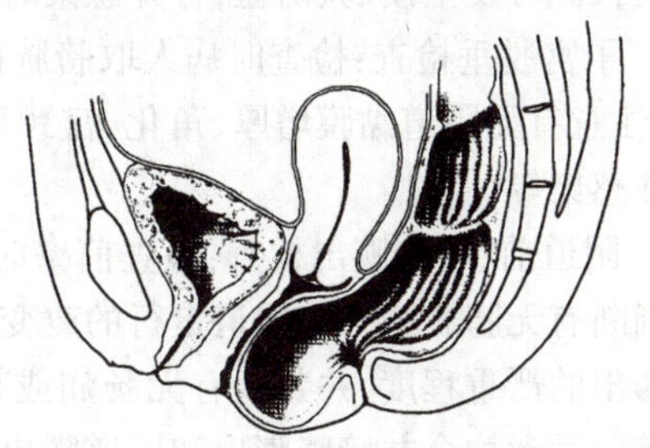
图10-87-3　阴道后壁脱垂伴直肠膨出

【护理评估】

（一）健康史

询问病人有无分娩损伤、阴道助产、产程延长、产后过早体力劳动、外科手术史、有无慢性咳嗽、长期便秘等。评估病人有无盆腔肿瘤、腹水、先天性发育异常等诱发因素。

（二）身体状况

1. 临床分度

（1）子宫脱垂：病人平卧，用力向下屏气，以子宫下降最低点为脱垂程度的判断标准，国内一般将子宫脱垂分为 3 度（表 10-87-1）。

表 10-87-1　国内子宫脱垂的临床分度

分度	内容描述
Ⅰ度	轻型：子宫颈外口距处女膜<4cm，但未达到处女膜缘 重型：子宫颈外口已达处女膜缘，阴道口可见子宫颈
Ⅱ度	轻型：子宫颈脱出于阴道口外，但子宫体在阴道内 重型：部分子宫体脱出于阴道口外
Ⅲ度	子宫颈与子宫体全部脱出于阴道口外

国外则较多采用 Bump 教授提出的盆腔器官脱垂定量分期法（pelvic organ prolapse quantitation，POP-Q）。

盆腔器官脱垂定量分期法（pelvic organ prolapse quantitation POP-Q）

Bump 教授提出的盆腔器官脱垂定量分期法（pelvic organ prolapse quantitation，POP-Q）。此分期主要利用阴道前壁、阴道顶端、阴道后壁的指示点与处女膜的关系来界定盆腔器官的脱垂程度。病人向下用力屏气时，以脱垂最大限度出现时的最远端部位距处女膜的正负值来计算。其中，0 表示与处女膜平行；正数表示在处女膜以上，负数表示在处女膜下。分为 0～Ⅳ度。

（2）压力性尿失禁：临床上一般分为 3 度。

Ⅰ度：腹压剧烈增加，如咳嗽、喷嚏时出现尿失禁。

Ⅱ度：中度压力，如快跑、上下楼梯时出现尿失禁。

Ⅲ度：轻度压力，如站立时出现尿失禁，在仰卧位时病人可控制排尿。

2. 症状　子宫脱垂Ⅰ度病人常无自觉症状；Ⅱ、Ⅲ度病人主要有以下症状。

（1）腰骶部酸痛及下坠感：由于下垂子宫对韧带的牵拉、盆腔充血所致。

（2）排便异常：子宫脱垂Ⅲ度病人伴有膀胱、尿道膨出，可出现排尿困难、尿潴留、压力性尿失禁、尿路感染等；合并直肠膨出时可有便秘及排便困难等。

3. 体征　妇科检查时可见盆腔器官脱出于阴道内或阴道外，在腹压增加时，阴道口肿物脱出加重，卧床休息后变小或消失，严重者不能自行还纳。暴露在外的宫颈和宫体黏膜增厚，子宫颈肥大甚至明显延长。可发生溃疡、出血，合并感染时有脓性分泌物。

（1）子宫脱垂检查：检查时病人取膀胱截石位，嘱病人屏气，向下用力以评估子宫脱垂的严重程度，同时注意有无阴道黏膜增厚、角化，宫颈肥大、延长，表面有无溃疡，注意溃疡的部位、大小、深浅、有无合并感染等。

（2）阴道前、后壁膨出检查：检查前壁时，压住阴道后壁，嘱病人向下用力，评估阴道前壁膨出的程度并判断有无膀胱膨出和尿道走行的改变；检查后壁时，压住阴道前壁，嘱病人向下用力，可评估阴道后壁膨出的严重程度，并判断有无肠疝或直肠膨出。直肠检查可有效区别肠疝和直肠膨出。Ⅲ度阴道前壁脱垂者均合并膀胱膨出和尿道膨出。

（3）压力性尿失禁检查：膀胱颈抬举试验：病人取截石位，在膀胱充盈时，增加腹压，有尿液流出；

此时将示指和中指插入阴道内，于膀胱颈两侧将尿道向上抬举，如尿流中止即为阳性（图 10-87-4）。也可以使用压力试验，指压试验或棉签试验进行检查诊断。

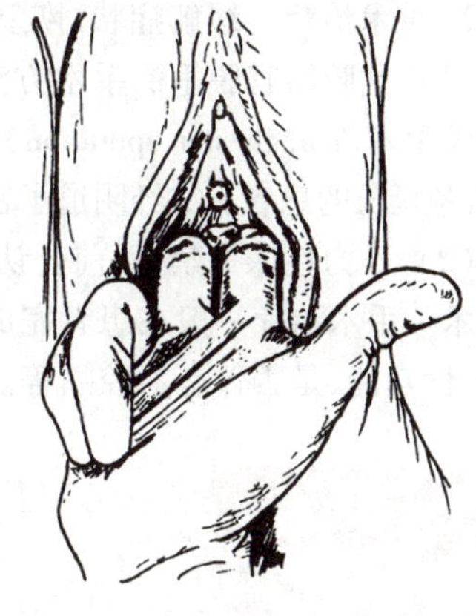

图 10-87-4　压力性尿失禁检查法

（三）心理-社会支持状况

子宫脱垂、阴道前后壁膨出和压力性尿失禁可影响病人的日常活动，严重者影响性生活质量，病程长，常伴有焦虑、自卑、社交障碍、情绪低落等，护士应注意评估病人的心理特点和社会支持系统。

（四）辅助检查

1. 肺功能检查　合并慢性咳嗽时进行肺功能检查。

2. 盆、腹部影像学检查　合并腹水时进行盆部和腹部超声检查或 CT 检查。

3. 其他检查。

（五）治疗原则与主要措施

子宫脱垂病人的治疗以安全、简便和有效为原则。

1. 非手术治疗　为盆腔器官脱垂的一线治疗方法。适用于国内分期轻度或国际分期Ⅰ度和Ⅱ度盆腔器官脱垂者、不能耐受手术或需要生育的病人；国际保健与治疗促进会（National Institute For Health And Clinical Excellence，NICE）建议尿失禁患者首先进行非手术治疗，特别是轻、中度压力性尿失禁患者。包括如下方法：①生活方式干预和支持治疗。②盆底肌功能锻炼和物理治疗。③腹压增加因素治疗。④子宫托放置。⑤生物反馈治疗。⑥盆底电刺激等。

知识拓展

子宫托放置

子宫托是一种支持子宫和阴道壁使其维持在阴道内不脱出的工具。子宫托分支持型和填充型，常有喇叭形、环形和球形等。子宫托用于全身情况不适合手术治疗的病人、妊娠期和产后。子宫托可造成阴道刺激和溃疡，应间断放置。以喇叭型子宫托为例，放置、取出和注意事项如下：①放置。清洁洗手，蹲下并分开双腿，一手握托柄，使托盘呈倾斜位进入阴道口，然后将柄边向内推、边向前旋转，直至托盘达宫颈。放好后，托柄弯度朝前，正对耻骨弓后面。②取出。以手指捏住托柄，上、下、左、右轻轻摇动，待负压消除后，向外后方牵拉，即可从阴道内滑出。③注意事项。绝经后妇女放托前先行性激素补充治疗或阴道规范应用雌激素霜剂 4~6 周，放托期间最好长期使用雌激素；子宫托的大小以放置后不脱出又无不适感为宜；子宫托应每天起床后放入，睡前取出，洗净后置于清洁容器内备用；久置不取可发生子宫托嵌顿，甚至引起尿瘘、粪瘘、出血和感染；放托后分别于第 1、3、6 个月复查一次，以后每 3~6 个月复查（图 10-87-5）。

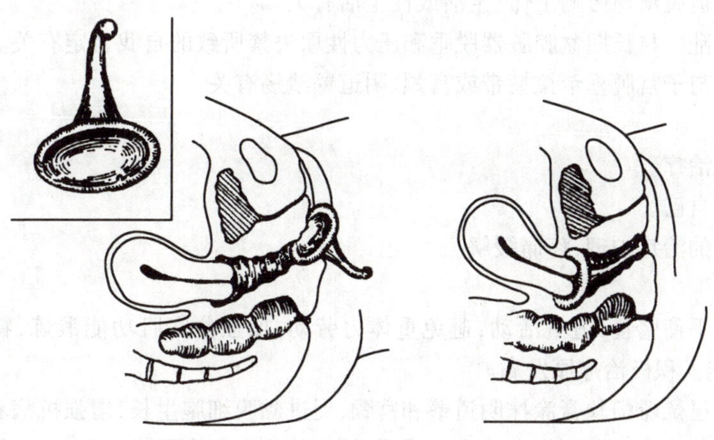

图 10-87-5　喇叭型子宫托及其放置

2. 手术治疗　缓解症状，恢复脏器正常的解剖位置或功能，改善性生活质量。

（1）盆腔器官脱垂的手术方法：保守治疗无效者，Ⅱ、Ⅲ度脱垂者，可根据年龄、生育要求等采用：①曼氏手术（manchester operation），包括阴道前后壁修补、主韧带缩短及宫颈部分切换术，适用于年龄较轻、宫颈延长的患者。②经阴道子宫全切术及阴道前后壁修补术。③阴道封闭术。④盆底重建手术等。

（2）压力性尿失禁：目前公认的金标准术式为耻骨后膀胱尿道悬吊术和阴道无张力尿道中段悬吊带术。手术治疗一般在患者完成生育后进行。手术前、后可采用量表评价患者的泌尿道功能、肠道功能、性功能、是否伴有盆腔痛等。

压力性尿失禁的手术方式

压力性尿失禁如影响生活质量可进行手术治疗。主要有以下两种，因阴道无张力尿道中段悬吊带术创伤更小，已成为一线手术治疗方法。

（1）耻骨后膀胱尿道悬吊术：缝合膀胱颈旁阴道或阴道周围组织，以提高膀胱尿道交界处，称Burch手术。手术后一年治愈率为85%~90%，随着时间推移会稍有下降。

（2）阴道无张力尿道中段悬吊带术：悬吊带术可用自身筋膜或聚丙烯材料为主的合成材料，术后1年治愈率在90%左右，最长术后11年随诊的治愈率在70%。

美国泌尿学会（American Urolocal Association，AUA）认为手术具有超过48个月的确切疗效，但手术治疗除手术本身带来一定创伤外，还可导致排尿困难、尿急和脏器损伤等风险。病人对手术的受益和风险应充分知情同意。

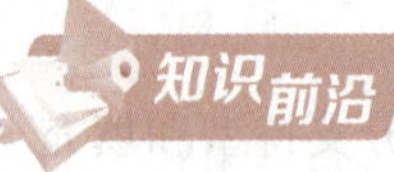

盆腔脏器脱垂的功能症状程度分级

盆腔器官脱垂（POP）影响病人的生活质量，需要建立一套标准有效的描述性POP引起功能症状的程度分级，手术前后分别询问患者泌尿系症状、肠道症状、性生活等情况。推荐使用经中文验证过的问卷：盆底功能影响问卷简表（pelvic floor impact questionnaire-short for7，PFIQ-7）和盆腔器官脱垂及尿失禁性生活问卷（pelvic organ prolapse-urinary incontinece sexual questionnaire，PISQ-12），以此评估上述症状的严重程度和对性生活质量的影响。经过客观评价，才能更精确地评估盆腔器官的功能及手术效果。

【常见护理诊断/问题】

1. 焦虑　与阴道脱出物影响工作、生活或性生活有关。
2. 自我认同紊乱　与长期盆腔脏器脱垂和压力性尿失禁所致的自我否定有关。
3. 慢性疼痛　与子宫脱垂牵拉韧带或宫颈、阴道壁溃疡有关。

【护理目标】

1. 能积极配合治疗。
2. 能客观评价自己。
3. 能接受适宜的治疗护理，疼痛缓解。

【护理措施】

1. 一般护理　平衡膳食，适量活动，避免重体力劳动，加强盆底肌功能锻炼，特别是肛提肌的锻炼，增强盆底肌功能。积极治疗原发病。

2. 用药护理　己烯雌酚软膏涂抹阴道壁和宫颈，促进黏膜细胞生长，增强抗病和愈合能力。

3. 心理护理　护士耐心倾听病人的内心感受，护士给病人和家属讲解疾病相关知识，以减轻其心理压力，使其积极主动配合治疗。

4. 预防感染　观察阴道分泌物有无异常，每天行外阴擦洗，遵医嘱给予抗生素治疗。

5. 手术护理

(1) 手术前护理：除按外阴、阴道损伤病人的术前护理常规外，术前5天开始阴道准备。对Ⅰ度子宫脱垂的病人，每天2次用1∶5 000高锰酸钾溶液或0.2‰聚维酮碘溶液坐浴；对Ⅱ、Ⅲ度子宫脱垂的病人，每天行阴道冲洗，冲洗液温度一般在41~43℃，冲洗后局部涂紫草油或抗生素软膏，再将脱垂的子宫还纳于阴道内，平卧半小时。

(2) 手术后护理：以平卧位为主，禁止半卧位，以降低外阴、阴道的张力，促进切口愈合。避免增加腹压的动作，如下蹲、咳嗽、便秘等。术后一般卧床休息1周左右，留置尿管5~7天。

(3) 手术并发症：近期并发症包括：排尿困难、尿潴留、尿急、急迫性尿失禁(原有或新发)、感染、发热、脏器损伤等；远期并发症有网带侵蚀、尿瘘、疼痛、性功能障碍等。

6. 健康指导

(1) 生活指导：均衡营养，BMI>30者减重；术后休息3个月，禁止盆浴和性生活，半年内避免重体力劳动。保持大便通畅，尽量避免下蹲、咳嗽等腹压增加的动作。

(2) 盆底肌锻炼：指导病人正确进行以肛提肌为主的盆底肌自主性收缩。用力收缩盆底肌3~5秒以上，放松，每次10~15分钟，每天2~3次，以增强盆底肌和肛门括约肌的张力。

(3) 随访时间：术后2个月门诊复查，得到医生许可方可恢复性生活。

【护理评价】

经过治疗和护理，评价病人是否达到：①正确认知盆腔脏器脱垂和压力性尿失禁，减轻焦虑，积极配合治疗。②接受闭经事实，客观评价自己。③接受治疗，盆底功能得到改善，疼痛缓解。

第三节　尿瘘病人的护理

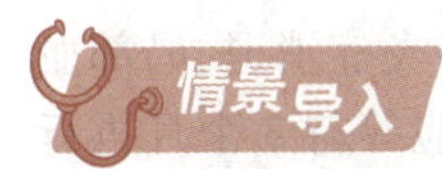

李女士，35岁。2天来一直感觉有少量液体从阴道内流出，且逐渐增多，严重影响生活质量。值班护士了解到李女士因宫颈癌于5天前在腹腔镜下行广泛子宫切除术+双附件切除术+盆腔淋巴结清扫术、腹主动脉旁淋巴结取样术。妇科检查发现：阴道顶端有小孔，见黄色尿液流出。

请问：

1. 主要的护理问题有哪些？

2. 该病人是否需要立即手术治疗；如需手术，护士应做好哪些术前、术后护理？

尿瘘(urinary fistula)是指生殖道与泌尿道之间形成的异常通道，尿液自阴道流出，不能控制。尿瘘是最常见的生殖道瘘，主要包括膀胱阴道瘘、膀胱宫颈瘘、膀胱子宫瘘、膀胱尿道阴道瘘、尿道阴道瘘、输尿管阴道瘘等，以膀胱阴道瘘最多见，也可并存两种或多种类型的尿瘘。

【病因与发病机制】

1. 产伤　产伤是引起尿瘘的主要原因，分为坏死型和创伤型。坏死型多因头盆不称、产程延长，使膀胱、尿道和阴道受压致局部组织缺血坏死而形成；创伤型多因产科助产手术直接损伤所致。

2. 妇科手术损伤　经腹手术和经阴道手术损伤均可能导致尿瘘。主要是手术时因组织粘连或术中误伤输尿管、膀胱或尿道所致。此原因导致的尿瘘近年来发生率有上升趋势。

3. 其他　外伤、晚期生殖泌尿道肿瘤、膀胱结核、放射治疗、子宫托放置不当等均可导致尿瘘。

【护理评估】

(一) 健康史

询问病人漏尿的时间和表现，详细询问病人的婚姻和生育情况，了解有无难产史、盆腔手术史、结核病史及接受放射治疗史等病史。

(二) 身体状况

1. 症状　漏尿是尿瘘的主要症状，表现为尿液不能控制地自阴道流出。根据病因和瘘孔的位置

不同，患者可表现为持续性漏尿、体位性漏尿或膀胱充盈性漏尿。分娩压迫或手术损伤引起的坏死型尿瘘，多在产后或手术后3~7天开始漏尿；手术直接损伤者术后即可出现漏尿；一侧输尿管阴道瘘者，漏尿同时仍有自主排尿；放射损伤所致尿瘘发生时间较晚且常合并粪瘘。由于尿液刺激，外阴部可发生炎症，病人常感外阴部瘙痒及灼烧痛。多数病人伴有尿路感染，部分病人可出现月经异常等。

2. 体征　病人外阴、臀部、大腿内侧可见湿疹或皮炎，继发感染可疼痛加剧，行动不便。瘘口感染后可出现发热、阴道脓性分泌物等。

（三）心理-社会支持状况

评估病人是否因患病而出现自卑、无助感、不愿出门、与他人接触减少；如家庭和周围人群支持不力，则会加重病人不良情绪。如尿瘘修补失败，病人常感悲观、失望。

（四）辅助检查

1. 亚甲蓝试验　用于鉴别膀胱阴道瘘、膀胱宫颈瘘或输尿管阴道瘘，并协助辨别位置不明的极小瘘孔。

2. 靛胭脂试验　靛胭脂5ml静脉注射，5~10分钟内若看见蓝色液体自阴道顶端流出，提示输尿管阴道瘘。

3. 膀胱镜、输尿管镜检查　用于了解膀胱容积和黏膜情况，查看膀胱内瘘孔的位置、大小、数目，明确瘘孔和膀胱三角的关系以及输尿管瘘的位置。

4. 其他　排泄性尿路造影、肾显像等可帮助尿瘘的诊断。

（五）治疗原则与主要措施

治疗方法有非手术和手术治疗。

1. 非手术治疗　分娩或手术创伤所致的1周内发生的直径数毫米的小瘘孔，经膀胱内置管或输尿管置管引流，4~12周后15%~20%尿瘘能自行愈合。

2. 手术治疗　手术修补为主要治疗方法。手术可选择经阴道、经腹或经腹-阴道联合等方式，以经阴道手术较多见。直接损伤的尿瘘要尽早手术修补；坏死型尿瘘或伴感染者应待炎症消退、局部血液供应恢复后进行，大约在尿瘘发生3~6个月后进行修补；若手术修补失败，至少应等待3个月再行手术；放疗所致尿瘘推荐12个月后再修补。

【常见护理诊断/问题】

1. 皮肤完整性受损　与尿液长期浸渍刺激皮肤有关。
2. 社会交往障碍　与长期漏尿、不愿与人交往有关。
3. 情境性低自尊　与长期漏尿导致的巨大精神压力有关。
4. 无望感　与尿瘘修补失败有关。

【护理目标】

1. 外阴皮炎得到控制。
2. 能逐渐恢复正常的人际交往。
3. 能理解漏尿引起的身体变化，增强治愈信心。
4. 能正确对待手术结果，积极应对尿瘘带来的不适。

【护理措施】

1. 一般护理　注意休息，加强营养；根据瘘孔位置，指导病人采取使瘘口高于尿液面的体位；鼓励多饮水，一般每天饮水不少于3 000ml，必要时遵医嘱静脉输液，以达到稀释尿液、自身冲洗膀胱的目的；保持外阴清洁、干燥。

2. 手术前护理　除执行外阴、阴道损伤病人的术前护理常规外，尚应注意以下方面。

（1）有尿路感染者，应先遵医嘱控制感染后再行手术。

（2）积极控制外阴炎症，术前3~5天每天用1:5 000高锰酸钾溶液或0.2‰聚维酮碘溶液坐浴；外阴部有湿疹者，可在坐浴后涂氧化锌软膏，待痊愈后再行手术。

（3）对老年女性或绝经者，遵医嘱术前给予雌激素口服2周以上，促进阴道上皮增生、伤口愈合。

（4）对外阴有瘢痕者，给予地塞米松，促进瘢痕软化。

3. 术后护理　除按外阴、阴道损伤病人的术后护理常规外，应注意如下。

(1) 体位：采取使瘘口居于高位的体位，以减少尿液浸渍，促进伤口愈合。膀胱阴道瘘孔在膀胱后底部者，应取俯卧位；瘘孔在侧面者，应健侧卧位。

(2) 尿管护理：术后应留置尿管 10~14 天，妥善固定尿管，保持引流通畅；病人每天补液量不少于 3 000ml，预防尿路感染；拔管后嘱病人每 1~2 小时排尿 1 次，并逐步延长排尿时间。放置输尿管导管者，术后留置时间应不少于 4 周，并注意做好输尿管导管的护理。

4. 心理护理　了解病人的心理状况，鼓励病人表达自身的感受，关心、理解和同情病人，建立相互信任的关系；耐心细致地为病人及其家属讲解尿瘘治疗和护理的相关知识，增加对治疗的信心，积极配合治疗。

5. 健康指导　穿棉质内衣，并勤更换；保持身心愉快，3 个月内禁止性生活和重体力劳动；保持外阴部清洁，减少刺激；继续服用抗菌药物或雌激素药物；对尿瘘修补术后妊娠者，应加强孕期保健，分娩时多行剖宫产手术。对手术修补失败者，教会病人保持外阴清洁的方法，避免感染，告知下次手术时间，建立再次手术治疗的信心。

【护理评价】

通过治疗和护理，评价病人是否达到：①外阴及臀部的皮疹消失。②能与其他人进行正常的交往。③能自我肯定，敢于自我表达。④正确对待手术结果，能有效应对漏尿带来的不适。

（焦建芬）

思考题

1. 张女士，65 岁。G_3P_3，产后休息不好，便秘多年。自感阴道口有块状物脱出 3 年，伴腰骶部酸痛，有下坠感，近期症状加重，卧床休息后能还纳。妇科检查：宫颈变长，病人平卧屏气向下用力时，发现部分宫体脱出于处女膜外，宫颈有小的糜烂、溃疡。

请思考：

(1) 该病人的医疗诊断和临床分型是什么？分析导致该病的原因有哪些？

(2) 应采取哪些护理措施？

(3) 如何做好健康指导？

2. 王女士，45 岁，G_1P_1，孕 40 周，于 14:00 临产收住院，肥胖，于次日 14:00 经胎头吸引分娩一女婴，重 4 000g。产后留置导尿管，72 小时后拔除尿管，拔管后能自行排尿，于产后第 5 天发现阴道有控制不住的无痛性流液，外阴湿疹。

请思考：

(1) 该病人的医疗诊断是什么？

(2) 该病人是否需要立即手术治疗？为什么？

(3) 该病人的主要护理措施有哪些？

思路解析

扫一扫、测一测

第八十八章 妇科其他疾病病人的护理

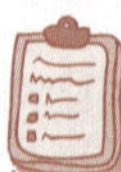

学习目标

1. 掌握子宫内膜异位症和不孕症的概念、护理评估要点。
2. 熟悉子宫内膜异位症和不孕症的检查结果及治疗原则。
3. 了解不孕症的病因和发病机制。
4. 能够运用理论知识观察病情,提出护理问题,采取相应的护理措施,确认健康教育效果。
5. 关心、爱护病人,尊重和保护患者隐私,给予患者心理支持,帮助患者争取更好的社会支持。

第一节 子宫内膜异位症病人的护理

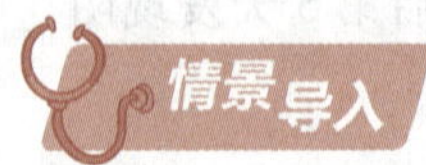

李女士,35岁,因"继发性进行性加重的痛经7年,婚后2年未孕"于2017年10月22日就诊。患者自述7年前开始出现痛经,经期第1~2天为重,月经前后2~3天点滴状流血,伴肛门坠胀感,大便次数增多。近半年痛经加重,需服用止痛药(不详),患者婚后性生活正常,未避孕。男方精液检查基本正常。月经13岁初潮,5~7天/24~28天,量多,既往无痛经,末次月经2017.10.22。生育史:0-0-1-0,7年前曾人流一次。妇科检查:子宫后壁下方和宫骶韧带处有触痛结节。

请问:

1. 该病人需要何种辅助检查?
2. 该病人最可能的医疗诊断是什么?应指导病人进行何种检查确诊?
3. 目前存在哪些主要护理问题?
4. 针对该病人的病情,应采取哪些护理措施?

具有生长功能的子宫内膜(腺体和间质)出现在子宫腔被覆内膜及宫体肌层以外的其他部位时,称为子宫内膜异位症(endometriosis),简称内异症。绝大多数子宫内膜异位症于盆腔脏器和壁腹膜,以卵巢、宫骶韧带最常见,主要症状为下腹痛与痛经、不孕及性交不适。腹腔镜检查是确诊盆腔内异症的标准方法。药物治疗适用于症状明显、有生育要求及无卵巢子宫内膜异位囊肿的患者;手术适用于药物治疗无效、生育功能未恢复或卵巢囊肿较大者。子宫内膜异位症虽然是良性病变,但具有转移、种植、浸润、复发等类似恶性肿瘤的表现,治疗困难。

【病因与发病机制】

子宫内膜异位症的发病机制目前并不明确，异位子宫内膜的来源有多种学说，主要有以下几种。

1. 子宫内膜种植学说　月经血中所含的子宫内膜，在月经期随经血经输卵管进入腹腔，种植于卵巢及邻近盆腔腹膜并生长、蔓延。

2. 体腔上皮化生学说　卵巢表面上皮、盆腔腹膜是由胚胎时期具有化生潜能的体腔上皮分化而来，受到经血、慢性炎症和卵巢激素的反复刺激，被激活转化为子宫内膜样组织，形成子宫内膜异位病灶。

3. 诱导学说　动物实验证实，未分化的腹膜组织在内源性生物化学因素诱导下，可发展成为子宫内膜组织。种植的子宫内膜可释放化学物质，诱导未分化的间充质形成子宫内膜异位组织。

4. 其他因素　如遗传倾向、免疫调控异常与炎症学说，以及国内学说提出的“在位内膜决定论”。

在位内膜决定论

在位内膜决定论认为在位子宫内膜的生物学特性是子宫内膜异位症发生的决定因素，局部微环境是影响因素。子宫内膜异位症病人的在位子宫内膜的黏附性、侵袭性、刺激形成血管的能力均强于非子宫内膜异位症病人的子宫内膜。环境中的二噁英在发病中起一定作用。内异症病人的腹腔液中血管内皮生长因子增多，使盆腔微血管生成增加，导致异位子宫内膜易于种植生长。异位内膜除自分泌雌激素外，还可削弱对局部雌激素的灭活作用，促进自身增生，减少凋亡，使疾病进展。

【护理评估】

（一）健康史

询问病人的月经史、孕产史、家族史、手术史、有无输卵管通液、经血潴留等病史。重点询问有无痛经、痛经的程度、痛经发生和持续的时间等。

（二）身体状况

1. 症状　常见有疼痛、不孕和月经异常。25%病人无任何症状。

（1）痛经和非经期腹痛：痛经是子宫内膜异位症的典型症状，表现为进行性加重，多于月经来潮前1~2天开始疼痛，经期第1天最剧烈，随月经干净逐渐减轻。疼痛部位多位于下腹部及腰骶部，可放射至阴道、会阴、肛门、大腿等，疼痛程度与病变轻重不完全对等。疼痛的性质多为坠胀感，严重者可伴恶心、呕吐，甚至虚脱。非经期腹痛包括慢性盆腔痛、性交痛和排便痛等。卵巢内异症囊肿破裂可引起急性剧烈腹痛。

（2）不孕：40%~50%内异症患者合并不孕，主要与盆腔解剖结构异常、盆腔内微环境改变、卵巢功能异常和自然流产率增加有关。

（3）月经异常：15%~30%病人表现为月经过多、经期延长或月经淋漓不尽。

（4）特殊部位的内异症症状：经期可出现鼻腔黏膜出血，呼吸系统出现咳嗽、咯血、气胸，消化系统出现大便次数增多、便秘、便血、排便痛，泌尿系统出现尿频、尿血、尿痛及腰痛，切口内异症表现为切口结节增大、疼痛加重等。

2. 体征　子宫内膜异位症患者的体征与病变发生的部位密切相关（图10-88-1）。典型盆腔内异症病人双合诊检查时，可发现子宫后倾固定，在直肠子宫陷凹、宫骶韧带或子宫后壁下方扪及触痛结节。一侧或双侧附件处触及实性包块，活动度差。病变累及直肠阴道间隙时，检查时可见到小结节或局部隆起的蓝色斑点，可在阴道后穹窿触及触痛明显的小结节。深部浸润型内异症（deeply infiltrating endometriosis，DIE）指病灶浸润深度≥5mm的内异症，常见于阴道直肠隔、子宫直肠凹、宫骶韧带、阴道穹窿等。

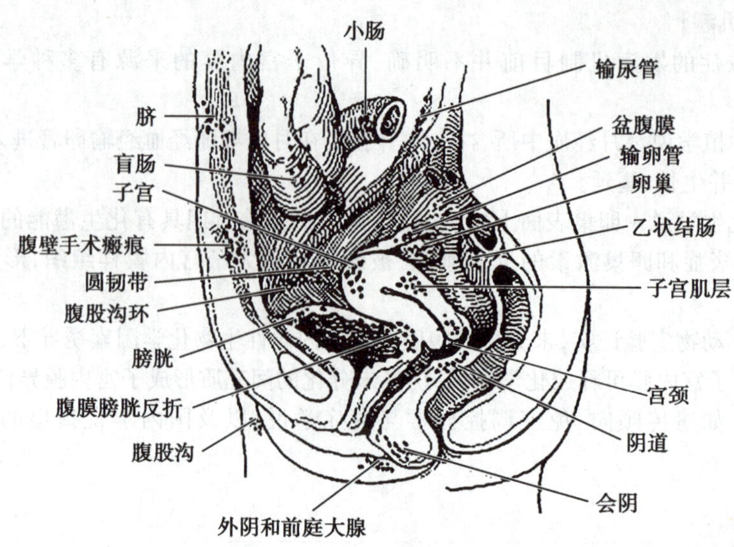

图 10-88-1　子宫内膜异位症的好发部位

子宫腺肌病

子宫腺肌病(adenomyosis)是指子宫内膜腺体和间质存在于子宫肌层中,伴随周围肌层细胞的代偿性肥大和增生。“子宫腺肌病”和“子宫内膜异位症”同为异位子宫内膜引起的疾病,但两者的发病机制、组织发生和临床表现等不尽相同。但均受雌激素的调节。

子宫腺肌病的主要临床表现是经量过多、经期延长(45%~55%)、逐渐加重的进行性痛经(25%)和子宫增大。月经量增多一般大于80ml,主要与子宫内膜面积增加、子宫肌层纤维增生使子宫肌层收缩不良和子宫内膜增生有关。疼痛位于下腹正中,常于经前1周开始,直至月经结束,有大约35%患者无临床症状。部分患者可有不明原因的月经中期阴道流血、性欲减退等症状。妇科检查见子宫增大或局限隆起,质硬且有压痛,经期压痛更明显。超声检查宫壁回声不均质,病灶严重者,称子宫腺肌瘤,病灶与正常肌层没有明显界限。彩色多普勒显示血流信号较正常为多,但不出现丰富的血流信号,病灶处血流信号呈星点状、条索状或放射状排列。

子宫内膜异位症常合并子宫腺肌症;约15%子宫腺肌症病人合并子宫内膜异位症,约半数合并子宫肌瘤。子宫腺肌病对孕激素不敏感。

治疗包括药物治疗和手术治疗。

(三)心理-社会支持状况

子宫内膜异位症虽是良性病变,但具有侵袭、种植、浸润、复发等特性,病人反复出现盆腔疼痛、月经增多、经期延长、甚至不孕,治疗效果不佳,药物治疗副作用较大,长期影响病人的工作和生活,使病人产生焦虑、恐惧、悲观等不良情绪。

(四)辅助检查

1. 血常规及凝血功能检验　确定有无贫血及血小板减少,排除凝血和出血功能障碍性疾病。

2. 妇科超声检查　可确定子宫内膜异位囊肿的位置、大小、形状、质地,与周围脏器的关系。

3. 血清CA125测定　子宫内膜异位症患者的血清CA125浓度可升高,一般不超过100U/ml,因其用于诊断的敏感性和特异性均较低,主要用于监测异位内膜病变活动情况,动态检测CA125有助于评估疗效,预测复发或恶变。

4. 腹腔镜检查　是诊断内异症的最佳方法。可评估病灶部位、大小,对可疑病灶进行活组织检查等。

(五)治疗原则与主要措施

子宫内膜异位症治疗原则是减缩和祛除病灶、减轻和控制疼痛、治疗和促进生育、预防和减少复

发。治疗方案需综合考虑病人年龄、生育要求、症状、体征、病变部位及范围、既往治疗史、患者意愿和随访条件等,提供个体化治疗方案(图 10-88-2)。

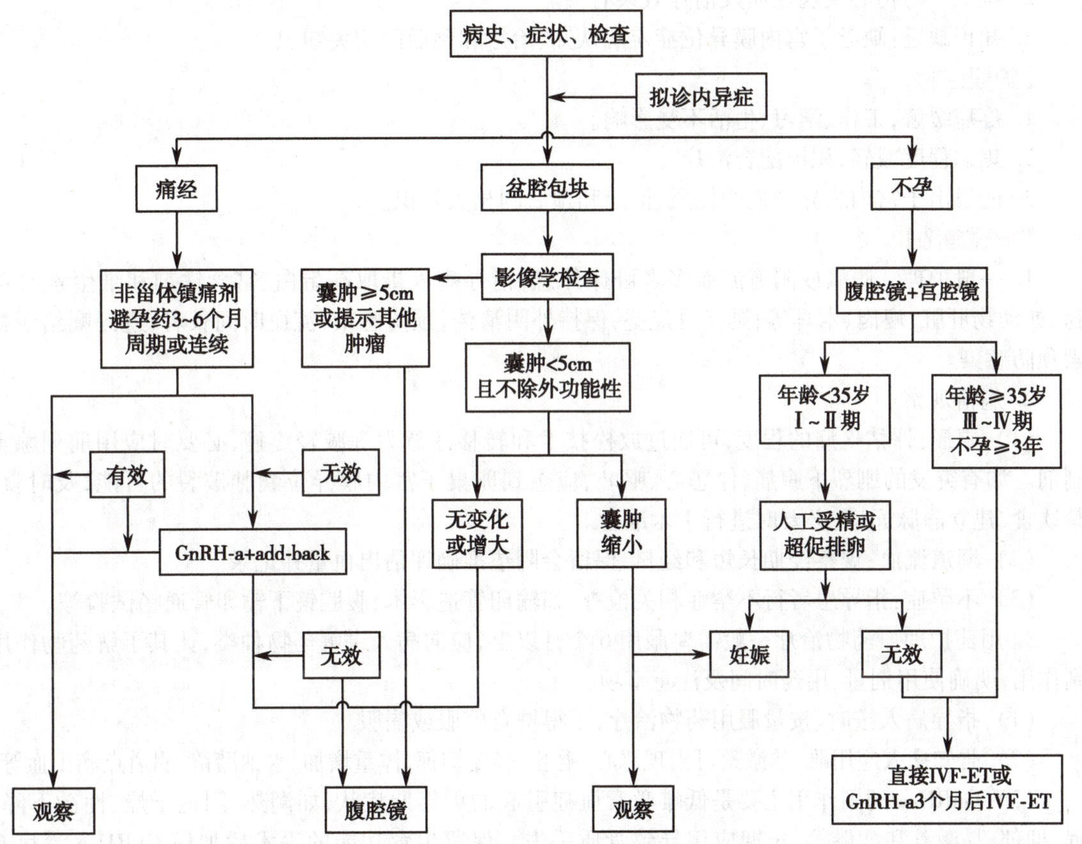

图 10-88-2　子宫内膜异位症的诊治流程图

1. 期待治疗　适用于轻度内异症患者,定期随访,对症处理经期腹痛,可给予非甾体类抗炎药,如吲哚美辛、萘普生、布洛芬等。希望生育者应尽早促其妊娠,妊娠后异位内膜萎缩坏死,分娩后症状缓解并有望治愈。

2. 药物治疗　适用于有慢性盆腔痛、痛经症状明显、有生育要求及无卵巢囊肿形成或囊肿较小者。常用方法有假孕疗法(口服避孕药)和假绝经疗法(丹那唑)。

(1) 口服避孕药:又称假孕疗法。常用低剂量高效孕激素和炔雌醇的复合避孕药。长期连续口服避孕药造成类似妊娠的人工闭经,适用于轻度内异症患者。使用时需警惕血栓形成的风险。

(2) 孕激素:单用人工合成高效孕激素,通过抑制垂体促性腺激素的分泌,连续应用 6 个月,如甲羟孕酮 30mg/d。一般停药数月后,月经恢复正常,痛经缓解。

(3) 孕激素受体拮抗剂:米非司酮与孕激素受体的亲和力是孕激素的 5 倍,每天口服 25~100mg,造成闭经,使病灶萎缩。但长期疗效有待确定。

(4) 雄激素衍生物:丹那唑和孕三烯酮有抗雌、孕激素和拟雄激素样作用,是一种假绝经疗法。主要有体重增加、乳房缩小、痤疮、皮脂增加、多毛、声音改变、头痛、潮热、肝损害等。孕三烯酮与丹那唑疗效相近,但肝损害较小且可逆。

(5) 促性腺激素释放激素激动剂(GnRH-a):为人工合成 10 肽类化合物,GnRH 生理状态下由下丘脑分泌,GnRH-a 稳定性好,半衰期长,与 GnRH 受体的亲和力更强,效价是 GnRH 100 倍,主要通过抑制垂体分泌促性腺激素,使卵巢激素水平明显下降,出现暂时性闭经。月经第 1 天皮下注射后,每隔 28 天注射一次,共 3~6 次,用药后一般第 2 个月出现闭经,停药后短期内恢复排卵,但骨质丢失需要 1 年甚至更长时间才能恢复。此疗法又称药物性卵巢切除。

3. 手术治疗　适用于药物治疗后症状不缓解、局部病变加剧、不孕、卵巢子宫内膜异位囊肿大于 5cm 的病人。手术方式有保留生育功能手术、保留卵巢功能手术和根治性手术。

目前认为,腹腔镜确诊、手术加术后药物治疗是内异症治疗的金标准。

【常见护理诊断/问题】

1. 疼痛 与子宫内膜异位症引起的盆腔痛有关。

2. 焦虑 与担心疾病性质及治疗效果有关。

3. 知识缺乏:缺乏子宫内膜异位症疾病认知、治疗和预后的相关知识。

【护理目标】

1. 疼痛缓解,工作、学习、生活不受影响。

2. 焦虑程度减轻,积极配合治疗。

3. 能说出子宫内膜异位症的性质、治疗和预后的相关知识。

【护理措施】

1. 一般护理 腹痛或阴道流血多者卧床休息;指导病人摄取高蛋白、富含铁剂和维生素 C 的食物,如动物肝脏、瘦肉、木耳等;勤换月经垫,保持外阴清洁,预防感染;流血时间长者,遵医嘱给予抗生素预防感染。

2. 病情观察

(1)腹痛:评估疼痛的程度,可通过放松技术和转移注意力等减轻疼痛,必要时应用前列腺素抑制剂。如有突发的剧烈下腹痛,伴恶心、呕吐,应想到卵巢子宫内膜异位囊肿破裂的可能,及时就诊,禁饮食,建立静脉通道,必要时进行手术准备。

(2)阴道流血:观察经期长短和经量,保留会阴垫准确评估出血量并记录。

(3)不孕症:指导患者行不孕症相关检查,如输卵管造影术、腹腔镜下输卵管通畅试验等。

3. 用药护理 药物治疗一般需要服用 6 个月以上,应向病人讲解药物种类,让其了解药物作用和副作用,明确使用剂量、用药时间及注意事项。

(1)指导病人按时、按量服用药物治疗,不得擅自停服或漏服。

(2)告知病人应用雌、孕激素可出现恶心、呕吐、轻度抑郁、体重增加、水钠潴留、阴道点滴出血等。

(3)GnRH-a 的副作用主要是低雌激素血症引起的更年期症状,如潮热、阴道干燥、性欲下降、失眠、抑郁、易激惹和疲倦等,长期应用导致骨质丢失。保留生育功能的手术后加用 GnRH-a 治疗 6 个月,才能减低内异症复发率。应用 GnRH-a 3 个月以上的病人,多主张应用 Add-back(反向添加)方案,将雌激素水平维持在 20~50pg/ml 为宜,既不影响疗效,又可减少副作用。

激素反向添加治疗

激素“反向添加治疗(add-back therapy)”是指单纯使用 GnRH-a 治疗后,血雌二醇水平往往降至 20pg/ml 以下,雌二醇水平的进一步降低并不增加疗效,反而加重副作用,及时添加小剂量雌激素,将体内雌激素升高并维持在一定水平,可在不影响疗效的前提下,减少药物副作用。为了对抗持续应用雌激素对子宫内膜的刺激,有子宫的患者在补充雌激素同时,还可补充适量的孕激素。常用药物有替勃龙 1.25mg/d,戊酸雌二醇 0.5~1.5mg/d 或结合雌激素 0.3~0.45mg/d。

4. 手术治疗的护理

(1)按腹腔镜或开腹手术常规进行准备。

(2)保留生育功能的手术:手术方式有开腹手术和腹腔镜手术,术后复发率约为 40%,应尽早妊娠或使用药物减少复发。

(3)术后性生活指导:子宫切除者,术后 7~10 天可有阴道点滴出血;术后 2 个月内避免性生活;有生育要求的病人,争取在手术后 6~12 个月受孕。

5. 心理护理 鼓励病人表达内心感受,耐心解答病人的问题,协助医生向病人解释本病的特点、治疗方法和治疗效果,帮助患者树立治疗的信心。

6. 健康指导

(1)生活指导:建立健康的生活方式,合理休息与活动,避免过度劳累;学会自我调节,保持平和、

乐观心态。月经期注意外阴清洁。

（2）用药指导：严格按照医嘱用药，以保证疗效。有血栓性疾病、心脑血管疾病高危因素及35岁以上的吸烟女性不宜应用避孕药。

（3）随访指导：内异症恶变发生率低于1%，有以下情况时应加强随访：①囊肿直径>10cm或短期内明显增大。②绝经后复发。③疼痛节律改变，痛经进展或呈持续性。④影像学检查发现囊肿呈实性或乳头状结构，彩色多普勒超声示病灶血流丰富。⑤血清CA125明显升高（>200U/ml）等。

（4）预防：在经期应尽量避免剧烈运动，防止因体位和腹压变化引起经血反流；尽量避免宫腔操作，经期避免性生活；积极治疗经血潴留或经血排出不畅的疾病，如处女膜闭锁、宫颈管狭窄或粘连、子宫极度后屈等。

【护理评价】

经过治疗和护理，评价病人是否达到：①疼痛是否缓解，能完成正常的工作、生活、学习等活动。②焦虑等不良情绪缓解，心态良好。③认知子宫内膜异位症，学习相关健康教育知识，配合治疗。

第二节　不孕症病人的护理

李女士，29岁，结婚2年未孕，两年来夫妇双方共同生活，性生活规律，每周2~3次，未采取避孕措施。3年前曾妊娠，0-0-1-0，于6^{+4}周行人工流产术，既往无特殊病史。

请问：

1. 该病人的医疗诊断是什么？主要病因有哪些？
2. 目前存在哪些主要护理问题？
3. 应采取哪些护理措施？

不孕症（infertility）指育龄妇女有正常性生活、未避孕，同居1年及以上而未孕者。其中从未妊娠者称原发不孕，有过妊娠而后不孕者称继发不孕。我国不孕症发病率为7%~10%。

【病因与发病机制】

不孕原因中，女方因素占40%~55%，男方因素占25%~40%，男女双方共同因素占20%~30%，不明原因的约占10%。

1. 女性不孕因素（40%~55%）　女性不孕因素中输卵管因素和排卵障碍是两个主要因素，约各占40%，子宫、宫颈、阴道和免疫因素约占10%，不明原因约占10%。

（1）输卵管因素：输卵管摄取卵子、受精、运送受精卵异常。常见原因有慢性输卵管炎、输卵管结核、输卵管先天发育不良等。

（2）排卵因素：卵巢的结构或功能异常，如多囊卵巢综合征、先天性卵巢发育不全，卵泡黄素化不破裂综合征、卵巢早衰、性腺发育不良等；下丘脑-垂体-卵巢轴功能紊乱，如高泌乳素血症、低促性腺激素释放激素导致性腺功能减退等。

（3）宫颈与子宫因素：子宫、宫颈的结构或功能异常，如子宫畸形、子宫黏膜下肌瘤、子宫横膈、子宫纵隔、子宫腺肌症、慢性宫颈炎症、宫颈或宫腔粘连等。

（4）外阴、阴道因素：处女膜、阴道发育异常，严重的阴道炎症等。

2. 男性不育因素　精子生成障碍、精子运输障碍、精子功能异常或性功能异常，如少精、弱精、畸精症、无精症、精子顶体蛋白酶缺乏、外生殖器发育不良、勃起功能障碍（erectile dysfunction，ED）、早泄等。

3. 男女双方因素　夫妻双方性生活障碍、性知识缺乏及高度精神紧张等导致不孕。

4. 免疫因素　包括精子免疫、女性体液免疫异常和子宫内膜局部细胞免疫异常等，男方可产生抗精子抗体，女方产生抗透明带抗体。

5. 原因不明　指经过现行的不孕症相关检查，尚未发现明确病因。

精液检查标准（世界卫生组织 2010，第 5 版）

精液常规检查需禁欲 3~7 天，手淫取精液。精液分析中的重要指标包括精子的浓度、活动率和形态分析等（表 10-88-1）。

表 10-88-1　世界卫生组织精液检查标准（第 5 版）

	推荐的参考下限（5%~50%~95%）
精液容积	≥1.5ml（1.5~3.7~6.8）
精液 pH	7.2~8.0
精子浓度	$\geq 15\times10^6$/ml（15~73~213）
精子总数	$\geq 39\times10^6$ 每次射精（39~255~802）
精子活力（a 级+b 级）	PR≥32%（32~55~72）
正常形态率	4%（Kruger 标准）（4~15~44）
精子存活率	≥58%（58~79~91）

【护理评估】

（一）健康史

询问女方的年龄、现病史、既往史、月经史、婚育史、文化背景、宗教信仰等，不孕症夫妇病史采集的重点主要围绕不孕的常见病因展开。男方既往有无腮腺炎、结核、生殖器感染等病史，外伤手术史，了解生活习惯、个人嗜好、工作和生活环境等。重点询问以下情况。

1. 排卵是否正常　月经是否规律，既往基础体温和超声监测排卵情况，尿黄体生成素水平（LH）监测。

2. 生殖道和输卵管是否通畅　是否有炎症、解剖和功能的异常、手术史、异位妊娠史，有无输卵管造影、输卵管通液、宫腔镜检查、腹腔镜检查，了解月经周期、经量，有无痛经等。

3. 男方生育力是否正常　了解性生活是否正常，男性生殖器及精液常规检查情况。

4. 免疫因素　包括精子抗原、抗精子抗体、抗子宫内膜抗体等，有条件者行体液免疫检查。

（二）身体状况

1. 症状　不孕是患者就诊的主要症状。原因不同，不孕可伴有相应的症状。

2. 体征　夫妇双方应进行全面检查。一般情况检查包括身高、体重、面容、表情、姿势、体位、精神状态、智力发育、营养状况、皮肤、黏膜、淋巴结，有无多毛和痤疮等。甲状腺有无肿大，乳房有无溢乳，第二性征发育情况，妇科检查生殖器官有无畸形、外伤和肿瘤等。同时排除全身性疾病。

（三）心理-社会支持状况

不孕症病人面对社会、家庭压力和自身生育诉求，心理压力较大，加之病因难定，治疗效果不佳，夫妇双方表现为不同程度震惊、否认、愤怒、内疚、孤独、悲伤和解脱等不良情绪。繁杂的不孕检查和助孕技术既给病人带来身体不适又花费大量时间、精力和金钱，影响病人正常生活和工作，病人往往表现为焦虑、强迫行为、歇斯底里、抑郁、丧失快感、失去自尊、丧失自信、丧失希望和无价值感。

（四）辅助检查

1. 妇科内分泌检测　常于月经第 2~5 天检测血清卵泡刺激素（FSH）、黄体生成素（LH）、雌二醇（E2）、孕酮（T）、雄烯二酮（A）、催乳素（PRL）等。基础性激素水平及催乳素水平有助于了解卵巢的储备功能，是否处于基础状态及是否存在影响卵巢功能的相关内分泌疾病，如高催乳素血症及多囊卵巢综合征。

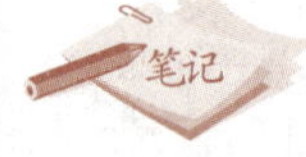

2. 超声检查　了解内生殖器和盆腔内有无异常。超声检查是发现子宫、卵巢、输卵管器质性病变的常用手段，连续超声检查可监测卵泡发育、排卵、黄体形成等情况，并判断卵巢储备功能。

3. 卵巢排卵功能评估　通过基础体温测定（BBT）、超声监测卵泡发育、尿 LH 水平测定、血清孕酮检测和子宫内膜活组织病理检查来评估卵巢排卵功能。

卵巢排卵功能评估

通过以下化验检查进行卵巢排卵功能评估。

1. 基础体温测定（BBT）　监测方法：每天早晨刚清醒起床前试口表，把 BBT 记录在表格纸上。排卵后孕激素水平升高，孕激素作用于体温调节中枢，使体温较排卵前升高 0.3~0.5℃，并持续约 14 天，称基础体温双相。双相体温提示排卵可能，但不能判断排卵时间及卵子是否真正排入腹腔。

2. 超声监测卵泡发育　在排卵前 3~5 天开始，每天或隔日超声监测优势卵泡，卵泡以大约每天 2mm（1~3mm/d）的速度生长，排卵前卵泡直径为 18~24mm；排卵后，可观察到卵泡变小或边缘不清晰、其内回声增强或道格拉斯窝液体增加。

3. 尿 LH 水平测定　检测月经中期尿 LH 峰，通常 LH 峰出现后的 3 天内排卵。LH 峰后 1 天最容易受孕。监测方法是应用“LH 试纸”等从预计排卵日前 3 天左右开始，每天下午或傍晚监测一次，可监测到 90%排卵周期的 LH 峰。

4. 血清孕酮检测　通常在黄体中期测定血清孕激素水平。典型的 28 天月经周期，排卵通常发生在周期第 14 天左右，周期 21 天黄体中期，孕酮水平达最高值时。通常血清孕酮水平超过 3ng/ml 提示排卵或卵泡黄素化。

5. 子宫内膜病理检查　子宫内膜呈分泌期改变显示孕激素作用，提示排卵可能。通常在预计月经前 7 天内或月经来潮 24 小时内进行。月经前内膜活检时注意除外患者妊娠的可能。

4. 输卵管通畅性检查　常用方法有输卵管碘油造影、输卵管通液试验等。在腹腔镜监视下行输卵管通液术，能客观、准确地观察输卵管通畅情况。

5. 子宫和宫颈检查　常用方法有宫颈细胞学检查、阴道分泌物检查、宫颈黏液评分、性交后试验，必要时行宫腔镜检查，了解宫腔结构和子宫内膜情况。

6. 腹腔镜检查　腹腔镜下直接观察子宫、输卵管、卵巢有无病变，有无盆腔粘连，监视输卵管通畅情况。

7. 精液分析　因精液质量波动较大，不应仅凭单次精液分析进行诊断，应进行至少 2 次精液分析，若结果一致，可确认结果；若结果不一致超过 25%，需做第三次精液分析。

卵巢储备功能评估

卵巢储备指卵巢中卵泡的质量和数量。卵储备功能的评估主要依据年龄、基础血清卵泡刺激素（FSH）和雌二醇（E_2）水平、基础窦状卵泡数（AFC）和抗米勒激素（AMH）。若年龄大于 35 岁、基础 FSH 水平大于 10~12IU/L、双侧卵巢窦状卵泡数小于 5 个，提示卵巢储备功能低下。

（五）治疗原则与主要措施

根据不孕的原因，采取相应的治疗方案。选择治疗方案时要考虑既往治疗史、卵巢生理年龄，家庭经济状况和个人意愿。

1. 一般治疗　建立健康生活方式，维持正常体重，指导性生活技巧。

2. 药物治疗　促进子宫内膜正常生长，有利于受精卵着床；促进卵泡发育及诱发排卵；治疗多囊卵巢综合征；促进性腺发育。

3. 手术治疗　重建卵巢、盆腔、子宫、阴道等正常解剖关系，输卵管梗阻、盆腔粘连、子宫畸形、阴道发育异常等可采用手术治疗。

4. 辅助生育技术 目前,辅助生殖技术主要包括人工授精技术和体外受精胚胎移植技术。体外受精-胚胎移植(IVF-ET)及其衍生技术主要包括体外受精-胚胎移植(IVF-ET)、配子或合子输卵管内移植、单精子卵胞质内显微注射(CS1)、胚胎冻融、辅助孵化、植入前胚胎遗传学诊断(PGD)等。

人工授精(artificial insemination, AI)

人工授精技术是指通过非性交的方法将丈夫或供精者精子置于女性生殖道内,使精子与卵子自然结合形成受精卵而达到妊娠目的的一种辅助生殖技术。

1. 按精子来源分为 ①夫精人工授精(artificial insemination with husband semen, AIH),即用丈夫精液进行人工授精。②供精人工授精(artificial insemination with donor semen, AID),指用(自愿献者)精子库精液的人工授精。

2. 按人工授精部位分为 ①阴道内人工授精,多用于女方生育无障碍,男方精液检查正常,但性交障碍者(严重的早泄、阳痿或畸形)。②宫颈内人工授精,主要适用于精液不液化、性交困难或性交不射精者,而手淫或按摩器能排精者。③宫腔内人工授精(intrauterine insemination, IUI),将处理过的精子悬液通过导管直接注入宫腔内,适用于宫颈因素不孕,少、弱、畸形精子症,精液不液化症,免疫性不孕,原因不明不孕等。

体外受精-胚胎移植技术(in vitro fertilization and embryo transfer, VF-ET)

体外受精-胚胎移植技术(in vitro fertilization and embryo transfer, VF-ET)即试管婴儿,指在体外培养系统中完成精子、卵母细胞结合形成受精卵,发育成早期胚胎,并将胚胎移植回子宫腔内让其种植以实现妊娠的技术。主要适用于:①各种因素导致的配子运输障碍。②排卵障碍。③子宫内膜异位症。④男性少、弱精子症。⑤原因不明不孕症。⑥免疫性不孕症。禁忌证有:①男女任何一方患有严重的精神疾病、泌尿生殖系统急性感染,性传播疾病。②患有《母婴保健法》规定的不宜生育的、目前无法进行胚胎植入前遗传学诊断的遗传性疾病。③任何一方具有吸毒等严重不良嗜好。④任何一方接触致畸量的射线、毒物、药品并处于作用期。⑤女方子宫不具备妊娠功能或严重躯体疾病不能妊娠。

体外受精-胚胎移植(IVF-ET)的基本过程:

1. 控制性超促排卵,超声检查、E_2、LH 水平监测卵泡生长发育。

2. 取卵 于卵泡发育成熟尚未破裂时,通常在肌注 HCG 34~36 小时取卵,在阴道超声引导下行卵泡穿刺取卵术,负压吸引卵泡液,获取卵母细胞。同日男方精液采集。

3. 体外受精 在实验室内将卵母细胞和优化处理好的精子混合受精,体外培养受精卵。

4. 胚胎移植 取卵后 2~5 天胚胎移植回子宫腔。

5. 黄体支持 胚胎移植后,应用黄体酮或 HCG,支持黄体功能,提高临床妊娠率。

6. 移植后 14 天测定血 β-HCG;移植后 30~35 天超声确认临床妊娠、妊娠数量和位置。

影响体外受精-胚胎移植成功率的因素:

(1) 体外受精-胚胎移植的成功率:35 岁以下妇女,卵巢储备正常,输卵管因素不孕症,无并发症,IVF-ET 每移植周期的临床妊娠率为 40%~50%,活产率大约 30%。

(2) 影响成功的不利因素:年龄大于 38 岁、卵巢储备下降、输卵管积水、子宫内膜异位症、多囊卵巢综合征和子宫病变等。

【常见护理诊断/问题】

1. 焦虑 与担心生育和反复治疗有关。

2. 自我认同紊乱 与不孕不育所致的自我否定有关。

3. 知识缺乏:缺乏正确的性生殖知识。

【护理目标】

1. 能正确认识不孕不育,积极配合治疗。
2. 能接受不孕不育事实,客观评价自己。
3. 能获得不孕不育有关信息,积极配合治疗。

【护理措施】

1. 生活护理　平衡膳食,合理休息与活动,保证充足睡眠。

2. 用药护理　严格遵医嘱按时用药,切勿擅自减量和漏服。向病人介绍药物的作用和副作用,说明用药方法和注意事项,观察药物不良反应。氯米芬副作用有一侧下腹部疼痛、卵巢囊肿、潮热等,必要时及时就医。妊娠后及时停药。

3. 心理护理　孕育生命需要一个平静、祥和、温暖、宽松的心境,帮助病人正确认知不孕症,鼓励病人表达内心感受,教会病人缓解压力的方法,进行有效心理疏导。家庭成员间沟通良好,减少外部压力,保持积极乐观的情绪。

4. 人工辅助生育技术护理　帮助不孕夫妇了解各种辅助生殖技术的优缺点、适应证、主要步骤和注意事项。积极预防辅助生育技术的并发症,如预防卵巢过度刺激综合征(ovarian hyperstimulation syndrom,OHSS)、卵巢反应不足和自然流产等。

5. 健康指导

(1) 生活指导:维持正常体重,合理营养,劳逸结合,良好睡眠。

(2) 检查指导:向夫妇双方说明检查的目的、方法和注意事项。子宫输卵管造影可引起腹部痉挛感,一般持续1~2小时,可自行缓解。腹腔镜手术者,膨腹剂 CO_2 吸收后可有肩背部疼痛,一般2~3天后自行消失,无需处理。

(3) 性生活指导:建立正确的性心理和健康的性生活。监测排卵,排卵前后勿用阴道润滑剂,勿进行阴道灌洗,性交后不宜立即如厕,最好卧床休息半小时,抬高臀部,以利精子进入宫颈,通过宫腔进入输卵管。

(4) 辅助生育技术指导:指导病人做好辅助生育技术的准备工作、到医院检查和治疗的时间以及确认妊娠的时机等。

卵巢过度刺激综合征

卵巢过度刺激综合征(ovarian hyperstimulation syndrom,OHSS):指由于多个卵泡发育,卵泡膜细胞分泌大量雌激素,颗粒细胞黄素化,血中雌、孕激素水平过高,使全身毛细血管通透性增加,血液中水分漏出血管外,进入组织间隙或体腔,血液浓缩,呈高凝状态,肾灌流量减少,出现尿少,甚至无尿;同时伴水、电解质和酸碱平衡失调。OHSS发生与患者体重、药物种类、剂量、治疗方案、病人内分泌状态、是否妊娠等有关,发生率约为20%,重度约占4%。正常排卵也可诱导OHSS,一般较轻,易被患者忽略,中、重度OHSS多由药物促排卵引起。通常发生于注射HCG 7~10天后,常见临床表现有体重增加,腹胀,腹痛,伴食欲缺乏,乏力,血中 E_2 水平升高,严重者出现胸腔积液、腹水,尿少,卵巢增大。治疗措施主要是提高血浆胶体渗透压,解除腹水和胸腔积液压迫,改善微循环及毛细血管的通透性,纠正水、电解质、酸碱平衡失调,纠正血液浓缩状态,保持有效循环血量,维持正常尿量。

【护理评价】

经过治疗、护理和健康教育,评价不孕不育夫妇是否达到:①能表达自己的感受和压力,积极应对不孕不育问题,焦虑减轻或消失。②正确认知不孕不育,客观评价自己。③正确认知不孕不育,学习相关检查、用药知识,了解辅助生育技术的适应证、禁忌证、方法和注意事项,选择适宜的治疗方法。

(焦建芬)

笔记

思考题

李女士，33 岁，小学文化，经济状况较差。婚后有正常性生活，3 年未孕。行输卵管造影示双侧输卵管梗阻，病人情绪低落，拒绝辅助生育技术。

请思考：

（1）该病人的主要护理诊断是什么？

（2）相应的护理措施是什么？

（3）请简述该病人可能的护理措施？

思路解析

扫一扫、测一测

笔记

第十一篇　乳房疾病病人的护理

第八十九章　概述

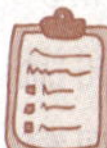
学习目标

1. 掌握乳房疾病病人的护理评估。
2. 熟悉乳房的解剖结构和生理功能。
3. 了解乳房的淋巴管网。
4. 具有良好的人文关怀精神和协作精神，体现慎独和精益求精的品德。

王女士，50岁，农民。因2个月前右侧乳房发现一肿块来就诊。病人自述2个月前无意中发现右侧乳房有一小肿块，无疼痛，故未在意。近来发现肿块不断增大，乳房皮肤肿胀，遂来医院就医。

请问：

1. 该病人最可能的诊断是什么？诊断的依据是什么？
2. 目前存在哪些主要护理问题？
3. 针对该病人发作时，护士应采取哪些护理措施？

【乳房解剖与生理功能】

1. 乳房解剖　成年女性乳房是两个半球形的性征器官，位于胸大肌上。乳头周围色素沉着的区域称为乳晕。每侧乳腺有15～20个腺叶，每一腺叶由很多腺小叶组成，腺小叶又由小乳管和腺泡组成，是乳腺基本单位。每一腺叶有呈放射状开口于乳头的乳管，乳管近开口1/3段为乳管内乳头状瘤的好发部位。腺叶间可见许多与皮肤垂直的纤维束，称为Cooper韧带（乳房悬韧带），对支撑和固定乳腺起重要作用。

乳房的血液供应和淋巴网非常丰富，乳房的淋巴液回流有如下途径：①乳房外侧和外上方的淋巴液注入同侧腋窝淋巴结。②乳房内侧淋巴液通过肋间淋巴管注入胸骨旁淋巴结。③两侧乳房之间借助浅淋巴管相互交通，一侧乳房淋巴液可流向对侧乳房。④乳房下内侧和深部淋巴液可沿腹直肌鞘与肝淋巴管吻合。淋巴液的流向与炎症的扩散和癌细胞转移途径关系密切。乳房的血液供应主要来自胸外侧动脉、肋间动脉以及胸廓内动脉的分支，并有静脉伴行。

2. 乳房生理功能　乳房是多种内分泌激素的靶器官，其生长发育及各种生理功能均有赖于各种

相关内分泌激素的共同作用。妊娠和哺乳时，乳腺明显增生，腺管延长，腺泡发育，乳汁生成并开始泌乳；哺乳后，乳腺处于相对静止状态；育龄期女性，乳腺组织的生理状态在卵巢内分泌激素的影响下，呈周期性变化；绝经前后，乳腺逐渐萎缩。

【护理评估】

（一）健康史

1. 一般资料　评估病人年龄、月经史、婚育史、哺乳情况；起居及卫生习惯、饮食规律、烟酒嗜好；有无重大精神创伤史、药物过敏史。

2. 现病史　评估病人本次发病的经过及主要症状，哺乳情况、乳头发育有无过小或凹陷等情况，乳头有无溢液、溢液性质等，乳房外形有无异常，有无肿块，肿块位置、大小、活动度等。

3. 既往史　评估病人既往健康状况，有无乳腺疾病史。以往的诊断和治疗情况，所用药物种类、剂量、用法等。

4. 家族史　家族中有无遗传倾向性乳房疾病，如乳腺纤维腺瘤、乳腺癌等。

（二）身体状况

1. 全身情况　评估病人的体温、脉搏等生命体征，如急性乳腺炎病人可有高热、寒战和脉搏加快；评估乳腺外其他远处转移器官的表现，如乳腺癌病人可有肺转移，出现胸痛、气急、骨转移、局部疼痛。

2. 乳房情况　主要通过视诊和触诊来评估。仔细观察和触摸乳房大小、形态、颜色、皮肤表面温度等有无异常，乳房有无肿块及肿块位置、大小、数目、质地、表面情况、可否被推动及触痛情况。观察乳头有无溢血、溢液现象。触摸乳房区域淋巴结肿大情况，包括其位置、数目、质地、活动度、有无压痛等。

视频：乳房评估

乳腺癌筛查

根据最新版的《中国抗癌协会乳腺癌诊治指南与规范（2017 版）》，提出以下筛查建议：

1. 筛查年龄　机会性筛查一般建议 40 岁开始，但对于一些乳腺癌高危人群，可将筛查起始年龄提前到 40 岁以前。乳腺癌高危人群：有明显的乳腺癌遗传倾向者；既往有乳腺导管或小叶不典型增生或小叶原位癌的患者；既往行胸部放疗。

2. 筛查方法　X 线检查、乳腺超声检查、MRI 检查。

（三）心理-社会支持状况

乳房疾病常影响病人的哺乳情况、形体美、日常生活及家庭生活，导致病人担心疾病会使其外形受损、无法哺乳或影响其家庭和谐。因此，应注意评估病人在患病前后心理变化；患病对病人生活、工作或家庭的影响；病人能否适应术后身体外形改变；病人对疾病性质、发生发展、防治及预后知识的认知情况，对治疗方案的了解和选择；病人的社会支持系统、医疗费用来源及支付方式等。询问其工作、生活适应情况，有无压力过大等。

（四）辅助检查

辅助检查包括血常规、乳腺超声检查、钼靶 X 线摄片检查、导管造影及乳管内镜检查、细针穿刺细胞学检查、空芯针穿刺活检及切除活检等。

（五）健康指导

1. 保持乳头、乳晕清洁，经常用清水清洗乳头。

2. 养成良好的哺乳习惯　尽早哺乳，每次哺乳时应吸空乳房，必要时用吸乳器或手法按摩排空乳汁。

【护理评价】

经过治疗和护理，评价病人是否达到：①养成良好乳房卫生习惯。②乳房无异常。

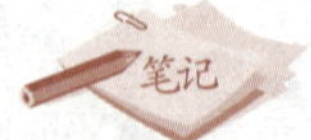

（雷　宁）

思考题

张女士,45 岁,既往有"乳腺增生"病史 3 年,定期复查。本次来院查体:双侧乳房体积缩小,可触及散在片状腺体增生。左侧乳房内下象限触及直径 0.7cm 结节,界限清楚,质地韧,活动度小。腋窝未触及淋巴结肿大。

请思考:

(1) 如果你是该病人的责任护士,如何对患者乳房进行评估?

(2) 简述对该病人健康指导的主要内容。

思路解析

扫一扫、测一测

第九十章　急性乳腺炎病人的护理

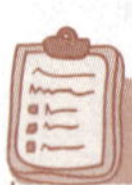

学习目标

1. 掌握急性乳腺炎病人的身体状况和主要护理措施。
2. 熟悉急性乳腺炎病人的治疗原则、辅助检查。
3. 了解急性乳腺炎病人的病因、发病机制和病理。
4. 正确运用所学知识评估病人、提出护理问题、制订并实施护理措施和健康指导。
5. 具有良好的人文关怀精神和协作精神，体现慎独和精益求精的品德。

情景导入

赵女士，32岁，在家中因发热，测T 39.3℃，来医院就诊。值班护士小张通过询问了解到，赵女士现产后2周，体检发现：T 38.7℃，左乳房明显红肿，皮温较高，触痛明显，内上象限可扪及直径约4cm的肿块，质软。血常规检查发现：白细胞计数和中性粒细胞比例均增高。乳腺B超发现：左乳内上象限见不规则片状无回声区。病人十分焦虑，担心不能哺乳对婴儿生长有影响。

请问：

1. 该病人最可能的诊断是什么？诊断的依据是什么？
2. 目前存在哪些主要护理问题？
3. 针对该病人发作时，护士应采取哪些护理措施？

急性乳腺炎（acute mastitis）是乳腺的急性化脓性感染，常发生在产后3~4周的哺乳期妇女，尤以初产妇为多见。其主要致病菌为金黄色葡萄球菌。

【病因与发病机制】

1. 病因

（1）乳汁淤积：导致乳汁淤积的主要因素包括哺乳延迟和（或）没有及时排空乳房。多见于乳头过小或凹陷、乳汁过多或婴儿吸乳过少、乳管不通畅等。

（2）细菌入侵：乳头破损或皲裂是细菌入侵感染的主要原因。6个月以后的婴儿多已长牙，易导致乳头损伤；乳房护理不当或哺乳方法不当易导致乳头皲裂；婴儿含乳睡眠或有口腔炎者等情况，易使细菌直接侵入。

2. 发病机制　局部可出现炎性包块，常在数天后形成脓肿。表浅脓肿，可向外破溃或破入乳管自乳头流出；深部脓肿，可形成乳房内脓肿、乳晕下脓肿或乳房后脓肿，也可缓慢向外破溃。感染严重者，可并发脓毒症。

【护理评估】

（一）健康史

询问病人产后哺乳情况，乳汁是否完全排空，有无乳汁淤积和乳头破损或皲裂；了解乳头发育情况，有无乳头过小或凹陷；询问有无乳腺手术及外伤史，家族中有无乳腺疾病史。

（二）身体状况

1. 症状　患侧乳房疼痛、红肿、发热，有压痛性包块，并伴同侧腋窝淋巴结肿大，触痛；严重者可出现寒战、高热和脉搏加快。

2. 体征　局部明显触痛，形成脓肿者可触及波动感。

（三）心理-社会支持状况

评估病人有无因患病而对哺乳婴儿、日常生活、家庭产生影响，尤其是婴儿喂养问题；了解病人有无对乳房外形可能改变引起焦虑情况，对疾病的认知程度、治疗的接受程度等。

（四）辅助检查

血常规检查白细胞计数及中性粒细胞比例升高；有脓肿者，抽取脓液并做细菌培养和药物敏感试验；也可行乳腺超声检查。

（五）治疗原则与主要措施

以控制感染、排空乳汁为原则。

1. 控制感染

（1）患乳停止哺乳，排空乳汁。

（2）局部热敷或用金黄散或鱼石脂软膏外敷，也可进行局部理疗，促进炎症消退。水肿明显者用25%硫酸镁溶液湿热敷。

（3）全身抗生素应用：首选青霉素类抗生素，或根据脓液细菌培养和药物敏感试验结果选择有效抗生素。

2. 终止乳汁分泌　感染严重，脓肿切开引流者或并发乳瘘者终止乳汁分泌。可口服己烯雌酚1~2mg，3次/d；肌内注射苯甲酸雌二醇2mg，1次/d，直至乳汁分泌停止。也可用中药炒麦芽水煎服。

3. 脓肿切开引流　脓肿形成后，应及时行脓肿切开引流。手术切口应采用放射状手术切口，以免造成乳管损伤，乳房深部或乳房后脓肿可在乳房下缘做弓形切口（图11-90-1）；为保证引流通畅，当脓腔较大时，可另加切口做对口引流（图11-90-2）。

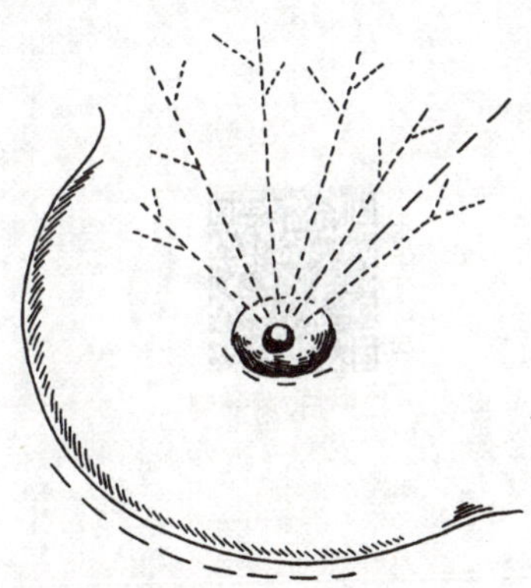

图11-90-1　乳房脓肿弓形切口

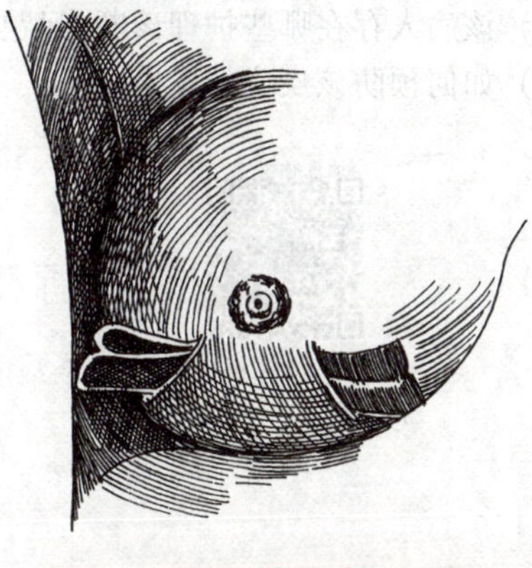

图11-90-2　乳房脓肿对口引流

【常见护理诊断/问题】

1. 急性疼痛　与乳房炎症及乳汁淤积有关。

2. 体温过高　与乳房炎症有关。

3. 焦虑　与担心婴儿哺乳及疾病恢复有关。

【护理目标】

1. 疼痛逐渐减轻或消失。

2. 体温恢复正常。

3. 保持良好的心理状态，焦虑减轻或消失，情绪稳定。

【护理措施】

1. 一般护理　确保病人充分的休息，鼓励进食营养丰富的食物。

2. 疼痛护理　暂停患侧乳房哺乳，排空乳汁，减少乳汁淤积。用胸罩托起乳房，减轻疼痛和肿胀。

3. 病情观察　密切观察病人体温变化，体温过高者采取物理降温或药物降温，鼓励病人多饮水，加强皮肤护理。保证引流通畅，观察切口敷料及引流液的情况，如引流液颜色、性状、气味等；及时更换切口敷料。

4. 用药护理　遵医嘱早期、足量应用有效的抗生素。应注意避免使用氨基糖苷类、磺胺类等对婴儿有不良影响的抗生素，观察药物疗效及不良反应。

5. 健康指导

(1) 注意个人卫生：孕妇需定期用肥皂水及温水清洗乳头，妊娠后期需每天清洗乳头，保证局部清洁。

(2) 养成良好习惯：每次哺乳时，让婴儿吸净乳汁。一旦出现乳汁淤积，及时通过按摩或者使用吸乳器排空乳汁；注意婴儿的口腔卫生。

(3) 防止细菌入侵：一旦出现乳晕的破损或者出现乳头皲裂，需要暂停哺乳。温水清洗后涂抗生素软膏，待伤口愈合后再行哺乳。

【护理评价】

经过治疗和护理，评价病人是否达到：①疼痛逐渐减轻或消失。②体温恢复正常。③保持良好的心理状态，情绪稳定。

（雷　宁）

思考题

张女士，29 岁。产后 21 天出现左侧乳房胀痛，全身寒战、发热、脉速。体格检查发现：T 39.5℃，P 110 次/min。左侧乳房皮肤明显红肿，可扪及一压痛性肿块，同侧淋巴结肿大并有触痛；血常规检查显示白细胞计数及中性粒细胞比例增高。

请思考：

(1) 该病人可能的临床诊断是什么？

(2) 该病人存在哪些护理诊断/问题，应如何进行护理？

(3) 如何预防该疾病的发生？

思路解析

扫一扫、测一测

笔记

第九十一章 乳房肿瘤病人的护理

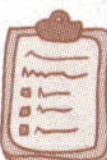

学习目标

1. 掌握乳腺癌病人的身体状况和主要护理措施。
2. 熟悉乳腺癌病人的治疗原则、辅助检查。
3. 了解乳腺纤维腺瘤、乳管内乳头状瘤的病因、身体状况、治疗原则及护理措施；乳腺癌病人的病因、发病机制和病理。
4. 正确运用所学知识评估病人、提出护理问题、制订并实施护理措施和健康指导。
5. 具有良好的人文关怀精神和协作精神，体现慎独和精益求精的品德。

情景导入

王女士，47岁。无意间发现右乳外上区域肿块，来医院就诊。检查后发现：右乳外上象限10点距乳头3cm处扪及直径约3cm肿块，质硬，边界不清，表面粗糙，右腋窝扪及一直径约1cm的淋巴结。行乳腺超声发现：右乳外上象限有一直径3cm的低回声肿块，边界不清，形态不规则，呈"蟹足样"改变，肿块血流信号丰富。行肿块穿刺病理检查显示：右乳浸润性导管癌。病人情绪较差，存在恐惧、焦虑等情绪。

请问：

1. 该病人目前存在哪些主要护理问题？
2. 护士如何指导病人术后做患肢的功能锻炼，功能锻炼的目的是什么？

乳房肿瘤（breast tumors）发病率居女性所有肿瘤发病率之首。良性肿瘤中以纤维腺瘤（fibrous adenoma）为最多见，约占良性肿瘤的3/4，其次为乳管内乳头状瘤（intraductal papilloma），约占良性肿瘤的1/5。恶性肿瘤包括乳癌（breast cancer）和乳房肉瘤。其中，以乳癌发病率较高，约占98%。

第一节 乳房纤维腺瘤病人的护理

乳房纤维腺瘤（fibroadenoma）是女性最常见的乳房良性肿瘤，约占乳房良性肿瘤的3/4，可发生于青春期后任何年龄的女性，尤以18~20岁和25~30岁的青年女性为多见。

【病因与发病机制】

本病的发生主要与体内雌激素水平相对或绝对升高以及乳腺内纤维细胞对雌激素的敏感性增高有关。

【护理评估】

（一）健康史

询问病人的月经史、生育史、哺乳史及既往有无乳腺疾病史；询问家族中有无乳腺疾病史。

（二）身体状况

常无明显自觉症状，多是偶然发现乳房肿块，多位于乳房外上象限，约75%为单发。肿块增长较慢，质硬，手感似橡皮球，表面光滑，边界清楚，易推动。

（三）心理-社会支持状况

评估病人对疾病诊治是否存在紧张、焦虑心理；评估病人对疾病和治疗方案的了解和接受程度。

（四）辅助检查

乳腺钼靶X线摄片、乳腺超声、乳腺肿块针吸细胞学检查或活体组织检查等有助于诊断。

（五）治疗原则与主要措施

手术切除是唯一有效的治疗方法，也可在超声引导下行Mammotome乳腺微创切除。切除的标本送病理检查以确诊。

【常见护理诊断/问题】

1. 知识缺乏：缺乏乳房纤维腺瘤疾病诊治的相关知识。
2. 恐惧、焦虑　与乳房内肿块增大、担心肿块癌变等有关。

【护理目标】

1. 能说出乳房纤维腺瘤的诊治和护理知识。
2. 能保持良好的心理状态，情绪稳定。

【护理措施】

1. 提供疾病的相关知识，讲解疾病发病的原因及治疗方法，解除病人的思想顾虑，保持心情舒畅。
2. 手术后嘱病人保持切口敷料的清洁、干燥。
3. 健康指导　嘱病人定期复查和乳房自我检查，发现异常及时就诊。

【护理评价】

经过治疗和护理，评价病人是否达到：①能够掌握乳房自我检查的方法；②能够及时发现乳房内肿块的变化并及时就诊；③紧张、焦虑及恐惧等情绪缓解。

第二节　乳管内乳头状瘤病人的护理

乳管内乳头状瘤（intraductal papilloma）是女性乳房良性肿瘤，好发于40~50岁的妇女，发病部位多在大乳管近乳头的壶腹部。

【病因与发病机制】

本病的发生主要与雌激素异常刺激引起乳管内上皮增生有关。

【护理评估】

（一）健康史

详细询问病人发病的经过及主要症状；了解病人月经史、生育史、哺乳史及既往有无乳腺疾病史；询问病人家族中有无乳腺疾病史。

（二）身体状况

主要表现为乳头溢血、溢液。挤压乳头可溢出血性液体或暗棕色或黄色液体。瘤体小，不易触及。有近1/3的病人在乳晕区扪及直径为数毫米的小肿块，质软、可推动。

（三）心理-社会支持状况

评估病人对疾病诊治是否存在担心、焦虑；了解病人对疾病和治疗方案的了解和接受程度。

（四）辅助检查

乳腺导管造影、乳管内镜检查以及乳头溢液细胞学检查有助于诊断。

（五）治疗原则与主要措施

本病有恶变的可能，因此，手术治疗是唯一有效的方法。单发的乳管内乳头状瘤可切除病变的乳管系统；如病人年龄大，乳管上皮细胞增生活跃，可行单纯乳房切除术；如有恶变行乳腺癌根治术。

【常见护理诊断/问题】

1. 知识缺乏：缺乏疾病诊治的相关知识。

2. 焦虑　与乳头溢血、溢液有关。

【护理目标】

1. 能说出乳管内乳头状瘤的诊治和护理知识。

2. 能保持良好的心理状态，情绪稳定。

【护理措施】

1. 提供疾病的相关知识，讲解疾病发病的原因及治疗方法，解除病人的思想顾虑，保持心情舒畅。

2. 术后嘱病人保持切口敷料的清洁、干燥。

3. 健康指导　嘱病人定期复查和乳房自我检查，发现异常及时就诊。

【护理评价】

经过治疗和护理，评价病人是否达到：①能够掌握乳房自我检查的方法；②能够发现乳头溢液异常并及时就诊；③紧张、焦虑情绪缓解。

第三节　乳腺癌病人的护理

乳腺癌（breast cancer）是女性最常见的恶性肿瘤之一，发病率呈逐年上升趋势，部分大城市报道乳腺癌居女性恶性肿瘤发病率之首。

【病因与发病机制】

1. 病因　尚不完全清楚，可能与下列因素相关：①内分泌因素。雌酮和雌二醇与乳腺癌的发生密切相关，尤其是雌酮的作用。②遗传因素。一级亲属中有乳腺癌病史者，其患乳腺癌的概率比普通人群高 2~3 倍。③初潮年龄早、绝经年龄晚、未婚、未育或未哺乳的女性，乳腺癌发病风险增加。④乳房良性疾病。有学者认为乳腺小叶或上皮高度增生或不典型增生可能与乳腺癌发病有关。⑤营养过剩、肥胖、高脂饮食等会增加乳腺癌发病机会。流行病学研究表明，环境因素及生活方式与乳腺癌的发病之间具有一定的相关性。

2. 病理分型　乳腺癌分为非浸润性癌、早期浸润性癌、浸润性特殊癌、浸润性非特殊癌（最常见）以及其他罕见癌或特殊类型乳腺癌（炎性乳腺癌、乳头湿疹样乳腺癌即 Paget 病）。

3. 转移途径　包括局部浸润、淋巴转移和血行转移。淋巴转移，是最常见的转移途径。主要转移至同侧腋窝淋巴结，继而发生远处转移。特殊类型乳癌，如炎性乳癌早期即可发生血行转移。

【护理评估】

（一）健康史

询问病人的月经史、生育史、哺乳情况、饮食习惯和生活环境；了解病人既往有无乳腺良性肿瘤史、乳腺癌家族史；评估心、肺、肝、肾等主要器官的功能状态。

（二）身体状况

1. 乳房肿块　是乳腺癌最早的表现，呈单发的无痛性肿块。最常见于外上象限。肿块质硬，表面不光滑，边界不清，活动性差，部分病人乳房局部呈局限性隆起。晚期可出现肿块固定、卫星结节、铠甲胸和皮肤破溃。

2. 乳房外形改变

（1）当癌肿侵犯一侧乳房时，可使一侧乳房乳头受牵拉，导致两侧乳房外形不对称。

（2）酒窝征：若肿块累及 Cooper 韧带，使其缩短可致乳房表面皮肤凹陷，形成“酒窝征”。

(3)“橘皮样”改变:若皮内和皮下淋巴管被癌细胞堵塞,引起淋巴循环障碍致真皮水肿,皮肤出现点状凹陷而呈“橘皮样”改变。

(4)乳头内陷或偏移:邻近乳头或乳晕区的癌肿因侵及乳管使之收缩,牵拉乳头使其偏向一侧或出现乳头扁平、回缩或凹陷。

3. 转移征象

(1)淋巴转移:主要是区域淋巴结肿大,最初多见于患侧腋窝淋巴结肿大。肿大淋巴结无痛、质硬、可被推动,后因与皮肤或深部组织粘连而固定。

(2)血行转移:发生肺转移可出现胸痛、气促、胸腔积液等;骨转移可出现局部疼痛甚至截瘫;肝转移可出现黄疸、肝大等。

4. 特殊类型乳癌

(1)炎性乳腺癌:患侧乳房明显增大,皮肤红、肿、热,呈急性炎症样表现,整个乳房肿大发硬。

(2)乳头湿疹样乳腺癌:乳头乳晕区出现湿疹样变。

5. 临床分期　目前常采用国际抗癌协会提出的T(原发癌瘤)、N(区域淋巴结)、M(远处转移)分期法,可参考临床分期情况决定治疗方案(表11-91-1、表11-91-2)。

表11-91-1　国际抗癌协会(UICC)TNM分期

原发肿瘤(T)分期	区域淋巴结(N)分期	远处转移(M)分期
T_X 原发肿瘤情况不详	N_X 局部淋巴结情况不详	M_X 有无远处转移不详
T_0 原发肿瘤未触及	N_0 同侧腋淋巴结未触及	M_0 无远处转移
T_{is} 原位癌;局限于乳头的湿疹样癌,乳房未扪及肿块	N_1 同侧腋淋巴结肿大,尚可活动	M_1 有锁骨上淋巴结转移或远处转移
T_1 肿瘤最大直径≤2cm	N_2 同侧腋淋巴结肿大,相互融合或与其他组织粘连	
T_2 肿瘤最大直径2~5cm		
T_3 肿瘤最大直径>5cm的浸润癌	N_3 同侧腋淋巴结转移	
T_4 肿瘤任何大小,直径侵犯胸壁和皮肤		

表11-91-2　乳腺癌国内临床分期

0期	原位癌
Ⅰ期	癌肿完全在乳腺组织内,直径≤2.0cm,与皮肤无粘连,无腋窝淋巴结转移
Ⅱ期	癌肿直径≤5.0cm,尚能活动,与皮肤粘连,同侧腋窝有数个散在活动的淋巴结
Ⅲ期	癌肿直径>5.0cm,与皮肤广泛粘连,且常形成溃疡,或癌肿底部与筋膜、胸肌粘连,同侧腋窝有一连串融合成块的淋巴结,但尚能活动,或胸骨旁有淋巴结转移
Ⅳ期	癌肿广泛扩散至皮肤,或与胸肌、胸壁固定,同侧腋窝淋巴结已经固定,或呈广泛的淋巴结转移(锁骨上或对侧腋窝),常伴远处转移

(三)心理-社会支持状况

评估病人确诊后是否产生恐惧、焦虑感。了解病人对疾病的认知程度和疾病对病人的影响,如乳房缺失致体像紊乱、化疗的影响、婚姻生活有无影响等。了解病人和家属对疾病和治疗方案的了解和接受程度及病人的社会支持情况。

(四)辅助检查

1. 乳腺钼靶　X线摄片检查:是乳腺癌的普查方法,能早期发现乳腺癌。

2. 超声检查　可显示乳房软组织结构及直径在0.5cm以上的肿块形态和质地。

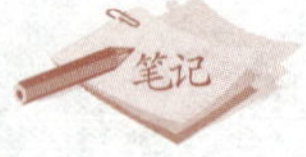

3. 病理检查　是确诊乳腺癌的可靠依据,包括细针穿刺细胞学检查、乳头溢液涂片细胞学检查、

空芯针穿刺活检、切除肿块活检等。

4. 肿瘤标志物检查　常选择癌胚抗原(CEA)、单克隆抗体等。

(五) 治疗原则与主要措施

以手术为主,化疗、放疗、内分泌治疗及生物学治疗为辅的综合治疗方案。

1. 手术治疗　适用于TNM分期的0、Ⅰ、Ⅱ期及部分Ⅲ期病人。乳腺癌根治术是乳腺癌治疗的标准术式;乳腺癌改良根治术是目前常用的手术方式;还包括保留乳房的乳腺癌切除术、单纯乳房切除术及前哨淋巴结活检。

2. 化学药物治疗　术后早期开始,常用的化疗方案有CAF(环磷酰胺+多柔比星+氟尿嘧啶)、TC方案(紫杉醇+环磷酰胺)、AC(多柔比星+环磷酰胺)等。

3. 放射治疗　可降低Ⅱ期以上病人的局部复发率。

4. 内分泌治疗　常用的治疗药物是他莫昔芬(即三苯氧胺)。临床研究表明,该药能影响DNA基因转录进而抑制肿瘤细胞生长,降低乳癌术后复发和转移。

5. 生物治疗　代表药物是曲妥珠单抗注射液。随着乳腺癌精准分型及分子靶向治疗的推广和普及,目前乳腺癌的治疗越来越趋于精准化、个体化前提下的综合治疗。乳腺癌患者可以获得更好的生存机会。对于晚期HER2阳性乳腺癌患者,曲妥珠单抗可以使病人生存期显著延长。

【常见护理诊断/问题】

1. 恐惧　与乳腺癌的确诊和担心可能危及生命有关。
2. 体像紊乱　与乳房切除影响自身形体美有关。
3. 组织完整性受损　与放置引流管、患侧上肢淋巴液回流受阻及伤口感染有关。
4. 知识缺乏:缺乏乳腺癌防治和护理知识及术后患侧上肢功能锻炼的相关知识。

【护理目标】

1. 能保持平和心态、恐惧感消失、情绪稳定。
2. 能够接受身体形象的变化。
3. 伤口愈合良好,患侧肢体未发生肿胀及功能障碍。
4. 能掌握乳腺癌的防治和护理知识,能正确进行功能锻炼和自我保健。

【护理措施】

1. 手术前护理　做好皮肤准备,对手术范围大、需要植皮的病人,除常规备皮外,同时做好供皮区的皮肤准备;乳房皮肤溃烂者,术前应换药至创面情况改善;乳头凹陷者,应行局部清洁。

2. 手术后护理　主要是促进伤口愈合,预防术后并发症及做好患侧肢体功能锻炼。

(1) 体位:麻醉清醒、病人情况稳定后,取半卧位,以利于呼吸和引流。

(2) 病情观察:观察生命体征、切口、引流液的量及性状,并做好记录。

(3) 伤口护理

1) 保持皮瓣良好血液供应:①手术部位包扎松紧度适宜,包扎应维持7~10天。②观察皮瓣颜色及创面的愈合情况,若皮瓣颜色暗红,提示血液循环欠佳,应及时报告医生处理。③观察患侧上肢远端血液供应情况,根据皮肤颜色、皮温、手指是否麻木等调整手术部位包扎的松紧度。

2) 维持有效的引流:①保持有效的负压吸引。②妥善固定引流管,注意引流管的长度适宜。③保持引流通畅,避免受压和扭曲。④观察引流液的量及颜色。一般术后1~2天,每天引流血性液50~200ml,随后颜色逐渐变浅,量逐渐变少。⑤拔管。当引流液每天少于10~15ml,颜色转为淡黄色,持续2~3天,创面与皮肤紧贴时可考虑拔管。

(4) 预防患侧上肢肿胀:①禁忌在患侧上肢测血压、抽血等护理操作。②勿让患肢下垂过久,术后7~10天内,可用吊带托将患肢上臂与躯干约束在一起。③按摩患侧上肢或进行握拳、屈伸肘运动,以促进静脉和淋巴液回流;也可戴弹力袖;感染者应及时应用抗生素。

(5) 患肢功能锻炼:为减少或避免术后肩关节功能障碍,应鼓励和帮助病人早期进行患侧上肢的功能锻炼。①术后24小时内,做伸指、握拳及屈腕等锻炼。②术后1~3天,鼓励病人进行屈肘、伸臂等锻炼。③术后4~7天,病人可坐起,鼓励病人用患侧手刷牙、洗脸,练习用患侧手掌触摸对侧肩部及同侧耳部。④术后1~2周,开始行肩关节运动。⑤术后2~3周,可循序渐进作肩关节的

上抬和外展运动，如手指爬墙、梳头和甩绳运动等，一般每天 3~4 次，每次 20~30 分钟，以促进关节功能的恢复。

3. 心理护理　护士应根据病人的心理特点，与病人和家属多沟通，关心、理解病人，耐心解释手术的必要性及重要性，减轻病人的思想顾虑，树立战胜疾病的信心。介绍有关乳房重建及义乳假体的相关知识，指导病人正确对待手术引起的体像改变。帮助病人取得家庭支持系统（特别是配偶）的理解、关心和支持。

乳腺癌病人饮食及运动推荐

美国癌症学会（American Cancer Society，ACS）推荐的是遵从富含水果、蔬菜、粗粮和豆制品的饮食。美国公共卫生学院推荐成人每天至少喝 2~3 杯蔬菜汁，1.5~2 杯水果汁。一些观察性研究认为，乳腺癌存活者的蔬菜和粗粮摄入量高，总体死亡率可降低 43%。

乳腺癌康复期患者应该选择一项适合自己并能终身坚持的有氧运动。推荐进行有规律的锻炼，每周至少 150 分钟的中等强度锻炼，1 周 2 次的力量训练。推荐的运动有快走、骑车、游泳、打太极拳以及有氧舞蹈等。

均衡饮食及有氧运动可增强人体免疫能力、有效减轻精神压力、改善睡眠、缓解由癌症及其治疗引起的疲劳症状。增加人体对疾病的抵抗能力。

4. 健康指导

（1）疾病知识指导：①术后近期避免用患侧上肢提取、搬动重物，指导进行适当的功能锻炼。②在充分的卵巢保护，合理地选择化疗用药，并在乳腺癌综合治疗结束后间隔足够时间的前提下选择妊娠，一般 5 年内避免妊娠。

（2）乳房假体和义乳的应用：出院时一般暂时佩戴无重量的义乳，避免穿着紧身衣，视病情和自身情况，可行乳房再造术。

（3）乳房自我检查：检查时间一般为月经干净后 5~7 天。方法：①视诊。站在镜前，两臂自然垂于身体两侧、向前弯腰或两手上举置于头后，观察乳房的大小、外形以及是否对称，有无局限性隆起、凹陷、橘皮样改变及乳头有无偏移或内陷等。②触诊。可仰卧或站立，被查侧的手臂放于头下，使乳房暴露；对侧手指并拢平放于乳房，自乳房的外上象限开始，依次检查外上、外下、内下、内上象限，然后检查乳头、乳晕区，最后检查腋窝，注意有无淋巴结肿大，乳头有无溢血、溢液，如发现异常，应及时到医院行进一步检查。

（4）定期随访：术后第 1 年内，每 3 个月复查 1 次；术后第 2~3 年，每半年复查 1 次；以后每年随访 1 次，直至终身。

【护理评价】

经过治疗和护理，评价病人是否达到：①能保持平和心态、恐惧感消失，情绪稳定。②能接受手术所致的身体形象变化。③伤口愈合良好，患侧肢体未发生肿胀及功能障碍。④能说出乳腺癌的防治和护理知识，能正确进行功能锻炼和自我保健。

（雷　宁）

思考题

张女士，25 岁。因“无意间发现左乳肿块 5 天”入院求治。查体发现：双乳对称，无外形改变，左乳距乳头 3cm 处可扪及一直径约 2cm 大小的包块，质韧，光滑，活动度好。乳腺超声提示：左乳实性占位，回声均匀，边界清楚。病人情绪一直很紧张，经常向医务人员询问是否是恶性的。

请思考：

（1）该病人存在哪些护理诊断/问题，应如何进行护理？

（2）简述对该病人健康指导的主要内容。

思路解析

扫一扫、测一测

笔记

第十二篇　感官系统疾病病人的护理

第九十二章　眼部疾病病人的护理

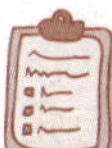

学习目标

1. 掌握睑腺炎、细菌性结膜炎、泪囊炎、白内障、青光眼、虹膜睫状体炎、视网膜脱离、眼外伤病人护理评估要点。
2. 熟悉眼球的解剖生理特征和眼科常用的诊疗技术。
3. 了解睑腺炎、细菌性结膜炎、泪囊炎、白内障、青光眼、虹膜睫状体炎、视网膜脱离、眼外伤病人的病因及发病机制。
4. 能够运用理论知识观察病情、提出护理问题、采取适当的护理措施。
5. 具有良好的护理能力和协作精神，体现护理人文精神。

眼是人类最重要的视觉器官，可获得外界80%～90%的信息。本章主要介绍眼的解剖生理特点、常见眼部疾病的诊疗技术、常见眼部疾病病人的护理等。

第一节　概　　述

一、眼的结构与功能

眼由眼球、视路和眼附属器三部分组成（图12-92-1）。眼球接受外界的光线成像于视网膜，经视路向视皮质传递至视中枢形成视觉。眼附属器对眼球起保护、运动等辅助作用。

（一）眼球

眼球（eye ball）略呈球形，正常成人眼球前后径约为24mm，水平径略长。眼球位于眼眶前部，前面受眼睑保护，后部受眶骨壁保护并与视神经相连。眼球由眼球壁和眼内容物组成。

1. 眼球壁　分为外、中、内层三部分。

（1）外层：眼球壁外层由胶原纤维结缔组织构成，称纤维膜。前1/6为角膜，呈透明状，后5/6为巩膜，呈乳白色，两者移行处为角巩膜缘。眼球外层具有保护眼球内组织和维持眼球形状的作用。

（2）中层：为葡萄膜，含有丰富的血管和色素，又称血管膜或眼球血管膜。由前向后依次为虹膜、睫状体和脉络膜，虹膜为圆盘状，中央有2.5～4mm的小孔，即瞳孔。

（3）内层：是一层透明薄膜，即视网膜，视网膜外层为色素上皮层，内层为神经感觉层，两层之间存在潜在性间隙，临床上视网膜脱离由此处分离。视网膜后极部有一中央无血管的浅漏斗状小凹区，称为黄斑区，中央小凹，称为黄斑中心凹，是视网膜上视觉最敏锐的部位。

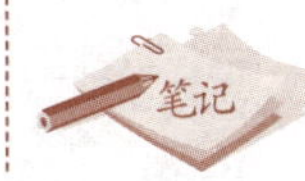

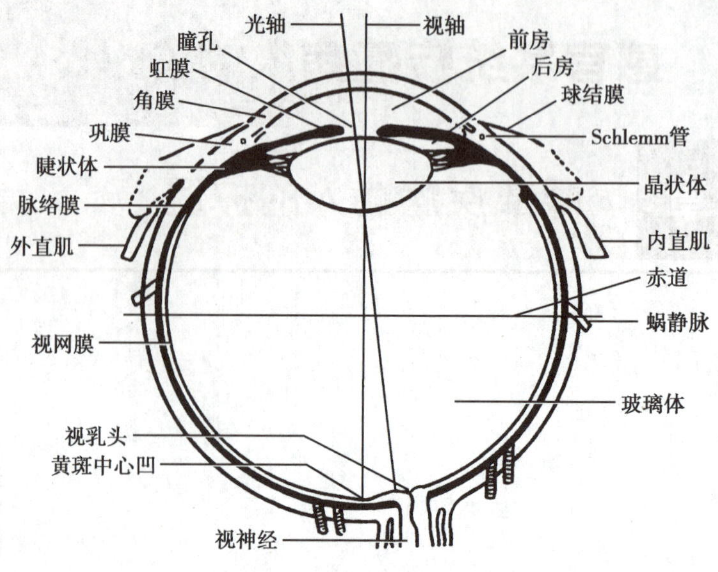

图 12-92-1　眼球水平切面示意

2. 眼内容物　包括房水、晶状体和玻璃体，均为无血管、无神经的透明物体，具有屈光作用，与角膜一起构成眼的屈光系统。

（二）视路

视路（visual pathway）是视觉传导的通路。起于视网膜，止于大脑枕叶视中枢。从视神经开始，经视交叉、视束、外侧膝状体、视放射至皮质纹状区视中枢。在神经系统病变或损害时，会出现相应的视野异常，可根据视野缺损特征做出中枢神经系统病变的定位诊断。

（三）眼附属器

眼附属器包括眼眶、眼睑、结膜、泪器和眼外肌。

1. 眼眶（orbit）　由额骨、蝶骨、筛骨、颚骨、泪骨、上颌骨和颧骨 7 块颅骨构成。

2. 眼睑（eye lids）　位于眼球前，对眼球起保护作用，分上睑和下睑，之间的裂隙为睑裂。上下睑内外两端相连处分别称为内眦和外眦。眼睑游离缘称睑缘，有整齐的睫毛。眼睑组织由外向内分为五层，依次为皮肤层、皮下组织层、肌层、纤维层和睑结膜（图 12-92-2）。

3. 结膜（conjunctiva）　为一薄层半透明的黏膜，覆盖在眼睑后面，翻转覆盖在眼球前部巩膜表面，其上皮与角膜上皮相延续，将其分为睑结膜、球结膜和穹窿结膜，三部分组成以睑裂为口的囊状间隙，称为结膜囊。

4. 泪器（lacrimal apparatus）　包含泪腺和泪道两部分。

（1）泪腺：位于眼眶外上方的泪腺窝内，正常时从眼睑不能触及。

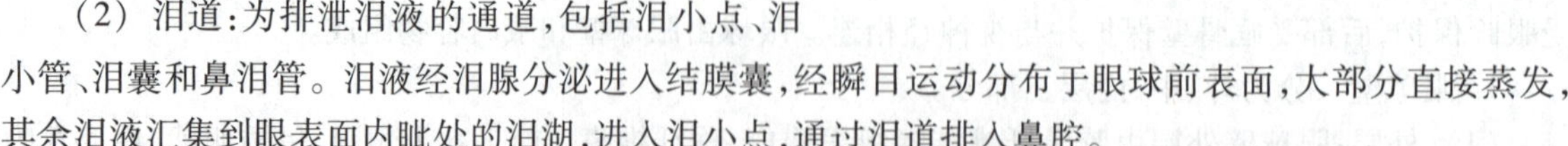

图 12-92-2　眼睑外观

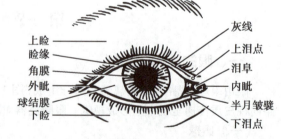

（2）泪道：为排泄泪液的通道，包括泪小点、泪小管、泪囊和鼻泪管。泪液经泪腺分泌进入结膜囊，经瞬目运动分布于眼球前表面，大部分直接蒸发，其余泪液汇集到眼表面内眦处的泪湖，进入泪小点，通过泪道排入鼻腔。

5. 眼外肌（extraocular muscles）　是司眼球运动的横纹肌，每眼有 6 条眼外肌，包括 4 条直肌（上直肌、下直肌、内直肌、外直肌）和 2 条斜肌（上斜肌、下斜肌），如肌肉麻痹或痉挛，或支配眼外肌的神经功能障碍，可使眼外肌之间失去平衡，造成斜视。

（四）眼的血液循环与神经支配

1. 血液循环

（1）动脉：眼的血液供应来自颈外和颈内动脉系统。眼动脉自颈内动脉分出后经视神经管入眶，

分出两个独立的系统，一是视网膜中央血管系统，二是睫状血管系统。

(2) 静脉：与眼动脉系统伴行，眼球静脉回流主要为视网膜中央静脉、涡静脉和睫状前静脉，经眼上静脉、眼下静脉进入海绵窦，最后流入颈内静脉。可收集部分虹膜、睫状体和全部脉络膜血液。

2. 神经支配

(1) 视神经：传导视觉。

(2) 运动神经：①动眼神经。支配上直肌、下直肌、内直肌、下斜肌、提上睑肌，司眼球运动和开大眼睑。②滑车神经。支配上斜肌，使眼球内旋、下转和外转。③展神经。支配外直肌，使眼球外转。④面神经。支配眼轮匝肌，司眼睑闭合。⑤自主神经。交感神经支配瞳孔开大肌，司瞳孔散大，副交感神经支配瞳孔括约肌和睫状肌，参与缩瞳和调节作用。

(3) 感觉神经：来自三叉神经第一、二分支，司眼球及眼睑的感觉。

(4) 睫状神经节：位于眼眶深部视神经外侧。

二、眼部疾病病人的护理评估

眼部疾病病人的护理评估是有计划地、系统地搜集资料的过程，是确定护理问题和制订护理计划的依据。

(一) 健康史

1. 既往病史　眼部疾病的病人常合并全身性疾病，因此，要询问病人的既往史，如高血压可引起高血压性视网膜病变；糖尿病可引起白内障和视网膜病变；重症肌无力可引起上睑下垂、复视、眼外肌运动障碍等症状；婴幼儿营养不良、维生素 A 缺乏可导致角膜软化。

2. 家族遗传病史　与遗传有关的眼病也较常见，如色盲为 X 染色体隐性遗传，男性呈显性表现，女性为传递基因者；视网膜色素变性与遗传有关。

3. 药物史　许多药物可引起眼部疾病，如长期应用糖皮质激素可引起慢性开角型青光眼和白内障；长期服用氯丙嗪可发生晶状体和角膜的改变。

4. 生活习惯　了解病人有无吸烟等习惯。如长期吸烟会增加白内障的发生率；游泳易造成眼部感染。

5. 职业与工作环境　接触紫外线可发生电光性眼炎；长期接触 X 线、三硝基甲苯等可导致白内障等。

6. 诱因　许多因素可诱发眼病发作，如情绪激动、过度疲劳、暗室停留时间过长、应用抗胆碱药物等可诱发急性闭角型青光眼发作；剧烈咳嗽可诱发球结膜下出血等。

(二) 身体状况

1. 视力障碍　视力包括近视力和远视力。大多数病人因视力下降、视物模糊、视物变形、视野缩小、眼前黑影飘动、复视等视力障碍就诊。

2. 眼部感觉异常　包括眼干、眼涩、眼痒、眼痛、异物感、畏光等，多见于结膜炎或角膜炎等。

3. 眼部充血　可分为结膜充血、睫状充血和混合充血三种类型。

4. 眼压升高　通过指压或眼压计来测量，眼压升高常见于青光眼病人。

(三) 辅助检查

视功能检查为视觉心理物理学检查(如视力、视野、色觉等)。

1. 视力检查　是最基本的视功能检查项目，包括远视力检查和近视力检查。正常视力标准为 1.0。

(1) 远视力检查：照明充足，视力表距受检者 5m，1.0 行与眼睛等高。检查先右后左(先查裸眼视力，后查矫正视力)。正常视力标准是 1.0。在 5m 距离不能辨认出最大试标(0.1 行)时，让被检者走近视力表，直到能辨认为止。在 1m 处不能看清"0.1"行，改查指数，即让其背光数检查者手指，记录能看清的最远距离，记录为"指数/距离(cm)"。如移至最近距离仍不能正确数指，改查手动，即让其辨认是否有手在眼前摇动，记录其能看清手动的最远距离，即"手动/距离(cm)"。不能辨认手动者，改查光感，即在暗室内用手电或检眼镜光照射被检者，让其辨认是否有光。记录"光感"或"无光感"。

(2) 近视力检查：常用 Jaeger 近视力表和标准视力表检查，距离 30cm。

2. 视野检查　指当眼球正前方固视不动时所能看见的空间范围，亦称周围视力。

3. 色觉检查　色觉障碍按其轻重可分为色弱和色盲。色盲以红绿色盲最常见。

（四）心理-社会支持状况

评估病人有无因眼部疾病影响工作、学习和生活而产生恐惧、紧张、焦虑等情绪，评估病人对眼部疾病的认知情况，了解其家庭及社会支持情况。

三、眼部疾病常用诊疗技术与护理

（一）滴眼药水

【目的】

预防、治疗眼部疾病，表面麻醉、散瞳及缩瞳等。

【操作前准备】

1. 解释工作　向病人介绍滴眼药水的作用，注意事项，消除病人的紧张和焦虑，配合治疗及护理。

2. 物品准备　治疗盘内放眼药水、消毒棉签。检查药物名称、浓度、有效期，水制剂有无变色和沉淀。

【操作过程与配合】

1. 病人取仰卧或坐位，头略后仰并向患侧倾斜，眼向上看。

2. 用棉签擦去眼分泌物，用左手示指或棉签拉开病人下睑，右手持眼药水将药液滴于下穹窿，不可将药液直接滴在角膜上，滴药后轻提上睑使药液充满结膜囊内，嘱病人闭目5~10分钟。

3. 如眼药水与眼药膏同用时，先滴药水后涂药膏，每次用药间隔1~2分钟。如用刺激性强的药液，则先滴刺激性弱的药液后滴刺激性强的药液。

【操作后护理】

1. 滴完药液后嘱病人不能用力闭眼，以防药液外溢。

2. 滴入阿托品类药物，应压迫泪囊2~3分钟，以免药物经泪道流入鼻腔吸收引起中毒。

视频：滴眼药水法

（二）泪道冲洗

【适应证】

泪道疾病的诊断、治疗及内眼手术前清洁泪道。

【禁忌证】

急性炎症和泪囊有大量分泌物时不宜进行冲洗。

【操作前准备】

1. 解释工作　向病人说明泪道冲洗目的，消除病人紧张、焦虑心理，取得病人配合。

2. 物品准备　注射器、泪道冲洗针头、泪点扩张器、受水器、丁卡因棉球、生理盐水、冲洗用液体、消毒棉签。

【操作过程与配合】

1. 病人取坐位或仰卧位，自持受水器置口鼻之间，紧贴于皮肤。

2. 压迫泪囊将其中的分泌物挤出，将丁卡因棉球置于上下泪点之间，闭眼3分钟。

3. 用泪点扩张器扩张泪小点，左手拉开下睑内眦部，充分暴露下泪小点，右手持注射器将针头垂直插入泪小点1~1.5mm，再将针头转为水平向鼻侧插入泪囊至骨壁。

4. 病人坐位时嘱其低头，仰卧位时嘱其头偏向患侧，针头退出少许，缓慢推入药液。进针阻力大，切不可用力强行推药。

【操作后护理】

1. 冲洗时观察并询问病人是否有液体自鼻孔流出或流入口中，如有液体流出说明泪道通畅。

2. 观察如冲洗液由原泪点或上泪点溢出，说明泪总管阻塞；若有黏液或脓性分泌物自泪小点流出，则为慢性泪囊炎。

3. 滴抗生素眼药水并记录冲洗情况，如进针或冲洗有无阻力，观察是否有分泌物堵塞等。

视频：泪道冲洗法

（三）结膜下注射

【适应证】

治疗眼球前段疾病。

【禁忌证】

有出血倾向者。

【操作前准备】

1. 解释工作　做好解释工作，说明结膜下注射目的，消除病人紧张、焦虑情绪，取得病人配合。

2. 物品准备　注射器、针头、注射药物、0.5%～1%丁卡因溶液、消毒棉签、抗生素眼膏、开睑器、眼垫。

视频：结膜下注射法

【操作过程与配合】

1. 病人取坐位或仰卧位。

2. 患眼滴丁卡因表面麻醉2次，间隔3～5分钟。

3. 以左手分开上下眼睑，对于不合作的病人可用开睑器。

4. 右手持注射器，颞下方注射时嘱病人向上方注视，颞上方注射时嘱病人向下方注视，针头与角膜切线方向平行避开血管刺入结膜下。

5. 缓慢注入药液，注射后涂抗生素眼膏并加封眼垫。

【操作后护理】

1. 观察病人反应和局部有无出血。

2. 注射散瞳类药物应注意病人全身状况，并在注射20分钟后观察瞳孔是否扩大。

第二节　眼睑、结膜、泪器病病人的护理

一、睑腺炎病人的护理

睑腺炎(hordeolum)又称麦粒肿，是眼睑腺体的急性化脓性炎症，是常见眼睑腺体的细菌性感染。

【病因与发病机制】

多由葡萄球菌特别是金黄色葡萄球菌感染眼睑腺体所致。

【护理评估】

（一）健康史

了解病人有无糖尿病、营养不良等慢性病史；了解病人用眼卫生习惯。

（二）身体状况

典型症状为患眼红、肿、热、痛等急性炎症表现，可伴有同侧耳前淋巴结肿大。若病人抵抗力低下，睑腺炎可在眼睑皮下组织扩散，发展为眼睑蜂窝织炎，可出现发热、寒战、头痛等全身症状。

1. 外睑腺炎　位于睑缘睫毛根部，红肿范围较弥散，疼痛剧烈，有明显压痛的硬结，感染靠近外眦时，常引起眼睑及球结膜明显水肿。脓点常自行溃破于皮肤面。

2. 内睑腺炎　局限于睑板腺内，肿胀局限，患处有硬结、疼痛和充血。脓点常溃破于睑结膜面，溃破后炎症明显减轻。

（三）辅助检查

裂隙灯显微镜下检查即可诊断。

（四）心理-社会支持状况

评估病人有无因眼部疾病影响工作、学习和生活而产生恐惧、紧张、焦虑等情绪，评估病人对眼部疾病的认知情况，了解其家庭及社会支持情况。

【常见护理诊断/问题】

1. 急性疼痛　与眼睑腺体急性炎症有关。

2. 潜在并发症：如眼睑蜂窝织炎、海绵窦脓毒血栓等。

【护理目标】

1. 缓解疼痛。

2. 积极药物治疗。

3. 解除心理压力。

【护理措施】

1. 热敷和理疗　早期给予局部热敷，促进眼睑血液循环，炎症消散，每次10~15分钟，每天3~4次。超短波理疗早期应用疗效较好。

2. 用药护理　局部应用抗生素眼药水及眼膏，重症病人遵医嘱全身应用抗生素。

3. 切开引流　护理脓肿形成未破溃者，应切开引流。外睑腺炎切口在睑缘皮肤面与睑缘平行；内睑腺炎在睑结膜面与睑缘垂直切开。脓肿切开后，使脓液自行排出，观察创口愈合情况。

4. 健康指导　脓肿尚未成熟时，不可过早切开及挤压，以免炎症扩散，引起败血症或海绵窦感染等并发症；养成良好卫生习惯，不用脏手或不洁手帕揉眼。

【护理评价】

经过治疗和护理，评价病人是否达到：①疼痛消失。②睑腺炎发作时未发生眼眶蜂窝织炎、海绵窦脓毒血栓等危险。③无并发症的出现或并发症能够被及时发现和处理。

二、细菌性结膜炎病人的护理

细菌性结膜炎（bacterial conjunctivitis）是细菌引起的结膜炎症的总称。按发病快慢分为超急性（24小时内）、急性或亚急性（数小时至数天）、慢性（数天或数周）。本病有自限性，可在一星期左右痊愈。

【病因与发病机制】

常见致病菌包括金黄色葡萄球菌、肺炎链球菌、奈瑟氏淋球菌、奈瑟氏脑膜炎球菌、大肠埃希氏菌等。

1. 超急性细菌性结膜炎　由奈瑟氏菌属细菌引起，其中以淋球菌性结膜炎最多见，成人主要通过生殖器-眼接触传播，新生儿主要经母体产道感染。

2. 急性或亚急性细菌性结膜炎　俗称“红眼病”。常见致病菌为肺炎双球菌。

3. 慢性细菌性结膜炎　可由急性结膜炎演变而来，也可因链球菌或其他毒力不强的细菌感染后呈慢性炎症过程。

【护理评估】

（一）健康史

淋球菌性结膜炎应评估病人有无淋菌性尿道炎史；急性或亚急性细菌性结膜炎应了解病人的卫生习惯，是否有与“红眼病”病人接触史等；慢性细菌性结膜炎应询问病人有无急性细菌性结膜炎病史等。

（二）身体状况

1. 淋球菌性结膜炎　起病急，常累及双眼。眼睑和结膜高度充血、水肿，重者球结膜突出于睑裂外，可有假膜形成。眼部分泌物由浆液性、黏液性很快转为大量脓性分泌物溢出，又称“脓漏眼”。严重者可引起角膜溃疡、穿孔和眼内炎，并有耳前淋巴结肿大。

2. 急性或亚急性细菌性结膜炎　表现为患眼发红、烧灼感，或伴有畏光、流泪。结膜充血、水肿，眼部分泌物较多，晨起上下睫毛常被粘住，睁眼困难。视力一般不受影响。

3. 慢性细菌性结膜炎　主要表现为眼痒、干涩感、眼刺痛及视疲劳。

（三）心理-社会支持状况

评估病人有无因眼部疾病影响工作、学习和生活而产生恐惧、紧张、焦虑等情绪，评估病人对眼部疾病的认知情况，了解其家庭及社会支持情况。

（四）辅助检查

1. 裂隙灯显微镜下检查即可发现病变。

2. 细菌培养可明确诊断。

（五）治疗原则与主要措施

去除病因，抗感染治疗，控制并发症的发生。

1. 药物治疗　抗生素眼药水滴眼，常用0.25%氯霉素、0.5%新霉素、0.1%利福平等。根据病情轻重，每1~2小时用药1次，晚上睡前可涂抗生素眼膏。严重者可全身应用抗生素。

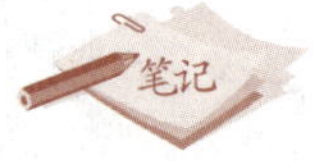

2. 结膜囊冲洗　分泌物较多时，可用生理盐水或3%硼酸液冲洗结膜囊。

【常见护理诊断/问题】

1. 急性疼痛/慢性疼痛　与结膜的炎症累及角膜有关。

2. 潜在并发症：如角膜炎、角膜溃疡和穿孔等。

3. 知识缺乏：缺乏结膜炎的预防知识。

【护理目标】

1. 缓解疼痛。

2. 积极药物治疗。

3. 解除心理压力。

4. 宣传手卫生，预防感染。

【护理措施】

1. 一般护理　减少光线刺激，建议佩戴太阳镜。炎症较重者，可用冷敷减轻充血、灼热等不适症状。

2. 用药护理　结膜囊冲洗时病人应取患侧卧位，以免冲洗液流入健眼。如有假膜形成，应先除去假膜再冲洗。禁忌包扎患眼，因其分泌物排出不畅，不利于结膜囊清洁。健眼可用眼罩保护。

3. 健康指导　传染性结膜炎急性感染期实行接触性隔离：①注意洗手和个人卫生，勿用手拭眼，勿进入公共场所和游泳池，以免交叉感染。接触病人前后立即彻底冲洗与消毒双手。②接触过病眼和分泌物的用具、仪器要进行及时消毒隔离，用过的敷料要烧毁。③介绍结膜炎预防知识，提倡一人一巾一盆。

【护理评价】

经过治疗和护理，评价病人是否达到：①理解结膜炎预防知识，避免交叉感染及传染；理解遵医嘱用药的重要性。②患者疼痛不适时，加强心理辅导。③结膜炎发作时未发生角膜炎、角膜溃疡和穿孔等严重并发症。

三、泪器病病人的护理

泪器在结构和功能上可分为泪液分泌部和泪液排出部。泪液分泌部包括泪腺、副泪腺、结膜杯状细胞。泪液排出部又称泪道，包括上下泪点、上下泪小管、泪总管、泪囊和鼻泪管，是泪液的流出通道。临床上泪器病的主要症状是流泪。由于排出受阻，泪液不能流入鼻腔而溢出眼睑之外，称为泪溢，如慢性泪囊炎所致。泪液分泌增多，排出系统不能及时排出而流出眼睑外，称为流泪。在泪液分泌不足时，可导致干眼病。临床上泪器疾病最多见的是泪囊炎。

泪囊炎（dacryocystitis）是泪囊黏膜的卡他性或化脓性炎症，临床上以慢性泪囊炎（chonic dacryocystitis）多见，急性泪囊炎（acute dacryocystitis）多发生在慢性泪囊炎基础上。

【病因与发病机制】

慢性泪囊炎多见于老年女性，由于鼻泪管狭窄或阻塞引起泪液在泪囊中潴留，并发细菌感染而形成。常见致病菌为肺炎球菌、链球菌、葡萄球菌等。

【护理评估】

（一）健康史

慢性泪囊炎病人多有结膜炎、沙眼、鼻炎、鼻窦炎等病史。急性泪囊炎病人多有慢性泪囊炎病史，或泪道冲洗、泪道探通损伤史等。

（二）身体状况

1. 急性泪囊炎　泪囊区皮肤充血、肿胀、压痛，炎症可蔓延到眼睑、鼻根及面颊部、或达对侧内眦部，重者可伴有全身症状。继之红肿局限，质地变软，皮肤出现脓点，有的可自行破溃。有时破溃后皮肤愈合不良，遗留瘘管而长期流脓。

2. 慢性泪囊炎　主要症状是溢泪和流脓。泪囊区轻度隆起，压迫有黏液或脓性分泌物自泪小点溢出。由于泪液和分泌物的长期浸渍，下睑内眦部皮肤可形成湿疹。由于结膜囊处于被污染状态，所以当角膜上皮有损伤时易引起角膜溃疡，内眼手术时亦可引起眼内炎。

（三）心理-社会支持状况

泪囊炎病人因病变较轻，对视力影响不大，病人重视不够，不能坚持治疗。

（四）辅助检查

1. 泪道冲洗或泪道探通可辅助诊断（急性炎症期为禁忌）。

2. 影像学检查　如X线碘油造影、CT泪囊造影，可显示泪囊大小、泪道狭窄或阻塞的部位及程度。

（五）治疗原则与主要措施

急性泪囊炎给予抗炎对症治疗；慢性泪囊炎视情况选择局部用药或手术治疗。

【常见护理诊断/问题】

1. 疼痛　与泪囊区急性炎症有关。

2. 潜在并发症：如瘘管形成。

【护理目标】

1. 缓解疼痛。

2. 积极药物治疗。

3. 解除心理压力。

【护理措施】

1. 急性泪囊炎　早期热敷、理疗，全身应用抗生素。脓肿形成后应切开排脓，禁忌挤压，尽量保持泪囊壁完整，以备日后做鼻腔泪囊吻合术。脓肿未形成时勿切开。急性炎症消退后，抓紧时机治疗慢性泪囊炎。

2. 慢性泪囊炎　①早期用抗生素眼药水滴眼，每天4~6次。滴眼前先挤出泪囊分泌物。②泪道冲洗：用生理盐水或抗生素溶液冲洗泪道，冲洗至水清无脓液为止，洗毕注入抗生素溶液。每天或隔日一次。冲洗数次后注入液中再加上糖皮质激素溶液，效果更好。③泪道探通：经泪道冲洗和药物治疗分泌物消除后方可进行。④鼻腔泪囊吻合术：对于病程长或经上述治疗无效者行此手术。其目的是将泪囊和中鼻道的黏膜通过一个人造的骨孔进行吻合，而重建泪液引流道。⑤对于年老体弱及鼻腔疾病不能行鼻腔泪囊吻合术者，为防止角膜及眼内感染发生，可行泪囊摘除术。但不能消除泪溢症状。

3. 做好手术前后常规护理　①向病人介绍手术目的，术前、术中、术后的注意事项和预后，使其积极配合治疗。②术前3天滴抗生素眼液。③按外眼手术常规洗眼、消毒术眼手术野皮肤。鼻腔泪囊吻合术病人术前3天应冲洗泪道，手术日冲洗鼻腔，用1%麻黄碱液滴鼻以收缩鼻黏膜，有利于引流和预防感染。④术后需正确包扎，松紧适宜；观察有无出血或其他不适，半小时后即可离院；嘱其按时服药、换药和检查，遇有出血及其他异常情况及时就诊。⑤鼻腔泪囊吻合术病人术后半卧位，有利于伤口渗血和积液的引流；注意鼻腔填塞物有无脱出、鼻腔有无出血，若遇鼻腔出血者血液流入咽部时，嘱其将血液吐出勿咽下，以便观察出血量，并及时通知医生，给予及时处理；术后3天开始泪道冲洗以保持泪道通畅。

4. 健康指导　指导病人及早治疗眼、鼻疾病，可有效预防慢性泪囊炎的发生。

【护理评价】

经过治疗和护理，评价病人是否达到：①疼痛消失或缓解。②泪囊炎发作时未形成瘘管等并发症。③行鼻腔泪囊吻合术时，加强术前术后用药指导，加强心理辅导，克服手术的恐惧心理。

第三节　角膜病病人的护理

角膜病是我国主要的致盲眼病之一，主要致病原因有炎症、外伤、先天性异常、营养不良和肿瘤等，其中感染性角膜炎占有重要地位。本节主要介绍细菌性角膜炎病人的护理。

细菌性角膜炎（bacterial keratitis）是由细菌感染引起的角膜上皮缺损及缺损区下角膜基质坏死的化脓性角膜炎。

【病因与发病机制】

多由角膜外伤后感染所致，常见致病菌有表皮葡萄球菌、铜绿假单胞菌、金黄色葡萄球菌等。佩戴角膜接触镜可诱发此病。

【护理评估】

（一）健康史

询问病人有无角膜外伤史、角膜异物剔除史、慢性泪囊炎、糖尿病、维生素缺乏、营养不良等病史；有无长期戴角膜接触镜、长期使用糖皮质激素或免疫抑制剂等。

（二）身体状况

发病急，多在角膜受伤后24～48小时发病。①有患眼疼痛、流泪、畏光、异物感及视力下降等角膜刺激症状。②患眼眼睑肿胀，睫状充血或混合充血，球结膜水肿，角膜病变部位出现灰白色浸润，逐渐扩大，进而组织坏死脱落形成角膜溃疡。溃疡周围有浸润，边界不清，其边缘向周围和深部潜行性扩展。③毒素渗入前房导致虹膜睫状体炎时，表现为角膜后沉着物、瞳孔缩小、虹膜后粘连及前房积脓。

铜绿假单胞菌性角膜炎起病急骤，角膜溃疡呈黄白色坏死灶，前房积脓严重，可在数小时或1～2天内破坏整个角膜，甚至角膜穿孔；革兰氏阳性球菌感染形成圆形或椭圆形局灶性脓肿、边界清楚；金黄色葡萄球菌、肺炎双球菌所致的匍行性角膜溃疡是典型的细菌性角膜溃疡，常伴有前房积脓，又称前房积脓性角膜溃疡。

（三）心理-社会支持状况

评估病人对细菌性角膜炎的认知程度，有无紧张、焦虑、悲哀等情绪；了解疾病对病人工作、学习和生活的影响。

（四）辅助检查

角膜溃疡刮片镜检和细菌培养可发现致病菌。

（五）治疗原则与主要措施

积极控制感染，减轻炎症反应，促进溃疡愈合，减少瘢痕形成。

1. 药物治疗

（1）局部抗感染：①高浓度抗生素滴眼液。急性期频繁滴眼，每15～30分钟一次；严重病例，在前30分钟，每5分钟滴药一次。②抗生素眼膏。常夜间使用。③结膜下注射。提高角膜和前房药物浓度。④如果有巩膜化脓、溃疡穿孔、睑内炎或继发于角膜或巩膜穿通伤，应同时全身应用抗生素。

（2）并发虹膜睫状体炎：给予1%阿托品滴眼液或眼膏散瞳。

（3）其他药物：局部使用胶原酶抑制剂，如依地酸二钠、半胱氨酸等，可减轻角膜溃疡发展。口服大量维生素C、维生素B等药物，有助于溃疡愈合。

2. 手术治疗　经药物治疗无效，应及早进行角膜移植。

【常见护理诊断/问题】

1. 急性疼痛/慢性疼痛　与角膜炎症刺激有关。

2. 潜在并发症：如角膜溃疡、穿孔和眼内炎。

3. 视觉紊乱　与角膜溃疡有关。

【护理目标】

1. 缓解疼痛。

2. 积极药物治疗。

3. 解除心理压力。

【护理措施】

1. 一般护理

（1）休息与活动：提供安静、舒适的病室环境，光线宜暗，病人可戴有色镜或遮盖眼罩，避免光线刺激。

（2）床边隔离：房间、家具定期消毒；个人用物及眼药水专用；器械用后消毒，脏敷料焚毁；治疗操作前后消毒双手；铜绿假单胞菌性角膜溃疡病人，按传染病病人进行护理，污染物品严格消毒，避免交叉感染。

2. 病情观察　严密观察角膜刺激症状、病灶分泌物、结膜充血、视力及角膜有无穿孔等情况，如出现异常，立即通知医生并协助处理。

3. 用药护理　遵医嘱及时正确给药并观察用药反应,根据药物敏感试验选择抗生素眼药,病情严重者可结膜下注射或全身应用抗生素。

4. 心理护理　向病人介绍角膜炎的病变特点、转归过程及防治知识,消除病人恐惧、悲观情绪,使其能积极配合治疗和护理。

5. 健康指导

(1) 加强营养,进食清淡、易消化、高营养食物,多食富含维生素 A 的食物,如动物肝脏、胡萝卜等。

(2) 养成良好的用眼卫生和个人卫生习惯,保证充足睡眠,避免长时间用眼。

(3) 避免揉眼、碰撞眼球或俯身用力等动作,保持排便通畅,以免增加眼压,增加溃疡穿孔危险。

【护理评价】

经过治疗和护理,评价病人是否达到:①理解结膜炎预防知识,避免交叉感染及传染;理解遵医嘱用药的重要性。②患者疼痛不适时,加强心理辅导。③结膜炎发作时未发生角膜炎、角膜溃疡和穿孔等危险。④无并发症的出现或并发症能够被及时发现和处理。

第四节　白内障病人的护理

王先生,73 岁,教师。双眼逐渐视物模糊 4 年,无眼痛等其他不适,曾在外院诊断为“双眼年龄相关性白内障”。查体:双眼视力均为 0.1,双眼眼结膜无充血,角膜光泽透明,前房正常深浅,瞳孔等大,直径 4mm,对光反应存在,双眼晶状体皮质浑浊,眼底模糊不清。

请问:

1. 目前诊断是什么?
2. 应采取哪些治疗措施?
3. 护理措施有哪些?

白内障(cataract)指透明晶状体发生浑浊改变。根据发病时间,分为先天性和后天性两大类。后天性根据发病原因,又分为年龄相关性(老年性)、外伤性、并发性、代谢性和中毒性等类型。本节主要介绍年龄相关性白内障病人的护理。

年龄相关性白内障(age-related cataract)是指中老年以后晶状体逐渐变性浑浊引起的视功能障碍,是后天性白内障最常见的一种,多见于 50 岁以上的中老年人,常为双眼发病,但发病可有先后。根据浑浊部位不同,分为皮质性白内障、核性白内障和囊下白内障三种类型。

【病因与发病机制】

病因较为复杂,主要与年龄相关,可能与营养、代谢、环境、遗传、全身性疾病如糖尿病、高血压和营养代谢障碍等因素有关。

【护理评估】

(一) 健康史

评估病人年龄、生活环境,有无全身性疾病及相关疾病家族史。年龄越大发病率越高,海拔高、纬度小的地区发病率增加,发病年龄提前。

(二) 身体状况

视力呈渐进性、无痛性下降,最后只剩光感。早期病人常出现眼前固定不动的黑点,可有单眼复视或多视、屈光改变等表现。

皮质性白内障是以晶状体皮质灰白色浑浊为主要特征,最常见。根据病程分为以下 4 期。

1. 初发期　晶状体周边部皮质浑浊,逐渐向中心扩展。早期无视力障碍,瞳孔区透明不易看到浑浊,散瞳后灯光斜照可见周边部有楔形灰白色浑浊。

2. 未成熟期　病人视力明显下降,晶状体膨胀,前房变浅,可诱发闭角型青光眼。用斜照法检查

时，可见虹膜阴影落在晶状体深层的浑浊皮质上，呈现新月形投影，称虹膜投影，为此期的特点。

3. 成熟期　晶状体完全浑浊，瞳孔区呈灰白色。视力仅剩光感或手动，虹膜投影消失，前房深度恢复正常，眼底不能窥入，此期宜手术治疗。

4. 过熟期　晶状体内水分继续丢失，皮质液化变成乳白色液体状。核失去支撑，随着体位变化而移动，直立时核下沉避开瞳孔区，视力提高；低头时核上浮遮挡瞳孔区，视力突然减退。液化的皮质渗漏到囊外时，可引起晶状体过敏性葡萄膜炎和晶状体溶解性青光眼。此期应及时手术，否则可能永远失明。

（三）心理-社会支持状况

病人因视力障碍，影响其自理能力及外出活动和社会交往，往往会产生孤独感，需了解家属对病人的关心和支持程度。

（四）辅助检查

检眼镜及裂隙灯显微镜检查法，散瞳后可检查晶状体的浑浊情况；眼部B超检查可排除视网膜或视神经疾病。

（五）治疗原则与主要措施

目前尚无疗效肯定的药物，主要以手术治疗为主，通常采用白内障超声乳化术，可同时进行人工晶状体植入。早期可口服维生素C、维生素E、维生素B_2、障眼明等药物，以延缓白内障的进展。

【常见护理诊断/问题】

1. 视觉紊乱　与白内障晶状体浑浊有关。
2. 自理缺陷　与晶状体浑浊导致视力减退有关。
3. 有外伤的危险　与视力障碍有关。
4. 潜在并发症：如继发性青光眼、晶状体过敏性葡萄膜炎及晶状体脱位等。

【护理目标】

1. 对白内障病人进行手术宣教。
2. 积极手术治疗。
3. 解除心理压力。

【护理措施】

1. 一般护理　进食富含维生素的食物，尤其是维生素C、维生素E；低脂饮食；减少含咖啡因食物的摄入，戒烟限酒。避免用眼过度，精细用眼活动最好安排在上午进行，看书报、电视的时间不宜过长，不在暗光、卧床、乘车等不适宜条件下阅读。

2. 手术前护理　按照眼部手术病人的术前常规护理，协助做好术前各项检查。

3. 手术后护理

（1）病人术后应平卧24小时，术中眼内出血者，应半卧位或抬高头部，24小时后可以下床活动，但避免过度活动，注意不能低头。术后嘱病人避免头部震动，不要碰术眼，勿用力排便、用力咳嗽、打喷嚏等。

（2）术后当日给予半流质、易消化食物，3天后逐渐恢复普通饮食，多进食高热量、高蛋白、富含维生素的食物。

（3）术后每天换药一次，保持眼部清洁；遵医嘱使用抗生素滴眼液，滴眼时勿碰压眼球；戴保护性眼罩保护术眼，防止损伤。

4. 心理护理　耐心向病人介绍手术情况及术中注意事项，消除病人顾虑，缓解紧张与恐惧心理；术后多与病人交流，解除其孤独、忧郁心理。

5. 健康指导　避免过度劳累，保证充足睡眠，避免长时间弯腰、低头。注意观察术眼情况，如发生明显眼痛、恶心、呕吐、视力下降、复视，应及时就诊。

【护理评价】

经过治疗和护理，评价病人是否达到：①能够接受和适应视力下降，积极配合治疗。②能够理解手术，视力下降影响生活质量时，能够接受手术。③未发生外伤。④未发生继发性青光眼、晶状体过敏性葡萄膜炎及晶状体脱位等并发症。

第五节　青光眼病人的护理

青光眼(glaucoma)是以眼压异常升高,视功能减退和眼组织损害,引起视神经凹陷性萎缩和视野缺损为特征的疾病。青光眼是导致人类失明的三大致盲眼病之一,若能早期诊治,多数病人可避免失明。

眼压升高是引起青光眼的重要因素。眼压的稳定性主要通过房水的生成与排出之间的动态平衡来维持。房水的循环不畅或产生量增加,都可引起眼压升高。因此,对青光眼治疗和护理的目的是使房水的产生与排出恢复并保持平衡,降低眼压,保存视功能。

根据前房角形态、病因机制及发病年龄三个主要因素,将青光眼分为原发性、继发性和先天性三大类,原发性青光眼分为闭角型青光眼和开角型青光眼,以原发性闭角型青光眼最常见,又可分为急性和慢性闭角型青光眼。本节主要介绍急性闭角型青光眼病人的护理。

【病因与发病机制】

病因尚未充分阐明。目前公认的观点是:眼轴短、前房浅、房角狭窄、晶状体厚等为本病发病的解剖因素。发病机制是周边虹膜机械性阻塞房角,房水排出受阻,眼压急剧升高。

【护理评估】

(一)健康史

评估有无青光眼家族史;了解有无劳累、不良情绪、长时间阅读或近距离用眼等诱发因素。

(二)身体状况

头痛、眼痛、眼胀、虹视、雾视、视力严重下降甚至失明,可伴有恶心、呕吐等全身症状。根据病程不同,分为以下几期。

1. 临床前期　当一眼急性发作被确诊本病,另一眼只要具备前房浅、虹膜膨隆、房角狭窄表现,病人无任何症状也可诊断为临床前期。

2. 先兆期　表现为一过性或反复多次小发作,好发于傍晚时分。表现为轻度眼痛伴同侧偏头痛、视力减退、鼻根部酸胀和恶心,轻度睫状充血、角膜轻度雾状浑浊、眼压略高,经睡眠或休息后可自行缓解。

3. 急性发作期　眼压急剧升高。表现为剧烈头痛、眼痛、畏光、流泪,视力急剧下降,伴有恶心、呕吐等症状。查体见眼睑水肿,混合充血;角膜上皮水肿;瞳孔中度散大,常呈竖椭圆形,对光反射迟钝或消失;前房极浅,房角镜检查可见房角完全关闭;眼压升高,可突然升高达50mmHg以上。

4. 间歇期　指小发作缓解后,房角重新开放,在不用药物或单用少量缩瞳剂就可将眼压稳定在正常水平。

5. 慢性期　急性大发作或反复小发作后,房角广泛粘连,小梁网功能严重损害,眼压中度升高,眼底常见青光眼性视盘凹陷,并有相应视野缺损。

6. 绝对期　眼压持续升高,眼组织特别是视神经破坏严重,视力降至无光感。

(三)心理-社会支持状况

评估病人有无因起病急、视力下降明显并伴有剧烈头痛而产生焦虑、恐惧心理。

(四)辅助检查

眼压大于21mmHg或双眼压差大于5mmHg;眼底检查可见视盘出现病理性陷凹;视野检查见视野缺损。

(五)治疗原则与主要措施

以手术治疗为主,如病人眼压高,应先用药物降低眼压,眼压正常后手术治疗。

1. 药物治疗　①缩瞳剂:常用1%~2%毛果芸香碱滴眼液。②碳酸酐酶抑制剂:常用乙酰唑胺口服。③β-肾上腺能受体阻滞剂:常用0.25%~0.5%噻吗洛尔眼药水。④高渗剂:常用20%甘露醇注射液250ml快速静脉输液。

2. 视神经保护治疗　神经营养因子、钙离子通道阻滞剂、抗氧化剂(维生素C、维生素E)、谷氨酸拮抗剂等可起到保护神经的作用。

3. 手术治疗　如应用药物眼压控制欠佳,须进一步行手术治疗。

【常见护理诊断/问题】

1. 急性疼痛/慢性疼痛　与眼压升高致眼痛伴偏头痛有关。

2. 视觉紊乱　与眼压升高致角膜水肿、视神经损害有关。

3. 自理缺陷　与视力障碍有关。

4. 有外伤的危险　与绝对期青光眼视力完全丧失有关。

【护理目标】

1. 对白内障病人进行手术宣教。

2. 积极手术治疗。

3. 解除心理压力。

【护理措施】

1. 一般护理　急性发作期病人应卧床休息，保证充足睡眠。进食清淡、高纤维食物，忌烟酒、咖啡、浓茶及辛辣刺激食物，避免一次摄入水量过多，一般饮水量每次<300ml。

2. 用药护理

(1) 缩瞳剂：毛果芸香碱滴药后压迫泪囊数分钟，如出现恶心、呕吐、流涎、出汗、腹痛、肌肉抽搐等症状，应及时停药，严重者可用阿托品解毒。

(2) 碳酸酐酶抑制剂：常见副作用有口周及手脚麻木，停药后即可消失。此药不可长期服用，可引起尿路结石、肾绞痛、血尿等副作用，若发生此症状，嘱病人立即停药并多次少量饮水。

(3) β-肾上腺能受体阻滞剂：注意评估病人的心率变化，心脏房室传导阻滞、窦性心动过缓和支气管哮喘者禁用。

(4) 高渗剂：应用甘露醇后颅压降低，部分病人可出现头痛、恶心等症状，用药后应平卧休息。年老体弱或有心血管病者，应注意呼吸和脉搏变化，防止发生意外。

3. 手术前护理　向病人解释手术目的，消除紧张、恐惧心理，使病人能够积极配合手术；术前1天剪睫毛，冲洗泪道。

4. 手术后护理　卧床休息，进食营养丰富的半流质饮食1周；术后第2天换药，密切观察术眼切口情况及前房是否形成等。避免过度转动眼球，长时间低头、弯腰，勿用力排便，避免咳嗽、打喷嚏等引起头部震动，防止术后并发症的发生。

5. 心理护理　指导病人学会控制情绪，消除自卑、焦虑心理，鼓励病人保持信心，尤其对术后视力较差者，给病人心理支持及鼓励。

6. 健康指导　保护眼睛，避免暗处长时间停留；保持心态平和，避免情绪激动；睡眠时枕头适当垫高，服装宽松，不宜穿紧身或腰带过紧的衣服；如有眼胀、虹视、雾视或视力减退，应立即就医。

【护理评价】

经过治疗和护理，评价病人是否达到：①眼痛和头痛减轻或缓解。②能够接受和适应视觉改变，积极配合治疗。③积极防治对侧眼，在他人帮助下生活能够自理。④未发生外伤。

青光眼的防治

青光眼(glaucoma)是全球第二位的不可逆致盲性眼病。我国原发性青光眼总患病率为0.52%，50岁以上人群患病率为2.07%。青光眼的致盲率为10%，全国因青光眼致盲的病人大概有80万。因此，防治青光眼是眼保健工作中亟待解决的问题。对于可疑或确诊的患者，要明确随访复查的重要性。很多患者发病隐匿，病程缓慢，无明显的眼部症状，容易漏诊，患者本身也不重视，可能错过最佳治疗时机。即使药物或手术治疗后，病情仍处在不停变化中，比如眼压的稳定性不佳、手术相应的并发症等，都需要长期定时的随访复查，才能及时发现问题，及时解决。青光眼是一个终身性疾病，必须长期追踪观察，给予个性化的治疗方案。青光眼防治是一项长期的艰巨的任务，需要患者和医生的共同努力。

第六节　葡萄膜、视网膜疾病病人的护理

一、葡萄膜疾病病人的护理

葡萄膜(又称色素膜或血管膜),由虹膜、睫状体和脉络膜组成。三者相互连接,血液供应系统同源,病变时相互影响。葡萄膜疾病以炎症最为常见,葡萄膜炎(uveitis)是一类发生在葡萄膜、视网膜、视网膜血管和玻璃体的炎症,患者常合并全身性自身免疫性疾病,具有反复发作的特点,可产生一些较严重的并发症,是一类常见的致盲性眼病。

多种原因可以引起葡萄膜的炎症,多发生于青壮年,常反复发作。按其发病部位可分为前葡萄膜炎(包括虹膜炎、虹膜睫状体炎和前部睫状体炎)、中间葡萄膜炎、后葡萄膜炎和全葡萄膜炎。其中虹膜睫状体炎发病率最高。本节主要介绍虹膜睫状体炎病人的护理。

【病因与发病机制】

病因主要有感染性和非感染性两大类,感染性是由细菌、病毒、真菌、寄生虫等病原体感染所致。非感染性又分为外源性和内源性两类。外源性主要是由于外伤、手术等物理损伤和酸、碱及药物等化学损伤所致。内源性主要是由于免疫反应以及对变性组织、坏死肿瘤组织的反应所致。

【护理评估】

(一)健康史

多有反复发作史,且常伴有全身相关性疾病如风湿性疾病、结核病、溃疡性结肠炎等。

(二)身体状况

疼痛、畏光、流泪和视力减退。眼部表现如下。

1. 睫状充血或混合充血。

2. 角膜后沉着物(KP)。由于炎症时血-房水屏障被破坏,大量炎症细胞和纤维素进入房水中,随着房水的不断对流及温差的影响,渗出物逐渐沉着在角膜内皮上而形成。

3. 房水闪辉。这是由于房水中蛋白在裂隙灯显微镜光束照射下所造成的,如阳光透过灰尘空气之状,称 Tyndall 现象阳性,为炎症活动期的体征。

4. 虹膜水肿、纹理不清。可有虹膜后粘连,散瞳后可出现不规则形状的瞳孔。严重的可发生瞳孔闭锁。

5. 瞳孔缩小、对光反应迟钝或消失。

6. 可出现继发性青光眼、并发性白内障、低眼压及眼球萎缩。

(三)心理-社会支持状况

虹膜睫状体炎起病急,且反复发病,严重影响视力,病人常焦虑不安,心理负担较重。

(四)辅助检查

全面的眼部检查,包括:眼压、散瞳眼底检查、玻璃体细胞计数等。必要时行全身检查。

(五)治疗原则与主要措施

应用散瞳剂、糖皮质激素及非甾体类抗炎药对症治疗,并同时治疗全身相关性疾病。

【常见护理诊断/问题】

1. 疼痛　与睫状神经受炎症刺激有关。

2. 感知改变　与房水浑浊、角膜后沉着物、继发性青光眼、白内障等有关。

3. 潜在并发症:如继发性青光眼、并发性白内障、感染、低眼压及眼球萎缩等。

【护理目标】

1. 缓解病人疼痛、视物不清等症状。

2. 积极药物局部或全身治疗。

3. 解除心理压力。

【护理措施】

1. 一般护理　嘱病人注意休息,减少用眼,保证睡眠。勿吃刺激性食物,忌烟酒。热敷可减轻症

状，促进炎症吸收。

2. 用药护理

(1) 散瞳剂：常用阿托品眼液或眼药膏，不理想者可结膜下注射散瞳合剂。目的在于防止或拉开虹膜后粘连，解除睫状肌、瞳孔括约肌的痉挛，以减轻充血、水肿及疼痛，促进炎症恢复。但要注意：①点散瞳药后要压迫泪囊部3~5分钟，防止药液通过泪道鼻腔黏膜吸收而发生中毒。②球结膜下注射时要注射到瞳孔未散开的部位。③老年人、心脏病及前房浅的病人要慎用，以防诱发青光眼发作。

(2) 糖皮质激素：可抑制炎症反应，但全身及局部长期应用要注意激素副作用，如向心性肥胖、胃出血等。

(3) 非甾体类抗炎药和抗感染药：有减轻炎症反应、镇痛的作用。

3. 健康指导　向病人宣讲局部应用散瞳剂的目的。散瞳后可戴有色眼镜，以减少强光刺激。指导病人正确用药及自我护理，积极寻找和治疗病因，防止反复发作。加强锻炼，增强体质，提高机体抵抗力。定期复查，如有视力改变、突然眼胀痛、眼红等，应及时就诊。

【护理评价】

经过治疗和护理，评价病人是否达到：①眼痛减轻或缓解。②能够接受和适应视觉改变，积极配合治疗。③视力提高。④未发生继发性青光眼、并发性白内障、感染、低眼压及眼球萎缩等并发症。

二、视网膜疾病病人的护理

眼球壁内层是一层透明薄膜，即视网膜，视网膜外层为色素上皮层，内层为神经感觉层，两层之间存在潜在性间隙，临床上视网膜脱离由此处分离。视网膜脱离是指视网膜神经上皮层和色素上皮层之间的分离。可分为孔源性(原发性)、渗出性(继发性)及牵拉性三类。本节主要介绍孔源性视网膜脱离病人的护理。

【病因与发病机制】

孔源性视网膜脱离是因视网膜变性或玻璃体对视网膜产生牵拉使视网膜神经上皮层产生裂孔，液化的玻璃体通过裂孔进入视网膜的神经上皮层和色素上皮层之间，导致视网膜脱离。

【护理评估】

(一) 健康史

孔源性视网膜脱离多见于老年人、高度近视和有眼外伤病史者，应重点评估。非孔源性视网膜脱离评估病人有无葡萄膜炎、中心性浆液性脉络膜视网膜病变、妊娠高血压综合征以及恶性高血压等疾病。牵拉性视网膜脱离评估病人有无玻璃体积血、高血压及糖尿病性视网膜病变史。

(二) 身体状况

1. 症状　早期眼前有闪光感和黑影飘动；相应的视网膜脱离区视野缺损；如黄斑区受到影响会出现中心视力明显减退。

2. 眼底改变　视网膜脱离区的视网膜色泽变灰且不透明，视网膜呈蓝灰色隆起并呈波浪状起伏，散瞳检查眼底可见视网膜裂孔。

(三) 心理-社会支持状况

评估病人有无因担心预后，出现焦虑、悲观等心理问题。

(四) 辅助检查

1. 眼压　早期眼压正常或稍偏低，随着视网膜脱离范围增大而下降。孔源性视网膜脱离并发脉络膜脱离眼压极低，甚至测不出。

2. 眼部超声　可明确视网膜脱离的性质、范围等。

3. 眼底检查　散瞳后用间接检眼镜、三面镜检查眼底。

(五) 治疗原则与主要措施

治疗原则是手术封闭裂孔。可采用激光光凝、透巩膜光凝、电凝或冷凝，使裂孔周围产生炎症反

应以闭合裂孔，根据视网膜脱离情况，选择巩膜外垫压术、巩膜环扎术。

【常见护理诊断/问题】

1. 视觉紊乱　与视网膜脱离有关。

2. 自理缺陷　与视力下降及双眼包扎等因素有关。

3. 焦虑心理　与视功能损害及担心预后有关。

【护理目标】

1. 注意平时的眼底健康检查。

2. 积极手术治疗。

3. 解除心理压力。

【护理措施】

1. 术前护理

（1）术前充分散瞳，详细查明视网膜脱离区及裂孔。

（2）按照眼部术前护理常规进行护理，术前进软食，保持大便通畅，术前6小时禁食禁水。

（3）向病人介绍手术的过程和注意事项，解除其顾虑，积极配合治疗。

（4）绝对卧床休息，采取适当卧位使裂孔处位于最低位，增加手术成功率。

2. 术后护理

（1）体位：术后病人安静卧床一周，双眼包扎，减少眼球转动和头部活动。玻璃体注气术后病人应低头或俯卧位，气体吸收后恢复正常卧位。

（2）生活护理：给予病人生活照料，加强巡视，常用物品置于病人便于取拿处，注意安全。

（3）用药护理：术后患眼继续散瞳至少1个月，玻璃体注气术后病人眼痛时及时给予止痛剂或降眼压药。

3. 健康指导　半年内避免剧烈运动或重体力劳动，按时用药，定期复查；讲究用眼卫生，避免用眼过度或用不洁物品揉擦眼睛，外出戴墨镜，避免强光刺激。

【护理评价】

经过治疗和护理，评价病人是否达到：①理解并能及时接受手术，使脱离的视网膜复位。②能够接受和适应视觉改变，积极配合治疗。③视力提高或改善。④解除因视功能丧失导致的焦虑症状。

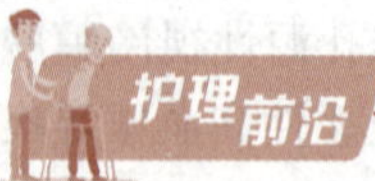

人工视网膜

视网膜和视神经疾病是引起不可避免性盲的主要原因。在疾病晚期，视网膜和视神经完全失去功能的时候，即会产生失明。人工视网膜是一种替代视网膜光电转化功能的微电极序列。这种微电极序列能把光学信息转换成电子脉冲来刺激邻近的视网膜神经节细胞，神经节细胞再将信号传递到大脑枕叶皮质。此外，也可将一个摄像装置置于眼外（如眼镜）或眼内，利用摄像装置记录光学信号后转化为电信号，然后将此电信号通过埋在视网膜下空间或视网膜前方的刺激电极来刺激残留的视网膜神经细胞，以使失明患者重获一定的视觉功能。

第七节　眼外伤病人的护理

机械性、物理性和化学性因素作用于眼部，引起眼的结构和功能损害，统称为眼外伤。根据眼外伤的致伤因素，分为机械性和非机械性眼外伤两大类。前者包括钝挫伤、穿通伤和异物伤等；后者有化学伤、辐射伤、热烧伤等。本节主要介绍眼钝挫伤病人的护理。

眼钝挫伤是指机械性钝力引起的外伤，可造成眼球和眼附属器的损伤，引起眼内多种结构和组织

的病变。眼钝挫伤占眼外伤约1/3以上，严重危害视功能。主要包括眼睑挫伤、结膜挫伤、角膜挫伤、巩膜挫伤、虹膜睫状体挫伤、晶状体挫伤、视网膜挫伤、脉络膜挫伤或视神经挫伤等。

【病因与发病机制】

致伤物有砖石、交通事故及爆炸冲击波等。钝力击中眼球可在打击部位产生直接损伤，还可在眼球内和眼球壁传递，引起多处间接损伤。

【护理评估】

（一）健康史

询问病人外伤史，外伤发生的时间、致伤物及致伤过程。

（二）身体状况

根据眼球、眼附属器挫伤部位不同，可有不同程度的视力障碍及相应的症状和体征。

（三）心理-社会支持状况

评估病人有无因担心预后，出现焦虑、悲观等心理问题。

（四）辅助检查

结合外伤史及裂隙灯显微镜、眼部B超等可明确诊断。

（五）治疗原则与主要措施

轻微者可观察，出现裂伤等则需手术缝合。

【常见护理诊断/问题】

1. 视觉紊乱　与眼内组织损伤等因素有关。
2. 急性疼痛/慢性疼痛　与眼内积血、眼压升高及眼组织损伤等因素有关。
3. 潜在并发症：如继发性青光眼、前房积血、玻璃体积血、视网膜脱离等。
4. 焦虑心理　与担心视力不能恢复或容貌破坏有关。

【护理目标】

1. 注意全面的眼部检查。
2. 积极对症治疗。
3. 解除心理压力。

【护理措施】

1. 一般护理　前房积血者，取半卧位。进食富含纤维素、易消化食物，保持大便通畅，避免用力排便、咳嗽及打喷嚏。眼睑挫伤、水肿、皮下淤血者，6小时内给予冷敷，24小时后热敷。

2. 病情观察　眼钝挫伤多引起眼组织多部位损伤，并发症较多且较重，应密切观察病情变化。如前房积血应注意观察眼压变化和每天积血吸收情况。

3. 用药护理　观察药物的作用效果和不良反应。

4. 心理护理　眼外伤多为意外损伤，影响视功能和眼部外形，病人很难接受，多有焦虑及悲观心理，应给予心理疏导，使病人情绪稳定，配合治疗。

5. 健康指导　远离致伤物，进行安全生产教育，注意自我防护，预防眼外伤的发生。

【护理评价】

经过治疗和护理，评价病人是否达到：①解除或缓解疼痛。②能够接受和适应视觉改变，积极配合治疗。③视力提高或改善。④解除因视力不能恢复或容貌破坏导致的焦虑症状。

（贾　松）

思考题

张女士，73岁。因“双眼逐渐视物模糊5年，加重3个月”为主诉入院。查体：双眼视力0.1，晶状体皮质浑浊明显，眼后段无法窥见。

请思考：

（1）该病人可能的临床诊断是什么？如需进一步诊断，需进行哪些检查？

(2) 该病人存在哪些护理诊断/问题,应如何进行护理?

(3) 简述对该病人手术前后,护士应采取的护理措施。

思路解析

扫一扫、测一测

第九十三章　耳部疾病病人的护理

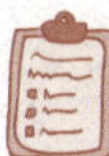

学习目标

1. 掌握鼓膜外伤的护理措施、外耳道炎及疖、分泌性中耳炎，急、慢性化脓性中耳炎病人的身体状况、主要护理措施。

2. 熟悉先天性耳前瘘管的概念、鼓膜外伤的身体状况、耵聍栓塞的健康指导、外耳道炎及疖的护理措施。

3. 了解耳硬化、梅尼埃病的概念、病人的身体状况、护理要点及治疗原则。

4. 能全面准确地评估耳部疾病病人、做出正确的护理诊断、制订合理的护理计划、实施恰当的护理措施并对病人及其家属进行健康指导。

5. 具备良好的分析、解决问题的能力，积极创新的精神。

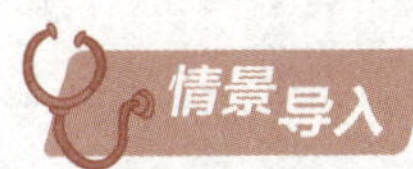

情景导入

张先生，43岁。因经常挖耳致耳痛，有灼热感和少量分泌物流出，有耳郭牵引痛及耳屏压痛。查体：外耳道皮肤弥漫性红肿。诊断为弥漫性外耳道炎。

请问：

1. 该病人存在哪些护理诊断/问题？

2. 护士应采取哪些护理措施？护士应如何进行健康指导？

耳是重要的听觉和平衡感受器官，本章主要介绍耳的结构与功能、耳部疾病病人的护理评估及常用诊疗技术、耳部常见疾病的护理。

第一节　概　　述

一、耳的结构与功能

（一）耳的结构

耳分为外耳、中耳和内耳（图12-93-1）。

1. 外耳（external ear）　分为耳郭和外耳道。

（1）耳郭（auricle）：除耳垂由脂肪与结缔组织构成外，其余主要由软骨支架构成，被覆软骨膜和皮肤。

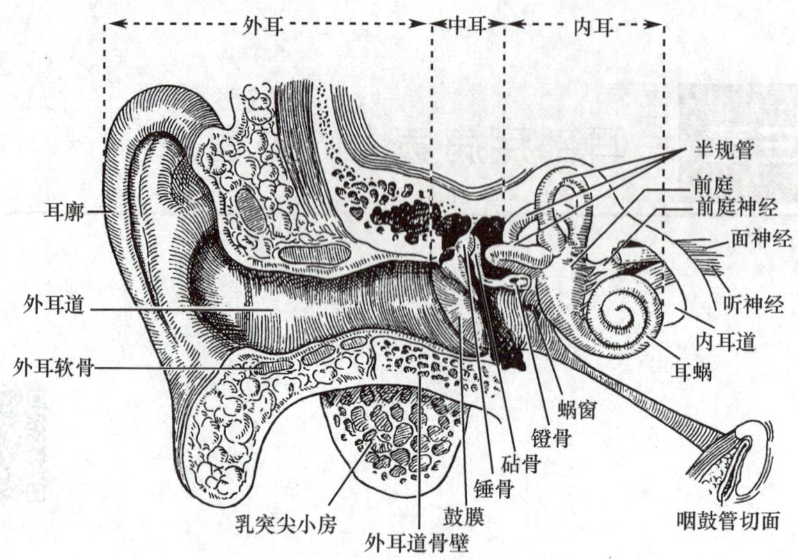

图 12-93-1　外、中、内耳的解剖关系图

(2) 外耳道(external acoustic meatus):起自耳甲腔底部的外耳道口,止于鼓膜。呈 S 形弯曲,外 1/3 为软骨部,内 2/3 为骨部。外耳道皮下组织少,皮肤几乎与软骨膜和骨膜相贴,当感染肿胀时疼痛剧烈。软骨部皮肤有耵聍腺,并富有毛囊和皮脂腺。

2. 中耳(middle ear)　包括鼓室、鼓窦、乳突和咽鼓管。

(1) 鼓室(tympanic cavity):为鼓膜与内耳外侧壁之间的不规则的含气空腔,内有锤骨、砧骨和镫骨衔接成的听骨链。鼓室(图 12-93-2)有外、内、前、后、上、下六个壁。

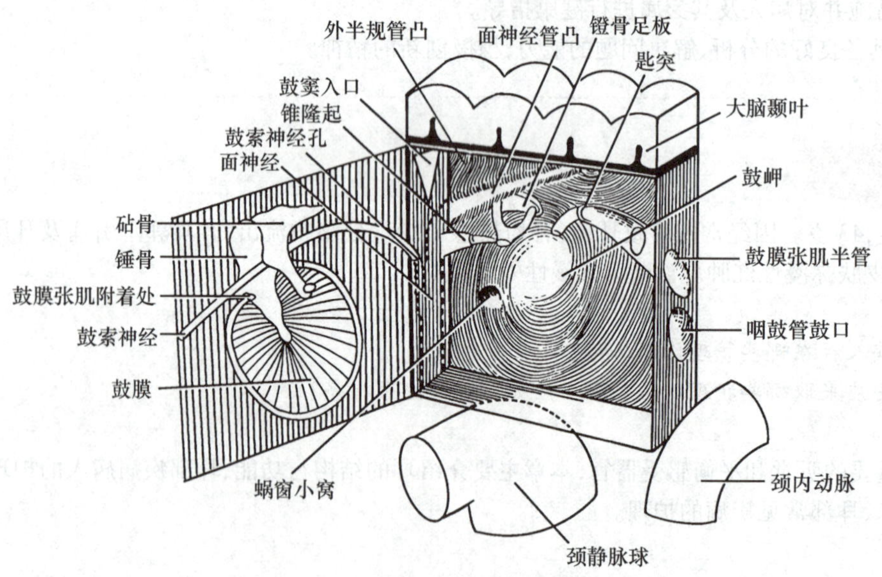

图 12-93-2　鼓室六壁模式图(右侧)

1) 外壁:由鼓膜及上鼓室外侧壁的骨部构成。鼓膜(图 12-93-3)为椭圆形、半透明之薄膜。

2) 内壁:即内耳的外壁,从上至下有外半规管凸、面神经的水平部管凸、前庭窗、鼓岬和蜗窗。

3) 前壁:上部有鼓膜张肌半管的开口及咽鼓管鼓口。

4) 后壁:上部有鼓窦入口,是上鼓室和鼓窦相通之处。

5) 上壁:将鼓室与颅中窝分开,又称鼓室盖。

6) 下壁:为薄骨板,将鼓室与颈静脉球分隔。

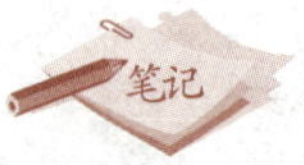

(2) 鼓窦(tympanic antrum):为鼓室后上方的含气腔,前方与上鼓室相通,后下方连通乳突气房。

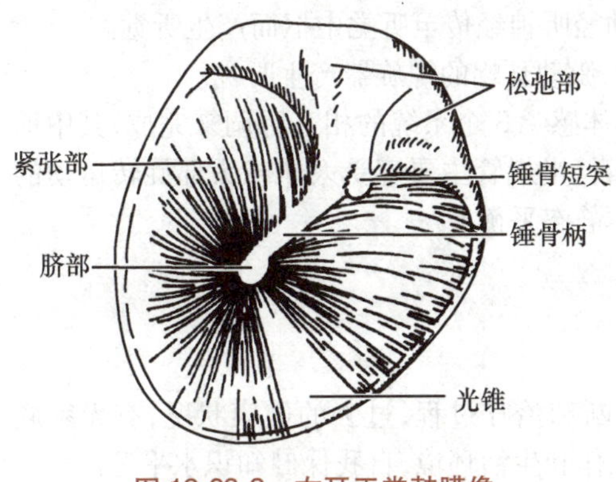

图 12-93-3　右耳正常鼓膜像

上方以鼓窦盖与颅中窝相隔。

（3）乳突（mastoid process）：乳突腔内含有似蜂窝样、大小不同、形状不一、彼此相通的气房，内有无纤毛的黏膜覆盖。

（4）咽鼓管（pharyngotympanic tube）：是沟通鼓室与鼻咽的管道，外 1/3 为骨部，内 2/3 为软骨部。咽鼓管鼓室口位于鼓室前壁上部，咽鼓管咽口位于鼻咽侧壁。当张口、吞咽时，咽口开放，保持鼓室内、外气压平衡。

3. 内耳（inner ear）　又称迷路，位于颞骨岩部内，分为骨迷路和膜迷路。膜迷路内存淋巴液，膜迷路和骨迷路之间有外淋巴液，内、外淋巴液互不相通。

（1）骨迷路：为骨性结构，包括前庭、半规管和耳蜗（图 12-93-4）。

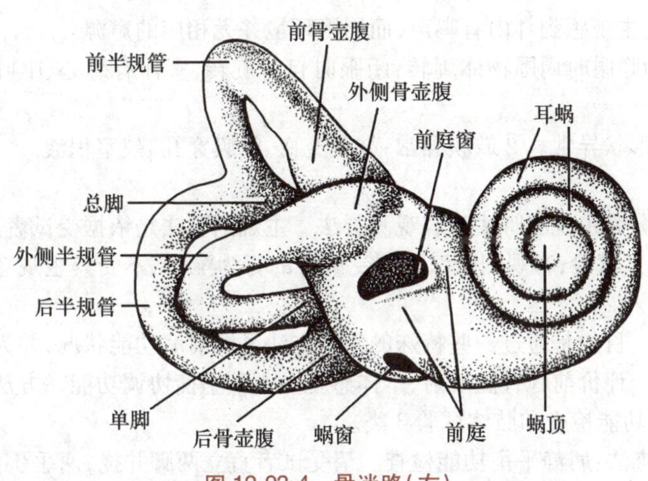

图 12-93-4　骨迷路（右）

（2）膜迷路：由椭圆囊、球囊、膜蜗管及膜半规管组成（图 12-93-5），各部相互连通，借纤维束固定于骨迷路内，悬浮于外淋巴液中。位于基底膜上的螺旋器又名 Corti 器，是听觉感受器的主要部分。椭圆囊和球囊内分别有位觉斑，感受位觉。

（二）耳的生理功能

耳是人体复杂的感觉器官，主要提供人的听觉和平衡功能。

1. 听觉功能　声音经两条途径传入耳内，一是空气传导，二是骨传导，其中以空气传导为主。

（1）空气传导：耳郭收集声波经外耳道传至鼓膜，带动听骨链，将声波传入内耳，内耳淋巴液波动

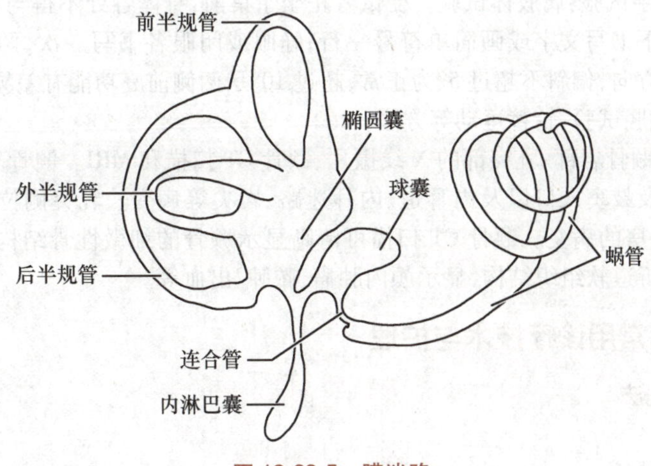

图 12-93-5　膜迷路

振动基底膜，刺激螺旋器的毛细胞而感音，产生的神经冲动经听神经传至听觉中枢而产生听觉。

（2）骨传导：声波直接振动颅骨，使内、外淋巴液波动，激动耳蜗的螺旋器产生听觉。

2. 平衡功能　人体维持平衡主要依靠前庭、视觉及本体感觉3个系统的相互协调来完成，其中前庭系统最为重要。前庭感受器包括膜半规管、球囊及椭圆囊，半规管主要感受人体或头部旋转运动的刺激，球囊及椭圆囊主要感受人体的直线加速度，维持人体静态平衡。

二、耳部疾病病人的护理评估

（一）健康史

了解病人耳部患病后的经历，主要症状、起病时间、诊断和治疗过程，过去的健康状况，有无家族史、外伤史、手术史、过敏史等。同时注意评估病人职业，工作和生活环境，自我保健知识水平等。

（二）身体状况

1. 症状

（1）耳漏：指经外耳道流出或在外耳道积聚异常分泌物。

（2）耳聋：听力下降，可分为传导性聋、感音神经性聋和混合性聋。

（3）耳鸣：为病人主观感到耳内有鸣声，而周围环境并无相应的声源。

（4）眩晕：表现为睁眼时周围物体旋转，闭眼时自身旋转，多伴有恶心、呕吐、出冷汗等自主神经功能紊乱现象。

2. 体征　①耳郭形状异常。②鼓膜异常：鼓膜充血、鼓膜穿孔、鼓室积液。

（三）辅助检查

1. 听功能检查　分为主观测听法和客观测听法。主观测听法是依据受试者对刺激声信号做出的主观判断做记录，如音叉试验；客观测听法无须受试者的行为配合，不受其主观意识的影响，如声导抗测试法、电反应测听法。

2. 前庭功能检查　目的是通过一些特殊的测试方法了解前庭功能状况，并为定位诊断提供依据。

3. 平衡功能检查　评价前庭脊髓反射、本体感觉及小脑平衡协调功能。方法很多，大致可分为静平衡功能检查、动平衡功能检查和肢体试验3类。

（1）闭目直立检查法：属静平衡功能检查。请受试者直立两脚并拢，两手手指互扣于胸前并向两侧拉紧，观察受试者睁眼及闭目时躯干有无倾倒。正常者无倾倒，迷路或小脑病变者出现自发性倾倒。

（2）闭目行走试验：属动平衡功能检查。即受试者黑朦眼，向正前方行走5步，继之后退5步，如此行走5次。观察其步态，并计算起点与终点之间的偏差角，偏差角大于90°者，示两侧前庭功能有显著差异。

（3）过指试验法：属肢体试验。检查者与受试者相对端坐，检查者双手置于前下方，伸出双示指，请受试者抬高双手，然后以检查者的两示指为目标，用两手示指同时分别碰触之。测试时睁眼、闭目各做数次。正常人双手均能准确接触目标，迷路及小脑病变时出现过指现象。

（4）闭眼垂直写字试验：属肢体试验。受试者正坐于桌前，身体各处不得与桌接触，左手抚膝，右手握笔，垂腕，自上而下书写文字或画简单符号一行，睁眼或闭眼各书写一次，两行并列，观察两行文字的偏离程度和偏离方向，偏斜不超过5°为正常，超过10°示两侧前庭功能有差异。此外，尚有姿势描记法及指鼻试验、跟膝胫试验、轮替运动等方法。

4. 影像学检查　颞骨岩部、乳突部的X线摄片、颞骨CT扫描和MRI。颞骨岩部轴位片和斜位片分别用于观察上鼓室及鼓窦入口以及内耳道、内耳迷路、岩尖等病变。乳突侧位片用以观察鼓室、鼓窦入口、鼓窦及乳突气房的病变。颞骨CT扫描可清晰显示颞骨的细微性骨结构和异常软组织阴影。MRI可显示内耳和内听道软组织结构，显示颅内肿瘤、脓肿、出血等。

三、耳部疾病常用诊疗技术与护理

（一）外耳道冲洗法

【适应证】

耵聍栓塞、外耳道异物。

【禁忌证】

大而坚硬的耵聍、尖锐的异物、鼓膜外伤、中耳炎鼓膜穿孔、急性中耳炎、急性外耳道炎。

【操作前准备】

1. 用物准备　弯盘、治疗碗、装有细塑料管的橡皮球、温生理盐水、纱布、额镜、卷棉子。

2. 病人准备　取坐位，将弯盘置于患耳垂下方，紧贴皮肤，头稍向患侧倾斜。

【操作过程与配合】

成人左手向后上方牵拉耳郭，小儿向后下方，右手持吸满温生理盐水装有塑料管的橡皮球对准外耳道后上壁方向冲洗（图12-93-6），使水沿外耳道后上壁进入耳道深部，冲出耵聍或异物。检查外耳道内是否清洁，如有残留耵聍，可再次冲洗至彻底冲净为止。

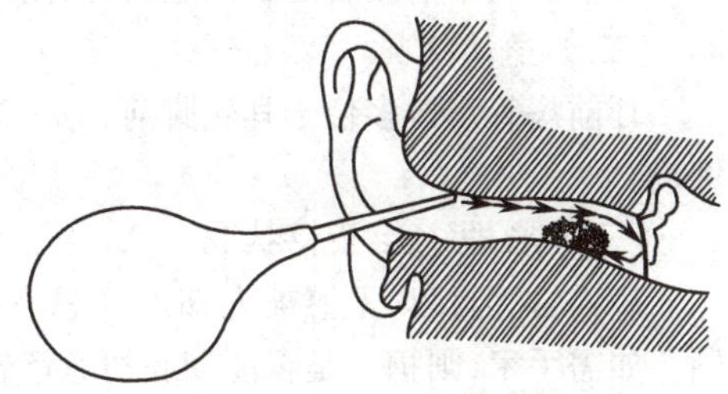

图12-93-6　外耳道冲洗法

【操作后护理】

用纱布擦干外耳道，用卷棉子擦净耳道内残留的水。检查外耳道和鼓膜情况并记录。

（二）鼓膜穿刺抽液

【适应证】

分泌性中耳炎。

【禁忌证】

中耳炎急性期。

【操作前准备】

1. 用物准备　2%丁卡因溶液、酒精棉球、纱布、2ml注射器、鼓膜穿刺针头、额镜、窥耳器、酒精棉球。

2. 病人准备　取坐位，头侧卧于桌面，患耳向上。

【操作过程与配合】

1. 向患耳内滴入2%丁卡因溶液1次，然后用酒精棉球消毒鼓膜和外耳道，用纱布擦干外耳道口。

2. 病人坐起，患耳对操作者。操作者用酒精棉球消毒窥耳器，并置入外耳道。连接空针与针头，调整额镜聚光于外耳道。将长针头沿窥耳器底壁缓慢进入外耳道，刺入鼓膜最低部（图12-93-7），不宜过深，一手固定针筒，一手抽吸积液。

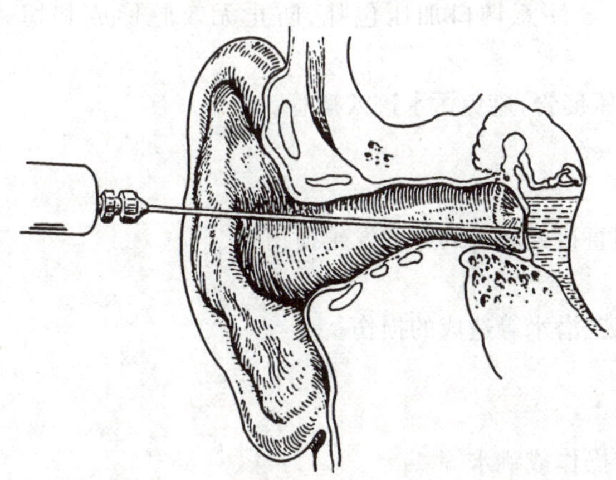

图12-93-7　鼓膜穿刺抽液术穿刺位置示意

3. 抽吸完毕，缓慢将针头拔出，退出外耳道。用挤干的酒精棉球塞住外耳道口。

【操作后护理】

两天后将棉球自行取出，1周内不要洗头，以免脏水进入外耳道。

第二节　外耳疾病病人的护理

一、先天性耳前瘘管病人的护理

先天性耳前瘘管（congenital preauricular fistula）是最常见的一种先天性耳畸形。瘘管多为单侧。

【病因与发病机制】

常由于胚胎时期形成耳郭的第1、2鳃弓的6个小丘样结节融合不良或第1鳃沟封闭不全所致。

【护理评估】

（一）健康史

评估病人耳前瘘管是否出生时即存在，近期有无反复感染。

（二）身体状况

耳前瘘管瘘口多位于耳轮脚前，另一端为盲端。反复感染可形成囊肿或脓肿，破溃后形成脓瘘或瘢痕。

（三）心理-社会支持状况

病人常感自卑，不愿被人知道其患有耳前瘘管。当瘘管化脓或破溃时，担心感染不能被彻底控制。如需手术，则担心是否能彻底切除瘘管以及术后瘘管复发，同时担心手术后感染以及手术后瘢痕影响美观。

（四）治疗原则与主要措施

耳前瘘管发生急性感染时，应使用抗生素控制炎症，局部已形成脓肿者，应切开引流。感染控制后，可行手术彻底切除瘘管。

【常见护理诊断/问题】

皮肤完整性受损　与局部感染，切开引流有关。

【护理目标】

1. 能保持良好的心理状态，情绪稳定。
2. 耳前瘘管感染得到控制，未发生并发症。

【护理措施】

1. 切开引流护理　切开后，放置引流条，每天换药，按医嘱使用抗生素。
2. 手术护理　术前剃除术耳侧周围头发 5cm，清洁耳郭，以免引起切口感染。术后取平卧位或健侧卧位，卧床休息 1 天。予半流质饮食 1～2 天。注意切口加压包扎，防止无效腔形成和切口出血。
3. 健康指导　日常保持外耳清洁，勿用手自行挤压瘘管，避免污水进入瘘管。

二、鼓膜外伤病人的护理

鼓膜外伤（tympanic membrane trauma）是指鼓膜因直接或间接的外力发生损伤。

【病因与发病机制】

多见于用硬物挖耳、耳部医疗操作用力过猛及爆破、潜水等造成的损伤。

【护理评估】

（一）健康史

询问病人有无硬物挖耳、外伤史，接受外耳道医疗操作或跳水等。

（二）身体状况

病人突感耳痛、听力下降伴耳鸣、耳闷塞感。如内耳受到损害，会出现眩晕、恶心、呕吐等。外耳道有少量血迹或血痂，鼓膜充血，鼓膜多呈不规则或裂隙状穿孔。

（三）心理-社会支持状况

病人可因耳鸣、听力减退而产生焦虑情绪，通过与病人沟通交流，了解其对本病的认识及其心理状态。

（四）治疗原则与主要措施

及时清除外耳道内存留的异物或血凝块，并用酒精消毒外耳道及耳郭，必要时使用抗生素。绝大多数鼓膜穿孔 3～4 周内可自愈，较大不能自愈的穿孔可行鼓膜修补术。

【常见护理诊断/问题】

急性疼痛　与鼓膜外伤、外力冲击有关。

【护理目标】

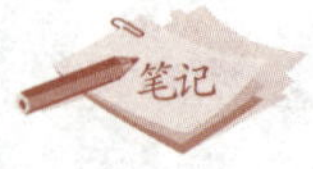

1. 鼓膜外伤得到有效处理，未发生感染等并发症。
2. 病人情绪稳定，心理状态良好，情绪稳定。

【护理措施】

1. 手术护理　术前剃除患侧耳郭周围头发，清洁耳郭。需植皮者，取皮部位应备皮。手术全麻清醒后，可选择平卧或健侧卧位或半卧位，观察敷料的渗透情况及是否松脱，如渗血较多，及时通知医生。术后6~7天拆线，拆线后外耳道内应放置挤干的酒精棉球，保持耳内清洁并吸收耳内渗出液。

2. 健康指导　鼓膜愈合前，禁止外耳道冲洗或滴药、水上运动，洗头时可用挤干的酒精棉球塞住外耳道防止污水进入耳内。严禁用发夹、火柴梗、硬耳勺、毛线针等锐器挖耳，取耵聍时手法要适度。放鞭炮、跳水或潜水时要保护双耳。

三、耵聍栓塞病人的护理

耵聍栓塞(impacted cerumen)为外耳道耵聍积聚成团，阻塞于外耳道内，引起听力减退。

【病因与发病机制】

耵聍腺分泌过多或耵聍排出受阻时，可造成耵聍栓塞。

【护理评估】

（一）健康史

询问病人有无外耳道炎、外耳道狭窄等病史。

（二）身体状况

病人听力下降，有耳闷塞感，伴耳痛，甚至眩晕等。查体可见棕黑色或黄褐色块状物堵塞外耳道。

（三）心理-社会支持状况

（四）评估病人对本病的认知情况，了解其有无经常挖耳习惯，以及是否有恐惧、焦虑等心理状态。

（五）治疗原则与主要措施

耵聍栓塞的治疗原则为取出耵聍。对可活动的耵聍，用枪状镊或耵聍钩取出；对坚硬的难以取出的耵聍，先向外耳道滴入软化剂，再行取出。

【常见护理诊断/问题】

听力下降　与耵聍阻塞外耳道有关。

【护理目标】

耵聍栓塞得到有效处理，病人了解该病的病因，未发生感染等并发症。

【护理措施】

1. 用药护理　对坚硬难以取出的耵聍，先向外耳道滴入5%碳酸氢钠，每天4~6次，待其软化后，再用枪状镊或耵聍钩取出或用吸引器吸出；也可用外耳道冲洗法清除。

2. 健康指导　对于耵聍腺分泌旺盛或耵聍排出受阻的病人，减少食物中油脂的摄入，教会其正确取耵聍的方法并定期进行清理，防止耵聍堆积。

四、外耳道炎及疖病人的护理

外耳道炎(external otitis)分为局限性外耳道炎和外耳道皮肤的弥漫性炎症，前者又称外耳道疖，后者又称弥漫性外耳道炎。

【病因与发病机制】

1. 外耳道疖　是外耳道皮肤毛囊或皮脂腺的局限性化脓性炎症。病原菌主要是葡萄球菌。挖耳是常见诱因。

2. 弥漫性外耳道炎　是外耳道的弥漫性炎症。外耳道皮肤外伤或局部抵抗力降低时易发病。常见致病菌为金黄色葡萄球菌、链球菌、铜绿假单胞菌和变形杆菌等。多因外耳道进水、化脓性中耳炎脓液的长期刺激等诱发。

【护理评估】

（一）健康史

评估病人有无不当挖耳习惯，游泳时外耳道进水，耳道长期流脓或糖尿病史。

（二）身体状况

1. 外耳道疖　早期耳痛剧烈，可放射至同侧头部。疖肿堵塞外耳道时，可有耳鸣及耳闷。外耳道

软骨部皮肤可见局限性红肿。脓肿成熟破溃后，常有脓血自外耳道流出，此时耳痛减轻。

2. 弥漫性外耳道炎 急性者表现为耳痛、灼热感，少量分泌物流出，外耳道皮肤弥漫性红肿，外耳道壁上可积聚分泌物，外耳道腔变窄，耳周淋巴结肿痛。慢性者外耳道发痒，少量渗出物，外耳道皮肤增厚、皲裂、脱屑，分泌物积存，外耳道狭窄。

（三）心理-社会支持状况

外耳道炎及疖的剧烈疼痛及耳鸣、耳聋给病人造成很大痛苦，也给病人带来心理上的压力，影响病人的工作与生活，应了解病人及家属对疾病的认知程度。

（四）治疗原则与主要措施

治疗原则为应用抗生素控制感染，预防并发症。疖肿成熟未破时，应及时切开引流，用3%过氧化氢清洁外耳道脓液及分泌物。

【常见护理诊断/问题】

急性疼痛 与耳道炎症反应有关。

【护理目标】

疼痛得到缓解，炎症被有效控制，无并发症出现。

【护理措施】

1. 用药护理 局部尚未化脓者可用10%鱼石脂甘油滴耳，或用该药液纱条敷于患处，每天更换纱条2次。慢性病人可用抗生素与糖皮质激素类合剂、糊剂或霜剂局部涂敷，不宜涂太厚。

2. 健康指导 患病期间不得游泳，洗头、洗脸时均要防止污物或污水进入外耳道，以免加重病情。

第三节 中耳疾病病人的护理

一、分泌性中耳炎病人的护理

分泌性中耳炎（secretory otitis media）是以鼓室积液及传导性聋为主要特征的中耳非化脓性炎性疾病。分为急性和慢性两种，急性分泌性中耳炎病程延续6~8周而未愈者，可称为慢性分泌性中耳炎。

【病因与发病机制】

多由于咽鼓管功能障碍或中耳局部感染引起，主要的致病菌为流感嗜血杆菌和肺炎链球菌。

【护理评估】

（一）健康史

询问病人近期有无上呼吸道感染、腺样体肥大、鼻炎、鼻窦炎等病史。

（二）身体状况

病人可有听力下降、耳痛、耳鸣、耳闷等。查体可见鼓膜充血、内陷。鼓室呈淡黄色或琥珀色，慢性者可呈灰蓝色或乳白色。若液体未充满鼓室，可在鼓膜见到液平面。

（三）辅助检查

1. 鼓气耳镜检查 可见鼓膜活动受限。

2. 听力检查 音叉试验及纯音听阈测试结果示传导性聋。

（四）心理-社会支持状况

因听力减退、耳痛等症状，病人可出现焦虑不安和失望，因对声音反应迟钝，可能会导致别人责备、嘲笑，而产生自卑心理。

（五）治疗原则与主要措施

治疗原则为清除中耳积液，改善中耳通气引流以及积极治疗原发病。清除积液的方法有鼓膜穿刺抽液术、鼓室置管、鼓膜切开等。

【常见护理诊断/问题】

1. 听力下降 与鼓室积液影响传导功能有关。

2. 舒适度减低　与耳内胀闷堵塞感、耳鸣、耳痛有关。

【护理目标】

1. 急性感染得到有效控制，症状有所减轻，无并发症出现。

2. 对疾病的认识得到提高，能保持良好的心理状态，情绪稳定。

【护理措施】

1. 用药护理　急性期合理使用抗生素，控制感染。口服糖皮质激素，减轻炎性渗出。口服促进纤毛排泄功能的药物以保持鼻腔和咽鼓管引流通畅。还可用1%麻黄碱和含有激素的抗生素滴鼻液交替滴鼻。

2. 健康指导

（1）忌两侧鼻腔同时粗暴用力擤鼻，以免鼻腔分泌物进入咽鼓管加重或引起本病。

（2）鼓膜穿刺、鼓室置管、鼓膜切开后均应用消毒干棉球堵住外耳道，禁止水上运动，洗头、洗脸时防止水进入耳道。

二、急性化脓性中耳炎病人的护理

急性化脓性中耳炎（acute suppurative otitis media）是指中耳黏膜的急性化脓性炎症。

【病因与发病机制】

好发于儿童，冬、春季多见，常继发于上呼吸道感染。主要致病菌有肺炎链球菌、流感嗜血杆菌、溶血性链球菌、葡萄球菌等。常见感染途径包括咽鼓管途径、外耳道鼓膜途径。

【护理评估】

（一）健康史

评估病人发病前有无上呼吸道感染、传染病、污水入耳、咽鼓管吹张、鼓膜穿刺、鼓膜置管等。

（二）身体状况

常有耳痛、耳鸣和听力减退、畏寒、发热、精神不振、食欲缺乏等。鼓膜穿孔前，为耳部搏动性跳痛或刺痛，向同侧头部和牙放射。鼓膜穿孔流出脓液后，耳痛、耳聋及全身症状减轻。耳镜检查早期鼓膜充血，呈弥漫性，鼓膜标志不清向外膨隆。初穿孔时溃口很小，分泌物呈搏动性流出，穿孔可逐渐加大。耳部触诊乳突有轻度压痛。

（三）心理-社会支持状况

因症状明显，病人多有烦躁、焦虑，鼓膜穿孔后病人担心耳聋而更为焦虑。应注意评估病人及家属对疾病的认知，使其对疾病和治疗有正确的理解和认知。

（四）辅助检查

1. 听力检查　多为传导性聋。

2. 血常规检查　白细胞总数增多，鼓膜穿孔后逐渐恢复正常。

3. 影像学检查　乳突部呈云雾状模糊，但无骨质破坏。

（五）治疗原则与主要措施

治疗原则为控制感染，通畅引流，去除病因。全身或局部应用抗生素控制感染，炎症消退后，鼓膜穿孔多能自愈。穿孔长期不愈者，可做鼓膜修补术。

【常见护理诊断/问题】

1. 急性疼痛　与中耳急性化脓炎症有关。

2. 体温升高　与炎症反应有关。

3. 潜在并发症：如急性乳突炎、耳源性脑脓肿等。

【护理目标】

病人症状消失，没有并发症出现。对疾病的认知增强。

【护理措施】

1. 一般护理　卧床休息，患耳向下，以便脓液的引流。

2. 病情观察　流脓后每天观察耳道分泌物的量、颜色、性质、气味，注意耳后有无红肿、压痛。如出现恶心、呕吐、剧烈头痛等症状，均提示有出现并发症的可能，应及时与医生联系。

3. 手术护理　参见本章第二节鼓膜修补手术的护理。

4. 健康指导

（1）正确擤鼻，洗头时防止水进入耳内。鼓膜穿孔、鼓室置管、鼓膜修补术者近期内禁止游泳。

（2）滴耳禁止使用粉剂，以免与脓液结块，影响引流。积极治疗鼻腔、鼻窦、鼻咽部、咽部的慢性炎症，防止再次诱发中耳炎。

三、慢性化脓性中耳炎病人的护理

慢性化脓性中耳炎（chronic suppurative otitis media）为耳科常见病之一。是急性中耳化脓性炎症病程超过6~8周，病变侵及中耳黏膜、骨膜或深达骨质。临床上以耳内长期反复流脓、鼓膜穿孔和听力下降为特点。严重者可以引起颅内外并发症，甚至危及生命。

【病因与发病机制】

常见致病菌为变形杆菌、金黄色葡萄球菌、铜绿假单胞菌等，有时可见两种以上细菌的混合感染。

【病理】

本病可分为三型，即单纯型、骨疡型、胆脂瘤型，其中骨疡型与胆脂瘤型常合并存在。

1. 单纯型　病变局限于鼓室黏膜，又称黏膜型。病理表现为黏膜充血、增厚，圆形细胞浸润，杯状细胞及腺体分泌活跃。

2. 骨疡型　病变超出黏膜，组织黏膜破坏较广泛，深达骨质，可有听小骨坏死，鼓环、鼓室的骨壁及鼓窦均可被破坏，并常伴肉芽组织形成，又称坏死型或肉芽型。

3. 胆脂瘤型　胆脂瘤是由于鼓膜、外耳道的复层鳞状上皮向中耳腔生长堆积成团块而形成，其外层由纤维组织包围，内含脱落的坏死上皮、角化物和胆固醇结晶，故称胆脂瘤。胆脂瘤对周围骨质直接压迫，或由于其产生的溶酶体酶、胶原酶等，致使中耳乳突的骨质渐被侵蚀和吸收。此种骨质破坏，易使炎症扩散，导致一系列颅内、外并发症。

【护理评估】

（一）健康史

评估病人有无急性化脓性中耳炎，鼻、咽部慢性炎等病史。了解耳内流脓持续时间等。

（二）身体状况

1. 单纯型　表现为耳部间歇性流脓，脓液常为黏液性或黏液脓性，无臭味。鼓膜紧张部有中央性穿孔，鼓室黏膜光滑，可有轻度水肿。

2. 骨疡型　耳部持续性流脓，脓液黏稠，常有臭味。鼓膜多为边缘性穿孔或紧张部大穿孔，通过穿孔可见鼓室内有肉芽或息肉。

3. 脂瘤型　长期耳部流脓，可含“豆渣样物”，脓液有特殊恶臭。鼓膜松弛部或紧张部后上方边缘性穿孔，穿孔处可见鼓室内有灰白色鳞屑状或豆渣样物质，奇臭。常引起颅内外并发症。

（三）心理-社会支持状况

因长期反复流脓，常带有臭味，影响病人的社会交往。听力下降，会造成病人与他人的沟通障碍。病人可能出现社会退缩、抑郁等心理问题。

（四）辅助检查

1. 影像学检查　协助确定慢性化脓性中耳炎类型。骨疡型示上鼓室、鼓窦及乳突内有软组织阴影伴轻度骨质破坏；胆脂瘤型可见上鼓室、鼓窦或乳突有骨质破坏区。

2. 听力检查　单纯型为轻度传导性聋；骨疡型病人多有较重的传导性聋；胆脂瘤型均有不同程度的传导性聋，晚期可引起混合性聋或感音神经性聋。

（五）治疗原则与主要措施

治疗原则为消除病因，控制感染，通畅引流，消除病灶，恢复听力。治疗方法包括药物治疗和手术治疗。

【常见护理诊断/问题】

1. 舒适度减低　与长期耳流脓有关。

2. 听力下降　与炎症损伤鼓膜、听骨、耳蜗有关。

3. 潜在并发症：如迷路炎、面瘫、乙状窦栓塞性静脉炎等。

【护理目标】

症状消退，无并发症出现。病人情绪稳定，心理状态良好。

【护理措施】

1. 病情观察　观察病人耳部流脓的性质、量、气味以及用药后的效果。病人若有剧烈头痛、恶心、呕吐、高热、眩晕等表现，应及时汇报医生。

2. 手术护理　除参照本章第二节鼓膜修补手术护理，还应做到改变体位和头位要慢，病床设床挡，下床活动要有人陪伴和搀扶，以免跌倒。

3. 健康指导

（1）告知病人鼓室成形术和乳突根治术术后 1 周拆线，2 周内逐渐抽出耳内纱条。在此期间，常有各种音调的耳鸣为正常现象。

（2）宣传慢性中耳炎对人体的危害。

（3）对于听力损伤较严重的病人，应指导其选配助听器，以增强沟通和社交能力。

世界听力日

3 月 3 日是“世界听力日”。世界卫生组织指出，未处理的听力损失问题使全球经济付出高昂代价，每年损失大约 7 500 亿美元。该组织建议全球对此采取有效措施，处理听力损失问题。全世界人口的 5%，也就是 3.6 亿人，患有残疾性听力损失。而患有残疾性听力损失的人大部分生活在低收入和中等收入国家。听力损失由遗传、分娩综合征、某些传染病、慢性耳部感染、服用特定药物、暴露于过量噪声和衰老等原因造成。世界卫生组织表示，一半听力损失病人可以通过初级预防避免。使用助听器、植入人工耳蜗或辅助器具会对有听力损失者有所帮助。他们还可以从字幕和手语及其他形式的教育和社会支持中获益。世界卫生组织表示，处理听力损失的干预措施会带来财政节约和重大投资回报，扩大获得教育的机会，降低与抑郁和认知减退有关的成本。

第四节　内耳疾病病人的护理

一、耳硬化病人的护理

耳硬化（otosclerosis）是指骨迷路发生反复的局灶性吸收并被海绵状新骨所替代，形成骨质硬化病灶而产生的疾病，又称耳硬化症。因硬化病灶侵及前庭窗，可致镫骨固定而出现临床症状，称为临床耳硬化。

【病因与发病机制】

目前本病病因尚不明确，可能与遗传、种族、代谢紊乱及内分泌障碍等因素有关。

【护理评估】

（一）健康史

评估病人有无耳硬化家族史，有无内分泌失调或其他代谢性疾病。有无外伤或过度疲劳等。

（二）身体状况

病人可出现听力减退、耳鸣、眩晕。不少病人在喧闹环境中反较在安静环境下听觉为好，将此现象称为威利斯听觉倒错（paracusis of Willis）或威利斯误听。查体可在鼓膜后上象限透见鼓岬骨膜显著充血而变红的区域，称 Schwartze 征。

（三）心理-社会支持状况

评估病人对本病的认知水平，了解其心理状态，由于本病多于遗传有关，病人容易产生自卑心理，

也可因耳鸣、听力下降而产生恐惧、焦虑等心理。

（四）辅助检查

1. 听力学检查 需进行音叉试验、纯音测听、声导抗测试、耳声发射检查、听性脑干反应测听，如镫骨底板硬化固定，各检查结果均有特征性显示。

2. 影像学检查 CT 扫描和 MRI 可见前庭窗、圆窗、骨迷路和内听道壁的硬化灶。

（五）治疗原则与主要措施

治疗方法包括手术治疗和选配助听器。手术治疗为主要治疗方法；不适宜手术或不愿接受手术的病人，可选配适宜助听器。

【常见护理诊断/问题】

1. 听力下降 与骨迷路形成骨质硬化病灶、骨固定有关。

2. 有受伤的危险 与病人术后发生眩晕有关。

【护理措施】

1. 手术护理 手术护理除参见第九十三章第三节“中耳疾病病人的护理”慢性化脓性中耳炎手术护理外，术后还应注意人工镫骨手术病人术后要绝对卧床 48 小时以防镫骨移位。

2. 健康指导 对选配好助听器者，护士应告知病人佩戴助听器的效果，不要因耳内吵闹，感到疲劳而放弃使用。随时携带备用电池，不用时应将助听器关闭，夜间将电池盖打开，防止漏电。每天清洁耳模和套管，耳模彻底干燥后才能与接收器相连。耳部感染时，不要佩戴。

二、梅尼埃病病人的护理

梅尼埃病（Meniere disease）是以膜迷路积水为基本病理特征，以发作性眩晕、耳聋、耳鸣和耳胀满感为临床特征的特发性内耳疾病。首次发病年龄以 30~50 岁。

【病因与发病机制】

目前本病病因尚无定论，多认为耳蜗微循环障碍、内淋巴液生成、吸收平衡失调、膜迷路破裂、变态反应、免疫反应与自身免疫异常、家族遗传、内分泌功能障碍、病毒感染、微量元素缺乏等因素有关。

【护理评估】

（一）健康史

了解病人既往有无耳病、病毒感染或内分泌功能障碍疾病，有无家族史。有无反复发作眩晕、耳鸣等。

（二）身体状况

主要有眩晕、耳鸣、耳聋等。发作时，病人多感患耳或头部闷胀感、压迫感或头重脚轻感。可有复听，即双耳将同一纯音听为音调与音色完全不同的两个声音。发作时，可见自发性水平型或水平旋转型眼球震颤；发作过后，眼震逐渐消失。

（三）心理-社会支持状况

评估病人对本病的认知水平，了解其心理状态，病人可因耳鸣、眩晕、听力下降而产生恐惧、焦虑等心理，或因疾病影响正常的工作或生活而产生悲观情绪。

（四）辅助检查

1. 听力检查 部分病人可显示波动性感音性听力减退。

2. 前庭功能检查 初次发作间歇期，各种自发及诱发试验结果可能正常；多次发作者，可有前庭功能减退或丧失，或向健侧的优势偏向。

3. 甘油试验 试验前进行纯音测听，确定基准听阈，病人禁食 2 小时后，一次口服 50% 甘油 2.4~3.0ml/kg，每隔 1 小时测听 1 次。若 250~1 000Hz 气导听力改善 >15dB，则为甘油试验阳性，提示耳聋系膜迷路积水引起，处于波动性、部分可逆性阶段。

（五）治疗原则与主要措施

对于初次发作者，应及时对症处理，采取调节自主神经功能、改善内耳微循环、解除膜迷路积水为主的药物综合治疗。对于反复发作者，多行手术治疗。

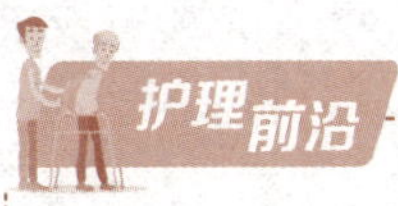

人工耳蜗

人工耳蜗(cochlear Implant)是一种电子装置,由体外言语处理器将声音转换为一定编码形式的电信号,通过植入体内的电极系统直接兴奋听神经来恢复或重建聋人的听觉功能。近年来,随着电子技术、计算机技术、语音学、电生理学、材料学、耳显微外科学的发展,人工耳蜗已经从实验研究进入临床应用。现在全世界已把人工耳蜗作为治疗重度聋至全聋的常规方法。

【常见护理诊断/问题】

1. 舒适度减低　与眩晕、恶心、呕吐、出冷汗有关。

2. 有受伤的危险　与眩晕发作时病人平衡功能失调有关。

【护理目标】

病人对疾病的认知能力提高,能保持良好的心理状态,情绪稳定。

【护理措施】

1. 一般护理　发作期病人应卧床休息,避免声光刺激。当耳鸣声调突然加大时,应陪护病人立即卧床,防止跌倒碰伤。给予低盐、低脂饮食,适量限水。

2. 病情观察　观察眩晕发作的次数、程度、持续时间以及神志、面色等。

3. 健康指导　日常应注意饮食平衡,营养全面,禁烟酒,劳逸结合。禁用耳毒性药物。病情好转后,忌登高、下水或驾车。如发生眩晕,应立即靠墙蹲下。对频繁发作、症状严重者,应及时就医。

（贯　松）

思考题

李先生,38 岁。因间断耳流脓半年来院检查,门诊 CT 示:慢性化脓性中耳炎。入院后完善检查,拟行乳突根治术。

请思考:

(1) 该疾病潜在并发症及护理措施是什么?

(2) 该病人术后护理指导哪些知识?

思路解析

扫一扫、测一测

第九十四章　鼻咽喉部疾病病人的护理

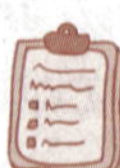

1. 掌握鼻炎、鼻窦炎、鼻部肿瘤、慢性扁桃体炎、喉癌病人的身体状况、护理要点。
2. 熟悉鼻出血、鼻息肉、阻塞性睡眠呼吸暂停低通气综合征、喉阻塞病人的身体状况、护理要点。
3. 了解鼻炎、鼻窦炎、鼻出血、鼻息肉、鼻部肿瘤、慢性扁桃体炎、阻塞性睡眠呼吸暂停低通气综合征、喉阻塞、声带息肉、喉癌的概念和治疗原则。
4. 能全面准确地评估鼻咽喉科病人、做出正确的护理诊断、制订合理的护理计划、实施恰当的护理措施并对病人及其家属进行健康指导。
5. 具有关心、尊重病人，与病人换位思考的能力。

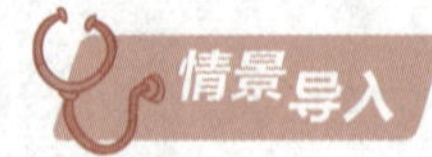

张先生，56 岁。既往患高血压、冠心病，近 3 年规律服用阿司匹林。今天上午挖鼻后突然出现右鼻腔流出少量新鲜血液的情况，自行用卫生纸止血。下午活动后，右鼻腔再次流出新鲜血液，量约 100ml，病人的儿子将其送至医院急诊室。

请问：

1. 你作为急诊室的护士应采取哪些应急处理措施？
2. 医生对其进行前后鼻孔填塞，护士应如何进行护理？

鼻咽喉主要参与机体呼吸、嗅觉、吞咽、发音、语言的功能。本章主要介绍鼻咽喉的结构与功能、鼻咽喉部疾病病人的护理评估及常用的诊疗技术、鼻咽喉常见疾病病人的护理。

第一节　概　　述

一、鼻咽喉的结构与功能

（一）鼻的结构与功能

鼻（nose）分为外鼻、鼻腔和鼻窦三部分，既是呼吸道的起始部分，又是嗅觉器官。

1. 外鼻　呈三棱锥体状，由骨和软骨构成支架，外覆皮肤。

2. 鼻腔　是一狭长的腔隙，被鼻中隔分为左右两部分。鼻腔前起自鼻孔，后至后鼻孔与鼻咽部相

通。鼻内分布有嗅觉神经的受体。鼻中隔的鼻腔侧壁分布着具有丰富血供的黏膜上皮。鼻腔的外侧壁有3个呈阶梯状排列并伸入鼻腔内的骨性突起，称为鼻甲。鼻甲增加了对吸入气体的过滤、加温、加湿的总面积。

3. 鼻窦　为鼻腔周围颅骨内的含气空腔，一般左右成对，共四对，根据其所在颅骨分别称为额窦、蝶窦、筛窦和上颌窦。各鼻窦均有窦口与鼻腔相通。鼻窦在发声时起共鸣作用，并能减轻颅骨重量，缓冲外来冲击力。

（二）咽的结构与功能

咽（pharynx）上起自颅底，下至第6颈椎下缘水平，是呼吸道和消化道的共同通道，丰富淋巴组织，对侵入机体的有害物质具有防御作用。咽自上而下分为鼻咽、口咽和喉咽三部分（图12-94-1）。

图12-94-1　咽的分段解剖

1. 鼻咽　位于鼻腔后方，顶为蝶骨体及枕骨的基底部，下至软腭游离缘平面。鼻咽顶部黏膜下有丰富的淋巴组织，呈橘瓣状，称腺样体，又称咽扁桃体。

2. 口咽　位于口腔的后方，介于软腭与会厌上缘平面之间。侧壁软腭向下分出舌腭弓和咽腭弓，两弓之间为扁桃体窝，扁桃体位于其中（图12-94-2）。

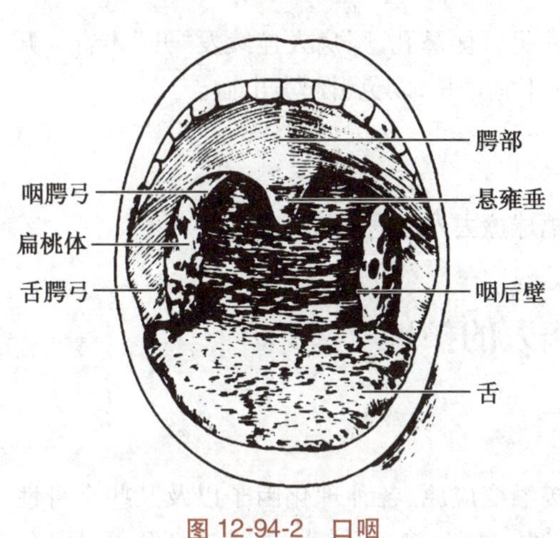

图12-94-2　口咽

3. 喉咽　又称下咽，位于喉部后面，位于会厌上缘与环状软骨下缘平面之间，下与食管连接。

（三）喉的结构与功能

喉（larynx）是由软骨、肌肉、韧带、纤维结缔组织和黏膜等构成的空腔器官，为呼吸要道和发音器官。成人喉部上端为会厌上缘，下界平环状软骨下缘。会厌软骨是位于舌底部的小叶状的弹性结构，表面覆盖黏膜，构成会厌，吞咽时，会厌封闭喉口，防止食物进入喉腔和气管内。甲状软骨为喉部最大的软骨。环状软骨在甲状软骨下方，是喉气管中唯一完整的环形软骨，对保持喉气管的通畅至关重要。环甲膜位于声带水平下方，连接甲状软骨和环状软骨，常作为急救时开放下呼吸道的位置。喉腔内部有两对皱襞，上面一对为室襞（也称假声带），下面一对为声襞，即声带。两侧声带之间的裂隙称为声门裂，简称声门，是喉腔最狭窄的部分。

二、鼻咽喉部疾病病人的护理评估

（一）健康史

了解病人健康状况、此次患病情况、主要症状、严重程度、缓解措施、有无明显诱因、患病后的诊断和治疗过程等。询问病人的家族史、外伤史、手术史。

（二）身体状况

1. 鼻塞　是鼻及鼻窦疾病的常见症状。

2. 鼻漏　是鼻部疾病的常见症状之一。脑脊液鼻漏多发生于外伤或术后。

3. 咽痛　是最常见的咽部症状。因咽部急性炎症、溃疡、异物或邻近器官疾病引起，也可以是全身性病变的伴随症状。

4. 声音嘶哑　是喉部疾病最常见的症状，表示病变累及声带。常见原因是声带息肉、肿瘤以及支配声带运动的神经受损、癔症等。

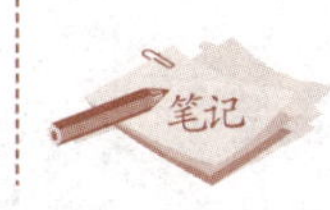

5. 吸气性呼吸困难　主要表现为吸气时空气难以进入肺内，此时胸腔内负压增加，出现胸骨上窝、锁骨上窝以及肋间隙软组织凹陷，临床上称之为“三凹征”。

6. 喉喘鸣　是喉部特有症状之一。是由于喉或气管发生阻塞，病人用力吸气，气流通过喉或气管狭窄处发出的特殊声音。

（三）辅助检查

1. 鼻内镜检查　在鼻部疾病的诊断和治疗过程中有重要作用。

2. 影像学检查　包括X线摄片、CT、MRI、超声波检查等，为进一步制订针对性的治疗方案提供依据。

三、鼻咽喉部疾病常用诊疗技术与护理

负压置换法

【适应证】

额窦炎、筛窦炎和蝶窦炎。

【禁忌证】

急性鼻窦炎、鼻出血、高血压。

【操作前准备】

1. 用物准备　负压吸引器、橄榄头、呋麻滴鼻液、治疗碗（内盛清水）、清洁棉球。

2. 病人准备　擤净鼻涕，仰卧，肩下垫枕头，头后仰与身体垂直。

【操作过程与配合】

1. 两侧鼻腔各滴入呋麻滴鼻液4~5滴。

2. 将橄榄头与吸引器连接，塞入一侧鼻孔，用手指按住另一侧鼻孔，嘱病人连续发“开”声音。开动吸引器，反复吸引鼻腔。吸引器压力不可过大，抽吸时间不宜过长，以免引起鼻出血。

3. 一侧吸净后，同法吸另一侧鼻腔。

【操作后护理】

吸引完毕，用呋麻液滴鼻，休息1~2分钟后起床。用棉球擦去外流的药液。

第二节　鼻部疾病病人的护理

一、鼻炎病人的护理

鼻炎（rhinitis）即鼻腔炎症，是因为病毒、细菌感染或接触变应原、各种理化因子以及某些全身性疾病引起的鼻腔黏膜的炎症。主要病理改变是鼻腔黏膜充血、肿胀、渗出、增生、萎缩或坏死等。可分为急性鼻炎、慢性鼻炎、变应性鼻炎、萎缩性鼻炎、药物性鼻炎、干燥性鼻炎等。本部分重点介绍慢性鼻炎。

慢性鼻炎（chronic rhinitis）是鼻腔黏膜和黏膜下层的慢性炎症性疾病，以鼻腔黏膜肿胀、分泌物增多、无明确微生物感染、病程持续数月以上或反复发作为特征。临床上分为慢性单纯性鼻炎和慢性肥厚性鼻炎两种类型。

【病因与发病机制】

病因不明，目前认为与很多因素有关。

1. 局部因素　急性鼻炎反复发作或未获彻底治疗、鼻腔及鼻窦慢性疾病、邻近感染性病灶、鼻腔用药不当可导致药物性鼻炎。

2. 职业及环境因素　长期或反复吸入粉尘或有害气体，生活或生产环境中温度和湿度的急剧变化均可导致本病。

3. 全身因素　慢性疾病、营养不良、内分泌疾病或功能失调、妊娠后期和青春期鼻黏膜常有充血、肿胀。

4. 其他因素　烟酒嗜好、长期过度疲劳、免疫功能障碍、变应性鼻炎等。

【护理评估】

（一）健康史

询问病人有无与本病有关的局部或全身疾病、烟酒嗜好、偏食、睡眠不足等。评估病人的生活环境和职业。

（二）身体状况

1. 慢性单纯性鼻炎　①间隙性或交替性鼻塞：白天、夏季、劳动或运动时减轻，夜间、静坐、寒冷时加重。变换卧位时，两侧鼻腔阻塞随之交替。②多涕：一般为黏液涕，继发感染时可有脓涕。③头痛、头晕、咽干、咽痛、闭塞性鼻音或嗅觉减退。可见鼻腔黏膜充血，下鼻甲肿胀、表面光滑、柔软、有弹性，探针轻压之凹陷，探针移开后立即复原，对减充血剂敏感；分泌物较黏稠。

2. 慢性肥厚性鼻炎　①单侧或双侧持续性鼻塞，无交替性。②鼻涕不多，黏液性或黏稠脓性，不易擤出。③闭塞性鼻音、耳鸣和耳闭塞感、头痛、头晕、咽干、咽痛。少数病人可有嗅觉减退。检查可见下鼻甲黏膜肥厚，鼻甲骨肥大；黏膜表面不平，呈结节状或桑葚样；探针轻压之为实质感、无凹陷。对减充血剂不敏感；分泌物为黏液性或黏稠脓性。

（三）心理-社会支持状况

病人因鼻塞引起头痛不适，表现为烦躁不安，护士需评估病人的心理状态，了解其对疾病的认知和期望，酌情镇痛。

病人因鼻塞引起头痛不适，表现为烦躁不安，护士需评估病人的心理状态，了解其对疾病的认知和期望，酌情镇痛。

（四）治疗原则与主要措施

治疗原则为根治病因，恢复鼻腔通气功能，鼻内滴入糖皮质激素、减充血剂。对减充血剂不敏感者，可采用下鼻甲硬化剂注射、激光、冷冻、微波等治疗及手术治疗。

【常见护理诊断/问题】

1. 舒适度减低　与鼻黏膜肿胀、鼻腔分泌物增多堵塞鼻腔有关。
2. 嗅觉减退　与鼻黏膜水肿或嗅觉神经末梢变性有关。
3. 潜在并发症：如鼻窦炎、中耳炎等。

【护理目标】

1. 病人对疾病的认知水平提高。
2. 病人能保持良好的心理状态，情绪稳定。

【护理措施】

1. 用药护理　鼻内滴糖皮质激素是治疗慢性鼻炎的首选药，一般使用时间为1~2个月。可出现鼻黏膜干燥、出血，严重者出现鼻中隔穿孔等不良反应。用0.5%~1%麻黄碱滴鼻液，减充血效果较好，但连续使用不宜超过7天。

2. 手术护理　参见本章本节鼻窦炎术手术护理。

3. 健康指导　正确使用滴鼻药。擤鼻时按住一侧鼻孔，将另一侧鼻腔分泌物轻轻擤出。鼻腔分泌物较多者，可行鼻腔冲洗。指导病人做好自我防护，环境恶劣时，应戴防护口罩。

二、鼻窦炎病人的护理

鼻窦炎（sinusitis）是鼻窦黏膜的化脓性炎症，一般常同时合并鼻炎，两者发病机制及病理生理过程相同，近年已将“鼻窦炎”的病名改称为“鼻-鼻窦炎”，为鼻科常见病，临床上分为急性鼻窦炎和慢性鼻窦炎，以慢性居多，其中，上颌窦炎最为常见。

【病因与发病机制】

致病菌主要有化脓性球菌，如肺炎链球菌、溶血型链球菌，厌氧菌感染亦较常见。临床上常为混合感染。局部鼻腔疾病、邻近器官的感染病灶、创伤，急剧气压变化，以及过度疲劳、受寒、受湿、营养不良、维生素缺乏等引起的抵抗力降低，生活与工作环境不洁、全身性疾病等均可诱发本病。

【护理评估】

（一）健康史

评估病人既往健康状况，有无全身性疾病，同时评估鼻部有无相关疾病及急性鼻窦炎反复发作史、牙源性上颌窦炎等病史。

（二）身体状况

1. 症状

（1）全身症状：精神不振、易倦、头痛、头晕、记忆力减退、注意力不集中等。急性鼻窦炎病人常有畏寒、发热、食欲缺乏。

（2）局部症状：流脓涕、鼻塞、头痛、嗅觉减退或消失、视力减退或失明。

2. 体征　鼻黏膜充血、肿胀或肥厚，急性鼻窦炎病人鼻腔内有大量脓性或黏稠脓性分泌物，在相应面部投射点可见局部红肿。

（三）心理-社会支持状况

慢性鼻窦炎因病程长，反复发作，可能影响病人的生活、学习和工作，可出现焦虑，对疾病的治疗和康复缺乏信心。

（四）辅助检查

1. 影像学检查　鼻窦 CT 可显示窦腔大小、形态及窦腔内黏膜厚度和窦腔内密度，显示窦口及各鼻窦病变。

2. 鼻窦 B 型超声波检查　适用于检查上颌窦和额窦，发现窦内积液、息肉和肿瘤等。

（五）治疗原则与主要措施

原则为根除病因，解除鼻腔鼻窦引流和通气障碍，控制感染和预防并发症。鼻窦炎的治疗方法包括非手术治疗和手术治疗。非手术治疗除使用减充血剂和糖皮质激素、行鼻腔冲洗外，还可行上颌窦穿刺冲洗、负压置换、体位引流等。鼻窦炎手术治疗包括鼻腔手术和鼻窦手术。目前功能性内镜鼻窦手术已成为主要手术方式。

【常见护理诊断/问题】

1. 舒适度减低　与鼻塞、鼻腔分泌物过多、头痛有关。

2. 疼痛　与头面部胀痛、窦腔炎症刺激有关。

3. 潜在并发症：如术后出血、脑脊液漏、眶内蜂窝织炎、球后视神经炎、脑脓肿等。

【护理目标】

1. 病人症状缓解，无并发症发生。

2. 病人对疾病的认知水平提高，并能保持良好的心理状态，情绪稳定。

【护理措施】

1. 病情观察　观察体温，若高热不退、头痛加剧、眼球运动受限，应及时通知医生。

2. 用药护理　遵医嘱使用抗生素和滴鼻剂及鼻腔冲洗。教会病人掌握滴鼻和鼻腔冲洗的方法。急性鼻窦炎病人可行体位引流，遵医嘱全身足量使用抗生素。高热病人可物理降温或口服解热镇痛药，鼓励病人多饮水。

3. 手术护理

（1）术前护理　除术前护理常规外，还应：①剪去患侧鼻毛，男病人应剃去胡须。②上颌窦根治术病人术前用 1:5 000 的呋喃西林溶液漱口以预防术后感染。

（2）术后护理

1）休息与活动：麻醉清醒后，取半卧位以利于鼻腔引流和减少头面部充血。

2）饮食护理：局麻术后 2 小时、全麻术后 6 小时可进温、凉流质或半流质饮食，次日给予软食，避免辛辣刺激性食物。

3）口腔护理：鼻腔术后经口呼吸，易于引起口唇干裂，应鼓励病人多饮水。保持口腔清洁，以液状石蜡涂抹口唇，增加病房内空气湿度。

4）病情观察：①观察出血情况，指导病人轻轻吐出口咽部分泌物，观察出血量，同时避免血液进

入胃内刺激胃黏膜引起恶心、呕吐。②观察生命体征，若出现剧烈头痛、恶心、呕吐，鼻腔流出清水样分泌物，很可能发生了脑脊液漏或颅内感染等并发症。

5）鼻腔填塞的护理：①鼻腔填塞纱条者，第二天开始滴液状石蜡润滑纱条，以便取出。指导病人不可自行取下纱条，纱条松动或咽部异物感时，应通知医生，保证鼻腔纱条填塞可靠。②叮嘱病人尽量不要打喷嚏，以免鼻腔压力过高使纱条松动或脱出，引起出血。教会病人若打喷嚏可用舌尖抵住硬腭、做深呼吸或用手指按压人中。③鼻腔填塞纱条或膨胀海绵，病人可能出现头痛、溢泪、面部肿胀等不适现象，告知病人待填塞物抽除后症状可消失。④上颌窦根治术后病人用四头带加压面颊部（相当于口腔切口部位）以减少出血，注意四头带的位置和松紧度，必要时及时调整。⑤鼻腔填塞物抽除后，进行鼻腔冲洗或上颌窦冲洗以利于排出分泌物，防止鼻腔黏膜粘连。

4. 心理护理　护理人员应积极协助病人取得家庭和社会的支持，以缓解其焦虑、急躁情绪。

5. 健康指导

（1）疾病指导：急性期要坚持药物治疗至症状消失后1周，以免病程迁延或反复发作。慢性鼻窦炎要坚持药物治疗3~6周。手术后按医嘱正确用药，坚持鼻腔冲洗，定期随访，术后1个月内避免重体力活动。

（2）日常生活指导：养成良好的生活起居习惯，改善生活和工作环境，保持房间的清洁和通风。

三、鼻出血病人的护理

鼻出血（epistaxis）是耳鼻咽喉科常见的临床症状之一，也是一个常见疾病。

【病因与发病机制】

可由鼻部病变引起，也可由某些全身疾病引起。儿童青少年的鼻出血易发生在鼻中隔前下方的易出血区，中老年人的鼻出血多发生在鼻腔后段，来势凶猛，不易止血。常见于局部外伤、炎症、肿瘤、鼻中隔偏曲、糜烂、溃疡、穿孔以及凡可引起动脉压或静脉压增高、凝血功能障碍或血管张力改变的全身性疾病。

【护理评估】

（一）健康史

询问病人有无心血管疾病、血液疾病、鼻外伤或鼻部肿瘤等病史，及是否使用抗凝药物等。

（二）身体状况

鼻出血常表现为单侧或双侧鼻腔出血，呈间歇性反复出血或持续性出血。严重者短时间内失血量可达数百毫升，病人可有休克、贫血等。

（三）心理-社会支持状况

对于一次出血量较多的病人，常有明显恐惧和紧张。过度紧张会加重鼻出血。对于反复出血者，可能出现焦虑、恐惧心理，对疾病治疗缺乏信心。

（四）辅助检查

1. 鼻咽部检查　待病情平稳后，行鼻内镜检查，了解鼻咽部病变。

2. 血液检查　包括血常规、凝血试验等，可协助判断出血的程度和凝血功能。

（五）治疗原则与主要措施

治疗原则是确定出血部位，选择适宜方法止血，同时积极寻找病因，治疗原发病，防止再出血。局部止血方法有烧灼法、鼻腔填塞法等。

【常见护理诊断/问题】

1. 恐惧心理　与鼻腔反复或大量出血，担心预后有关。

2. 体液不足的危险　与鼻腔反复或大量出血有关。

【护理目标】

1. 出血被有效控制，无并发症发生。

2. 病人对疾病的认知水平提高，并能保持良好的心理状态，情绪稳定。

【护理措施】

1. 一般护理

（1）休息与活动：避免剧烈活动，取坐位或半卧位。休克者，取平卧低头位。

（2）饮食护理：鼓励病人进食温凉流质或半流质饮食，少量多餐，多饮水，忌辛辣、硬、热等食物。

（3）出血护理：对于少量出血，嘱病人用手指捏紧两侧鼻翼 10~15 分钟，同时用冷水袋或冷毛巾敷前额和后颈，促进血管收缩以减少出血。出血量较大时，应立即通知医生进行鼻腔填塞，必要时建立静脉通路。

2. 鼻孔填塞护理　向病人说明填塞的必要性及操作过程中可能出现的不适，取得配合，备好各种填塞物，配合医生操作。填塞后卧床休息，取半卧位；定时向鼻腔内滴入液状石蜡润滑纱条。做好口腔护理。按医嘱使用抗生素、止血药，补充血容量；尽量避免打喷嚏以防纱条松动。保持大便通畅，防止用力屏气，以免再次出血。注意观察有无休克、缺氧、鼻腔活动性出血征象。行后鼻孔填塞者，应注意观察纱球、丝线的固定是否牢固，防止后鼻孔纱球脱落而引起窒息。

3. 健康指导　出院后 4~6 周内避免用力擤鼻、重体力劳动或运动，打喷嚏时张开嘴减小鼻腔压力。平时不挖鼻，积极治疗相关的全身性疾病或鼻部疾病，避免服用阿司匹林类药物。鼻腔黏膜干燥时，应增加液体摄入，保持居住空间湿度适宜，正确使用油类滴鼻液润滑鼻腔黏膜。

四、鼻息肉病人的护理

鼻息肉（nasal polyps）是鼻腔和鼻窦黏膜常见的慢性疾病，以极度水肿的鼻黏膜在中鼻道或中鼻甲表面形成单发或多发息肉为特征。

【病因与发病机制】

病因与发病机制尚不清楚，可能与纤毛形态结构和功能障碍、中鼻道微环境变化、嗜酸性粒细胞、细胞因子的作用有关。

【护理评估】

（一）健康史

评估病人既往健康状况，有无支气管哮喘、慢性鼻炎、鼻窦炎病史，有无家族史。

（二）身体状况

主要有鼻塞、鼻漏、嗅觉功能障碍、耳鸣和听力减退等。鼻内镜检查可见鼻腔内有一个（单发型）或多个（多发型）表面光滑、灰白色、淡黄色或淡红色的荔枝肉状半透明肿物，带蒂或广基，触之柔软，不痛，不易出血。巨大或复发鼻息肉可致鼻背变宽，形成“蛙鼻”。鼻腔内可见到稀薄浆液性或黏稠、脓性分泌物。

（三）心理-社会支持状况

鼻息肉因病程长，长时间的鼻塞、鼻漏、嗅觉功能障碍，可能影响病人的生活、学习和工作，可出现焦虑，对疾病的治疗和康复缺乏信心。

（四）辅助检查

鼻窦 CT 可显示鼻部解剖特征，是否伴发鼻窦炎。

（五）治疗原则与主要措施

激素、手术等综合治疗。

【常见护理诊断/问题】

1. 舒适度减低　与鼻塞、流涕有关。

2. 感知改变　与息肉堵塞嗅区引起嗅觉减退、听力下降有关。

3. 潜在并发症：如术后脑脊液鼻漏。

【护理措施】

1. 用药护理　讲解糖皮质激素的作用与不良反应。教会病人掌握喷鼻药的使用方法。喷鼻药通常每天清晨 1 次，严重者每天 2 次，持续应用 2~3 个月。口服泼尼松，一般晨起空腹顿服，共 10~14 天，无须减量即可停药。

2. 手术护理　参见本章节鼻窦炎病人手术护理。

五、鼻部肿瘤病人的护理

鼻部肿瘤分为良性和恶性肿瘤。恶性肿瘤居耳鼻咽喉科恶性肿瘤的第三位，仅次于鼻咽癌和喉癌。在鼻腔鼻窦恶性肿瘤中，原发于上颌窦的肿瘤病人最多见，占60%~80%，发病年龄多在40~60岁，男性多于女性，多为鳞状细胞癌。本节重点介绍上颌窦癌病人的护理。

【病因与发病机制】

1. 长期慢性炎症刺激　使鼻窦黏膜上皮大面积鳞状化生，形成鳞状细胞癌的发生基础。

2. 长期接触致癌物质　长期吸入某些刺激性或化学性物质，如镍、砷、铬及其化合物、硬木屑及软木料粉尘等。

3. 良性肿瘤恶变　鼻息肉或内翻性乳头状瘤反复复发，则有恶变的可能。

【护理评估】

（一）健康史

评估病人以往健康状况，有无慢性上颌窦炎病史或鼻息肉病史，工作环境是否长期接触致癌物质等。

（二）身体状况

1. 症状　根据其原发部位不同表现也不同：①原发于上颌窦内侧壁的肿瘤表现为持续的单侧脓血鼻涕，单侧进行性鼻塞。②原发于上壁的肿瘤压迫眶底，引起复视、突眼、视力降低甚至失明。③原发于下壁的肿瘤向下侵及牙槽引起单侧上颌磨牙疼痛或松动，硬腭触及肿块。④前壁肿瘤引起面颊部肿胀、隆起，两侧面部不对称。⑤后外侧壁的肿瘤患侧面颊部疼痛或麻木感为首发症状。上颌窦恶性肿瘤晚期破坏窦壁，还可引起张口困难、颞部隆起、头痛、耳痛、颈部淋巴结转移等。

2. 体征　鼻腔新生物呈菜花样，基底广泛，表面常有溃疡或坏死或鼻腔外侧壁向内移。

（三）心理-社会支持状况

被诊断为恶性肿瘤对病人及其家属是强烈的刺激，注意评估病人及家属的压力应对方式，提供针对性的护理。

（四）辅助检查

1. 鼻内镜检查　可更清楚地观察肿瘤原发部位、大小、外形。

2. 病理活检或细胞涂片　是确诊的依据。

3. 影像学检查　鼻窦CT或MRI检查，明确肿瘤大小和侵犯范围。

（五）治疗原则与主要措施

手术治疗是上颌窦癌的主要治疗手段。对病变范围较大，单纯手术难以达到根治的，可配合术前和术后放疗。手术方法包括鼻侧切开术、上颌骨部分切除术和上颌骨全切除术，必要时加眶内容物摘除术。上颌骨全切后，因硬腭和部分牙缺损，术后应安装牙托。

【常见护理诊断/问题】

1. 急性疼痛　与术前癌肿侵犯和面部手术切口的机械刺激有关。

2. 自我形象紊乱　与上颌骨切除致面部塌陷、部分硬腭和牙切除导致咀嚼功能改变、发音障碍等有关。

【护理目标】

病人对疾病的认知水平提高，并能保持良好的心理状态，情绪稳定。

【护理措施】

1. 手术护理　若做眶内容物摘除术者术前须剃去术侧眉毛，并准备好定制的牙托。术后注意观察牙托是否在位，有无松动。牙托每天清洁一次。病人因戴牙托，进食时不适，且张口受限，因此要协助病人从健侧进食。其余参见本章节鼻窦炎手术护理。

2. 心理护理　向病人讲解疾病的有关知识、手术治疗的必要性和预后情况，告知病人术后面容虽

然损坏，但可进行各种整形治疗，帮助病人做好充分的思想准备，鼓励病人正视现实，增强病人战胜疾病的信心及生活的勇气。

3. 健康指导　教会病人清洁口腔，学会牙托的护理。进行张口训练，防止下颌关节粘连导致进食困难和吐字不清。眶内容物摘除术病人进一步进行整形治疗。

第三节　咽部疾病病人的护理

一、咽炎病人的护理

咽炎（pharyngitis）是咽黏膜、黏膜下组织或淋巴组织的急性或慢性炎症。慢性咽炎主要表现为咽部异物感、痒感、干燥等，病程长，症状顽固，但症状较轻，对正常生活工作无影响，无特效的治疗和护理，较难治愈。本节主要介绍急性咽炎。

【病因与发病机制】

其主要是由病毒、细菌感染及高温、粉尘、烟雾、有害气体刺激引起。

【护理评估】

（一）健康史

评估病人近期有无上呼吸道感染史或与流感病人接触史，生活或工作环境中是否接触高温、粉尘或有害气体。

（二）身体状况

主要症状有咽部干燥、灼热，继而明显咽痛，吞咽时加重，咽侧索受累时疼痛可放射至耳部。严重者可有头痛、发热、四肢酸痛等全身症状。检查可见口咽部黏膜急性弥漫性充血、肿胀；咽后壁淋巴滤泡隆起，表面可见黄白色点状渗出物；腭垂及软腭水肿；下颌角淋巴结肿大、压痛；鼻咽、喉咽部也可急性充血，严重者可见会厌水肿。

（三）心理-社会支持状况

咽炎多无全身症状，又缺乏有效的治疗，因此，病人对治疗的依从性不够，以致病程延长。

（四）治疗原则与主要措施

治疗原则为抗感染、止痛。治疗方法包括局部和全身用药。

【常见护理诊断/问题】

1. 急性疼痛　与咽部黏膜充血肿胀有关。
2. 潜在并发症：如中耳炎、会厌炎等。

【护理目标】

病人对疾病的认知水平提高，并能保持良好的心理状态，积极配合治疗。

【护理措施】

1. 一般护理　卧床休息，多饮水，进流质饮食，加强营养，禁辛辣刺激性食物。
2. 用药护理　遵医嘱局部使用含漱液、口含片，如西瓜霜含片、草珊瑚含片、华素片等。全身症状较重或伴高热者，除上述治疗外，可静脉使用抗生素或抗病毒药物。
3. 健康指导　养成良好的生活习惯，生活规律，积极锻炼身体，戒烟酒。保持空气清新与流通。注意避免与他人密切接触，经常洗手，平时注意戴口罩，防止飞沫或接触传播。

二、扁桃体炎病人的护理

扁桃体炎（tonsillitis）为腭扁桃体的非特异性炎症，可分为急性扁桃体炎和慢性扁桃体炎，是咽部的常见疾病。本节主要介绍慢性扁桃体炎。

【病因与发病机制】

慢性扁桃体炎多由急性扁桃体炎反复发作或因腭扁桃体隐窝引流不畅，隐窝内细菌、病毒滋生感染演变而来。主要致病菌是链球菌和葡萄球菌。本病的发生机制尚不清楚，近年来认为与自身变态反应有关。

【护理评估】

（一）健康史

评估病人有无急性扁桃体炎反复发作病史。

（二）身体状况

可有咽干、咽痒、咽异物感、刺激性咳嗽、口臭、消化不良、头痛、乏力、低热等症状。小儿扁桃体过度肥大，可出现呼吸不畅、打鼾、吞咽或言语共鸣障碍。腭扁桃体和舌腭弓呈慢性充血，黏膜呈暗红色，用压舌板挤压舌腭弓时，隐窝口可有黄白色干酪样点状物溢出。

（三）辅助检查

血沉、抗链球菌溶血素"O"、血清黏蛋白等实验室检查、心电图检查，可协助诊断有无风湿性关节炎、风湿性心脏病、肾炎等并发症的发生。

（四）心理-社会支持状况

慢性扁桃体炎平时无明显症状，病人多不予重视，疾病反复发作，有并发症或准备手术时，病人往往表现出紧张或恐惧心理。因此，护士应评估病人及家属对疾病的认知程度及情绪状况，了解病人的年龄、饮食习惯，生活和工作环境，有无理化因素的长期刺激等。

（五）治疗原则与主要措施

非手术疗法包括抗感染治疗、免疫疗法或抗变应性治疗，使用脱敏作用的细菌制品及增强机体免疫力的药物；也可局部涂药、隐窝灌洗或激光疗法。若非手术疗法无效，可行扁桃体切除术。

【常见护理诊断/问题】

1. 急性疼痛　与扁桃体手术机械刺激有关。
2. 潜在并发症：如风湿性关节炎、风湿性心脏病、肾炎、手术后切口出血、感染等。

【护理目标】

病人对疾病的认知水平提高，并能保持良好的心理状态，积极配合治疗。

【护理措施】

1. 病情观察　观察病人有无急性耳痛、咽痛和吞咽困难加剧，有无胸闷、心律改变、腰酸、关节疼痛等局部或全身并发症的征象，并及时与医生联系。

2. 用药护理　按医嘱使用抗生素，常用的药物有青霉素、先锋霉素等；用复方硼砂溶液或1∶5 000呋喃西林漱口液漱口。

3. 手术护理　术前3天开始用漱口液漱口。术后当天卧床休息，全麻未清醒病人取侧俯卧位，以利于口中血性分泌物流出，注意观察有无活动性出血，有无频繁吞咽动作。术后4小时可进冷流质饮食，次日可进半流质饮食，次日进食后可用抗菌漱口液漱口。按医嘱予抗生素治疗，切口疼痛剧烈者，可按医嘱适当使用镇静或止痛药，也可冰袋冷敷颈部。

4. 健康指导　术后第2天扁桃体窝出现一层对创面有保护作用的白膜，为正常现象，1周后开始脱落，两周内进半流质饮食或软食，1个月内避免进食过硬、粗糙、刺激性食物，防止白膜脱落时不慎擦伤创面引起出血。每天进食前后用抗菌漱口液漱口。

三、阻塞性睡眠呼吸暂停低通气综合征病人的护理

阻塞性睡眠呼吸暂停低通气综合征（obstructive sleep apnea-hypopnea syndrome，OSAHS）是指睡眠时上气道反复发生塌陷堵塞引起呼吸暂停和通气不足，简称鼾症。诊断标准一般为：成人在夜间7小时的睡眠中，呼吸暂停大于30次，每次呼吸暂停时间在10秒以上；睡眠过程中呼吸气流强度较基础水平降低50%以上，并伴有动脉血氧饱和度下降≥4%；或呼吸暂停低通气指数（即平均每小时睡眠中呼吸暂停和低通气的次数）>5。本病多见于男性。

【病因与发病机制】

本病常由于上呼吸道狭窄或堵塞、上呼吸道扩张肌肌张力异常及呼吸中枢调节功能异常所致。

【护理评估】

（一）健康史

评估病人以往健康状况，有无嗜睡、疲倦、注意力不能集中、头痛、心慌、心悸等不适。

（二）身体状况

主要症状有睡眠打鼾、呼吸暂停、白天嗜睡，夜间不能安静入睡、躁动、多梦、遗尿等。病程较长的病人可并发高血压、心律失常、心绞痛、心肺功能衰竭等心血管症状。病人可出现烦躁、易怒或抑郁等性格改变。查体可见咽腔狭窄、扁桃体肥大、软腭组织肥厚松弛、腭垂过长肥厚等。部分病人还可有鼻中隔偏曲、鼻息肉、腺样体肥大、舌根肥厚等。

（三）心理-社会支持状况

因睡眠时呼吸暂停频繁，家属不得不整夜守候在旁，严重影响家人的生活质量和身体健康。

（四）辅助检查

多导睡眠监测是诊断 OSAHS 的金标准。应用多导睡眠描记仪（polysomnography PSG）对 OSAHS 病人进行整夜连续的睡眠观察和监测，确定睡眠呼吸暂停的性质和程度。

（五）治疗原则与主要措施

主要治疗措施包括非手术治疗和手术治疗两个方面。持续正压通气治疗（continuous positive airway pressure，CPAP）是目前内科治疗中最有效的方法，即睡眠时通过一定压力的机械通气，保证 OSAHS 病人的呼吸道通畅。口器治疗适用于舌根后气道狭窄阻塞的病人，即睡眠时佩戴特定口内装置，将下颌向前牵拉，以扩大舌根后气道。根据狭窄阻塞的部位予以手术去除病因，近年来腭垂腭咽成形术开展最为广泛。

【常见护理诊断/问题】

1. 睡眠型态紊乱　与上呼吸道阻塞引起频繁呼吸暂停有关。

2. 潜在并发症：如心律失常、高血压、心绞痛等，术后切口出血、切口感染等。

【护理目标】

病人对疾病的认知水平提高，并能保持良好的心理状态，积极配合治疗。

【护理措施】

1. 一般护理　采取半卧位或侧卧位，以减轻呼吸暂停症状。制订减肥计划，控制饮食，增加运动量，戒烟酒。

2. 病情观察　密切观察病人的生命体征，凌晨 4~6 时最容易发生频繁呼吸暂停或猝死。

3. 持续正压通气治疗护理

（1）正确使用 CPAP 装置，训练病人的呼吸与呼吸机同步。

（2）选择合适的鼻罩或面罩，妥善固定，防止鼻翼、鼻梁皮肤受损。

（3）加强气道的湿化和雾化。

（4）治疗过程中观察病人的生命体征、呼吸频率和幅度。

4. 手术治疗　按扁桃体切除手术护理。

5. 健康指导　术后可能出现饮水呛咳、鼻腔反流现象，一般在 2 周内消失。定期监测心律、血压，鼓励病人坚持减肥计划。睡前不用安眠药，睡前 3~4 小时内不饮酒精饮料。避免从事高空作业、驾驶等有潜在危险的工作。

第四节　喉部疾病病人的护理

一、喉阻塞病人的护理

喉阻塞（laryngeal obstruction）也称喉梗阻，是耳鼻咽喉科常见的急症之一，因喉部或其相邻组织的病变，使喉部通道发生阻塞引起呼吸困难，严重者可引起窒息死亡。

【病因与发病机制】

本病可由喉部的炎症、外伤、水肿、异物、肿瘤、发育畸形及声带瘫痪引起。

【护理评估】

（一）健康史

评估病人近期有无过度疲劳、上呼吸道感染病史，有无喉部外伤、吸入异物史，有无药物过敏、接触变应原，有无经口鼻插管史、甲状腺手术病史等。

（二）身体状况

1. 症状

(1) 吸气性呼吸困难：是喉阻塞的主要症状。

(2) 吸气性喉喘鸣：为吸气时气流通过狭窄的声门裂，形成气流旋涡反击声带，使声带颤动所发出的尖锐的声音。喉阻塞程度越严重，喘鸣声越响。

(3) 声嘶：若病变位于声带，则出现声音嘶哑甚至失声。

(4) 发绀：病人常因缺氧导致面色、口唇、指(趾)甲发绀，烦躁不安，端坐呼吸，不能入睡。严重者出现脉搏细速、心律不齐、心力衰竭，大小便失禁、昏迷而死亡。

2. 体征 吸气性软组织凹陷，凹陷程度与呼吸困难程度呈正相关，儿童因肌张力较弱，“三凹征”较为显著。

根据症状和体征的严重程度，临床上将喉阻塞分为以下4度：

Ⅰ度：安静时无呼吸困难。活动或哭闹时有轻度吸气性呼吸困难、稍有吸气性喉喘鸣及胸廓周围软组织凹陷。

Ⅱ度：安静时有轻度吸气性呼吸困难、吸气性喉喘鸣和吸气性胸廓周围软组织凹陷，活动时加重，但不影响睡眠和进食，无烦躁不安等缺氧症状。脉搏尚正常。

Ⅲ度：安静时有明显的吸气性呼吸困难，喉喘鸣声较响，吸气性胸廓周围软组织凹陷显著，并出现缺氧症状，如烦躁不安、不易入睡、不愿进食、脉搏加快等。

Ⅳ度：呼吸极度困难。病人坐卧不安、手足乱动、出冷汗、面色苍白或发绀、定向力丧失、心律不齐、脉搏细速、昏迷、大小便失禁等。若不及时抢救，则可因窒息引起呼吸、心脏骤停而死亡。

（三）心理-社会支持状况

严重喉阻塞的病人因呼吸困难威胁生命，希望立即解决呼吸困难，但又拒绝气管切开，容易延误医疗时机，使病情加重，增加病人窒息的危险性。

（四）治疗原则与主要措施

急性喉阻塞病人的治疗原则：迅速解除呼吸困难，防止窒息。根据其病因、呼吸困难的程度和全身情况，采用药物或气管切开术治疗。

气管切开术

气管切开术(tracheotomy)是一种切开颈段气管前壁并插入气管套管，使病人直接经套管呼吸和排痰的急救手术。

Ⅰ度和Ⅱ度喉阻塞病人，明确病因，积极进行病因治疗。对于喉部肿瘤、喉外伤或双侧声带外展瘫痪引起的Ⅰ度和Ⅱ度喉阻塞病人，一时不能去除病因，应考虑做气管切开术。

Ⅲ度喉阻塞病人，若药物治疗未见好转，病人全身情况差，或喉肿瘤引起喉阻塞，应立即行气管切开术。

Ⅳ度喉阻塞的病人，应立即行气管切开术，争分夺秒进行抢救。如果情况十分紧急，可因地制宜，就地取材，先行环甲膜切开术，再行气管切开术。

【常见护理诊断/问题】

1. 有窒息的危险　与喉阻塞或手术后套管阻塞或脱管有关。

2. 潜在并发症：如低氧血症、术后出血、皮下气肿、气胸等。

【护理目标】

1. 呼吸困难缓解，无窒息的危险及潜在并发症的出现。

2. 病人对疾病的认知水平提高，并能保持良好的心理状态，积极配合治疗。

【护理措施】

1. 一般护理　采取半卧位，卧床休息，尽量减少外界刺激，进流质或半流质饮食，忌刺激性食物，戒烟酒。给予低流量吸氧，必要时行雾化吸入。

2. 病情观察　密切观察病人的呼吸、脉搏、血压、神志、面色、口唇等变化。床旁备气管切开用具、抢救用品等，如病情加剧，立即配合医生行床旁气切开术。

3. 用药护理　根据医嘱使用足量的抗生素和糖皮质激素，并注意观察病人用药后的效果。

4. 手术护理

（1）病室环境：室内保持适宜的温度和湿度，温度宜在20~25℃，湿度在60%~70%。

（2）病情观察：术后密切观察生命体征、切口渗血、敷料渗液情况，气管内分泌物的颜色、性质及量。

（3）用药护理：①定时通过气管套管滴入少许生理盐水、抗生素及糜蛋白酶或沐舒坦。②气管内分泌物黏稠者可用雾化吸入或蒸汽吸入。③按医嘱使用抗生素。

（4）气管切开护理：①保持颈部切口敷料清洁、干燥，每天清洁消毒切口。②每4~6小时清洗套管内管1次。③鼓励病人有效地咳嗽、咳痰，及时吸除套管内分泌物。④经常检查系带松紧度和牢固性，以能容纳1个手指为宜。⑤持续堵管24~48小时，活动及睡眠时呼吸平稳，可考虑拔管。拔管后1~2天内需严密观察有无再次发生呼吸困难的症状。

（5）并发症的观察和护理：气管切开术后常见的并发症有皮下气肿、纵隔气肿、气胸、出血等。气管切开后病人再次发生呼吸困难，应考虑如下三种原因：①套管内管阻塞。拔出套管内管，呼吸即改善。②套管外管或下呼吸道阻塞。滴入湿化液并进行气管深部吸痰后，呼吸困难即可缓解。③套管脱出。应将气管套管的内芯放在病人床旁柜抽屉内备用，以备重新插入使用。

5. 健康指导　对于需带管出院的病人，应教会病人及其家属气管切开的相关护理措施。注意遮盖套管口，洗澡时防止水流入气管，不得进行水上运动。如发生呼吸困难，应立即到医院就诊。

二、喉部炎症病人的护理

喉部炎症为喉部黏膜、结缔组织、软骨、韧带等结构的急性或慢性炎症，包括急性会厌炎、急性喉炎、慢性喉炎、声带小结、声带息肉等。本节主要介绍声带息肉病人的护理。

声带息肉（polyp of vocal cord）为喉部慢性非特异性炎症性病变。好发于一侧声带，也可为双侧，是引起声音嘶哑的常见疾病之一。

【病因与发病机制】

本病多由发声不当或用声过度所致，所以本病多见于职业用声或过度用声的病人。长期吸烟可诱发本病，也可继发于上呼吸道感染。

【护理评估】

（一）健康史

评估病人喉部不适以及声音嘶哑发生和持续的时间，有无明显诱因等。

（二）身体状况

主要表现为长时间声音嘶哑，若息肉堵塞声门可引起吸气性喉喘鸣和呼吸困难。检查可见一侧声带前、中段附近有半透明、白色或粉红色的肿物，表面光滑，可带蒂，也可广基，带蒂的息肉可随呼吸气流上下移动。

（三）心理-社会支持状况

长时间声音嘶哑以及呼吸困难不但给病人身体上造成很大痛苦，也给病人心理带来巨大的压力，并影响病人的生活和工作，不利于正常社会角色的发挥。护士应了解病人及家属对疾病的认知程度，指导病人配合治疗。

（四）治疗原则与主要措施

治疗方法为手术切除。手术方法包括表面麻醉电子喉镜或纤维喉镜下息肉切除以及全麻支持喉镜下息肉切除。

【常见护理诊断/问题】

语言交流障碍　与手术后需暂时噤声有关。

【护理目标】

1. 声音嘶哑以及呼吸困难缓解，无并发症的出现。

2. 病人对疾病的认知水平提高，并能保持良好的心理状态，积极配合治疗。

【护理措施】

1. 手术护理　病人表面麻醉术后2小时，全麻术后6小时可进温、凉流质或软食3天，避免辛辣食物。注意观察病人呼吸情况，如有不适及时与医生联系。术后噤声2周，以减轻声带充血、水肿。噤声期间可用写字板等代替语言交流。

2. 健康指导　戒烟酒，忌食辛辣刺激性食物。感冒期间尽量少说话，避免剧烈咳嗽。掌握正确的发音方法，避免长时间用嗓或高声喊叫，防止术后复发。

三、喉部肿瘤病人的护理

喉部肿瘤根据其病理表现可分为喉部良性肿瘤和喉部恶性肿瘤。喉部良性肿瘤包括喉乳头状瘤、血管瘤、纤维瘤、神经纤维瘤等，其中以喉乳头状瘤最为常见。喉癌是喉部最常见的恶性肿瘤。本节主要介绍喉癌病人的护理。

喉癌（carcinoma of larynx）占全身恶性肿瘤的5.7%～7.6%，占耳鼻咽喉恶性肿瘤的7.9%～35%。喉癌的发病率地区差别很大，我国东北地区发病率较高，男性显著多于女性。其原因迄今尚不完全明确，可能与吸烟、饮酒、环境因素、病毒感染、性激素水平、免疫功能缺乏、体内微量元素缺乏有关。

【护理评估】

（一）健康史

应注意询问病人的健康状况，有无长期慢性喉炎或其他喉部疾病如喉乳头状瘤、喉白斑等，还要重点了解病人有无长期吸烟、饮酒、接触工业废气、家族史等。

（二）身体状况

喉癌大致可分为四种类型：①声门上型。早期仅有喉部不适感或异物感。②声门型。早期症状为声嘶，声嘶逐渐加重，甚至失声。③声门下型。当肿块发展增大，可出现咳嗽和痰中带血、呼吸困难、声嘶。④声门旁型。早期出现声嘶时，已有声带固定。检查可见喉体膨大、舌骨和甲状软骨间饱满、颈部淋巴结肿大。

（三）心理-社会支持状况

喉癌会给病人和家属带来极大的精神打击，手术治疗又会使病人丧失发音功能以及颈部遗留永久性造口，病人和家庭成员都需要重新适应。

（四）辅助检查

1. 直接喉镜或纤维喉镜检查　能直接观察癌肿大小和基底部，同时进行活检。

2. 影像学检查　颈部和喉部CT和MRI精确检查病变范围，协助确定手术范围。

（五）治疗原则与主要措施

治疗方式主要包括手术、放疗、化疗和免疫治疗等。

【常见护理诊断/问题】

1. 急性疼痛　与手术引起局部组织机械性损伤有关。

2. 有窒息的危险　与癌肿过大、术后造瘘口直接暴露于环境中有关。

3. 自我形象紊乱　与喉切除引起的颈部瘘口、瘢痕及语言功能改变有关。

4. 潜在并发症：如出血、咽瘘、乳糜漏等。

【护理目标】

病人对疾病的认知水平提高，并能保持良好的心理状态，积极配合治疗。

【护理措施】

1. 放疗的护理　注意观察呼吸，如病人出现呼吸困难，可先行气管切开，再行放疗。放疗后局部皮肤可能有发黑、红肿、糜烂，注意用温水轻轻清洁，不要用肥皂、沐浴露等擦拭皮肤，然后涂以抗生素油膏。

2. 手术护理

（1）一般护理：术后待血压稳定后将抬高床头 30°~45°，以减轻颈部切口张力。次日可经胃管注入流质饮食，注意各种营养的供给，少量多餐，做好鼻饲管护理。起床时保护头部，防止剧烈咳嗽加剧切口疼痛，遵医嘱使用止痛药或镇痛泵。做好气管切开护理。

（2）术后并发症的观察和护理

1）切口出血：注意观察病人的血压、心率变化；吸痰动作要轻；仔细观察出血量包括敷料渗透情况、痰液性状、口腔有无大量血性分泌物、负压引流量及颜色；如有大量出血，应立即让病人平卧，用吸引器吸出血液，防止误吸，同时快速测量生命体征，建立静脉通路，根据医嘱使用止血药或重新止血，必要时准备输血。

2）切口感染：注意观察体温变化；换药或吸痰注意无菌操作；每天消毒气管筒；气管内定时滴入抗生素药水；气管垫潮湿或受污染后应及时更换；负压引流管保持通畅有效，防止形成无效腔；做好口腔护理；1 周内不做吞咽动作，嘱病人有口水及时吐出；根据医嘱全身使用抗生素。

3. 心理护理　主动关心、鼓励病人，倾听其主诉，对病人的心情和感觉表示理解和认可，使病人得到安慰。帮助病人适应自己的形象改变，使其面对现实，使用一些遮盖缺陷的技巧保持自我形象整洁。

4. 健康指导　加强恢复头颈部功能的锻炼。出院时气管切开未拔管者，做好气管切开护理。全喉切除者，可以进行语言康复训练，学习其他发音方式如食管发音、电子喉等。定期随访，1 个月内每两周 1 次，3 个月内每个月 1 次，1 年内每 3 个月 1 次，1 年后每半年 1 次。

全喉切除术后重建语言法

1. 食管发音　是最为经济、简便以及得到病人认可的方法，其具体方法为：吞咽空气至食管上段，并使之贮留在食管上段，然后病人以打嗝的方式将空气吐出，振动咽食管部分发出声音，再配合口腔、舌、唇的动作，构成语句。

2. 电子喉发音　也是全喉切除病人常用的交流方式。具体方法是将其置于病人颌部或颈部做说话动作，利用音频振荡器产生声音，即可发出语音。

3. 气管食管音　是通过外科手术在气管后壁与食管前壁之间造瘘，插入发音钮（单向阀），发音机制为当病人吸气后，堵住气管造口，使呼出的气体通过单向阀进入食管和下咽部，产生振动而发音，病人配合口腔、舌、牙、嘴唇的动作形成语言。常用的发音钮包括 Blom-Singer 发音假体、Provox 发音钮。

（贾　松）

思考题

12岁的学生。主诉：咽痛伴发热、食欲缺乏2天。病人于2年前受凉后出现咽痛、咽异物感，无咳嗽，2年来病情反复发作，每年在5次以上，有时伴发热，予抗炎治疗后症状好转，但不能根除。T 38.5℃。病人双侧扁桃体Ⅱ度肿大，呈慢性充血，隐窝口见黄白色点状豆渣样渗出物，双下颌淋巴结肿大，白细胞 12×10^9/L、中性粒细胞占0.78。

请思考：

(1) 该病人最可能的临床诊断是什么？其诊断依据是什么？

(2) 对病人的治疗方案包括哪些？

(3) 试分析该病人的主要护理诊断和护理措施。

思路解析

扫一扫、测一测

第九十五章　口腔疾病病人的护理

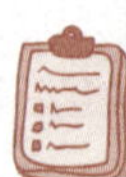

学习目标

1. 掌握牙体与牙髓病、牙周组织病、口腔颌面部感染疾病、口腔黏膜损害病人的身体状况、护理要点。

2. 熟悉龋齿、牙髓炎、根尖周炎、牙龈炎、牙周炎、冠周炎、颌面部蜂窝织炎、复发性口疮、口腔黏膜白斑病的概念、治疗原则。

3. 了解牙体与牙髓病、牙周组织病、口腔颌面部感染疾病、口腔黏膜损害病人的病因及发病机制。

4. 能够全面准确地评估病人、做出正确的护理诊断、制订合理的护理计划、实施恰当的护理措施并对病人及其家属进行健康指导。

5. 具有良好的医患沟通能力，具有积极探索的精神。

情景导入

钱女士，24岁。右下颌第三磨牙萌出受阻，反复发作冠周炎，均自服消炎药缓解。近日又出现右下侧磨牙后区胀痛，服用消炎药后症状不缓解，并出现右面部肿胀，伴严重张口受限。近日肿胀面积扩大，颊部及颌下区肿胀明显，伴有呼吸困难，测体温39.2℃。

请问：

1. 该病人主要的护理诊断/问题是什么？
2. 护士应采取哪些护理措施？

口腔是消化道的起始部分，具有参与消化过程，协助发音、言语和呼吸等重要生理功能。本章主要介绍口腔的结构与功能、口腔疾病病人的护理评估及常用的诊疗技术，并根据解剖从牙体与牙髓、牙周组织、口腔颌面部感染、口腔黏膜损害四个方面介绍口腔常见疾病的护理。

第一节　概　　述

一、口腔的结构与功能

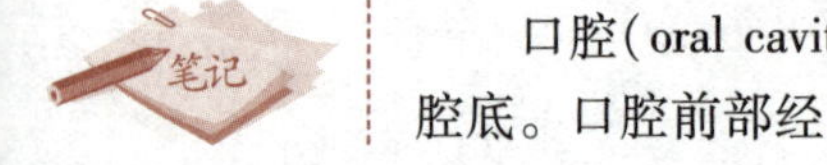

口腔（oral cavity）是消化道的起始部，前界为上、下唇，后界为咽峡，两侧为颊，顶部为腭，底部为口腔底。口腔前部经口裂与外界相通，向后经咽峡与咽相通。口腔器官包括唇、颊、腭、舌、牙等。具有参与消化过程,协助发音、言语和呼吸等重要生理功能。

1. 唇(lip)　为黏膜与皮肤的移行部,颜色较红。可分为上唇和下唇,两侧以鼻唇沟为界,其间为口裂,上、下唇联合处形成口角。

2. 颊(cheek)　位于面部两侧,为口腔的两侧壁,由黏膜、颊肌和皮肤构成。

3. 腭(palate)　由硬腭和软腭组成,形似穹窿,为口腔的顶部,将口腔与鼻腔、鼻咽部分隔开,参与发音、言语及吞咽等活动。腭的前2/3是硬腭,呈穹窿状。腭的后1/3为软腭,呈垂幔状,其游离缘中央有一小舌样物称为腭垂。

4. 舌(tongue)　位于口腔内,是骨骼肌最丰富和运动最灵活的器官之一,具有协助咀嚼、搅拌和吞咽的功能,并具有感受味觉,辅助发音和参与语言、情感交流的功能。

5. 牙(teeth)　是人体最坚硬的器官,嵌于上、下颌骨的牙槽内。人一生中有两副天然牙,按萌出时间和形态可分为乳牙与恒牙。正常乳牙有20个,恒牙共28~32个。牙由牙冠、牙根及牙颈三部分组成(图12-95-1)。从牙体纵剖面可见牙体组织由牙釉质、牙骨质、牙本质三种钙化的硬组织和牙髓腔内的软组织牙髓组成。牙周组织(图12-95-2)包括牙槽骨、牙周膜和牙龈,是牙的支持组织。

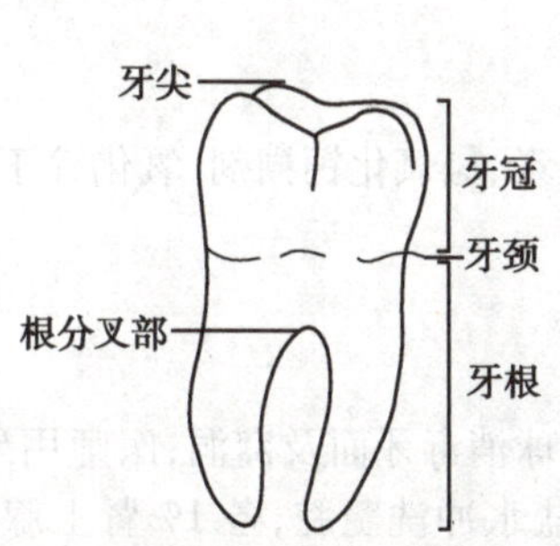

图12-95-1　牙各部名称

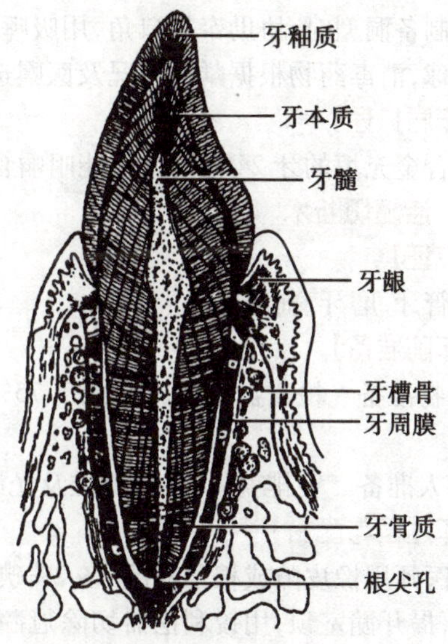

图12-95-2　牙及其周围组织剖面图

二、口腔疾病病人的护理评估

(一)健康史

了解病人年龄、性别、职业、经济状况、生活地域等。询问病人口腔卫生习惯、口腔清洁方式。既往有无牙外伤史、吸烟史、过敏史、遗传史等。

(二)身体状况

1. 症状

(1) 牙痛:是口腔疾病病人最常见的症状。

(2) 张口受限:正常张口度即上下中切牙切缘之间的距离,3.7cm左右。凡不能达到正常张口度者,即称为张口受限。

2. 体征

(1) 牙松动:正常情况下牙只有极轻微的生理活动度,超过生理活动度即为牙松动。

(2) 牙龈出血:是指牙龈在无任何刺激时出血,出血量多,且无自限性。

(3) 口臭:多由口腔卫生问题、口腔疾病、鼻咽部疾病及某些全身性疾病引起。

(4) 颌面部肿胀或压痛:因口腔颌面部炎症或牙及牙周组织感染所致。

(三)辅助检查

1. 影像学检查　X线检查可用于牙体、牙髓、牙周及颌骨病变的诊断。牙科锥形计算机断层扫描(CBCT)已成为口腔疾病诊断的重要手段。

2. 透照检查　用光导纤维装置进行透照检查,可直接观察龋损部位及病变深度、范围。

3. 牙髓活力测验　临床上常采用牙髓对温度或电流的不同反应来协助诊断牙髓疾病、病变发展阶段以及牙髓活力。

三、口腔疾病常用诊疗技术与护理

(一)充填术

【适应证】

龋齿、楔状缺损。

【操作前准备】

1. 用物准备　检查盘一套、双头挖器、粘固粉充填器、各型车针、成形片及成形片夹、银汞充填器、咬合纸、橡皮轮。25%麝香草酚酊、樟脑酚合剂、50%酚甘油、75%酒精、丁香油。百合金粉及水银、复合树脂、玻璃离子粘固体、磷酸锌粘固粉、氧化锌丁香油粘固粉、氢氧化钙。

2. 病人准备　安排就位,调节椅位及光源。

【操作过程与配合】

医师制备洞型时,协助牵拉口角,用吸唾器及时吸净冷却液,保持术野清晰;准备好棉条及窝洞消毒的小棉球,消毒药物根据龋洞状况及医嘱选用;遵医嘱调拌垫底及充填材料。

【操作后护理】

银汞合金充填的牙 24 小时内不能咀嚼食物,以免充填物脱落。

(二)活髓切断术

【适应证】

单根管牙、磨牙、前磨牙。

【操作前准备】

1. 用物准备　检查盘一套、2%碘酊、75%酒精、0.1%肾上腺素、氢氧化钙糊剂、氧化锌丁香油粘固粉等。

2. 病人准备　安排就位,调节椅位及光源。

【操作过程与配合】

协助医师用橡皮障或棉条隔湿,备 2%碘酊和 70%酒精小棉球消毒牙面及窝洞;医师用牙钻去腐,制备洞型,揭开髓室顶,用锐利挖器切除冠髓,护士协助用生理盐水冲洗髓腔,备 1%肾上腺素棉球止血;遵医嘱调制盖髓剂(如氢氧化钙糊剂)覆盖牙髓断面,调拌用具(玻板及调拌刀)必须严格消毒,无菌操作。盖髓完成后,调制氧化锌丁香油粘固粉暂封窝洞。

【操作后护理】

预约病人 2~4 周复诊,无自觉症状后可作永久性充填。

Er:YAG 激光在儿童口腔的应用

Er:YAG 激光(波长 2 940nm)可被水和羟基磷灰石充分吸收,能有效切割硬组织,不对牙髓产生损伤,具有杀菌作用,治疗时微创、无痛、舒适。应用 Er:YAG 激光进行乳牙备洞后,扫描电镜观察可见牙本质表面无玷污层,起伏不平,牙本质小管清晰。Er:YAG 激光备洞后配合使用自酸蚀粘接系统可获得更高粘接力和减少微渗漏。儿童患者应用 Er:YAG 激光去腐备洞与传统方法相比,多数患儿认为激光治疗无痛或仅有轻微疼痛。目前,Er:YAG 激光在儿童口腔科应用可进行乳恒牙龋齿备洞治疗、间接牙髓治疗、辅助窝沟封闭、预防性树脂填充、牙髓切断术以及软组织小手术(如系带成形术、牙助萌术)等。

(三)根管治疗术

【适应证】

各种牙髓炎、根尖周炎。

【操作前准备】

1. 用物准备　除充填术使用的器械外，另备根管扩锉针、光滑髓针、拔髓针、根管充填器、根管充填材料、消毒棉捻或纸捻等。

2. 病人准备　安排就位，调节椅位及光源。

【操作过程与配合】

对活髓牙，在麻醉或失活下拔除根髓，用生理盐水冲洗根管，消毒、吹干后进行根管充填；对感染根管，除去牙髓后用2%氯胺T和3%过氧化氢液交替冲洗，再用生理盐水冲净余液，用根管扩锉针反复扩锉管壁，冲洗拭干后，将蘸有消毒药液的棉捻置于根管内，用氧化锌丁香油糊剂暂封窝洞；根管充填需在无菌操作下进行，先将根管充填材料调成糊状送入根管内，再将消毒后的牙胶尖插入管。护士按以上各项治疗过程的操作步骤，及时准确地为医师提供所需器械及用物，遵医嘱调制各类充填材料。

（四）塑化治疗术

【适应证】

各型牙髓炎、根尖周炎。

【操作前准备】

1. 用物准备　根管治疗用物、塑化剂（常用酚醛树脂液）。

2. 病人准备　安排就位，调节椅位及光源。

【操作过程与配合】

协助医师进行消毒、隔湿、窝洞冲洗，保持术野清晰；遵医嘱配制塑化剂。往髓腔送塑化剂时，若发现有塑化剂流失到髓腔外，应立即协助医师用干棉球擦除或进行冲洗，并用碘甘油棉球涂敷患处；塑化上颌牙时，调整椅位使病人平卧，头部后仰，以利塑化液进入根管，并要防止器械掉入咽喉部和药液流向咽部黏膜等事故发生；塑化后，调制氧化锌丁香油粘固粉、磷酸锌粘固粉双层垫底，再用银汞合金或复合树脂作永久充填。

（五）牙拔除术

【适应证】

牙体病、牙周病根尖炎、阻生牙、外伤牙、滞留乳牙、病灶牙、多生牙、错位牙。

【禁忌证】

血液病、心脏病、高血压、糖尿病、孕妇、颌面部急性炎症、严重慢性病。

【操作前准备】

1. 用物准备　牙钳、牙挺和辅助器械及敷料。

2. 病人准备　漱口液漱口，麻醉注射区及手术区用1%碘酊消毒。

【操作过程与配合】

协助医师保持术野干净，随时传递医师要用的器械。在拔除下颌阻生牙需劈冠时，护士应一手托病人下颌骨，一手拿骨锤，看清医师凿放在准确的部位后，用手腕闪击力量争取一次将牙冠劈开。协助医师做好拔牙及创面的处理。

【操作后护理】

咬棉纱球压迫止血，30分钟后吐出。若出血较多可延长至1小时。术后2小时可进温凉软食或流质饮食。当天不要漱口，勿用患侧咀嚼，不要用舌舔伤口，以免造成出血。如有明显出血或剧烈疼痛、肿胀、发热、张口困难等应及时复诊。伤口有缝线者，嘱术后5天拆线。

第二节　牙体与牙髓病病人的护理

一、龋齿病人的护理

龋病（dental caries or tooth decay）是在以细菌为主的多种因素影响下牙体硬组织发生慢性进行性破坏的一种疾病。

【病因与发病机制】

本病的发生是细菌、食物、宿主、时间共同作用的结果。其中细菌是龋病发生的先决条件。

【护理评估】

（一）健康史

询问病人口腔卫生及饮食习惯，了解疼痛是否与冷热等外界刺激有关。

（二）身体状况

龋病病变过程是由浅入深逐渐累及牙本质，呈连续破坏过程。临床上根据龋坏程度分为浅龋、中龋及深龋。

1. 浅龋　病人无自觉症状。初期表现为龋损部位失去固有色泽，继之呈白垩色、黄褐色或黑色，探诊有粗糙感或有浅层龋洞形成。

2. 中龋　病人对冷、热、酸、甜等刺激较为敏感。龋蚀已进展到牙本质浅层，形成龋洞。

3. 深龋　病人对温度变化及化学刺激敏感，探查时酸痛明显，但无自发性痛。龋蚀进展到牙本质深层，可见较深的龋洞。

（三）心理-社会支持状况

由于龋齿病程缓慢，在一般情况下不会危及病人生命，因此，不易受到病人的重视。龋齿初期病人无自觉症状，常不知已患有龋齿，而延误治疗时机，从而引发一些口腔疾病。

（四）辅助检查

1. 影像学检查　了解有无邻面龋或颈部龋及龋洞的深度。

2. 透照　用光导纤维装置直接检查龋损部位及病变深度和范围。

（五）治疗原则与主要措施

早期浅龋常用75%氟化钠甘油糊剂和10%硝酸银涂布于患处，使病变终止或消除。当牙体组织破坏形成龋洞时，则采用充填术修复缺损。

【常见护理诊断/问题】

潜在并发症：如牙髓炎、根尖周炎等。

【护理目标】

病人对龋齿的认识提高，积极配合治疗。

【护理措施】

1. 用药护理　涂布氟化钠时防止病人吞入。用硝酸银涂布时注意切勿损伤病人口腔黏膜。

2. 健康指导　少吃糖果等精制糖类，早晚刷牙，饭后漱口，减少菌斑及食物残渣的滞留时间。定期检查，以便早期发现龋病。

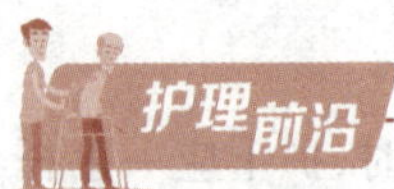

牙护理

牙护理主要包括三个方面：即个人护理、专业护理和社会护理。个人要建立良好的口腔卫生习惯，要时刻保持口腔卫生清洁，掌握正确的刷牙方法，做到饭后漱口，早晚刷牙，定期更换牙刷，使用牙线彻底清除牙缝中的食物残渣。洗牙专业名词叫洁治，是专业护理的重要内容，因为刷牙和漱口都不能去掉牙上的牙石，而牙石是造成牙龈炎的主要原因，所以必需由医生通过洁治的方法去除牙石，此外菌斑是造成龋齿和牙周病的主要原因，洁治也可以去除牙菌斑，所以洗牙是必要的，一般认为每半年到一年洗一次牙是合适的。

二、牙髓炎病人的护理

牙髓炎（pulpitis）是指发生于牙髓组织的炎性病变。可分为急性牙髓炎和慢性牙髓炎。

【病因与发病机制】

本病多由感染、物理、化学等因素引起。当有炎症病变时，髓腔压力增加，压迫牙髓神经引起剧烈

疼痛，因根尖孔狭小，不利引流，容易导致牙髓坏死。

【护理评估】

（一）健康史

评估病人既往健康情况，了解病人口腔内是否有未经彻底治疗的龋病及牙周病，询问疼痛性质、发作方式和持续时间。

（二）身体状况

1. 急性牙髓炎　为自发性、阵发性疼痛剧烈，夜间及冷热刺激疼痛加重。当牙髓化脓时，对热刺激极为敏感，而遇冷刺激则能缓解疼痛，疼痛不能定位，呈放射性痛，病人不能准确指出患牙。常见患牙有深的龋洞、探痛明显。

2. 慢性牙髓炎　一般无剧烈自发痛病史，长期温度刺激或食物嵌入龋洞中，可产生较剧烈的疼痛，患牙有咬合不适。慢性牙髓炎可见穿髓孔或牙髓息肉，有轻微叩痛。

（三）心理-社会支持状况

牙髓炎多由深龋引起，疼痛症状不明显时，常常不被病人重视，忽视对龋齿的早期治疗。当急性牙髓炎发作，出现难以忍受的疼痛时，特别是夜间疼痛加重时，病人难以入睡，烦躁不安，常以急诊就医，且求治心切。

（四）辅助检查

影像学检查：明确显示龋洞与髓腔的关系。

（五）治疗原则与主要措施

原则为止痛、保存活髓、保留患牙。常采用盖髓术、活髓切断术、根管治疗、塑化治疗。开髓减压是止痛最有效的方法。

【常见护理诊断/问题】

1. 急性疼痛　与炎症引起血管扩张、髓腔压力增加、压迫牙髓神经有关。

2. 潜在并发症：如根尖周炎、牙槽脓肿等。

【护理措施】

1. 用药护理　对于用丁香油或樟脑酚棉球置于龋洞内及口服止痛药暂时止痛的病人，注意按时用药，观察用药后的效果及副作用。

2. 手术护理　开髓后可见脓血液流出，护士应抽取温生理盐水协助冲洗髓腔，备丁香油棉球置于龋洞内，开放引流。

3. 健康指导　牙髓炎早期及时准确的治疗，活髓可能得到保存。若牙髓死亡，牙体将失去代谢而变性，使其变得脆而易折，极易导致牙缺失。

【护理目标】

1. 应提高病人对龋齿的认识和重视，积极配合治疗，以减少牙髓炎的发生。

2. 疼痛缓解，无并发症发生。

三、根尖周病病人的护理

根尖周病（disease of periapical tissue）是指牙根尖部及其周围组织，包括牙骨质、牙周膜和牙槽骨发生病变的总称。根尖周炎是指局限于根尖周围组织的炎症。临床上将根尖周炎分为急性根尖周炎和慢性根尖周炎，以慢性根尖周炎最为常见。

【病因与发病机制】

本病多由感染、创伤、化学因素引起。根尖周炎发展到化脓期，此阶段称为根尖周脓肿，又称牙槽脓肿。表现为根尖周组织破坏、变性、脓液积聚和骨质破坏。

【护理评估】

（一）健康史

询问病人是否患过牙髓炎，有无反复肿痛史及牙髓治疗史。

（二）身体状况

1. 急性根尖周炎　炎症初期，病人自觉患牙根部不适、发胀、轻度钝痛。化脓性根尖周炎时出现

自发性剧烈跳痛，牙有明显伸长感，咀嚼时疼痛加重。若病情继续发展，可伴有体温升高、身体乏力等全身症状。脓肿破溃或切开引流后，急性炎症可缓解，而转为慢性根尖周炎。病人往往能指出患牙，口腔检查时叩痛，颌下区域淋巴结可有肿大。脓肿达骨膜及黏膜下时，可扪及波动感。

2. 慢性根尖周炎　一般无明显自觉症状或症状较轻，常有反复肿胀疼痛的病史。检查见患牙龋坏变色，牙髓坏死，无探痛但有轻微叩痛，根尖区牙龈可发现窦道孔。

（三）心理-社会支持状况

急性根尖周炎疼痛剧烈，使病人难以入睡，烦躁不安。如急性期治疗不彻底可转为慢性，而慢性根尖周炎病人自觉症状不明显，又常被忽视。当出现脓肿及窦道时，才促使病人就诊。如果病人未坚持治疗，则长期受本病困扰。

（四）辅助检查

1. 牙髓活力测试　由于牙髓坏死，牙髓活力测试无反应。

2. 影像学检查　根尖区有稀疏阴影或圆形透射区。

（五）治疗原则与主要措施

根尖周炎急性期应首先开髓引流，缓解疼痛，再进行根管治疗或牙髓塑化治疗。病变严重保守治疗无效者，则应拔除患牙。

【常见护理诊断/问题】

1. 急性疼痛　与根尖周炎急性发作、牙周脓肿未引流或引流不畅有关。

2. 口腔黏膜改变　与慢性根尖周炎引起窦道有关。

【护理目标】

1. 应提高病人对疾病的认识和重视，积极配合治疗，以减少并发症的发生。

2. 疼痛缓解，急性根尖周炎得到彻底治疗。

【护理措施】

1. 一般护理　对于有全身症状的病人应嘱其注意适当休息，进食流质及半流质食物，注意口腔卫生。按医嘱服用抗生素、镇痛剂、维生素等药物。

2. 手术护理

（1）开髓引流护理：协助医生在局麻下打开髓腔，拔除牙髓，达到止痛和防止炎症扩散的目的。准备3%过氧化氢液及生理盐水，以冲洗髓腔。吸净冲洗液，吹干髓腔，用消毒纸尖吸干根管，备消毒酚棉球及短松棉捻供医师置入髓室内。

（2）脓肿切开护理：对于骨膜下或黏膜下脓肿，需及时切开引流。按医嘱准备麻醉药物及器械。协助医师对术区进行清洁、消毒、隔湿准备。脓肿切开后冲洗脓腔，在切口处放置橡皮引流条，定期换药至伤口清洁。

3. 健康指导　按医嘱准时复诊，保持治疗的连续性。根管治疗后牙体组织变脆，嘱病人避免用患牙咀嚼硬物以防牙体崩裂。避免食用刺激性食物，注意口腔卫生。

第三节　牙周组织病病人的护理

一、牙龈炎病人的护理

牙龈炎（gingivitis）是发生在牙龈组织的急、慢性炎症，是一种可逆性疾病。

【病因与发病机制】

牙菌斑是最主要病因，另外，内分泌紊乱、缺乏维生素C、营养障碍与系统性疾病也可引起或加重牙龈炎。有张口呼吸习惯、妊娠期可使慢性牙龈炎加重。

【护理评估】

（一）健康史

评估病人身体状况及口腔情况，有无张口呼吸的习惯。

（二）身体状况

偶有牙龈发痒、发胀感。牙龈受到机械刺激，如刷牙、咀嚼、吸吮等可引起出血。口腔检查可见，

牙龈充血、红肿、呈暗红色、点彩消失、质地松软、缺乏弹性、探诊易出血。龈沟深度可达3mm以上,形成假性牙周袋,但上皮仍附着于釉质牙骨质界处,这是区别牙龈炎与牙周炎的重要标志。牙颈部可见牙石与牙垢沉积。

(三)心理-社会支持状况

牙龈炎一般无自觉症状,容易被病人忽视而得不到及时治疗,当出现牙龈出血,口腔异味影响人际交往时,才引起病人重视。有的病人因牙龈慢性红肿出血、口腔异味产生压抑、自卑心理和孤僻性格。

(四)治疗原则与主要措施

用1%过氧化氢液、0.12%~0.2%氯己定(洗必泰)交替冲洗龈沟后涂以碘制剂。通过洁治术清除菌斑及牙石。

【常见护理诊断/问题】

口腔黏膜改变　与炎症引起牙龈乳头充血、红肿、点彩消失有关。

【护理目标】

牙龈出血,口腔异味得到缓解,病人能保持良好的心理状态,情绪稳定。

【护理措施】

1. 用药护理　配合医生进行局部药物治疗。必要时指导病人遵医嘱服用抗生素及维生素。

2. 去除病因　协助医师取下口内不良修复体,消除食物嵌塞。通过龈上洁治术和龈下刮治术去除牙石和菌斑。龈上洁治术和龈下刮治术是使用器械或超声波洁牙机除去龈上、龈下牙石,消除对牙龈的刺激,以利于炎症和肿胀消退。护士在治疗时应:

(1)调节椅位:治疗上颌牙时,使病人咬合平面与地面呈45°角;治疗下颌时咬合平面与地面平行,便于医师操作。

(2)嘱病人用3%过氧化氢液或0.1%氯己定溶液含漱1分钟,用1%聚维酮碘消毒手术区。

(3)根据洁治术的牙位及医师使用器械的习惯,摆放好所需的洁治器。

(4)协助医生牵拉唇、颊及口角,保证手术区视野清晰,及时吸净冲洗液。若出血较多用肾上腺素棉球止血。

(5)牙石去净后,备橡皮杯蘸磨光粉或脱敏糊剂打磨牙面,龈下刮治则用根面锉磨光根面。

(6)备纱团及小棉球拭干手术区,用镊子夹持碘甘油置于龈沟内。

3. 健康指导　牙龈炎是可以预防的,患牙龈炎后要及时治疗,以避免病情发展对口腔健康带来严重危害。正确的刷牙和漱口。正确使用牙线及牙签保持口腔卫生。

二、牙周炎病人的护理

牙周炎(periodontitis)是发生在牙周支持组织的慢性破坏性疾病,牙龈、牙周膜、牙骨质及牙槽骨均有改变。除有牙龈炎的症状外,牙周袋的形成是其主要临床特点。

【病因与发病机制】

本病病因与牙龈炎相同,同时牙龈炎未及时治疗或由于致病因素增强,机体抵抗力下降,则可能发展为牙周炎。

【护理评估】

(一)健康史

了解病人全身健康状况,有无慢性疾病史。有无牙龈炎、牙解剖形态异常等病史。

(二)身体状况

牙龈肿胀、出血、牙松动。牙龈组织水肿,颜色暗红,点彩消失。牙龈与牙根面分离,龈沟加深到3mm以上,形成病理性牙周袋。牙周袋内感染呈化脓性炎症改变,轻压牙周袋外壁,有脓液溢出。如果脓液引流不畅、全身抵抗力降低时可发生急性牙周脓肿,表现为近龈缘处呈卵圆形突起,红肿疼痛。

(三)心理-社会支持状况

牙周炎为慢性疾病,早期症状轻微,容易被病人忽视而得不到及时治疗,或由于惧怕口腔治疗的方法而不愿就医。晚期由于牙周组织破坏严重,牙槽骨重度吸收,出现牙齿松动、脱落,牙缺失影响咀

嚼及面容美观而焦虑。

（四）辅助检查

影像学检查：X 线片显示牙槽骨破坏，牙周膜间隙增宽，硬骨板模糊，骨小梁疏松等。

（五）治疗原则与主要措施

采取综合治疗的方法，即控制菌斑、清除牙石、去除牙周袋及药物治疗。

【常见护理诊断/问题】

1. 口腔黏膜改变　与炎症造成牙龈充血、水肿、色泽改变有关。

2. 急性疼痛　与牙周脓肿有关。

【护理目标】

病人对牙周炎的认知得到提高，并能保持良好的心理状态，情绪稳定。

【护理措施】

1. 用药护理　局部用 3%过氧化氢液冲洗牙周袋，拭干后用探针或镊子夹取少许复方碘合剂或抗菌药物置于牙周袋内。或用棉签蘸取 0.1%氯己定液漱口或 1%过氧化氢液局部擦洗，减少菌斑形成。按医嘱服用螺旋霉素或甲硝唑等控制感染。

2. 手术护理　常用的手术方法有牙龈切除术及龈翻瓣术。术后注意保护创口，24 小时内不要漱口刷牙，进软食。必要时按医嘱服抗生素。术后 5~7 天拆线，6 周内勿探测牙周袋，以免影响愈合。

3. 健康指导　保持口腔卫生，除早晚刷牙，午饭后应增加一次，每次不得少于 3 分钟。经常进行牙龈按摩，定期接受医师的检查和指导。加强营养，增加维生素 A、维生素 C 的摄入，提高机体的修复能力。

第四节　口腔颌面部感染疾病病人的护理

一、冠周炎病人的护理

冠周炎（pericoronitis）又称智齿冠周炎，是指智齿（第三磨牙）萌出不全或阻生时，牙冠周围软组织发生的炎症。多发生在 18~30 岁智齿萌出期的青年人。临床上以下颌智齿冠周炎多见，本节主要介绍下颌智齿冠周炎。

【病因与发病机制】

下颌骨牙槽长度与牙列所需长度的不协调，下颌第三磨牙萌出时因萌出位置不足，可导致不同程度的阻生。牙冠可部分或全部为龈瓣覆盖，龈瓣与牙冠之间形成较深的盲袋，食物及细菌极易嵌塞于盲袋内。加上来自咀嚼的机械性损伤，使龈瓣及附近组织易受感染。当全身抵抗力下降、局部细菌毒力增强时可引起冠周炎的急性发作。

【护理评估】

（一）健康史

了解病人年龄、性别、饮食习惯、口腔卫生保健知识及牙病史等。

（二）身体状况

病人自觉患侧磨牙后区胀痛不适，咀嚼、吞咽、开口活动时疼痛加重。如病情加重，疼痛可放射至耳颞区。若炎症侵及咀嚼肌时，可引起张口受限，甚至出现"牙关紧闭"。随着病情发展可有不同程度的畏寒、发热、头痛等不适。检查可见智齿萌出不全，周围软组织及牙龈发红、肿胀，龈瓣边缘糜烂。

（三）心理-社会支持状况

下颌智齿冠周炎发作时磨牙后区胀痛不适，咀嚼、吞咽、开口活动受限，影响病人的生活，造成病人烦躁不安。

（四）治疗原则与主要措施

在急性期应以消炎、镇痛、切开引流、增强全身抵抗力的治疗为主；当炎症转入慢性期后，若为不可能萌出的阻生牙则应尽早拔除，以防感染再发。

【常见护理诊断/问题】

1. 急性疼痛　与牙冠周围急性感染导致组织充血、水肿、糜烂有关。

2. 潜在并发症：如颌面部间隙感染。

【护理目标】

病人对冠周炎的认知得到提高，并能保持良好的心理状态，情绪稳定。

【护理措施】

1. 一般护理　嘱病人进高热量、高蛋白的流质或半流质饮食。保持口腔清洁，用温生理盐水或漱口液漱口。

2. 用药护理　局部炎症及全身反应较重者，遵医嘱应用抗生素。用3%过氧化氢溶液和生理盐水冲洗冠周炎盲袋，将碘酚或碘甘油送入袋内，每天1次。

3. 健康教育　急性炎症消退后应及时拔除病灶牙，避免复发。定期健康检查，发现智齿冠周炎时及时治疗。

二、颌面部蜂窝织炎病人的护理

在正常的颌面部解剖结构中，存在着潜在的彼此相连的筋膜间隙，感染累及潜在筋膜间隙内结构，初期表现为蜂窝织炎，故称为颌面部蜂窝织炎，亦称颌面部间隙感染。可引起海绵窦血栓性静脉炎、脑脓肿、败血症等严重并发症。

【病因与发病机制】

本病感染均为继发性，最常见为牙源性感染，其次是腺源性感染，外伤及血源性感染少见。病原菌以溶血性链球菌为主，其次为金黄色葡萄球菌，常为混合性细菌感染，厌氧菌所致的感染少见。

【护理评估】

（一）健康史

评估病人近期健康状况，了解病人是否存在未经彻底治疗的牙病、扁桃体炎、外伤史等致病和诱发因素等。

（二）身体状况

病人局部表现为红、肿、热、痛和功能障碍、引流区淋巴结肿痛等典型症状。炎症累及咀嚼肌，出现张口受限，侵及喉头、咽旁、口底，可出现呼吸困难或吞咽困难。病人可出现畏寒、发热、头痛、全身不适、乏力、食欲缺乏、尿量减少等。严重感染可伴有败血症、脓血症，甚至可发生中毒性休克等症状。浅层间隙感染可扪及波动感，深层间隙感染局部有凹陷性水肿及压痛点。

（三）心理-社会支持状况

颌面部间隙感染病情进展快，局部及全身症状严重，病人对疾病的预后担忧，常感到紧张和焦虑，表现的烦躁不安、失眠、沉默或多语，特别需要心理安慰和疏导。

（四）辅助检查

1. 影像学检查　B超或CT明确脓肿的部位及大小；或引导进行深部脓肿的穿刺或局部给药等。

2. 实验室检查　血常规检查白细胞计数明显升高；脓液涂片及细菌培养确定细菌种类。

（五）治疗原则与主要措施

颌面部间隙感染的治疗要从全身和局部两方面考虑，进行药物治疗和手术治疗。形成脓肿者行脓肿切开引流术。

【常见护理诊断/问题】

1. 急性疼痛　与感染引起局部肿胀、组织受压有关。

2. 潜在并发症：如海绵窦血栓性静脉炎、脑脓肿、败血症、中毒性休克等。

【护理目标】

病人对颌面部间隙感染的认知得到提高，并能保持良好的心理状态，情绪稳定。

【护理措施】

1. 一般护理　急性期感染严重者应卧床休息。给予高热量、高蛋白、高维生素的流质或半流质饮

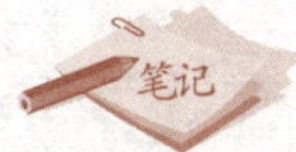

食，张口受限者，采用吸管进食。保持口腔清洁，病情严重者，每天用0.1%~0.2%氯己定液或1%~1.5%过氧化氢液清洗口腔。及时准确按医嘱用药，体温过高时，进行降温处理。

2. 病情观察　严密观察病情和生命体征的变化、局部及全身症状，警惕并发症的发生。

3. 健康指导　感染控制后，应及时处理病灶牙，对不能保留的患牙及早拔除。养成良好的卫生习惯，注意保持口腔卫生。

第五节　口腔黏膜损害病人的护理

一、复发性口疮病人的护理

复发性阿弗他溃疡(recurrent aphthous ulcer，RAU)亦称复发性口疮，是一种常见的口腔黏膜病，具有明显的灼痛感。本病具有自限性，一般7~10天可自愈，但周期性复发。

【病因与发病机制】

本病病因和发病机制目前尚不清楚。某些疾病如消化道溃疡、肠炎、肝胆疾病、糖尿病、月经紊乱等都与其相关。另外，免疫因素、遗传因素、环境因素也与其发病有关。

【护理评估】

（一）健康史

询问病人近期有无上呼吸道感染、消化道疾病、过度疲劳等诱因。

（二）身体状况

临床上分为轻型、重型和疱疹样溃疡。

1. 轻型　多见于青少年，好发于唇、舌缘、颊、舌尖、前庭沟等处。疼痛明显，遇刺激疼痛加剧。7~10天溃疡自愈，愈合后不留瘢痕。溃疡直径2~3mm，溃疡中央稍凹下，上面覆盖一层灰黄色假膜，四周黏膜充血形成红晕。

2. 重型　口腔黏膜各部均可发生，尤其多发于口腔后部、颊、软腭、扁桃体周围、咽旁等处，疼痛剧烈，病程可达数月，预后留有明显瘢痕。溃疡直径可达10~30mm，深及黏膜下层甚至肌层，边缘整齐清晰，周边红肿隆起，中央凹陷。

3. 疱疹样溃疡　又称阿弗他口炎。散在分布在黏膜任何部位，疼痛较重，可伴有头痛、低热、全身不适。有自限性，不留瘢痕。溃疡小而多，直径小于2mm，可达数十个。邻近溃疡可融合成片，黏膜充血。局部淋巴结肿大。

（三）心理-社会支持状况

病人因溃疡反复发作，无根治办法，加上局部疼痛明显而表现的烦躁不安、焦虑、痛苦，求治心切等心理反应。

（四）治疗原则与主要措施

治疗原则是消炎、止痛，保护创面，促进愈合。本病的治疗包括全身治疗与局部治疗。

1. 全身治疗　使用糖皮质激素、转移因子，必要时补充维生素、微量元素等。

2. 局部治疗　①口腔溃疡药膜贴敷。②含漱液：0.02%呋喃西林液，每天4~5次，每次10ml，含于口中5~10分钟。③散剂：西瓜霜等撒于患处。④含片：西地碘片(华素片)、溶菌酶片。⑤利用激光、微波等治疗仪或口内紫外线灯照射，有减少渗出促进愈合的作用。

【常见护理诊断/问题】

1. 急性疼痛　与口腔黏膜病损，食物刺激有关。

2. 口腔黏膜改变　与口腔内溃疡形成有关。

【护理目标】

病人对本病的认知得到提高，并能保持良好的心理状态，情绪稳定。

【护理措施】

1. 饮食护理　嘱病人宜食清淡食物，不可过热，以减轻对溃疡的刺激。

2. 用药护理　嘱病人遵医嘱用药。当溃疡疼痛难忍，进食困难时，可用0.5%盐酸达克罗宁液或

1%丁卡因溶液用棉签涂布溃疡面止痛。

3. 健康指导 本病有自限性，不经治疗 7~10 天溃疡也会自愈，注意调节生活节律，调整情绪，均衡饮食，少吃刺激性食物，防止复发。

二、口腔黏膜白斑病病人的护理

口腔黏膜白斑病（oral leukoplakia）是指口腔黏膜上以白色斑点状病变为主的损害，不具有其他任何可定义的损害特征，一些口腔白斑可以转化为癌。

【病因与发病机制】

吸烟、饮酒、进食过烫或酸辣食物、嚼槟榔等局部理化刺激及白色念珠菌感染与白斑发生有关。同时微量元素、微循环改变、易感遗传素质等也与白斑的发生有关。

【护理评估】

（一）健康史

询问病人有无烟酒嗜好，有无喜食酸辣、烫食物及嚼槟榔等习惯存在。

（二）身体状况

口腔黏膜白斑根据其症状及体征不同，可分为均质型与非均质型两大类：前者有斑块状、皱纸状等；后者有颗粒状、疣状、溃疡状等。

1. 斑块状 口腔黏膜上出现白色或灰白色均质型斑块，平或稍高出黏膜表面，触之柔软，略粗糙。病人多无症状或仅有粗糙感。

2. 皱纸状 多发于口底及舌腹。表面粗糙、质软。常有粗糙感、刺激痛等。

3. 颗粒状 颊黏膜口角区多见。白色损害呈颗粒状突起，致黏膜表面不平整，可有小片状或点状糜烂，病人可有刺激痛。

4. 疣状 多发生于牙槽嵴、口底、唇、上腭等部位。损害呈乳白色，表面粗糙呈刺状或绒毛状突起，明显高出黏膜，质稍硬。损害区粗糙感觉明显。

5. 溃疡状 在增厚的白色斑块上，有反复发作的糜烂或溃疡伴疼痛。

（三）心理-社会支持状况

口腔黏膜白斑病早期症状不明显，常常不被病人重视，当出现溃疡疼痛时，又易引起病人焦虑，担心癌变。

（四）辅助检查

病理检查辅以脱落细胞检查及甲苯胺蓝染色可对口腔黏膜白斑做出诊断。

（五）治疗原则与主要措施

治疗原则是去除刺激因素，控制病变发展，警惕癌变。

【常见护理诊断/问题】

口腔黏膜改变 与局部反复理化刺激、白色念珠菌感染等有关。

【护理目标】

病人对口腔黏膜白斑病认知提高，积极配合治疗，同时能保持良好的心理状态，情绪稳定。

【护理措施】

1. 用药护理 局部涂 0.1%~0.3%维 A 酸软膏、鱼肝油。局部敷贴 50%蜂胶玉米朊复合药膜或含维生素 A、维生素 E 的口腔消斑膜。内服鱼肝油丸、维生素 A 或中药治疗。

2. 健康指导 积极戒烟、戒酒，改正不良的饮食习惯。对有癌变倾向的病损类型、部位，应定期严密复查，便于早发现早治疗。

（贯　松）

思考题

王女士，36 岁。主诉：右上后牙自发性疼痛 1 天。现病史：右上后牙 1 天前出现自发性阵发性疼痛，向后耳颞部放散，夜间疼痛明显。检查：17 深龋洞，探痛（+），冷测（++），疼痛维持约 1 分

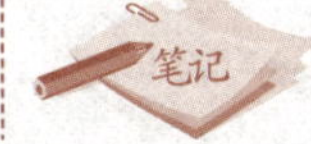

钟，并可向耳颞部放射，叩(-)，余牙无异常。

请思考：

(1) 病人的诊断是什么？

(2) 应首选的治疗方法是什么？

(3) 主要存在哪些护理问题及护理措施？

思路解析

扫一扫、测一测

笔记

第十三篇　皮肤疾病病人的护理

皮肤是人体最大的器官，成人总面积为 1.5~2.0m^2，覆盖整个体表。皮肤具有保护体内组织和器官免受物理性、机械性、化学性及病原微生物侵袭的功能，对维持人体内环境稳定起着重要作用。

皮肤疾病是研究皮肤及相关疾病的科学。本篇重点介绍皮肤的结构和功能，常见皮肤疾病的病因、临床症状和皮损特征、治疗原则及护理等内容。

第九十六章　概述

学习目标

1. 掌握皮肤疾病的常见症状和皮损特征。
2. 熟悉皮肤疾病常用诊疗技术与护理。
3. 了解皮肤的解剖结构和生理功能。
4. 能够全面准确地对皮肤疾病病人进行护理评估。

第一节　皮肤的结构和功能

一、皮肤结构

皮肤由表皮、真皮和皮下组织、皮肤附属器构成。表皮与真皮之间由基底膜带连接。

1. 表皮（epidermis）　表皮为复层鳞状上皮，由内向外分为基底层、棘层、颗粒层、透明层和角质层。主要由角质形成细胞、树枝状细胞两大类组成。

（1）角质形成细胞：是表皮的主要细胞，约占 80%以上，在分化过程中产生角蛋白。

（2）树枝状细胞：①黑素细胞：含有特征性的黑素小体，产生黑素，能遮挡和反射紫外线，保护真皮和深部组织。②朗格汉斯细胞（Langerhans）。为免疫活性细胞，具有免疫功能。③梅克尔细胞（Merkel）：是一种突触结构，能感受触觉。

2. 真皮(dermis)　为致密结缔组织,由纤维、基质和细胞构成。由浅入深分为乳头层和网状层,含有丰富的血管、淋巴管、神经、皮肤附属器等结构。

3. 皮下组织　位于真皮下层,由疏松结缔组织及脂肪小叶构成,又称皮下脂肪层。含有血管、淋巴管、神经、小汗腺、顶泌汗腺等。

4. 皮肤附属器　包括毛发、皮脂腺、汗腺、指(趾)甲等。

二、皮肤功能

1. 保护功能　具有双向保护功能。一是保护体内各器官和组织,防止外界环境有害因素的损伤;另一方面防止体内水分、电解质及营养物质丢失。

2. 吸收功能　具有吸收外界物质的能力,根据该功能可进行皮肤局部用药。

3. 感觉功能　皮肤感觉主要有单一感觉和复合感觉。单一感觉包括触觉、压觉、痛觉、冷觉和温觉;复合感觉包括干燥、潮湿、光滑、粗糙、坚硬、柔软等感觉。另外,还有形体觉、两点辨别觉、定位觉、图形觉等。

4. 分泌和排泄功能　皮肤的分泌和排泄功能主要通过汗腺和皮脂腺完成。汗腺分泌离子、乳酸及尿素等,皮脂腺分泌皮脂。

5. 体温调节　皮肤对维持体温恒定有重要调节作用。根据外界环境温度变化,通过血管舒缩反应、寒战和出汗等对体温进行调节。

6. 代谢功能　主要参与糖、蛋白质、脂类、水和电解质代谢。

7. 免疫功能　具有参与启动和调节皮肤免疫反应的作用,并与体内其他免疫系统相互作用,维持皮肤微环境和机体内环境的稳定。

第二节　皮肤疾病病人的护理评估

(一)健康史

1. 一般情况　包括病人性别、年龄、民族、出生地等,对病情评估和分析有重要意义。

2. 接触史和职业情况　评估病人职业、工作场所、生活环境中是否接触过花粉、尘螨等吸入物;有无日光照射、炎热、干燥等;有无接触动物皮毛、金属、各种化学物质,如化妆品、酸、碱、有机溶剂等。

3. 既往史和过敏史　评估病人既往所患疾病与皮肤疾病的相关性;有无药物过敏史、其他物质过敏史等。

4. 家族史　家族中有无类似疾病及遗传性皮肤病。

(二)身体状况

1. 症状　常见有局部瘙痒、疼痛、烧灼感及麻木感等症状,严重者伴有畏寒、发热、乏力、食欲缺乏和关节疼痛等全身症状。

2. 皮损特征

(1) 原发性皮损(primary lesion):由皮肤病变组织直接产生的损害,最具有诊断价值。常见皮损包括斑疹或斑片、丘疹、斑块、风团、水疱和大疱、脓疱、结节和囊肿等。

1) 斑疹(macule)或斑片:皮肤、黏膜局限性颜色改变,皮损无隆起或凹陷。直径小于1cm者为斑疹,直径大于1cm者称为斑片。

2) 丘疹(papule):实质性、表浅隆起性皮损,形状颜色不一,直径小于1cm。

3) 斑块(plaque):隆起性扁平皮损,直径大于1cm,为丘疹扩大或较多丘疹融合而成。

4) 风团(wheal):真皮浅层水肿引起的暂时性、隆起性皮损,呈淡红色或苍白,周围有红晕,伴有剧痒。常在数小时内消失,消退后不留痕迹。

5) 水疱(vesicle)和大疱(bulla):为局限性、隆起性、内含液体的腔隙性皮损,疱壁、内容物及大小可变化,一般直径小于1cm。若直径大于1cm者称为大疱,含血液者称为血疱。

6) 脓疱(pustule):为局限性、隆起性、含有脓液的腔隙样皮损。由感染性(如脓疱疮)或非感染性

炎症（如脓疱型银屑病）引起。

7）结节（nodule）：为圆形或椭圆形的局限性、实质性、深在的皮损，触之有一定硬度或浸润感。由真皮或皮下组织的炎性浸润或代谢物沉积引起。

8）囊肿（cyst）：为含有液体或黏稠物及细胞成分的囊性皮损，位于真皮或皮下组织内，触之有囊性感。

（2）继发性皮损（secondary lesion）：由原发皮损自然演变或因搔抓、感染、治疗不当等引起。包括糜烂、溃疡、鳞屑、浸渍、皲裂、瘢痕、萎缩、痂、抓痕、苔藓样变。

1）糜烂（erosion）：表皮或黏膜上皮缺损形成的局限性红色湿润创面，常由水疱或脓疱破裂或浸渍处表皮脱落所致，愈后不留瘢痕。

2）溃疡（ulcer）：皮肤或黏膜缺损形成的局限性创面，可深达真皮或皮肤全层，愈后可留有瘢痕。

3）鳞屑（scale）：为干燥或油腻角质形成细胞的层状堆积。鳞屑的大小、厚薄、形态不一，可呈糠秕状、蛎壳状、大片状。

4）浸渍（maceration）：角质层长时间浸水或处于潮湿状态下吸收较多水分后导致表皮变白变软，常见于湿敷较久的部位或指（趾）缝等褶皱处。

5）皲裂（chapped）：皮肤干燥丧失弹性使皮肤出现线状裂隙，可达真皮层。

6）瘢痕（scar）：真皮或深部组织受损后由新生的结缔组织修复形成，表面光滑，无毛发，无皮纹，无弹性。

7）萎缩（atrophy）：为皮肤退行性变，可发生于表皮、真皮、皮下组织、因表皮厚度或真皮和皮下结缔组织减少所致。

8）痂（crust）：由皮损中的浆液、脓液、血液和坏死组织、药物等混合干涸后凝固而成。浆液性痂呈淡黄色，血痂呈暗红色，也可因混杂药物而呈不同颜色。

9）抓痕（scratch mark）：由搔抓或外伤所致的表皮或深达真皮浅层的线状或点状的剥脱性缺损。皮损表面可有渗出、血痂、脱屑等。

10）苔藓样变（lichenification）：由于反复搔抓或摩擦使皮肤呈局限性粗糙增厚、皮嵴隆起、皮沟加深，并有色素沉着样改变。

（三）辅助检查

实验室检查包括真菌检查、变应原检测、病理学检查等。

（四）心理-社会支持状况

评估病人有无因皮损发生在暴露部位影响外观引起体像紊乱；是否因瘙痒、疼痛及病程长、反复发作、难以治愈而产生自卑、焦虑、抑郁等心理反应。

第三节 皮肤疾病常用诊疗技术与护理

一、斑贴试验

斑贴试验用于检测潜在的变应原或刺激物，多用于临床诊断变态反应性疾病，如接触性皮炎、职业性皮炎、湿疹、化妆品皮炎等，操作简单，检查较安全，不良反应极少，且试验结果准确、可靠。

【操作前护理】

1. 物品准备　根据受试物性质配制成适当浓度的浸液、溶液、软膏或原物作为试剂，应做到浓度精确、质地纯净。备 1cm×1cm 纱布数块。

2. 解释工作　说明试验目的及意义，安慰病人，消除病人紧张、焦虑心理。

【操作过程与配合】

1. 将受试物置于 4 层 1cm×1cm 纱布上。

2. 贴于病人背部或前臂屈侧健康皮肤处，用稍大透明的玻璃纸覆盖并在边缘处固定。

3. 若同时做多个不同试验物时，每两个受试点之间距离应大于 4cm，同时设阴性对照。

【操作后护理】

1. 告知病人斑贴试验后,如感到试验处剧痒或剧痛,应随时将试验物去除,用清水洗净并及时报告医生。

2. 24~48 小时后观察结果,并详细记录。

二、擦药

擦药是皮肤病局部用药治疗的重要方法,包括薄涂、封包。适应各种皮肤损害,对感染创面禁用含糖皮质激素的外用药。

【操作前护理】

1. 环境准备 空气用紫外线消毒,器具及地面用1∶1 000 苯扎溴铵消毒。室内温度 28~30℃,湿度 50%~60%。

2. 用物准备 治疗盘、擦药板、外用药、敷料、手消毒液、无菌手套等。

3. 解释工作 向病人解释擦药目的、方法。

4. 体位 给病人取舒适体位,暴露皮损部位。

【操作过程及护理配合】

1. 擦药前创面处理 已有感染者,宜用1∶5 000 高锰酸钾溶液或 0.1%新霉素溶液湿敷,手、足可用浸泡法;创面涂有粉剂并已干燥硬结者,先用温水清洗或用液状石蜡擦去;创面已有较厚的痂皮,可用植物油或凡士林软膏外涂,包扎 24 小时,待痂皮软化后除去;大疱可用无菌注射器抽去疱液;脓疱可用消毒剪刀剪破疱壁,引流脓液;无感染的小疱,不需处理;如口腔、眼、鼻孔周围可用 3%硼酸溶液清洁;外耳道分泌物多时可用过氧化氢溶液清洁。

2. 涂擦药物 按照头面部、上肢、躯干、下肢、足部的顺序,用擦药板将外用药均匀涂于皮损处,逐一进行擦药。擦药过程中注意病人保暖,防止受凉。

【操作后护理】

1. 擦药完毕后协助病人穿好衣服,注意保暖。

2. 观察皮损变化,根据皮损性质及时更换剂型。

3. 皮损有大量渗出、脱屑、结痂等污染衣服和被褥者,需及时更换,保持病床清洁,使病人舒适。

4. 清理用物。

三、湿敷

湿敷是指用纱布蘸药液敷于患处。具有散热、消炎、止痒、止痛、引流、清洁的作用。适应于急性炎症红肿明显、大量渗液性皮肤损害。

【操作前护理】

1. 用物准备 治疗盘、湿敷溶液、换药碗、无菌纱布、镊子、消毒液、无菌手套或薄膜手套等。

2. 解释说明 安慰病人,消除病人紧张、焦虑心理。说明湿敷目的及意义。

3. 床上铺橡胶单等,必要时放置支被架,以免药液浸湿被褥。

【操作过程及护理配合】

1. 蘸取药液 将溶液倒入换药碗,用 6~8 层无菌纱布浸入溶液,取出后用镊子拧至不滴水为度。

2. 湿敷 将纱布敷贴于患处并轻轻压迫,使之与创面密切接触。

3. 湿敷时间 一般皮损 30min/次,2~3 次/d,重度渗出性皮损可作持续性湿敷,纱布变干后要及时加药液或更换,以保证湿敷效果。

4. 湿敷面积 不宜过大,一般不可超过体表面积 1/3,以免药物过量吸收引起中毒或受凉感冒。

【操作后护理】

1. 湿敷期间注意保暖。

2. 观察皮损变化，渗出减少后及时更换剂型。

3. 保持纱布紧贴于创面上，湿敷垫上不可加盖敷料布、油纸等，以免阻止水分蒸发，或使局部温度增高及皮肤浸软而加重病情。

4. 夏季湿敷药液的温度以室温或略低室温为宜，冬季应稍加温，且不宜大面积冷湿敷。

（邹继华　杨丽艳）

思考题

李女士，45 岁。因踝关节扭伤后到医院就诊，护士遵医嘱帮病人在受伤的踝关节处粘贴消肿止痛膏，并嘱病人适当休息。12 小时后，病人自觉局部发痒、烧灼感，即揭去止痛膏，局部可见红色斑丘疹、皮肤肿胀，发热，严重瘙痒，一周后因局部瘙痒搔抓致皮肤发生线状或点状皮损，表面有渗出、血痂、脱屑等，局部皮肤手感粗、皮肤增厚，硬似树皮。医生诊断为接触性皮炎。

请思考：

（1）作为护士对病人评估时应特别注意哪些问题？

（2）局部发生皮肤损害后应如何防止继发性皮损的发生？

思路解析

扫一扫、测一测

第九十七章　常见皮肤疾病病人的护理

1. 掌握银屑病、带状疱疹、接触性皮炎和药疹的皮损特征、护理诊断和护理措施。
2. 熟悉银屑病、带状疱疹、接触性皮炎和药疹的治疗原则。
3. 了解银屑病、带状疱疹、接触性皮炎和药疹的病因与发病机制。
4. 能够运用护理程序对银屑病、带状疱疹、接触性皮炎和药疹病人进行评估、做出正确的护理诊断、实施恰当的护理措施。

皮肤疾病(dermatosis)是发生在皮肤及其附属器疾病的总称。是指皮肤及其附属器受到内外环境因素影响,其形态、结构和功能发生变化,并出现相应的临床症状和皮肤损害。皮肤病的种类繁多,本章重点介绍银屑病、带状疱疹、接触性皮炎和药疹病人的护理。

第一节　银屑病病人的护理

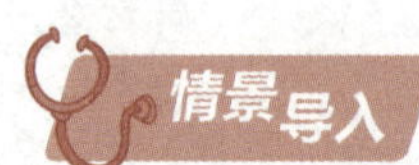

赵先生,45 岁。头、面部及四肢出现红色丘疹和斑丘疹,逐渐扩大融合成红色斑片,如钱币状和地图状,边界清楚,表面覆有多层银白色鳞屑、瘙痒,经医院检查确诊后为寻常型银屑病。

请问:

1. 寻常型银屑病典型皮损特征包括哪些?
2. 该病人主要护理诊断有哪些?
3. 如何对该病人进行护理?

银屑病(psoriasis)俗称牛皮癣,是一种常见的、免疫介导的多基因遗传性、慢性皮肤疾病。春冬季容易复发或加重,多发生于青壮年。

【病因与发病机制】

病因尚不完全清楚。目前认为与遗传因素、环境因素、免疫因素及精神因素等有关。

1. 遗传因素　有家族史及遗传倾向。
2. 环境因素　寒冷、潮湿、外伤、手术、感染、吸烟、饮酒、某些药物的应用等是常见的促发和加重因素。

3. 免疫因素　寻常型银屑病皮损处淋巴细胞、单核细胞浸润明显，T淋巴细胞在真皮浸润明显，表明免疫系统参与该病的发生和发展。

4. 精神因素　应激事件、精神紧张等也是诱发银屑病的主要因素。

【护理评估】

（一）健康史

评估病人发病前有无上呼吸道感染、手术、外伤及其他疾病史，有无吸烟、饮酒及其他用药史，是否经历重大应激事件，有无家族史等。

图片：寻常型银屑病 皮损泛发全身

（二）身体状况

根据银屑病临床特征分为寻常型、关节病型、脓疱型和红皮病型银屑病，其中寻常型银屑病最常见。

1. 寻常型银屑病　起病急，病程长，易反复发作，可持续十余年或几十年。可发生全身各处，但以四肢伸侧、特别是肘、膝、骶尾部最常见，并呈对称性。不同部位皮损不同。

图片：寻常型银屑病典型皮损

（1）皮损特征：皮损初期为红色丘疹或斑丘疹，可逐渐扩大融合成红色斑片，可呈点滴状、斑块状、钱币状、地图状、砺壳状等，边界清楚，基底浸润明显，皮损表面覆有多层银白色鳞屑，易刮除，犹如轻刮蜡滴，称“蜡滴现象”；刮除表面银白色鳞屑可见一层淡红色发亮薄膜，称“薄膜现象”；再刮除薄膜，出现点状出血，称为“点状出血现象”，也称 Auspitz 征。白色鳞屑、发亮薄膜和点状出血是本病特征，具有诊断价值。

图片：寻常型银屑病 束状发

面部皮损多为点滴状红斑、丘疹或脂溢性皮炎样改变；头皮皮损鳞屑较厚，常超出发际，头发呈束状；指（趾）甲损害表现为甲板无光泽、增厚，游离端与甲床分离，甲板表面有点状凹陷，呈“顶针状”。

（2）病程分期：一般分为3期。

1）进行期：新皮损不断出现，旧皮损不断扩大，皮损颜色鲜红，浸润明显，鳞屑厚积，瘙痒剧烈。在皮损以外的正常皮肤处发生针刺、搔抓、创伤、手术、日晒等损伤时出现典型银屑病皮损，称同形反应（isomorphic reaction）。

2）静止期：病情处于静止状态，无新皮损出现，炎症较轻，鳞屑较多。

3）退行期：皮损缩小，浸润变薄，颜色变淡，鳞屑减少，遗留色素减退斑或色素沉着斑。

2. 关节病型银屑病　关节病变和皮损同时或先后出现。病变可侵犯大小关节，但以手、腕及足等小关节多见。表现为关节红肿、疼痛，严重时出现关节畸形。部分病人X线检查可有类风湿关节炎改变，但类风湿因子检查阴性。

3. 红皮病型银屑病　又称银屑病性剥脱性皮炎。多在寻常型银屑病的进行期应用外用药刺激或治疗不当而引起。病情较重，表现为全身皮肤弥漫潮红、肿胀、大量麸糠样脱屑、掌跖角化，指（趾）甲增厚甚至脱落。此时寻常型银屑病的特征往往消失，但愈后可见有小片寻常型银屑病皮损，常伴有发热、畏寒、头痛不适、浅表淋巴结肿大等全身症状。

4. 脓疱型银屑病　又分为泛发性和局限性脓疱型银屑病。

（1）泛发性脓疱型：常在治疗不当、外用药刺激或激素撤减过快等因素的促发下发生。发病急，皮损多在寻常型银屑病皮损及周围皮肤上出现粟粒大黄色浅表性小脓疱，以四肢屈侧及皱褶部位多见。严重者可见全身出现密集脓疱，脓疱融合成脓糊，全身皮肤发红肿胀，可伴有发热、关节肿痛等全身症状。

（2）局限性脓疱型：皮损常发生在手掌和足跖部，对称分布，在红斑基础上出现密集粟粒大小脓疱，1~2周后脓疱结痂、脱屑。新脓疱反复发生，经久不愈，皮损可渐向周围扩散至掌、跖背侧，指（趾）甲受累后可出现点状凹陷、浑浊、甲剥离及甲下脓肿。

（三）心理-社会支持状况

评估病人有无因疾病或病情加重所产生的紧张、焦虑、恐惧感等；有无因皮损及关节畸形导致体像紊乱；评估病人对治疗的信心及家庭成员是否给予足够的帮助和支持等。

（四）辅助检查

1. 实验室检查　常有轻度贫血，病情活动时血沉增快。红皮型、脓疱型可有白细胞增多。

2. X线检查　与类风湿关节炎相似，以关节面侵蚀、关节间隙狭窄、软组织肿胀为特征，可有软骨

消失、骨质疏松等改变。

（五）治疗原则与主要措施

以外用药治疗为主，皮损广泛时行综合治疗。

1. 药物治疗

（1）外用药物：包括角质促成剂、细胞抑制剂、糖皮质激素等，对控制皮损有明显疗效。大面积用药时将皮损分区，按区依次用药；激素药物与其他药物交替使用。

（2）内用药物：维A酸类药物适用于各种银屑病；免疫抑制剂主要用于红皮病型、关节病型、脓疱型银屑病。糖皮质激素、免疫抑制剂和维A酸类药物联合应用可减少用药剂量，短期应用并逐渐减量以防止病情反跳。感染明显或泛发性脓疱型可使用抗生素。

2. 物理治疗　包括光化学疗法、UVB光疗、浴疗等。光疗可促进血液循环、促进维生素D合成、抑制细胞过度生长，促进上皮再生。

【常见护理诊断/问题】

1. 皮肤完整性受损　与皮损发生有关。
2. 体像紊乱　与皮损、关节畸形有关。
3. 焦虑　与皮损反复发作或治疗效果不佳有关。

【护理目标】

1. 皮损减轻或消退。
2. 能够接受或适应体像变化。
3. 情绪稳定，焦虑减轻或消失。

【护理措施】

1. 一般护理　病情较重者卧床休息；饮食清淡易消化，鼓励病人多吃蔬菜、水果，忌酒及辛辣等刺激性食物。

2. 用药护理　外用药物使用前清洗皮肤病损部位，尽量除去表面鳞屑，以促进药物吸收。大面积用药时进行分区依次涂药，以免药物吸收过量而中毒。应用内用药物要定期检测血、尿常规及肝、肾功能，观察用药反应和副作用。

3. 物理疗法护理　光疗过程中病人和工作人员均需戴保护眼镜，皮损周围组织应遮盖保护。

4. 病情观察　观察皮损颜色、鳞屑薄厚、有无新皮损出现。红皮病型和泛发性脓疱型银屑病人应观察生命体征变化及全身反应，对关节型银屑病人应观察关节肿胀、疼痛程度。

5. 关节功能锻炼　关节病型银屑病进行关节活动度的锻炼，维持关节功能。

6. 心理护理　关心体贴病人，做好心理支持和疏导，减轻或缓解焦虑等负性情绪，鼓励病人树立治疗的信心。

7. 健康指导　①嘱病人注意休息，避免劳累、精神紧张和感染。②进食低脂、高热量、高蛋白、富含维生素的饮食，不宜饮酒，禁饮浓茶、咖啡，禁食辛辣刺激性食物。③避免搔抓皮肤及外伤等，以免发生同形反应现象。

【护理评价】

经过治疗和护理，病人是否达到：①皮损减轻或消退。②能够接受或适应身体形象变化。

第二节　带状疱疹病人的护理

带状疱疹(herpes zoster)是由水痘-带状疱疹病毒所引起的，以沿单侧周围神经分布的簇集性小水疱为特征的常见皮肤疾病，常伴有明显的神经痛。好发于成年人，夏秋季发病率较高。

【病因与发病机制】

水痘-带状疱疹病毒通过呼吸道黏膜进入血液形成病毒血症，在皮肤上产生水痘，如感染后不出现水痘则为隐性感染，称为带病毒者。该病毒为嗜神经性，侵入皮肤感觉神经末梢后进入到脊髓后根的神经节或脑神经的感觉神经节内，并潜伏在该处。当机体免疫功能降低时，潜伏病毒被激活，沿感觉神经轴索下行到达该神经所支配区域的皮肤内复制，皮肤上发生水疱，同时受累神经发生炎症、坏死，

产生神经痛。本病愈后可以获得终身免疫。

【护理评估】

（一）健康史

评估病人发病前是否有外伤、感染、各种传染性疾病、肿瘤等消耗性疾病，是否应用免疫抑制剂、激素类药物及放疗等。

（二）身体状况

1. 症状　疼痛是最主要症状。病变处有明显的疼痛，呈烧灼样、刀割样、抽搐样疼痛，伴有酸麻胀感，并沿受累神经支配区域放射。疼痛多在皮肤、黏膜病损消退后 1 个月内消失，少数病人可持续 1 个月以上。发病前病人可有轻度乏力、低热、食欲缺乏等全身症状。

2. 皮损特征　皮损好发部位依次为肋间神经、颈神经、三叉神经和腰骶神经支配部位。皮损沿神经呈带状排列，多发生在身体一侧，一般不超过正中线。初起时患处皮肤呈不规则或椭圆形红斑，数小时后在红斑上发生粟粒或黄豆大小丘疹，簇状分布、不融合，继之迅速变成水疱，疱壁紧张发亮，疱液澄清，外周红润，各簇水疱间皮肤正常，数日后，疱浆浑浊而吸收，最终呈痂壳，1～2 周脱痂，有自限性，一般不留瘢痕。病程一般为 2～3 周，老年人为 3～4 周。

3. 特殊部位表现　病毒侵犯三叉神经而引起神经支配部位的特殊表现。

（1）眼带状疱疹：病变累及三叉神经第一支引起眼带状疱疹，可出现额部红斑水疱，眼周围肿胀、结膜充血，结膜或角膜出现水疱，可发生角膜炎，使视力受损，甚至失明。

（2）面部带状疱疹：病变累及三叉神经第二、三支，引起所支配的唇、腭、颞下、眶下及颧部（第二支）及舌、下唇、颊及颏部（第三支）皮肤出现水疱，并引起局部疼痛。

（3）耳带状疱疹：病毒累及面神经和听神经所致。侵犯膝状神经节可出现外耳道或鼓膜疱疹，膝状神经节受累同时侵犯面神经的运动和感觉神经纤维时，表现为面瘫、耳痛及外耳道疱疹三联征，称为 Ramsay-Hunt 综合征。

（三）心理-社会支持状况

评估病人有无因疼痛而引起睡眠障碍、焦虑不安等情绪。有无因三叉神经、面神经等受累致面瘫引起体像紊乱等。

（四）辅助检查

水疱基底部刮取物涂片查找多核巨细胞和内包涵体。

（五）治疗原则与主要措施

1. 药物治疗

（1）全身治疗：①抗病毒药物。阿昔洛韦等口服或静脉给药，一般用 7～10 天。②镇痛药。卡马西平止痛效果明显，也可用布洛芬、吲哚美辛等。③营养神经药物。常用维生素 B_1、维生素 B_{12}、维生素 C 等。

（2）局部治疗：眼部疱疹可用 3%阿昔洛韦眼膏、疱疹净滴眼液。口腔黏膜糜烂溃疡可用 0.1%～0.2%氯己定或 0.1%高锰酸钾液含漱。5%金霉素甘油糊剂或中药西瓜霜局部涂搽。皮肤疱疹或破溃有渗出者，局部药物湿敷，结痂后可局部涂擦少量 3%阿昔洛韦软膏。

2. 物理疗法　中波紫外线（UVB）照射皮损处，促进皮损干涸结痂。红外线或超短波照射患处，有助于缓解疼痛。

【常见护理诊断/问题】

1. 急性疼痛　与病毒侵犯神经，引起神经炎症、水肿有关。

2. 皮肤完整性受损　与病毒感染引起皮肤损害有关。

3. 睡眠型态紊乱　与剧烈疼痛有关。

【护理目标】

1. 神经痛减轻或消失。

2. 皮肤水疱干燥结痂，皮肤损害修复。

3. 睡眠质量良好。

【护理措施】

1. 一般护理　①采取保护性体位。②穿宽松衣裤，防止衣服摩擦患处增加疼痛。③保持病室内

空气清新，温、湿度适宜。④加强营养，增强机体抵抗力。

2. 用药护理　①指导病人正确使用眼药水滴眼，对眼部分泌物较多的病人用无菌盐水冲洗，如有角膜溃疡则禁忌冲洗，可用棉签擦除分泌物，防止眼睑粘连。②角膜、结膜受累时，嘱病人活动眼球，不宜终日紧闭双眼。③全身用药者应定期复查血常规及肝肾功能。④遵医嘱使用抗生素预防细菌感染。

3. 观察病情　观察皮损的变化，视力变化，观察有无发热、头痛、呕吐等全身症状。

4. 心理护理　关心体贴病人，分散其注意力以减轻疼痛，做好心理支持和疏导，减轻焦虑情绪等。

5. 健康指导　嘱病人适当休息，避免劳累；进食营养丰富的食物；加强锻炼，提高机体免疫力，避免诱发因素。

【护理评价】

经过治疗和护理，病人是否达到：①疼痛减轻或缓解。②皮损减轻或消退。③睡眠质量较好。

第三节　接触性皮炎病人的护理

接触性皮炎（contact dermatitis）是皮肤、黏膜接触化学制剂、蛋白、细菌和真菌等某些外源性物质而发生的急性或慢性炎症反应，好发于暴露部位。

【病因与发病机制】

外源性物质包括原发性刺激物和过敏性刺激物。

1. 原发性刺激物　由酸、碱等化学性物质、金属及其盐类、有机溶剂如煤焦油等引起。这类物质在低浓度时为刺激物，在高浓度时则变为刺激性或毒性物质，接触皮肤后引起急性皮炎，称刺激性接触性皮炎。其特点：①任何人接触后均可发病。②起病较急，无潜伏期。③症状的轻重取决于接触物的理化性质、浓度、接触方式及接触时间的长短等。④去除接触物，经适当治疗后，1~2 周内可逐渐痊愈。

2. 过敏性刺激物　由致敏性物质如动物皮毛及其制品、毒素、植物、化工原料等引起。少数过敏体质的人接触此类物质后，接触部位的皮肤和黏膜发生变态反应性炎症，属迟发型（Ⅳ型）变态反应。其特点：①有一定的潜伏期，首次接触不发病，经过 1~2 周后再次接触同样致敏物而发病。②皮损多呈广泛性、对称性分布。③易反复发作。④皮肤斑贴试验阳性。

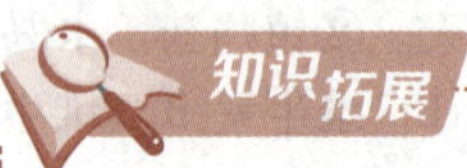

速发型（Ⅰ型）变态反应

速发型（Ⅰ型）变态反应，是临床最常见的一种由 IgE 介导的变态反应。当相同抗原再次进入机体，与附着在肥大细胞和嗜碱性粒细胞上的 IgE 分子结合，使肥大细胞和嗜碱性粒细胞脱颗粒，释放组胺、5-羟色胺等生物活性介质，这类物质作用于皮肤、呼吸道黏膜等效应器官，引起小血管及毛细血管扩张，通透性增加，嗜酸性粒细胞增多、浸润，可引起皮肤、黏膜变态反应，严重时可引起过敏性休克。在皮肤表现为荨麻疹、湿疹、血管神经性水肿等，其发生快，消退亦快，有明显的个体差异。

【护理评估】

（一）健康史

评估病人在工作、生活环境中是否接触原发性刺激物或接触有致敏性的物质，有无食物、药物过敏史等。

（二）身体状况

本病可根据病程分为急性、亚急性和慢性。多数起病急，在接触刺激物的部位发生皮肤损害。

1. 症状　局部常有不同程度的瘙痒、烧灼或胀痛感，搔抓后可将致病物带到远离皮损部位，发生

类似病变。严重者可出现畏寒、发热、头痛等全身症状。

2. 皮损特征　皮损多发生在面、颈、手背、前臂及小腿等暴露部位。多局限于直接接触部位，少数可蔓延或累及周边部位。皮损一般无特异性，典型皮损为边界清楚的红斑、丘疹、小水疱，皮肤薄嫩的部位有明显肿胀，严重时红肿明显并出现水疱和大疱，破溃后呈糜烂面，偶可发生组织坏死。如发生在眼睑、包皮及阴茎等皮肤疏松部位，则肿胀明显。

长期反复接触致敏物，病程迁延或反复发作，可演变成为慢性接触性皮炎，皮肤粗糙、轻度增生或苔鲜样变，经久不愈。

3. 特殊类型接触性皮炎

(1) 化妆品皮炎：由接触化妆品或染发剂后所致的急性、亚急性或慢性皮炎，轻者为接触部位出现红肿、丘疹、丘疱疹，重者在红斑基础上出现水疱甚至泛发全身。

(2) 尿布皮炎：因尿布更换不勤，细菌分解尿液产生的氨刺激皮肤所致。多累及婴儿的会阴部，皮损呈大片潮红，可发生斑丘疹和丘疹，边缘清楚。

(3) 漆性皮炎：系油漆或挥发性气体引起的皮肤过敏。表现为暴露部位潮红、水肿、丘疹、丘疱疹、水疱，严重者可融合成大疱，自觉瘙痒及灼热感。

（三）心理-社会支持状况

评估病人有无因皮肤病或病情加重产生的紧张、焦虑、恐惧感。

（四）辅助检查

斑贴试验是诊断接触性皮炎的最可靠的方法。

（五）治疗原则与主要措施

1. 去除病因　脱离刺激物是治疗的关键。多数接触性皮炎能确定致敏物质，应防止再次接触；若病人不能确定致敏物质，应寻找变应原，对可疑物质做斑贴试验。

2. 药物治疗

(1) 全身治疗：病变广泛或瘙痒剧烈者可服抗组胺药物或地西泮、维生素 C 及静脉注射钙剂。重症病人可应用糖皮质激素，并使用抗生素预防感染。

(2) 局部治疗：①急性期红肿明显者外用炉甘石洗剂，如有糜烂、渗液时用 3% 硼酸溶液冷湿敷，继发感染时用 0.1% 依沙吖啶溶液或 1∶5 000 高锰酸钾溶液或抗生素溶液湿敷，若有大疱可将疱液抽出再冷湿敷。②亚急性期有少量渗出时外用糖皮质激素糊剂或氧化锌油。③慢性期皮损，应选取皮质激素类软膏外搽或硬膏贴敷。

【常见护理诊断/问题】

1. 急性疼痛　与原发性刺激物如强酸、强碱刺激有关。
2. 皮肤完整性受损　与病变所致皮肤水疱破溃、糜烂、搔抓等有关。
3. 睡眠型态紊乱　与病变部位瘙痒有关。
4. 体像紊乱　与皮损在暴露部位、影响自身形象有关。

【护理目标】

1. 局部疼痛减轻或缓解。
2. 皮肤病变消退，皮肤破溃、糜烂面修复。
3. 睡眠质量良好。
4. 能够接受或适应身体形象变化。

【护理措施】

1. 一般护理　注意休息，不要过度疲劳；饮食清淡、易消化，多吃蔬菜、水果，预防便秘；避免食用易过敏的食物，忌酒及辛辣等刺激性食物，避免再次接触致敏物质。

2. 病情观察　观察皮损变化、瘙痒和灼痛的程度，有无全身症状等。

3. 预防继发性感染　宜穿松软棉织品内衣，对皮损广泛、糜烂渗液者应及时换药，严格无菌操作，防止继发性细菌感染；遵医嘱使用抗生素或病损部位涂擦抗生素软膏。

4. 瘙痒护理　瘙痒较重的病人，告之不要搔抓、揉搓或摩擦，避免用热水烫洗和使用肥皂，以免加

重皮损。督促或协助病人剪指甲，勤洗手，必要时戴手套，预防抓破皮肤。另外，分散病人注意力如看电视、听音乐等，也有助于减轻瘙痒症状，可减少或避免搔抓。

5. 用药护理　抗过敏、止痒可选用抗组胺药物，观察用药反应和副作用。

6. 心理护理　关心体贴病人，帮助病人了解发病原因、避免再次接触过敏物质；对于强酸或强碱所致暴露部位的损害，应做好病人心理支持和疏导，减轻焦虑等不良情绪反应，保持乐观、积极向上的心态。

7. 健康指导　避免再次接触刺激物或致敏物；保持规律的生活和充足的睡眠；急性期病变部位避免风吹日晒，不要用强刺激性药物；避免进食刺激性食物。

【护理评价】

经过治疗和护理，病人是否达到：①病人局部疼痛减轻或缓解。②皮肤病变消退，皮肤破溃、糜烂面修复。③睡眠质量良好。④能够接受或适应身体形象变化。

第四节　药疹病人的护理

药疹(drug eruption)　也称药物性皮炎(dermatitis medicamentosa)，是指药物通过各种途径进入体内引起皮肤、黏膜的炎性皮疹，是药物的一种不良反应。其特点为有用药史和一定的潜伏期，皮疹类型多样，轻者仅表现局部症状，重者可累及机体的各个系统，甚至危及生命。

【病因与发病机制】

引起药疹的药物种类很多，常见有磺胺类药、抗生素、解热镇痛药、镇静催眠药、抗癫痫药、血清制剂等。药疹的发病机制复杂，变态反应是主要因素。某些药物及其代谢产物作为抗原或半抗原，进入机体后引起体液免疫和细胞免疫反应，其产生的炎性介质引起皮肤组织损伤或机体功能障碍，可出现荨麻疹、血管性水肿、剥脱性皮炎等。除变态反应外，少数病人可能与药物的毒性作用、光感作用、机体内环境失调有关。

【护理评估】

图片：药疹

(一) 健康史

评估病人用药史，详细了解药物名称、剂量、用药途径等；有无过敏史，特别是药物过敏史。

(二) 身体状况

药疹皮损形态多种多样，形态较为复杂。同一种药物在不同病人身上可出现不同的皮疹，相同类型的皮疹又可由不同的药物所引起。常见皮疹有以下几种类型。

1. 麻疹型药疹(morbilliform drug eruption)或猩红热型药疹(scarlaliniform drug eruption)　为最常见药疹，多由解热镇痛药、巴比妥类、青霉素及磺胺类药物引起。

(1) 症状：自觉局部瘙痒或灼热感，常伴畏寒、发热、乏力、白细胞增高等全身症状。

(2) 皮损特征：麻疹样药疹为散在或密集分布的红色、针帽大小至粟粒状大小的斑丘疹，对称分布，可遍布全身，以躯干为多；猩红热样药疹皮损为小片红斑，并很快相互融合成红色斑片或斑丘疹，密集，对称分布，尤以腋窝、肘窝、腹股沟等皱褶处为明显。停药1~2周后皮疹消退，伴有轻重不一的糠秕状或大片脱屑。

2. 荨麻疹型药疹(urticaria drug eruption)　较常见，多由血清制品或青霉素及β内酰胺类抗生素、非甾体类抗炎药等引起。

(1) 症状：伴有血清病样症状，如发热、关节疼痛、淋巴结肿大、血管性水肿、蛋白尿等，严重者可出现过敏性休克。

(2) 皮损特征：为大小不等、形态不一的风团，与急性荨麻疹相似，但风团持续时间较长。

3. 固定红斑型药疹(fixed drug eruption)　较常见，常由磺胺类、解热镇痛药或巴比妥类药引起。

(1) 症状：局部瘙痒，灼痛感，全身症状不明显。

(2) 皮损特征：皮损可发生在任何部位，但以口腔和外生殖器等处多见。皮疹为圆形或椭圆形水

肿性紫红色斑，边缘清楚，一个或数个，大小不等、分布不对称，较重者在红斑上出现水疱。停药1～2周后皮疹消退，留下色素沉着斑。再服用同样或类似药物，则首先在原发疹部位出现同样皮疹，且范围可扩大，皮疹数目会增加。

4. 多形红斑型药疹（erythema multiforme drug eruption）　常由抗组胺类药、氨基比林、青霉素、普鲁卡因等药物引起。

（1）症状：局部疼痛较剧烈，伴畏寒、高热等全身症状。

（2）皮损特征：皮疹呈蚕豆大小的圆形或椭圆形水肿性红斑，中心颜色较深，边缘颜色较淡，边界清楚，红斑表面可并发水疱、糜烂。皮疹多分布于躯干、四肢伸侧，对称分布，重者可泛发全身，并在口腔、眼部、肛门及外生殖器等处发生水疱、大疱或糜烂。

5. 大疱性表皮松解型药疹（drug-induced bullosa epidermolysis）　是药疹中最严重的一型。常由磺胺类、解热镇痛类、巴比妥类药物引起，起病较急。

（1）症状：皮损处疼痛及触痛明显，全身症状重，有发热、头痛、白细胞增多，严重者常因继发感染、肝肾功能障碍、电解质紊乱、内出血等而死亡。

（2）皮损特征：为弥漫性紫红色斑片，迅速波及全身，在红斑表面迅速出现大小不等的松弛性水疱，且可互相融合，疱内含有淡黄色透明液体或呈血性，疱壁极薄，用手指推压水疱可使疱壁移动，称尼氏征阳性，又称棘层细胞松解征。在正常皮肤上稍用力推擦，也可出现表皮剥离的现象。大片表皮松解坏死形成鲜红色糜烂面，呈浅Ⅱ度烧伤样外观。

6. 剥脱性皮炎型药疹（drug-induced exfoliative dermatitis）　为较严重型药疹，多发生在用药时间较长或已发生药疹而仍未停药者。常由磺胺类、苯巴比妥、解热镇痛药、抗癫痫药等引起。初次发病者潜伏期约20天以上。

（1）症状：病人早期有全身不适、发热等前驱症状。发病后常有高热、寒战、浅表淋巴结肿大等全身症状，严重者可因肝肾衰竭或继发感染而死亡。

（2）皮损特征：皮疹开始为麻疹样或猩红热样红斑，很快融合扩大致全身弥漫性潮红、肿胀，较重者可形成水疱、糜烂、渗液及结痂。口腔黏膜或眼结膜可充血、水肿、糜烂，甚至角膜溃疡。皮疹2周左右开始消退，全身片状脱屑，手足部可呈手套或袜套状剥脱，严重者可有毛发、指甲脱落。脱屑可反复发生，持续一个月或更长时间。

（三）心理-社会支持状况

评估病人有无因瘙痒、睡眠障碍和疾病加重所产生的紧张、焦虑、恐惧感，有无因皮损导致体像紊乱等，评估病人家庭及社会支持情况。

（四）辅助检查

1. 皮内试验　预测皮肤变态反应，如青霉素、普鲁卡因过敏试验，对有药物过敏史者禁用。

2. 药物激发试验　药疹消退一段时间后，内服试验剂量，以探查可疑致敏药物，适用于口服药物所致的轻型药疹。

（五）治疗原则与主要措施

1. 停药并促进排泄　立即停用一切可疑的致敏药物，鼓励病人多饮水或给予静脉快速输液，促进体内致敏药物排泄。

2. 局部治疗　对无渗出的皮损，可用消毒粉剂；大疱者抽净疱内液体；糜烂时可用3%硼酸溶液或生理盐水等湿敷。

3. 全身治疗　对轻型药疹适当口服抗组胺药、维生素C及注射钙剂等；必要时短期口服泼尼松，局部使用无刺激性且有保护作用的外用药；对重型药疹病人，应采取严格的消毒隔离措施，及早使用大剂量糖皮质激素，选用抗生素防治继发感染，加强支持疗法和对症治疗。

【常见护理诊断/问题】

1. 皮肤、黏膜完整性受损　与皮肤、黏膜发生红斑、丘疹、水疱伴瘙痒有关。

2. 体像紊乱　与皮肤、黏膜发生红斑、丘疹、水疱等有关。

【护理目标】

1. 皮肤受损减轻或修复。

2. 能够接受或适应身体形象的变化。

【护理措施】

1. 一般护理　适当卧床休息，减少活动，严重者安置在重病监护室或单人房间。鼓励病人多饮水或静脉补液。注意保暖，内衣应宽松，避免用热水烫洗或肥皂擦洗，切勿搔抓，以免刺激或抓伤皮肤。

2. 加强营养　给予高蛋白、高热量、丰富维生素、易消化的饮食，必要时静脉维持营养，保持水、电解质平衡。对高热及广泛皮疹者，可输入清蛋白或新鲜血，增加机体免疫力，促进皮损修复。

3. 观察病情　重症药疹病人每天定时监测生命体征，记录24小时液体出入量，注意心、肝、肾、造血系统的功能变化；观察有无呼吸道黏膜脱落所致呼吸道阻塞；观察皮疹的变化和药物的副作用。

4. 局部护理　因皮疹广泛而采用暴露疗法者，保持创面干燥、清洁。眼部黏膜受损时每2~3小时滴抗炎眼药水，晚上涂4%硼酸眼膏，防止结膜粘连；口鼻有干痂者可用液状石蜡软化后清洗；每天做好口腔护理，可用1:5 000的呋喃西林液漱口；每次排便后清洗，并扑粉或薄涂收敛性膏剂，保持外阴及肛门部清洁和干燥。

5. 心理护理　注意病人的情绪变化，安慰、鼓励病人，增加战胜疾病的信心，配合治疗。

6. 健康指导　告知病人避免使用已知过敏药物或结构相似药物；用药过程中注意观察药疹的早期症状，并嘱病人要牢记致敏药物名称。

【护理评价】

经过治疗和护理，病人是否达到：①皮肤、黏膜炎性皮损减轻或消失。②能够接受或适应身体形象变化。

（邹继华　杨丽艳）

思考题

1. 李先生，38岁。1年前开始时后背部出现小红斑疹，上覆有皮屑，逐渐扩大如钱币状大小，很快发展到躯干、四肢。检查所见皮损面积较大，连成地图状，上面附有厚鳞屑，有时感瘙痒，搔抓后出血，病人十分痛苦。鳞屑易刮除，见"蜡滴现象"，刮除表面银白色鳞屑可见一层淡红色发亮薄膜，刮除薄膜，出现点状出血。

请思考：

（1）该病人最可能的诊断是什么？

（2）目前存在哪些主要护理问题？

（3）针对该病人的情况，护士应采取哪些护理措施？

2. 李女士，45岁。3天前因感冒、发热，静脉滴注头孢噻肟钠治疗后出现颜面、颈、胸、腹部呈现大小不等、形状不规则、高于皮肤表面、边界清楚的荨麻疹，伴瘙痒，影响病人睡眠。

请思考：

（1）该病人最可能的诊断是什么？

（2）目前存在哪些主要护理问题？

（3）针对该病人的情况，护士应采取哪些护理措施？

3. 李先生，32岁。一周前发生感冒。感冒好转后左侧胸、背、腰部起红斑、水疱伴疼痛3天就诊。病人于3天前自觉左侧胸、背、腰部出现针刺样痛，继而出现红斑及簇集性小水疱，疼痛渐加重，自服去痛片及外用皮炎平等药物未见好转而就诊。

请思考：

（1）该病人最可能的诊断是什么？

（2）该病人主要护理问题有哪些？
（3）如何对该病人进行护理？

思路解析

扫一扫、测一测

笔记

第十四篇　传染病病人的护理

传染病是由各种病原体感染人体后引起的具有传染性的疾病。由病原体感染所引起的疾病，称为感染性疾病，包括传染病和非传染性感染性疾病。

历史上，众多传染病的暴发流行被称为瘟疫，曾给人类带来巨大的灾难。我国在"预防为主、防治结合"的卫生工作方针指引下，天花、脊髓灰质炎、乙型脑炎、麻疹等许多传染病被消灭或得到控制。目前，虽然传染病已不再是引起人类死亡的首要原因，但病毒性肝炎、肾综合征出血热、感染性腹泻等仍广泛存在；血吸虫病、结核病等原已基本得到控制的传染病发病率上升；艾滋病、传染性非典型肺炎、人感染高致病性禽流感等新发传染病不断被发现，对人类的健康和生命及社会经济的发展构成了严重威胁。因此，对传染病的预防、治疗和护理工作仍需加强。

第九十八章　概述

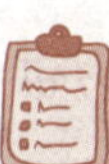

学习目标

1. 掌握传染病的隔离与消毒措施，传染病流行的基本条件和护理评估要点。
2. 熟悉感染过程的表现，传染病的基本特征和临床特点、预防措施。
3. 了解传染病的诊断和治疗原则。
4. 应用理论知识评估传染病病人的病情、提出护理问题、实施护理措施和对病人及其家属进行健康指导的能力。
5. 具备良好的沟通交流能力，对传染病病人进行人文关怀，在护理传染病病人的过程中能做好自我保护。

第一节　传染病基本知识

一、感染与免疫

感染是病原体侵入机体后与人体相互作用和相互斗争的过程。感染的表现取决于病原体的致病力和人体的免疫力，亦与药物或放射治疗、受凉、劳累等外界干预和影响因素有关。因而，产生了感染过程的不同表现，在一定的环境影响下，这些表现可以互相转化或移行，呈动态的变化。

（一）感染过程的表现

1. 清除病原体　病原体侵入人体后，被处于机体防御第一线的非特异性免疫屏障（胃酸），或事先存在于体内的特异性体液免疫（免疫球蛋白）与细胞免疫（细胞因子）所清除，人体不产生病理变化，临床上无任何症状。

2. 隐性感染　又称亚临床感染，指病原体侵入人体后，仅致机体发生特异性免疫应答，不引起或只引起轻微的组织损伤，临床上无任何症状、体征甚至生化改变，只有通过免疫学或病原学检查才能发现。隐性感染后，大多数人获得不同程度的特异性免疫，病原体被清除；少数人转变为病原携带状态，成为无症状携带者。

3. 显性感染　又称临床感染，指病原体侵入人体后，不但引起机体产生免疫应答，而且通过病原体自身的作用或人体的变态反应，导致组织损伤，引起病理改变和临床表现。在大多数传染病中，显性感染只占全部受感染者的少部分，少数传染病如麻疹、水痘以显性感染多见。显性感染后的结局各异，多数感染者机体内病原体可被完全清除，机体获得特异性免疫力，不宜再受感染，如细菌性痢疾、阿米巴痢疾等；感染过程结束后，人体获得一定免疫力。少数显性感染者可转为病原携带者。

4. 病原携带状态　指病原体侵入人体后，在体内生长繁殖并不断排出体外，但人体无任何临床表现的状态，是传染病流行的重要传染源。病原携带状态是人体防御能力与病原体处于相持状态的表现。

5. 潜伏性感染　人体的免疫功能足以将入侵的病原体局限于某个部位而不出现显性感染，但又不足以将其清除，病原体可长期潜伏，待机体免疫功能下降时，则引起显性感染（如带状疱疹）。潜伏性感染期间，病原体一般不排出体外，故不会成为传染源。

上述5种表现以隐性感染最常见，病原携带状态次之，显性感染最少见但最易识别。隐性感染、病原携带状态和显性感染均有传染性，病原携带状态为最重要的传染源。

（二）感染过程中病原体的致病作用

病原体侵入人体后能否引起疾病，取决于其致病能力和机体的免疫功能。病原体的致病能力包括以下几个方面。

1. 侵袭力　指病原体侵入人体并在人体内扩散的能力，如霍乱弧菌的黏附能力、阿米巴原虫的溶组织能力。

2. 毒力　包括外毒素和内毒素。外毒素通过与靶细胞的受体结合进入细胞内而起作用；内毒素则通过激活单核-巨噬细胞、释放细胞因子而起作用。

3. 数量　同一种传染病，入侵病原体的数量与致病能力成正比；不同传染病，引起发病的最低病原体数量有很大差异，如伤寒需要10万个菌体，而细菌性痢疾仅需要10个菌体。

4. 变异性　病原体可因环境或遗传等因素而发生变异。抗原变异可致病原体逃避机体的特异性免疫作用，继续引起疾病或使疾病慢性化，为该病的预防带来困难。

（三）感染过程中机体的免疫应答

机体的免疫应答分为有利于抵抗病原体的保护性免疫和促进病理改变的变态反应。保护性免疫包括非特异性免疫和特异性免疫。也可以是促进病理生理的过程及组织损伤的变态反应。病原体入侵机体后是否发病取决于病原体的致病能力和机体免疫应答的综合作用。

1. 非特异性免疫　通过遗传获得，无抗原特异性。

（1）天然屏障：皮肤、黏膜及其分泌物等外部屏障和血脑屏障、胎盘屏障等内部屏障。

（2）吞噬作用：单核-巨噬细胞和各种粒细胞（尤其是中性粒细胞）的非特异性吞噬功能，可清除机体内的病原体。

（3）体液因子：包括存在于体液中的补体、溶菌酶和白细胞介素、肿瘤坏死因子、γ-干扰素等各种细胞因子。体液因子可直接或通过免疫调节作用清除病原体。

2. 特异性免疫　由淋巴细胞介导，只针对一种病原体。感染后免疫均为特异性免疫，且为主动免疫。

（1）细胞免疫：由T淋巴细胞介导，主要针对细胞内寄生的病原体，如病毒、真菌、原虫和伤寒杆菌、结核分枝杆菌等部分在细胞内寄生的细菌，亦调节体液免疫。致敏T淋巴细胞与相应抗原再次相遇时，通过细胞毒性淋巴因子杀伤病原体及其所寄生的细胞。

（2）体液免疫：由B淋巴细胞介导，主要针对细胞外寄生的病原体。致敏B淋巴细胞受抗原刺激后转化为浆细胞，产生能与相应抗原结合的抗体，即免疫球蛋白（Ig）。抗体分为抗毒素、抗菌性抗体、中和（病毒的）抗体及调理素，在化学结构上可分为5类，即IgG、IgA、IgM、IgD和IgE。感染过程中IgM首先出现但持续时间不长，是近期感染的标志；IgG随后出现，持续时间较长；IgA是呼吸道和消化道黏膜上的局部抗体；IgE主要作用于入侵的原虫和蠕虫。

二、传染病的流行过程和影响因素

传染病的流行过程即传染病在人群中发生、发展和转归的过程。

（一）传染病流行的基本条件

传染病的流行须具备3个基本条件。

1. 传染源　指体内有病原体生长、繁殖并能排出病原体的人和动物。

（1）病人：通过咳嗽、呕吐、腹泻等排出病原体，传染性强。慢性病人可长期排出病原体。

（2）隐性感染者：数量多，但因无症状而不易被发现，是某些传染病（如流行性脑脊髓膜炎等）的重要传染源。

（3）病原携带者：无症状而能排出病原体的人，是最重要的传染源。根据发生时间分为：无症状携带者（发生于隐性感染之后）、潜伏期携带者（发生于显性感染之前）、恢复期携带者（发生于显性感染之后）；根据携带病原体持续时间分为：急性携带者（携带时间短于3个月）和慢性携带者（携带时间长于3个月）。

（4）受感染动物：可将其携带的病原体传给人类，如狂犬病、钩端螺旋体病、恙虫病等，称为动物源性传染病。其中可在哺乳动物和人类之间互相传播的称为人畜（兽）共患病。

2. 传播途径　病原体离开传染源到达另一个易感者所经过的途径。不同传染病其传播途径不同。

（1）呼吸道传播：病原体存在于空气中的飞沫或气溶胶中，易感者吸入时获得感染。见于麻疹、白喉、肺结核、禽流感和严重急性呼吸综合征等以呼吸道为进入门户的传染病。

（2）消化道传播：病原体污染食物、饮用水或食具，易感者进食时获得感染。见于伤寒、细菌性痢疾、霍乱、细菌性食物中毒、甲型和戊型病毒性肝炎等以消化道为进入门户的传染病。

（3）接触传播：分为直接接触和间接接触。直接接触是指传染源与易感者不经过任何外界因素而直接接触所造成的传播，如不洁性接触可传播艾滋病、乙型和丙型病毒性肝炎。间接接触可传播消化道和呼吸道传染病，在肠道传染病中尤为多见，即传染源的分泌物或排泄物污染餐具、玩具、洗漱用具等日常生活用品，易感者接触后引起感染。

（4）血液体液传播：病原体存在于病人或病原携带者的血液或体液中，通过输血和血制品、单采血浆、器官和骨髓移植、共用注射器或共用未做到“一用一消毒”的医疗检查器械、手术器械及针灸等，易感者获得感染。如艾滋病、乙型和丙型病毒性肝炎。

（5）虫媒传播：指经蚊虫、恙虫、蜱、螨等节肢动物叮咬、吸血所造成的传播，如流行性乙型脑炎、疟疾、肾综合征出血热等。人与人之间如无虫媒存在，这些疾病并不互相传染。经虫媒传播的疾病有严格的季节性，与节肢动物的生活习性有关。

（6）土壤传播：易感者与被污染的水或土壤接触时被感染，如破伤风、炭疽、血吸虫病、钩虫病。

（7）母婴传播：指携带病原体的母亲将病原体传播给下一代，包括宫内感染胎儿、产程感染新生儿和生后哺乳感染婴幼儿。

母婴传播属于垂直传播，其他途径传播统称为水平传播。婴儿出生前已经从母亲或父亲获得的感染称为先天性感染。

3. 人群易感性　对某种传染病缺乏特异性免疫力的人称为易感者，易感者在某一特定人群中的比例决定该人群的易感性。当易感者的数量在人群中达到一定水平，同时又有传染源和合适的传播途径时，则很容易发生该传染病的流行。普遍进行人工主动免疫可降低人群的易感性。

影响人群易感性的因素

新生人口的增加、易感人群的大量流入、已获得免疫的人群免疫力降低、病原体的变异等原因可导致人群易感性增高；而传染病流行后的病后免疫和隐性感染免疫的增多、人工主动免疫措施的推广、免疫人群的移入、人群一般抵抗力的提高等，可使人群的易感性降低。

（二）影响流行过程的因素

传染病的流行过程受自然因素和社会因素影响。

1. 自然因素　指地理环境、气候、生态等因素。例如我国北方有黑热病地方性流行区，南方有血吸虫病地方性流行区；呼吸道传染病多见于冬、春季节，消化道传染病多见于夏、秋季节；鼠疫、钩端螺旋体病等可在野生动物之间相互传播，人类进入这些地区亦可受感染。

2. 社会因素　包括社会制度、文化水平、营养状况和医疗卫生条件等，对传染病的流行过程有决定性影响。

三、传染病基本特征和临床特点

（一）传染病基本特征

1. 有病原体　每种传染病都是由特异性病原体所引起，如肾综合征出血热的病原体是汉坦病毒、伤寒的病原体是伤寒杆菌、疟疾的病原体是疟原虫。病原体中以病毒和细菌最常见。近年来发现一种缺乏核酸结构的具有感染性的变异蛋白质，称为朊粒，是人类疯牛病等疾病的病原体。获得性免疫缺陷综合征（AIDS）的病原体是人类免疫缺陷病毒（HIV）。临床上检出病原体对明确诊断有重要意义。

2. 有传染性　病原体由一个宿主体内排出，经一定途径传给另一个宿主的特性即为传染性，是传染病与其他感染性疾病的主要区别。传染病病人具有传染性的时期称为传染期，是隔离期限的重要依据。

3. 有流行病学特征　传染病的流行过程在自然因素和社会因素影响下，表现出以下特征：

（1）流行性：在一定条件下，传染病在人群中传播蔓延的特性称为流行性。依据流行强度和广度可分为以下几种。

1）散发：某传染病的发病率在某地区呈一般或常年的水平。

2）流行：某传染病在某地区的发病率显著高于一般或常年的发病水平（一般3~10倍）。

3）大流行：某传染病在一定时间内迅速蔓延，波及范围广泛，甚至超出国界或州界。

4）暴发：传染病病例的发病时间分布高度集中于一个短时间之内（通常为该病的潜伏期内），且由同一传染源或共同的传播途径所引起（如流行性感冒和食物中毒）。

（2）季节性：指某些传染病的发病率在每年一定季节出现升高的现象，如呼吸道传染病冬春季节发病率升高，消化道传染病夏秋季节发病率升高。

（3）地方性：指某些传染病仅在一定地区发生和流行的特性。如血吸虫病流行于我国长江流域

及其以南的13个省、市、自治区，与中间宿主钉螺的存在有关。以野生动物为传染源的疾病，称为自然疫源性疾病，也属于地方性传染病。存在这种疾病的地区称自然疫源地，如鼠疫、钩端螺旋体病，人进入这个地区就有受感染的可能。

疫 源 地

疫源地是传染源排出病原体可能波及的范围。范围小的疫源地（如只有一个传染源）称为疫点，范围较大的疫源地称为疫区。影响疫源地范围大小的因素有：①传染源存在的时间。②传染源活动的范围。③疾病的传播方式。④周围人群的免疫力。⑤环境条件。疫源地是传染病流行过程的组成部分，一旦疫源地全部消灭，传染病的流行即告终止。

（4）外来性：指在国内或地区内原来不存在，而从国外或外地通过外来人口或物品传入的传染病，如霍乱。

4. 有感染后免疫 免疫功能正常的人，经显性或隐性感染后，都能产生针对所感染病原体的特异性免疫，属于主动免疫。感染后免疫力持续时间因病而异，从而可出现再感染和重复感染。再感染是指传染病痊愈后，经一定时间免疫力逐渐消失，又感染同一种病原体（如细菌性痢疾）；重复感染是指传染病尚未痊愈，又受同一种病原体感染（如感冒）。

（二）传染病临床特点

1. 病程发展的阶段性 急性传染病的发生、发展和转归，分为四个阶段。

（1）潜伏期：从病原体侵入人体到出现临床症状为止的时期。相当于病原体在体内定位、繁殖、转移、引起组织损伤和功能改变、导致临床症状出现之前的整个过程。每一种传染病的潜伏期都有一定范围并呈常态分布，是确定检疫（观察、留验接触者）期限的依据。此期无症状但具有传染性。

（2）前驱期：从起病至症状明显开始为止的时期。出现发热、头痛、乏力、肌肉酸痛、食欲缺乏等许多传染病所共有的症状。起病急骤者可无此前期表现，此期症状无特异性，具有传染性。

（3）症状明显期：出现某传染病所特有症状和体征的时期，如典型的热型、具有特征性的皮疹、黄疸、肝脾大和脑膜刺激征等。本期又可分为上升期、极期和缓解期。本期传染性较强且易产生并发症。某些传染病，如脊髓灰质炎、乙型脑炎等，大部分病人度过前驱期后可随即进入恢复期，临床上称为顿挫期，仅少部分病人进入症状明显期。

（4）恢复期：人体免疫力增强到一定程度，体内病理生理过程基本终止，病人的症状和体征逐渐消失。此期体内病原体尚未被完全清除（如霍乱、细菌性痢疾），或还有残余病理改变（如伤寒）及生化改变（如病毒性肝炎），传染性还会持续一段时间。

有些传染病病人在病程中可出现复发和再燃。复发是指病人进入恢复期后，已稳定退热一段时间，由于体内残存的病原体再度繁殖，使初发病的症状再度出现。再燃则为当病人进入恢复期时，体温尚未稳定恢复至正常，因潜伏于血液或组织中的病原体再度繁殖，使体温再度升高，初发病的症状和体征再度出现。传染病病人在恢复期结束后，某些器官的功能长期未能恢复，称为后遗症。

2. 临床类型 根据传染病临床过程的长短可分为急性、亚急性、慢性；根据病情轻重可分为轻型、中型、重型和极重型；发病急骤而病情严重者称爆发型；根据临床特征分为典型与非典型，典型相当于中型或普通型，非典型则可轻可重。临床分型对治疗、隔离、护理等具有指导意义。

3. 常见症状和体征 包括发热、发疹、毒血症状和肝、脾、淋巴结肿大。

四、传染病预防

做好传染病的预防工作，对减少传染病的发生及流行、最终达到控制和消灭传染病有重要意义。传染病的预防应针对传染病流行过程的三个环节采取综合性措施，并根据各种传染病的特点、传播的主要环节采取相应的措施以终止其继续传播。

（一）管理传染源

管理传染源是预防传染病的基本措施，包括严格执行传染病报告制度，对有传染性的病人和病原

携带者进行隔离和治疗,对接触者进行检疫和预防,对感染动物进行处理等。

1. 我国法定传染病分类 传染病报告制度是早期发现传染病的重要措施。我国2004年12月1日颁布的新《中华人民共和国传染病防治法》,将法定传染病分为甲、乙、丙三类(表14-98-1),实行分类管理。

表14-98-1 我国法定传染病分类

分类	疾病
甲类	鼠疫、霍乱
乙类	传染性非典型肺炎、艾滋病、病毒性肝炎、脊髓灰质炎、人感染高致病性禽流感、麻疹、肾综合征出血热、狂犬病、流行性乙型脑炎、登革热、炭疽、细菌性和阿米巴性痢疾、肺结核、伤寒和副伤寒、流行性脑脊髓膜炎、百日咳、白喉、新生儿破伤风、猩红热、布鲁菌病、淋病、梅毒、钩端螺旋体病、血吸虫病、疟疾、甲型H1N1流感
丙类	流行性感冒、流行性腮腺炎、风疹、急性出血性结膜炎、麻风病、流行性和地方性斑疹伤寒、黑热病、棘球蚴病、丝虫病,除霍乱、细菌性和阿米巴性痢疾、伤寒和副伤寒以外的感染性腹泻病、手足口病

注:乙类中传染性非典型肺炎、炭疽中的肺炭疽和人感染高致病性禽流感按甲类传染病管理

2. 传染病报告时限 根据《传染病信息报告管理规范2016版》中的传染病报告时限规定,责任报告单位和责任疫情报告人,发现甲类传染病和乙类传染病中的肺炭疽、传染性非典型肺炎等或疑似病人时,或发现其他传染病和不明原因疾病暴发时,应于2小时内将传染病报告卡通过网络报告。对其他乙、丙类传染病病人,疑似病人和规定报告的传染病病原携带者在诊断后,应于24小时内进行网络报告。不具备网络直报条件的医疗机构及时向属地乡镇卫生院、城市社区卫生服务中心或县级疾病预防控制机构报告,并于24小时内寄送出传染病报告卡至代报单位。

3. 传染病管理措施 依据传染源的不同采取相应的管理措施。

(1) 对病人的管理:对传染病病人应做到早发现、早诊断、早报告、早隔离、早治疗。《中华人民共和国传染病防治法》规定,对于甲类传染病,医疗机构应及时采取下述措施。

1) 对病人和病原携带者予以隔离治疗,隔离期限根据医学检查结果确定。

2) 对疑似病人,确诊前在指定场所进行单独隔离治疗。

3) 对医疗机构内的病人、病原携带者和疑似病人的密切接触者,在指定场所进行医学观察和采取其他必要的预防措施。

4) 拒绝隔离治疗或隔离期未满擅自脱离隔离治疗者,可以由公安机关协助医疗机构采取强制性隔离治疗措施。

(2) 对接触者的管理:接触者是指曾经和传染源接触的人,可能受到感染而处于疾病的潜伏期,有可能是传染源。应对接触者及其携带物品实行医学观察、留验等检疫措施。检疫期限由最后接触之日起,至该病最长潜伏期。医学观察指对接触者的日常活动不予限制,但每天进行必要的检查,主要针对乙类传染病。留验又称隔离观察,是对接触者的日常活动予以限制,接触者在指定场所进行医学观察,确诊后立即进行隔离治疗,主要用于甲类传染病。对集体单位的留验称为集体检疫。

(3) 对病原携带者的管理:应做到早期发现。凡是传染病接触者、有传染病史者、流行区居民以及服务性行业、托幼机构与供水行业的工作人员应定期普查,检出病原携带者。做好登记,指导其养成良好的卫生和生活习惯,并随访观察。必要时调整工作岗位或隔离治疗。

(4) 对动物传染源的管理:根据动物的病种和经济价值,予以隔离、治疗或杀灭、焚毁等。有经济价值且非烈性传染病的动物,应分群放牧或分开饲养,并予以治疗。无经济价值或危险性大的动物(如鼠类、狂犬)应予捕杀、焚毁。在流行地区,对动物进行预防接种,可降低发病率。

(二) 切断传播途径

切断传播途径是预防传染病继续传播的有效措施。对于消化道传染病,应加强饮食卫生、粪便管理和水源保护,对病人进行床边隔离、吐泻物消毒。对于呼吸道传染病,应着重进行空气消毒,提倡外出时戴口罩,流行期间少到公共场所,不随地吐痰。对于经血液和体液传播的传染病,应加强血源和血制品的管理等。

（三）保护易感人群

保护易感人群主要是增强人体免疫力,亦可采用药物预防。

1. 增强人体免疫力

（1）增强非特异性免疫力:非特异性免疫包括各种屏障作用、单核-巨噬细胞和粒细胞的吞噬作用、补体和溶菌酶的清除作用等,是产生特异性免疫的基础。提高非特异性免疫力的主要措施是加强体育锻炼、合理饮食、规律生活、保持心情愉快等。

（2）增强特异性免疫力:人体可通过隐性感染、显性感染或预防接种获得对某种病原体的特异性免疫,其中以预防接种最为重要,包括以下两种:

1）人工主动免疫:有计划地将免疫原性物质如疫苗、菌苗、类毒素等接种到人体内,使人体自行产生特异性免疫。接种后1~4周产生免疫力,持续数月到数年。

2）人工被动免疫:将制备好的含抗体的血清或抗毒素注入易感者体内,使人体获得抗体而受到保护。注射后迅速产生免疫,但持续时间仅2~3周,多用于治疗或对接触者的紧急预防。常用制剂有免疫血清(抗毒素)、胎盘球蛋白、人血丙种球蛋白和特异性高效价免疫球蛋白。

2. 药物预防　对某些尚无特异性免疫方法或免疫效果尚不理想的传染病,在流行期间可给易感者口服药物预防,对降低发病率和控制流行有一定作用。如口服乙胺嘧啶预防疟疾等。

传染病暴发流行时的紧急措施

根据传染病防治法规定,在有传染病暴发流行时,县级以上地方人民政府应立即组织力量,按照预防、控制预案进行防治,切断传染病的传播途径。必要时,报经上一级人民政府决定,可采取下列紧急措施并予以公告:①限制或停止集市、影剧院演出或其他人群聚集的活动。②停工、停业、停课。③封闭或者封存被传染病病原体污染的公共饮用水源、食品及相关物品。④控制或者捕杀染疫野生动物、家禽家畜。⑤封闭可能造成传染病扩散的场所。

五、标准预防和传染病隔离与消毒

（一）标准预防

标准预防是1985年由美国疾病控制与预防中心(CDC)提出的普遍预防,1996年美国疾病控制中心将普遍预防概念进行了扩展,增加了空气和飞沫传播的疾病防护措施,修订为标准预防。标准预防是基于病人血液、体液、分泌物(不包括汗液)、排泄物、非完整皮肤和黏膜均含有感染性因子的原则,针对医院所有病人和医务人员采取的一组预防感染的措施。

1. 标准预防特点

（1）视所有病人的血液、体液、分泌物和排泄物有传染性而需进行隔离,既要预防血源性疾病的传播,也要预防非血源性疾病的传播。在接触物质时,无论自身黏膜与皮肤是否完整,都必须采取相应的防护措施,包括手卫生。即必须根据预期可能的暴露选用手套、隔离衣、口罩、护目镜或防护面罩,安全注射,穿戴合适的防护用品处理病人环境中污染的物品与医疗器械。

（2）根据传播途径采取相应的隔离措施。要防止经血传播性疾病的传播,也要防止非经血传播性疾病的传播。

（3）采取双向防护,既要预防疾病从病人传染给医务人员,也要预防疾病从医务人员传染给病人,即双向防护。

2. 标准预防主要措施

（1）洗手,戴手套、面罩、护目镜和口罩,穿隔离衣。

（2）将可能污染环境的病人安置在专用病房(隔离室),以维持适当的卫生或环境控制。病房内空气在排出或流向其他领域之前,应经高效过滤处理。病人在房内时房门应保持关闭。

(3) 处理可重复使用的设备、物体表面、环境、衣物和餐饮具的消毒。

(4) 急救场所进行心肺复苏时，使用简易呼吸囊（复苏袋）或其他通气装置代替口对口人工呼吸。

(5) 按照国家颁布的《医疗废物管理条例》及其相关法律法规，对医疗废物进行无害化处理。

(6) 其他预防措施：可重复使用设备的清洁消毒；医院日常设施、环境的清洁标准和卫生处理程序的落实；医护人员的职业健康安全措施，如处理所有的锐器时应当特别注意，防止被刺伤，用后的针头及尖锐物品应弃于锐器盒内。

（二）传染病隔离

隔离是将传染病病人、病原携带者安置于指定地点，与健康人和非传染病人分开，以防止病原体扩散和传播。

1. 隔离原则

(1) 单独隔离传染源，避免与周围人群尤其是易感者的接触。

(2) 在标准预防措施的基础上，根据不同传染病的传播途径，采取相应的隔离和消毒措施。

(3) 严格执行陪伴和探视制度。

(4) 将隔离期限和病原体检测作为解除隔离的依据。

2. 隔离种类　传统的传染病隔离国内多采用以类目为特征的隔离系统，即严密隔离、接触隔离、呼吸道隔离、抗酸杆菌隔离、肠道隔离、引流物-分泌物隔离和血液-体液隔离 7 种类型。2009 年国家卫生部《医院隔离技术规范》要求，在标准预防的基础上，根据疾病传播途径采取接触、飞沫或空气隔离。更新了某些按疾病隔离的内容，增加了耐甲氧西林金黄色葡萄球菌、耐万古霉素肠球菌等新出现的耐药性病原菌的隔离措施。

(1) 接触隔离（隔离标志为蓝色）：适用于经接触传播的疾病，如肠道感染、多重耐药菌感染、皮肤感染等。

1) 病人隔离要求：限制活动范围并减少转运。

2) 医务人员防护措施：接触隔离病人的血液、体液、分泌物、排泄物时，应戴手套；进入隔离病室、从事可能污染工作服的操作时，应穿隔离衣；接触甲类传染病应按要求穿防护服。

(2) 飞沫隔离（隔离标志为粉色）：适用于经飞沫传播的疾病，如百日咳、流行性感冒、流行性脑脊髓膜炎等。

1) 病人隔离要求：限制病人的活动范围并减少转运；病情允许时，应戴外科口罩并定期更换；病人之间、病人与探视者之间相隔距离应在 1m 以上；病房加强通风或进行空气消毒。

2) 医务人员防护措施：严格按照区域流程，在不同的区域穿戴不同的防护用品；与病人近距离（1m 以内）接触时应戴帽子和医用防护口罩；进行可能发生喷溅的诊疗操作时，应戴护目镜或防护面罩，穿防护服；接触病人的血液、体液、分泌物、排泄物时，应戴手套。

(3) 空气隔离（隔离标志为黄色）：适用于经空气传播的疾病，如肺结核、传染性非典型肺炎、水痘等。

1) 病人隔离要求：无条件收治时，应尽快转送至有条件收治呼吸道传染病的医疗机构，转运过程中注意医护人员的防护。

2) 医务人员防护措施：严格按照区域流程，在不同的区域穿戴不同的防护用品；进入确诊或可疑传染病病房时，应戴帽子、医用防护口罩；进行可能发生喷溅的诊疗操作时，应戴护目镜或防护面罩，穿防护服；接触病人的血液、体液、分泌物、排泄物时，应戴手套。

（三）传染病消毒

消毒是通过物理、化学或生物学方法，消除或杀灭环境中的病原体，是切断传播途径的重要手段。

1. 消毒种类　依性质不同分为预防性消毒和疫源地消毒。

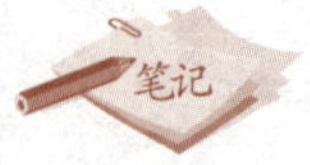

(1) 预防性消毒：指对可能受病原体污染的场所、物品和人体进行消毒，其目的是预防传染病的发生。如对饮用水源、餐具的消毒；医院病房、手术室和医护人员手的消毒。

（2）疫源地消毒：指对目前存在或曾经存在传染源的地区进行消毒，其目的是杀灭由传染源排到外界环境中的病原体。疫源地消毒包括：①终末消毒，指病人痊愈或死亡后，对其原居住地进行的最后一次彻底的消毒。②随时消毒，指对传染源的排泄物、分泌物及其所污染的物品及时进行消毒。

2. 消毒方法　参见《基础护理学》中相关内容。

第二节　传染病病人的护理评估

（一）健康史

了解病人患病时间，有无明显诱因，主要症状和体征及其特点，导致病情加重或缓解的因素，有无伴随症状和并发症。病人发病后曾进行的检查，治疗、护理经过和效果。病人目前的主要不适和病情变化，患病后饮食、睡眠、大小便、体重等一般情况。病人居住地或近期是否到过某传染病流行区、是否有与传染病人和病畜的接触史，发病的季节，既往预防接种情况，饮食习惯和生活方式。

（二）身体状况

1. 发热　不同传染病，其热型、热程和伴随症状各有特点。

（1）热型：典型的热型具有鉴别诊断意义，是传染病的重要特征之一，如伤寒的稽留热、疟疾的间歇热、布鲁菌病的波状热等。

（2）热程：不同传染病发热的热程不同，超过2周者为长期发热。伤寒病人表现为长期高热，流行性乙型脑炎病人表现为短期高热，艾滋病和结核病则表现为长期低热。

（3）伴随症状：高热伴寒战见于流行性脑脊髓膜炎、疟疾；伴皮肤、黏膜出血见于肾综合征出血热、钩端螺旋体病，伴意识障碍见于流行性乙型脑炎、中毒性菌痢。

2. 发疹　包括皮疹（外疹）（图14-98-1）和黏膜疹（内疹）（图14-98-2），是许多传染病的特征之一。皮疹出现的时间、分布、形态和出疹顺序，对传染病的诊断和鉴别诊断有重要意义（表14-98-2）。

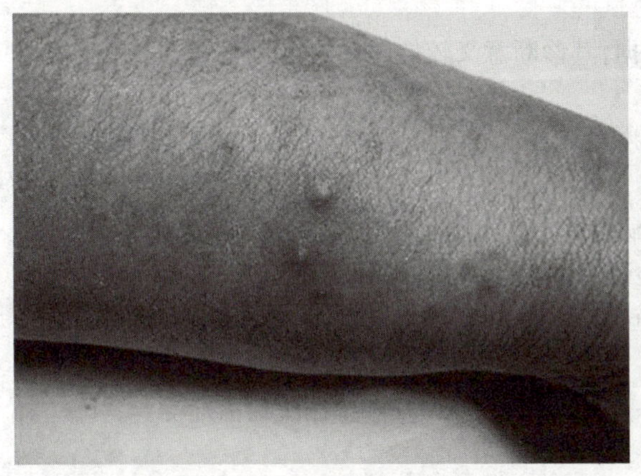

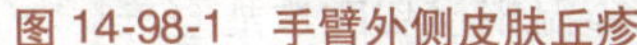
图14-98-1　手臂外侧皮肤丘疹

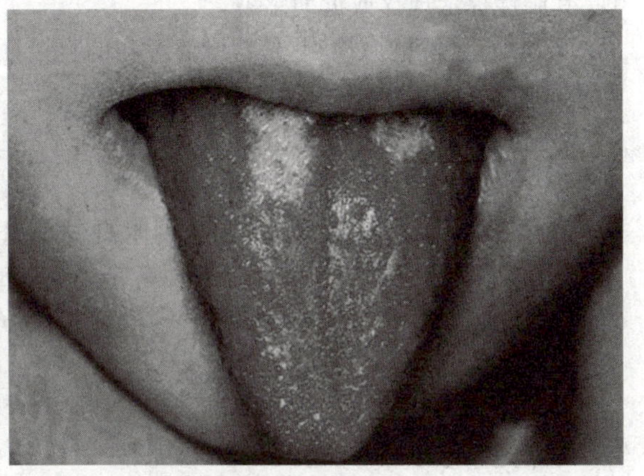

图14-98-2　草莓舌

表14-98-2　常见发疹性传染病的皮疹特点

疾病	出疹时间	皮疹形态	出疹顺序和分布
水痘	发病后第1天	丘疹—疱疹—结痂（同时存在），痂皮脱落后不留瘢痕	躯干—头面—四肢，分批出现向心性，集中于躯干
风疹	发病后第1天	斑疹—斑丘疹，退疹时无脱屑或痕迹	面—躯干—四肢全身性，皮肤皱褶处密集
猩红热	发病后第2天	斑疹—丘疹，退疹时有脱屑（碎屑或片状）	耳后—颈—面—躯干—四肢全身性，疹间皮肤呈红色
麻疹	发病后第4天	斑疹—斑丘疹，疹间皮肤正常。退疹时轻微脱屑和色素沉着	前额—耳后—发际—颈部—面部—躯干—四肢—手中心，全身性
伤寒	发病后第6天	斑丘疹（玫瑰疹），退疹时无痕迹	胸、腹部为主，分批出现

3. 全身中毒症状　病原体及其代谢产物可引起毒血症、菌血症和脓毒血症，病人除发热外，还可出现全身不适、乏力、食欲缺乏、头痛、关节肌肉疼痛等，重症病人可出现意识障碍、中毒性脑病、呼吸和循环衰竭等。

（三）心理-社会支持状况

病人有无因疾病所致焦虑、抑郁、恐惧、不合作等不良情绪和表现；有无因不良情绪导致的睡眠不佳、食欲缺乏等躯体症状及对日常生活的影响。家庭成员对疾病的认知程度，对病人的关怀程度，能对病人提供的情感和物质支持。病人所在社区有无医疗保健服务机构及设施是否完善，病人是否享有医疗保险。

（四）辅助检查

1. 常规检查

（1）血常规：其中以白细胞计数和分类用途最广。细菌感染白细胞计数常增多，如流行性脑脊髓膜炎，但伤寒病人白细胞减少。病毒和原虫感染白细胞计数常减少，如病毒性肝炎和阿米巴痢疾，但流行性乙型脑炎白细胞增多。嗜酸性粒细胞增多见于血吸虫等蠕虫感染，减少甚至消失见于伤寒、流行性脑脊髓膜炎等。

（2）尿常规：钩端螺旋体病、肾综合征出血热病人，尿中可出现红细胞、白细胞、蛋白质和管型。

（3）大便常规：细菌性痢疾、阿米巴痢疾、蠕虫感染病人，粪便中可出现红细胞、白细胞、虫卵。

（4）血生化：如病毒性肝炎病人的肝功能检查，肾综合征出血热病人的肾功能检查等，对疾病的诊断和病情严重程度的评估有重要意义。

2. 免疫学检查　应用已知抗原或抗体，检测血清或体液中相应的抗体或抗原，既可诊断疾病，亦可判断被检查者的免疫功能。

（1）特异性抗体检测：又称为血清学检查。传染病发病初期特异性抗体在血清中一般尚未出现或效价很低，在恢复期或后期抗体效价则显著升高，因此通常在急性期及恢复期采集双份血清检测其抗体，抗体由阴性转为阳性或滴度升高4倍以上有重要意义。特异性IgM抗体在起病后数日即可出现，其阳性提示现存或近期感染。

（2）特异性抗原检测：是病原体存在的直接证据，其诊断意义较抗体检测更为可靠。多用于病原体不能直接分离培养的疾病，如乙型肝炎等。

此外，还可采用免疫标记技术（酶标记技术、免疫荧光技术、免疫印迹等）、皮肤试验（结核菌素试验）、免疫球蛋白检测等检查方法。

3. 病原学检查　通过显微镜或肉眼直接检出病原体，或通过人工培养基分离培养检出病原体。应在疾病早期或应用抗生素前采集标本并及时送检，以提高检测的阳性率。

4. 其他检查　X线、B超、内镜、CT、活组织检查等，有助于疾病的诊断。

（五）治疗原则与主要措施

治疗原则与主要措施包括病原治疗、对症治疗、支持治疗、康复治疗和中医中药治疗等。

【常见护理诊断/问题】

1. 体温过高　与病原体感染后释放内、外源性致热原导致体温中枢功能紊乱有关。

2. 组织完整性受损　与病原体及其代谢产物引起皮肤和黏膜损伤有关。

3. 焦虑　与对疾病缺乏认识、担心预后有关。

【护理目标】

1. 能配合采取降温措施，体温逐渐恢复正常。

2. 能正确进行皮肤的自我护理，皮疹逐渐消退，受损组织恢复正常。

3. 获得疾病的相关知识进而正确对待所患疾病，情绪稳定。

【护理措施】

（一）一般护理

1. 休息与活动　卧床休息，保持病室温度20~24℃，湿度55%~60%。病室定时通风，保持清洁和安静。

2. 饮食护理　急性期根据病情给予高热量、高蛋白、高维生素、易消化、营养丰富的流质或半流质

饮食。如无心、肾功能损害,鼓励病人每天至少饮水 2 000ml 以上,必要时遵医嘱给予静脉输液。

3. 对症护理 针对发热和发疹采取相应的护理措施。

(1) 采取有效的降温措施:首选冰袋冷敷、温水或酒精擦浴等物理降温措施,必要时遵医嘱药物降温。高热惊厥者可采用冬眠疗法或亚冬眠疗法。降温时应注意:

1) 防止皮肤损伤:避免持续长时间在同一部位冷敷,以防局部冻伤。

2) 观察周围循环情况:病人有脉搏细速、四肢厥冷等周围循环障碍的表现时,禁用冷敷和酒精擦浴。

3) 避免体温骤降:不可在短时间内将体温降得过低。

4) 冬眠病人的观察与护理:应用冬眠疗法前先补充血容量,用药过程中避免搬动病人,注意观察血压变化,并保持呼吸道通畅。

(2) 加强皮肤和口腔护理

1) 清洁皮肤:每天温水清洗皮肤,保持局部皮肤清洁、干燥,禁用肥皂水和酒精。翻身时动作轻柔。

2) 皮肤瘙痒的护理:皮肤瘙痒时应用炉甘石洗剂,皮疹破溃者用 1% 甲紫涂擦,发生感染者外用抗生素软膏。

3) 皮疹的护理:剪短指甲,防止皮肤抓伤。皮疹消退、脱皮不完全者,可用消毒剪刀修剪。皮疹消退后皮肤干燥者,局部涂抹液状石蜡。

4) 口腔护理:伴口腔黏膜疹者,进餐前后用温水或复方硼砂溶液漱口,避免饮食过冷和过热。

(二) 病情观察

定时测量体温,注意热型、热程和伴随症状,观察降温过程中病人出汗情况及有无虚脱等表现。观察皮疹出现的时间、顺序、部位、形态及进展情况,出疹后病人症状和体征的变化。

(三) 用药护理

遵医嘱及时、准确应用抗生素、抗病毒和降温药物,注意观察药物的疗效和副作用。应用某些抗生素和抗毒素时,用药前要询问病人既往有无过敏史,并做皮内试验。抗毒素皮内试验结果阳性者,应采用小剂量递增的脱敏疗法。

(四) 心理护理

加强与病人的沟通,主动向病人和家属介绍医院的环境及科室医务人员,减轻其心理压力。理解病人的内心感受,鼓励其表达并耐心倾听。告知病人不良情绪对疾病恢复的不利影响,指导其采取听音乐、深呼吸等缓解焦虑的方法。鼓励社会支持系统为病人提供情感和物质支持。

(五) 健康指导

1. 疾病预防 告知病人和家属疾病的传播途径、隔离和消毒的方法及意义。指导病人改变不良习惯,减少罹患传染病的概率。

2. 疾病知识 向病人和家属介绍疾病的发生原因、症状特点、治疗与护理措施、预后、出院后应注意事项、定期复诊的重要性和及时就诊的指征。

【护理评价】

经过治疗和护理,评价病人是否达到:①体温正常。②皮疹消退,组织完整性恢复。③情绪稳定,积极配合治疗。

(李曾艳)

思考题

3 岁小儿,发热 2 天,坚持去幼儿园,今天孩子感觉皮肤发痒,有红疹,随即到医院就诊。查体:T 39.2℃,头部和躯干部可见散在分布的淡红色丘疹及疱疹,诊断为水痘。当天同一幼儿园的另外两个小朋友也相继出现发热、皮疹也被诊断为水痘。

请思考:

(1) 这种传染性疾病应该告知家长采取哪种隔离措施?

（2）该患儿现在主要的护理问题有哪些？应采取的护理措施有哪些？

（3）患儿需要多长时间才可以重新入园？

思路解析

扫一扫、测一测

笔记

第九十九章 流行性感冒病人的护理

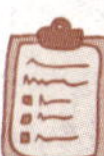

学习目标

1. 掌握流行性感冒的流行病学、身体状况、护理措施和健康指导。
2. 熟悉流行性感冒的护理评估、诊断与治疗要点。
3. 了解流行性感冒的发病机制。
4. 能运用所学知识评估病情、提出护理问题、制订并实施护理措施，对病人及家属进行健康指导。
5. 具备良好的沟通能力、人文关怀精神和自我防护意识。

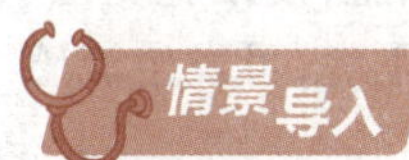

情景导入

张某，女，19岁。因急起高热，显著头痛、肌痛、关节痛、乏力、咽干、食欲缺乏2天，伴鼻塞、流涕。眼结膜及咽部充血，肺部可闻及干啰音，到医院就诊，收入院治疗，完善相关检查。

请问：

1. 该病人最可能的诊断是什么？
2. 目前存在哪些主要护理问题？
3. 对该疾病的病人应采取哪些隔离措施？

流行性感冒简称流感，是由流感病毒引起的急性呼吸道传染病。本病临床特点为急起高热，显著的头痛、乏力、肌肉酸痛等全身中毒症状，呼吸道症状相对较轻，具有高度传染性。甲型流感病毒极易发生变异，曾引起5次世界大流行和多次小流行。

微课：流行性感冒

【病原学】

流感病毒系RNA病毒，由包膜和核壳体组成。病毒呈球形或丝状，直径80~120nm，由三层构成，内层为病毒核糖核蛋白，含核蛋白（NP）、聚合蛋白和RNA；中层为类脂体和膜蛋白构成病毒囊膜；外膜为两种不同的糖蛋白构成的辐射状突起，即血凝素（H）和神经氨酸酶（N），这两者均具有抗原性，在病毒的感染、复制、扩散和传播中起重要作用。根据病毒核心核蛋白抗原性的不同，将流感病毒分为甲（A）、乙（B）、丙（C）三型，三型具有相似的生物学特征。按病毒外膜的H和N抗原结构不同，同型病毒又分为若干亚型：H可分为（$H_1 \sim H_{15}$），N有9个亚型（$N_1 \sim N_9$）。抗原变异是流感病毒独特的和显著的特征，由于不断发生抗原变异，流感反复流行。在感染人类的三型流感病毒中，甲型流感病毒变异性最强，常引起流感大流行，乙型流感病毒次之，丙型流感病毒的抗原性非常稳定。

流感病毒不耐热、酸和乙醚，对干燥、紫外线、甲醛、酒精均敏感；低温环境下病毒较为稳定，4℃可

笔记

存活1个月余。

【流行病学】

1. 传染源　病人和隐性感染者是主要传染源。自潜伏期末到发病后5天均有病毒从鼻涕、唾液、痰液等分泌物排出，传染期约1周，以病初2~3天传染性最强。

2. 传播途径　主要通过飞沫经呼吸道空气传播。病毒随咳嗽、打喷嚏、说话所致飞沫传播为主。也可通过病毒污染的茶具、食具、毛巾或玩具间接传播。传播速度和广度与人口密度有关。

3. 人群易感性　普遍易感。感染后获得对同型病毒的免疫力，但持续时间通常不超过1年；甲型流感不同亚型间无交叉免疫，可反复发病；甲、乙、丙3型病毒之间无交叉免疫。

4. 流行特征　以冬、春季节多见，流感常突然发生，迅速蔓延，发病率高和流行过程短是流感的流行特征。甲型流感除散发外，可以呈暴发、流行、大流行。甲型流感病毒一般每10~15年可发生一次世界性大流行，每2~3年可有一次小流行。

甲型流感大流行

20世纪共有4次甲型流感世界大流行。①1917—1919年的西班牙流感：病毒类型为H_1N_1。②1957—1958年的亚洲流感：病毒类型为H_2N_2。③1968—1969年的香港流感：病毒类型为H_3N_2。④1977—1978年的俄罗斯流感：病毒类型为H_1N_1。21世纪的2009年，甲型H_1N_1流感在全球暴发流行，被证实是一种源于猪的新型A(H_1N_1)病毒株。自2009年4月~2009年6月，世界卫生组织称共有74个国家存在实验室确诊病例。

【发病机制与病理】

带有流感病毒的飞沫被吸入呼吸道后，借助血凝素的作用，吸附和侵入呼吸道纤毛柱状上皮细胞，并在其中复制，通过神经氨酸酶的作用从细胞内释出，再感染邻近的柱状上皮细胞，使细胞变性、坏死，脱落，致黏膜充血、水肿和渗出。一般不发生病毒血症。老、幼或免疫功能低下者，可发生流感病毒性肺炎和继发细菌感染。

【护理评估】

（一）健康史

病人患病前有无劳累等导致免疫功能低下的诱因；居住地有无流感的流行，有无与流感病人的接触史或到过人群密集之处；有无到其他医院就诊及诊断结果和治疗、护理效果；目前主要不适；疾病对饮食、睡眠、大小便和精神状态的影响。

（二）身体状况

流感潜伏期为数小时至4天，平均1~3天。各流感病毒所致的临床表现虽有轻重不同，但基本表现一致，可分为不同临床类型。

1. 典型流感（单纯型）　此型流感最常见。特点为全身中毒症状重，呼吸道症状轻。急起畏寒、高热，体温可达39~40℃，头痛、乏力、全身肌肉和关节酸痛、食欲缺乏等中毒症状，部分病人有鼻塞、流涕、干咳、声音嘶哑等上呼吸道症状。体检可见急性病容，眼结膜和咽部充血，肺部闻及干啰音。体温于1~2天达高峰，3~4天退热，全身症状随之缓解，上呼吸道症状持续1~2周后逐渐消失，体力恢复亦较慢。

2. 肺炎型流感（流感病毒性肺炎）　主要发生于婴幼儿、老年人、孕妇、免疫功能低下和原有慢性心肺疾病的病人。病初表现与单纯型相似，1~2天内病情加重，出现高热、剧烈咳嗽、咳血性痰、呼吸困难、发绀等表现。两肺满布湿啰音，但无实变体征。X线胸片显示两肺散在絮状阴影。痰液中可分离出流感病毒，痰及血细菌培养阴性。抗菌药物治疗无效。病死率高达50%。

3. 轻型流感（又称非典型流感）　在流感流行时，有相当数量的病人以较轻的全身症状和呼吸道症状为主要表现，轻至中度发热、咳嗽、咳少量黏液痰，无明显呼吸困难。病程2~4天。

4. 其他类型流感

（1）胃肠型流感：多见于儿童，以恶心、呕吐、腹痛和腹泻为主要表现，多于2~3天恢复。轻型表现为急起轻度或中度发热，全身和呼吸道症状均较轻，病程2~4天。

（2）中毒型流感：系病毒侵入神经系统所致，表现为高热、昏迷、抽搐等。

因免疫功能下降，病人可继发细菌性肺炎，表现为流感起病2~4天后病情加重，剧烈咳嗽，咳脓性痰，肺部湿啰音或实变体征，痰培养有病原菌生长。

（3）特殊人群流感

1）儿童流感：发生在流感流行季节。

2）老年人流感：65岁以上流感病人为老年流感。

3）妊娠妇女流感：易导致流产、早产、胎儿窘迫及胎死宫内。

4）免疫缺陷人群流感：病死率高。

5. 并发症

（1）细菌性肺炎：多在流感起病后2~4天病情进一步加重，或在流感恢复期后病情反而加重，表现为高热、剧烈咳嗽、脓性痰、呼吸困难、发绀，体征有肺部啰音或肺实变体征。外周血白细胞总数和中性粒细胞显著增多，痰培养可有细菌生长，以肺炎链球菌、金黄色葡萄球菌或流感嗜血杆菌多见。另有急性鼻窦炎、急性化脓性扁桃体炎和气管炎等呼吸道感染并发症。

（2）肺外并发症：较少见，主要有瑞氏综合征、中毒性休克、心肌炎和心包炎、横纹肌溶解综合征（仅见于儿童）等。

（三）心理-社会支持状况

病人及家属对疾病的认知情况，病人有无因躯体不适和对预后的担忧所引起的焦虑，社会支持系统能对病人提供的物质和情感支持。

（四）辅助检查

1. 血常规检查　白细胞计数正常或减少，淋巴细胞相对增高。继发细菌感染者白细胞总数及中性粒细胞增高。

2. 血清学检查　用血凝抑制试验或补体结合试验测定病人急性期和恢复期血清中抗体，抗体效价4倍或以上增高者，可以确诊，但需时长，仅作为回顾性诊断。

3. 病原学检查　病毒分离是确定诊断的重要依据；鼻甲黏膜印片检测病毒抗原；病毒核酸检测，用反转录酶链聚合反应（RT-PCR）直接检测病人上呼吸道分泌物中的病毒RNA等。

（五）治疗原则与主要措施

给予解热、镇痛和止咳等处理。早期应用金刚烷胺、奥司他韦（达菲）等抗病毒药物，继发细菌感染者应用抗生素。

【常见护理诊断/问题】

1. 体温过高　与病毒感染有关。

2. 气体交换障碍　与病毒性肺炎或继发细菌性肺炎有关。

【护理目标】

1. 感染得到控制，体温恢复正常。

2. 肺功能改善，呼吸困难逐渐减轻至消失。

【护理措施】

1. 一般护理　病人应卧床休息并多饮水，给予高热量、高蛋白、高维生素、清淡、易消化饮食。物理或药物降温，有呼吸困难者给予吸氧。

2. 病情观察　定时测量体温，观察热型、热程和发热程度。注意有无咳血性或脓性痰，有无气促或呼吸困难，肺部有无湿啰音和实变体征等肺炎型流感和继发细菌性肺炎的表现。

3. 用药护理　遵医嘱应用抗病毒和抗菌药物、解热镇痛和止咳祛痰药物，观察药物的疗效和有无出现不良反应。儿童病人应避免应用阿司匹林，以防发生瑞氏综合征。

4. 心理护理　多巡视和陪伴病人，增加病人的安全感。鼓励病人表达其内心感受，释放压力。指导病人听音乐、阅读杂志、深呼吸等，转移其注意力。告知家属多关心病人，为病人提供物质和精神帮助，使其获得情感支持。

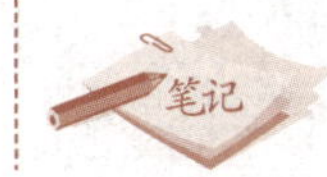

5. 健康指导

（1）管理传染源：早发现，早报告，早隔离（呼吸道隔离），早治疗。

（2）切断传播途径：流行期间，不参与集会或集体娱乐活动，不到人群密集的场所。注意保持室内空气流通，定时对室内空气进行消毒。医护人员戴口罩、洗手，防止交叉感染。病人用具及分泌物彻底消毒。

（3）保护易感人群：接种流感疫苗是预防流感的基本措施。甲型流感流行期间服用金刚烷胺，加强锻炼提高机体免疫力。

哪些人应该接种流感疫苗

世界卫生组织建议每年为下述个体接种流感疫苗（按优先顺序排列）：①疗养院住院者（老年人或残疾人）。②老年人。③慢性病病人。④其他人群如孕妇、卫生保健工作者、社区中具有关键作用者以及年龄为6个月至2岁的儿童。

（4）疾病知识指导：向病人和家属介绍流感的发生原因、传播途径、易患因素和主要表现、出院后应注意问题。告知病人和家属隔离的重要性和隔离、消毒的方法，如室内每天进行通风换气，病人使用过的食具煮沸消毒，衣物等在阳光下暴晒2小时。

【护理评价】

经过治疗和护理，评价病人是否达到：①体温恢复正常。②呼吸系统不适症状减轻。③情绪稳定。

（李曾艳）

思考题

李先生，63岁。2天前突发高热伴畏寒、头痛、全身肌肉和关节疼痛、乏力、食欲缺乏，无明显鼻塞、流涕、咽痛。自行应用解热镇痛药，无明显好转，立即到医院就诊，查体可见病人颜面潮红、结膜充血、咽充血，肺部听诊可闻及干啰音。现病人家里其他4人也相继出现发热、头痛、全身酸痛、乏力等表现。

请思考：

（1）该病人可能的临床诊断是什么？主要传播途径是什么？

（2）病人存在哪些护理诊断/问题，应立即采取哪些措施？

（3）应对病人及家庭成员做哪些健康指导？

思路解析

扫一扫、测一测

笔记

第一百章 人感染高致病性禽流感病人的护理

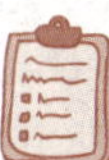

学习目标

1. 掌握人感染高致病性禽流感的临床特征。
2. 熟悉人感染高致病性禽流感的流行病学特点及治疗要点。
3. 了解人感染高致病性禽流感的病原学、辅助检查及发病机制。
4. 能够运用理论知识观察病情、提出护理问题、采取相应的护理措施。
5. 能应用隔离、防护知识做好自我防护，并对病人进行健康指导。

情景导入

王先生，35 岁，家禽养殖厂工人。3 天前开始出现发热，T 38.1～39.4℃，伴全身肌肉酸痛、乏力、纳差，1 天前出现咳嗽、咳痰，右侧胸痛，以深吸气及咳嗽时明显，并出现静息性呼吸困难，端坐呼吸。病人发病前 2 天有死禽接触史，其呼吸道分泌物检测到禽流感病毒 H 抗原。

请问：

1. 该病人最可能的诊断是什么？诊断的依据是什么？
2. 目前存在哪些主要护理问题？
3. 护士采取哪些隔离、防护措施？

人感染高致病性禽流感（highly pathogenic avian influenza）简称人禽流感，是由甲型流感病毒某些感染禽类的亚型中的一些毒株引起的人类急性呼吸道传染病。根据禽流感病毒致病性的不同，分为高致病性禽流感病毒、低致病性禽流感病毒和无致病性禽流感病毒。其中 H_5N_1 亚型引起的高致病性禽流感病毒感染病情严重，可出现毒血症、感染性休克、多脏器功能衰竭以及瑞氏综合征等并发症而致人死亡。

【病原学】

禽流感病毒属于甲型流感病毒。根据其表面抗原及基因特性不同分为多个亚型，均为单链 RNA 病毒。其中的 H_2 和 H_7 亚型毒株（以 H_5N_1、H_7N_7 为代表）能引起严重的禽类疾病，称为高致病性禽流感。目前感染人类的禽流感病毒亚型主要有 H_5N_1、H_7N_7、H_9N_2 等，其中感染 H_5N_1 亚型的病人病情重，病死率较高。目前禽流感病毒未出现对人类的大规模侵袭，但是，由于所有甲型流感病毒都容易发生变异，特别是禽流感病毒 H_5N_1 株变异迅速，一旦禽流感病毒与人流感病毒发生重组，含有人流感病毒的基因片段，可转变成一种具有极强传染性和更高致病性的全新流感病毒。人体对这种新的免疫病毒没有任何免疫力，一旦流行可迅速传播，造成极大危害。

禽流感病毒对乙醚、氯仿、丙酮等有机溶剂均敏感。常用消毒剂或氯化剂、稀酸、卤素化合物（如

漂白粉和碘剂）等容易将其灭活。禽流感病毒对热敏感，65℃加热30分钟或煮沸（100℃）2分钟以上可灭活。病毒对低温抵抗力较强，在有甘油保护的情况下保持活力一年以上。病毒在直射阳光下40~48小时即可灭活，如果用紫外线直接照射，可迅速破坏其传染性。

【流行病学】

1. 传染源　主要为患禽流感或携带禽流感病毒的鸡、鸭、鹅等禽类，特别是鸡，但不排除其他禽类或猪、猫等作为传染源的可能。病人是否为传染源尚待进一步确定。

2. 传播途径　主要通过呼吸道传播，或直接接触受禽流感病毒感染的家禽及其排泄物、分泌物、组织器官而感染，或直接接触被病毒污染的物品、水等而被污染，也可通过眼结膜和破损皮肤引起感染。目前尚无人与人之间传播的确切证据。

3. 人群易感性　人群普遍易感，H_5N_1感染者以12岁以下儿童发病率高，病情较重；H_7N_9感染者多见于老年人。从事家禽养殖业者，在发病前1周内去过禽饲养、销售及宰杀等场所者，以及接触禽流感病毒的实验室工作人员为高发人群。

【发病机制与病理改变】

发病机制主要是因机体免疫力下降而诱发，其病理解剖显示，支气管黏膜严重坏死；肺泡内大量淋巴细胞浸润，可见散在的出血灶和肺不张；肺透明膜形成。

【护理评估】

（一）健康史

了解传染源接触情况，接触病人的呼吸道分泌物、体液和被病毒污染的物品也有可能传播。询问职业史，是否从事家禽养殖业；发病前1周内是否去过禽饲养、销售及宰杀等场所。

（二）身体状况

1. 症状评估　不同亚型的禽流感病毒感染人类后可引起不同的临床症状。潜伏期一般在7天以内，通常为2~4天。

（1）H_9N_2亚型：感染H_9N_2亚型的病人通常仅有轻微的上呼吸道感染症状。

（2）H_7N_7亚型：感染H_7N_7亚型的病人主要表现为结膜炎。

（3）H_5N_1、H_5N_6、H_7N_9亚型：重症病人多见于H_5N_1、H_5N_6和H_7N_9亚型感染。H_5N_1感染者潜伏期一般为1~7天，起病急，早期类似普通型流感，主要为发热体温持续在39℃以上，伴有流涕、鼻塞、咳嗽、咽痛、头痛与全身不适。部分病人可有恶心、腹痛、腹泻、稀水样便等消化道症状。重症病人可出现肺炎、急性呼吸窘迫综合征、肺出血、胸腔积液、全血细胞减少、肾衰竭、败血症、休克及瑞氏综合征等多种并发症。根据对感染H_7N_9亚型的调查结果，感染H_7N_9亚型者潜伏期一般为3~4天。早期表现为流感样症状。重症病人病情发展迅速，多在发病3~7天出现重症肺炎，持续高热，体温39℃以上，可出现呼吸困难，伴有咳血痰。病情可快速进展为急性呼吸窘迫综合征、脓毒症、感染性休克，甚至多器官功能障碍，部分病人可出现胸腔积液等表现。

2. 体征　病人肺部体征不明显，重症病人可有肺部实变体征。

（三）心理-社会支持状况

由于病人起病急，症状重，传染性强，病人可出现焦虑、抑郁、恐惧等不良心理。

（四）辅助检查

1. 血常规　检查白细胞计数一般正常或降低。重症病人多有白细胞计数或淋巴细胞减少，并有血小板降低。

2. 病毒抗原及基因检测　取病人呼吸道标本采用免疫荧光法（IFA）或酶联免疫法（ELASA）检测甲型流感病毒核蛋白抗原及禽流感病毒H亚型抗原。还可用反转录PCR（RT-PCR）检测禽流感病毒亚型特异型H抗原基因。

3. 病毒分离　从病人呼吸道标本（如鼻咽分泌物、咽部含漱液、气管吸出物或呼吸道上皮细胞）中分离禽流感病毒。

4. 血清学检查　发病初期和恢复期双份血清抗禽流感病毒抗体效价有4倍或以上升高，有助于回顾性诊断。

5. 胸部X线检查　重症病人可显示单侧或双侧征象，少数可伴有胸腔积液等。

（五）治疗原则与主要措施

1. 一般治疗　同流行性感冒。

2. 隔离治疗　对疑似和确诊病人进行隔离治疗。

3. 抗流感病毒治疗　在使用抗病毒药物之前应留取呼吸道标本。应在发病48小时内使用抗流感病毒药物。①奥司他韦(达菲):为新型抗流感病毒药物,实验室研究表现其对禽流感病毒H_5N_1、H_9N_2有抑制作用。成人剂量75mg每天2次,疗程5~7天,重症病例剂量可加倍,疗程可延长一倍以上。儿童3mg/kg,分2次口服,疗程5天。对于吞咽胶囊有困难的儿童,可选用奥司他韦混悬液。②帕拉米韦:重症病例或无法口服者可用帕拉米韦氯化钠注射液,成人用量300~600mg,静脉滴注,每天1次,1~5天,重症病例疗程可适当延长。目前临床应用数据有限应严密观察不良反应。③扎那米韦:成人及7岁以上青少年用法:每次10mg吸入,每天2次,每次间隔12小时。

4. 离子通道M_2阻断药　目前监测资料显示所有H_7N_9禽流感病毒对金刚烷胺和金刚乙胺耐药,不建议使用。

5. 重症病人的处理要点　①加强营养支持。②加强血氧监测和呼吸支持。③防治继发感染及其他并发症。④可短期使用糖皮质激素改善毒血症状及呼吸窘迫。

疫情监控

动物防疫部门一旦发现疑似禽流感疫情,应立即通报当地疾病预防控制机构,指导职业暴露人员做好防护工作。人禽流感实行专病报告管理,已发现人禽流感疑似或确诊病例的县(区)须以县(区)为单位实行人禽流感疫情日报告和"零"报告制度。疫情日报告和"零"报告:指在人禽流感流行期间,根据卫生部要求,每天上午10时前将过去24小时的人禽流感确诊病例、疑似病例发病、转归等情况汇总,以电话或传真方式向当地疾病预防控制机构报告,包括"零"病例的报告。

【常见护理诊断/问题】

1. 体温过高　与流感病毒感染有关。
2. 疼痛:头痛　与病毒感染导致的毒血症等有关。
3. 焦虑/恐惧　与隔离、担心疾病影响有关。
4. 气体交换受损　与病毒性肺炎有关。
5. 潜在并发症:ARDS。

【护理目标】

1. 体温降至正常,舒适感增加。
2. 感觉疼痛减轻。
3. 焦虑、恐惧等不良心理减轻或消失。
4. 胸闷、咳嗽、气急等症状减轻或消失。
5. 无并发症发生。

【护理措施】

1. 一般护理

(1) 环境与体位:病室通风,温湿度适宜,安静适宜;及早卧床休息。

(2) 隔离:严格按呼吸道传染疾病隔离,确诊病例可置同一房间隔离,疑似病例应置单间隔离。限制病人只在病室内活动,原则上不探视、不设陪护,与病人相关的诊疗活动尽量在病区内进行。密切监测禽流感密切接触者包括与高致病禽流感病禽或死禽密切接触者、人禽流感疑似病例或确诊病例的密切接触者,对出现临床表现者,应进行流行病学调查,采集标本送指定实验室检测,以进一步明确病原,同时应采取相应的隔离和防治措施。

(3) 饮食护理:多饮水,给予清淡、易消化、营养丰富的流质或半流质饮食,保证热量、矿物质、维生素的摄入,及时清理呼吸道分泌物,协助病人翻身、拍背等。

2. 病情观察　监测体温、脉搏、呼吸、血压、尿量、意识等生命体征,发现胸闷、咳嗽、咯血、发绀、低氧血症或呼吸衰竭、休克等,应及时通知医生给予相应治疗和处理。

3. 用药护理　因无特效药,用药种类繁多,故严密观察治疗效果及毒副作用非常重要,如抗生素用后的副作用、抗病毒类药物有无胃肠道反应、激素类药物有无应激性消化道出血、抗凝药物有无皮

下出血等。

4. 对症护理　对发热、咳嗽、咳痰、气急等给予相应护理。如咽喉症状较重者，予以雾化吸入；高热、食欲缺乏、呕吐者应予以静脉补液；如出现低氧血症或呼吸衰竭的情况，应及时给予氧疗或机械通气等。合并休克时应给予相应的抗休克治疗。出现其他脏器功能损害时，给予相应的支持治疗和护理。

5. 心理护理　对病情的恐惧可出现焦虑、抑郁、烦躁不安的心理；被严密隔离时易产生孤独感。医护人员应及时与病人沟通，关心安慰病人，了解其真实的思想动态，并鼓励其面对现实，树立战胜疾病的信心。

6. 健康指导

（1）疾病预防指导

1）管理传染源：加强禽类疾病的监测，一旦发现禽流感疫情，动物防疫部门应立即封锁疫区，将人感染高致病性禽流感疫点周围半径3km范围划为疫区，捕杀疫区内的全部家禽，并对疫区5km范围内的易感禽类进行强制性疫苗紧急免疫接种。加强对密切接触禽类人员的监测，一旦出现流感样症状，应立即进行流行病学调查，采集标本并送至指定实验室检测，以明确病原。

2）切断传播途径：发生禽流感疫情后，应对禽类养殖场市售禽类摊档以及屠宰场进行彻底消毒，对死禽及禽类废弃物应销毁或深埋。医院诊室要彻底消毒，防止病人排泄物及血液污染院内环境及医疗用品；医护人员要做好个人防护，接触人禽流感患者应戴口罩、戴手套戴防护镜、穿隔离衣接触后应洗手。

3）保护易感人群：公众应避免与禽、鸟类及其排泄物接触，尤其是与病、死禽类的接触。不吃未经煮熟的禽肉及蛋类食品。室内通风换气，勤洗手，养成良好的个人卫生习惯。

（2）疾病知识指导：向病人和家属介绍流感的发生原因、传播途径、易患因素和主要表现、出院后应注意的问题。告知病人和家属隔离的重要性和隔离、消毒的方法。告知病人要保证充分的休息和睡眠，做到生活有规律，注意劳逸结合；要进行自我心理调整，消除紧张、恐惧情绪，防止出现情绪低落和心理疲劳；通过增强体质改善各系统的功能，提高机体免疫力。

【护理评价】

经过治疗和护理，评价病人是否达到：①体温是否降至正常，是否自诉舒适感增加。②焦虑、恐惧等不良心理反应是否减轻或消失。③胸闷、咳嗽、气急等症状是否减轻或消失。④有无并发症发生。

禽流感职业暴露人员分级防护原则

各级医务人员、疾病预防控制机构及其他有关人员在医院或疫点、疫区进行禽流感防治工作时，应遵循以下防护原则。

1. 一级防护　适用范围包括：对禽流感疑似或确诊病例的密切接触者及病死禽的密切接触者进行医学观察和流行病学调查的人员；对疫点周围3km范围内（疫点除外）的家禽进行捕杀和无害化处理，以及对禽舍和其他场所进行预防性消毒的人员。防护要求：戴16层棉纱口罩（使用4小时后，消毒更换），穿工作服，戴工作帽和乳胶手套；对疫点周围3km范围内的家禽宰杀和无害化处理，进行预防性消毒的人员还应戴防护眼镜、穿长筒胶鞋、戴橡胶手套；每次实施防治处理后，应立即洗手和消毒。

2. 二级防护　适用范围包括：进入医院污染区的人员；采集疑似病例及确诊病例咽拭子，处理其分泌物、排泄物的人员；处理病人使用过的物品和死亡病人尸体的人员以及转运病人的医务人员和司机。对禽流感疑似或确诊病例进行流行病学调查的人员。在疫点内对禽流感染疫动物进行标本采集、捕杀和无害化处理以及进行终末消毒的人员。防护要求：穿普通工作服、戴工作帽、穿隔离衣、戴防护眼镜和医用防护口罩（离开污染区后更换），戴乳胶手套、穿鞋套。进行家禽的宰杀和处理时，应戴橡胶手套，穿长筒胶鞋。每次实施防治处理后，应立即洗手和消毒。

3. 三级防护　适用范围是确定禽流感可由人传染人时，对病人实施近距离治疗操作，如气管插管、气管切开的医务人员。防护要求：除按二级防护要求外，穿一次性医用防护服，戴防护面屏、医用防护口罩或将口罩、防护眼镜换为全面型呼吸防护器。

（李曾艳）

思考题

陈先生，公共汽车司机。3 天前无明显诱因出现发热、咽痛，经自服药物和门急诊治疗后，无好转，今日感觉仍发热、咽痛，伴有咳嗽、头痛、全身不适，到医院就诊以"重症肺炎"收入院治疗。体格检查：T 39℃，咽部充血。化验检查血标本，回报结果为禽流感病毒（H_5N_1）核酸为阳性，诊断为人感染高致病性禽流感。

请思考：

（1）该疾病的主要传播途径是什么？应立即采取哪些隔离措施？

（2）病人目前主要存在哪些护理问题？

（3）护理人员应做好哪些防护措施？

思路解析

扫一扫、测一测

笔记

第一百零一章　传染性非典型肺炎病人的护理

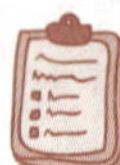

学习目标

1. 掌握传染性非典型肺炎的流行病学资料、身体状况、护理要点和健康指导。
2. 熟悉重症传染性非典型肺炎的治疗要点。
3. 了解传染性非典型肺炎的病原学特点和辅助检查。
4. 能运用所学理论知识评估病情、提出护理问题、制订并实施护理措施和健康指导。
5. 具备良好的沟通能力、人文关怀精神和自我防护意识。

情景导入

张先生,41 岁。发热、全身关节和肌肉疼痛、头痛 1 周,伴咳嗽、咳少量黏痰和进行性加重的呼吸困难。病人办公室 2 位同事因类似表现已于病人出现症状 2 周前住院,与该病人密切接触的 5 名家属和医务人员也相继出现类似症状。

请问:

1. 该病人可能的临床诊断是什么?
2. 护理评估时还应重点收集哪些资料?
3. 应对病人采取哪种类型的隔离?

传染性非典型肺炎(infectious atypical pneumonia)又称严重急性呼吸综合征(severe acute respiratory syndrome,SARS),是由一种感染相关冠状病毒导致的急性呼吸道传染病。临床上以急起发热、头痛、肌肉酸痛、干咳少痰、腹泻、白细胞减少、重者气促或呼吸窘迫为主要表现。本病是一种新型呼吸道传染病,具有传染性强、群体发病、病情进展迅速和病死率高等特点。

【病原学】

SARS 相关冠状病毒,简称 SARS 病毒,是一类新的冠状病毒,对外界环境的抵抗力要强于其他人类冠状病毒。在干燥物体表面或腹泻病人粪便中可存活 4 天,尿液中至少存活 1 天。该病毒对温度敏感,随温度升高其抵抗力下降,在 4℃ 可存活 21 天,56℃ 90 分钟或 75℃ 30 分钟可使病毒灭活,对乙醚、三氯甲烷、甲醛、紫外线敏感。

【流行病学】

1. 传染源　病人为主要传染源,传染性主要在急性期尤其是发病初期。部分病人频繁咳嗽,呼吸道分泌物过多,因呼吸衰竭需要气管插管,此时急性期传染性最强。个别病人可造成数十甚至上百人感染,被称为“超级传播者”。症状不典型的轻型病人不是传染源。潜伏期病人传染性低或无传染性,

作为传染源的意义不大，康复病人无传染性。是否存在隐性感染者及其作为传染源的意义，迄今尚无足够的资料佐证。

2. 传播途径　传播途径包括近距离飞沫传播、直接或间接接触传播、实验室传播，其中近距离飞沫传播是最主要的传播途径。病毒存在于病人呼吸道黏液或纤毛上皮脱落细胞内，咳嗽、打喷嚏或大声讲话时喷出，易感者吸入后感染。飞沫在空气中停留时间短，移动距离约2m。有证据显示急性期病人可通过粪便排出病毒，污染住宅的排污系统。若出现污水和废气反流，可能会造成局部环境感染，引起传播。

影响SARS传播的因素

多种因素影响SARS的传播，其中密切接触是最主要的因素，包括：①治疗或护理、探视病人。②在医院抢救和护理危重病人、吸痰、气管插管及咽拭子取样。③直接接触病人的呼吸道分泌物或体液。④医护人员或探视人员个人防护不当。⑤医院病房环境通风不良。⑥与病人共同生活。上述影响因素决定了SARS极易在医院内传播，医护人员应格外警惕。

3. 人群易感性　普遍易感，发病者以青壮年居多。病人家庭成员和收治病人的医护人员为高危人群。人体感染SARS病毒后可产生细胞免疫和体液免疫，特异性IgM和IgG抗体在起病后7~14天出现。IgM抗体约3个月后消失，IgG抗体12个月后持续高效价。实验证明，IgG抗体可中和体外分离到的病毒颗粒，可能是保护性抗体，是具有免疫力的标志。

4. 流行特征　2002年底首先在我国的广东省出现，其后迅速蔓延至全国24个省区及全世界33个国家和地区。至2003年7月流行终止，全球累计病例8 422例，死亡916例。医务人员发病1 725例，约占20%。暴发流行发生于冬春季节，有明显的家庭和医院聚集发病现象。

【发病机制与病理】

发病机制尚不清楚。目前认为SARS病毒侵入人体后，在呼吸道黏膜上皮细胞内复制，释放入血引起短暂病毒血症，诱发机体免疫损伤是本病发生的主要机制。肺部病理改变明显，早期有肺水肿及透明膜形成，病程3周后有肺泡内机化及肺间质纤维化，造成肺泡纤维闭塞，可见小血管内微血栓和肺出血，散在的小叶性肺炎，肺泡上皮脱落、增生等病变。

【护理评估】

（一）健康史

重点了解病人患病的时间；发病前2周内有无与SARS病人接触，尤其是密切接触史，包括与病人共同生活、照顾或接触病人呼吸道分泌物等；发病前2周内是否曾经前往或居住于目前有SARS流行的区域；有无到其他医院诊治及诊断、治疗和护理效果；目前主要不适和伴随症状；机体的免疫状态。

（二）身体状况

SARS潜伏期1~16天，多为3~6天。

1. 普通型（典型）　起病急，以发热为首发症状，体温常超过38℃，呈弛张热、不规则热或稽留热，热程多为1~2周。可伴畏寒、头痛、肌肉酸痛、食欲缺乏和腹泻。起病3~7天后出现干咳、少痰、呼吸困难、胸痛，肺部体征不明显。病情于10~14天达高峰，病程2~4周。

2. 重型　病情重、进展快、易发生呼吸窘迫综合征。具备下列任何1项可诊断为重型：①多个肺叶病变或X线胸片显示48小时内病灶进展超过50%。②呼吸困难且呼吸频率达到或超过30次/min。③低氧血症，吸氧3~5L/min条件下，SaO_2低于93%或氧合指数小于300。④发生休克、ARDS或MODS。

3. 轻型　临床症状轻，病程短，多见于儿童或接触时间短者。

（三）心理-社会支持状况

重点评估病人和家属对疾病的认知及应对疾病的方式和能力；病人有无因严密隔离产生的孤独、

无助感,有无因对病情恐惧和对预后担忧所导致的焦虑、烦躁、抑郁、悲哀等不良心理;对护理的需求;社会支持系统能对病人提供的情感和物质支持。

(四)辅助检查

1. 血常规检查　早期白细胞计数正常或降低,淋巴细胞绝对值减少,以辅助性T淋巴细胞(CD_4^+淋巴细胞)减少明显。部分病人血小板减少。

2. 血生化检查　多数病人肝功能检查异常,表现为丙氨酸氨基转移酶(ALT)、乳酸脱氢酶(LDH)升高。血气分析显示动脉血氧饱和度降低。

3. 血清学检查　酶联免疫吸附试验(ELISA)和免疫荧光试验(IFA)检测血清中SARS病毒特异性抗体,或采用单克隆抗体技术检测样本中的SARS病毒抗原。

4. 影像学检查　胸部X线或CT检查主要表现为磨玻璃样和肺实变影像,呈斑片状或网状改变。起病初期呈单灶病变,短期内病灶迅速增多,常累及双肺或单肺多叶。部分病人进展迅速,呈大片状阴影。

(五)治疗原则与主要措施

尚无特异性治疗方法,以对症支持治疗为主。早发现、早诊断、及时治疗有助于控制病情发展,减少对生命的威胁。

1. 一般和对症治疗　加强休息,适当补充液体及维生素。体温超过38.5℃者,给予解热镇痛药物,或给予冰敷、酒精擦浴、降温毯等物理降温,儿童禁用水杨酸类解热镇痛药。咳嗽、咳痰者应用镇咳祛痰剂。早期给予持续鼻导管吸氧,吸氧流量为1~3L/min。有心、肝、肾等器官功能损害,应给予相应的处理。

2. 药物治疗　对中毒症状严重、经治疗高热持续3天不退及重型病例,应用糖皮质激素(泼尼龙80~320mg/d,依病情调整剂量)。应用利托那韦、奥司他韦(达菲)和干扰素等抗病毒药物。继发细菌感染者选用大环内酯类、喹诺酮类和β-内酰胺类抗生素。

3. 重型(重症)病例治疗　加强生命体征、出入液量、心电图和血糖等的监测。高流量吸氧,维持SaO_2在93%以上。如吸氧流量达到或超过5L/min,SaO_2仍低于93%,或经充分氧疗后,SaO_2虽能维持在93%,但呼吸频率仍在30次/min或以上,均应及时进行无创正压通气。如经无创正压通气治疗无效,或不能耐受者,应考虑进行有创正压通气。

【常见护理诊断/问题】

1. 体温过高　与SARS病毒感染有关。
2. 气体交换受损　与肺部病变致气体交换面积减少有关。
3. 焦虑/恐惧　与严密隔离和担心疾病预后有关。
4. 有传播感染的危险　与肺部SARS病毒感染有关。

【护理目标】

1. 感染得到控制,体温恢复正常。
2. 肺功能改善,呼吸困难逐渐减轻至消失。
3. 不良心理状态消除,情绪稳定。
4. 了解疾病的相关知识。

【护理措施】

1. 一般护理　按照甲类传染病管理,采取严密的呼吸道隔离和护理。

(1)隔离:实施迅速和全封闭隔离治疗。住院病人均需戴口罩,病人之间不可接触;家属不得探视,不陪护;如病人病情危重确需探视,探视者必须做好个人防护。医护人员进入隔离病室须穿隔离衣,戴12层棉纱口罩或N95口罩、帽子、防护眼罩及手套和鞋套。

(2)休息与饮食:病人严格卧床休息,给予高热量、高维生素、高蛋白、清淡、易消化饮食。不能正常进食者,及时采用肠内营养与肠外营养相结合的方式,给予营养支持。

(3)氧疗:及时吸氧,保持呼吸道通畅。依据病人情况选择氧疗和无创正压机械通气,必要时气管插管或气管切开,呼吸机给氧。气管插管、气管切开使用呼吸机通气,极易引起医护人员被SARS病毒感染,要谨慎处理呼吸机废气,在进行吸痰、冲洗导管等护理操作和与病人接触的全过程中,务必加

强自身防护。

2. 病情观察 动态监测临床症状、体温、呼吸频率、SaO_2 或动脉血气分析；监测心、肝、肾功能；定期复查胸片（早期复查间隔时间不超过 3 天）和血常规。注意观察有无进行性加重的呼吸困难、ARDS 和 MODS 的表现。

3. 用药护理 遵医嘱应用抗病毒药物和抗生素，并观察药物的疗效和不良反应。应用糖皮质激素者注意观察有无继发真菌感染、血糖升高和骨质疏松。有报道应用大剂量激素治疗的病人，出院后数月内出现股骨头缺血性坏死，应予警惕。

4. 心理护理 病人在隔离期间，常有沮丧、绝望等不良情绪，影响疾病的恢复。应关心、安慰病人，及时向病人和家属传递信息，满足病人的情感需要。多做解释，使病人认识到本病具有自限性和可治愈性，提高其战胜疾病的信心，主动配合治疗和护理。

5. 健康指导

（1）疾病预防指导

1）管理传染源：SARS 为乙类传染病，但其预防和控制措施均采取甲类传染病的方法执行。对临床诊断病例和疑似病例，应在指定医院按呼吸道传染病分别进行隔离观察和治疗。密切接触者，应在指定地点隔离观察 14 天。

2）切断传播途径：疾病流行期间避免到人群聚集或相对密闭的场所。养成良好的卫生习惯，不随地吐痰，咳嗽、打喷嚏时遮掩口鼻。对病人的物品、住所及逗留过的公共场所进行充分消毒。出现咳嗽、咽痛等呼吸道症状必须到医院就诊时，注意戴口罩。

3）保护易感人群：保持乐观情绪，饮食均衡，多饮水，注意保暖，保证充足睡眠，适当运动，提高机体免疫力。

（2）疾病知识指导：告知病人和家属本病的传播途径，使病人和家属了解疾病的传染性极强，须进行严格隔离。向病人和家属介绍疾病的特点，使其了解本病可致多脏器损伤，出院后应定期到医院进行肺、心、肝、肾等脏器功能的检查，如发现异常，及时治疗。

【护理评价】

经过治疗和护理，评价病人是否达到：①体温恢复正常。②呼吸困难减轻。③情绪稳定。④了解疾病防治知识。

（李曾艳）

思考题

赵先生，34 岁，在银行工作。近 2 天出现发热，伴剧烈头痛、咳嗽，今天上述症状逐渐加重并出现气促和呼吸困难急诊入院。查体：T 40.2℃，P 128 次/min，R 36 次/min，BP 98/60mmHg，情绪紧张。肺部呼吸音粗糙，可闻及湿性啰音。胸部 X 线片显示磨玻璃样阴影，次日复查见磨玻璃样阴影面积较入院时明显扩大。初步诊断"传染性非典型肺炎"。

请思考：

（1）传染性非典型肺炎与普通肺炎有什么区别？

（2）护理评估时还应重点收集哪些资料？主要护理问题有哪些？

（3）护理传染性非典型肺炎病人的过程中如何做好自身防护？

思路解析

扫一扫、测一测

第一百零二章　肾综合征出血热病人的护理

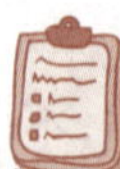

学习目标

1. 掌握肾综合征出血热的流行病学及临床表现。
2. 熟悉肾综合征出血热的诊断与治疗要点。
3. 了解肾综合征出血热的发病机制及辅助检查特点。
4. 能够运用理论知识评估病情、提出护理问题、采取相应的护理措施；对病人给予健康指导。
5. 在护理中体现人文关怀精神和良好的沟通交流技巧，同时做好自我防护。

情景导入

何先生，56 岁。晚上睡眠时被老鼠咬伤，未进行处理。2 周后出现发热伴头痛、腰痛、眼眶周围疼痛，尿量迅速减少，尿中有黏膜样物。诊断为肾综合征出血热。

请问：

1. 该病人主要的护理诊断/问题是什么？应采取哪些护理措施。
2. 病情观察的重点是什么？怎样对病人和家属进行健康指导？

肾综合征出血热(hemorrhagic fever with syndrome，HFRS)又称流行性出血热，是由汉坦病毒引起、以鼠类为主要传染源的自然疫源性疾病。临床上以发热、充血、出血、低血压休克和肾衰竭为主要表现。

【病原学】

汉坦病毒为负性单链 RNA 病毒，根据抗原结构的不同，至少分为 20 个以上的血清型，我国流行的主要是Ⅰ型(野鼠型)和Ⅱ型(家鼠型)病毒。病毒不耐热、不耐酸，高于 37℃或 pH 低于 5.0 易灭活，对紫外线、酒精均敏感。

【流行病学】

1. 传染源　国内外已查明，至少 94 种脊椎动物可自然感染汉坦病毒，既是宿主又是传染源，其中鼠类为最主要传染源。其他动物包括家兔、猫和犬等。

2. 传播途径　多途径传播。

(1) 接触：被鼠咬伤或皮肤伤口接触带病毒的鼠类血液或排泄物感染。

(2) 呼吸道：带病毒动物的排泄物、分泌物在外界形成气溶胶，经呼吸道吸入感染。

(3) 消化道：摄入污染的食物和水，经口腔或胃肠黏膜感染。

（4）母婴：病毒经胎盘传给胎儿。

（5）虫媒：国内研究认为带毒的恙螨和革螨叮咬可致人体感染，但尚未得到国际公认。

3. 人群易感性　普遍易感，显性感染多见。病后可获持久免疫力。

4. 流行特征　本病主要分布于亚洲，我国疫情最重。全年均可发病，但有明显高峰季节。以黑线姬鼠传播的发病高峰在11月至次年1月，以褐家鼠传播的发病高峰在3~5月。男性青壮年农民和工人发病居多。

【发病机制与病理】

发病机制目前尚不清楚，多数研究认为是病毒的直接损害与感染后诱发免疫损伤共同作用的结果。

1. 病毒直接作用　病毒导致血管内皮细胞广泛受损，引起血管舒缩功能和微循环障碍。

2. 免疫损伤　病毒侵入人体后，引起机体一系列免疫应答，在清除病原体和保护机体的同时，也可导致组织损伤。各型变态反应、各种细胞因子和炎症介质如白细胞介素、肿瘤坏死因子（TNF）等，均可在发病中起作用。免疫复合物引起的损伤（Ⅲ型变态反应）被认为是引起本病血管和肾脏损害的主要原因。

最基本病理改变为全身小血管的广泛损害，以肾脏病变最为显著。

【护理评估】

（一）健康史

评估是否为流行季节，病人在发病前2个月内，有无疫区野外作业史及留宿史，或与啮齿类动物或其排泄物的直接或间接接触史，有无食用过未经充分加热的被鼠类污染的食物史。有无到其他医院就诊，诊断、治疗和护理效果。疾病对病人饮食、睡眠、精神状态的影响。

（二）身体状况

潜伏期4~46天，一般为7~14天，以2周多见。典型病例有发热、出血、肾脏损害三大主要症状和下述5期经过（图14-102-1）。

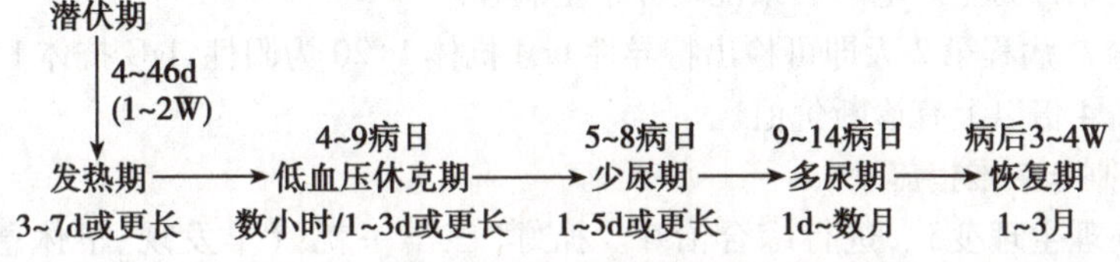

图14-102-1　肾综合征出血热临床分期

1. 发热期

（1）发热：突发畏寒、高热，体温于24小时内达39~40℃，以稽留热多见，多数持续3~7天。体温越高，持续时间越长，病情越重。

（2）全身中毒症状：①“三痛征”。头痛、腰痛、眼眶痛，伴关节肌肉酸痛和明显的肾区叩击痛。②消化道症状。食欲缺乏、恶心、呕吐、腹痛、腹泻等。③神经精神症状。嗜睡、兴奋不安、谵妄、神志恍惚、抽搐等。

（3）毛细血管损害：①充血。颜面、颈部和胸部潮红（皮肤“三红”征），呈“醉酒貌”；眼结膜、软腭与咽部充血（黏膜“三红”征）。②渗出与水肿。球结膜水肿是本病早期特有的表现，常伴眼睑和面部水肿，甚至出现腹水。③出血。腋下、胸背部点状或条索状瘀点，重症病人出现呕血、黑便、咯血、血尿等。

（4）肾损害：早期出现蛋白尿、少尿、血尿和管型尿等，重症尿中出现膜状物（图14-102-2）。

2. 低血压休克期　发生于病程第4~6天，发热末期或热退的同时出现血压下降和休克（热退病重），重症病人可并发DIC、脑水肿、ARDS和急性肾衰竭。持续时间长短与病情轻重和治疗措施是否及时、正确有关。

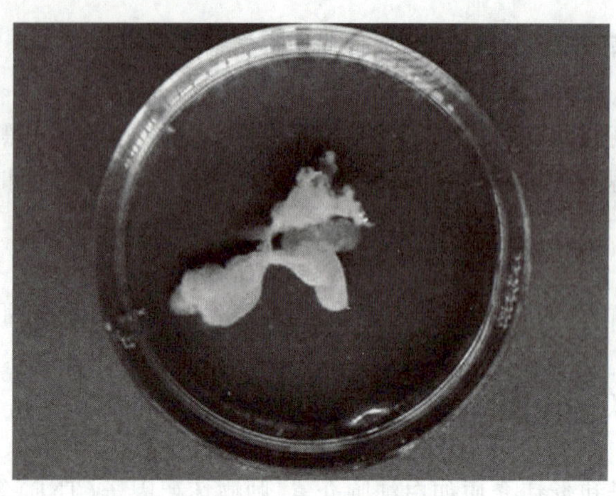
图 14-102-2 膜状物

3. 少尿期 是本病具有特征性的一期,发生于病程第 5~8 天,持续 2~5 天,持续时间长短与病情轻重成正比。主要表现为少尿或无尿、尿毒症、代谢性酸中毒及水电解质紊乱、高血容量综合征。其中最严重的是高血容量综合征,可引起充血性心力衰竭、脑水肿、肺水肿而导致病人死亡。

4. 多尿期 发生于病程第 9~14 天,持续 7~14 天。尿量 500~2 000ml/d 为移行期,血尿素氮和肌酐仍可上升;尿量超过 2 000ml/d 为多尿早期;多尿后期尿量可达 3 000ml/d 以上。应注意发生继发性休克、急性肾衰竭、电解质紊乱等。

5. 恢复期 尿量逐渐恢复至 2 000ml/d 或以下,精神、食欲逐渐恢复。肾功能恢复需 1~3 个月。少数病人可遗留高血压、肾功能障碍和垂体功能减退等。

(三)心理-社会支持状况

评估病人是否存在因疾病所致焦虑、抑郁等心理问题及其严重程度。病人和家属应对疾病的能力,社会支持系统能对病人提供的情感和物质支持。

(四)辅助检查

1. 血常规检查 白细胞增高达$(15\sim30)\times10^9/L$,出现幼稚细胞而呈类白血病反应。病后 4~5 天淋巴细胞增多,并出现较多异型淋巴细胞。血小板减少。

2. 尿常规检查 早期大量蛋白尿为本病主要特征之一。病程第 2 天即可出现,至少尿期达高峰。部分病人尿中出现膜状物,为蛋白和脱落上皮细胞的凝聚物。镜检可见红细胞、白细胞和管型。

3. 血生化检查 血尿素氮和肌酐于低血压休克期开始升高。发热期出现呼吸性碱中毒,休克及少尿期以代谢性酸中毒为主。电解质紊乱贯穿于全病程。

4. 血清学检查 病程第 2 天即可检出特异性 IgM 抗体 1∶20 为阳性,IgG 抗体 1∶40 为阳性。双份血清抗体滴度升高 4 倍以上有诊断价值。

(五)治疗原则与主要措施

针对各期的病理生理变化,进行综合治疗。抓好“三早一就”(早发现、早休息、早治疗,就近治疗),把好“三关”(肾衰竭、出血和休克)。

1. 发热期

(1)控制感染:利巴韦林 700~1 000mg/d 加入液体静脉滴注,连用 5 天。

(2)减轻外渗:早期卧床休息。路丁、维生素 C 降低血管通透性;后期给予胶体液或 20%甘露醇提高血浆胶体渗透压。

(3)改善中毒症状:高热者物理降温为主,中毒症状重者短期应用激素。

(4)预防 DIC:应用低分子右旋糖酐或丹参注射液降低血液黏滞性。发生 DIC 时尽早用肝素。

2. 低血压休克期

(1)补充血容量:早期、快速、适量输入平衡盐液等晶体液和低分子右旋糖酐、20%甘露醇等胶体液,争取血压在 4 小时内稳定回升。

(2)纠正酸中毒:应用 5%碳酸氢钠,24 小时不超过 600ml。

(3)增强心肌收缩力:如血容量已补足,心率仍在 100 次/min 以上,可应用强心苷类药物如毛花苷 C 或毒毛花苷 K。

(4)改善微循环:经上述治疗血压仍不稳定者,应用多巴胺等血管活性药物。

3. 少尿期

(1)稳定机体内环境:每天补液量为前一日尿量和呕吐量加 500~700ml,以高渗葡萄糖液为主,

以减少蛋白质的分解。纠正酸中毒和高钾、低钾血症。

(2) 促进利尿:呋塞米静脉注射,酚妥拉明静脉滴注。

(3) 导泻:甘露醇、硫酸镁或大黄煎水口服。

(4) 透析:持续 2 天无尿或持续 3 天少尿,有明显氮质血症、高钾血症、高血容量综合征的病人可行血液或腹膜透析。

4. 多尿期　早期治疗同少尿期,注意维持水、电解质平衡,防止继发感染。

5. 恢复期　继续休息,补充营养,逐渐恢复工作并定期复查。

【常见护理诊断/问题】

1. 体温过高　与病毒血症有关。

2. 外周组织灌注无效　与广泛小血管损害、出血渗出、后期并发 DIC 有关。

3. 潜在并发症:心力衰竭、肾衰竭、皮肤完整性受损。

【护理目标】

1. 能配合采取降温措施,体温恢复正常。

2. 得到及时治疗,组织灌注量恢复正常。

3. 未发生并发症,或发生时得到及时诊断和治疗。

【护理措施】

1. 一般护理　早期绝对卧床休息,不宜搬动;恢复期逐渐增加活动量。发热期给予易消化、高热量、高维生素的流质或半流质饮食,适当补充液体。少尿期高热量、高维生素、低盐、低蛋白饮食,输入液体以高渗葡萄糖液为主。多尿期注意补充液体及钾盐。有出血倾向者应全流质饮食,有消化道出血者应禁食。

2. 病情观察　监测体温和血压,注意有无呼吸频率和节律的异常、脉搏细速、意识障碍等。观察病人充血、出血的部位和范围,有无咯血、呕血和便血等脏器出血的表现,有无剧烈头痛、喷射性呕吐等脑水肿所致颅内高压的表现。观察并记录 24 小时出入量,定时进行血尿常规、血生化等相关项目的检测,并对结果进行分析,判断病情。

3. 对症护理

(1) 高热:采用冰敷,不用酒精或温水擦浴和强发汗退热药,以免加重皮肤充血、出血和诱发休克。

(2) 循环衰竭:迅速建立静脉通道,遵医嘱补充血容量并注意病人的心肺功能,避免输液过多过快导致心衰或急性肺水肿。

(3) 急性肾衰竭:严格控制液体入量,密切观察病人用药后的反应,协助病人排尿、排便,并观察尿液和大便的颜色、性状及量,及时做好记录。出现血压升高、水肿时应减慢或停止输液,协助病人取半坐位或坐位,双下肢下垂,并报告医生。透析病人给予相应护理。

(4) 皮肤、黏膜:保持床铺清洁、干燥、平整,衣服应宽松、柔软,出汗较多时应及时更换。协助病人采取舒适体位,并及时变换体位。避免推、拉、拽等动作,以免造成皮肤破损。保持口腔黏膜清洁、湿润,及时清除口腔分泌物。保持会阴部清洁,留置导尿者应注意无菌操作,定时冲洗膀胱。

4. 用药护理　遵医嘱进行抗病毒、抗休克、改善微循环、纠正酸中毒、利尿等治疗,及时准确用药,观察药物疗效和不良反应。

5. 心理护理　多与病人沟通,与病人一起讨论其可能要面对的问题,并告知病人心理因素对疾病的影响,指导其克服消极、悲观情绪。及时向病人和家属说明治疗和病情恢复情况,减轻其心理负担。针对病情变化,及时给予处理,增强病人对医护人员的信任感。指导家属在情感上关心支持病人。

6. 健康指导

(1) 疾病预防:采取以接种肾综合征出血热病毒疫苗为主的综合措施。

1) 消灭传染源:减少和消灭鼠类是预防本病行之有效的措施。但基于大范围和大规模灭鼠所需成本和对生态平衡的影响,灭鼠仅适于部分重点疫区及特定地域(如军事训练区),以药物灭鼠为主。灭家鼠可用 1%磷化锌,灭野鼠可用 2%磷化锌等。

2) 切断传播途径:疫区流行季节应避免野外宿营。旅游、短期施工、部队野外住宿、林区和灌木

区作业时，应采取防鼠和防螨措施，如床铺高不靠墙，床铺下不放食物，挖防鼠沟，做好食品的卫生消毒，穿戴防护服避免皮肤暴露等。

3）保护易感人群：接种汉坦病毒疫苗。仅需接种2针即可取得良好的免疫防护效果。

（2）疾病知识指导：介绍疾病的发生、发展过程，使病人了解目前无特效治疗，且病情变化快，应按医护人员的要求进行治疗，以顺利康复。说明由于肾功能的完全恢复需要较长时间，故出院后仍需继续休息1~3个月。休息期间应生活规律，保证充足睡眠，进行散步等力所能及的活动，避免劳累，加强营养，定期复查血、尿常规及肾功能。

【护理评价】

经过治疗和护理，评价病人是否达到：①体温恢复正常。②组织灌注改善。③未发生心力衰竭、肾衰竭和皮肤、黏膜完整性损害等并发症，或发生时得到及时救治。

（李曾艳）

思考题

方先生，48岁，某县物资公司会计。因发热、头痛、食欲缺乏、恶心、呕吐2天，到当地医院就诊，初步诊断为上呼吸道感染。在治疗过程中病人逐渐出现腰痛、眼眶周围疼痛，面部、颈部和胸部皮肤潮红，尿量迅速减少，尿中有黏膜样物。经相关检查，确诊为肾综合征出血热。

请思考：

（1）该病人病情评估的重点是什么？

（2）针对病人的高热和皮肤损害，应采取哪些护理措施？

思路解析

扫一扫、测一测

笔记

第一百零三章 流行性乙型脑炎病人的护理

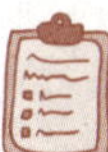

学习目标

1. 掌握流行性乙型脑炎的临床表现及护理要点。
2. 熟悉流行性乙型脑炎的概念及流行病学特点。
3. 了解流行性乙型脑炎的病原学及发病机制。
4. 能运用所学理论知识评估病情,提出护理问题,制订并实施护理措施。
5. 具有良好的沟通交流能力、人文关怀精神和自我防护意识。

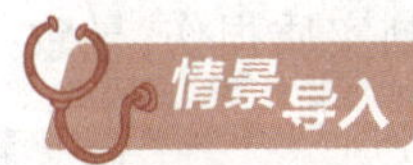

李先生,20 岁,家住某县城。因突起高热 3 天,伴头痛、意识不清,惊厥 2 次,急诊入院,诊断为流行性乙型脑炎。查体:T 39.8℃,P 120 次/min,R 38 次/min,节律不规整,瞳孔对光反射迟钝,肺部可闻及干湿啰音,颈强直阳性。

请问:

1. 病人目前的临床表现处于疾病的哪期,可能出现的严重症状有哪些?
2. 病人主要存在的护理问题是什么?
3. 在病人出现惊厥时应采取哪些护理措施?

流行性乙型脑炎(epidemic encephalitis B)简称乙脑,是由乙脑病毒引起的以脑实质炎症为主要病变的急性中枢神经系统传染病。本病经蚊传播,流行于夏秋季,多见于儿童。临床特征为高热、意识障碍、抽搐、病理反射及脑膜刺激征阳性,重者出现呼吸衰竭。病死率高达 20%~50%,病后常留后遗症。

微课:流行性乙型脑炎

【病原学】

乙型脑炎病毒(encephalitis B virus)属虫媒病毒 B 组,抗原性稳定,很少变异,应用疫苗预防效果良好。显性或隐性感染后,体内可产生中和抗体、补体结合抗体和血凝抑制抗体。中和抗体为主要的保护性抗体。病毒不耐热,但耐低温和干燥,对乙醚和酸均很敏感,加热 100℃ 2 分钟、56℃ 30 分钟可灭活。

【流行病学】

1. 传染源　乙脑是人畜共患的自然疫源性疾病。猪、牛、马、鸭、鹅和鸡均为传染源,其中猪为主要传染源。人感染后血中病毒含量少,病毒血症持续时间短,不是主要的传染源。其他动物如蝙蝠亦可为本病的传染源和长期贮存宿主。

2. 传播途径　蚊虫叮咬。蚊虫感染病毒后不发病，但可带病毒越冬或经卵传代，成为乙脑病毒的长期宿主。

3. 人群易感性　普遍易感。隐性感染多见，感染后可获持久免疫力。

4. 流行特征　严格的季节性（80%~90%病例集中在7、8、9三个月内）、高度的散发性（少有家庭成员中多人同时发病）和年龄的集中性（多见于10岁以下儿童，以2~6岁发病率最高）。

【发病机制与病理】

乙脑病毒随蚊虫叮咬进入人体，在单核-巨噬细胞内繁殖，继之进入血流引起病毒血症，如不侵入中枢神经系统则呈隐性感染。在机体免疫力低下或病毒量多、毒力强时，病毒可通过血脑屏障进入中枢神经系统，引起脑炎。脑和脊髓均可受累，以大脑皮质、间脑和中脑病变最为严重。主要病理变化为神经细胞变性、肿胀和坏死。

【护理评估】

（一）健康史

了解病人的居住环境，有无蚊虫叮咬史，是否治疗及其效果，目前疾病状况等。

（二）身体状况

潜伏期4~21天，一般为10~14天。

1. 典型临床表现　分为以下4期。

（1）初期：起病急，体温在1~2天内升至39~40℃，伴头痛、恶心、呕吐和嗜睡。少数病人可有颈项强直或抽搐。此期持续1~3天。

（2）极期：病程第4~10天。初期症状加重，主要为脑实质受损的表现。

1）持续高热：体温高达40℃以上，一般持续7~10天。体温越高，热程越长，病情越重。

2）意识障碍：意识状态可呈嗜睡、昏睡、谵妄或昏迷，通常持续1周，重者可长达4周以上。昏迷出现得越早，程度越深，持续时间越长，则病情越重、预后越差。

3）惊厥或抽搐：是乙脑的严重症状。轻者仅面部、手、足局部抽搐，重者肢体阵挛性抽搐或全身强直性抽搐，持续数分钟至数十分钟，均伴有意识障碍。频繁抽搐可加重脑缺氧和脑实质损伤，导致呼吸衰竭。

4）呼吸衰竭：由脑实质炎症、脑水肿、脑疝、颅内高压和低血钠脑病所致，脑实质炎症为主要原因。主要表现为中枢性呼吸衰竭，特点为呼吸节律和深度异常，如潮式呼吸、抽泣样呼吸、双吸气等，最后呼吸停止。

高热、惊厥和呼吸衰竭是乙脑极期的三联征，三者互为因果，相互影响，加重病情，其中呼吸衰竭是乙脑最主要的死亡原因。

5）颅内高压：病人颅内压增高，表现为剧烈头痛、呕吐、血压升高和脉搏变慢。婴幼儿常有前囟隆起，重者发展为脑疝，常见有小脑幕切迹疝（主要压迫中脑）及枕骨大孔疝（压迫延髓）。脑疝的表现为颅内高压症状、昏迷加深、频繁抽搐，瞳孔忽大忽小、对光反射消失，可出现呼吸骤停而致死。

6）神经系统症状和体征：神经系统症状多在病程10天内出现，是乙脑病人最危险的时期。主要表现为：①深、浅反射改变。浅反射减弱、消失，深反射先亢进后消失。②大脑锥体束受损表现。肢体强直性瘫痪、肌张力增强、Babinski征等病理锥体束征阳性。③不同程度的脑膜刺激征。④其他。根据其病变损害部位不同，可出现相应的神经症状，如颞叶受损可有失语、听觉障碍，自主神经受累可有膀胱和直肠麻痹而导致大小便失禁或尿潴留。

（3）恢复期：多数病人于发病10天后进入恢复期，体温逐渐下降，神经精神症状和体征逐渐好转，2周左右完全恢复。重症病人多于半年内恢复。

（4）后遗症期：虽经积极治疗，5%~20%重症病人在发病6个月后仍有失语、肢体瘫痪、意识障碍及痴呆等，称为后遗症。继续治疗，可有不同程度的恢复。癫痫后遗症可持续终身。

2. 临床分型

（1）轻型：体温在39℃以下，可有轻度嗜睡，无抽搐，脑膜刺激征不明显。1周左右可恢复。

（2）普通型：体温在39~40℃，昏睡或浅昏迷，脑膜刺激征明显。病程7~14天，多无恢复期症状。

（3）重型：体温在40℃以上，昏迷，反复或持续抽搐，病理征阳性。病程多超过2周，常有恢复期症状，部分病人留有不同程度后遗症。

(4) 极重型(暴发型)：体温在40℃以上，反复或持续性抽搐伴深昏迷，迅速出现中枢性呼吸衰竭及脑疝，多在极期中死亡，幸存者常留有严重后遗症。

3. 并发症　发生率约10%，以支气管肺炎最常见，多因昏迷使呼吸道分泌物不易咳出或应用人工呼吸机后引起。其次为肺不张、败血症、尿路感染、压疮等。重型病人可因应激性溃疡而发生上呼吸道大出血。

(三)心理-社会支持状况

评估病人有无因突然起病、病情严重和进展迅速所引起的焦虑不安、紧张烦躁等不良情绪，有无因躯体功能障碍所致悲观、抑郁等表现。病人和家属对疾病相关知识的认知程度，配合治疗和护理活动的情况。家庭经济状况，对病人可提供的支持。

(四)辅助检查

1. 血常规检查　白细胞计数常在$(10\sim20)\times10^9/L$，中性粒细胞超过0.80。

2. 脑脊液检查　压力增高，外观无色透明或微浑浊，白细胞多在$(50\sim500)\times10^6/L$，分类早期中性粒细胞增多。蛋白轻度增高，糖正常或偏高，氯化物正常。

3. 血清学检查　特异性IgM抗体在病后3~4天即可出现，2周达高峰，可用于早期诊断。

4. 病原学检查　病程第1周内死亡病例的脑组织中可分离出乙脑病毒。

(五)治疗原则与主要措施

无特效疗法，以对症和支持治疗为主。

1. 对症治疗　处理好高热、惊厥和呼吸衰竭是抢救成功的关键。

(1) 高热：必要时采用亚冬眠疗法(氯丙嗪和异丙嗪各0.5~1mg/kg，肌内注射，每4~6小时一次)。

(2) 惊厥(抽搐)：高热所致者以降温为主；脑水肿所致者以脱水为主；呼吸道痰液阻塞所致者应及时吸痰、吸氧，保持呼吸道通畅，必要时行气管切开；低血钠性脑病及低血钙者应纠正电解质紊乱及代谢性酸中毒；脑实质炎症所致者应及时给予镇静剂。

(3) 呼吸衰竭：中枢性呼吸衰竭者应用洛贝林、尼可刹米等呼吸兴奋剂。应用山莨菪碱等血管扩张剂，改善脑内循环、解痉、兴奋呼吸中枢。

2. 其他治疗　针灸、理疗、高压氧治疗、肢体按摩和被动运动等。注意吞咽、语言和肢体功能的训练。

【常见护理诊断/问题】

1. 体温过高　与病毒血症和脑部炎症有关。
2. 意识障碍　与中枢神经系统损害有关。
3. 气体交换障碍　与呼吸衰竭有关。

【护理目标】

1. 感染得到控制，体温恢复正常。
2. 受损的神经功能恢复正常，神志清楚。
3. 呼吸功能障碍得以纠正，呼吸困难缓解。

【护理措施】

1. 一般护理　病人应严格卧床休息，病室安静，光线柔和，通风好，内有防蚊设施，防止阳光和强声刺激。治疗和护理集中进行，以利于病人休息并避免操作刺激诱发惊厥或抽搐。早期给予清淡、流质饮食，恢复期注意加强营养。吞咽困难或昏迷者，遵医嘱静脉输液，昏迷时间较长者给予鼻饲。注意眼、鼻和口腔的清洁护理，防止继发感染。定时翻身，骶尾部受压处经常按摩，预防压疮。

2. 病情观察　观察体温、呼吸的频率及节律和深度、血压和脉搏的变化，注意意识障碍的程度、瞳孔的大小及对光反射，有无颅内压增高及脑疝的先兆，如喷射性呕吐，惊厥发生的频率和发作持续的时间，抽搐的部位和形式(痉挛性、强直性)等。

3. 对症护理　重点是高热、惊厥和呼吸衰竭。

(1) 高热：定时测体温。冰帽、冰袋进行冷敷，酒精擦浴，冷水灌肠；遵医嘱适量应用退热药或采

用亚冬眠疗法。

（2）惊厥：置病人于仰卧位，头偏向一侧，松解衣服和领口，取下义齿，清除口咽分泌物，保持呼吸道通畅，给予4～5L/min流量吸氧。压舌板或开口器置于病人上下臼齿之间，防止舌咬伤。用舌钳将舌拉出，以防舌后坠阻塞呼吸道。必要时用床挡或约束带防止坠床；遵医嘱应用地西泮、苯巴比妥钠等药物。

（3）呼吸衰竭：呼吸道分泌物阻塞所致者定时翻身、拍背、体位引流、雾化吸入、吸痰，保持呼吸道通畅。遵医嘱应用呼吸兴奋剂、血管扩张剂、脱水剂。及时配合医生进行气管插管、气管切开或使用人工呼吸器。

4. 用药护理　遵医嘱应用阿昔洛韦、干扰素、地西泮、尼可刹米和甘露醇等，注意观察药物的疗效和不良反应，如有无镇静剂所致呼吸抑制和甘露醇所致肾损害的表现。

5. 心理护理　应加强巡视，多陪伴病人，增加病人和家属的安全感。理解家属的内心感受，向家属提供力所能及的帮助，增强家属的应对能力。

6. 健康指导

（1）疾病预防指导：乙脑的预防应采取防蚊、灭蚊及预防接种为主的综合措施。

1）管理传染源：加强家畜饲养场所的环境卫生管理，人畜居地分开。应用疫苗免疫幼猪。病人隔离至体温正常。

2）切断传播途径：防蚊灭蚊是预防乙脑病毒传播的重要措施。重点是做好牲畜棚等场所的灭蚊。夏季使用蚊帐、蚊香或涂擦驱蚊剂等，防止被蚊叮咬。

3）保护易感人群：为10岁以下儿童和从非流行区进入流行区的人员接种乙脑疫苗。接种2次，间隔7～10天，第二年加强注射1次。疫苗接种应在流行前1个月完成。

（2）疾病知识指导：向病人和家属介绍乙脑的主要症状、治疗方法、病程及预后等知识，使病人及家属对疾病有所了解，主动配合治疗和护理。向病人和家属说明进行功能锻炼的意义，如出院时仍有瘫痪、失语等神经系统症状，应继续积极治疗，争取在6个月内恢复。教会家属相关的护理措施和康复方法，如鼻饲、按摩、肢体保持功能位等。

【护理评价】

经过治疗和护理后，评价病人是否达到：①体温是否正常。②意识障碍是否得到恢复。③呼吸功能是否恢复正常。④有无并发症发生和后遗症产生。

（李曾艳）

思考题

10岁女孩。一周前曾被蚊虫叮咬过，未出现特殊症状。6小时前出现高热，伴头痛、抽搐、呼吸困难急诊入院。查体：T 40℃，R 36次/min，呼吸表浅不规整，BP 140/80mmHg，神志不清，双侧瞳孔不等大，对光反射迟钝，巴宾斯基征阳性，脑脊液呈非化脓性改变，脑膜刺激征阳性。

请思考：

（1）该病人的临床诊断是什么？该病最常见的临床表现是什么？

（2）该病人存在哪些护理问题，应如何进行护理？

（3）怎样对该病人及家长做好健康指导？

思路解析

扫一扫、测一测

第一百零四章　狂犬病病人的护理

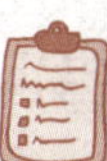

学习目标

1. 掌握狂犬病的流行病学资料、护理评估和护理措施。
2. 熟悉狂犬病的健康指导。
3. 了解狂犬病的发病机制。
4. 能运用所学知识评估病情、提出护理问题,并采取相应的护理措施。
5. 具有良好的沟通交流能力、人文关怀精神和自我防护意识。

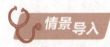

情景导入

李女士,38 岁。4 个月前曾照顾被自家所养宠物狗咬伤后患“狂犬病”的儿子,其儿子后因“狂犬病”死亡。2 天前李女士出现不明原因的发热、头痛、四肢关节和肌肉疼痛,并逐渐出现烦躁不安,遇声、光等刺激颈部紧缩感。

请问:

1. 病人的临床诊断是什么疾病?其可能的感染途径是什么?
2. 其治疗原则是什么?应采取哪些护理措施?

狂犬病(rabies)又称恐水症(hydrophobia),是由狂犬病毒引起的、以侵犯中枢神经系统为主的急性传染病(人畜共患病)。临床主要特征为恐水怕风、咽肌痉挛、恐惧不安、进行性瘫痪。病死率几乎达100%。

视频:狂犬病

【病原学】

狂犬病毒为嗜神经病毒,由核衣壳和包膜组成。包膜上的糖蛋白具有免疫原性,可刺激机体产生保护性抗体。由自然感染的人或动物体内分离出的病毒,称为野毒株或街毒株,其毒力和致病力强,脑外途径接种后,易进入脑组织和唾液腺内繁殖,潜伏期长。野毒株在家兔脑内经 50 代传代后,获得的毒株称为固定毒株,其潜伏期短,毒力弱,对人和犬失去致病力,但仍保持其抗原性,可供制备疫苗。狂犬病毒对理化因素的抵抗力低,易被紫外线、酒精、碘、强酸、强碱、甲醛等灭活。肥皂水对病毒亦有灭活作用。

【流行病学】

1. 传染源　病犬和其他带狂犬病毒的动物如猫、猪、牛、马等家畜和野狼等温血动物。因感染者唾液中的病毒可通过皮肤破损处进入人体,故有人传人的可能性。近年有多起报道“健康”带毒动物,

如猫或犬抓伤、咬伤人后，引起人发病致死，而伤人动物仍健康存在。

2. 传播途径　咬伤、抓伤、舔伤等直接接触为主要传播途径。亦可由含病毒唾液经皮肤、黏膜伤口感染，或吸入含病毒的气溶胶经呼吸道感染。

3. 人群易感性　普遍易感。动物饲养者和动物实验员、兽医、野外勘探者属于高危人群。人被病犬咬伤后是否发病受诸多因素的影响，下述情况可致发病机会增多：①头、面、颈、手等部位被咬伤，未行预防接种的头面部伤口深者，发病率为 80%左右。②创口大而深。③咬伤后伤口未进行处理。④咬伤后未及时、全程、定量注射狂犬疫苗。⑤被咬伤者免疫功能低下或免疫缺陷。

狂犬病的危害和预防

狂犬病在全球的分布很广，每年死于狂犬病的人数超过 5.5 万人，且狂犬病造成的人类死亡约有 95%发生在亚洲和非洲。大多数人类死亡发生在被感染的狗咬伤之后。被狗咬伤的受害者中，30%~60%为 15 岁以下的儿童。在怀疑与动物接触之后，遵照世界卫生组织的建议，尽快进行清创和免疫，可几乎 100%地预防狂犬病。一旦开始出现狂犬病的体征和症状，就无法进行治疗，且该病几乎 100%导致死亡。为动物接种疫苗是全球预防人类狂犬病最具成本效益的措施。

【发病机制与病理】

病毒侵入人体后，在入侵处及其周围横纹肌细胞内少量繁殖，之后沿周围神经的轴索向心性扩散至中枢神经系统，主要侵犯脑干和小脑等处的神经细胞。然后再从中枢神经系统向周围神经离心性扩散，侵入各器官组织，尤以唾液腺、舌部味蕾、嗅神经上皮等处病毒量较多。主要病理变化是急性弥漫性脑脊髓炎，以脑干和小脑损害最明显。特征性病变是神经细胞质内出现嗜酸性包涵体（内基小体），系神经细胞质内狂犬病毒的集落，具有诊断意义。

【护理评估】

（一）健康史

评估重点为病人家中是否养有宠物，宠物有无按规定进行预防接种，发病前有无被犬咬伤或被猫抓伤，伤人动物的状况。伤后是否对创面进行处理并全程接种狂犬疫苗。

（二）身体状况

潜伏期长短不一，大多在 3 个月内发病，潜伏期可长达 10 年以上。潜伏期长短与年龄、伤口部位、伤口深浅、入侵病毒数量和毒力等因素相关，典型临床表现经过可分为以下 3 期：

1. 前驱期　低热、乏力、头痛、全身不适等类似感冒症状，继而出现恐惧不安、烦躁失眠，对声、光、风刺激敏感而产生喉头紧缩感。最具诊断意义的早期症状是已愈合伤口部位及其神经支配区出现痛、痒、麻、蚁行感（见于 70%病例）。此期持续 2~4 天。

2. 兴奋期　表现为高度兴奋、极度恐惧、恐水怕风、咽肌痉挛、呼吸困难（迷走、舌咽及舌下神经核受损所致）、大汗淋漓、大量流涎、心率加快、血压升高（交感神经功能亢进所致），多数病人神志清楚。恐水为特征性症状，典型者饮水、见水、闻及水声、提及水字均可引起严重咽喉肌痉挛，但非所有病例都出现。少数病人可出现精神失常、幻视、幻听等。此期持续 1~3 天。

3. 麻痹期　痉挛停止，全身弛缓性瘫痪，逐渐进入昏迷状态，最后因呼吸和循环衰竭而死亡。此期持续 6~18 小时。

除上述典型表现外，尚有麻痹型狂犬病。病人无兴奋期和典型的恐水表现，但有发热、头痛、呕吐、大小便失禁、肢体软弱无力、腱反射消失、共济失调等横断性脊髓炎或上行性麻痹等症状，最终因瘫痪而死亡。

（三）心理-社会支持状况

病人和家属对疾病的认知，病人有无恐惧、悲哀等心理问题。社会支持系统的应对能力，能为病人提供的情感和物质支持。

（四）辅助检查

1. 血常规检查　白细胞计数增多，中性粒细胞超过 0.80。

2. 脑脊液检查　细胞数及蛋白稍增高、葡萄糖及氯化物正常。

3. 病原学检查　病人唾液、脑脊液接种鼠脑分离病毒。死者脑组织切片镜检内基小体，阳性可明确诊断。

4. 血清学检查　血清或脑脊液查中和抗体，唾液和尿沉渣查病毒抗原。

（五）治疗原则与主要措施

无特效疗法，以对症、综合治疗为主，包括狂躁时用镇静剂，吸氧，维持水、电解质及酸碱平衡，脱水降颅压等。

【常见护理诊断/问题】

1. 皮肤完整性受损　与被狂犬或病兽咬伤、抓伤有关。

2. 有窒息的危险　与中枢神经系统损害导致呼吸肌痉挛有关。

3. 有受伤的危险　与病人极度兴奋和狂躁有关。

【护理目标】

1. 局部伤口得到及时、彻底的冲洗、清创和相应的处理。

2. 呼吸功能得到改善。

3. 病情基本稳定；无并发症发生。

【护理措施】

1. 一般护理　病人单室严格隔离，防止唾液污染。保持病室安静，避免声、光、风、水等刺激。鼻饲高热量、全流质饮食。及时清除口腔及呼吸道分泌物，必要时进行气管切开。静脉输液，以维持水、电解质平衡。躁动不安者应加床挡保护或适当约束。医务人员接触病人时应穿隔离衣，戴口罩及橡皮手套，接触后用过氧乙酸或次氯酸钠泡手。

2. 病情观察　密切观察生命体征和瞳孔、意识变化，尤其是呼吸频率和节律的改变，注意有无呼吸困难、发绀、躁狂及其程度，有无水、电解质和酸碱平衡紊乱。

3. 用药护理　遵医嘱及时、准确进行治疗，治疗和护理操作集中或于应用镇静剂后进行。治疗过程中动作轻柔，减少刺激。观察用药后的效果和不良反应，如应用脱水剂后观察尿量和尿液颜色，应用强心剂后观察心衰的表现有无好转等。

4. 心理护理　病人因神志清楚，异常痛苦的躯体症状和对疾病的担忧可导致悲哀、恐惧等严重的心理问题。应多陪伴病人，及时采取措施缓解其呼吸困难等躯体不适，避免所有刺激因素，减少症状发作。对家属进行心理疏导，帮助其提高应对能力。

5. 健康指导

（1）疾病预防指导：管理传染源：以犬的管理为主。捕杀野犬，对家犬进行登记并接种兽用狂犬病毒疫苗，对进口动物进行检疫。病死动物进行焚毁或深埋处理。

（2）伤口处理：被病犬咬伤后迅速彻底清洗伤口，能降低狂犬病的发病率。①尽快用 20%肥皂水或 0.1%苯扎溴铵反复冲洗至少 30 分钟。如为穿通伤口，应用插管插入伤口内冲洗。②伤口局部以 70%酒精或 2%碘酊反复消毒。③除非伤及大血管需紧急止血，否则，即使伤口深大，也不予缝合和包扎。④严重咬伤或伤口靠近头部者，在伤口周围和底部浸润注射抗狂犬病免疫血清或免疫球蛋白。⑤遵医嘱酌情应用抗生素和破伤风抗毒素（图 14-104-1）。

（3）预防接种：凡被猫、犬抓伤或咬伤，或皮肤破损处接触狂犬或狂犬病人的唾液者，均应在 2 天内进行疫苗接种。目前多采用地鼠肾疫苗 5 针免疫方案：咬伤后 0 天、3 天、7 天、14 天和 30 天各肌内注射 2ml。成人必须注射于上臂三角肌，小儿注射于大腿肌肉前外侧区。严重咬伤者，暴露后预防为第 0 天、3 天、7 天、14 天、30 天各肌内注射 2ml。如为严重咬伤，疫苗增加至全程 10 针，即当天至第 6 天每天肌内注射 2ml，之后于第 10 天、14 天、30 天、90 天各注射 2ml。

（4）疾病知识指导：向病人讲解疾病的传染源和传播途径，具有早期诊断意义的症状和恐水的特点，主要的治疗和护理方法及预后。

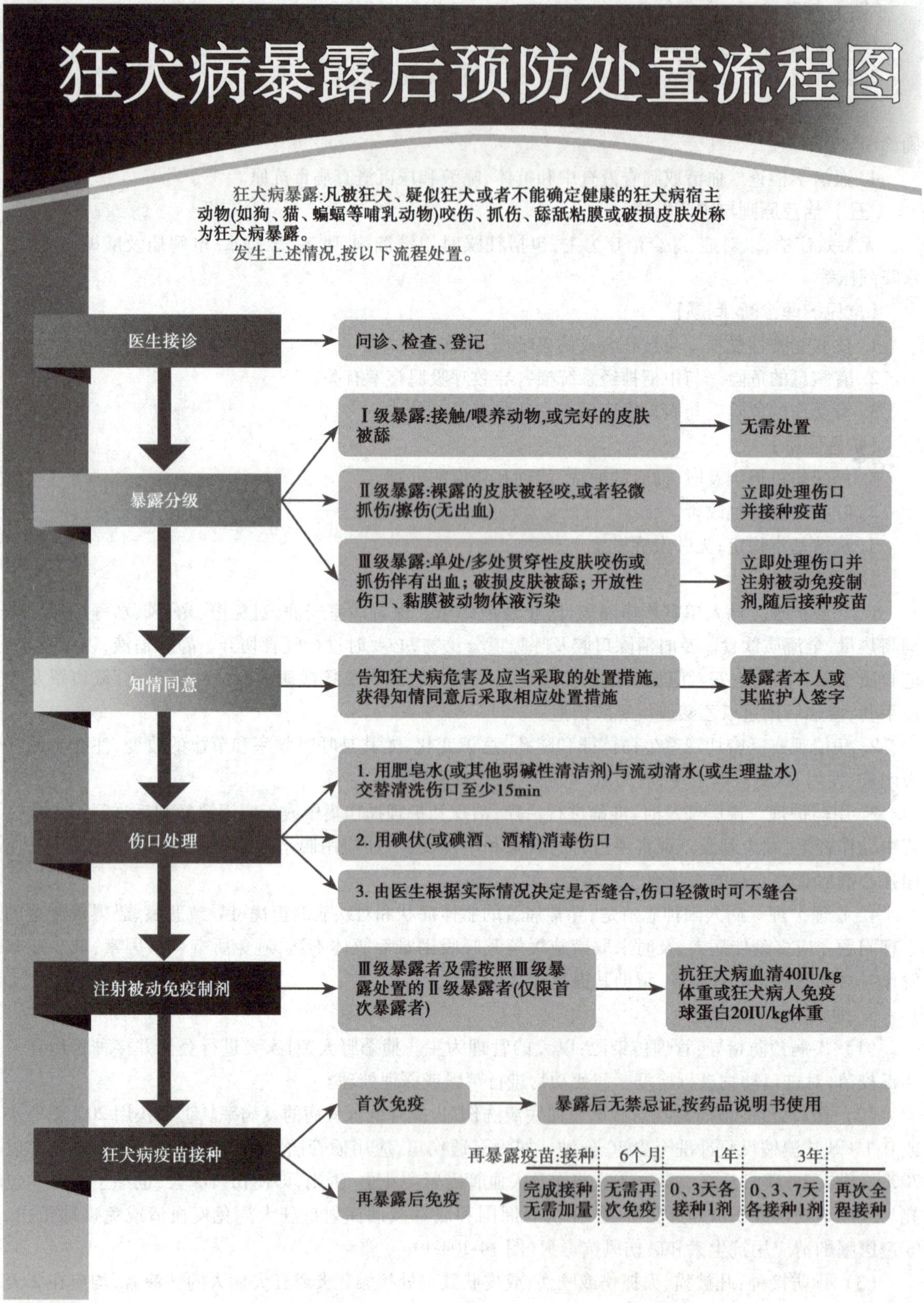

狂犬病暴露后预防处置流程图

狂犬病暴露:凡被狂犬、疑似狂犬或者不能确定健康的狂犬病宿主动物(如狗、猫、蝙蝠等哺乳动物)咬伤、抓伤、舔舐粘膜或破损皮肤处称为狂犬病暴露。

发生上述情况,按以下流程处置。

- 医生接诊 → 问诊、检查、登记
- 暴露分级
  - Ⅰ级暴露:接触/喂养动物,或完好的皮肤被舔 → 无需处置
  - Ⅱ级暴露:裸露的皮肤被轻咬,或者轻微抓伤/擦伤(无出血) → 立即处理伤口并接种疫苗
  - Ⅲ级暴露:单处/多处贯穿性皮肤咬伤或抓伤伴有出血;破损皮肤被舔;开放性伤口、黏膜被动物体液污染 → 立即处理伤口并注射被动免疫制剂,随后接种疫苗
- 知情同意 → 告知狂犬病危害及应当采取的处置措施,获得知情同意后采取相应处置措施 → 暴露者本人或其监护人签字
- 伤口处理
  - 1. 用肥皂水(或其他弱碱性清洁剂)与流动清水(或生理盐水)交替清洗伤口至少15min
  - 2. 用碘伏(或碘酒、酒精)消毒伤口
  - 3. 由医生根据实际情况决定是否缝合,伤口轻微时可不缝合
- 注射被动免疫制剂 → Ⅲ级暴露者及需按照Ⅲ级暴露处置的Ⅱ级暴露者(仅限首次暴露者) → 抗狂犬病血清40IU/kg体重或狂犬病人免疫球蛋白20IU/kg体重
- 狂犬病疫苗接种
  - 首次免疫 → 暴露后无禁忌证,按药品说明书使用
  - 再暴露后免疫 →

再暴露疫苗:接种	6个月	1年	3年	
完成接种无需加量	无需再次免疫	0、3天各接种1剂	0、3、7天各接种1剂	再次全程接种

图 14-104-1　狂犬病暴露后预防处理流程图

【护理评价】

经过治疗和护理后,评价病人是否达到:①局部伤口是否得到及时、正确的处理。②是否及时接种疫苗。③呼吸功能得到改善。④病情是否好转。⑤有无并发症发生。

（李曾艳）

思考题

王女士，21 岁，学生。因低热、乏力、恶心、烦躁不安 2 天家人带来就诊。主诉近 1 天对光、声、风刺激敏感，不能进食。身体评估：T 38.2℃，P 100 次/min，神志清，恐惧不安。进一步询问接触史，病人自诉 2 天前和自家所养宠物狗玩耍时不慎被咬伤，未引起重视。

请思考：

（1）病人的临床诊断是什么疾病？病人现处于哪个临床分期？

（2）病人是否需要接种狂犬疫苗？

（3）如何对病人的创面进行处理？

思路解析

扫一扫、测一测

笔记

第一百零五章 艾滋病病人的护理

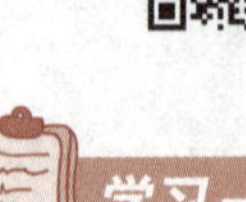

1. 掌握艾滋病的流行病学、护理评估、护理措施。
2. 熟悉艾滋病的预防措施。
3. 了解艾滋病病原学、发病机制。
4. 正确运用所学知识评估病情、提出护理问题、制订并实施护理措施和健康指导。
5. 具有良好的沟通交流能力、人文关怀精神和自我防护意识。

情景导入

张先生，36岁，因到其他医院就诊发现HIV抗体阳性而入院，责任护士小刘询问得知病人发热20天，伴右侧腰痛15天，自发病以来体重下降10余斤，既往有4年静脉吸毒史。体检发现其体温升高，双下肢可见数个小脓肿，右侧腰部隆起，双侧腹股沟可触及数个淋巴结。

请问：

1. 该病人的临床诊断是什么？
2. 病人最主要的护理诊断是什么？对该病人应采取哪些护理措施？
3. 护士应对病人进行健康教育重点是什么？

艾滋病是获得性免疫缺陷综合征（acquired immunodeficiency syndrome，AIDS）的简称，是由人免疫缺陷病毒（Human Immunodeficiency Virus；HIV）感染所引起的慢性致命性传染病。主要通过性接触、血液及母婴传播。HIV主要侵犯和破坏辅助性T淋巴细胞（即$CD4^+$T淋巴细胞），使机体多种细胞免疫功能受损，最后并发各种严重的机会性感染和恶性肿瘤。本病具有传播迅速、发病缓慢、病死率高的特点。

【病原学】

HIV为单链RNA病毒，分为HIV-1和HIV-2，前者为世界流行毒株，致病性较强，后者主要见于西非，传染性与致病性均较低。HIV为直径100~120nm球形颗粒，由核心和包膜两部分组成。核心包括两条正链RNA、反转录酶、整合酶、蛋白酶和核心蛋白p24等，外层为类脂包膜，其中MHCⅡ类抗原和gp120（外膜糖蛋白）及gp41（跨膜糖蛋白）起到协助HIV进入宿主细胞的作用。HIV主要感染$CD4^+$T淋巴细胞、单核-巨噬细胞、小神经胶质细胞和骨髓干细胞。HIV侵入人体后虽然能刺激机体产生抗体，但中和抗体很少，作用极弱。

HIV 对外界抵抗力低。对热敏感,56℃ 30 分钟能使 HIV 在体外对人的 T 淋巴细胞失去感染性,但不能完全灭活;100℃ 20 分钟可将 HIV 完全灭活。75%酒精、0.2%次氯酸钠及漂白粉能灭活病毒,但对 0.1%甲醛溶液、紫外线、γ 射线不敏感。HIV 感染人体后能刺激人体产生抗体,但中和抗体很少,病毒和抗体可同时存在,故仍有传染性。

【流行病学】

1. 传染源　艾滋病病人和无症状 HIV 携带者是本病的传染源,其中无症状但血清 HIV 抗体阳性者更具重要意义。血清病毒阳性而 HIV 抗体阴性的窗口期感染者,也是重要的传染源,窗口期通常为 2~6 周。病毒主要存在于血液、精液、子宫和阴道分泌物中。

2. 传播途径

(1) 性接触传播:HIV 存在于血液、精液和阴道分泌物中,唾液、眼泪和乳汁等体液也含有 HIV。性接触传播是本病主要的传播途径(包括同性恋、异性恋和双性性接触)。性接触摩擦所致细微破损即可侵入机体致病。

(2) 血液及血制品传播:静脉药瘾者共用注射器、输入被 HIV 污染的血液或血制品、介入性医疗操作等都可致感染。

(3) 母婴传播:感染 HIV 的孕妇可通过胎盘、产道及产后血性分泌物、哺乳等传给婴儿。目前认为 HIV 阳性的孕妇 11%~60%会发生母婴传播。

(4) 其他:接受 HIV 感染者的器官移植、人工授精等。医护人员被污染的针头刺伤或破损皮肤污染有可能被传染。

3. 易感人群　人群普遍易感,15~49 岁发病者占 80%,15~24 岁人群占 HIV 感染者一半以上。儿童和妇女感染率逐年上升。高危人群为男性同性恋者、静脉药物依赖者、性乱者、血友病、多次接受输血和血制品者。

4. 流行状况　自从 1981 年美国报道首例艾滋病以来,艾滋病已在全球蔓延。联合国艾滋病规划署最近公布,截至 2011 年底,全球估计有 3 400 万名艾滋病病毒感染者,新发感染者总体呈下降趋势。全球 15~45 岁人群约 0.8%感染 HIV。撒哈拉以南非洲地区仍是 HIV 感染者最多的地区,感染率为 4.9%。其次为加勒比、东欧和中亚地区。联合国艾滋病规划署中国办事处的数据显示,中国的 HIV 总体感染率维持在低水平,估计为 0.058%。截至 2011 年底,估计共有 78 万名成人和儿童 HIV 感染者。我国 HIV 流行态势为感染率持续下降,综合防治显示出效果;传播途径以性接触传播为主,其次为注射吸毒,经性接触途径感染艾滋病病毒人数明显增加,疫情从高危人群向一般人群扩散。因此应针对新的流行趋势,抓住防控工作的重点。

【发病机制】

HIV 侵入体内后,以 RNA 为模板,在反转录酶及 DNA 多聚酶作用下复制成双股 DNA,部分 DNA 作为前病毒整合到宿主细胞核的染色体中,经 2~10 年潜伏性感染阶段后被某些因素激活,HIV 在细胞内大量复制,最终使该细胞溶解与破坏。由于 HIV 主要侵犯并破坏 $CD4^+T$ 淋巴细胞,同时也可引起单核-巨噬细胞、B 淋巴细胞、自然杀伤细胞功能异常,最终导致整个免疫系统破坏,因而并发各种严重的机会性感染和恶性肿瘤。

【病理】

艾滋病病理特点是机会性感染病原体多而组织中炎症反应少。其主要病理变化在淋巴结和胸腺等免疫器官。淋巴结病变可分为两类:一类为反应性病变,如滤泡增殖性淋巴结肿;另一类为肿瘤性病变,如卡波西肉瘤(图 14-105-1)和其他淋巴瘤。胸腺可萎缩、退行性或炎性病变。

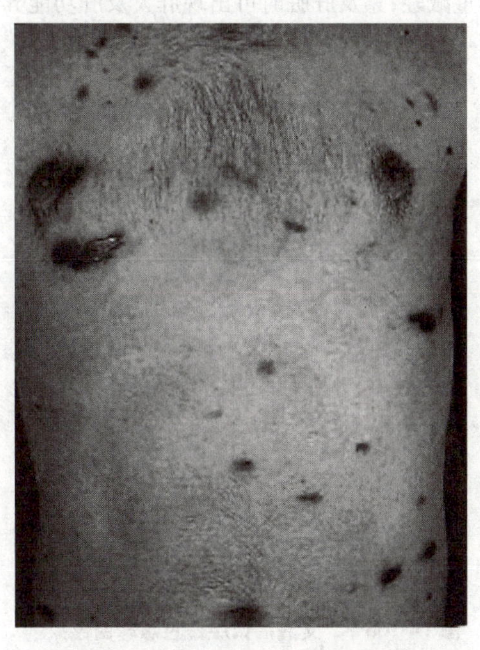

图 14-105-1　艾滋病卡波西肉瘤

【护理评估】

（一）健康史

询问病人是否存在相关诱因和病因，如有无输血及静脉吸毒史，有无不洁性行为史；是否为艾滋病病人或无症状病毒携带者性伴侣、同性恋者；若为婴儿要了解其母亲是否已感染 HIV；有无原因不明的持续不规则的长期或间歇发热、疲乏、盗汗、慢性腹泻和反复肺部感染等。

（二）身体状况

本病潜伏期较长，一般认为 2～10 年可发展为艾滋病。临床表现复杂多样。早期可有急性感染表现。然后在相当长的时间内，可长达 10 年无任何症状，或仅有全身淋巴结肿大，常因发生机会性感染及肿瘤而发展为艾滋病。根据我国有关艾滋病的诊疗标准和指南，将艾滋病分为以下三期。

1. 急性期　初次感染 HIV 的 2～4 周，部分感染者出现病毒血症和免疫系统急性损伤的临床症状，大多数病人临床症状轻微，持续 1～3 周后缓解。临床以发热为常见，可伴有全身不适、咽痛、皮疹、厌食、肌痛、关节痛和淋巴结肿大及神经系统症状。此时血液中可检出 HIV RNA 及 p24 抗原，$CD4^{+}T$ 淋巴细胞一过性减少，CD4/CD8 的比例倒置。

2. 无症状期　此期病人无任何临床症状，HIV 在体内不断复制，$CD4^{+}T$ 淋巴细胞逐渐下降。该阶段可持续 6～8 年或更长。

3. 艾滋病期　为感染 HIV 的最后阶段。病人 $CD4^{+}T$ 淋巴细胞数量明显下降，常少于 $0.2\times10^{9}/L$，主要表现为 HIV 相关症状，各种机会性感染及肿瘤。

（1）HIV 相关症状：表现为持续 1 个月以上的发热、乏力、盗汗、腹泻、体重减轻 10% 以上。部分病人表现为神经精神症状，如记忆力减退、精神淡漠、头痛、癫痫、痴呆等。还可出现持续性全身淋巴结肿大，其特点为：①除腹股沟淋巴结以外，全身其他部位两处或两处以上淋巴结肿大。②淋巴结直径 1cm 以上，无压痛，无粘连。③持续时间 3 个月以上。

（2）各种机会性感染及肿瘤

1）呼吸系统：常见有肺炎、肺结核等。其中以肺孢子菌肺炎最为多见，是艾滋病病人死亡的主要原因，表现为慢性咳嗽、短期发热、渐进性呼吸困难、发绀，肺部偶尔可闻及啰音等。卡波西肉瘤也常侵犯肺部。

2）中枢神经系统：如隐球菌脑膜炎、结核性脑膜炎、弓形虫脑病、各种病毒性脑膜脑炎等。

3）消化系统：白色念珠菌食管炎（图 14-105-2），巨细胞病毒性食管炎、肠炎，沙门氏菌、痢疾杆菌、空肠弯曲菌及隐孢子虫性肠炎等，表现为鹅口疮、食管炎或溃疡、吞咽困难和胸骨后烧灼感、腹泻、体重减轻；累及肝脏时可出现肝大及肝功能异常。

4）皮肤：常见有带状疱疹（图 14-105-3）、传染性软疣、尖锐湿疣、真菌性皮炎和甲癣等。

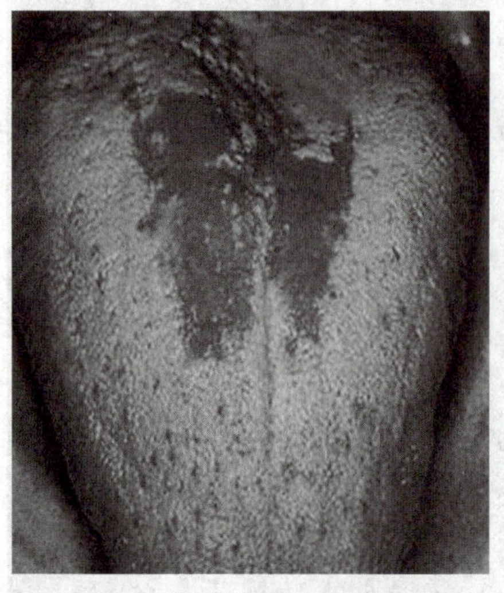

图 14-105-2　艾滋病口腔白色念珠菌感染

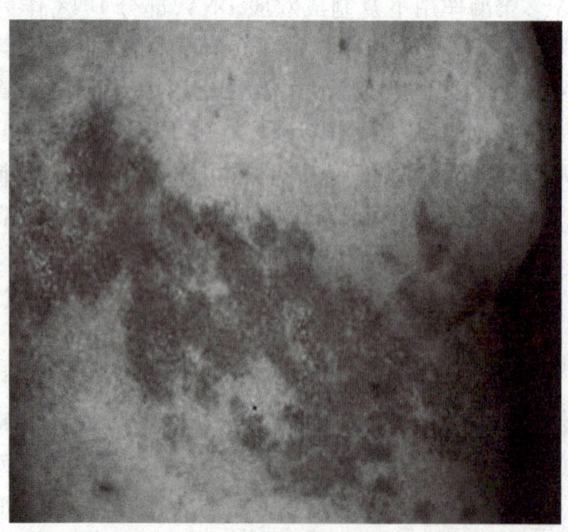

图 14-105-3　艾滋病带状疱疹

5）眼部：巨细胞病毒性和弓形虫性视网膜炎，表现为眼底絮状白斑。眼部卡波西肉瘤，侵犯眼睑、泪腺、结膜等。

6）肿瘤：恶性淋巴瘤、卡波西肉瘤等。卡波西肉瘤常侵犯下肢皮肤和口腔黏膜，表现为紫红色或深蓝色浸润斑或结节，融合成片，表面溃疡向四周扩散，并能向淋巴结和内脏转移。

（三）心理-社会支持状况

病人进入艾滋病期后健康状况迅速恶化，由于病情重、预后差，且无有效治疗方法，给病人心理和经济方面带来巨大的压力，因此，应注意评估病人有无恐惧、焦虑、抑郁和绝望、犯罪感等心理状态；另外，艾滋病病人和家属常受到人们歧视，因此，还应评估病人家属心理状态。评估病人社会支持、对疾病认知程度以及所得到的社会保健资源和服务情况。

（四）辅助检查

1. 一般检查　白细胞、血红蛋白、红细胞及血小板可有不同程度减少。尿蛋白常阳性。淋巴细胞计数小于 1.0×10^9/L，T 淋巴细胞绝对值下降。

2. 免疫学检查　T 淋巴细胞总数降低，$CD4^+$T 细胞减少，$CD4^+/CD8^+$ 比值<1.0。

3. 特异性抗原和（或）抗体检测

（1）抗体检测：ELISA 法测血清、尿液、唾液或脑脊液抗 HIV 抗体，主要查 p24 及 gp120 抗体，其灵敏度可达 99%。

（2）抗原检测：用 ELISA 法测血清 p24 抗原，有利于抗体产生“窗口期”和新生儿早期感染的诊断。

4. 核酸检测　HIV RNA 或 HIV DNA 检测，有助于诊断，并可判断治疗效果及预后。

5. 其他　X 线检查可显示间质性肺炎或肺脓肿等；脑脊液检查及 CT 有助于神经系统病变的诊断。

6. 耐药检测　通过测定 HIV 基因型和表型的变异可为艾滋病治疗方案的制订和调整提供重要参考。

（五）治疗原则与主要措施

目前尚无特别有效的治疗方法，早期抗病毒治疗是关键。

1. 抗病毒治疗　目前抗 HIV 的药物可分为以下三类：

（1）核苷类反转录酶抑制剂：此类药物能选择性地与 HIV 反转录酶结合，并掺入正在延长的 DNA 链中，抑制 HIV 复制。常用药物为叠氮胸苷（AZT）又名齐多夫定（ZDV）、去羟肌苷、拉米夫定等。

（2）非核苷类反转录酶抑制剂：作用于 HIV 反转录酶某个位点，使其失去活性，主要药物有奈韦拉平、依非韦伦。与其他抗 HIV 药物联合应用。

（3）蛋白酶抑制剂：抑制蛋白酶，阻断 HIV 复制和成熟过程中所必需的蛋白质合成。主要药物有利托那韦、茚地那韦、沙奎那韦、奈非那韦等。

单用一种抗病毒药物容易发生 HIV 变异，产生耐药，因而主张三联或四联用药。即三类药物的联合或使用两种不同的核苷类反转录酶抑制剂加上一种或两种蛋白酶抑制剂。

2. 免疫治疗　采用 IL-2 与抗病毒药物同时应用有助于改善病人免疫功能。

3. 治疗并发症

（1）肺孢子虫肺炎：喷他脒或复方磺胺甲噁唑。

（2）卡波西肉瘤：抗病毒治疗同时使用 α-INF 治疗，也可用博来霉素、长春新碱和多柔比星联合化疗等。

（3）真菌感染：可用克霉唑、酮康唑、制霉菌素等。

（4）病毒感染：可用阿昔洛韦或更昔洛韦等。

（5）弓形虫病：螺旋霉素或克林霉素、复方磺胺甲噁唑。

4. 对症治疗　加强营养支持和心理治疗等。

5. 预防性治疗　结核菌素试验阳性者异烟肼治疗 1 个月，$CD4^+$T 淋巴细胞<0.2×10^9/L 者可用复方磺胺甲噁唑，每次 2 片，每天 1 次，预防肺孢子虫肺炎。医务人员被污染针头刺伤或实验室意外，根据职业暴露后预防程序进行评估和用药预防。

【常见护理诊断/问题】

1. 有感染的危险　与艾滋病导致免疫功能受损有关。

2. 营养失调：低于机体需要量　与长期发热、腹泻致消耗过多、食欲缺乏、进食减少、热量摄入不足有关。

3. 恐惧　与担心疾病预后和缺乏社会支持等有关。

【护理目标】

1. 未发生感染，或发生感染时能及时就医。

2. 能摄入足够营养物质，营养状况得到改善，体重逐步恢复正常。

3. 能客观地面对现实，应对能力增强，恐惧感减轻或消失，社会活动增加。

【护理措施】

1. 一般护理

(1) 休息与活动：急性感染期和艾滋病期应卧床休息，并协助病人做好生活护理。无症状感染期可以正常工作，避免劳累。

(2) 饮食护理：给予高热量、高蛋白、高维生素、清淡易消化的食物，同时根据病人饮食习惯合理膳食，少量多餐，保证营养供给，增强机体抗病能力；不能进食者则给予鼻饲或按医嘱给予静脉高营养。

2. 感染的预防与护理

(1) 隔离：对于艾滋病期病人在进行血液/体液隔离同时，还要实施保护性隔离，以防止各种机会性感染发生。医务工作者应遵守标准预防原则及我国卫生部规定的《医务人员艾滋病病毒职业暴露防护工作指导原则》。

(2) 病情观察：观察病人有无肺部、胃肠道、中枢神经系统、皮肤、黏膜等机会性感染发生，观察有无发热、咳嗽、呼吸困难、腹泻、皮肤破溃等表现，早发现，及时治疗。

(3) 加强个人卫生：保持皮肤清洁，加强口腔护理，防止继发感染。对于口腔、皮肤有感染者，根据医嘱服药或局部用药，减轻由感染引起的不适。长期腹泻的病人，注意肛周皮肤护理。每次排便后用温水清洗，涂润肤油保护皮肤。

(4) 用药护理：抗病毒药物如 ZDV 等常有骨髓抑制的不良反应，用药后早期可出现巨幼细胞贫血、晚期可出现中性粒细胞和血小板减少、恶心、头痛、肌炎等表现，故应严格遵医嘱给药，定期复查血象，当 $Hb \leq 80g/L$ 或骨髓抑制时可输血，遵医嘱减量；如中性粒细胞 $<0.5\times10^9/L$，应及时报告医生停药。注意观察药物疗效和不良反应。

3. 营养失调的护理

(1) 营养监测：评估病人营养状态，如皮下脂肪、皮肤弹性、体重、血红蛋白等；评估病人饮食情况、进食能力、食欲等。

(2) 饮食护理：嘱病人进食营养丰富、易消化食物，保证蛋白、热量、维生素摄入。如有呕吐，饭前给予止吐药。如有腹泻，给予少渣、低纤维素、高蛋白、高热量、易消化流质或半流质饮食。鼓励病人多饮水，给予肉汁、果汁等；忌食生冷及刺激性食物。不能进食者给予鼻饲，必要时根据医嘱补充营养和水分。

4. 心理护理　护士针对疾病知识给予健康教育，帮助病人正视现实，建立自尊和自信。尊重病人人格，给予感染者和病人谅解、鼓励、关怀、同情和支持。鼓励和帮助病人充分利用社会资源及信息，与朋友、同事等多联系沟通，消除孤独与恐惧。护士还要注意保护病人隐私，维护病人利益、尊严和权利，并为他们提供有关信息及服务。

我国政府对艾滋病病人的“四免一关怀”政策

“四免”是：①对未参加医疗保障制度的经济困难的艾滋病病人，可到当地指定的传染病医院或设有传染病区(科)的综合医院服用免费的抗病毒药物，接受抗病毒治疗。②所有自愿接受艾滋病咨询和病毒检测的人员，都可在疾病预防控制中心和指定的医疗等机构，得到免费咨询和艾滋病病毒抗体初筛检测。③对已感染艾滋病病毒的孕妇，可提供健康咨询、产前指导和分娩服务，及时免费提供母婴阻断药物和婴儿检测试剂。④地方各级人民政府，开展艾滋病遗孤的心理康复，为其提供免费义务教育。

“一关怀”指的是各级政府将经济困难的艾滋病病人及其家属，纳入政府补助范围，按有关社会救济政策的规定给予生活补助；扶助有生产能力的艾滋病病毒感染者和病人从事力所能及的生产活动，增加其收入。

5. 健康指导

（1）疾病预防指导

1）控制传染源：①加强艾滋病防治知识、法制和道德教育及针对感染者和病人的关怀教育。②报告疫情，及时发现和管理艾滋病病人，并对其血液和体液进行严格消毒处理。③建立艾滋病监测网络，加强对高危人群的监测，加强国境检疫，对艾滋病抗体阳性者禁止入境。④密切追踪和随访 HIV 感染者，提供心理医疗咨询。

2）切断传播途径：①严禁卖淫、嫖娼等，高危人群使用安全套。②打击吸毒、贩毒，配合有效的干预，提供清洁的一次性针具。③提倡义务献血，打击商业性采血。严格血液及血制品管理，严格检测献血者及组织器官供者的 HIV 抗体。④医疗器械重复使用时应严格消毒，注射、手术、拔牙等应严格无菌操作，推广使用一次性注射器。⑤对 HIV 感染的孕妇可采用产科干预（如终止妊娠、择期剖宫产等）、抗病毒药物干预及人工喂养措施。⑥加强业务培训，提高医护人员的安全防护意识，严格执行消毒隔离制度和个人防护措施。

3）保护易感人群：①对密切接触者给予健康指导，加强个人防护。②对 HIV 感染者配偶定期进行 HIV 检测。③医护人员在做侵袭性操作、手术前应对病人进行抗 HIV 抗体检测。

微课：红丝带

（2）疾病知识指导：介绍本病的基本知识。病人的血液、排泄物、分泌物应用 0.2%次氯酸钠或漂白粉等消毒液进行消毒。出现症状、发生感染或恶性肿瘤时应及时就诊，住院治疗。

【护理评价】

经过治疗和护理，评价病人是否达到：①无感染的发生或出现感染后得到有效治疗。②各项营养指标正常或营养状况得到改善。③能正确面对疾病，无恐惧等不良心理状态。

（李曾艳）

思考题

王先生，56 岁，曾任某公司经理。近期反复咳嗽、低热、体重下降 10kg，到医院就诊，经 CT 检查诊断为肺癌。在行化疗过程中检查血常规发现白细胞计数 1.12×10^{9}/L，经进一步检查发现抗 HIV 抗体阳性。询问病史，病人自述曾患皮肤病多年，曾到许多小型医院就诊，疾病反复发作。护理体检：T 37.2℃，P 100 次/min，R 24 次/min，BP 120/70mmHg，神志清，语言清晰，体质消瘦，面色苍白；双侧腋下及双侧腹股沟可触及数个肿大的淋巴结，无触痛。口腔可见白色片状膜状物。病人不愿意接受自己的病情，不想让亲友们知道自己所患疾病，让医护人员保守秘密，对疾病存在恐惧心理。

请思考：

（1）该病人所患疾病是什么？疾病进展到哪期？

（2）病人目前存在的主要护理问题是什么？应采取哪些护理措施？

（3）如何缓解病人的恐惧心理？

思路解析

扫一扫、测一测

第一百零六章　尖锐湿疣病人的护理

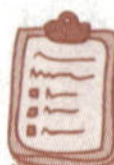

学习目标

1. 掌握尖锐湿疣的病原体、身体状况及护理措施。
2. 熟悉尖锐湿疣的治疗原则。
3. 了解尖锐湿疣的传播途径。
4. 能运用理论知识观察评估病情，提出护理问题，有针对性地实施护理措施和健康指导。
5. 具有良好的沟通交流能力、人文关怀精神和自我防护意识。

情景导入

张先生，38 岁。以生殖器部位有疣就诊。检查可见：阴茎、阴囊处有散在、多个淡红色小丘疹，顶端稍尖，呈乳头状突起。护士询问得知张某 1 个月前曾有过不洁性接触史。

请问：

1. 该病人最可能的诊断是什么？诊断依据是什么？
2. 目前存在哪些主要护理问题？
3. 针对该病人，护士应采取哪些护理措施？

尖锐湿疣（condyloma acuminatum，CA）是由人类乳头瘤病毒（human papilloma virus，HPV）感染引起的鳞状上皮疣状增生病变。其发病率居性传播疾病的第二位，仅次于淋病，常与多种性传播疾病并存。尖锐湿疣好发于性活跃人群，以 20~30 岁为发病高峰，病变部位多发生在温暖、潮湿的外生殖器及肛门周围。

【病因与发病机制】

1. 病因　病原体为 HPV。HPV 有 100 多个类型，其中低危型 HPV6 型、HPV11 型感染与生殖道尖锐湿疣有关。

2. 传播途径

（1）直接传播：主要通过性交传播，病人性伴侣 60% 发生 HPV 感染。

（2）间接传播：通过接触污染的衣物、毛巾、浴盆及消毒不彻底的医疗器具感染。

（3）母婴传播：孕妇感染 HPV 可传给新生儿，可能与胎儿通过软产道时吞咽含 HPV 的羊水、血液

或分泌物有关。

3. 高危因素 HPV 感染的高危因素有早年性交、性关系紊乱、机体免疫力低下、高性激素水平、吸烟等。

HPV 感染后，由于机体免疫的作用，大部分感染者的 HPV 被清除，一部分感染者呈 HPV 潜伏感染，只有少数感染者发生尖锐湿疣。

【护理评估】

（一）健康史

询问病人发病时间、主要表现、病程经过，是否经过治疗及治疗方法和效果。有无不洁性接触史、性伴侣感染史或多个性伴侣。新生儿母亲有无感染史。

（二）身体状况

尖锐湿疣潜伏期为 1~8 个月，平均 3 个月。

1. 症状 多数病人无明显症状，以生殖器疣就诊。部分病人有外阴瘙痒、灼热感或性交后疼痛。

2. 体征 小阴唇内侧、阴唇后联合、阴道前庭、尿道口和肛门周围、龟头、冠状沟、阴茎、阴囊等部位有散在或呈簇状增生的小乳头状疣，细而柔软的指状突起，粉色或白色。随病情进展，病灶增多增大后相互融合，呈鸡冠状、菜花状或桑椹状。

（三）心理-社会支持状况

评估病人有无因担心疾病治疗后复发、影响夫妻关系、传染给配偶或孩子，心理承受巨大压力，产生自责、焦虑不安等情绪。

（四）辅助检查

组织学检查和 HPV DNA 检测可确诊。

（五）治疗原则与主要措施

主要是采用局部物理治疗和手术切除，去除疣体，改善症状和体征。

1. 外用药物治疗 疣体较小者，可选用 80%~90%三氯醋酸涂擦局部，每周 1 次。

2. 物理治疗或手术治疗 疣体较大者，可行物理治疗，如微波、激光、电灼、冷冻等方法。巨大疣体可行手术切除。

尖锐湿疣合并妊娠

妊娠期由于机体细胞免疫功能低下，雌孕激素水平升高，会阴局部血液循环丰富，尖锐湿疣病灶生长迅速且不易控制，不仅数目多、体积大，而且多部位、多形态，有时可发展为“菜花状”巨大尖锐湿疣而堵塞产道。此外，妊娠期尖锐湿疣组织脆弱，阴道分娩易导致大出血。产后尖锐湿疣病灶可迅速缩小，甚至可自然消退。尖锐湿疣孕妇有母婴传播的危险，宫内感染极其罕见，但新生儿有患喉乳头瘤的可能。

尖锐湿疣合并妊娠的处理：与非妊娠期尖锐湿疣处理相似，可采用外用药物治疗或物理治疗或手术切除。但妊娠期禁用足叶草碱、咪喹莫特软膏和干扰素。孕妇外阴尖锐湿疣病灶去除后可经阴道分娩，如巨大尖锐湿疣病灶堵塞产道或病灶位于外阴、阴道、宫颈时，经阴道分娩可能导致大出血，需行剖宫产手术结束分娩。产后应保持外阴清洁，生活用品做好消毒，护理婴儿时注意手卫生。

【常见护理诊断/问题】

1. 皮肤完整性受损 与感染 HPV 有关。

2. 情境性低自尊　与社会对性病病人的不认同和病人自责心理有关。

3. 焦虑　与担心治疗后复发及传染他人有关。

【护理目标】

1. 皮肤受损情况得以修复。

2. 自尊水平提高，积极配合治疗。

3. 能说出疾病相关知识，焦虑减轻。

【护理措施】

1. 一般护理　注意休息，摄取高蛋白、高维生素、易消化饮食，多饮水，禁止吸烟、饮酒及刺激性饮食。病人接触过的衣物、床上用品、便盆、坐便器等必须严格消毒灭菌，防止交叉感染。

2. 病情观察　注意观察创面变化，有无感染征象和新生的疣体，如发现有新发皮损或创面出血、渗出物增多等，应随时就诊。

3. 预防感染

（1）嘱病人避免搔抓、摩擦患处，涂抹药物后应勤换内裤，必要时用无菌纱布覆盖，保持局部清洁、干燥。

（2）物理及手术治疗后2~3天内不要洗澡，创面有渗出者可用0.2%聚维酮碘棉球擦拭，涂抹抗生素软膏（如莫匹罗星软膏）每天2次，也可用红外线灯照射，每天2次，每次15~20分钟，促进创面愈合。

4. 预防术后并发症　男性尿道口激光手术后，嘱病人多喝水、多排尿，避免尿道口的粘连狭窄；包皮处激光手术后，应经常翻动包皮，以防水肿及嵌顿。

5. 心理护理　护士应热情、诚恳地对待病人，并为病人提供独立的就医环境，维护其隐私和自尊，耐心了解病人所担心的问题，并给予相应的指导，提供精神心理支持，使病人解除思想顾虑，积极配合治疗。

6. 健康指导

（1）生活指导：注意补充营养，加强锻炼，增强体质，提高机体免疫力。注意个人卫生，勤洗手，尤其是大小便前后要用肥皂洗手。每天清洁外阴，穿透气性好的棉质内裤，衣裤宜宽松。内衣裤应与家人分开清洗，坐便器、浴盆可用有效氯制剂液消毒。

（2）疾病知识指导：①提倡安全性行为，避免不良的性行为，阻断传播途径。②彻底治愈之前要禁忌性生活，同时要求性伴侣进行尖锐湿疣的检查。③坚持正确治疗，直至疣体消失痊愈。④对反复发作的顽固性病人，应及时活检，排除恶性变。

（3）随访指导：由于尖锐湿疣易复发，治疗后应坚持随访，每2周随访1次，至3~6个月。

【护理评价】

经过治疗及护理，评价病人是否达到：①皮肤受损情况得以修复。②自尊水平提高，积极配合治疗。③说出疾病相关知识，焦虑减轻。

（李曾艳）

思考题

王女士，32岁。已婚，近2周外阴有瘙痒感，在清洗外阴时发现有如米粒样的突起，来院就诊。查体：小阴唇内侧、阴唇后联合部位有大小不等散在的或呈簇状增生的小乳头状疣，小的如针尖样，细而柔软，大的表面如菜花状或桑椹状，呈粉色。经询问，其丈夫曾有不洁性接触史，前一段时间去其他医院治疗过性病。

请思考：

（1）该病人可能的临床诊断是什么？如需进一步诊断，需进行哪些检查？

（2）该病人存在哪些护理诊断/问题，应如何进行护理？

（3）简述对该病人健康指导的主要内容。

思路解析

扫一扫、测一测

笔记

第一百零七章 淋病病人的护理

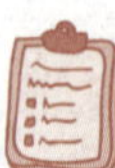

学习目标

1. 掌握淋病的病原体及传播途径;掌握淋病病人的身体评估。
2. 熟悉淋病的治疗原则。
3. 了解淋病的病因与发病机制。
4. 运用所学知识评估病情、提出护理问题、制订并实施护理措施和健康指导。
5. 具有良好的沟通交流能力、人文关怀精神和自我防护意识。

情景导入

刘女士,21岁。近2天出现尿频、尿急、排尿时疼痛难忍。同事们将其送至医院急诊室,值班护士小李询问得知刘女士1周前曾有过性接触史。妇科检查:外阴、阴道、尿道口红肿充血,挤压尿道及尿道旁腺,有脓性分泌物外溢,宫颈口流出脓性分泌物。

请问:

1. 该病人的临床诊断是什么?
2. 病人现存的护理问题是什么?对该病人应采取哪些护理措施?
3. 对病人及家属进行健康教育重点是什么?

淋病是由淋病奈瑟氏菌(简称淋菌)引起的以泌尿生殖系统化脓性感染为主要表现的性传播疾病,也可表现为眼、咽喉、直肠感染及全身感染。淋病传染性强,潜伏期短,在性传播疾病中发病率较高。淋菌为革兰氏阴性双球菌,在潮湿的环境适宜生存,在干燥环境则宜灭活。一般消毒剂和肥皂液就可将其杀灭。

【病因与发病机制】

病原体为淋病奈瑟氏菌,传播途径如下。

1. 直接传播　成人主要通过性交直接接触传染。与男性淋病病人发生性交的女性,50%~80%发生淋菌性宫颈炎;与女性淋病病人发生一次性交的男性,20%~25%感染淋病。口交和肛交可引起淋菌性咽喉炎及淋菌性直肠炎。

2. 间接传播　通过接触污染的衣裤、毛巾、浴盆及消毒不彻底的医疗器具感染,如儿童多为间接感染。

3. 垂直传播　孕妇感染淋菌可累及羊膜腔导致胎儿感染,新生儿在分娩时通过污染的软产道而感染。

淋菌主要侵袭柱状上皮及移行上皮，因此男性淋病主要表现为尿道炎、前列腺炎、附睾炎、精囊炎、膀胱炎等；女性淋病则表现为尿道炎、前庭大腺炎、宫颈黏膜炎、子宫内膜炎、输卵管炎、盆腔腹膜炎等。

【护理评估】

（一）健康史

询问病人分泌物增多的时间，分泌物的量、色、味、性状，是否经过治疗及治疗方法和效果。有无尿急、尿频、尿痛及发热、头痛、乏力等症状。近期有无不洁性接触史、性伴侣感染史或多个性伴侣。新生儿母亲是否有感染史。

（二）身体状况

淋病多发于性活跃的中青年，潜伏期2~10天，平均3~5天，潜伏期具有传染性。淋菌可同时感染多个部位，因此病人可同时出现多种症状和体征。

1. 症状

（1）男性病人：早期表现为尿道口痒，轻微刺痛，伴有尿频、尿急、尿痛，尿道口流出稀薄黏液，约2天后分泌物变黏稠，呈深黄色或黄绿色。随着病情进展，可出现排尿困难，排尿终末尿痛加剧，还可伴有发热、头痛、乏力等全身症状。

（2）女性病人

1）宫颈黏膜炎：表现为阴道分泌物增多，呈黏液脓性，伴外阴瘙痒、灼热感。

2）尿道炎：表现为尿急、尿频、尿痛，排尿时尿道口灼热感。

3）急性盆腔炎：表现为下腹剧痛、高热、寒战、头痛、恶心、呕吐等。

2. 体征

（1）男性病人：尿道口红肿、触痛，挤压尿道即可见尿道口有黄白色或黄绿色脓液大量溢出。阴茎可红肿，有压痛。包皮与龟头间可见脓液，腹股沟淋巴结可肿大、疼痛。

（2）女性病人

1）宫颈黏膜炎：表现为宫颈充血、水肿、举痛，宫颈管流出脓性分泌物。

2）尿道炎：表现为尿道口红肿、触痛，挤压尿道及尿道旁腺，有脓性分泌物流出。

3）急性盆腔炎：表现为下腹部压痛、反跳痛及肌紧张；子宫压痛，活动受限；附件区压痛明显，同时伴宫颈黏膜炎的体征。

淋病合并妊娠

妊娠早期淋菌性子宫颈炎可引起流产合并感染；妊娠晚期淋菌性子宫颈炎可引起胎膜炎、胎膜早破。胎儿可发生宫内感染、早产、胎儿窘迫、胎儿宫内生长受限、死胎、死产。产后由于产妇抵抗力低下，在产道损伤时淋菌极易扩散，引起子宫内膜炎、输卵管炎，严重者淋菌通过血液循环传播，导致播散性淋病。

淋病孕妇娩出的新生儿约1/3感染淋菌性结膜炎，若延迟治疗，可发展成角膜溃疡、角膜穿孔或虹膜睫状体炎、全眼球炎而失明。此外，还可引起新生儿肺炎、淋菌性败血症，使围生儿死亡率明显增高。

淋病合并妊娠的处理：孕妇应在妊娠早、中、晚期分别常规筛查淋菌，以便及早确诊并得到彻底治疗。孕期可选用大观霉素或头孢曲松钠治疗，禁用喹诺酮类或四环素类药物，以免导致胎儿畸形。淋病孕妇娩出的新生儿，常选用0.5%红霉素眼药膏预防淋菌性结膜炎，并预防性给予头孢曲松钠注射。

（三）心理-社会支持状况

评估病人有无因有不洁性交史而感内疚、自责、担心被歧视等心理问题；已婚者担心由此失去家庭和睦、传染家人，表现出焦虑不安等情绪。

（四）辅助检查

1. 分泌物涂片检查　可见革兰氏阴性双球菌。此方法有时出现假阳性，只作为筛查手段。

2. 淋病奈瑟氏菌培养　是诊断淋病的金标准。淋病奈瑟氏菌培养阳性即可确诊。

3. 核酸检测　检测淋病奈瑟氏菌 DNA 片段阳性，可确诊。

（五）治疗原则与主要措施

早诊断，早治疗，及时、足量、规范应用抗生素。一般首选药物以第三代头孢菌素为主。常用药物有头孢曲松、头孢克肟，对不能耐受头孢菌素类药物者，可选用阿奇霉素。合并衣原体感染者，可选用阿奇霉素或阿莫西林。

【常见护理诊断/问题】

1. 排尿障碍　与泌尿道感染有关。

2. 舒适度减弱　与异常分泌物增多、局部刺激有关。

3. 自尊紊乱　与社会对性病病人的不认同和病人自责心理有关。

4. 焦虑　与担心预后、影响夫妻关系及传染家人有关。

【护理目标】

1. 尿急、尿频、尿痛等症状消失。

2. 自觉舒适度增加。

3. 自尊水平提高，积极配合治疗。

4. 说出疾病相关知识，焦虑减轻。

【护理措施】

1. 一般护理　急性期卧床休息，取半卧位。摄取高蛋白、高维生素、易消化饮食，多饮水，禁止饮酒。病人用过的内裤、浴巾、外阴清洗盆煮沸消毒 5~10 分钟，也可用 1%苯酚溶液浸泡消毒。对病人进行床边隔离，防止交叉感染。

2. 病情观察　密切观察淋病的症状和体征有无改善，定期复查分泌物。

3. 心理护理　接诊病人时，护士应热情、诚恳，并为病人提供独立的就医环境，保护其隐私，耐心了解病人所担心的心理问题，给予针对性指导。告知病人急性淋病如能早期、规范治疗，可以完全治愈，使病人解除思想顾虑，积极配合治疗。

4. 健康指导

（1）疾病知识指导：①提倡安全性行为，避免不洁性行为，推荐使用避孕套，阻断传播途径。②急性期淋病早期、及时、规范治疗，95%以上可以完全治愈；如延迟治疗或不当治疗，可导致多种并发症及后遗症，甚至播散性淋病。因此，应重视急性期淋病早期、及时、规范治疗。③与病人发病前 2 个月内有性接触的所有性伴侣，都需要做淋病奈瑟氏菌和沙眼衣原体检查和治疗。检查和治疗期间禁止性生活。

（2）随访指导：治疗后遵医嘱按时随访，判断疗效。病人治疗后 2 周，在无性接触史的情况下，符合下列标准为治愈：①临床症状体征全部消失。②在治疗结束后 4~7 天分泌物涂片、培养检查淋病奈瑟氏菌阴性。

【护理评价】

经过治疗及护理，评价病人是否达到：①尿急、尿频、尿痛等症状消失。②自觉舒适度增加。③自尊水平提高，积极配合治疗。④说出疾病相关知识，焦虑减轻。

（李曾艳）

思考题

杨女士，25 岁，已婚。以剧烈下腹痛、高热为主诉急诊入院。体格检查：T 39℃，P 110 次/min。下腹部压痛、反跳痛及肌紧张。妇科检查：宫颈充血、举痛明显，宫颈管流出大量脓性臭味分泌物。分泌物涂片检查：可见革兰氏阴性双球菌。

请思考：

（1）该病人现存的主要护理问题是什么？

（2）护理上应采取哪些护理措施帮助病人？

（3）如何指导病人做好疾病的预防？

思路解析

扫一扫、测一测

第一百零八章 梅毒病人的护理

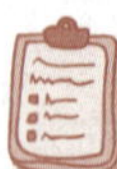

学习目标

1. 掌握梅毒的传染源、传播途径及临床表现。
2. 熟悉梅毒的治疗原则。
3. 了解梅毒的辅助检查。
4. 能运用理论知识评估病情、提出护理问题、制订并实施护理措施，对病人和家属进行健康指导。
5. 具有良好的沟通交流能力、人文关怀精神和自我防护意识。

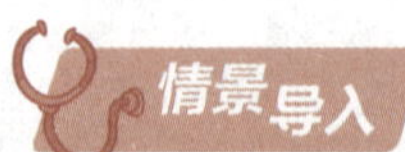

情景导入

袁先生，40岁。发病前1个月有过多次不洁性生活史，之后发现在躯干、四肢出现不痛不痒的红色皮疹。到医院就诊检查：胸、背、腹、臀及四肢泛发红斑及红色斑丘疹，皮疹排列无规律。梅毒血清学检查阳性。确诊为梅毒二期。

请问：

1. 该病人主要的护理问题有哪些？
2. 护士应向病人进行哪些健康指导？

梅毒是由苍白螺旋体即梅毒螺旋体感染引起的慢性全身性性传播疾病。梅毒早期主要侵犯皮肤、黏膜，晚期侵犯多种组织器官，甚至危及生命。苍白螺旋体耐寒力强，4℃可存活3天，但在体外干燥条件下不易生存，肥皂水及一般消毒剂均可杀灭。

【病因与发病机制】

1. 病原体　是苍白螺旋体，对皮肤、主动脉、眼、胎盘、脐带等富含黏多糖的组织有较高的亲和力，可借其表面的黏多糖酶吸附到细胞表面，分解黏多糖造成血管塌陷、血供受损，导致管腔闭塞性动脉内膜炎、动脉周围炎，甚至出现坏死、溃疡等。

2. 传染源　显性和隐性梅毒病人是唯一的传染源，病人皮肤、血液、精液、乳汁和唾液中均存在梅毒螺旋体。

3. 传播途径

（1）性接触传播：是最主要的传播途径。

（2）垂直传播：妊娠4个月后梅毒螺旋体可通过胎盘及脐静脉由母体传染给胎儿，分娩过程中擦伤处可发生接触性感染；梅毒的发病是梅毒螺旋体与机体免疫力相互作用的复杂过程。

(3) 间接传播:少数病人通过接触病人的皮肤、黏膜而间接感染,如接吻、哺乳、衣裤、床品、浴盆、医源性途径等;个别病人通过输入有传染性的梅毒病人的血液而感染。病人在感染后1年内,且未接受治疗,其传染性最强,病程超过4年者基本失去传染性。

【护理评估】

(一)健康史

询问病人发病时间、主要症状、病程经过,是否经过治疗及治疗方法和效果。有无输血史、吸毒史、与梅毒病人密切接触史。婴幼儿母亲是否患有梅毒。

(二)身体状况

1. 早期梅毒 病程在2年以内,包括一期梅毒、二期梅毒及早期潜伏梅毒。

(1) 一期梅毒:潜伏期2~4周,主要表现为硬下疳及硬化性淋巴结炎。硬下疳常发生在生殖器。男性好发于龟头、冠状沟、阴茎;女性易发生于外阴、阴道、宫颈等部位。典型硬下疳呈圆形或椭圆形的无疼痛溃疡,直径1~2cm,边缘清楚,周围堤状隆起,触之硬如软骨,有浆液性渗出物,基底呈红色糜烂面。硬下疳出现1~2周后,腹股沟淋巴结肿大,多为单侧,大小不等,触之较硬不粘连,无痛、无溃疡,称硬化性淋巴结炎。硬下疳初期梅毒血清试验多为阴性,以后逐渐转为阳性。

(2) 二期梅毒:主要表现为皮肤梅毒疹。多在硬下疳消退后3~4周(感染后9~12周),出现皮肤、黏膜及系统性损害。皮肤、黏膜损害包括:①出现各种形状皮疹,常见有斑疹、斑丘疹、丘疹、丘脓疱疹等,好发于躯干、四肢,也可在前额部和面部。皮疹特点呈玫瑰色、紫色或铜红色,对称。皮疹持续2~6周后自行消退。②扁平湿疣,多在皮肤相互摩擦和潮湿的外阴和肛门周围出现。③梅毒性秃发。④口、舌、咽喉或生殖器官黏膜红斑、水肿和糜烂。

2. 晚期梅毒 病程在2年以上,包括三期梅毒、晚期潜伏梅毒。主要表现为永久性皮肤、黏膜损害,并可侵犯骨、关节、眼、心血管、神经系统等多种组织器官,甚至危及生命。

3. 潜伏梅毒 病人无临床症状,但梅毒血清反应为阳性,而且没有引起梅毒血清反应阳性的其他疾病存在,脑脊液正常者,为潜伏梅毒。感染时间在2年以内为早期潜伏梅毒,2年以上为晚期潜伏梅毒。

梅毒合并妊娠

患梅毒的孕妇,梅毒螺旋体可通过胎盘感染胎儿,导致流产、早产、死胎、死产。若胎儿幸存,可导致胎传梅毒儿出生。胎传梅毒儿分为早期胎传梅毒和晚期胎传梅毒。前者发病年龄在2岁以内,后者多在2岁以后发病。胎传梅毒儿病情较重,致残率、病死率明显升高。

梅毒合并妊娠的处理:所有孕妇在首次产前检查时进行梅毒血清学筛查,对梅毒高发地区或高危孕妇,妊娠晚期和分娩期再次进行筛查,妊娠20周后无明显原因出现死胎者也应做梅毒血清学筛查,以便及早确诊并得到及时治疗。

梅毒孕妇首选青霉素治疗,如青霉素过敏者,首选脱敏和脱敏后青霉素治疗。孕妇禁用四环素和多西环素。红霉素和阿奇霉素对孕妇和胎儿感染疗效差,不推荐应用。确诊的胎传梅毒儿也需接受治疗,可选用普鲁卡因青霉素、苄星青霉素。

(三)心理-社会支持状况

评估病人有无因担心被歧视、病情迁延不愈而出现紧张、焦虑和恐惧心理;有无对治疗效果和预后产生顾虑,失去治疗信心。

(四)辅助检查

1. 病原体检查 取早期病损处分泌物涂片,找到梅毒螺旋体可确诊。

2. 梅毒血清学检查 用于梅毒的筛查和疗效判定。

3. 脑脊液检查 用于诊断神经梅毒病人。

（五）治疗原则与主要措施

原则为早期、足量、规范应用抗生素治疗。治疗首选青霉素类抗生素，如青霉素过敏者，可选用多西环素、盐酸四环素、红霉素，但疗效较青霉素类抗生素差。

【常见护理诊断/问题】

1. 皮肤完整性受损 与感染梅毒螺旋体有关。
2. 情境性低自尊 与社会对性病病人的不认同和病人自责心理有关。
3. 焦虑 与担心预后有关。

【护理目标】

1. 皮肤受损部位部分或全部修复。
2. 自尊水平提高，能积极配合治疗。
3. 能说出疾病相关知识，焦虑减轻。

【护理措施】

1. 一般护理 注意休息，减少剧烈活动，防止病理性骨折。摄取高蛋白、高维生素、易消化饮食，忌饮酒、辣椒、浓茶及咖啡等刺激食物。注意个人卫生，勤洗手、勤洗澡、勤换衣裤。病人的内裤、浴巾、外阴清洗盆等物品煮沸消毒5~10分钟，或用1%苯酚溶液浸泡消毒，防止交叉感染。

2. 防止感染 保持病灶处清洁、干燥，避免摩擦、搔抓。有渗出、溃疡者可用0.2%聚维酮碘棉球擦拭。护理人员接触病人时，应戴无菌手套且严格遵守操作规程，操作后用消毒液浸泡双手，注意自我防护，同时阻断医源性传播。

3. 用药护理 密切观察用药后反应，如发现吉海反应即首次大剂量使用青霉素时，于用药数小时出现高热、头痛、肌肉痛等，立即通知医生。为防止发生吉海反应，遵医嘱在治疗前一日给病人口服泼尼松。

4. 心理护理 关心、尊重病人，维护病人隐私。多与病人进行沟通，列举有显著疗效的病例，让病人看到生存的希望，增强治疗信心和生活勇气。

5. 健康指导

（1）重视社会宣传教育：建议做婚前检查、产前检查，对献血者，嫖娼、卖淫、吸毒等高危人群及妊娠20周后发生死胎且原因不明者，均应做梅毒血清学筛查，以便早发现、早治疗，防止疾病传播。

（2）加强性道德教育，提高自我保护意识：避免不洁性行为，提倡安全性行为，推荐使用避孕套及一次性注射器，以减少性行为传播和血液途径传播。

（3）治疗指导：应到正规医院接受规范治疗，以免延误病情。性伴侣也应进行梅毒检查和治疗，治疗期间禁止性生活。

（4）随访指导：随访时间为2~3年。第1年每3个月随访1次，以后每半年随访1次。随访内容包括临床症状和血清非梅毒螺旋体试验。

【护理评价】

经过治疗及护理，评价病人是否达到：①皮肤受损部位部分或全部修复。②自尊水平提高，能积极配合治疗。③说出疾病相关知识，焦虑减轻。

（李曾艳）

思考题

苏先生，25岁。因阴茎部出现钱币大小浅表溃疡20天就诊，病人没有其他不适感，自服抗生素及外涂莫匹罗星软膏等治疗，没有效果。查体：阴茎、龟头、冠状沟处可见钱币大的浅表溃疡，表面湿润，上有少许分泌物，无脓，无疼痛。诊断为梅毒。病人情绪焦虑，不愿意接受所患这种疾病的现实，希望医护人员帮助保密。

请思考：

（1）该疾病的流行病学特点有哪些？

（2）病人现在主要的护理问题有哪些？应采取哪些护理措施帮助病人？

（3）如何指导病人做好疾病的预防？

思路解析

扫一扫、测一测

中英文名词对照索引

参考文献

1. 安力彬,陆红.妇产科护理学[M].6版.北京:人民卫生出版社,2017.
2. 鲍立杰,张志平,吴培斌.3D打印技术在骨科的研究及应用进展[J].中国矫形外科杂志,2015.
3. 包再梅,张军,张来平,等.内科护理学[M].北京:中国医药科技出版社,2013.
4. 查爱云,孙子林.糖代谢与骨骼肌的关系[J].国际内分泌代谢杂志,2009.
5. 陈灏珠,林果为.实用内科学[M].13版.北京:人民卫生出版社,2010.
6. 陈健.试述骨质疏松症的预防[J].中国骨质疏松杂志,2009.
7. 程瑞锋.妇产科护理学[M].2版.北京:人民卫生出版社,2011.
8. 曹伟新,李乐之.外科护理学[M].4版.北京:人民卫生出版社,2006.
9. 蔡文智,王玉琼.妇产科护理学[M].2版.北京:人民卫生出版社,2013.
10. 蔡小红,张振香.成人护理学学习与实训指导[M].北京:人民卫生出版社,2014.
11. 蔡小红,闻彩芬.成人护理[M].3版.北京:人民卫生出版社,2015.
12. 陈娴洁.老年骨质疏松症的临床观察与指导[J].上海护理,2008.
13. 陈孝平,汪建平.外科学[M].8版.北京:人民卫生出版社,2013.
14. 陈孝平,汪建平,赵继宗.外科学[M].9版.北京:人民卫生出版社,2018.
15. 邓洁.骨质疏松症的护理进展[J].中国实用护理杂志,2003.
16. 党世民.外科护理学[M].2版.北京:人民卫生出版社,2016.
17. 达选秀.临床常见细菌感染的实验室诊断与治疗[M].长春:吉林科学技术出版社,2017.
18. 丰有吉,沈铿.妇产科学[M].2版.北京:人民卫生出版社,2011.
19. 郭爱敏,周兰姝.成人护理学[M].3版.北京:人民卫生出版社,2017.
20. 郭爱敏,周兰姝.成人护理学[M].2版.北京:人民卫生出版社,2012.
21. 郭爱敏,张波.成人护理[M].北京:人民卫生出版社,2005.
22. 高春林,姜虹,唐家广,等.补钙对骨质疏松骨折预防作用的研究进展[J].中国当代医药,2017.
23. 郭金兰.五官科护理[M].2版.北京:科学出版社,2016.
24. 郭锦丽,程虹.骨科护理教学查房[M].北京:科学技术文献出版社,2013.
25. 葛均波,徐永健.内科学[M].8版.北京:人民卫生出版社,2013.
26. 葛均波,徐永健,王辰.内科学[M].9版.北京:人民卫生出版社,2018.
27. 黄烽.风湿性疾病病案分析[M].北京:科学出版社,2003.
28. 黄禾,范辰辰,冯凤芝.葡萄胎的诊治进展[J].中国医刊,2017.
29. 贾松.眼科学基础[M].北京:人民卫生出版社,2015.
30. 李丹,冯丽华.内科护理学[M].3版.北京:人民卫生出版社,2017.
31. 李国彬,崔涛,孙建新,等.现代颅脑创伤与疾病治疗学[M].长春:吉林科学技术出版社,2014.
32. 郎景和.中华妇产科杂志临床指南荟萃[M].北京:人民卫生出版社,2015.
33. 李兰娟,任红.传染病学[M].8版.北京:人民卫生出版社,2013.
34. 李乐之,路潜.外科护理学[M].6版.北京:人民卫生出版社,2017.
35. 李乐之,路潜.外科护理学实践与学习指导[M].北京:人民卫生出版社,2012.
36. 李险峰.骨质疏松症的临床类型及其特点[J].新医学,2007.
37. 刘秀娇.外科常见感染的临床护理进展研究[J].医学信息,2017.
38. 罗先武,俞宝明.2017护士执业资格考试冲刺宝典[M].北京:人民卫生出版社,2016.
39. 李旭,徐丛剑.女性生殖系统疾病[M].北京:人民卫生出版社,2015.

40. 梁毅玲. 骨质疏松症的预防及护理进展[J]. 现代护理,2007.
41. 李义凯,赵德强. 椎动脉型颈椎病的质疑[J]. 颈腰痛杂志,2016.
42. 栗占国,张奉春,鲍春德. 类风湿关节炎[M]. 北京:人民卫生出版社,2010.
43. 马俊岭,郭海英,阳晓东. 骨质疏松症的流行病学概况[J]. 中国全科医学,2009.
44. 年新文,张菊. 系统性红斑狼疮的药物治疗[J]. 药学服务与研究,2015.
45. 秦岭,张戈,梁秉中,等. 美国国家卫生院有关骨质疏松症的预防、诊断和治疗的共识文件[J]. 中国骨质疏松杂志,2002.
46. 祁冀,赵德强,李义凯. 对"椎动脉型颈椎病"概念的再认识[J]. 颈腰痛杂志,2017.
47. 史达,孙银娣,张平安,等. 椎动脉型颈椎病发病机制的中西医研究进展[J]. 颈腰痛杂志,2011.
48. 沈鸿敏. 女性生殖内分泌疾病临床指南与实践[M]. 北京:中国医药科技出版社,2015.
49. 沈铿,马丁. 妇产科学[M]. 3 版. 北京:人民卫生出版社,2015.
50. 孙玉梅,张立力. 健康评估[M]. 4 版. 北京:人民卫生出版社,2017.
51. 谭进,周静. 外科护理学[M]. 北京:人民卫生出版社,2008.
52. 魏碧蓉. 高级助产学[M]. 2 版. 北京:人民卫生出版社,2011.
53. 王洪复. 骨质疏松症的诊断[J]. 国际内分泌代谢杂志,2006.
54. 王琳,沈芸. 骨质疏松性骨折预测方法的研究进展[J]. 中国骨质疏松杂志,2015.
55. 万学红,卢雪峰. 诊断学[M]. 8 版. 北京:人民卫生出版社,2013.
56. 吴晓莲,陈东林. 传染病护理学[M]. 南京:南京大学出版社,2015.
57. 吴溢,李敬东,祝顺萍,等. 青少年肥胖症的危害和治疗现状[J]. 中华肥胖与代谢病电子杂志,2017.
58. 王忠诚. 神经外科学[M]. 2 版. 武汉:湖北科学技术出版社,2015.
59. 谢幸,苟文丽. 妇产科学[M]. 8 版. 北京:人民卫生出版社,2013.
60. 肖波,周罗. 癫痫最新临床诊疗指南:机遇与挑战并存[J]. 协和医学杂志,2017.
61. 席淑新,赵佛容. 眼耳鼻咽喉口腔护理学[M]. 4 版. 北京:人民卫生出版社,2017.
62. 谢树花,唐金绍,陈艺坛等. 肺炎型伤寒 1 例并文献复习[J]. 临床肺科杂志,2013.
63. 薛卫华. 骨盆牵引为主治疗腰椎间盘突出症[J]. 颈腰痛杂志,2003.
64. 徐小元. 传染科教学案例选编[M]. 北京:北京大学医学出版社,2006.
65. 杨慧霞,狄文. 妇产科学[M]. 北京:人民卫生出版社,2016.
66. 尹建红,汪刘涛,商临萍,等. 奥马哈系统在糖尿病护理中的应用进展[J]. 护理研究,2018.
67. 杨龙,姚敏,孙悦礼,等. 脊髓型颈椎病的自然病史研究现状[J]. 颈腰痛杂志,2016.
68. 尤黎明,吴瑛. 内科护理学[M]. 6 版. 北京:人民卫生出版社,2017.
69. 尤黎明,吴瑛. 内科护理学实践与学习指导[M]. 6 版. 北京:人民卫生出版社,2018.
70. 杨绍基,任红. 传染病学[M]. 7 版. 北京:人民卫生出版社,2008.
71. 朱丹,周力. 手术室护理学[M]. 北京:人民卫生出版社,2008.
72. 赵佛容,陈燕燕. 五官科护理手册[M]. 北京:人民卫生出版社,2016.
73. 周建烈. 补钙与骨质疏松症防治研究的进展[J]. 中国骨质疏松杂志,2000.
74. 张明,王一飞. 痛风的中西医结合治疗[M]. 北京:科学出版社,2017.
75. 张启富. 腰椎间盘突出症非手术治疗综述[J]. 颈腰痛杂志,2008.
76. 周琦. 补钙防治骨质疏松症的卫生经济价值[J]. 中国临床营养杂志,2003.
77. 张学军. 皮肤性病学[M]. 8 版. 北京:人民卫生出版社,2013.
78. 周宪梁,杨涛. 内科学[M]. 3 版. 北京:人民卫生出版社,2017.
79. 郑修霞. 妇产科护理学[M]. 5 版. 北京:人民卫生出版社,2014.
80. 周玉红. 最新伤口护理手册[M]. 北京:人民军医出版社,2015.
81. 张燕晴. 健康教育应成为预防骨质疏松症的重要策略[J]. 中国骨质疏松杂志,2002.
82. 张智海,刘忠厚,李娜,等. 中国人骨质疏松症诊断标准专家共识(第三稿 · 2014 版)[J]. 中国骨质疏松杂志,2014.
83. 张振香,蔡小红. 成人护理学[M]. 2 版. 北京:人民卫生出版社,2014.
84. 中华医学会呼吸病学分会. 中国成人社区获得性肺炎诊断和治疗指南(2016 年版)[J]. 中华结核和呼吸杂志,2016.
85. 中华医学会呼吸病学分会哮喘学组. 支气管哮喘防治指南(2016 年版)[J]. 中华结核和呼吸杂志,2016.
86. 中国颅底外科多学科协作组. 听神经瘤多学科协作诊疗专家共识[J]. 中华医学杂志,2016.

87. 成人癫痫病人长程管理共识专家协作组. 关于成人癫痫病人长程管理的专家共识[J]. 中华神经科杂志,2013.
88. 中华医学会骨质疏松和骨矿盐疾病分会. 原发性骨质疏松症诊治指南(2011 年)[J]. 中华骨质疏松和骨矿盐疾病杂志,2011.
89. 中国健康促进基金会骨质疏松防治中国白皮书编委会. 骨质疏松症中国白皮书[J]. 中华健康管理学杂志,2009.
90. 中国人骨质疏松症建议诊断标准(第二稿)[J]. 中国骨质疏松杂志,2000.
91. 中国抗癌协会乳腺癌专业委员会. 中国抗癌协会乳腺癌诊治指南与规范(2013 版)[J]. 中国癌症杂志,2013.
92. 全国护士执业资格考试编写专家委员会. 2018 全国护士执业资格考试指导[M]. 北京:人民卫生出版社,2017

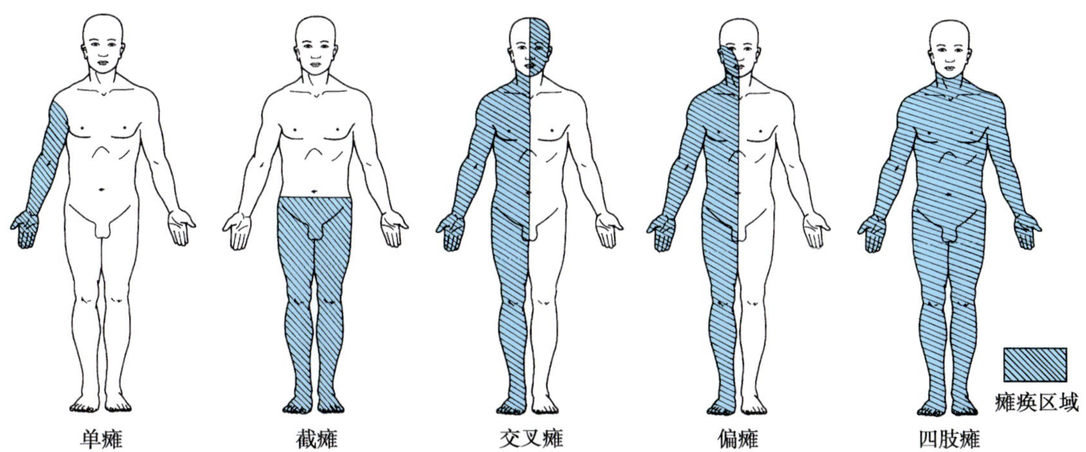

图 8-65-2　瘫痪的几种常见形式

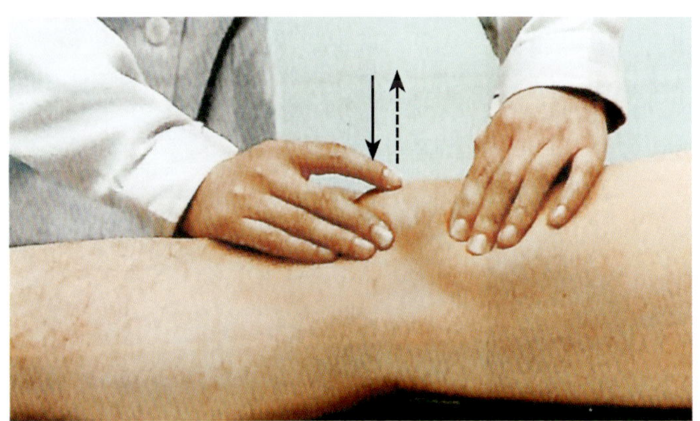

图 9-74-6　浮髌试验

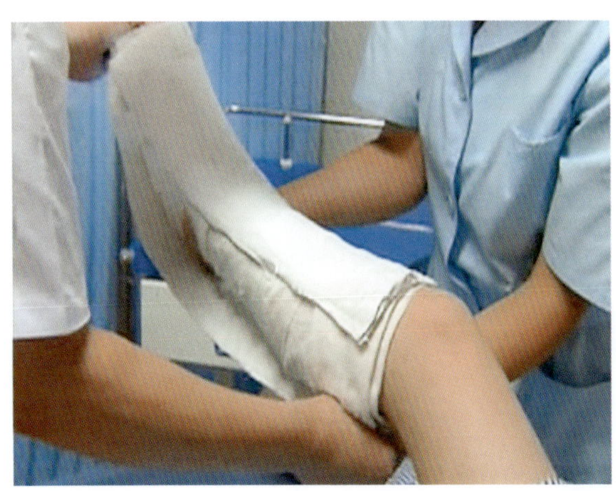

图 9-74-12　石膏托固定

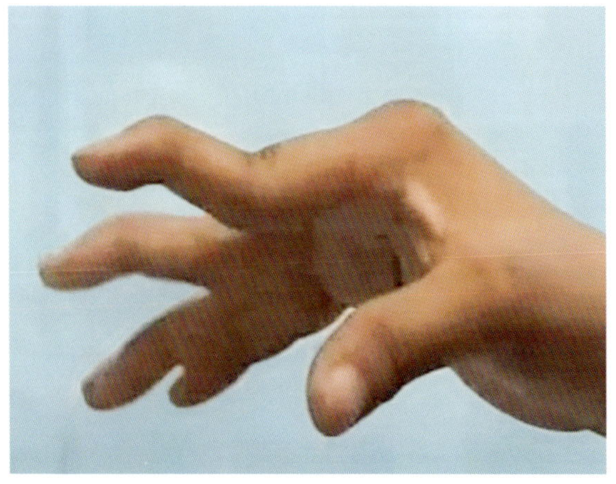

图 9-80-1　“天鹅颈”样畸形

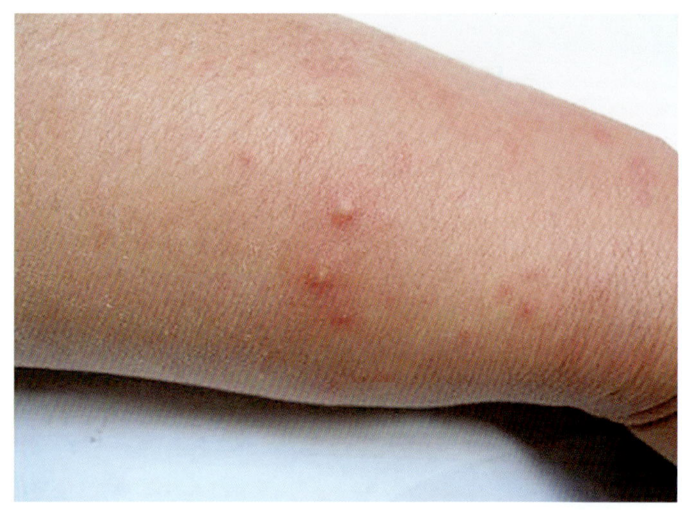

图 14-98-1　手臂外侧皮肤丘疹

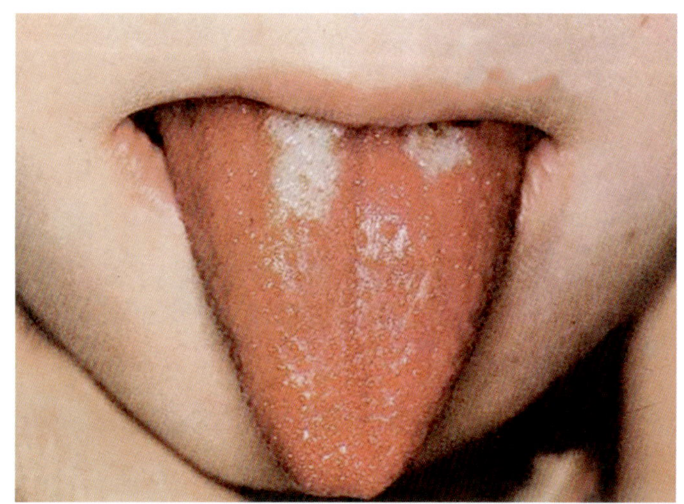

图 14-98-2　草莓舌

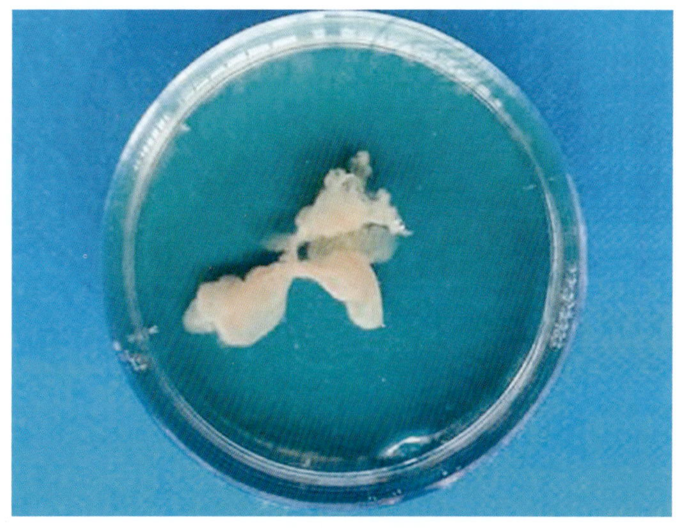

图 14-102-2　膜状物

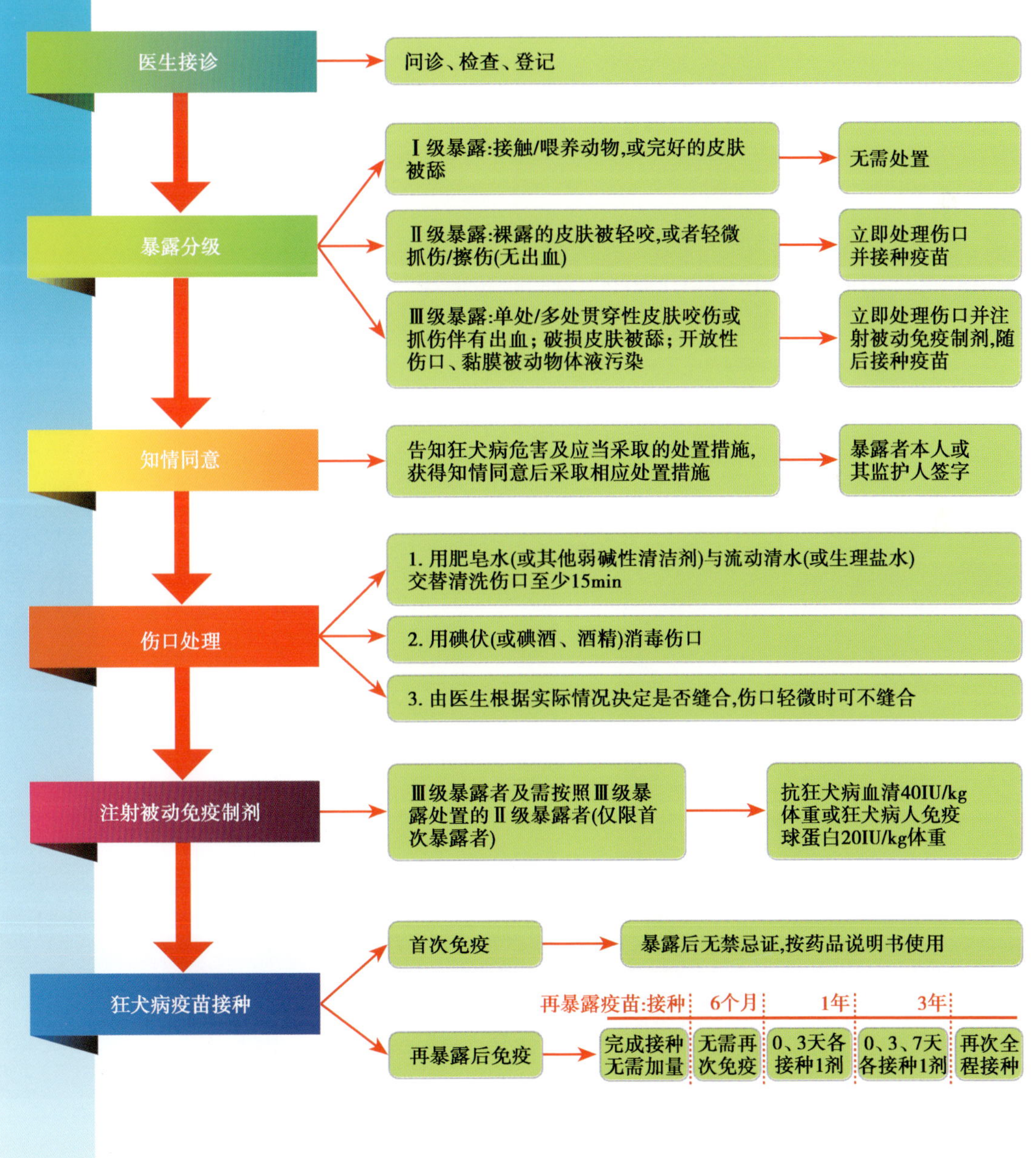

图 14-104-1　狂犬病暴露后预防处理流程图

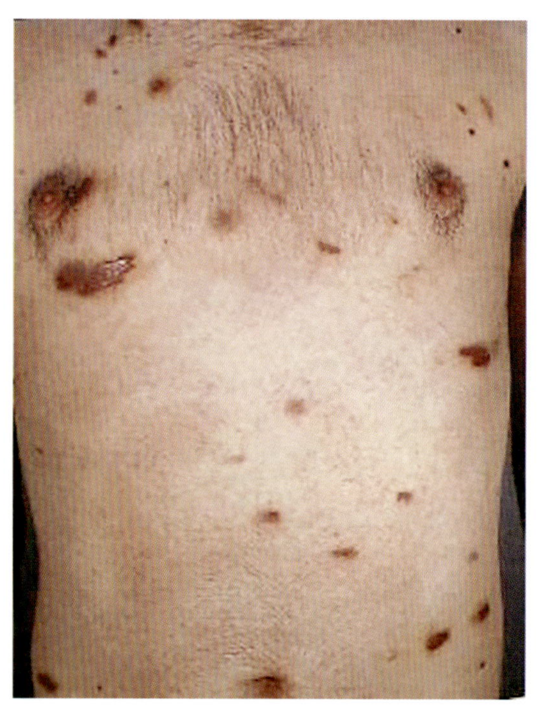

图 14-105-1　艾滋病卡波西肉瘤

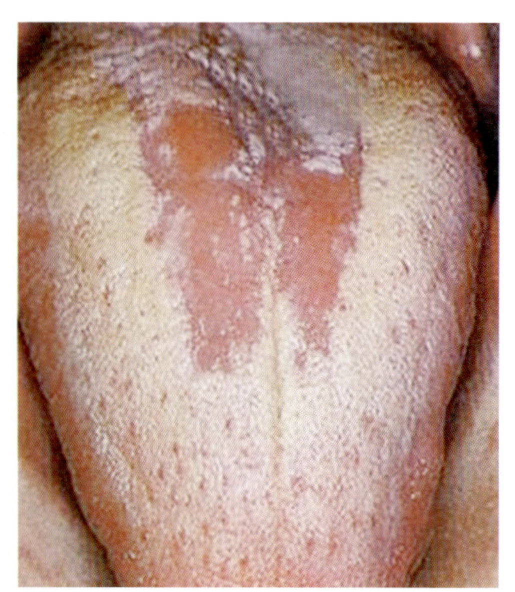

图 14-105-2　艾滋病口腔白色念珠菌感染

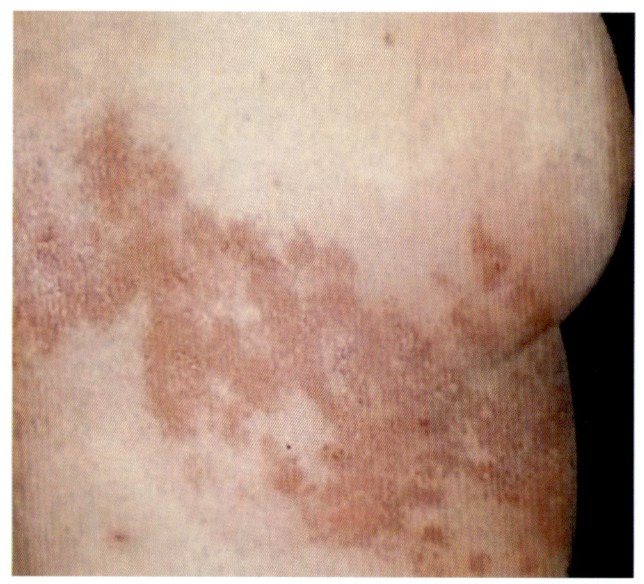

图 14-105-3　艾滋病带状疱疹